AF497418

Octave DOIN ET FILS, Éditeurs, 8, place de l'Odéon, Paris, 6e.

NOUVELLE BIBLIOTHÈQUE

DE

L'ÉTUDIANT EN MÉDECINE

PUBLIÉE SOUS LA DIRECTION

DE

L. TESTUT

Professeur à la Faculté de médecine de Lyon.

PAR MM. LES PROFESSEURS ET AGRÉGÉS

ABADIE (de Bordeaux), ANCEL (de Nancy), ARNOZAN (de Bordeaux),
AUGAGNEUR (de Lyon), BOISSON (de Lyon),
BORDIER (de Lyon), BOULUD (de Lyon), BOURSIER (de Bordeaux),
CADE (de Lyon), CARLE (de Lyon), J. CAILLES (de Bordeaux),
CASSAET (de Bordeaux), CAUSSE (de Lyon), CAVAILLON (de Lyon),
CAVALIÉ (de Bordeaux), COLLET (de Lyon), J. COURMONT (de Lyon),
P. COURMONT (de Lyon), DENUCÉ (de Bordeaux), DUBREUILH (de Bordeaux),
FLORENCE (de Lyon), FORGUE (de Montpellier), L. GALLAVARDIN (de Lyon),
GANGOLPHE (de Lyon), HÉDON (de Montpellier),
HERRMANN (de Toulouse), HUGOUNENQ (de Lyon), L. IMBERT (de Marseille),
O. JACOB (du Val-de-Grâce), JEANBRAU (de Montpellier), LAGRANGE (de Bordeaux),
LANDE (de Bordeaux), LANGLOIS (de Paris), LANNOIS (de Lyon),
LE DANTEC (de Bordeaux), LESIEUR (de Lyon), LYONNET (de Lyon),
MAYGRIER (de Paris), MONGOUR (de Bordeaux), B. MOREAU (de Lyon),
A. MOREL (de Lyon), NOVÉ-JOSSERAND (de Lyon), PAPILLAULT (de Paris),
PATEL (de Lyon), PAVIOT (de Lyon), PIC (de Lyon), PIÉCHAUD (de Bordeaux),
M. POLLOSSON (de Lyon), IOUSSON (de Bordeaux), RÉGIS (de Bordeaux),
RIEUX (de Lyon), SCHWAB (de Paris), TESTUT (de Lyon), THOINOT (de Paris),
TOUBERT (de Paris), TOURNEUX (de Toulouse), VERDUN (de Lille),
VIALLETON (de Montpellier), WEILL (de Lyon).

Cette bibliothèque est destinée avant tout, comme son nom l'indique, aux étudiants en médecine : elle renferme toutes les matières qui, au point de vue théorique et pratique, font l'objet de nos cinq examens de doctorat.

Les volumes sont publiés dans le format in-18 colombier (grand in-18), avec cartonnage toile et tranches de couleur. Ils comporteront de 400 à 1.300 pages et seront illustrés de nombreuses figures en noir ou en couleurs.

Le prix des volumes variera de 6 à 12 francs.

La Nouvelle Bibliothèque de l'Étudiant en Médecine comprend actuellement (le nombre pourra en être augmenté dans la suite) soixante-cinq volumes, qui se répartissent comme suit :

PREMIER ET DEUXIÈME EXAMENS

Précis d'Anatomie descriptive, par L. Testut, professeur d'anatomie à la Faculté de médecine de Lyon. 6ᵉ édit., 1 vol. de 820 pages.   9 fr.

Précis de Dissection (Guide de l'étudiant aux travaux pratiques d'Anatomie), par P. Ancel, professeur d'anatomie à la Faculté de médecine de Nancy, 1 volume de 330 pages, avec 71 figures dans le texte, dont 47 en couleurs . . . . 6 fr.

Précis d'Histologie, par F. Tourneux, professeur d'histologie à la Faculté de médecine de Toulouse, 2e édition, 1 vol. de 1.059 pages, avec 537 figures dans le texte dont 99 en couleurs. . . . . . 12 fr.

Précis d'Embryologie, par F. Tourneux, professeur d'histologie à la Faculté de médecine de Toulouse, 2ᵉ édition, 1 volume de 600 pages, avec 248 figures dans le texte, dont 59 tirées en couleurs . . . 9 fr.

Précis de Technique histologique et embryologique (Guide de l'étudiant aux travaux pratiques d'histologie), par L. Vialleton, professeur d'histologie à la Faculté de médecine de Montpellier, 2ᵉ édition, 1 volume de 480 pages, avec 86 fig. dans le texte et 12 planches en couleurs hors texte . . . . 9 fr.

Précis de Physiologie, par E. Hédon, professeur de physiologie à la Faculté de médecine de Montpellier, 6ᵉ édition, 1 volume de 729 pages, avec 196 figures dans le texte. . . . . 8 fr.

Précis de Chimie physiologique et pathologique, par L. Hugounenq, professeur de chimie à la Faculté de médecine de Lyon, 2ᵉ édition, 1 vol. de 612 pages, avec 111 figures dans le texte, dont 14 tirées en couleurs et 6 planches chromolithographiques hors texte. . . . . . 9 fr.

Précis de Technique chimique, à l'usage des Laboratoires médicaux (Guide de l'étudiant et du praticien dans les recherches de chimie, de physiologie et de clinique), par A. Morel, professeur agrégé à la Faculté de médecine de Lyon. 1 volume de 800 pages avec 160 figures dans le texte et 2 planches hors texte . . . . 9 fr.

Précis de Physique biologique, par H. Bordier, professeur agrégé à la Faculté de médecine de Lyon, 2ᵉ édition, 1 volume de 650 pages, avec 288 figures dans le texte, dont 20 tirées en couleurs, et une planche chromolithographique hors texte. . . . . 8 fr.

Précis de Manipulations de physique biologique (Guide de l'étudiant aux travaux pratiques de physique biologique), par H. BORDIER, 1 vol. de 325 pages, avec 82 figures dans le texte. . . . . 5 fr.

TROISIÈME ET CINQUIÈME EXAMENS

Précis de Pathologie générale, par P. COURMONT, professeur agrégé à la Faculté de médecine de Lyon, médecin des hôpitaux. 2ᵉ édition, 1 vol. de 1100 pages, avec 121 figures dans le texte . . . . . 12 fr.

Précis de Pathologie interne, par F.-J. COLLET, professeur agrégé à la Faculté de médecine de Lyon, médecin des hôpitaux. 6ᵉ édition, 2 vol. formant 1.840 pages, avec 256 figures dans le texte, dont 46 tirées en couleurs et 4 planches en couleurs hors texte . . . . . . 18 fr.

Précis de Pathologie externe, par E. FORGUE, professeur de clinique chirurgicale à la Faculté de médecine de Montpellier. 4ᵉ édition, 2 vol. formant 2.120 pages, avec 648 figures en noir et en couleurs dans le texte . . . . 22 fr.

Précis de Pathologie chirurgicale générale, par CAVAILLON, professeur agrégé à la Faculté de médecine de Lyon . . . . . . 1 vol.

Précis d'Anatomie topographique, par L. TESTUT, professeur d'anatomie à la Faculté de médecine de Lyon, et O. JACOB, médecin-major de l'Armée, prof. agrégé au Val-de-Grâce, 2ᵉ édit., vol. de 550 pages. 7 fr.

Précis de Pathologie exotique, par A. LE DANTEC, professeur de pathologie exotique à la Faculté de médecine de Bordeaux. 3ᵉ édition entièrement révisée, 2 vol. formant 1.850 pages, avec 234 figures en noir et en couleurs, dans le texte, et 3 planches en couleurs hors texte. 18 fr.

Précis de Chirurgie d'armée, par J. TOUBERT, professeur agrégé au Val-de-Grâce, 1 volume de 550 pages, avec 234 graphiques ou figures dans le texte, dont 104 tirés en couleurs. . . . . 8 fr.

Précis des Opérations d'urgence, par M. GANGOLPHE, professeur agrégé à la Faculté de médecine de Lyon, chirurgien en chef de l'Hôtel-Dieu. 1 volume de 450 pages, avec 138 figures en noir et en couleurs dans le texte. . . . . 7 fr.

Précis de Médecine opératoire (Manuel de l'Amphithéâtre), par M. POLLOSSON, professeur de médecine opératoire à la Faculté de médecine de Lyon, 3ᵉ édition, 1 volume de 420 pages, avec 157 figures dans le texte. . . . . 6 fr.

Précis de Chirurgie opératoire, par T. JEANBRAU, professeur agrégé à la Faculté de médecine de Montpellier. . . . . 1 vol.

Précis de Chirurgie journalière, par M. PATEL, professeur agrégé à la Faculté de médecine de Lyon . . . . 1 vol.

Précis de Médecine journalière, par X. . . . . 1 vol.

Précis de Thérapeutique chirurgicale, par L. IMBERT, professeur de clinique chirurgicale à la Faculté de médecine de Marseille. 1 volume de 950 pages, avec 292 figures dans le texte. . . . . **10 fr.**

Précis d'Auscultation et de Percussion, par E. CASSAET, professeur agrégé à la Faculté de médecine de Bordeaux, médecin des hôpitaux, 2ᵉ édition, 1 volume de 800 pages, avec 208 figures dont 104 en couleur dans le texte. . . . . **10 fr.**

Précis de Diagnostic médical et de Séméiologie, par PAVIOT, professeur agrégé à la Faculté de médecine de Lyon, médecin des hôpitaux, 1 vol. de 1.250 pages, avec 57 figures dans le texte . . . . **12 fr.**

Précis d'Anatomie pathologique, par G. HERRMANN, professeur à la Faculté de médecine d Toulouse. . . . . **1 vol.**

Précis de Microscopie clinique, par LESIEUR, professeur agrégé à la Faculté de médecine de Lyon . . . . **1 vol.**

Précis de Bactériologie, par J. COURMONT, professeur d'hygiène à la Faculté de médecine de Lyon, médecin des hôpitaux, 4ᵉ édition, 1 vol. de 1.150 pages, avec 449 figures dont 104 en couleurs dans le texte. **12 fr.**

Précis d'Hématologie et de Cytologie, par RIEUX, médecin-major de l'armée, répétiteur à l'Ecole du service de santé militaire. *(Sous presse)*.

Précis de Médecine infantile, par E. WEILL, professeur de clinique des maladies des enfants à la Faculté de médecine de Lyon, médecin des hôpitaux, 3ᵉ édition, 2 vol. formant 1.500 pages, avec 100 figures en noir et en couleurs dans le texte, et 16 planches en couleurs hors texte . **18 fr.**

Précis de Chirurgie infantile, par T. PIÉCHAUD, 2ᵉ édition revisée par M. DENUCÉ, professeur de clinique chirurgicale infantile et orthopédie à la Faculté de médecine de Bordeaux, chirurgien des hôpitaux, 1 volume de 1.050 pages, avec 219 figures dans le texte . . . . . . **10 fr.**

Précis d'Orthopédie, par NOVÉ-JOSSERAND, professeur agrégé à la Faculté de médecine de Lyon, chirurgien des hôpitaux, 1 volume de 600 pages, avec 266 figures dans le texte et 8 planches en photogravure hors texte . . . . **8 fr.**

Précis des Maladies des vieillards, par A. PIC, professeur agrégé de la Faculté de médecine de Lyon, médecin des hôpitaux. . . **1 vol.**

Précis de Dermatologie, par W. DUBREUILH, professeur agrégé à la Faculté de médecine de Bordeaux, médecin des hôpitaux, 3ᵉ édition, 1 volume de 550 pages, avec figures dans le texte. . . . . . **7 fr.**

Précis de Parasitologie humaine (parasites animaux et végétaux, bacteries exceptées), par P. VERDUN, professeur de zoologie médicale et pharmaceutique à la Faculté de Médecine de Lille, 1 vol. de 750 pages, avec 310 figures et 4 planches en couleurs hors texte. . . . **8 fr.**

Précis des Maladies vénériennes, par V. AUGAGNEUR, ancien professeur de clinique des maladies cutanées et syphilitiques, et M. CARLE, chef de laboratoire de la clinique des maladies cutanées et syphilitiques de la Faculté de médecine de Lyon, 1 vol. de 700 pages, avec 57 figures dans le texte et 16 planches chromolithographiques hors texte. **10 fr.**

Précis des Maladies des oreilles, du nez, du pharynx et du larynx, par R. LANNOIS, professeur adjoint à la Faculté de médecine de Lyon, médecin des hôpitaux, 2 volumes formant 1.700 pages, avec 445 figures dans le texte . . . . 18 fr.

Précis des Maladies du cœur et de l'aorte, par P. GALLAVARDIN, médecin des hôpitaux de Lyon, 1 volume de 900 pages avec 203 figures, dont une partie en couleurs dans le texte . . . . 10 fr.

Précis d'Ophtalmologie, par F. LAGRANGE, professeur agrégé à la Faculté de médecine de Bordeaux, chirurgien des hôpitaux, 3 édition, 1 volume de 870 pages, avec 310 figures en noir et en couleurs dans le texte et 5 planches en couleurs hors texte. . . . . 10 fr.

Précis des Maladies de l'appareil respiratoire, par F.-J. COLLET, professeur agrégé à la Faculté de médecine de Lyon, médecin des hôpitaux . . . . 1 vol.

Précis des Maladies de l'estomac et de l'intestin, par CADE, médecin des hôpitaux de Lyon, 1 vol. de 1.020 pages, avec 162 figures dans le texte et 2 planches en couleurs hors texte . . . . 12 fr.

Précis des Maladies du foie, par Ch. MONGOUR, professeur agrégé à la Faculté de médecine de Bordeaux, 1 volume de 636 pages, avec 75 figures dans le texte . . . . 8 fr.

Précis des Maladies des voies urinaires, par A. POUSSON, professeur adjoint à la Faculté de médecine de Bordeaux, chirurgien des hôpitaux, 3ᵉ édition, 1 volume de 1.120 pages, avec 318 figures dans le texte dont 25 tirées en couleurs. . . . . 12 fr.

Précis des Maladies des reins, par Jacques CARLES, médecin des hôpitaux de Bordeaux, 1 volume de 660 pages, avec 93 figures et 4 planches en couleurs dans le texte. . . . . 8 fr.

Précis des Maladies du système nerveux, par ABADIE, professeur agrégé à la Faculté de médecine de Bordeaux. . . . . 2 vol.

Précis de Psychiâtrie, par E. RÉGIS, professeur adjoint à l'Université de Bordeaux, chargé du cours de clinique psychiâtrique, 4ᵉ édition, 1 vol. de 1.226 pages, avec 90 figures et 6 tracés dans le texte. 12 fr.

Précis d'Obstétrique, par Ch. MAYGRIER, professeur agrégé à la Faculté de médecine de Paris, accoucheur de la Charité, et A. SCHWAB, ancien interne des hôpitaux, ex-chef de clinique d'accouchements à la Faculté de médecine de Paris, 1 volume de 1325 pages, avec 326 figures dont une partie en couleurs dans le texte . . . . 12 fr.

Précis de Gynécologie, par A. BOURSIER, professeur de clinique des maladies des femmes à la Faculté de médecine de Bordeaux, chirurgien des hôpitaux, 2ᵉ édition, 1 volume de 1.160 pages, avec 311 figures dans le texte. . . . . 12 fr.

Précis des Maladies des Dents et de la Bouche, par CAVALIÉ, professeur agrégé à la Faculté de médecine de Bordeaux. . . . . 1 vol.

Précis d'Hydrologie médicale, par A. FLORENCE, professeur à la Faculté de médecine de Lyon. . . . . 1 vol.

Précis de Consultations médicales, par X. Arnozan, professeur de thérapeutique à la Faculté de médecine de Bordeaux, médecin des hôpitaux, 1 vol. de 480 pages. . . . . 7 fr.

Précis de Consultations chirurgicales, par E. Forgue, professeur de clinique chirurgicale à la Faculté de médecine de Montpellier.   1 vol.

Précis de Consultations gynécologiques, par X... . . . . 1 vol.

QUATRIÈME EXAMEN

Précis de Thérapeutique, par X. Arnozan, professeur de thérapeutique à la Faculté de médecine de Bordeaux, médecin des hôpitaux, 3ᵉ édition, 2 volumes formant 1.250 pages avec fig. dans le texte.   15 fr.

Précis de Thérapeutique clinique, par X... . . . . . . 1 vol.

Précis de l'Art de formuler, par B. Lyonnet, médecin des hôpitaux de Lyon et R. Boulud, pharmacien des hôpitaux de Lyon, 1 volume de 400 pages . . . . 6 fr.

Précis d'Hygiène publique et privée, par J.-P. Langlois, professeur agrégé à la Faculté de médecine de Paris, 4ᵉ édition, 1 vol. de 650 pages avec 79 figures dans le texte. . . . . 8 fr.

Précis de Médecine légale, par L. Thoinot, professeur à la Faculté de médecine de Paris . . . . 1 vol.

Précis de Déontologie médicale, par L. Thoinot, professeur agrégé à la Faculté de médecine de Paris. . . . . 1 vol.

Précis de Matière médicale, par H, Causse et B. Moreau, professeurs agrégés à la Faculté de Médecine de Lyon, 1 volume de 800 pages, avec 150 figures dans le texte et 4 planches en couleurs hors texte.   9 fr.

Précis d'Anthropologie, par G. Papillault, professeur à l'École d'anthropologie de Paris. . . . . 1 vol.

Précis de Législation et d'Administration militaires, par le docteur A. Boisson, médecin-major à l'École du service de santé militaire à Lyon, 1 volume de 672 pages avec 26 figures dans le texte et une planche chromolithographique hors texte.. . . . . 8 fr.

Les volumes pour lesquels il n'y a pas d'indication de prix ne sont pas parus, mais sont en cours de rédaction ou d'impression (novembre 1910).

MÉDECINE INFANTILE

I

PRÉCIS

DE

MÉDECINE INFANTILE

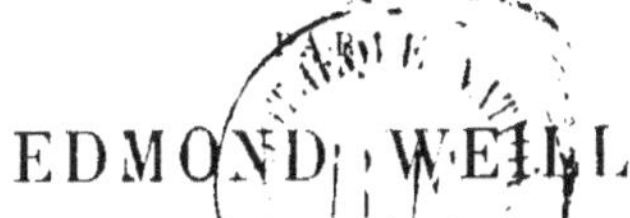

EDMOND WEILL

Professeur de Clinique infantile à l'Université de Lyon,
Médecin des Hôpitaux.

TROISIÈME ÉDITION,
REVUE, CORRIGÉE ET CONSIDÉRABLEMENT AUGMENTÉE

Avec 100 figures dans le texte

ET 16 PLANCHES EN CHROMOLITHOGRAPHIE HORS TEXTE

TOME PREMIER

PARIS

OCTAVE DOIN ET FILS, ÉDITEURS

8, PLACE DE L'ODÉON, 8

1911

AVANT-PROPOS

DE LA TROISIÈME ÉDITION

J'ai déjà exposé dans les éditions précédentes les principes généraux qui ont inspiré la rédaction de ce précis. La médecine infantile mérite une place à part dans la pathologie, non pas parce qu'il y a des maladies spéciales à l'enfant, mais parce que le jeune être présente vis-à-vis des agents morbides communs à tous les âges, des réactions spéciales. Ses défenses sont mal assurées tant à la surface que dans la profondeur des tissus. Les barrières épithéliales qui le protègent contre le milieu ambiant sont fragiles. Sans parler des maladies contagieuses, telles que les fièvres éruptives, qui l'atteignent parce que l'immunité transmise par hérédité, n'existe à peu près pas, l'enfant et surtout le nourrisson présentent vis-à-vis des saprophytes une vulnérabilité dont on ne trouve pas d'exemple aux autres périodes de la vie.

Là, où chez un adulte nous aurions observé dans les mêmes conditions étiologiques une indigestion, une bronchite simple, nous voyons se développer chez le nourrisson une gastro-entérite, une bronchite capillaire, une broncho-pneumonie. Quand l'adulte fait une dermite érysipélateuse, le nouveau-né est en proie à une septicémie à streptocoques. Le rôle du pédiatre consiste à soustraire l'enfant à toutes les causes d'agression, à lui fournir une alimentation. une atmosphère. des vêtements dépourvus, autant que possible, de tout germe. C'est l'asepsie qui doit être le but constamment poursuivi par ceux qui ont la charge de traiter les enfants hospitalisés, et bien que dans la pratique familiale, elle soit d'un caractère moins impérieux, elle y trouve cependant des indications formelles. Il faut comparer les téguments et les muqueuses de l'enfant à des plaies qui doivent être préservées de tout contact infectieux ; il faut, dans la prophylaxie des maladies infantiles, faire œuvre chirurgicale.

L'enfant se laisse envahir aussi bien dans la profondeur des tissus qu'au niveau des surfaces tégumentaires. L'infection se diffuse chez lui avec une facilité remarquable, qui trouve sa raison d'être dans le développement d'une circulation veineuse et lymphatique très large, dans la faible activité bactéricide de ses humeurs et de ses cellules. Ces dernières en voie d'accroissement et de multiplication continues, sont par là même en équilibre instable et dépourvues des propriétés défensives des cellules adultes. Et cela est si vrai que même quand l'orage est passé. il faut aux éléments anatomiques un certain temps pour retrouver leur activité fonctionnelle. Un des problèmes les plus difficiles de la pédiatrie est de réalimenter un nourrisson qui a présenté une poussée de gastro-entérite. Les sécrétions du tube digestif et des glandes annexes restent troublées pour longtemps, et les premières tentatives d'allaitement sont volontiers suivies de rechutes de la maladie.

Ces notions seront longuement développées dans le cours de cet ouvrage. Elles m'ont conduit à des procédés thérapeutiques un peu particuliers, parmi lesquels je citerai l'emploi des linges stérilisés dans les dermites infectieuses et les inhalations systématiques d'oxygène à hautes doses dans les infections des voies respiratoires.

J'ai dû présenter ce précis en deux volumes. J'ai été entraîné, en effet, à combler des vides qui existaient dans les éditions précédentes, en ajoutant des articles sur le purpura chronique, l'hémophilie, le rhumatisme viscéral malin, l'obésité, la chlorose des nourrissons, les maladies dentaires, les affections de l'œsophage, les ténias, les vices de conformation de l'intestin, le prolapsus rectal, l'ictère hémolytique, les troubles du rythme cardiaque, les corps étrangers des voies respiratoires, l'asthme. la paralysie générale du jeune âge, l'idiotie mongolienne, l'idiotie amaurotique familiale, l'aphasie, la céphalée, la myatonie congénitale ou maladie d'Oppenheim, la myotonie congénitale ou maladie de Thomsen, la myoplégie périodique familiale.

J'ai dû remanier complètement certains articles, pour appliquer les découvertes faites dans ces dernières années relativement au tréponème de la syphilis, au sérum antidysentérique et antiméningococcique, à la nature de la paralysie infantile, au mécanisme et au traitement des hémorragies.

J'ai dû tenir compte aussi des nombreux et intéressants travaux parus sur la tuberculose, la pneumonie, la bronchopneumonie, la dilatation des bronches, les ictères, les abcès péripharyngiens, la méningite cérébro-spinale épidémique, les formes frustes du myxœdème. Je me suis efforcé surtout de donner une place plus large que dans les éditions précédentes à des questions d'une grande portée pratique, telles que la croissance, les troubles digestifs des nourrissons, l'alimentation et le régime des nourrissons sains et malades. En réalité, il reste peu de l'édition précédente et c'est presque un livre nouveau que je fais paraître. Il est accompagné de 100 figures en noir et en couleurs dans le texte et de 16 planches en couleurs hors texte. Je me suis préoccupé de présenter des schémas et des tableaux relatifs à la dentition, à la croissance, à la composition et à la valeur en calories de différents aliments du jeune âge. Ils faciliteront, je l'espère, la lecture de ces notions un peu arides.

J'ai été heureux, pour un certain nombre d'articles, d'avoir les conseils ou la collaboration de quelques collègues et amis : MM. CHAILIÉ, COMMANDEUR, GAREL, LERICHE, MOURIQUAND, NICOLAS, NOVÉ-JOSSERAND, PÉHU, JULIEN TELLIER ; je leur en exprime ici toute mon affectueuse gratitude.

Quant aux dispositions générales de cet ouvrage, à la méthode suivie pour établir les divisions et les titres qui en rendent la lecture facile, j'en reporte le mérite au directeur de cette collection, à mon éminent et cher collègue, le professeur TESTUT, dont l'amitié m'a toujours été si précieuse. J'ai mis près de deux ans à écrire ce précis, et j'ai imposé ainsi à MM. DOIN, éditeurs, des retards et des préjudices, qu'ils ont acceptés avec patience et courtoisie. Je tiens à leur présenter ici mes excuses et mes remerciements.

E. WEILL.

Lyon, 1er octobre 1910.

PRÉCIS

DE

MÉDECINE INFANTILE

LIVRE PREMIER

CONSIDÉRATIONS GÉNÉRALES

SUR LA PHYSIOLOGIE
L'HYGIÈNE ET LA THÉRAPEUTIQUE INFANTILES

La pathologie infantile s'applique à des catégories de sujets très distincts : les *nouveaux-nés*, les *nourrissons*, les *enfants proprement dits*. Les premiers sont des êtres en voie d'adaptation à la vie extra-utérine, et les transformations qu'ils subissent dans ce but, chute du cordon, mues cutanée et muqueuse, etc., les rendent particulièrement vulnérables et exigent des soins hygiéniques spéciaux. Le nourrisson a un tube digestif constitué en vue d'une alimentation exclusive par le lait et la plupart de ses maladies peuvent se résumer dans l'histoire des infractions faites à ce précepte. L'enfant proprement dit confine d'un côté au nourrisson, de l'autre à l'adolescent. Il est à une période de transitions constantes au point de vue fonctionnel et pathologique. Il importe d'avoir quelques notions élémentaires sur les différentes modifications subies depuis la naissance, et sur les conséquences qu'elles comportent au point de vue de l'hygiène et de la thérapeutique. Dans un premier chapitre, nous donnerons un aperçu de la physiologie et de l'hygiène de l'enfant ; dans un second chapitre, nous aborderons la thérapeutique infantile.

CHAPITRE PREMIER

PHYSIOLOGIE ET HYGIÈNE DE L'ENFANT

TRANSFORMATIONS SUBIES PAR L'ENFANT

Nous nous bornerons à énumérer les principales modifications subies par les organes respiratoire, circulatoire, la peau, les muqueuses, le cordon, l'intestin, les glandes, les organes dentaires, les fontanelles. Nous exposerons brièvement les particularités relatives à la nutrition, la calorification, la croissance, l'alimentation, et nous préciserons les diverses périodes de l'enfance.

1º Respiration et circulation. — L'enfant signale son entrée dans la vie par des cris ; c'est la *respiration pulmonaire* qui s'établit, se substituant à la respiration placentaire. L'oxygène ne passe plus par la veine ombilicale, l'acide carbonique par les artères ombilicales ; du même coup ces vaisseaux s'oblitèrent ; les communications entre les oreillettes (trou de Botal) et les artères de la base (canal artériel) qui assuraient le passage du sang artérialisé dans l'aorte, devenues inutiles, disparaissent, les sangs artériel et veineux sont définitivement séparés et n'ont plus de contact qu'au niveau des systèmes capillaires.

2º Peau et muqueuses. — La peau débarrassée par le lavage de l'enduit sébacé qui la protégeait contre la macération par le liquide amniotique, se trouve transportée d'un milieu chaud et humide dans une atmosphère sèche et relativement froide. Elle rougit d'abord, puis jaunit pendant quelques jours, enfin elle prend sa coloration définitive en même temps qu'elle devient le siège d'une desquamation furfuracée.

Une desquamation analogue se montre du côté de la muqueuse buccale. Aussi faut il procéder avec une certaine douceur pour la nettoyer. EPSTEIN a montré les inconvénients de frictions trop rudes qui prédisposent aux érosions, aux aphthes, au muguet.

Les téguments sont mal protégés, chez le nourrisson, par un épiderme trop mince. Ils sont de plus exposés par le contact de l'urine et des matières fécales, à des irritations et des infections répétées. Aussi faut-il les soumettre à une toilette soigneuse, au bain tiède quotidien à 34-35° pour les nouveau-nés, plusieurs fois par jour à un lavage des fesses et des régions génitales suivi d'un poudrage avec du talc, du carbonate de magnésie, du lycopode, de la poudre de riz.

3° Chute du cordon. — Le cordon se dessèche, se flétrit et tombe à la fin de la première semaine, laissant une petite surface suintante qui se cicatrise rapidement. Parfois le cordon reste gras, humide, sa chute peut être retardée de huit jours.

Le pansement du cordon doit être sec, pratiqué au moyen d'un poudrage qu'on recouvre de toile fine ou de gaze aseptique.

4° Expulsion du méconium, urine. — L'intestin expulse dans les premiers jours une matière poisseuse, noirâtre, le méconium, qui représente les résidus intestinaux de la vie fœtale. Puis les selles deviennent œufs brouillés avec l'alimentation lactée et sont évacuées au nombre de deux à trois par vingt-quatre heures. L'urine des premiers jours est chargée de dépôts uratiques produits par l'élimination des particules de même nature qui encombrent à la naissance les canaux du rein.

5° Poussée mammaire. — Dans les premiers jours qui suivent la naissance, les mamelles s'engorgent et deviennent le siège d'une sécrétion lactée qui cesse avant la fin du premier mois. Cette poussée mammaire est parfois l'occasion de lésions, telles qu'abcès, phlegmons.

6° Salivation. — Vers le troisième ou quatrième mois, l'enfant commence à saliver, à baver. La sécrétion salivaire augmente.

Dans le public on l'attribue à la dentition. Parfois, ce n'est qu'un phénomène physiologique ; parfois, lorsqu'elle est très abondante, on doit penser à des troubles digestifs. La bave nocturne relève d'un coryza, d'une obstruction des fosses nasales.

7° Dentition. — Les dents se distinguent en dents *temporaires* au nombre de vingt, et en dents *permanentes* au nombre de trente-deux (voir fig. 1).

a. *Dents temporaires*. — Les dents temporaires se succèdent par groupes séparés, dans leur apparition, par des temps d'arrêt.

1er GROUPE : 8 *incisives*.

a. *Éruption*. . . . | de 6 à 12 mois.

b. *Ordre de succes-sion* . . . . . . {
2 incisives médianes inférieures.
2 incisives médianes supérieures.
2 incisives latérales supérieures.
2 incisives latérales inférieures.

2e GROUPE : 4 *premières prémolaires*.

a. *Éruption*. . . . | de 12 à 15 mois.

b. *Ordre de succes-sion* . . . . . . |
2 prémolaires supérieures.
2 prémolaires inférieures.

3e GROUPE : 4 *canines*.

a. *Éruption*. . . . | de 15 à 18 mois.

b. *Ordre de succes-sion* . . . . . . |
2 canines supérieures.
2 canines inférieures.

4e GROUPE : 4 *dernières prémolaires*.

Éruption. . . . | de 20 à 26 mois.

La durée totale de l'éruption est de dix-huit à vingt mois. Les choses se passent à peu près régulièrement chez l'enfant bien portant, élevé au sein. Dans les conditions anormales, dyspepsie, rachitisme, les premières dents sortent de 12 à 16 mois. La durée totale des éruptions dentaires comprend trente à trente-six mois.

On a attribué à l'éruption des dents quelques accidents. Les uns sont indéniables tels que la gingivite, l'érythème buccal, l'agacement, l'agitation, des douleurs, des troubles digestifs,

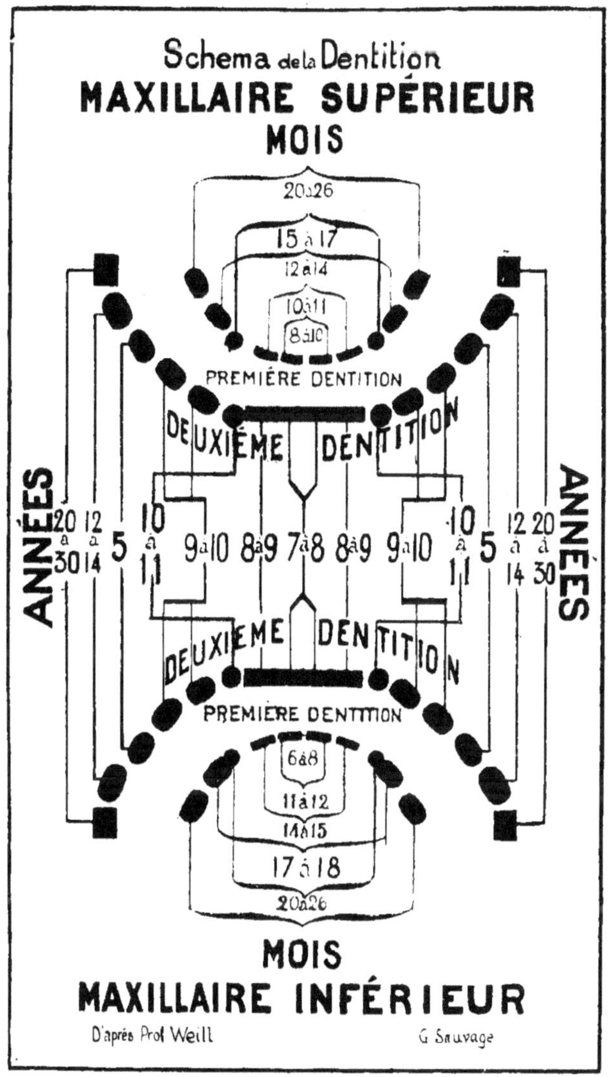

Fig. 1.

Schéma de la dentition.

diarrhée, constipation, intolérance gastrique, qui cèdent avec la sortie de la dent. D'autres, plus discutés, comprennent l'eczéma, l'impétigo, les feux du visage, les bronchites, les troubles nerveux caractérisés, comme les convulsions. Ce sont surtout les canines qu'on a le plus souvent incriminées.

Les lésions grossières pratiquées expérimentalement sur de jeunes animaux n'ont jamais donné de résultats. (MAGITOT, LEVÊQUE). Il est vrai qu'on ne peut comparer de tels désordres avec la compression lente et continue qu'exerce la racine de la dent sur les filets nerveux qui l'abordent, alors qu'elle est serrée entre le fond de l'alvéole et la gencive. La plupart des collutoires à base de cocaïne, de chloroforme, d'orthoforme appliqués sur la gencive ne peuvent être d'une grande utilité, car ce n'est pas la gencive qui cause la douleur, c'est le nerf dentaire. Aussi en cas d'accidents paraissant liés à l'éruption dentaire, si la dent pointe suffisamment, conseillons-nous le débridement de la gencive.

b. *Dents permanentes.* — Parmi les dents permanentes, il faut distinguer les dents de remplacement et les dents permanentes d'emblée. Ces dernières sont représentées par les *molaires proprement dites* au nombre de douze qui ne prennent pas part à la première dentition, en raison de l'exiguïté de l'angle du maxillaire inférieur et de la partie correspondante du maxillaire supérieur.

Chose curieuse, la première molaire permanente, autrement dit la troisième molaire apparaît à cinq ans, avant les dents de remplacement. Par contre, les deux autres molaires permanentes (4e et 5e) sont tardives, la seconde se montre de douze à quatorze ans, et la troisième dite *dent de sagesse*, à une époque variable qui s'étend de vingt à trente ans. Parfois, elle ne fait pas issue et reste incluse ; plus souvent son éruption, gênée par le défaut d'espace, crée des névralgies par étranglement et des infections locales qui peuvent atteindre le tissu osseux voisin. C'est surtout chez les anciens rachitiques que se montrent les accidents de la dent de sagesse.

Les dents de remplacement apparaissent de sept à treize ans, pendant le cours de la grande enfance. Les dents temporaires se détachent de leur loge osteogingivale par la résorption progressive de la racine qui fond, pour ainsi dire, au contact de la dent permanente logée au-dessous d'elle. A un moment la dent devient mobile, et tombe spontanément ou à l'occasion d'un choc, d'une traction minime, telle que celle exercée par un fil enroulé autour d'elle et tiré brusquement. La dent tombée laisse dans l'arcade dentaire un vide qui se comble plus ou moins rapidement par la dent permanente. Mais l'enfant reste brèche-dent parfois pendant plusieurs mois, la poussée des dents permanentes n'étant pas très avancée à la chûte de la dent temporaire, dans quelques cas. Il est à remarquer que sauf pour la dent de sagesse qui représente un fait très spécial, l'éruption des dents permanentes ne donne pas lieu aux phénomènes de retentissement provoqués par la première dentition. Cela tient à ce que les conditions de compression du nerf entre le fond de l'alvéole et la racine dentaire bordée par la gencive, ne sont plus réalisées comme dans la première enfance. C'est la seconde dentition aussi qui se ressentira le plus des anomalies osseuses, si fréquentes au niveau du maxillaire, et qui se résument surtout en un développement incomplet du système osseux, qui resserre les germes dentaires et par suite les dents dans un espace trop restreint, d'où les dents qui chevauchent, ce sont les dernières sorties, et les dents barrées, les dents trop accolées et se nuisant par pression réciproque. Le rachitisme d'une part, les affections des voies nasales d'autre part, sont les conditions premières de ces malformations dentaires dont la prophylaxie doit être entreprise, dès la première enfance. Les dents de remplacement se succèdent dans le même ordre que les dents temporaires dont elles prennent la place.

De sept à huit ans, *incisives médianes :*
De huit à neuf ans, *incisives latérales :*
De neuf à dix ans, *deux premières prémolaires :*
De dix à onze ans, *canines :*
De douze à treize ans, *deux secondes prémolaires :*

8° Fontanelle. — La grande fontanelle diminue à la fin de la première année. Elle est fermée, dans les conditions normales, à la fin de la seconde année.

9° Alimentation. — L'expérience a établi que le nourrisson doit être alimenté exclusivement avec le lait. Le développement tardif des dents écarte d'emblée toute nourriture solide ; de plus, les ferments diastasiques de la salive et du suc pancréatique ne paraissent secrétés en quantité suffisante qu'après six mois. Aussi les féculents doivent-ils être proscrits dans les premiers mois.

L'allaitement est *naturel* ou *artificiel* : le premier est pratiqué par une mère ou une nourrice ; le second, avec du lait de vache ou d'ânesse.

La figure 6, page 18, empruntée à ARTHUS, donne la composition des différents laits en albumine, graisses, hydrates de carbone, sels, cellulose et eau.

Le *lait de femme* renferme 1,25 p. % de caséine, 3,60 p. % de beurre, 6 % de lactose, 0,25 % de sels.

Le *lait de vache* renferme le double de caséine, 3,50 % ; une quantité à peu près égale de beurre, un peu moins de lactose, 5,25 %, trois fois plus de substances minérales, soit 0,75 %.

Le *lait de chèvre* très riche en caséine en renferme 4 %, 4,50 % de beurre, 4 % de lactose, 0,50 % de sels.

Le *lait d'ânesse* contient 2.50 % de caséine, 1,60 % de beurre, 6,25 % de lactose, 0,50 % de sels. C'est lui qui se rapproche le plus du lait de femme.

Le lait de vache coagule dans l'estomac en gros caillots, le lait de femme en grumeaux très fins.

Chez *l'enfant au sein*[1], les selles sont liées, demi-molles, couleur jaune d'or, dépourvues d'odeur fécaloïde ; leur réaction est faiblement acide. On en compte deux à trois par jour. Leur flore est très simple. ESCHERICH et surtout TISSIER ont montré qu'elle se réduit à la présence d'un anaérobie, *le bacillus bifidus communis*.

Dans *l'allaitement artificiel*, le lait séjourne plus longtemps dans l'estomac, l'acidité du chyme est augmentée par la présence d'acides de la fermentation. L'intestin est paresseux, il n'y a qu'une selle par jour, pâteuse, sèche, jaune pâle, rappelant

----

[1] Voir MARFAN, *Traité de l'allaitement*, 2e édition, Paris 1910.

le mastic. Sa réaction est neutre ou alcaline, son odeur est ammoniacale, pénétrante, et suffit souvent à faire reconnaître le mode d'allaitement. Elle renferme des microbes fermentatifs, tels que le B. coli, le B. lactis aérogènes, le B. exilis, le B. acidophilus.

La *nutrition* est différente dans les deux modes d'allaitement. L'augmentation de poids est plus irrégulière avec le lait de vache, et procède par poussées. Souvent l'enfant est bouffi, ses chairs sont flasques.

Ce ne sont pas là les seules différences qui séparent le lait de

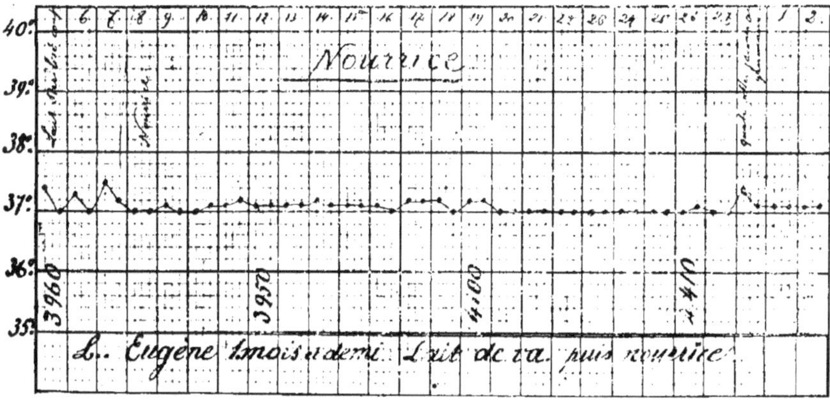

Fig. 2.

Tracé de l'allaitement au sein.

vache et le lait de femme et qui expliquent dans une certaine mesure la digestion plus difficile du premier. L'albumine de chaque lait est spécifique, d'après WASSERMANN ; celle du lait de femme est seule homologue pour l'alimentation du nourrisson, et toute autre albumine hétérologue doit être transformée en albumine homologue avant d'être assimilée. De plus ESCHERICH, puis MARFAN ont reconnu que chaque lait renferme des ferments, favorables à la digestion, et qui sont détruits par la chaleur.

Enfin LUDWIG MEYER a montré le rôle important du sérum de lait. Un serum de lait de femme additionné des produits contenus dans le lait de vache provoque chez le nourrisson des résultats analogues à l'allaitement naturel. Inversement un sérum de lait de vache complété par les produits tirés du lait féminin agit comme lait de vache.

Il semble que toutes ces conditions réunies commandent en quelque sorte l'allaitement au sein, pendant les premières semaines de la naissance, alors que la fonction digestive n'est pas encore bien régularisée.

J'ai démontré que la spécificité de chaque lait se traduisait,

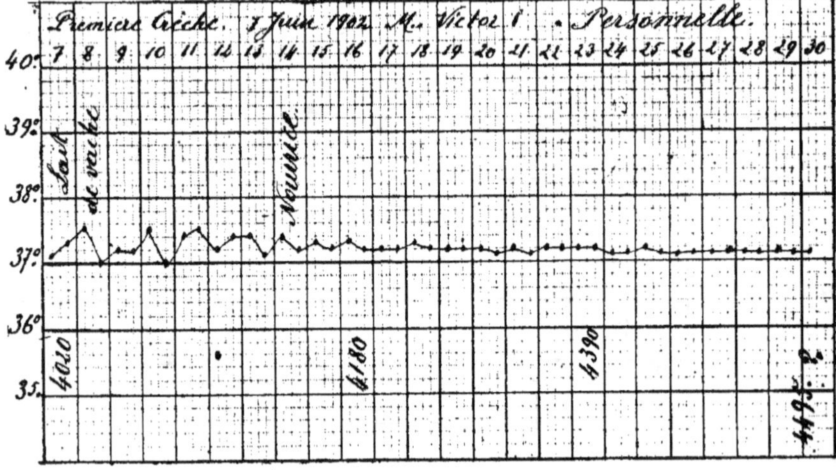

Fig. 3.

Tracé de l'allaitement au lait de vache, puis au sein.

même chez le nourrisson bien portant, par une courbe thermique particulière[1]. Chez l'enfant nourri au sein, le tracé affecte une forme en plateau se maintenant autour de 37°, sans oscillations ou avec des oscillations de 1 à 2 dixièmes de degré du matin au soir. La courbe du poids monte progressivement et régulièrement. (Voir fig. 2 et 3.)

[1] WEILL, *Lyon médical*, 9 novembre 1902. Voy. aussi TIBERIUS, *la température dans les différentes formes d'allaitement chez les nourrissons sains*, Th. de Lyon, 1902.

Chez l'enfant nourri au lait de vache, le tracé présente des

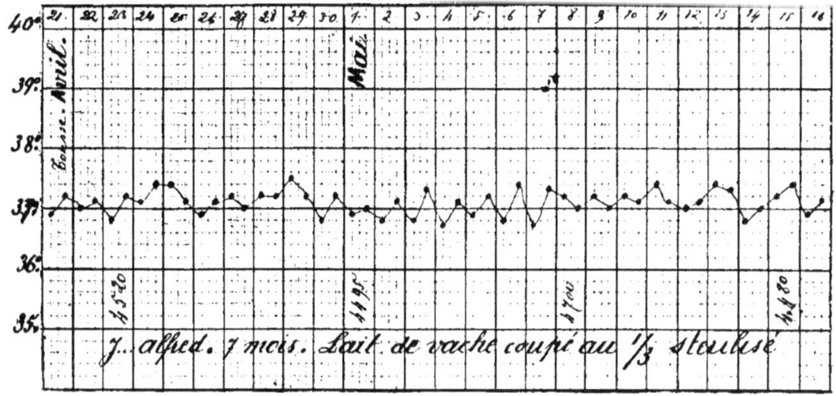

Fig. 4.

Tracé de l'allaitement au lait de vache stérilisé.

oscillations de 3 à 4 dixièmes du matin au soir : la courbe du
poids procède par à-coups. (Voir fig. 4.)

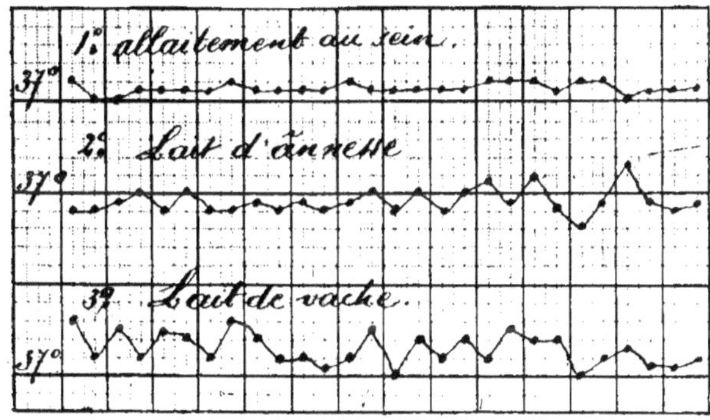

Fig. 5.

Comparaison de l'allaitement au lait de vache, au lait d'anesse, au sein.

L'enfant nourri au lait d'ânesse présente un tracé intermédiaire à celui de l'enfant nourri au sein et au lait de vache. (Voir fig. 5.)

La température représente d'une façon très synthétique les différences du travail organique correspondant à chaque genre d'allaitement.

Le travail de la digestion et de l'assimilation est minimum pour le lait humain, maximum pour le lait de vache qui crée un état thermique se rapprochant de celui de l'adulte.

Bien mieux, la menstruation de la nourrice, comme je l'ai indiqué, provoque chez le nourrisson une ascension thermique à 37°,8, 38°,2 qui disparaît avec les règles, et cette poussée fébrile se produit même en l'absence de toute autre réaction appréciable du nourrisson. Quelquefois l'enfant cesse de croître ou même perd du poids pendant la menstruation de la nourrice. Il est rare que de véritables troubles digestifs résultent de la menstruation de la nourrice et d'une façon générale, il ne faut pas cesser un allaitement naturel, par crainte des effets de la menstruation.

Une dernière différence sépare l'allaitement naturel et artificiel. Le lait humain est ingéré à l'état vivant, le lait de vache n'est plus guère consommé qu'après avoir subi l'action de la chaleur, par le procédé de la *stérilisation* ou de la *soxhletisation*. En effet, si le lait de suite après la traite est aseptique, il ne tarde pas à subir des altérations fermentatives qui représentent le facteur essentiel de la gastro-entérite des nourrissons.

Le lait stérilisé est fourni par l'industrie. La soxhletisation consiste dans la répartition du lait en flacons renfermant chacun la valeur d'une prise. Chaque flacon est traité au bain-marie dans de l'eau en ébullition, pendant trois quarts d'heure environ : l'obturation se fait toute seule au moyen d'un disque de caoutchouc qui adhère au goulot du flacon sous l'influence du vide qu'y a produit le chauffage. La soxhletisation est en honneur actuellement et connue improprement sous le nom de stérilisation, bien que la température du lait au bain-marie n'atteigne pas 100°. Au contraire, la stérilisation se fait à l'autoclave, à une température de 103 à 110°.

Il est bon de remarquer que la soxhletisation est souvent pratiquée plusieurs heures après la traite et s'exerce sur un lait qui a subi un commencement d'altération. Aussi faut-il recommander de n'opérer que sur un lait fraîchement et proprement trait après le lavage du pis de la vache, la désinfection des mains du trayeur et des ustensiles de réception.

L'expérience, d'accord avec les déductions physiologiques, a prouvé qu'il fallait de bonne heure régler l'alimentation du nourrisson. *L'allaitement doit être diurne.* Autant que possible, il convient d'habituer l'enfant à ne pas prendre de lait la nuit. S'il crie, on pourra lui accorder une tétée par nuit, exceptionnellement deux. Au besoin, pour laisser reposer la nourrice, on donnera à l'enfant quelques cuillers d'eau bouillie sucrée, la nuit.

Les prises de lait seront faites à des intervalles réguliers et calculées de façon que la quantité de lait absorbée en 24 heures ne dépasse pas certains chiffres.

Dans *l'allaitement naturel*, il convient d'observer les 2 ou 3 premiers jours une diète relative. La mère ne sécrète, à ce moment, que du colostrum, liquide peu nourrissant et un peu laxatif. Elle donnera le sein 24 heures après la couche, et renouvellera les tétées 4 ou 5 fois par jour. Si l'enfant crie, on lui donne quelques cuillers d'eau bouillie.

Lorsque la montée du lait est faite, 3e ou 4e jour, on donnera des tétées un peu espacées pendant 2 ou 3 jours, de façon à apprécier la capacité digestive du nourrisson ; par exemple toutes les 3 ou 4 heures. On reconnaîtra ainsi si le lait est bien digéré. Dans le cas où les selles sont normales, où l'enfant ne crie ni ne vomit, on procèdera à la réglementation définitive de l'allaitement, à ce moment qui correspond à la fin du premier septénaire.

Les auteurs ont cherché des formules simples pour indiquer la quantité de lait correspondant à l'âge et au poids de l'enfant. Mon collègue, M. FAVRE, prescrit 7 tétées par jour ; chaque tétée est de 50 gr. jusqu'au 15e jour, 80 gr. de 15 jours à 30 jours. 100 gr. du 2e mois au 4e ou 5e mois, 125 gr. du 5e au 8e ou 9e mois, 150 gr. à la fin de l'année.

Ces chiffres peuvent convenir à la moyenne des enfants bien portants, ils sont plus difficiles à accepter pour les enfants dont le développement est ralenti ou accéléré Aussi est-il plus.

rationnel de substituer à la notion d'âge, celle du poids du corps qui mesure mieux les besoins réels de l'économie. Nous fixerons approximativement, avec HEUBNER, la quantité de lait des 24 heures en prenant comme mesure le 1/6 du poids du corps, tant que celui-ci n'a pas dépassé 5 kilogr. De 5 kilog. à 7 kilog., on donnnera ue quantité de lait représentant le 1/7 du poids du corps. De 7 à 9 kilog. elle en représentera le 1/8 ou moins. Il est bien entendu, qu'on ne réduira pas la quantité de lait, si le changement de coefficient indique pendant quelques jours l'obligation de diminuer cette quantité. Par exemple, si l'enfant pèse 5 kilog. la quantité de lait quotidienne sera de 5/6, soit 833 gr. S'il pèse 5 kilog. 200, la quantité sera de 5200/7, soit 750 gr. On maintiendra le chiffre de 833 jusqu'à ce qu'il soit dépassé par le rapport de la quantité de lait au poids du corps. Ainsi, pour un enfant pesant 6 kilog. 300, le 1/7 sera de 900 gr..

La quantité de lait étant évaluée, il suffit de la répartir suivant le nombre des têtées. A ce point de vue, il ne faut pas être trop exclusif. Il est des enfants qui attendent difficilement 3 heures, au moins pendant les 3 ou 4 premiers mois. On rapprochera les têtées de 2 heures ½ en 2 heures ½. Si au contraire, il y a des régurgitations après chaque têtée, on laisse même dès les premières semaines, un intervalle de 3 heures. On fera varier le nombre de têtées quotidiennes de 7 à 8 ou même à 9. Il est entendu qu'à des têtées plus nombreuses, correspondront des quantités plus petites.

Le lait du matin, correspondant au jeûne nocturne, est moins riche en caséine, en graisse et en sucre que le lait de la soirée qui se ressent de l'alimentation de la nourrice. On peut donc rapprocher un peu les têtées de la matinée et espacer davantage celles du soir.

La durée de la têtée, lorsque l'enfant est normal et la sécrétion lactée bien établie, ne doit pas durer plus de 10 à 15 minutes. Si on veut une précision plus grande de cette durée, on peut recourir au procédé suivant : Chercher par la pesée la quantité de lait ingérée dans une têtée ; diviser cette quantité par le temps de la têtée ; on aura ainsi la quantité de lait correspondant à une minute de têtée ; compter le nombre des succions effectuées pendant cette minute. On raccourcira la têtée si le nombre des succions ,effectuées en une minute dépasse la moyenne, on l'allongera si elle est inférieure à cette moyenne, qu'il est facile de calculer pour chaque enfant.

Dans l'allaitement artificiel, on utilise habituellement le lait de vache. Sa teneur élevée en caséine et en sels minéraux en rendent souvent la digestion difficile, au moins dans les premiers temps de la naissance. Encore BUDIN a-t-il pu alimenter des nouveaux-nés avec du lait de vache pur. En général, on fait subir au lait certaines corrections de façon à rapprocher sa composition de celle du lait féminin. Une des plus pratiques est celle conseillée par MARFAN. On ajoute au lait de l'eau bouillie additionnée de 10 % de sucre. La proportion est de 1/2 d'eau pour les premiers jours, 1/3 d'eau pendant 3 ou 4 mois, 1/4 d'eau pendant le 4e ou le 5e mois ; puis on donnera le lait pur. Il est difficile de s'en tenir à une seule formule en fait d'allaitement artificiel, car souvent l'enfant ou ne digère pas, ou n'assimile pas suffisamment, et ne présente pas l'accroissement de poids physiologique. Dans ces conditions, il convient de reprendre l'allaitement naturel. A défaut de celui-ci, on utilisera des laits modifiés industriellement de façon à les rapprocher, comme composition, du lait féminin.

On les qualifie de lait *humanisé, féminisé, maternisé :* mieux vaut les désigner par le nom de l'inventeur. La correction consiste à diminuer la proportion de caséine par la dilution (GÄRTNER) ou la précipitation (WINTER-VIGIER) et à augmenter celle des matières grasses et sucrées. GÄRTNER élève le taux du beurre en ramassant par la centrifugation dans un volume donné de lait le beurre qu'il emprunte à un volume plus considérable de ce lait.

Une autre modification, très heureuse, est réalisée par la peptonisation de la caséine au moyen de digestions pancréatiques (C. MICHEL et BUDIN, BACKHAUS). Les laits peptonisés sont souvent bien tolérés par un estomac rebelle au lait de vache stérilisé et même au lait humain.

Les laits corrigés et modifiés, sont livrés après stérilisation à une température de 103 à 110°. De ce fait, ils laissent souvent se former à leur surface, après quelque temps de préparation, une couche butyreuse, qui ne s'émulsionne que difficilement. Le même défaut se retrouve dans le lait de vache entier stérilisé. On a surmonté cette difficulté en pulvérisant mécaniquement les globules butyreux dans des appareils spéciaux. La graisse très finement émulsionnée reste en suspension indéfinie dans le lait. C'est la forme du lait dit *homogénéisé* qui est d'ailleurs un lait de vache stérilisé, non corrigé.

Pendant la saison froide, ou dans les pays froids, si on se borne à faire une provision quotidienne de lait, on peut se passer des laits stérilisés dont le goût déplaît parfois à l'enfant et dont l'usage prolongé donne lieu à une bouffissure spéciale avec mollesse des chairs, et même, dans quelques cas, au scorbut infantile. Il suffira de recueillir le lait proprement, de le faire bouillir quelques minutes de suite après la traite, puis de le *refroidir brusquement*. Cette dernière condition est essentielle, car elle soustrait les spores non détruites aux températures eugénésiques qui accompagnent le refroidissement lent du lait (KLOSE).

Dans certaines conditions, on sera même amené à donner du *lait cru* : il s'agit le plus souvent d'enfants atrophiques et dyspeptiques.

Parfois on a à faire à une véritable intolérance pour les laits stérilisés et même le lait bouilli. J'ai observé des cas de ce genre, l'enfant n'accepte et ne digère que le lait cru. C'est alors qu'il faut se préoccuper avec une grande rigueur de la santé de la vache par l'épreuve de la tuberculinisation, de sa nourriture, de son hygiène. Il faut aussi recueillir la provision de lait dans une bouteille ou une carafe préalablement ébouillantée, la boucher avec du coton aseptique et la placer dans une eau courante ou au frais dans une cave.

A partir du septième ou huitième mois, on remplace une des têtées par une soupe, à dix mois par deux soupes. Les soupes seront faites avec différentes farines : crèmes de riz, d'orge, d'avoine, du racahout, les farines lactées, le tapioca, les panades.

Le *serrage* sera en général tardif, à seize, dix-huit mois. Souvent il est pratiqué à un an. On le fera coïncider avec la saison tempérée ou froide. A partir d'un an, on ajoute aux potages féculents des œufs, du bouillon, du jus de viande.

Pour se rendre un compte approximatif de la composition des différents aliments, nous avons dressé un tableau dont les éléments princpaux ont été empruntés à Arthus (Fig. 6).

Chaque aliment est représenté par une colonne horizontale donnant pour 100 gr. de son poids la proportion des matières protéiques, de la graisse, des hydro-carbures, de la cellulose, des sels minéraux et de l'eau. On pourra ainsi apprécier d'un coup d'œil la valeur nutritive d'une viande (veau maigre), et par comparaison celle des œufs, du lait de femme, du lait de vache complet, du lait de vache maigre, du lait de chèvre, du lait de brebis, du lait d'ânesse, du beurre, du riz, de la farine moyenne de froment, du pain de froment.

Toutefois, le choix d'un aliment chez l'enfant doit être dirigé par une connaissance plus exacte des conditions de la nutrition propre au jeune âge. On sait, en effet, que la croissance et une calorification intense sont deux attributs très caractéristiques de l'enfance. La croissance exige une ration alimentaire proportionnellement plus grande que chez l'adulte. Quant à la production de chaleur, elle est commandée par les pertes de calorique plus considérables chez l'enfant que chez l'adulte, le premier possédant par rapport à son poids une surface plus grande que l'adulte (RUBNER), ce qui entraîne un rayonnement exagéré. Les recherches faites par les chimistes (CAMERER, FÖRSTER, UFFELMANN, VOIT, RIEDEL) sur la consommation quotidienne, rapportée à un kilogramme du poids du corps, des différents constituants alimentaires, albumine, graisse, hydrocarbure, ont donné, suivant l'âge du sujet, des résultats consignés par MARFAN dans un tableau, dont je détache quelques chiffres. (voir MARFAN, *Traité de l'allaitement*). La proportion d'albumine consommée par kilog. et par jour est supérieure à 4 gr. de la naissance à un an ½, supérieure à 3 gr. de un an ½ à 6 ans, supérieure à 2 gr. de 6 ans à 11 ans, et n'est que de 1 gr. 7 chez l'adulte. Pour la graisse, la consommation est bien plus marquée encore chez le nourrisson, puisque de 5 gr. 6 à 3 semaines, elle tombe à 0.85 chez l'adulte. Par contre, l'absorption

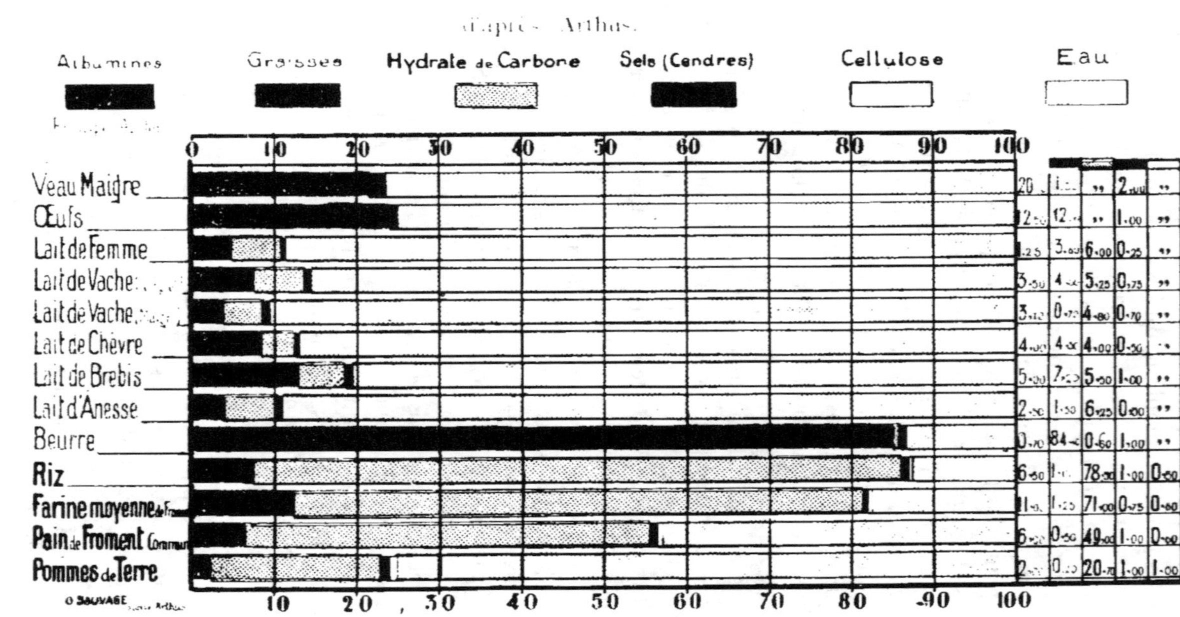

Fig. 6.

Valeur nutritive de quelques aliments (d'après ARTHUS).

des hydrates de carbone va en augmentant de la première à la seconde enfance. De 5 gr. 7 à 3 semaines, elle monte à 15 gr. à 2 ans ½ ; à 11 gr. à 6 ans ; à 11 gr. 4 à 11 ans et à 7 gr. 5 chez l'adulte. En fait, la consommation des albuminoïdes et des corps gras marche de pair, ce qui est conforme à ce qu'on sait du rôle de la graisse comme agent d'épargne des substances protéïques, nécessaires à l'accroissement du corps. La consommation des hydrates de carbone subit une évolution inverse, et s'il est vrai que la majeure partie de la graisse et des hydrocarbures est destinée à fabriquer de la chaleur, on peut dire que l'enfant se chauffe avec des matières grasses, l'adulte avec du sucre et des féculents. Mais d'autre part, la graisse est un combustible à rendement plus fort que les hydrocarbures, et comme la calorification est plus active chez l'enfant, on comprend qu'elle s'opère avec le meilleur instrument.

Pour apprécier d'une façon plus précise, la valeur nutritive des aliments et de chacun de leurs composants, on est convenu d'adopter une unité de mesure commune, *la calorie*. Chaque aliment possède un pouvoir énergétique ou potentiel dont s'empare l'économie pour pourvoir à ses divers besoins, assimilation, croissance, travail mécanique, calorification. Bien que l'énergie empruntée à l'aliment puisse prendre directement la forme histogénique, mécanique, elle peut être évaluée tout entière en équivalent thermique, beaucoup plus facile à mesurer pratiquement. Ainsi s'est constituée, d'une façon un peu artificielle, quoique vraie dans ses grandes lignes, une formule dite *isodynamique* des aliments, que nous avons utilisée dans le tableau ci-contre (fig. 7) dont les éléments ont été empruntés à ARTHUS, HUGOUNENQ et KÖNIG.

Dans ce tableau, l'unitée adoptée est la quantité de calories (730) que peut dégager un litre de lait de vache.

Les quantités en poids qu'il faut prendre des divers aliments pour obtenir 730 calories sont représentées par des colonnes de longueur très inégale. Dans chaque colonne ont été établis des segments représentant pour chaque aliment la quantité correspondante de matières protéïques, de graisse, d'hydrocarbures, de matières minérales et d'eau. Cette quantité diffère

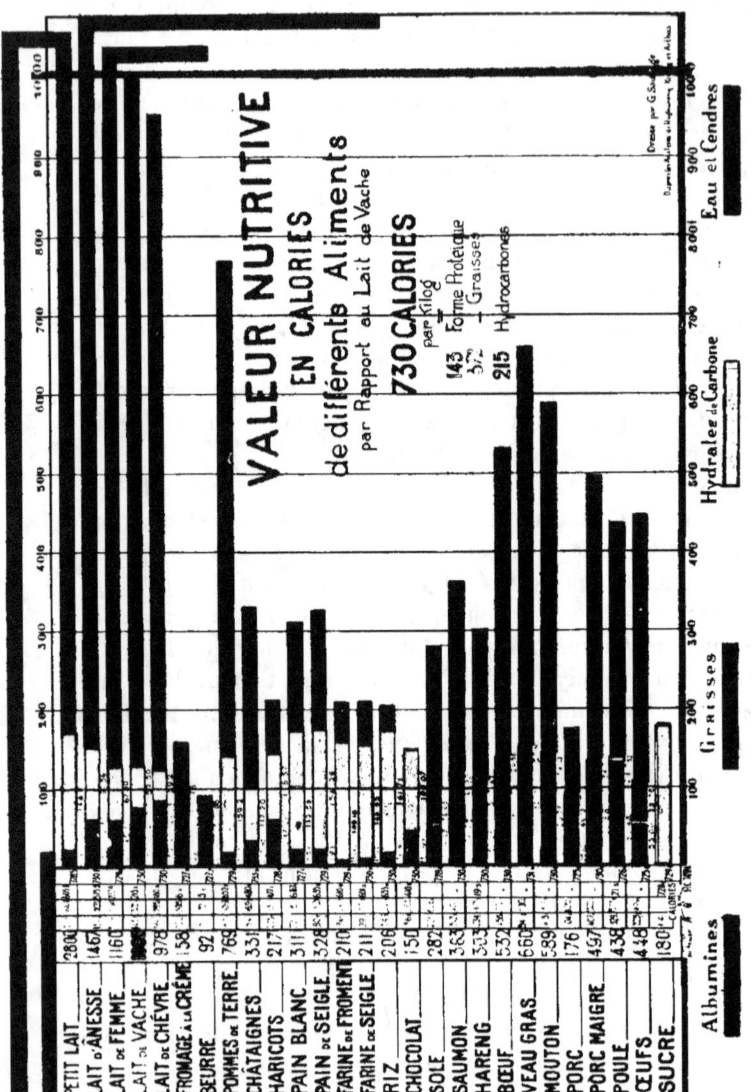

Fig. 7.

Valeur nutritive évaluée en calories de différents aliments par rapport au lait de vache.
(d'après ARTHUS, HUGOUNENG et KÖNIG).

de la quantité correspondante contenue dans le tableau 6 qui roprésente le pourcentage de la composition des matières alimentaires en leurs divers éléments. Chaque élément en effet, est calculé, par rapport à 730 calories. Sa valeur augmente donc pour les éléments à faible coefficient calorimétrique et diminue pour ceux dont le coefficient calorimétrique est élevé.

Pour remplacer un litre de lait de vache évalué en calories, il faut 1400 gr. de lait d'ânesse, 1130 de lait de femme, 978 de lait de chèvre, 210 gr. de farine de froment, 206 de riz, 48 d'œufs, 180 gr. de sucre, 92 gr. de beurre.

Il est évident que l'équivalence thermique ne veut pas dire équivalence alimentaire, et qu'il faut tenir compte dans le choix d'un aliment, de la digestion ou de l'appétence. La formule isodynamique ne confond pas les aliments, elle leur donne une commune mesure pour apprécier leur valeur énergétique, mais elle ne supprime pas leurs propriétés spécifiques. Elle permet, malgré la différence de l'alimentation aux divers âges, de mesurer la ration alimentaire qui se traduit chez l'adulte pour 1 kilog. du poids et par jour par une consommation de calories variant de 37 (repos) à 55 (travail modéré) et chez le nourrisson pendant les 6 premiers mois par une consommation au moins double (91 calories, LAMBLING). De même, elle confirme le rôle différent de la graisse et des hydrocarbures considéré à des âges divers. Sur 100 calories dépensées, l'adulte en emprunte 51 à 67 aux hydrocarbures (RUBNER), le nourrisson en emprunte 53 aux matières grasses et seulement 19 aux hydrocarbures.

10° Nutrition et désassimilation. — La nutrition de l'enfant est d'après les développements précédents, très active et se traduit par une augmentation notable du poids et de la taille, et par une lutte constante contre les déperditions caloriques, au point que sur 100 calories absorbées, 80 servent à la thermogénèse et au travail mécanique (MARFAN). La désassimilation comparée à celle de l'adulte, n'est pas proportionnée à la quantité des ingesta, car une certaine partie des composés alimentaires est retenue pour satisfaire les besoins de la croissance. C'est ainsi que dans les périodes de croissance maxima (première année, puberté), l'urée, malgré la consommation énorme de matières albuminoïdes n'est pas excrétée en quantité supérieure à celle de l'adulte ; jusqu'à 6 mois même, son taux est abaissé par rapport à l'adulte. De 15 mois à 10 ans, l'excrétion augmente, à 3 ans, elle est deux fois plus grande que chez l'adulte (VIERORDT). L'acide carbonique au contraire, qui relève plus directement des processus de combustion, est exhalé pendant toute l'enfance en quantité plus que double de celle de l'adulte. Enfin l'excrétion de l'eau par l'urine, par l'évaporation pulmonaire, par la perspiration cutanée, par les fèces, est également augmentée.

11° Température. — De là résulte une certaine élévation de la température dont la moyenne chez l'enfant est de 37°29, d'après ROGER, alors que chez l'adulte, elle ne serait que de 37°09 (DESPRETZ).

12° Pertes de calorique. — Si l'enfant fabrique facilement du calorique, il en perd non moins facilement, la surface d'évaporation et de rayonnement représentée par les téguments étant proportionnellement très grande chez l'enfant par rapport à l'adulte. Aussi, faut-il, surtout dans les premiers temps, le protéger contre cette déperdition de chaleur en le tenant dans une atmosphère à 18° et en usant de bouillottes au cas où ses extrémités seraient froides. Le problème de la calorification se pose encore plus impérieux pour les enfants nés avant terme. Il a été résolu par l'emploi des *couveuses*. Les couveuses introduites dans la pratique par TARNIER ont diminué d'une façon notable la mortalité des enfants nés avant terme, débiles, atteints de sclérème ou d'œdème, et d'une façon générale des enfants à faible calorification. Ce sont des chambres à plusieurs couchettes, des caisses en bois, en métal à une place ou des cuvettes en porcelaine.

On trouvera leur description dans les grands traités. Il est cependant important d'en guider le choix. Les couveuses-chambres doivent être absolument abandonnées, car elles réunissent dans un contact intime et dans des conditions particulièrement favorables au développement des germes morbides des enfants, susceptibles de présenter des maladies infectieuses et de se contaminer réciproquement. La couveuse doit réaliser l'isolement individuel.

D'autre part, elle doit être facile à désinfecter, pour ne pas laisser subsister à l'occasion d'un changement de locataire, les résidus virulents du premier occupant. A ce point de vue, la couveuse en porcelaine imaginée par HUTINEL, l'emporte de beaucoup sur les couveuses en bois ou en métal (système LION). Il est facile, en effet, de laver la cuvette en porcelaine d'HUTINEL au sublimé ou de la flamber à l'alcool. Un de ses inconvénients est que le chauffage se fait au moyen de bouillottes placées dans un caisson sous-jacent à la cuvette. Mais avec un peu de surveillance, on arrive facilement à maintenir une température constante. Un autre inconvénient est que l'air qui passe dans la couveuse est pris dans la salle. Avec la couveuse métallique LION, la prise d'air peut se faire au dehors, ce qui lui assure une pureté plus grande. Elle a aussi l'avantage d'être chauffée au moyen d'un régulateur à gaz et même d'un régulateur électrique, ce qui facilite la constance de la température. Son côté faible, c'est la difficulté de la désinfection.

La température de la couveuse doit varier avec la température rectale de l'enfant. Les moyennes que nous avons adoptées d'après les conseils de M. FOCHIER sont les suivantes : 32º si la température de l'enfant est au-dessous de 35º, 30º si celle de l'enfant est à 35º, 28º si celle de l'enfant est à 36º. La durée de l'incubation varie de quelques jours à quelques semaines. On se laissera guider pour en fixer le terme, par l'enfant lui-même, qui, arrivé à la limite du besoin d'incubation s'agite, crie, transpire, et présente une température progressivement ascendante.

13º Rapidité de la circulation et de la respiration. — L'activité des échanges chez l'enfant se traduit par l'accélération des mouvements respiratoires, 30 à 40 chez le nouveau-né, des pulsations cardiaques, 130 à 140 dans le premier mois, 120 de six à douze mois, 108 à trois ans, 87 à quatorze ans.

14° **Croissance**. — Cette activité résulte elle-même d'une fonction plus générale, caractéristique de la période infantile, la *croissance*.

15° **Poids**. — L'enfant, à la naissance, pèse environ 3 kilogrammes. Il perd 100 à 150 grammes les deux premiers jours par l'évacuation de l'urine et du méconium et les regagne au bout de la première semaine.

La figure 8 nous montre que l'accroissement du poids est en moyenne de 750 grammes par mois, soit de 25 grammes par jour, pendant les *quatre premiers mois*. L'augmentation totale pendant ce laps de temps est de 3 kilog., en d'autres termes, le poids de l'enfant double en quatre mois. Il triple au bout de douze mois, ce qui indique un gain de 3 kilog. du 5e au 12e mois. En d'autres termes, l'enfant met huit mois à acquérir dans la seconde partie de l'année, ce qu'il avait mis quatre mois à gagner dans la première partie. La courbe d'accroissement marque ce phénomène en s'infléchissant de plus en plus. Les gains mensuels au lieu de représenter une constante diminuent d'une quantité qui varie de 50 à 100 gr. Le gain quotidien est de 20 gr. pendant les 5 ou 6 premiers mois ; de 15 gr. le 7e et le 8e mois ; d'environ 10 gr. les 3 derniers mois de l'année.

Ces chiffres ne représentent d'ailleurs qu'une moyenne d'une valeur très relative et sont tirés de l'observation d'enfants bien portants élevés au sein et se développant régulièrement. L'allaitement au lait de vache donne, en général, des moyennes plus élevées, quand l'enfant est en bonne santé, mais avec des courbes beaucoup moins régulières, l'accroissement se faisant d'une façon brusque à certains moments et s'arrêtant à d'autres.

A partir d'un an, la croissance est lente. La seconde année, ne donne qu'une augmentation totale de 2 kilog. ½ à 3 kilog. De 1 à 7 ans, le poids double, passe de 9 kilog. à 18 kilog., gagne par conséquent 9 kilog. qui répartis en 6 ans donnent environ 1 kilog. ½ par an. De 7 à 13 ans, l'accroissement absolu est un peu plus marqué ; il se tient en moyenne à un chiffre annuel un peu supérieur à 2 kilog. De 13 à 16 ans, l'accroissement subit une augmentation brusque due à la puberté, la moyenne des

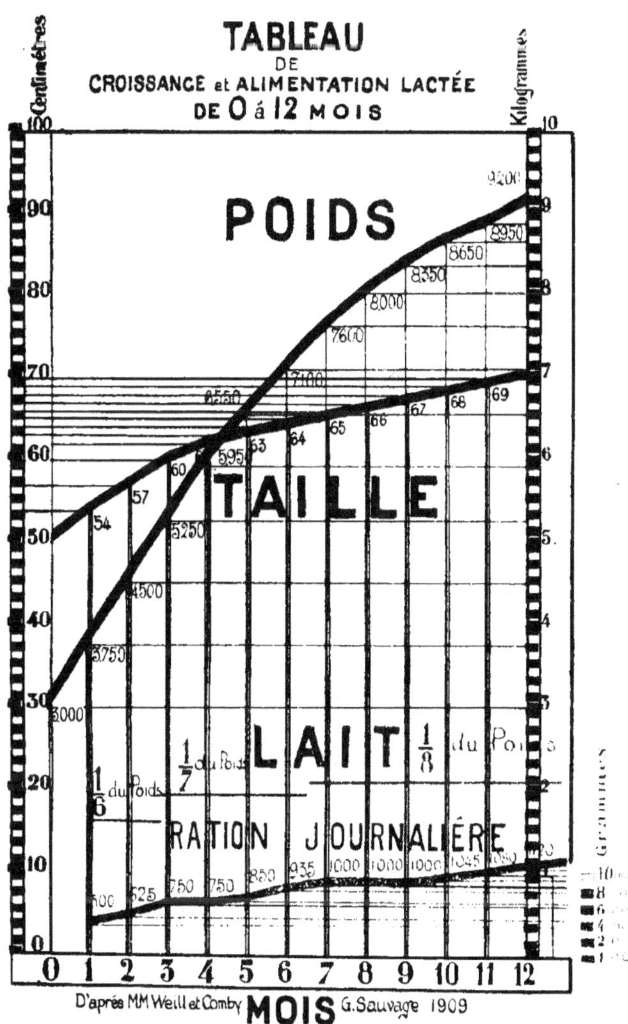

Fig. 8.

Tableau de la croissance, du poids, de la taille de 0 à 12 mois.
Indication des rations de lait quotidiennes
et de leur rapport au poids du corps.

gains annuels est de 6 kilog. par an. VARIOT et CHAUMET, au moyen d'une balance munie d'une toise (pédiomètre de Variot) ont donné récemment un tableau, reproduit à la fig. 9, basé sur l'examen de 4400 enfants des crèches et des écoles de Paris, et qui donne les courbes d'accroissement du poids et de la taille, chez les garçons et les filles de 1 à 16 ans.

16° Taille. — De 50 centimètres à la naissance, la taille est de 70 centimètres à la fin de la première année ; elle augmente de 4 centimètres le premier mois, de 3 centimètres le 2e et le 3e mois ; de 2 centimètres le 4e mois, puis d'un centimètre chaque mois jusqu'au 12e. La taille double de 1 à 13 ans, mais son accroissement annuel qui est de 6 centimètres ½ à 8 centimètres de 1 à 7 ans, diminue de 7 à 13 ans (4 centimètres ½ à 5 centimètres ½). L'année ou les deux années qui précèdent la puberté se signalent par un véritable arrêt de la croissance qui n'est que de 5 à 4 centimètres par an. Mais dès que les signes de la puberté se manifestent, la croissance reprend brusquement et de 13 à 16 ans la taille s'allonge de 18 centimètres ; la 14e année à elle seule représente près de 9 centimètres d'accroissement. Pour les chiffres précis, nous renvoyons au tableau de VARIOT et CHAUMET (figure 9). Ce tableau indique en outre que le poids considéré chez la fille est inférieur à celui du garçon de 1 à 10 ans, égal de 10 à 11, supérieur de 11 à 14 ans, (fait se rattachant à la puberté plus précoce), inférieur de 15 à 16 ans. La taille de la fille est inférieure à celle du garçon de 1 à 12 ans, supérieure de 12 à 15 ans, inférieure de 15 à 16 ans.

17° Croissance proportionnelle des différenfs segments du corps. — La croissance, évaluée d'après les changements de poids et de taille, permet d'apprécier les modifications quanti tatives opérées dans l'organisme, mais non les variations qua- litatives. Or celles-ci empruntent leur mesure principale à la connaissance des rapports qui existent entre les différents seg- ments du corps. Pour passer du nouveau-né, être végétatif, à l'adulte, être de relation, l'organisme subit dans le dévelop- pement relatif de chacun de ses grands composants : tête,

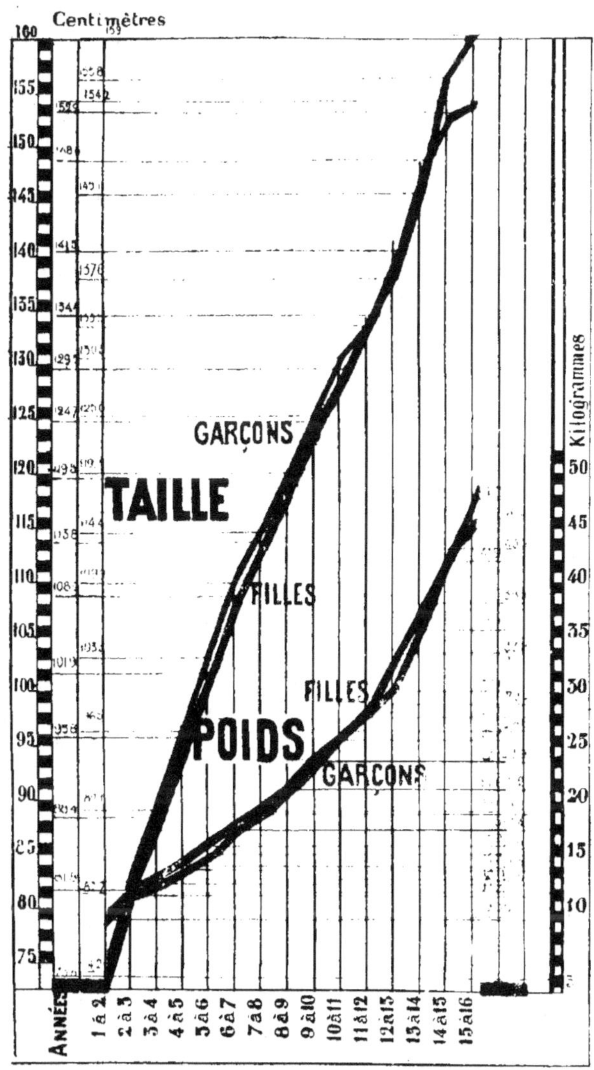

Fig. 9.

Tableau d'accroissement du poids et de la taille de 1 à 16 ans
chez les garçons et les filles.

Emprunté à VARIOT et CHAUMET)

tronc, membres, une série de transformations commandées par
les fonctions nouvelles qui se présentent chez l'homme au fur et
à mesure qu'il arrive à la maturité. Cette notion, qui était surtout jusqu'ici du domaine de l'art, relève également de la
médecine et principalement de la pédiatrie. Il est important
en effet de noter de bonne heure le manque de proportion physiologique de tel segment du corps par rapport aux autres.
Si on attend pour l'observer que la croissance soit achevée, on
se condamne à faire une constatation stérile. Au contraire, en
dépistant de bonne heure ce défaut d'harmonie, on pourra en combattre la cause. Les formes latentes du rachitisme, de l'athyroï-
disme, d'autres facteurs encore, sont susceptibles de ne se
traduire que par des symptômes frustes, parmi lesquels on peut
compter la croissance irrégulière de telle partie du corps par
rapport aux autres parties. Au reste, il y a intérêt de se préoccuper pour un organisme de son esthétique future dont le rôle
social n'est pas à dédaigner.

Depuis la naissance à l'âge adulte, les proportions des différentes parties du corps varient sans cesse. Les variations en
hauteur peuvent être mesurées en se servant comme unité de
la hauteur de la tête, qu'on reportera sur la hauteur totale.
Nous ne ferons que mentionner une autre unité de mesure en
usage chez les artistes, le canon, qui a l'avantage de permettre
les constructions géométriques, avec les dimensions en hauteur
et en largeur des différents segments [1].

[1] Le canon qui a servi à figurer le dessin schématique à gauche de la
figure 10 est celui de FRITSCH. Il mesure la distance du sommet du crâne
à la base du nez. Prolongé d'une fois sa longueur, *chez l'adulte*, il donne
la ligne des épaules. De cette ligne, en le prolongeant 3 fois, on fixe le
niveau de la ligne des épines iliaques. Sur l'unité supérieure comme dia-
gonale, on construit un carré, dont on prolonge les côtés inférieurs. Ils
rencontrent la ligne des épaules en deux points qui représentent les
têtes humérales. On a ainsi la largeur des épaules. On prend ensuite
sur la ligne des épines iliaques une longueur égale à la moitié de la ligne
des épaules, et divisée par l'axe vertical en deux parties égales. On joint
les deux extrémités de cette ligne aux points huméraux du côté opposé,
et on détermine ainsi deux triangles opposés par le sommet. Sur les côtés
du triangle supérieur, on marque un point au tiers supérieur de chaque
côté, c'est le point mamelonnaire. La ligne qui unit les points mamelon-

La figure 10, empruntée à STRATZ et modifiée, représente un nouveau-né, un enfant de deux ans, un enfant de six ans, un adolescent de seize ans, un adulte de vingt-cinq ans. Tous ces sujets ont été artificiellement dotés de la même taille, de façon à mieux faire ressortir les volumes relatifs, pour chaque âge, des différents segments du corps. La taille réelle est indiquée par une figure en gris à côté de la figure imaginaire. Chaque sujet est représenté de profil et de face. La figure de face est divisée en deux parties. La partie gauche dessine le squelette dont les parties noires représentent l'ossification achevée, et les parties bleues, les zones cartilagineuses non encore ossifiées.

Des lignes horizontales. 7, 7′, 7″, etc., dont l'écart mesure la hauteur de la tête, divisent chaque sujet en segments verticaux dont chacun équivaut à une hauteur de tête.

D'autres lignes obliques de droite à gauche et de bas en haut représentent : 1º la *ligne des yeux* ; 2º la *ligne du menton* ; 3º la *ligne mamelonnaire* ; 4º la *ligne de l'ombilic* ; 5º la *ligne du pubis* ; 6º la *ligne des rotules*.

L'examen de cette figure donne les résultats suivants :

Le *nouveau-né* a 4 têtes en hauteur et 1 tête 1/2 pour les membres inférieurs.

L'*enfant de 2 ans* a 5 têtes en hauteur et 2 têtes pour les membres inférieurs.

L'*enfant de 6 ans* a 6 têtes en hauteur et 2 têtes 2/3 pour les membres inférieurs,

L'*adolescent de 16 ans* a 7 têtes en hauteur et 3 têtes pour les membres inférieurs.

L'*adulte de 25 ans* a 8 têtes en hauteur et 4 têtes pour les membres inférieurs.

La diminution relative du volume de la tête de la naissance

naires et les points iliaques, donne l'axe des jambes. Les deux lignes prolongées se rejoignent en un point qui indique le sol. Les bras constituent les côtés verticaux du rectangle dont le petit côté est formé par la ligne des épaules. Telle est la construction de FRITSCH, qu'on peut appliquer à chaque âge avec des données différentes et qui permet de fixer la distance des épaules, celle des épines iliaques, la position et la longueur des membres.

2.

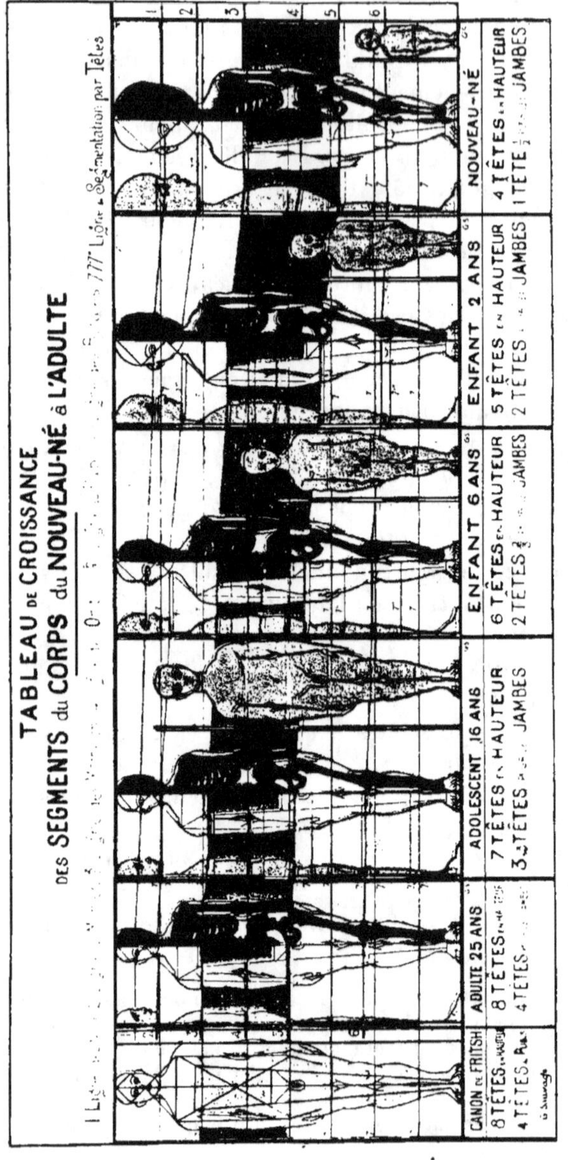

Fig. 10.

Tableau de la croissance relative des différents segments du corps.
(d'après STRATZ, complété par SAUVAGE et WEILL).

à l'âge adulte, est soulignée dans la figure par une zone bleu-pâle qui va se rétrécissant de droite à gauche.

L'augmentation relative du volume des membres inférieurs est indiquée par une zone rouge-clair qui va en s'élargissant de droite à gauche.

La zone intermédiaire mento-pubienne réservée en blanc, garde une hauteur à peu près constante.

La comparaison des lignes, 1, 2, 3, 4, 5 et 6, (yeux, menton, ombilic, pubis, rotule), apprend que par le fait de la diminution relative de la tête et de l'allongement relatif des membres inférieurs, ce sont les lignes extrèmes 1 et 6 qui ont une obli-obliquité en haut et à gauche plus prononcée que les lignes intermédiaires. Les yeux placés très bas chez le nouveau-né, arrivent chez l'adulte à la demi hauteur de la tête.

Le quadrilatère coloré en rose qui va de la ligne mamelonnaire à la ligne des épines iliaques reste constant, c'est-à-dire que les dimensions relatives du tronc sont les mêmes à tout âge. Il en est de même pour les membres supérieurs. Ceux-ci s'allongeant proportionnellement moins que les membres inférieurs, il en résulte que la main s'éloigne de plus en plus de la rotule. Chez le nouveau-né, elle atteint la moitié de la distance de la rotule au pubis. L'adulte peut saisir ses bourses, mais doit se baisser pour atteindre un point situé en dessous.

Voici un tableau emprunté à STRATZ et qui résume la plupart des données précédemment indiquées :

	TAILLE	Dimension de la tête.	NOMBRE DE TÊTES		LONGUEUR DES MEMBRES INFÉRIEURS
			Dans la hauteur totale.	Dans la dimension des membres inférieurs.	
Nouveau-né	0.50	0.125	4	1 1/2	0.187
Enfant de 2 ans	0.74	0.150	5	2	0.300
Enfant de 6 ans	1.10	0.183	6	2 2/3	0.488
Adolescent de 16 ans	1.55	0.221	7	3 1/3	0.736
Adulte de 25 ans	1.80	0.225	8	4	0. 90

18° Croissance particulière de quelques segments du corps. —
Nous ferons un exposé rapide de quelques notions relatives
au squelette, au thorax, à la tête, au bassin.

a. *Squelette*. — Le squelette participe et commande même au
développement général du corps. Cependant, d'après Variot,
il y a parfois dissociation du poids et de la taille. Cela est vrai
chez les hypotrophiques, mais aussi à l'état physiologique lors
des grandes poussées de croissance, et cette avance de la taille
sur le poids est encore plus facile à saisir dans les croissances
brusques qui suivent certaines maladies infectieuses, telles
que la fièvre typhoïde. Inversement, le poids peut l'emporter
sur la taille dans les périodes qui précèdent la croissance ou
dans certains cas d'arrêt de développement pathologique,
comme dans le myxœdeme. Le défaut de proportion entre le
poids et la taille peut être définitif comme dans l'achondroplasie
ou temporaire, comme dans le myxœdéme et les hypotro-
phies d'origines diverses. Variot a indiqué un procédé très
ingénieux de mesurer le degré de développement du système
osseux, en établissant sur le vivant au moyen de la radiopho-
tographie la date d'apparition des points d'ossification complémentaire. (fig. 11.)

Ses recherches ont porté sur la main qui se prête plus volontiers aux études radiographiques et ont établi que :

1° C'est de 18 à 20 mois, lorsque la taille des enfants est de
75 à 78 centimètres, que l'ombre radioscopique paraît dans le
cartilage épiphysaire des premières phalanges (deuxième, troisième et quatrième) et au deuxième métacarpien.

2° A partir de 22 mois, avec une taille de 75 à 80 centimètres,
les points complémentaires sont visibles dans les deuxième,
troisième, quatrième et cinquième premières phalanges, et
même dans la deuxième phalange du pouce, ainsi qu'aux
deuxième, troisième et quatrième métacarpiens.

3° A 2 ans, avec 80 centimètres de taille, les points commencent à être visibles aux deuxièmes phalanges.

4° A 3 ans, avec un développement normal et une taille de
88 à 90 centimètres, tous les points complémentaires des phalanges et des métacarpiens sont visibles. Les points complé-

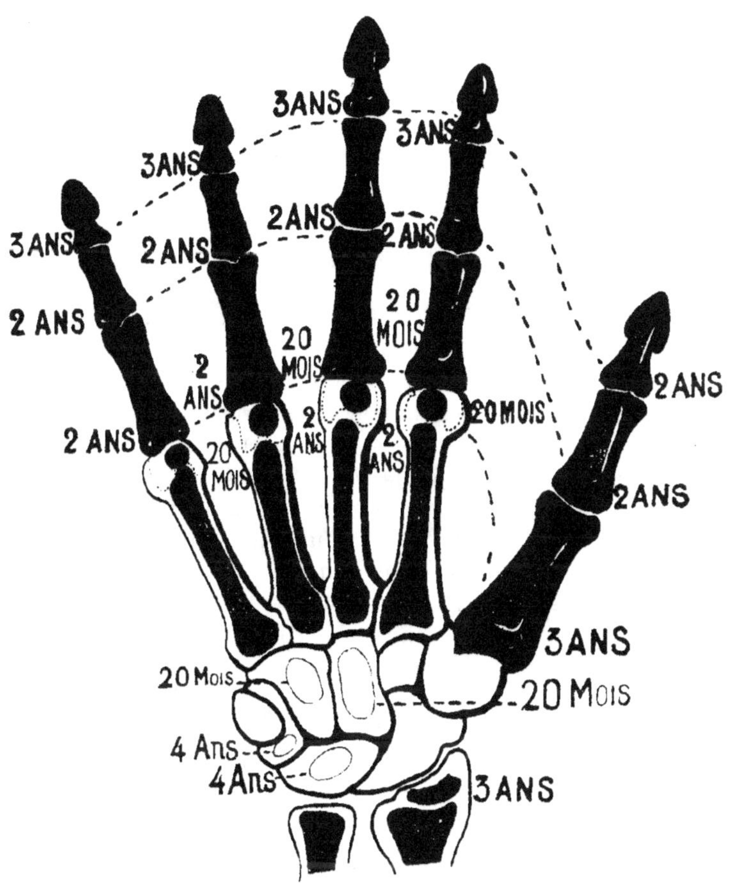

Fig. 11.

Tableau de l'apparition des points d'ossification complémentaire
à la main. (d'après VARIOT).

mentaires du premier métacarpien et de la première phalange
du pouce sont les derniers à paraître.

Les données des anatomistes, qui ne peuvent saisir les points
d'ossification à leur début, sont très en retard sur les chiffres
fournis par la radiographie et d'ailleurs, cette dernière méthode
seule permet de les reconnaître sur le vivant.

Lorsqu'on constate en même temps qu'un défaut de croissance
générale, un retard dans l'apparition des points complémentaires
d'ossification, on peut, avec VARIOT conclure que l'enfant est,
au point de vue physiologique et pathologique, à l'âge indiqué
par l'état de son squelette. En d'autres termes, il est plus vulnérable qu'il ne devrait être et son alimentation doit être cal-
culée sur l'âge apparent et non sur l'âge réel.

b. *Thorax*. Le thorax, comme nous l'avons vu, subit un
accroissement régulier en hauteur et en largeur. Il présente une
poussée brusque de croissance à l'adolescence, de la treizième à
la quatorzième année chez la fille, de quatorze à quinze ans
chez le garçon. D'après les graphiques de CRUCHET et SÉRÉGÉ,
le périmètre qui, à partir de deux ans, augmente de 1 à 2 centimètres par an, passe brusquement de 65 centimètres à 80 centimètres à la puberté. L'accroissement en hauteur du thorax
suit une règle à peu près semblable. Toutefois la puberté se caractérise par un changement dans l'*indice de vitalité*. Ce terme
s'applique au rapport qui existe entre la taille et le périmètre thoracique. Chez l'adulte, le périmètre thoracique dépasse
la demi-taille. Chez l'enfant, il est inférieur à cette mesure, et
c'est à l'approche de la puberté que l'indice de la vitalité a son
minimum : 0 m. 45, d'après ROBERTS. Cette période correspond à l'âge ingrat avec ses extrémités allongées, son thorax
étriqué, son cou allongé soutenant mal la tête qui est volontiers penchée en avant.

c. *Tête*. — Il est surtout intéressant de connaître la circonférence de la tête pendant les premières années. à l'âge où la présence des fontanelles permet aux influences pathologiques qui
s'exercent sur les centres nerveux, de modifier aisément le
volume de la tête (hydrocéphalie, rachitisme cranien, tumeurs
cérébrales, etc.). D'après BONNIFAY, la circonférence céphalique

occipito-frontale est de 343 millimètres 9 à la naissance, de 429 millimètres 8 à 1 an, de 459,7 à 2 ans, de 473,5, à 3 ans, de 487,4 à 4 ans ; puis l'accroissement se fait lentement.

d. *Bassin.* — Il nous suffira de mentionner que le développement du bassin est plus précoce et plus considérable chez la fille que chez le garçon. La puberté fait sentir son action chez la première dès l'âge de dix ans.

19° Diverses périodes de l'enfance. — L'enfance comprend plusieurs périodes qui se distinguent naturellement aussi bien au point de vue physiologique qu'au point de vue pathologique.

a. *Période du nouveau-né.* — La période du nouveau-né est caractérisée par l'adaptation de toutes les fonctions à la vie extra-utérine. Physiologiquement, elle répond à la chute du cordon ombilical, aux desquamations cutanées ou muqueuses, à la transformation définitive du système circulatoire. Pathologiquement, elle est à signaler en raison des affections multiples et très particulières auxquelles est exposé le jeune sujet : infections ombilicales, cutanées, oculaires, septicémie puerpérale, etc. C'est aussi à cette période qu'on observe la débilité congénitale accompagnée d'arrêt de développement général, d'hypothermie, d'accès de cyanose et dont l'origine, quoique variable, relève généralement d'une infection congénitale, telle que la syphilis.

b. *Période du nourrisson ou première enfance.* — Cette période se termine avec la première dentition ; elle est remarquable au point de vue pathologique par la fréquence et la gravité des affections du tube digestif.

c. *Période de la seconde enfance.* — Cette période comprend deux groupes naturels de sujets : 1° *les enfants proprement dits* de deux à cinq ou six ans: 2° les *grands enfants* de six à quatorze ans. Ces deux catégories ne se distinguent l'une de l'autre ni par la croissance, ni par les conditions de l'alimentation, mais par les fonctions cérébrales et le genre de vie. Les enfants proprement dits mènent la vie familiale, les grands enfants, la vie scolaire. Celle-ci apporte avec elle non seulement les études, l'activité intellectuelle, mais aussi les maladies contagieuses, telles que les fièvres éruptives, la diphtérie.

CHAPITRE II

THÉRAPEUTIQUE INFANTILE

La thérapeutique infantile diffère de celle de l'adulte : 1º par les doses des médicaments ; 2º par leur absorption et leur élimination plus rapides, dues à l'activité des fonctions digestives, excrétoires, et à l'intensité des échanges nutritifs ; 3º par la vulnérabilité plus grande des éléments anatomiques qui sont en état de multiplication incessante pendant toute la période de la croissance. Aussi y a-t-il un certain nombre de préceptes qui doivent toujours dominer le traitement des maladies infantiles : *s'abstenir autant que possible de tout apport médicamenteur et avoir recours aux moyens physiques.* Nous décrirons donc dans un premier paragraphe les moyens physiques et dans un second, les moyens médicamenteux.

§ 1. — MOYENS PHYSIQUES

Les moyens physiques comprennent : 1º l'*hydrothérapie ;* 2º le *massage ;* 3º l'*électricité ;* 4º les *applications topiques ;* 5º l'*hygiène alimentaire.*

1º Hydrothérapie. — L'hydrothérapie peut s'appliquer sous forme de bains, de draps mouillés, d'affusions, de lotions et de lavage.

a. *Bains.* — Les bains seront employés comme antithermiques, comme toniques du système nerveux, comme modificateurs des congestions viscérales, Il est probable que dans tous les cas leur action s'exerce par une sorte de régulation du système nerveux. On les donne à différentes températures : *chauds* 38º, dans les bronchites, la broncho-pneumonie (RENAUT), la méningite cérébro-spinale ; *tièdes,* 30 à 35º chez

les enfants agités, insomniques, présentant des cauchemars ;
dans les états fébriles moyens, fièvre typhoïde sans hyperthermie, pneumonie, entérite à forme typhoïde etc... En général, dans la première année, le bain froid provoque facilement
un refroidissement extrême, avec réaction difficile. Cela est
surtout vrai des enfants débiles souffrant de troubles digestifs. La plupart des enfants typhiques que j'ai traités ont été
soumis à des bains de 30° au début puis de 28°, rarement
au-dessous. Le plus souvent, on obtenait à cette température
une réfrigération suffisante. Pour juger celle-ci, il est bon
de prendre la température non pas de suite après le bain,
mais *une heure* après. La température notée à ce moment
représente l'effet dû à l'action physiologique du bain et non
pas seulement son effet purement physique.

Le *bain froid* doit être employé entre 20° et 25° dans les
cas d'hyperthermie, avec altération profonde des fonctions nerveuses, telles qu'on les observe dans les formes nerveuses des
maladies éruptives, le rhumatisme cérébral, etc... A mesure
qu'on se rapproche de la seconde enfance, les inconvénients
du bain froid vont en s'atténuant.

La durée du bain est de cinq à dix minutes suivant l'âge de
l'enfant et la température du bain. On les renouvelle dans les
états fébriles toutes les trois heures, si la température s'élève
au-dessus de 39°.

b. *Drap mouillé.* — Le drap mouillé s'emploie dans les mêmes
circonstances que le bain. On étale sur un lit une toile cirée,
par-dessus une couverture de laine et par-dessus celle-ci un drap
trempé dans l'eau à 15 au 20° et exprimé. L'enfant est enveloppé
dans le drap, sauf la tête et les pieds. On rabat sur le drap
les bords de la couverture. Durée d'application : dix à vingt
minutes. L'effet est moins puissant que celui du bain. Le drap
mouillé a l'avantage de ne pas provoquer les révoltes des
enfants, de pouvoir être utilisé pendant les convulsions et de
produire une sédation rapide du système nerveux.

c. *Compresses.* — On les emploie en applications passagères
de une demi-minute, ou en applications prolongées plusieurs
heures de suite. Dans ce dernier cas, on les recouvre de toiles

imperméables. Elles sont utilisées contre les points de côté, la dyspnée par congestion ou splénisation.

d. *Affusions, lotions.* — Ce sont des procédés qui donnent moins de résultats que les précédents et sont tout aussi redoutés des enfants.

e. *Eau en lavage.* — L'eau est employée comme agent mécanique : dans le *lavage de l'estomac*, de l'*intestin, du nez*, de la *bouche*, du *gosier*.

α) Le *lavage de l'estomac* désinfecte les cavités gastriques, arrête les vomissements : il se fait au moyen d'eau bouillie ou alcaline, tiède.

β) Le *lavage de l'intestin* ou *entéroclyse* fait pénétrer sous une pression facile à graduer une quantité de liquide assez notable (un demi-litre chez les nourrissons), jusque dans la région cæcale. La hauteur du réservoir ne dépasse pas d'habitude 0,50 centimètres à un mètre. L'eau doit être introduite à la température de 35° à 38° pour être mieux tolérée. Le lavage se répète plusieurs fois par jour.

γ) Le *lavage des cavités nasales* au moyen d'une seringue ou du siphon de Weber, doit être fait avec prudence, en raison de la pénétration du possible liquide et de mucosités dans les trompes. Pour le *lavage de la bouche* ou *du gosier*, on peut opérer plus énergiquement.

2° **Massage.** — Le massage s'emploie dans les parésies ou paralysies : paralysie infantile, maladie de Little, hémiplégie etc. Concurremment avec les frictions, il favorise la circulation et la nutrition locales. Dans la scoliose, il développe les muscles rachidiens, généralement affaiblis. Enfin, on l'emploie avantageusement dans la constipation si fréquente chez les nourrissons. Il doit surtout viser dans ce cas le côlon descendant et l'S iliaque.

3° **Électricité.** — Difficile à employer chez les jeunes sujets, courants faradiques à interruptions lentes, avec séances courtes. ou courants galvaniques de faible intensité.

4° **Applications topiques.** — Chez les sujets très jeunes, il est bon d'éviter les solutions de continuité des téguments et des muqueuses en raison de l'absorption facile des germes infectieux, et de la fréquence des adénopathies.

La peau de l'enfant et surtout du nourrisson est d'une vulnérabilité exceptionnelle ; il suffit, pour s'en convaincre, de voir avec quelle facilité se transmettent dans une crèche les impétigos, les abcès, etc. On utilise même cette propriété en thérapeutique pour faire pénétrer par le tégument les substances telles que la quinine en pommade, Par contre, il faut être très réservé à l'égard des antiseptiques, phénol, sublimé, qui produisent volontiers des érythèmes et des effets d'intoxication générale.

Le phénol est peu employé chez l'enfant. Le sublimé doit être très étendu, solution à 1 p. 4 000 ou 5 000. J'ai noté plusieurs fois des dermites à la suite d'applications de gaïacol ou de salicylate de méthyle. Ces notions nous indiquent quelles précautions il faut prendre à l'égard des applications révulsives. Ce n'est guère qu'avec la moutarde qu'on peut faire des applications larges : soit *bains* de moutarde (une livre de farine pour un bain de 20 à 50 litres), recouvrir la baignoire d'un drap et mettre un bandeau sur les yeux de l'enfant pour éviter les émanations irritantes : durée cinq minutes ; *cataplasmes de farine de lin* sinapisés, durée d'application : cinq à vingt minutes suivant les cas. On peut les renouveler, mais en abrégeant de plus en plus le temps d'application. J'ai vu une eschare produite par un cataplasme sinapisé laissé une demi-heure en place.

Pour les autres révulsifs, capables de produire des absorptions toxiques, l'étendue de l'application doit être restreinte.

La *teinture d'iode* ne doit pas dépasser la surface de la paume de la main, comme étendue d'application. J'ai vu un enfant dont on avait enduit la poitrine et le dos avec de la teinture d'iode être pris d'un véritable œdème pulmonaire. Elle ne doit être renouvelée chez les nourrissons que deux à trois jours de suite.

Le *résicatoire* est considéré à juste titre comme dangereux pour la peau et les reins, si on le laisse trop longtemps en place.

Sur les parties fines de la peau, partie antérieure du thorax. on ne l'appliquera que deux à trois heures, et on achèvera l'action qu'on lui demande en lui substituant des cataplasmes de farine de lin chauds.

Dans tous les cas où l'action révulsive s'accompagne de brèche à la peau, la révulsion doit être précédée d'asepsie soigneuse des téguments.

Il est préférable d'employer le vésicatoire volant et de ne pas provoquer sa suppuration. Le pansement avec le diachylon remplit mal cette indication. Mieux vaut panser avec une pommade à l'oxyde de zinc.

Les *applications froides, compresses fraîches, glace,* sont assez difficiles à faire accepter aux enfants. Pour la glace, il faut en surveiller les effets, ne pas la laisser à demeure plus de quelques heures chez les jeunes enfants, quitte à la renouveler.

Les *applications topiques,* au niveau des muqueuses, se font comme chez l'adulte pour ce qui concerne la conjonctive, la pituitaire, la vulve. La *bouche* seule est d'un traitement difficile chez les nourrissons. Le nettoyage mécanique de la bouche chez les nourrissons est considéré comme favorisant le muguet. On ne peut songer au gargarisme, Un bon procédé contre le muguet consiste à placer dans la bouche un nouet trempé dans une solution alcaline, agréable au goût, par exemple, mélangée de saccharine.

5° Hygiène alimentaire. — L'hygiène alimentaire joue chez l'enfant et surtout chez le nourrisson un rôle important, non seulement dans les affections digestives à propos desquelles nous renvoyons au chapitre qui leur est consacré, mais aussi dans les maladies générales. On admet la diète chez l'adulte, elle révolte l'entourage, quand il s'agit d'un bébé. Le lait à l'état physiologique représente à la fois son aliment et sa boisson. On ne veut pas faire cette distinction quand l'enfant est malade, d'où les troubles digestifs souvent provoqués.

Il faut donc interroger avec soin les selles de l'enfant malade, et dès que des modifications s'y révèlent, diminuer le nombre et la durée des tétées et remplacer le lait par des boissons : eau bouillie, thé, eau légèrement alcoolisée, eau panée, etc...

§ 2. — MOYENS MÉDICAMENTEUX

Sous ce titre nous étudierons successivement : 1º les médicaments dangereux ; 2º ceux qui sont mal tolérés ; 3º ceux qu'il ne faut pas prescrire aux nourrices ; 4º les voies d'introduction des médicaments ; 5º leurs doses.

1º Médicaments qu'il ne faut pas prescrire au nourrisson. — Alcoolature d'aconit, préparations antimoniées, arsenic, atropine, digitale, huile de foie de morue, morphine, noix vomique, phosphore, santonine, purgatifs drastiques ; en général tous les alcaloïdes à l'exception de la quinine.

2º Médicaments mal tolérés. — Opium. Se donne chez le nourrisson à la dose variable d'un quart à une goutte de laudanum, diluée dans une potion et fractionnée.

Les bébés sont très sensibles à l'action du phénol, de l'iodoforme.

3º Médicaments qu'il ne faut pas prescrire aux nourrices. — Un certain nombre de substances sont contre-indiquées parce qu'elles congestionnent les organes utéro-ovariens (drastiques) ou diminuent la sécrétion lactée (antipyrine). Pour ce qui concerne l'enfant lui-même, il faut surtout éviter de donner à la nourrice des médicaments qui s'éliminent par le lait et le rendent toxique et indigeste. Dans cette catégorie nous rangerons l'alcool, les vins toniques, l'arsenic, les préparations opiacées, belladonées, qu'il faut proscrire d'une façon générale.

D'autres substances, quand elles ne sont pas données à trop hautes doses, ne rendent pas le lait toxique, mais lui donnent un goût désagréable : quinine, rhubarbe. salicylate de soude, chloral, térébenthine, copahu.

4º Voies d'introduction des médicaments. — Chez l'enfant, comme chez l'adulte, les médicaments sont introduits par la bouche, par le rectum, par la peau, par les voies respiratoires, par les veines.

a. *Voie buccale.* — Chez les jeunes enfants, on ne peut employer que la forme *liquide,* ou incorporer le médicament à de la confiture, du miel. Les pastilles, les pilules, les cachets ne sont pas utilisables. On a recours quelquefois à l'élimination d'un médicament par le lait, et on le fait ingérer à la nourrice : ainsi de l'iodure et du mercure, mais on a renoncé à ce mode d'administration, à cause des variations quantitatives que présente l'élimination.

De même, pour les phosphates qui, ajoutés à l'alimentation des vaches, n'augmentent pas la teneur du lait en produits phosphatés (DUCLAUX, TEDESCHI).

b. *Voie rectale.* — On emploie les *suppositoires,* les *lavements.* Nous recommandons l'*injection rectale* avec la seringue de Pravaz au moyen d'une canule imaginée par CONDAMIN. Le rectum absorbe facilement chez l'enfant et constitue une porte d'entrée excellente pour les médicaments.

c. *Voie sous-cutanée.* — Parfois la résistance de l'enfant, les troubles digestifs, ne permettent d'avoir recours ni à la voie buccale, ni à la voie rectale. Dans ces cas, surtout si on veut une absorpotion rapide, on s'adressera à la *voie sous-cutanée* qui est d'ailleurs la seule pratique pour la pénétration des différents sérums.

d. *Voie dermique.* — La voie dermique, ou plus justement épidermique est plus discutable : cependant c'est chez le jeune sujet qu'elle est mise à contribution, non seulement pour les médicaments volatils (mercure, salicylate de méthyle), mais encore pour des substances fixes, telles que la quinine, qu'on incorpore à une pommade.

e. *Voies respiratoires.* — Il est toujours facile d'y avoir recours en faisant évaporer dans la pièce où se tient l'enfant des corps volatils ou dissous dans de l'eau en ébullition. On sait quels services rend la chambre à vapeur dans les cas de croup à titre de procédé émollient et antispasmodique. On peut employer la vapeur d'eau pure ou mélangée de créosote, d'encalyptus, de benjoin, dans un grand nombre d'affections des voies respiratoires. Je fais inhaler à mes coquelucheux des vapeurs de quinoléine.

f. *Voie intra veineuse.* — L'emploi de plus en plus fréquent de la voie intra veineuse chez l'adulte a entraîné aussi son utilisation chez l'enfant, malgré la difficulté plus grande qu'il oppose à ce procédé, en raison du faible volume des veines et de l'abondance du tissu graisseux sous-cutané. Néanmoins dans la seconde enfance les indications sont à peu près les mêmes que chez l'adulte.

5° Doses des médicaments ;

Acétate d'ammoniaque : stimulant, diaphorétique, expectorant, 1^{oe} année, 0,25 centigrammes. Augmenter de 0,25 centigrammes par année d'âge.

Acide chlorhydrique, eupeptique, désinfectant : une à quatre gouttes par jour, dans un petit verre d'eau saccharinée à 0,05 p. 100.

Acide lactique : désinfectant du tube digestif, spécifique de certaines diarrhées, 1 à 3 grammes par jour dans une potion de 150 grammes à prendre par cuiller à café.

Adrénaline : vaso-constricteur, hypertenseur, hémostatique : I à III gouttes de la solution au millième.

Alcalins : *Eau de chaux seconde*, fermentations ac'd's du tube digestif.

1re année.	3 cuillers à café par jour.
2e —	3 cuillers à dessert.
3e —	3 cuillers à soupe.
4e —	3 petits verres.
5 à 10 ans	doubler la dose.

Bicarbonate de soude : mêmes indications, antiémétisant : 1re année, 0,50 centigr. à 2 gr. par jour.

Citrate de soude : mêmes doses que le bicarbonate, antiémétisant.

Magnésie calcinée : laxatif. Mêmes doses que le bicarbonate.

Alcool : stimulant, potion de Todd, thé au rhum.

Nourrissons. . .	5 grammes de cognac par jour, dilué.
Enfants . . .	10 à 20 grammes.

Antimoine : *Tartre stibié*, ne s'emploie pas au-dessous de deux ans, provoque facilement la diarrhée, expectorant.

Oxyde blanc 0,10 à 0,30 par jour.

Kermès ou oxysulfure d'antimoine, 0,01 centigramme par année d'âge.

Antypirine : antipyrétique, analgésique, nervin ; fièvre, coqueluche, incontinence d'urine, chorée.

1re année, 0,05 à 0,25, augmenter de 0,25 centigrammes par année d'âge.

Dans la seconde enfance, on donne facilement 3 à 4 grammes par jour, chorée, coqueluche, en fractionnant.

Dans l'incontinence d'urine nocturne, on donne une dose massive avant le coucher.

Apomorphine : expectorant, vomitif, nervin ; ne se donne pas aux nourrissons. Comme expectorant, 0,001 à 0,005 milligrammes : comme nervin, dans la chorée, 0,01 à 0,02 centigrammes en injections sous-cutanées.

Argent (nitrate de) : solution à 3 p. 100. Usage externe, ophtalmie blennorragique ; faire suivre d'un lavage à l'eau salée. Une goutte dans l'œil prévient l'ophtalmie du nouveau-né.

En solution à 0,25 à 0,50 p. 1000, en lavement dans la colite ulcé-reuse.

Albuminate d'argent, protargol, mêmes indications que le nitrate d'argent : solutions de 5 à 20 p. 100. Ophtalmie blennorragique, pyodermies superficielles ; application moins douloureuse que celle du nitrate d'argent.

Argent colloïdal, collargol : infections graves ; s'emploie en injections intra-veineuses, sous forme de solutions faibles ; en frictions prolongées, sous forme de pommade à 15 p. 100.

Arsenic : actif chez les sujets jeunes, ne pas dépasser 1/2 milligramme d'acide arsénieux ou d'arséniate de soude par jour, dans la première enfance.

S'emploie à doses assez fortes dans la seconde enfance, chorée. *La liqueur de Boudin*, acide arsénieux au millième, se donne chez les choréiques à la dose de 5 à 6 cuillers à café, en commençant par une cuiller et augmentant progressivement ; diluer la solution et prescrire régime lacté et repos au lit (Comby).

Beurre arsenical : Incorporé dans un corps gras, l'arsenic se tolère bien mieux ; j'emploie les mêmes doses que celles précédemment indiquées, dans du beurre, et je n'ai pas d'intolérance, le régime lacté et l'alitement sont ainsi évités. On ne doit incorporer au beurre que de *l'acide arsénieux* et non un sel arsenical.

Composés organiques de l'arsenic : cacodylate de soude, arrhénal : s'emploient à la dose de 0,005 mgr. par année d'âge en ingestion ou injections sous-cutanées.

Belladone : coqueluche, énurésis, chorée, strabisme.

Teinture. 1ʳᵉ année.		I à II gouttes par jour
— 2ᵉ —		III —
— 3ᵉ —		IV —
— 4ᵉ —		V —
— 5 à 10 ans		X —

Ces doses peuvent être augmentées peu à peu si on prolonge l'usage de la médication.

Sirop : renferme plus de 0,01 centigramme d'extrait par cuiller à café ; non employé chez les nourrissons.

Dose maxima par jour	à 3 ans .	1 cuiller à café.
	à 4 —	2 —
	de 5 à 10 —	1 cuiller à soupe.

Benzoate de soude : expectorant, coqueluche, antiseptique intestinal

1ʳᵉ enfance.	0,50 centigr. à 1 gr. par jour.
2ᵉ enfance.	1 gr. à 5 —

Benzonaphtol : antiseptique intestinal, insoluble, 0,50 centigrammes à 1 gramme par jour.

Bismuth (s. nitrate de) : antidiarrhéique.

1ᵉ enfance.	0,20 centigr. à 1 gr. par jour.
2ᵉ enfance.	1 gr. à 3 —

Bleu de méthylène : Solution a 1 p. 100, conjonctivo-kératites.

Borate de soude (*borax*) : en collutoire contre le muguet, 1 à 2 grammes pour 20 d'eau saccharinée ou de glycérine.

Bromoforme : coqueluche, bronchites spasmodiques.

1ʳᵉ année.	I à II gouttes par jour.
2ᵉ —	II à IV —
3ᵉ —	VI —
4ᵉ —	VIII —
5 à 10 ans	X à XX —

Bromures : *Bromure de potassium :* éclampsie, épilepsie, insomnie.

1ʳᵉ enfance.	0,20 à 0,80 centigr.
2 à 4 ans	0,50 à 2 grammes.
5 à 10 ans	1 à 3 —

On peut aller jusqu'à 3 et 4 grammes dans l'épilepsie.
Bromure de calcium : doses moitié moindres.

3.

Caféine : tonique du cœur, du système neuro-musculaire, diurétique.

1re enfance. . . . . . . 0,05 à 0,10 centigr. par jour.
2 à 5 ans . . . . 0,20 —
5 à 10 ans . . . . . . 0,30 —

En injection hypodermique, user de la solution suivante :

Eau distillée . . . . . . 10 centimètres cubes.
Caféine . . . . 2 grammes.
Benzoate de soude. . . . 2 —

Une seringue renferme 0,20 centigrammes de caféine. Administrer le médicament le matin, à cause de l'insomnie qu'il provoque.

Chlorure de calcium : hémostatique, en potion, 0,50 centigr. à 2 gr.

Calomel : s'emploie comme *purgatif* en une dose.

1re année. . . . . 0,05 à 0,10 centigr.
2e — . . . . 0,10 à 0,15 —
3e — . . . . 0,15 à 0,20 —
4e — . . . . 0,20 à 0,25 —
5 à 10 ans . . . . 0,25 à 0,30 —

Comme *antiseptique intestinal*, comme *altérant* dans les phlegmasies, dans la syphilis, il s'emploie à doses fractionnées : 1/2 centigramme répété 3 à 10 fois par jour.

Camphre : stimulant diffusible ; en potion : 0,05 à 0,10 centigrammes ; en injections hypodermiques : 1 pour 10 d'huile.

Chloral (hydrate de) : éclampsie, tétanos.

1re année. . . . . 0,05 à 0,20 centigr.
2e — . . . . 0,20 à 0,30 —
3e — . . . . 0,30 à 0,50 —
4e — . . . . 0,50 à 0,75 —
5 à 10 ans . . . . 1 à 2 grammes.

Chlorate de potasse : Stomatites.

1re année. . . . . 0,05 à 0,20 centigr.
2e — . . . . 0,20 à 0,40 —
3e — . . . . 0,40 à 0,50 —
4e — . . . . 0,75 —
5 à 10 ans . . . . 1 à 2 grammes.

Chloroforme : spécifier chloroforme pur pour anesthésie, éclampsie ; en inhalations à la dose de quelques gouttes répétées plusieurs fois par jour.

Codéine (voir *Opium*).

Créosote : bronchite à la période de maturité, tuberculose pulmonaire, à la fin de la coqueluche, bronchopneumonie.

Doses :

1re année.	0,02 à 0.05 centigr.
2e —	0,05 —
3e —	0,05 à 0,10 —
4e —	0,10 à 0,15 —
5 à 10 ans	0,15 à 0,25 —

Par ingestion : dans de l'huile de foie de morue, 0,05 centigrammes par cuiller à café.

En lavement : huile créosotée à 0,10 centigrammes par cuiller à soupe d'huile, émulsionnée dans de l'eau avec du jaune d'œuf.

On peut aussi donner un lavement d'huile créosotée pure : 0.10 cgr. de créosote pour 20 gr. d'huile.

En suppositoire :

\ Beurre de cacao.	1 gramme.
/ Créosote	0,05 à 0,10 centigr.

Créosotal : doses doubles.

Digitale : tonique du cœur ; diurétique ; ne s'emploie pas au-dessous de 2 ans.

Macération. . .	0,05 à 0,15 centigr. de 3 à 5 ans par jour.
— . . .	0,15 à 0,30 — de 5 à 10 ans.
Teinture. . . .	V à X gouttes de 1 à 3 ans.
—	X à XV — de 3 à 5 —
—	X X — de 5 à 10 —

Digitaline cristallisée 1/5 à 1/4 de milligramme de 6 à 10 ans.

Elixir parégorique (voir *Opium*).

Ergotine : vaso-constricteur, hémostatique.

1re année.	0,05 centigr.
2e —	0,10 —
3e —	0,15 à 0.20 centigr.
4e —	0,20 à 0,30 —
5 à 10 ans	0,40 centigr. à 1 gr.

S'emploie aussi en injections sous-cutanées.

Ether sulfurique : stimulant diffusible. Quelques gouttes dans un peu d'eau sucrée.

Sirop, par cuillers à café : 1 à 4 suivant l'âge.

Injections hypodermiques : 1/10 à 1/2 seringue de PRAVAZ.

L'éther (*pour anesthésie*) s'emploie en *inhalations* comme le chloroforme dans il'éclampsie.

Eucalyptus : antiseptique des voies respiratoires.
Infusion : 1 à 2 grammes de feuilles par jour.
Inhalations : dans de l'eau bouillante.

Fer : anémies.
Perchlorure de fer : II à X gouttes dans une potion, hémorragies.
Iodure de fer : scrofule. Le *sirop* se donne à la dose de :

1re enfance.	une cuiller à café par jour.
2e enfance.	une cuiller à dessert.
3e enfance.	une cuiller à soupe.

Fougère mâle : tœnia.
Extrait éthéré :

1re enfance.	0,50 cgr. à 1 gr. par jour.
2e enfance.	1 gr. à 2 —
3e enfance.	2 gr. à 5 —

Gélatine : Se donne par tubes stérilisés renfermant 1 gramme de gélatine pure pour 10 centimètres cubes d'eau distillée. On ajoute après liquéfaction par la chaleur le contenu d'un tube dans un biberon de lait dont il ne modifie pas le goût. Très actif dans les diarrhées infantiles (WEILL, LUMIÈRE et PÉHU) ; doses : 5 à 15 tubes par jour.

Grenadier : tœnia.
Ecorce de racine, en décoction dans 200 grammes d'eau, 5 à 30 gr. Son principe actif est le *tannate de pelletiérine* qui ne s'emploie qu'au-dessus de cinq ans, à la dose de 0,10 à 0,30 centigrammes.

Huile de foie de morue, scrofule, tuberculose, rachitisme.

2e année.	1 à 2 cuillers à café par jour.
3 à 5 ans.	2 à 4 —
5 à 10 ans	2 cuillers à soupe.

Huile de ricin, purgatif.

1re année.	2 grammes.
2e année.	4 —
3e année.	8 —
4 année.	10 —
5 à 10 ans	10 à 20 grammes.

Ichtyol : Bronchite, eczéma.

	Sirop de gentiane.	100 cm.
Potion :	Ichtyol	X gouttes.
	Arséniate de soude	0,005 milligr.

Une cuiller à café 2 à 3 fois par jour avant les repas.
S'emploie à l'extérieur, en pommade au dixième.

Iode : lymphatisme, scrofule. S'emploie sous forme de *teinture* (**II** à **IV** gouttes par jour dans du lait), de *sirop d'iodure de fer*, de *sirop iodo-tannique*, 1 à 3 cuillerées à café par jour.

Iodothyrine : myxœdème. 1/4 à 1 comprimé par jour chez le nourrisson. 1 à 3 comprimés par jour chez l'enfant.

Iodure de potassium : Syphilis, adénopathies scrofuleuses, arthrites chroniques, méningite tuberculeuse.

0,10 centigrammes dans les premiers mois.

0,20 centigrammes par année d'âge.

Dans la méningite, s'emploie à doses élevées, 2 à 4 grammes par jour.

Ipéca : comme *expectorant* : 0,05 à 0,20 centigrammes de poudre de racines en infusion.

Vomitif : 0,10 centigrammes à 1 gramme de poudre de racines dans 10 à 100 grammes de sirop d'ipéca.

Par cuiller à café de cinq en cinq minutes.

Antidysentérique : 1 à 2 grammes infusé dans 200 grammes d'eau, par cuiller toutes les heures. Lavement ou lavage de l'intestin avec une décoction de 2 à 4 grammes de racines d'ipéca dans un litre d'eau : dysenterie, colite hémorragique et pseudo-membraneuse.

Lab : ferment de la coagulation du lait en milieu alcalin ou neutre, eupeptique, antiémétisant ; connu aussi sous le nom de pegnine.

Laudanum de Sydenham (voy. *Opium*).

Magnésie : *purgatif, citrate* de 2 à 10 grammes ; *anti-acide, magnésie calcinée* 0,50 centigrammes à 2 grammes.

Malt : renferme une diastase pour la digestion des féculents. S'emploie en nature sous forme de farine de malt (une cuillerée à café à ajouter à un potage féculent), ou de maltine, 0,20 à 0,40 centigr.

Manne : laxatif ; 5 à 30 grammes dans une tasse de lait.

Mannite, 0,50 centigrammes par année d'âge, en solution.

Mercure : Syphilis.

Onguent napolitain, en frictions 1 à 2 grammes, pendant cinq minutes ; varier le siège de l'application.

Biiodure. — Le *sirop de Gibert* renferme par 25 grammes 0,01 centigramme de biiodure de mercure, et 0,50 centigrammes d'iodure de potassium.

1re année.	2 grammes de sirop par jour.
2e année.	5 — —
3e année.	10 — —
4e année.	15 — —
5 à 10 ans	20 — —

Liqueur de Van Swieten, sublimé au 1/1000.

    1ᵉʳ mois. . . . .   X gouttes, 3 fois par jour.
    2ᵉ mois.   XX   —   —
    3ᵉ mois. XXX   —   —

Au-dessus d'un an, 4 à 5 grammes par jour.

Calomel en suspension dans l'huile stérilisée, 0,05 milligrammes à 0,5 centigrammes pour une seringue, injecter dans la fesse une fois par semaine, plusieurs semaines de suite, dans la syphilis.

Naphtaline : Oxyures vermiculaires (Schmitz), 4 paquets de 2 à 5 centigrammes à prendre par jour, 2 jours de suite.
Recommencer à une semaine d'intervalle, 2 ou 3 fois.

Naphtol-β : désinfectant de l'intestin, mêmes indications que le benzonaphtol, doses moitié moindres.

Noix vomique : amer, tonique nervin ; inappétence, dyspepsie flatulente, incontinence nocturne d'urine, paralysies.
Teinture de noix vomique : une demi-goutte à une goutte dans la première année ; augmenter d'une goutte et demie par année d'âge.
Sulfate de strychnine : 1/10 à 1/5 de milligramme dans la première année ; augmenter d'un quart de milligramme par année d'âge.
Le sirop de strychnine du Codex renferme près de 2 milligrammes de sulfate de strychnine par cuiller à café. Il faut le rejeter et formuler un sirop renfermant un quart de milligramme de la substance active par cuiller à café.

Opium : sédatif, antidiarrhéique. Au-dessous de deux ans, on ne donne que *l'élixir parégorique*, V à X gouttes et le *laudanum de Sydenham*, 1/4 de goutte à II gouttes diluées dans une potion et prises par fraction.
Au-dessus de deux ans, on augmente la dose de laudanum d'une goutte par an et celle d'élixir parégorique de cinq gouttes par an. On peut donner d'autres préparations.
Sirop de codéine : 5 grammes à trois ans, augmenter de 2 grammes par année jusqu'à dix ans.
Extrait thébaïque : 0,01 centigramme à trois ans, angmenter de 0,003 milligrammes par année d'âge.
Chlorhydrate de morphine : en injections sous-cutanées ou rectales avec la canule de Condamin. 0,003 milligrammes à trois ans, augmenter de 0,001 milligramme par année. Antispasmodique : croup, coqueluche.

Oxymel scillitiqfie : diurétique, expectorant. Bronchite, coqueluche : 5 à 20 grammes en potion au-dessus de trois ans.

Pepsine : ferment de la digestion des albuminoïdes en milieu acide : 0,05 à 0,30 centigr. de pepsine amylacée après le repas. On emploie aussi le *suc gastrique global* emprunté au porc.

Phosphore : Rachitisme.

KASSOWITZ donne 1/2 milligramme par jour en solution huileuse. Médication dangereuse. On emploie plus volontiers *les phosphates de chaux*.

Les *phosphates bicalcique et tricalcique* sont insolubles et s'emploient comme alcalins.

Le *phosphate monocalcique* est acide et soluble. On le donne en solution aqueuse à la dose de 0,10 à 0,50 centigrammes par jour.

On le prescrit aussi en solution rendue acide par de l'acide chlorhydrique ou lactique aux mêmes doses sous le nom impropre de *chlorhydrolactophosphate de chaux*. Le *glycéro-phosphate* se donne à doses 4 fois moindres.

Quinine : sulfate ou chlorhydrate. Etats fébriles, infectieux, paludisme.

1re année, 0,05 à 0,10 centigrammes.

Augmenter de 0,05 centigrammes par année d'âge. Se prescrit souvent à cause de son amertume en lavement ou en suppositoires à doses doubles.

On peut remplacer la quinine par l'*euquinine* et le *carbonate de quinine* ou *aristochine* qui sont beaucoup moins amers ; se donnent à doses un peu plus fortes.

Quinoléine (WEILL). Antiseptique des voies respiratoires, sédatif de la toux, bronchite, coqueluche, en inhalations à la dose de 1 à 5 grammes par jour dans un verre d'eau mise en ébullition.

Salicylate de soude : rhumatisme ; bien toléré chez les enfants. 1 gr. à deux ans.

Augmenter de 0,25 centigrammes par année d'âge.

Salicylate de méthyle : 1 à plusieurs grammes en applications locales, recouvrir de toile cirée en contact avec la peau et de coton (LANNOIS, LINOSSIER).

Salophène : doses moitié moindres que le salicylate de soude, mêmes indications : chorée.

Salol : antiseptique intestinal.

1re année : 0,20 centigrammes.

Augmenter de 0,10 centigrammes par année d'âge.

Santonine : ascarides lombricoïdes.

2 à 4 ans	0,02 à 0,05 centigr. par jour.
au-dessus	0,05 à 0,20 —

A prendre le soir : donner le lendemain matin de l'huile de ricin.

Sérum physiologique : relève la tension artérielle, diurétique, dépurateur, infections insestináles, choléra, hémorragies.

La solution physiologique est à 7 p. 1000 de chlorure de sodium.

La solution de Hayem comprend :

Sulfate de soude.	10 grammes
Chlorure de sodium.	5 —
Eau distillée	1000 —

Injecter 10 à 15 centimètres cubes plusieurs fois par jour.

Sérum antidiphtérique : injecter 10 à 20 centimètres cubes. 40 centim' cubes dans les cas graves, à renouveler 2, ou plusieurs fois, suivant l'évolution. S'emploie à doses plus fortes et plus souvent renouvelées dans les paralysies diphtériques. L'injection se fait sous la peau ; se méfier pour les nouvelles injections des accidents sériques.

Sérum antidysentérique : mêmes doses que le sérum antidiphtérique.

Sérum antitétanique : s'emploie d'une façon préventive.

Sérum antiméningococcique : 10 à 20 centim. cubes en injection dans le canal rachidien.

Sérum antistreptococcique : 10 à 20 centim. cubes en injection sous-cutanée, scarlatine compliquée d'angine ou de coryza.

Strychnine, voir *noix vomique*.

Tannin : peu usité.
Tannigène : diarrhée, 0,10 centigrammes à 1 gramme par jour.
Tannalbine : 0,50 centigrammes à 1 gramme répétés 3 à 5 fois par jour.

Sirops de ratanhia, de cachou : 20 grammes représentent 0. 50 centigr' d'extrait, 1 cuiller à café par année d'âge.

Térébenthine : en *sirop*, une cuiller à café par année d'âge.

Terpine : 0,05 à 0,30 centigrammes par jour.

Thyroïde (corps) : s'emploie surtout sous forme de poudre desséchée (0,05 cgr.) ou d'iodothyrine.

Trional : hypnotique.
0,10 à 0,50 centigrammes par jour.
Remplace l'opium chez le nourrisson.

Uréthane : hypnotique, insomnie.
0,10 centigrammes par année.

Urotropine : diurétique, diathèse urique.
0.10 centigrammes par année.

Valériane : antispasmodique, névropathie, polyurie nerveuse.
Infusion de racine : 10 p. 1000 ; une ou deux tasses par jour.
Extrait hydro-alcoolique : 0,10 centigrammes par année dans du sirop.
Sirop de valériane : 2 grammes par année.

Valérianate d'ammoniaque : mêmes indications.
0,05 centigrammes par année.

Vaseline : excipient pour pommades.

Vaseline liquide : huile de vaseline ; sert de véhicule pour les injections sous-cutanées et pour les pulvérisations intra-nasales.

Zinc (oxyde de) : usité à l'extérieur : ulcérations, dermatoses, plaies ; s'emploie sous forme de poudre ou incorporé à une pommade, à une pâte, à de l'huile, à une colle, dans une proportion qui varie de 1 pour 10 à 1 pour 2.

Zinc (sulfate de) : cathérétique ; conjonctivites, vulvites ; en solution à 0,20 à 1 pour °/₀.

LIVRE II

MALADIES INFECTIEUSES

Il y a peu d'affections en pathologie dans lesquelles on ne puisse admettre la participation d'un ou de plusieurs agents infectieux. La plupart des inflammations locales spontanées, bronchite, broncho-pneumonie, pneumonie, entérite, dermite ne sont autre chose qu'une sorte de réaction défensive de l'organisme contre des germes pathogènes. Tout en reconnaissant le rôle que joue l'infection dans leur développement, on ne les range pas dans le cadre des maladies infectieuses. Tout au plus, peuvent-elles devenir dans certaines conditions infectantes. Le nom de maladies infectieuses est réservé aux affections dans lesquelles les manifestations générales se montrent d'emblée ou rapidement et l'emportent sur les phénomènes locaux. La plupart sont spécifiques, relèvent d'un germe très différencié, ou au moins, si leur agent pathogène est encore inconnu comme dans la rougeole, la scarlatine, ont-elles une grande fixité dans leurs manifestations cliniques, sans tendance à la transformation du type. La plupart sont contagieuses.

La contagion a lieu soit du sujet malade au sujet sain, par contact, inoculation ou d'une façon médiate, par l'air ambiant : ou plutôt par les particules solides et liquides, en suspension dans l'air, et servant de support aux germes morbides, c'est la *contagion proprement dite*. Elle peut se produire indirectement, par la création en dehors de l'organisme malade d'un foyer, qui cède à l'organisme sain, placé à portée, les agents infectants, figurés ou non, qu'y aura abandonnés le sujet malade. C'est là l'*infection proprement dite*. Le corollaire thérapeutique de la contagion est l'*isolement* du sujet malade, celui de la transmissibilité par infection est la *désinfection* du foyer contaminé. Parmi les maladies infectieuses, les unes récidivent, les autres confèrent l'immunité par une première atteinte. Nous les diviserons en deux groupes suivant qu'elles présentent ou non des manifestations cutanées. Dans un premier chapitre, nous décrirons les *fièvres éruptives,* variole, vaccine, etc., dans un second chapitre les maladies infectieuses non éruptives. Nous ajouterons la syphilis, malgré les différences profondes qui la séparent des fièvres éruptives, en raison de son caractère infectieux et de ses manifestations cutanées.

CHAPITRE PREMIER

FIÈVRES ÉRUPTIVES

Les fièvres éruptives sont caractérisées par l'apparition dans le cours de l'affection, de manifestations cutanées. Nous décrirons successivement la variole, la vaccine, la varicelle, la scarlatine, la rougeole, la rubéole, l'érysipèle, les purpuras.

ARTICLE PREMIER

VARIOLE

La variole est une maladie générale, spécifique, éruptive, inoculable, contagieuse et infectieuse. Parmi les fièvres exanthématiques, c'est celle qui se transmet le plus facilement, le plus longtemps, c'est la plus grave par l'énorme mortalité qu'elle entraîne, la plus répugnante d'aspect, et cependant, c'est l'affection contre laquelle on est le mieux armé depuis la découverte de la vaccine jennérienne, à tel point qu'elle tend à disparaître dans les pays civilisés, où elle fait cependant encore des apparitions de temps à autre sous forme d'épidémies.

1° Étiologie. — Nous bornerons son étude aux questions d'âge, d'immunité et de contagion.

α) L'*âge* nous intéresse surtout pour ce qui concerne le fœtus. Le fœtus meurt le plus souvent dans l'utérus d'une femme atteinte de variole. L'avortement a lieu à partir du troisième mois de la grossesse (LOTHAR-MEYER). Il survient d'autant plus facilement que l'âge de la grossesse est plus avancé au moment de l'atteinte variolique. La vaccination antérieure de la mère ne prévient l'avortement qu'autant qu'elle atténue la variole. La varioloïde en effet, exerce une influence moins grave que les autres formes de la variole sur la grossesse. Des enfants nés d'une femme en état de variole, les uns ne sont pas viables, les autres, quoique venus à sept mois ou à terme, sont mort-nés. Dans les deux catégories d'enfants, on peut observer une éruption pustuleuse plus ou moins ancienne. D'autres enfants sont nés en vie. Les uns meurent au bout de quelques jours sans avoir présenté d'éruption, les autres sont atteints de variole de quatre à seize jours après la naissance. On a signalé des cas de variole congénitale, la mère n'étant pas varioleuse.

β) L'*immunité variolique et vaccinale* est acquise aux enfants nés sains de mère varioleuse, mais elle ne dure guère qu'un ou deux ans. La variole maternelle développée avant la grossesse donne une immunité encore plus fugace. La variole du père est sans influence (AUCHÉ et DELMAS). L'immunité n'est pas constante chez les enfants nés de femmes vaccinées avec succès pendant la grossesse. LOP [1] a vacciné 103 femmes enceintes et 98 enfants, nés d'elles. 57 femmes vaccinées avec succès ont eu un enfant réfractaire au vaccin ; 14 femmes vaccinées avec succès ont eu un enfant apte au vaccin.

La durée de l'immunité vaccinale chez les enfants nés de mères vaccinées avec succès pendant la grossesse n'est pas connue.

La vaccination antérieure à la grossesse confère à l'enfant une immunité douteuse (HERVIEUX).

γ) La *contagion* s'exerce suivant tous les modes possibles. La variole est inoculable, contagieuse et infectieuse. La transmission se fait déjà pendant la période d'invasion, mais surtout pendant la période de suppuration et de desquamation. Les produits de celle-ci renferment le virus variolique et le dis-

---

[1] LOP, *Variole et vaccine dans la grossesse*. Thèse de Paris, 189 .

séminent partout où ils se déposent et provoquent la variole
hors de la présence du malade. Le sang du varioleux, à la période
d'invasion et au début de l'éruption donne par inoculation la
variole au veau. Il renferme donc le contage varioleux et c'est
ce qui explique la fréquence des varioles intra-utérines ou des
morts du fœtus à l'occasion d'une variole de la mère. Le virus
variolique n'est pas connu. On a trouvé dans la variole les
microbes ordinaires de la suppuration. ROGER et WEIL de Paris
ont décrit récemment un hématozoaire de la variole, dont la
valeur n'a pas été confirmée. L'identité de la variole et de la
vaccine affirmée par FISCHER, ETERNOD, HACCIUS et LOP est
contestée par CHAUVEAU. Elle a été récemment mise en doute
à nouveau par KELSCH.

2° Symptômes. — Les symptômes comprennent quatre
périodes : l'incubation, l'invasion, l'éruption et la dessiccation.

a. *Incubation*. — L'incubation est de dix à quinze jours pour
la variole spontanée, de six à huit jours pour la variole inoculée.

b. *Invasion*. — L'invasion se traduit par un frisson unique
ou multiple avec malaise général, courbature, de la céphalée,
des sueurs abondantes, de la *rachialgie* et de l'*épigastralgie*.

La rachialgie peut s'accompagner de parésie des membres
inférieurs, de dysurie, de rétention urinaire (TROUSSEAU).
L'épigastralgie est souvent associée à une dyspnée angoissante,
avec malaise général, qu'on ne trouve pas dans la varicelle,
même de forme confluente. De même on observe de l'agitation,
de l'insomnie avec délire, ou au contraire de la somnolence avec
dépression générale des forces. Dès la période d'invasion, on
peut reconnaître, comme dans les autres fièvres éruptives, telles
que la rougeole ou la scarlatine, des localisations sur les muqueuses qui constituent un véritable *énanthème*. Dans une
épidémie fort importante qu'ils ont observée à Marseille, COSTE
et CHASSY ont reconnu dès le 3e jour, des macules rouges
disséminées sur le pharynx ; mais déjà antérieurement dès le
premier ou le second jour, on peut voir parfois une congestion
pharyngée, buccale, conjonctivale, pituitaire. Les yeux sont
rouges, il existe du coryza, parfois des épistaxis qui feraient

penser à tort à une variole hémorragique lorsqu'ils sont modérés. L'énanthème pharyngé a une grande valeur diagnostique et pronostique. Il permet de reconnaître la variole de bonne **heure** et même de présumer sa forme confluente et hémorragique, d'après son abondance et son aspect. L'enfant a quelques symptômes spéciaux, des vomissements constants, de la diarrhée au lieu de constipation, une tendance au sommeil ou au délire, des convulsions peu graves si elles ne se répètent pas. La **tem-**pérature atteint rapidement 40°, 40°5, se maintient à ce **degré** pendant trois ou quatre jours, puis subit une rémission dont l'intensité et la durée varient avec la forme de la variole :

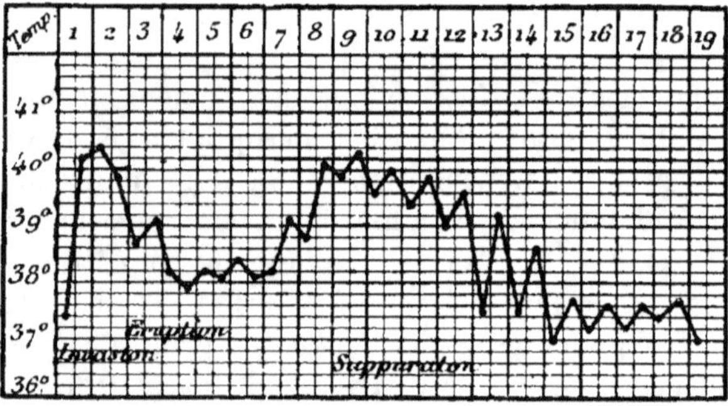

Fig. 12.

Marche de la température dans la variole.
(d'après COLLET).

considérable et définitive dans la varioloïde, moins accusée dans les autres cas. Le pouls est accéléré à 110 à 150 ou 160, mou, dépressible (fig. 12).

Vers le deuxième jour, apparaissent 10 à 30 fois sur 100 les *rashs*, poussées érythémateuses plus ou moins localisées au pli de l'aine, à l'abdomen, aux cuisses, suivant une disposition méta-mérique, rappelant le dessin de la scarlatine, de la rougeole, de l'érysipèle. Le *rash scarlatiniforme* débute par le pli de l'aine, s'étend à l'abdomen, à la face interne des cuisses, aux flancs, au thorax, à la face interne des bras. Sa coloration est rouge vif ou rouge lie de vin. Il peut être mêlé de points ou de taches hémorragiques, sans que la variole tourne à la forme hémorragique. — Cependant le rash généralisé avec larges plaques purpuriques est significatif à ce point de vue. Le rash scarlatiniforme pâlit rapidement et disparaît en quelques jours. Il est parfois prurigineux. Il donne souvent lieu à des confusions avec la scarlatine et il n'est pas rare de voir adresser au pavillon des scarlatineux des varioles à la période du rash, au début d'une épidémie. Le *rash morbilliforme* occupe le tronc et les membres du côté de l'extension. Il s'efface en un ou deux jours. L'absence de macules à la face permet la distinction avec la rougeole. Le *rash érysipélateux*, très rare, siège de préférence à la face. D'après Roger et E. Weil, de Paris (Presse médicale, 1901) les rash seraient d'autant plus fréquents, que la forme de la variole est plus grave. La fréquence des rash peut donc permettre de faire le pronostic d'une épidémie ; par contre, le rash, à condition qu'il ne soit pas généralisé et hémorragique d'emblée, ne peut servir au pronostic d'un cas individuel. Il se montre, en effet, dans toutes les variétés.

La *durée* de la période d'invasion est de deux à quatre jours, brève dans les formes graves, prolongée dans les formes bégnines.

c. *Éruption.* — Les phénomènes généraux, les rash, l'énanthème, observés pendant l'invasion peuvent déjà faire présager la forme de la variole qui peut être *discrète, cohérente, confluente, hémorragique*. Nous décrirons ici la variole discrète, dans laquelle il existe toujours des intervalles de peau saine entre les éléments éruptifs, même lorsque ceux-ci sont abondants.

L'éruption débute le 4e jour par la face, pour se généraliser au cou, au tronc, aux membres, en un laps de temps qui varie de 36 heures à 3 ou même 4 jours. Le premier jour, l'exanthème se traduit par une *macule,* le second, par une *papule,* le troisième, par une *vésicule,* le quatrième, par une *pustule* entourée d'une auréole rouge. Les vésico-pustules sont arrondies ou ombiliquées ; on a d'ailleurs exagéré la valeur de ce dernier caractère. L'exanthème variolique a un aspect polymorphe ; mais alors que dans la varicelle, le polymorphisme est *vrai,* c'est-à-dire qu'on trouve en un même point des éléments d'âge différent, dans la variole, le polymorphisme est *régional*, les éléments d'une même région sont contemporains, l'aspect ne varie que si on les considère dans une région différente. En même temps que paraît l'exanthème, l'énanthème se prononce. Développé d'abord, comme nous l'avons vu au niveau du pharynx, où il produit de la dysphagie et de la salivation, il provoque sur les différentes muqueuses en communication avec l'air extérieur, des lésions dont le caractère éruptif n'est pas toujours facile à reconnaître : conjonctivite pustuleuse avec photophobie, coryza avec sécrétions muco-purulentes, laryngite et bronchite, parfois même vulvite et rectite. L'énanthème est d'ailleurs peu marqué dans les formes discrètes.

Contrairement à ce qui arrive dans la rougeole, la scarlatine, dans lesquelles l'éruption s'accompagne d'un redoublement de la fièvre, la variole signale son exanthème par une détente très nette. La température revient à la normale du jour au lendemain; même dans les formes abondantes, elle touche à 38°5, 38° ; en même temps tous les malaises de la période d'invasion s'effacent : l'urine qui était rare devient plus abondante.

d. *Suppuration*. — La sédation cesse avec la période de suppuration. Autour de chaque pustule se produit une réaction inflammatoire avec rougeur et gonflement, sans qu'il y ait confusion entre les différents éléments. La suppuration envahit successivement toutes les régions touchées par l'exanthème, dans l'ordre d'apparition de l'éruption cutanée, face, tronc, membres. A *la face* la pustule grandit pendant un à deux jours, et s'entoure d'une zone œdémateuse qui, dans les régions riches en tissu cellulaire (paupières), produit une tuméfaction notable. Cet œdème dure trois à quatre jours, il disparaît vers le dixième ou le onzième jour de la maladie. Parfois, la variole revêt à la face un aspect impétigineux ou acnéique. Au *tronc*, la pustule est ombiliquée, l'œdème est rare (TROUSSEAU). Aux *mains* et aux *pieds*, aux *avant-bras* et aux *jambes* les pustules continuent à grandir et prennent parfois l'aspect phlycténoïde. Elles durent quelques jours de plus que dans les autres régions. En outre, elles déterminent un œdème douloureux des mains et des pieds qui peut s'étendre jusqu'au coude. Cet œdème survient trois à quatre jours plus tard que celui de la face. Au moment de la suppuration, la fièvre reprend moins élevée que la fièvre d'invasion et avec des rémissions matutinales plus marquées. Elle ramène à un degré modéré les symptômes pénibles du début, et en plus, des douleurs aux extrémités, parfois au cuir chevelu, douleurs dues à l'œdème dans des régions à tissu cellulaire serré. La rémission se montre au bout de 3 à 4 jours, lorsque commence la dessiccation faciale, elle n'est achevée qu'à la dessiccation totale. La période de suppuration est très favorable aux complications qui accompagnent surtout les formes graves de la variole. C'est aussi la période où la mort survient plus volontiers.

e. *Dessication* [1]. — A la face. d'après TROUSSEAU. les pustules ne se rompent pas, mais exsudent une matière jaunâtre, mélicérique. La dessiccation est complète le onzième jour. Sur le tronc et les membres, les pustules se rompent, laissent échapper le pus qu'elles contiennent et qui souille le linge du malade : elles se recouvrent d'une croûte au bout de deux ou trois jours. A la face dorsale des mains et des pieds, aux genoux et aux coudes, elles se dessèchent comme dans la varicelle. Pour la desssication, comme pour la pustulation, la durée du processus est plus longue aux extrémités qu'à la face et au tronc. Les croûtes tombent du quinzième au vingtième jour pour la face, plus tard pour le tronc et les membres, laissant à leur place une saillie rougeâtre qui se recouvre d'une lamelle épidermique ; cette saillie desquame, se rétracte peu à peu, faisant place à une petite dépression rouge ; celle-ci met plusieurs mois à pâlir pour revêtir enfin l'aspect de la petite cicatrice gaufrée caractéristique d'une ancienne variole. La dessiccation s'accompagne souvent de prurit. Il importe de ne pas laisser détacher prématurément les croûtes qui protègent le foyer épidermique contre des infections secondaires, suivies souvent de cicatrices irrégulières. D'ailleurs, pendant toute la période de suppuration et de dessiccation, il convient de veiller à la désinfection des

[1] Voy. planche I, fig. 1.

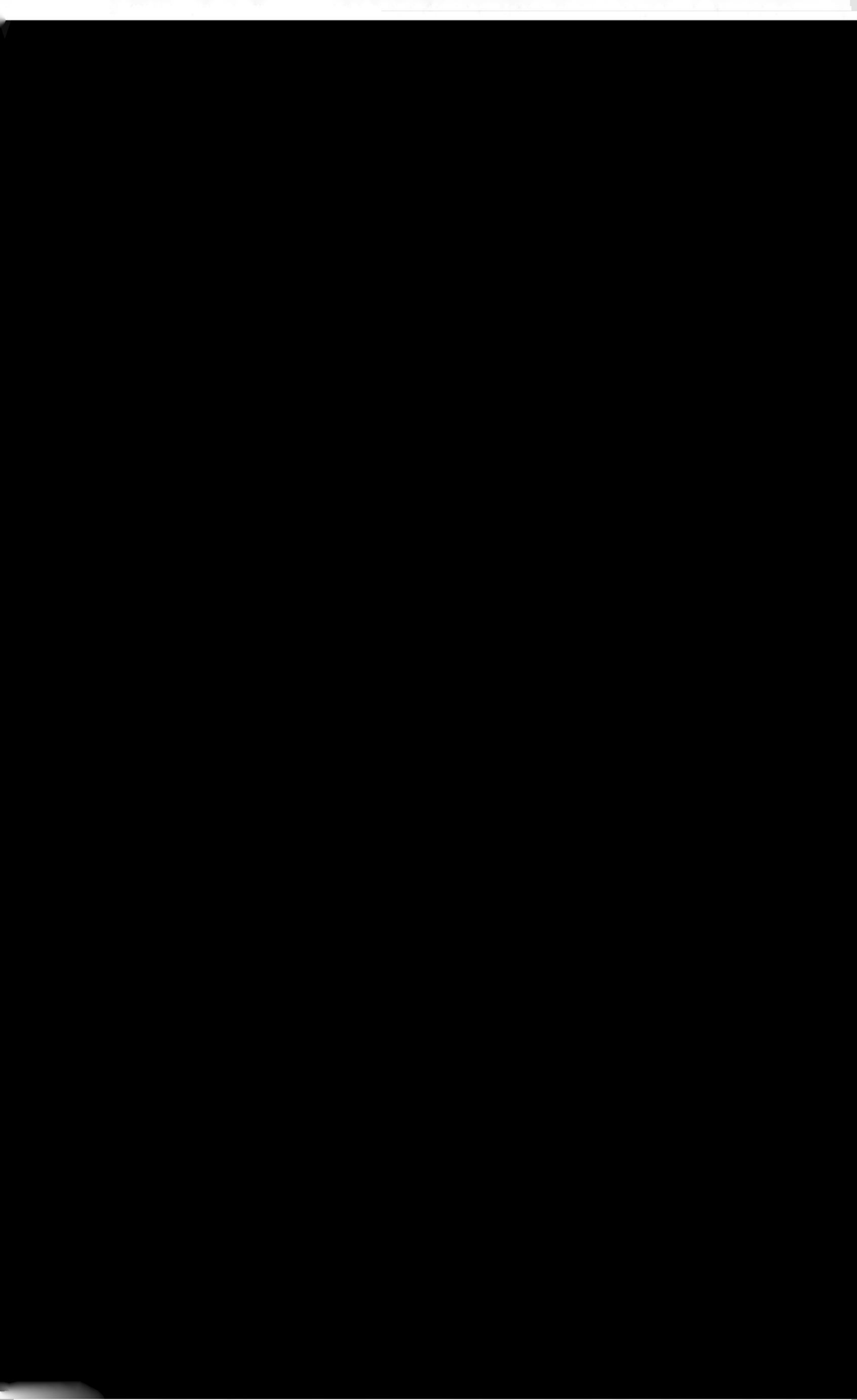

larynx. Enfin, elle peut être tardive ; la convalescence est lente et traversée par une série d'accidents suppuratifs qui peuvent emporter le malade dans un marasme progressif, ou hâter sa fin par l'intervention d'une broncho-pneumonie, d'une pleurésie purulente, d'une pyémie.

b. *Forme hémorragique.* — La variole hémorragique comprend deux catégories de cas : 1° *la forme hémorragique d'emblée* qui se caractérise par l'intensité de la fièvre, des symptômes généraux ataxo-adynamiques, l'angoisse, l'apparition d'un rash hémorragique lie de vin, qui contrairement aux autres rashs atteint la face et y produit une tuméfaction violette, les hémorragies et les ecchymoses multiples, le peu de développement de l'éruption qui fait défaut ou apparaît dans les derniers moments de la vie. La muqueuse bucco-pharyngée montre de bonne heure des exsudats ou de petites ecchymoses en grains de tabac (COSTE) ; la mort arrive avant la fin du premier septénaire, parfois au bout de vingt-quatre heures, précédée de dyspnée ; les symptômes nerveux sont peu marqués : 2° *la forme hémorragique secondaire*, est très grave, quand elle est associée à la variole confluente, moins redoutable si elle se combine à une variole discrète. La pustule est envahie par l'hémorragie après sa formation ; dans ce cas il y a aussi des ecchymoses et des hémorragies des muqueuses.

c. *Varioloïde.* — La varioloïde est une variole atténuée par une vaccination, une inoculation variolique, une variole spontanée antérieures, parfois sans cause appréciable. La période d'invasion est de trois à quatre jours, le second jour il y a un rash scarlatiniforme ; l'éruption se fait en vingt-quatre heures ; il n'y a pas ici de suppuration, ni de fièvre secondaire, la dessiccation transforme les pustules en petites saillies cornées (variola cornea ou verrucosa de VAN SWIETEN). La varioloïde peut se compliquer de délire au début, on a cité des cas où elle était hémorragique et confluente (Louis XV) ; même dans ces cas graves, elle ne s'accompagne pas de suppuration, mais en général elle constitue une affection bénigne. Il faut distinguer de la varioloïde la *variole discrète anormale maligne* (SYDENHAM) ; dans celle-ci l'éruption se fait mal, les éléments avortent, mais les symptômes généraux, fièvre, troubles nerveux sont graves, la mort arrive du 7e au 9e jour.

d. *Variole congénitale*. — La grossesse prédispose la femme à la variole grave et à l'avortement. Celui-ci peut exister, même si la variole est bénigne. L'avortement est d'autant plus à craindre que la grosesse est plus près de son terme. L'enfant né vivant, à terme ou près du terme, d'une mère atteinte de variole, a toutes chances d'être variolisé. De nombreuses combinaisons peuvent se présenter.

L'enfant peut *naître avec des cicatrices de variole*, l'évolution de la variole a été complètement intra-utérine.

Il peut naître en *pleine éruption variolique* : généralement les éléments éruptifs sont peu nombreux et d'aspect abortif ; l'évolution de la variole a été à la fois intra et extra-utérine.

Le plus souvent, d'après ROGER (thèse de Champ, 1901) *l'évolution est extra-utérine*. Elle comprend trois périodes : la *période prééruptive* caractérisée par l'ictère et l'hypothermie, la température atteignant 36º, 33º, 30º et même 28º. La mort peut survenir à cette période et le diagnostic se fait par les conditions étiologiques. Cette période dure 8 à 10 jours.

La *période éruptive* se traduit par une élévation de température qui atteint la normale ou la dépasse même ; puis apparaissent des papules en petit nombre, qui se flétrissent sans suppurer. Il peut y avoir plusieurs poussées, les éléments apparaissent d'une façon irrégulière.

La *période finale* se caractérise par le collapsus et la réapparition de l'hypothermie. La mort survient avec des dégénérescences du myocarde et du foie, quelques jours après l'éruption.

Il *faut vacciner* un enfant né de mère variolique. Dans un cas de COWIE et DUNCAN, la mère mourut de variole hémorragique, l'enfant vacciné avec succès eut une variole bénigne.

Un enfant peut *naître sain* d'une *femme variolique* et être vacciné avec succès.

De deux jumeaux, l'un peut être *sain* et l'autre *variolique*.

Il est vraisemblable que les lésions placentaires jouent un rôle dans les variations si curieuses que présentent les enfants nés de mères varioliques.

4º Complications. — Les complications sont communes aux différents âges ; nous ne ferons que les mentionner. Au début, c'est l'*hyperpyrexie* ou le *processus hémorragique* qui crée le grand danger. Pendant la convalescence, il faut redouter les suppurations, la *pyémie*, les *pyodermies*, abcès, anthrax, phlegmon, lymphangite, ecthyma, gangrène, la *pleurésie purulente*. Les *complications osseuses* se montrent surtout chez les enfants ou les adolescents, sous forme de périostite, d'ostéomyélite, d'arthropathies simples ou suppurées. Pendant le cours de la maladie, certaines localisations des pustules varioliques créent des désordres fonctionnels particulièrement redoutables. Le *tube digestif* manifeste son atteinte par la formation d'*abcès* dans *la langue*, *l'amygdale*, d'*angines pseudo-membraneuses*, de *dysenterie*, *d'abcès retropharyngiens*. Du côté des *voies respiratoires* on observera : l'*œdème de la glotte*, les *abcès sous-muqueux* du *larynx*, la *perchondrite suppurée*, la *nécrose des cartilages*, la *bronchite*, la *bronchopneumonie* qui se rencontre dans les autopsies 32 fois sur 100 chez l'enfant, d'après AUCHÉ ; l'*abcès du poumon*, la *gangrène pulmonaire*, la *pleurésie purulente*. Les *complications oculaires*, très fréquentes avant la vaccine (35 % des cécités étaient dues à la variole) sont devenues rares. La conjonctivite pustuleuse aboutit à la kératite suppurée et à la perte de l'œil : les pustules palpébrales peuvent conduire à la blépharite avec entropion ou ectropion. On a noté aussi des *otites suppurées*.

Le *système circulatoire* est assez rarement compromis. En dehors de la *péricardite purulente* qui coïncide avec d'autres suppurations, on peut citer l'*aortite* et l'*endocardite* signalées par BROUARDEL. La *myocardite* décrite par DESNOS et HUCHARD, ne joue pas le rôle que ces auteurs lui ont attribué. En effet, P. TEISSIER de Paris et TANON, au congrès de Reims en 1907, ont montré que dans la forme hémorragique de la variole, les lésions parenchymateuses et conjonctives du myocarde sont le plus souvent absentes ou minimes, que le syndrôme cardiaque décrit par DESNOS et HUCHARD n'est qu'un syndrôme bulbaire, dû à l'intoxication profonde des centres nerveux. Mentionnons encore la *phlébite*.

Le *système nerveux* est le siège de troubles variés ; au début, se manifestent des *convulsions*, surtout chez les enfants ; de la *rachialgie* avec *hyperesthésie* plus ou moins diffuse, de la *dyspnée angoissante et des vomissements* d'origine centrale. Plus tard on observe des *suppurations méningées* ou cérébrales, On a signalé aussi, comme dans toutes les maladies infectieuses, des *névrites périphériques*, des *myélites*, des *psychoses*, des *hémiplégies*, des lésions inflammatoires à évolution chronique.

5° Diagnostic. — Le diagnostic de la variole peut être affirmé dès le début d'après l'examen du sang. COURMONT et MONTAGARD (1900) ont montré que dès la période des rashs et des macules, il existe une *mononucléose* (augmentation du nombre des leucocytes mononucléaires), que cette mononuclèose persiste à la période de pustulation qui est bien le fait du virus variolique et ne doit pas être attribuée à l'intervention des germes pyogènes ordinaires ; quand il y a des suppurations secondaires, abcès, furoncles, la mononucléose fait place à de la polynucléose. WEIL, de Paris, a montré de son côté que la mononucléose variolique était due à des myélocites, en particulier à des mononucléaires granuleux neutrophiles.

La variole à son début peut être confondue avec une maladie infectieuse quelconque : *grippe, pneumonie,* etc.

Les rashs établissent la similitude avec la *scarlatine* et la *rougeole*. Le *purpura hémorragique* ne diffère pas dans les premiers temps de la variole hémorragique.

La période d'éruption est caractéristique. Cependant, on peut croire à une *rougeole boutonneuse* ou à un *varicelle*. Le diagnostic avec la rougeole boutonneuse est parfois très difficile ; dans un cas, j'ai vu celle-ci s'accompagner de vomissements, de gastralgie et de rétention d'urine, et ce n'est que l'absence de myélocytes dans le sang qui me permit d'affirmer la rougeole.

Le diagnostic de la variole et de la varicelle est également peu commode. Nous l'exposerons à propos de la varicelle.

La *vaccine généralisée* peut être confondue avec une *vaccine compliquée de variole*. L'absence d'angine et d'une façon gé nérale l'intégrité des muqueuses, de même que l'absence des symptômes si pénibles de la variole permettra la distinction.

Rappelons comme signes caractéristiques la rachialgie, les vomissements et l'énanthème pharyngé précédant l'exanthème. Le diagnostic des formes peut se déduire de la formule leucocytaire. Ainsi dans la variole hémorragique, les mononucléaires granuleux neutrophiles peuvent atteindre la proportion de 25 p. 100. Dans les cas mortels, les polynucléaires tombent à 15 p. 100 (WEIL, de Paris). Le pus des pustules montre des formes leucocytaires analogues à celles du sang tant qu'il n'y a pas de complications. L'accroissement brusque des polynucléaires dans le sang doit faire craindre une suppuration additionnelle.

6° Pronostic. — Le pronostic est bénin dans la forme discrète. La variole confluente ou hémorragique est presque toujours mortelle. Chez les nourrissons non vaccinés, la mort est fatale. La vaccination préserve de la variole ou l'atténue (varioloïde). Les revaccinations méthodiques confèrent une immunité presque absolue qui peut cependant fléchir en temps d'épidémie. La vaccination ne préserve pas de la variole hémorragique. La mortalité chez les non vaccinés varie entre 30 et 50 p. 100. Chez les vaccinés elle tombe à 10 p. 100, chez les revaccinés, à 7 et 8 p. 100 (TALAMON).

7° Traitement. — Le traitement comprend la prophylaxie et le traitement proprement dit.

a. *Prophylaxie.* — La prophylaxie consiste surtout dans les vaccinations pratiquées à intervalles réguliers, tous les 8 ou 10 ans, dans la revaccination en temps d'épidémie, appliquée à tout le monde et surtout à l'entourage du malade. De même, en temps d'épidémie, on doit revacciner les femmes grosses et vacciner les enfants dès leur naissance, et non pas attendre trois mois suivant le préjugé du public. L'isolement du varioleux, la désinfection de tous les objets susceptibles d'être souillés par ses sécrétions ou ses produits de desquamation sont des mesures adjuvantes, mais qui ne doivent passer qu'après la vaccination.

b. *Traitement proprement dit.* — Le traitement proprement dit est *général, symptomatique* et *local.*

x) Le *traitement général* a été abordé par Beclère, Chambard et Ménard [1] qui ont injecté à seize varioleux du sérum de génisse vaccinée, à une dose variant de un cinquantième à un vingtième du poids du corps et ont obtenu des résultats encourageants. Cette méthode demande à être confirmée. Du Castel a préconisé la médication éthéro-opiacée : injections sous-cutanées d'éther deux fois par jour à la dose de 1/5 à 1/2 seringue chez les enfants ; extrait thébaïque : 2 à 5 centigrammes par jour. Il ajoute du perchlorure de fer : V à X gouttes par jour. Cette médication a pour effet, d'après son auteur, de prévenir la suppuration.

β) Le *traitement symptomatique* varie. Au début, s'il y a hyperthermie avec accidents nerveux, c'est le bain froid qui est indiqué. On s'adresse à l'alcool, aux injections de caféine, en cas d'adynamie ou de faiblesse cardiaque. A la période de suppuration, la thérapeutique comporte l'antisepsie des muqueuses et de la peau : lavages de la bouche et des yeux avec une solution boriquée, badigeonnages du pharynx, bains tièdes au sublimé. Rollet et Courmont ont préconisé l'instillation d'une solution faible de bleu de méthylène dans l'œil pour atténuer les lésions conjonctivales et prévenir les complications. A la période de dessiccation, on hâte la chute des croûtes avec des cataplasmes de fécule, des onctions à la vaseline, des bains savonneux.

γ) Le *traitement local* consiste à faire avorter les pustules, en particulier celles de la face. On se sert à cet effet de pommades mercurielles, de l'emplâtre de *Vigo cum mercurio*, de pulvérisations au sublimé dissous dans l'éther (Talamon), de badigeonnages au glycérolé de sublimé.

ARTICLE II

VACCINE

La vaccine est une maladie éruptive née spontanément chez la vache et le cheval, transmise par inoculation à l'espèce hu-

---

[1] Ménard, *Soc. méd. des hopitaux*, 1896.

manie qu'elle immunise contre la variole. Cette grande découverte est l'œuvre de JENNER, 1796.

1° Étiologie. — La vaccine ne se développe chez l'homme ni par contagion, ni par infection. Il est douteux qu'elle se transmette de la mère au fœtus ou du moins que ses propriétés immunisantes durent longtemps chez ce dernier.

La seule façon dont elle pénètre chez l'homme, c'est l'inoculation, parfois accidentelle comme chez les filles de ferme observées par JENNER qui trayaient des vaches atteintes de cowpox, fait à rappeler puisqu'il fut l'origine de la découverte, le plus souvent intentionnelle, ainsi qu'on la pratique journellement.

Le cheval, qui paraît être le meilleur terrain pour le développement de la vaccine spontanée, n'est pas mis à contribution, car ses produits sont trop actifs. Le vaccin est fourni par la *vache*, spécialement le *veau* ou *l'homme*. Le vaccin humain a pris le nom de *vaccin jennérien*.

a. *Vaccin animal*. — On l'emprunte aux veaux ou aux jeunes génisses dans des conditions variées : 1° en cas de *cowpox spontané* ; 2° en cas de *cowpox inoculé* par le vaccin d'une autre vache ; 3° en cas de *rétro-vaccination* (transport du vaccin de l'homme à la vache) ; 4° en *cas de variolisation* (transport de la variole sur la vache). En fait, vu la rareté et le caractère aléatoire du cowpox spontané, on en est arrivé dans la plupart des pays à créer des instituts vaccinaux où on entretient constamment la vaccine sur des veaux dont l'âge varie de un à quelques mois, et chez lesquels on fait des inoculations nombreuses. Le veau est préféré à la vache, car il est rarement tuberculeux. Cependant, la génisse est plus facilement inoculable que le veau, se vaccine avec une semence plus virulente, est plus facile à nourrir. Il suffit de la soumettre à l'épreuve de la tuberculine pour éviter l'usage d'un animal tuberculeux.

Les pustules sont développées au cinquième ou sixième jour. On ne se sert pas de la lymphe pure qui est peu active. Les deux procédés utilisés sont le broiement de la pustule excisée ou son produit de raclage. On conserve la pulpe obtenue dans de la glycérine. On renferme le mélange dans des tubes fermés ou entre deux plaques de verre pendant environ deux mois, avant de l'utiliser, et on le conserve au frais. La pulpe vaccinale, en effet, peut renfermer des microbes étrangers au vaccin (staphylocoques). Ceux-ci disparaissent spontanément au bout de deux mois (CHAMBON et SAINT-YVES MÉNARD). — Le virus vaccinal lui-même s'affaiblit ou disparaît au bout de six mois (HERVIEUX, DAUCHEZ). Il résiste mal à la chaleur, beaucoup mieux au froid.

b. *Variolo-vaccin.* — Le variolo-vaccin est un vaccin fourni par des vaches à qui on a inoculé la variole humaine. Pour animaliser la variole, on la fait passer à travers plusieurs générations de bêtes. On obtiendrait ainsi un véritable vaccin pour l'homme. THIÉLÉ de KAZAN, dès 1836, avait vacciné sans accidents plus de 3000 individus avec le variolo-vaccin, précédé dans cette voie par CEELY. Depuis, VOIGT, FISCHER, ETERNOD et HACCIUS ont eu recours au variolo-vaccin. Ce procédé de vaccination soulève la question de l'origine de la vaccine. Les auteurs que nous venons de citer sont unicistes et admettent l'identité de la vaccine et de la variole. CHAUVEAU a fait à plusieurs reprises la critique de cette opinion [1] et déclare que, actuellement, cette identité n'est pas établie. Les tentatives de variolisation de la génisse par JUHEL RENOY et DUPUY ont également été négatives. Néanmoins, CHAUMIER (de Tours), en inoculant la pulpe variolique obtenue par raclage et prélevée avant la suppuration dans des cas de variole bénigne a réussi à produire chez la génisse des pustules vaccinales qui se reproduisent en série. Dans une longue discussion qui eut lieu récemment à la Société médicale des Hôpitaux de Lyon, LECLERC, ARLOING ont reconnu à nouveau l'impossibilité de cultiver sur la génisse un variolo-vaccin qui donnait cependant sur l'homme des résultats supérieurs au vaccin jennérien ordinaire. Les recherches de J. COURMONT et MONTAGARD sur la formule leucocytaire de la variole ont créé une nouvelle distinction, entre la variole et la vaccine. La mononucléose caractéristique de la variole fait défaut dans la vaccine. En définitive, l'expérimentation entre

---

[1] Voy. Thèse de BERTHET, Lyon, 1884.

les mains de CHAUVEAU, JUHEL-RENOY, ARLOING n'a pu établir l'identité de la variole et de la vaccine. Si d'autres expérimentateurs ont réussi à opérer la transformation de l'une dans l'autre, cela peut tenir à des inoculations mixtes aux animaux (CHAUVEAU) ; peut-être aussi au mode opératoire différent et à un choix particulier de la semence. KELSCH est venu encore récemment affirm r la difficulté de varioliser les animaux et de se mettre à l'abri de vaccinations accidentelles pendant les tentatives de variolisati n. Il est impossible actuellement de trancher ce différend. Ce qu'on peut dire, c'est que le variolo-vaccin fourni par les instituts suisses, allemands ou français, a servi à faire des millions de vaccinations, sans qu'il y ait jamais eu à lui reprocher la provocation d'un seul cas de variole, encore moins d'une épidémie de variole. On peut donc y avoir recours sans crainte. Sa qualité vaccinante n'est d'ailleurs pas douteuse.

c. *Vaccin jennérien*. — Le vaccinifère doit être sain, sans tare syphilitique ni scrofuleuse. Il doit être âgé de plus de deux mois, pour qu'on soit garanti contre la possibilité d'une syphilis héréditaire. Encore est-ce là un délai bien court. Le vaccin est recueilli du 6e au 8e jour de l'éruption. On scarifie légèrement une pustule et on voit s'écouler une lymphe claire, un peu visqueuse, qu'on peut inoculer immédiatement ou recueillir dans un tube de verre ou entre deux lames de verre, le tout pratiqué aseptiquement.

d. *Vaccination*. — En temps d'épidémie, on doit vacciner tout sujet, quels que soient son âge et l'état de sa santé La réceptivité pour la vaccine existe dès la naissance. On se contentera chez les nouveaux-nés de faire une ou deux piqûres. En temps ordinaire, on laisse passer la période dite *du nouveau-né* qui correspond à la formation de la cicatrice ombilicale et de la circulation porte en même temps qu'aux infections que MARFAN désigne sous le nom d'*obstétricales*. Cette période varie suivant les auteurs de vingt jours à trois mois. Cependant FABRE (thèse de PIERROT, Lyon 1904) recommande la vaccination chez le nouveau-né. Elle évolue avec une bénignité toute particulière : elle exige d'ailleurs l'emploi d'une lymphe très active. Si l'enfant présente des manifestations cutanées, érythèmes, intertrigo, eczéma, il convient d'attendre leur disparition, pour des raisons que nous développerons plus loin, à moins d'avoir la main forcée par le danger imminent d'une contagion.

Le *procédé opératoire* a varié au point de vue expérimental. On a fait pénétrer le vaccin par *inhalation,* par *ingestion,* par *injection* dans la voie sanguine. En clinique on n'a recours qu'à l'*insertion intra-dermique*. Le point choisi est la face externe du bras au-dessous de l'insertion deltoïdienne. Chez les filles, on pratique parfois la vaccination sur la jambe ou la cuisse. Si l'enfant est atteint de nœvus, on portera le vaccin à ce niveau, c'est un excellent procédé de guérison pour cette lésion. Le vaccin humain est inséré par piqûre sous-épidermique de 2 ou 3 millimètres de profondeur, avec la lancette cannelée en fer de lance, le vaccin animal par scarifications superficielles de 1 centimètre de longueur, avec la lancette ordinaire qui est chargée de vaccin ; on laisse déposer pendant la scarification une goutte sur chaque entaille. On peut aussi user d'aiguilles à vacciner ou de plumes dites vaccinostyles. Il est bon, lorsque le vaccin est de virulence moyenne, de faire en travers de la scarification longitudinale, quelques scarifications transversales plus petites. La partie opérée est préalablement aseptisée par un lavage au savon, à l'éther et au sublimé : après la vaccination, on attend quelques minutes et on panse avec un peu de coton aseptique.

On doit observer dans la vaccination certaines précautions. Le vaccin humain ne doit pas être mélangé de sang, ni d'aucun produit étranger à la lymphe proprement dite. Le vaccin animal ne doit pas avoir moins de deux mois ni plus de six. En effet, le vaccin récent, riche en germes, expose à la vaccine ulcéreuse. Le vieillissement la purifie, en quelques semaines. Après six mois, il risque d'être trop atténué. NOBL, à Viennes, a pratiqué 74 fois l'*injection sous-cutanée* de serum mélangé à un peu de lymphe vaccinale et a obtenu 71 fois l'immunité.

2° Nature du vaccin. — On ne connaît pas exactement l'élément actif du vaccin. La lymphe vaccinale se coagule au bout de quelques jours et renferme à côté de la fibrine des globules blancs et des corpuscules brillants. Ces derniers paraissent conférer au vaccin toute son activité (CHAUVEAU). Ce ne sont pas des microbes : ils ne se multiplient pas et résistent à une pression de vingt-trois atmosphères (P. BERT).

La plupart des microorganismes décrits (KLEBS, STRAUSS, PINCUS, QUIST) ont une action discutable. QUIST est le premier qui ait réussi à cultiver le vaccin, ses expériences n'ont pas été confirmées. ARLOING (1896) déclare que l'agent virulent de la vaccine reste à découvrir. FUNK de Bruxelles, ROGER et WEIL ont décrit récemment un nouvel organisme de la vaccine qu'ils n'ont pu cultiver (1901).

VOIGT a isolé du vaccin trois espèces de bactéries dont l'une serait l'agent de la vaccine. La découverte de nombreux microorganismes accidentels du vaccin faite par divers auteurs enlève toute valeur à cette recherche. Il convient de garder la même réserve vis-à-vis des sporozoaires que certains ont cru reconnaître (corpuscules de GUARNIERI).

3° Symptômes. — Les symptômes diffèrent suivant que la vaccine est *régulière* ou *irrégulière* :

A. VACCINE RÉGULIÈRE [1]. — La vaccine régulière a une évolution à peu près constante. Le 3e jour, survient une *macule*, le 4e jour une *papule* avec un petit point noirâtre : le 5e jour, une *vésicule*, le 6e, une *vésico-pustule* large, aplatie, nacrée, entourée d'une auréole à base indurée ; les 7e et 8e jour la vésico-pustule s'*ombilique*. A ce moment il existe un peu de tension, de prurit et parfois de l'adénopathie temporaire. Du 9e au 12e jour, la pustule se flétrit, se sèche, forme une *croûte* qui tombe au bout de huit à quinze jours, laissant à découvert une surface déprimée, ronde, gaufrée, d'abord rouge, puis blanche, parsemée de petits points noirs ; c'est la *cicatrice vaccinale*.

La fièvre ne se montre guère avant la fin du premier septénaire. La température s'élève du 5e au 7e jour, dure de 2 à 4

[1] Voy. planche II, fig. 1.

jours, présente un type rémittent avec oscillations de quelques dixièmes de degré ; elle ne dépasse guère 38°5 à 39°, la défervescence se fait en lysis. L'élévation maxima a lieu le 7ᵉ ou le 8ᵉ jour (PEIFER). Pendant la période fébrile, l'enfant gardera la chambre. Il est exceptionnel que la fièvre s'accompagne de réactions violentes, malaise, embarras gastrique, agitation, troubles nerveux. Chez les nouveau-nés, la vaccine évolue avec une bénignité remarquable. Nous avons déjà dit qu'il n'y avait pas de myélocytes dans le sang du vacciné, contrairement à ce que ENRIQUEZ et WEIL, COURMONT et MONTAGARD ont constaté dans la variole. La modification hématique se borne, d'après SOBOTKA à une leucocytose qui débute un peu avant la fièvre et décroît avant elle. Nous reproduisons ci-dessus le tracé d'une vaccine relativement très fébrile (fig. 13).

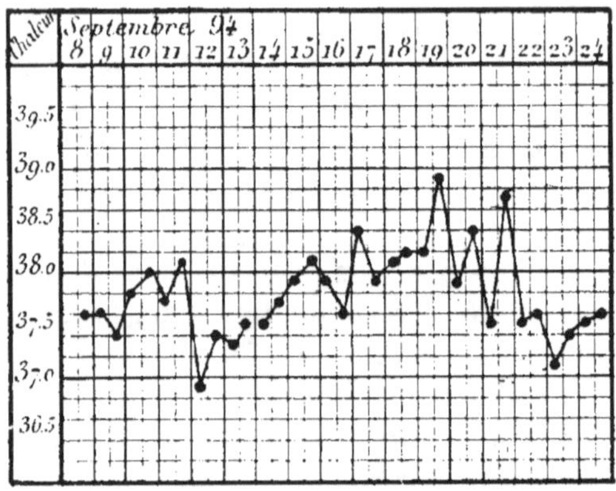

Fig. 13.

Température dans la vaccine.

B. VACCINE IRRÉGULIÈRE. — La vaccine irrégulière, à son tour, se traduit par différentes modalités :

a. *Variations dans la marche.* — La vaccine peut être en *avance*, la pustule se montrant au 3ᵉ ou 4ᵉ jour ; plus souvent elle est en *retard* de quelques jours. Elle peut être *interrompue* par une maladie intercurrente (rougeole, coqueluche), puis reprendre. Elle se présente parfois sous la forme de *poussées successives*, les différentes pustules n'étant pas contemporaines dans leur évolution. A cette forme se rattachent les éruptions par *auto-inoculation*, l'enfant s'inoculant par grattage en des lieux plus ou moins variés. L'auto-inoculation s'explique par ce fait que l'immunité vaccinale n'est conférée qu'au 7e jour et qu'avant ce délai toute inoculation peut être positive.

b. *Variations dans l'éruption.* — L'éruption peut : 1º faire défaut, 2º être atténuée (*raccinelle*); 3º se développer anormalement (*vaccin généralisé*).

α) L'éruption peut faire défaut comme chez les génisses injectées par CHAUVEAU dans le tissu cellulaire sous-cutané et comme NOBL l'a vérifié sur l'homme. Tout se borne à des phénomènes généraux, l'immunité est créée, c'est la *vaccine sans éruption.* NOBL s'est servi de l'injection sous-cutanée de lymphe vaccinale, mais parfois la simple scarification suffit à provoquer l'immunité, sans éruption cutanée.

β) La *vaccinelle* est une vaccine à éruption atténuée, la période de maturation et de suppuration est supprimée. L'évolution commence dès le premier jour et se termine en trois ou quatre jours. Ce n'est pas une fausse vaccine, comme on l'a cru, c'est, d'après CHAUVEAU, une vaccine atténuée par le défaut de réceptivité et qu'on peut faire revivre.

γ) La *vaccine généralisée* est caractérisée par l'apparition simultanée de lésions vaccinales en différents points du corps et par l'intensité des phénomènes généraux [1]. Elle comprend deux variétés : la *vaccine généralisée par inoculation secondaire* et la *vaccine généralisée d'origine interne.* Toutes deux sont conditionnées par une réceptivité particulière de l'organisme, une susceptibilité des téguments provoquée par une hérédité arthritique, de l'eczéma, des pyodermies antérieures, peut-être aussi par une virulence spéciale du vaccin.

La *vaccine généralisée par auto-inoculation* rappelle la disposition des infections d'origine exogène : foyer primitif au point d'inoculation, foyers secondaires d'âge variable, par conséquent de développement inégal dans les points inoculés dans la suite. L'inoculation se fait par le grattage, par les linges, par les doigts des personnes de l'entourage, par l'écoulement d'une sérosité eczémateuse au voisinage des points d'inoculation. De là l'obligation de faire à leur niveau, chez un sujet à téguments

---

[1] Voir DAUCHEZ, Th. de Paris, 1883.

suspects, un pansement occlusif aseptique, et pour ceux qui opèrent le pansement la nécessité de se désinfecter les mains avant de toucher d'autres parties du corps chez le sujet vacciné. La généralisation par inoculation ne s'opère guère après le 8e jour, date à laquelle l'immunité vaccinale est créée.

Dans la *vaccine généralisée d'origine interne*, l'éruption se fait secondairement vers le 7e ou le 8e jour, sur toute l'étendue du tégument. Elle peut être discrète ou confluente, mais se produit dans les régions tégumentaires les plus éloignées du foyer de l'inoculation. Tous les éléments éruptifs de la poussée générale sont contemporains ; ils évoluent rapidement et laissent rarement des cicatrices. L'éruption générale peut s'accompagner d'une réaction fébrile assez vive. Elle prête lieu à des confusions avec la variole (elle rappelle en effet l'évolution de la variole inoculée), avec la varicelle. En cas de doute, on fera une inoculation à un animal, tel que le lapin qui est apte à contracter la vaccine.

4° Complications [1]. — Les complications de la vaccine comprennent des faits disparates. Les uns tiennent à une susceptibilité particulière des téguments ; les autres à un processus toxique ; d'autres, enfin, à une infection surajoutée.

A. Complications dues au terrain. — Ce sont : l'*eczéma*, le *psoriasis* dont Nicolas et Favre viennent de signaler deux nouveaux cas. L'eczéma débute autour des pustules vaccinales, au moment de leur développement maximum. Il peut rester localisé ou se diffuser. Le psoriasis se produit au niveau des cicatrices vaccinales, ou des scarifications même sans vaccination positive.

B. Complications toxiques. — D'autres complications sont dues à un processus toxique. De ce nombre est la *roséole*, exanthème bénin, passager, qui se montre du 4e au 11e jour et qui rappelle les éruptions médicamenteuses ou sériques. Son diagnostic se fait comme celui de ces dernières manifestations.

---

[1] Voir Josserand, *Contribution à l'étude des contaminations accidentelles*, Th. de Lyon, 1884.

C. COMPLICATIONS INFECTIEUSES. — Les complications infectieuses sont dues tantôt à une *infection locale,* tantôt à une *infection générale.*

Parmi les infectio s locales, nous citerons :

a. *Infections locales.* — χ. La *vaccine inflammatoire,* qui est surtout en rapport avec l'usage du vaccin animal, fraîchement recueilli. Au lieu d'observer les pustules avec leur auréole inflammatoire limitée, on reconnaît une rougeur et un gonflement diffus, occupant l'épaule, la racine du cou, une partie du bras, en même temps qu'il survient des adénopathies cervicales et axillaires, et une réaction fébrile plus marquée qu'à l'ordinaire. Parfois même, on trouve des traînées de lymphangite sur les avant-bras. Cette complication est habituellement bénigne et passagère.

β. L'*ulcère vaccinal* se voit surtout chez les enfants cachectiques, parfois aussi chez des sujets normaux. L'ulcère est arrondi, de dimensions étendues (pièce de 0 fr. 50 ou davantage), à fond grisâtre, à bords et à pourtours infiltrés. La guérison met parfois quelques semaines à s'effectuer. On a cité des épidémies de vaccine ulcéreuse (LELOIR, la Motte-aux-Bois, 1889), ce qui démontre l'influence de la qualité de certains vaccins.

γ. L'*impétigo vaccinal* de même que le *pemphigus* dépend d'une contamination accidentelle. Souvent le vaccin n'a d'autre rôle que celui d'ouvrir la peau ou de créer une zone erythémateuse, sur laquelle viendront s'implanter les germes venus du milieu ambiant.

b. *Infections générales.* — Les infections générales comprennent la vaccine hémorragique gangréneuse. l'érysipèle. la syphilis vaccinale et la tuberculose vaccinale.

χ. La *vaccine hémorragique gangréneuse.* qui ne doit être mentionnée qu'à titre d'exception, de même que les *suppurations à distance, ostéomyélite, pleurésie purulente* dont j'ai observé un cas, *pyémie.*

β. L'*érysipèle* est un accident redoutable ; il est *précoce* (2e au 3e jour), *tardif* (7e au 10e jour). Il est toujours grave chez le nouveau-né ou le nourrisson, qui meurt vers le 7e ou le 8e jour, généralement avec du collapsus. Je n'ai vu que 3 cas d'érysipèle vaccinal, tous trois terminés par la mort. Généralement, l'érysipèle se diffuse et occupe successivement plusieurs régions. Quand il reste bien limité, son pronostic est meilleur (RAU-CHFUSS), mais le diagnostic est alors très difficile.

γ. La *syphilis vaccinale* n'est à redouter qu'avec le vaccin humain. Il se produit au lieu d'inoculation un chancre caracté-ristique, au bout de 3 à 4 semaines. Il est surtout intéressant de distinguer la *syphilis conférée* de la *syphilis réveillée*. RINECKER (cité par JOSSERAND) a établi après DIDAY et GAM-BERINI que la vaccination peut dégager une syphilis latente qui se traduit, au 7e ou 8e jour, par un ulcère sous-jacent à la pustule et plus tard une roséole. Le diagnostic de ces cas est difficile, mais il est d'une importance extrême pour la responsabilité du vaccinateur. Le vaccin recueilli chez un syphilitique ne confère pas la syphilis avant le 7e jour ; après ce délai, la lymphe vaccinale est mêlée aux secrétions de l'ulcère syphilitique. Il ne semble pas que le sang joue un rôle dans les contamination, comme l'avait indiqué VIENNOIS.

δ. *La tuberculose vaccinale* mise en discussion par le travail de TOUSSAINT, a perdu de son importance. BOLLINGER nie la transmissibilité de la tuberculose par la vaccination. CHAUVEAU et JOSSERAND inoculant à des cobayes la lymphe vaccinale recueillie sur des tuberculeux à différentes périodes ont eu des résultats négatifs. Au surplus, les veaux qui servent de vacci-nifères sont exceptionnellement tuberculeux, et d'ailleurs, même en se servant de génisse, il suffirait de soumettre l'animal à l'épreuve de la tuberculine.

5o Diagnostic. — Bien que la vaccine soit une maladie pro-voquée, elle peut prêter dans certains cas à des confusions. La *vaccine généralisée* simule la *variole* dont elle se distingue par sa marche rapide, sa bénignité, la transmissibilité au veau et au lapin, la marche irrégulière de l'éruption qui procède par poussées, un peu à la façon de la varicelle, l'absence de mono-nucléose dans le sang ; la *vaccine ulcéreuse* rappelle la *syphilis*.

6o Pronostic. — La vaccine n'a d'inconvénients que lorsqu'elle est pratiquée sans précautions : on ne doit emprunter la lymphe qu'à des sujets sains, ne présentant ni syphilis, ni scrofule, ni suppurations, ni cachexie. L'opération doit être faite aseptiquement. Les parties inoculées doivent être mises, par un pansement occlusif, à l'abri de toute infection secondaire, particulièrement dans les salles d'hôpital. Enfin, hors les cas d'épidémie, on ne doit vacciner que des enfants bien portants ; il faut se méfier de ceux qui ont des éruptions cutanées. Dans ces cas, on se borne à une ou deux scarifications et on pratique une asepsie et une occlusion de la région inoculée particulièrement minutieuse.

Nous ne nous arrêterons pas à défendre la vaccine contre les méfaits dont on l'a chargée. On lui a attribué le développement de la diphtérie et de la fièvre typhoïde, on l'a considérée comme une chose contraire à la religion ; on a prétendu que la variole était un émonctoire social.

Les bienfaits de la vaccine ne sont plus à démontrer : diminution de la mortalité générale, augmentation de la vie moyenne (MARTIN). La mortalité par variole s'est réduite de près de 90 p. 100. Avant la vaccination, 50 aveugles sur 100 tenaient leur cécité de la variole. Les gens défigurés étaient nombreux.

L'immunité, conférée par la vaccine, s'éteint peu à peu. Cette notion, inconnue au début de la vaccine, avait servi d'argument aux antivaccinateurs. Le correctif est depuis longtemps connu ; c'est la *revaccination* qui devrait être obligatoire comme la vaccination elle-même. La première revaccination doit être pratiquée à sept ans (HERVIEUX) et en cas d'insuccès être renouvelée tous les ans. En fait, l'obligation de la revaccination dans les écoles et à l'armée satisfait à peu près aux conditions essentielles de l'hygiène. Toutefois, les succès obtenus par la revaccination chez les vieillards (LANNOIS) [1] indiquent la nécessité de revaccinations générales en cas d'épidémie. Il faut savoir qu'en temps d'épidémie, ce sont les sujets vaccinés depuis le plus longtemps, adultes et surtout vieillards, qui sont exposés aux formes les plus graves. Une vaccination antérieure même assez récente, ne confère, en temps d'épidémie qu'une immunité

[1] LANNOIS, *Lyon médical*, 1897.

relative. Même une vaccination actuelle sans succès n'empêche pas une variole atténuée (ROGER). Cet auteur conseille en temps d'épidémie de se faire vacciner 2 et 3 fois de suite à 8 jours d'intervalle. Si la dernière vaccination prend, les premières scarifications donnent des pustules. ROGER a vu une variole légère chez un enfant de 3 ans, porteur de belles cicatrices vaccinales. Le même a pu revacciner avec succès 6 enfants âgés de 16 mois à 5 ans. Le Dr VIANNAY (Lyon médical, 1900), s'est soumis à 5 vaccinations consécutives sans succès dans le cours d'une épidémie de variole. Il fait l'autopsie d'un sujet mort de variole hémorrhagique, se revaccine le lendemain (6e revaccination) et contracte néanmoins une variole légère. La sœur et la mère de Viannay vaccinées avec succès, l'une 5 mois, l'autre 7 mois avant, contractent une variole légère au lit du malade.

Il faut tenir compte, dans l'appréciation des causes qui abrègent l'immunité, de la virulence du vaccin employé. C'est là certainement un facteur important. Les différents vaccins ainsi que cela a été démontré dans la dernière épidémie de Lyon, sont d'une activité très variable et surtout d'une *stabilité* différente. Non seulement le vaccin subit des fléchissements, mais encore de véritables oscillations dans sa virulence, qui est très inégale d'un moment à l'autre. Il conviendrait donc, pour juger tous les problèmes relatifs à l'immunité vaccinale et à sa durée, de ne comparer que les sujets traités par un même vaccin.

L'importance de la revaccination ressort bien de la comparaison faite, en 1870, à Langres, entre soldats allemands revaccinés et les soldats français non revaccinés. Les premiers eurent sur 10.000 hommes 6,8 décès par variole, les autres 222 décès.

7° **Traitement.** — Le traitement est surtout prophylactique. On doit laver la région qu'on veut inoculer au savon, à l'éther et au sublimé ; flamber la lancette et après inoculation, faire au bout de cinq minutes, un pansement occlusif avec de la gaze aseptique, du coton. Ce pansement doit être maintenu pendant toute la durée de l'affection : il préservera l'enfant de grattages ou de fusées sur les parties voisines. Il est spécialement indiqué chez les enfants atteints de dermatose. On peut autoriser la sortie d'un enfant vacciné sauf pendant la courte période où il présente de la fièvre.

ARTICLE III

VARICELLE

La varicelle est une maladie spécifique, contagieuse, distincte de la variole dont on a prétendu qu'elle était une forme atténuée, en se basant sur les analogies qui existent entre la varicelle grave et la variole, et sur quelques apparences de contagion. La variole ni la vaccine ne préservent de la varicelle, celle-ci ne confère aucune immunité vis-à-vis des précédentes.

1° Étiologie. — La varicelle se montre, sans distinction de sexe, chez les enfants à partir de deux ans jusqu'à huit et dix ans. Elle est plus rare chez le nourrisson et exceptionnelle après la puberté. Elle ne récidive pas.

Elle est contagieuse. La contagion se fait à courte distance par des intermédiaires établissant le contact indirect, mais *immédiat*. La varicelle ne crée pas de foyers d'infection. La contagion s'exerce surtout au début. La durée de la transmissibilité est mal établie.

L'inoculabilité est douteuse.

2° Symptômes. — Nous distinguerons une période d'incubation, d'invasion et d'éruption. Nous rattacherons à cette dernière la dessication qui est d'une importance clinique très relative.

a. *Incubation.* — L'incubation a été fixée par TALAMON [1] à treize jours.

b. *Invasion.* — L'invasion passe souvent inaperçue. Parfois elle se traduit par un malaise léger qu'on attribue à un refroidissement ou à une indigestion et qui ne dure qu'un ou deux jours. Exceptionnellement elle s'annonce par un appareil fébrile plus marqué, la température s'élève à 39°,5-40° ; on voit paraître

[1] TALAMON, *Méd. mod.*, 1891.

de l'agitation, des vomissements, parfois même du délire ou des convulsions. Tous ces symptômes disparaissent rapidement en même temps que se montre l'éruption (fig. 14).

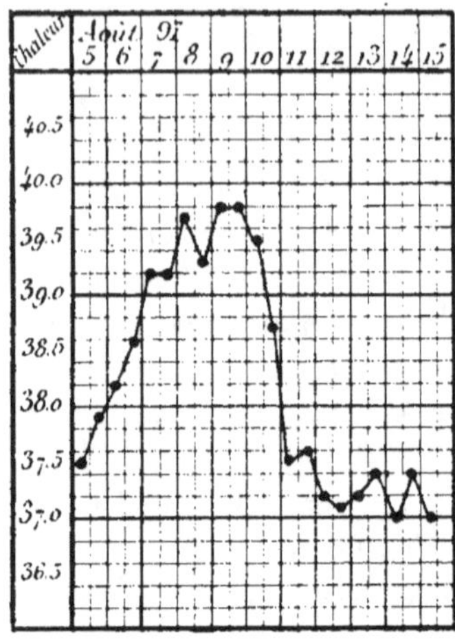

Fig. 14.

Température dans la varicelle.

c. *Éruption* [1]. — L'éruption se compose de vésicules sphériques ou ovalaires, renfermant un liquide clair comme de l'eau de roche. Leurs dimensions varient depuis celles d'une tête d'épingle jusqu'à celles d'un petit pois. Elles sont précédées pendant quelques heures d'une macule plus ou moins saillante. Elles se troublent rapidement (vingt-quatre à quarante-huit heures), se dessèchent au bout de deux à trois jours et laissent à leur place une croûte noirâtre qui tombe au bout d'une semaine, découvrant une petite surface rouge violacée qui s'efface à son tour. Il est exceptionnel que la pustule varicellique détermine autour d'elle une zone inflammatoire. Régulièrement arrondie dans la plupart des cas, elle présente aussi de l'ombilication, dont on a voulu à tort faire un signe caractéristique de la pustule variolique. Elle laisse parfois à sa suite une cicatrice. On a décrit dans la varicelle à titre exceptionnel des rashs, le plus souvent scarlatiniformes siégeant sur le tronc, les membres inférieurs, d'une durée de quelques heures à 24,36 heures, annoncés par une légère poussée fébrile éphémère. Le rash précède, accompagne ou suit l'éruption varicellique. Il peut se répéter avec chaque poussée (consulter Lorrain, *Ann.de méd.*1895 ; Cerf, *Presse médicale*, 1900). L'éruption varicellique a pour caractères : 1º d'être *discrète*, de ne former qu'un petit nombre de vésicules ; 2º d'être *diffuse*, d'occuper d'un jet les parties diverses du corps,

---

[1] Voir planche II. fig. 2.

muqueuses, face, tronc, membres ; 3° *de procéder par poussées successives,* séparées par des intervalles de deux à trois jours. Les poussées peuvent se répéter plusieurs fois de suite de façon à prolonger la maladie, généralement il n'y en a que deux ou trois. Chaque poussée s'accompagne d'un mouvement fébrile éphémère ; 4° d'être *polymorphe,* cela résulte du défaut de synchronisme des éléments éruptifs. On trouve, en effet, après quelques jours, rassemblés dans la même région ou des régions voisines, des macules, des vésicules claires, des vésicules troubles, des croûtes.

Comme *localisations spéciales,* signalons : les vésicules du cuir chevelu qui attirent l'attention par la douleur qu'elles provoquent au moment où l'on peigne l'enfant ; les vésicules de la bouche, occupant la langue, la face interne des joues, le palais, l'isthme du gosier et qui se présentent sous l'aspect d'érosions rappelant les aphthes et donnent parfois lieu à de la salivation et à de la douleur dans l'ingestion des aliments. C'est en somme un véritable énanthème. On a signalé aussi la production de vésicules sur la conjonctive, la vulve, l'orifice nasal, le conduit auditif.

La varicelle retentit peu sur l'organisme. Les *troubles fonctionnels* se réduisent à du prurit léger qui a l'inconvénient de provoquer des grattages. Les *troubles généraux* font défaut, à part le léger mouvement fébrile du début et celui qui accompagne chaque poussée. Beaucoup de varicelleux promènent leur éruption. Il existe cependant des varicelles à éruption très abondante, avec réaction fébrile, et qui sont très difficiles à distinguer de la variole.

d. *Dessication.* — Les croûtes formées aux dépens des vésicules peuvent durer deux à trois semaines. Cette période, à moins de complications, ne s'accompagne d'aucun trouble.

3° Marche. — Chaque poussée dure trois à quatre jours ; la durée totale est de huit à dix jours, si on compte l'intervalle compris entre le début et la formation des croûtes, du double, si on attend la chûte des croûtes. Elle peut se prolonger, si le nombre des poussées est considérable.

4° Localisations anormales. — La varicelle peut envahir
le larynx et donner lieu à un spasme de la glotte (BOUCHERON [1]
MARFAN et HELLÉ [2]) qui peut entraîner la mort (cas de BOUCHE-
RON). On croit, dans ces cas, à l'existence du croup.

5° Complications. — La varicelle est en général une affection
des plus bénignes, sauf quand elle se montre chez des nouveau-
nés débiles ou dans les salles de nourrissons infectées. Elle
s'accompagne parfois d'albuminurie passagère, plus rarement
de néphrite. Celle-ci a été observée 4 fois par Henoch avec une
mort, 7 fois sur 84 par UNGER, 3 fois sur 251 par SEMTSCHENKO.
La néphrite varicellique guérit ordinairement, elle peut être
suivie d'albuminurie intermittente. La néphrite est-elle le fait
de la varicelle elle-même ou d'une infection surajoutée, il est
difficile de le dire.

D'autres complications, portant sur les muqueuses superficielles, *stomatites, angines, vulvites* sont dues à des associations
morbides favorisées par la vie en commun dans les hôpitaux ou
les crèches. Cela est encore plus vrai des manifestations cutanées
secondaires, *érythèmes, impétigo, furoncle, abcès multiples*. J'ai
dû à une époque fermer ma crèche aux varicelliques, car il y
régnait une véritable épidémie d'abcès multiples qui se dévelop-
paient particulièrement après la varicelle, de sorte que cette
affection devenait des plus graves. Par l'emploi des linges stérilisés, dont je parlerai à propos des infections cutanées, j'ai sup-
primé complètement ces complications, de même que les pyohémies qui en étaient parfois la suite. Il va sans dire que la peau
n'est pas la seule porte d'entrée des germes pathogènes, que les
muqueuses, beaucoup plus difficiles à protéger, leur cèdent parfois le passage. C'est ainsi que dans quelques cas on a pu citer
des otites suppurées, des ostéites, des arthrites (BOKAÏ et PER-
RET), des pleurésies purulentes, des pyohémies, dans lesquelles
on retrouvait le streptocoque, plus souvent le staphylocoque.
Parfois enfin la varicelle est d'emblée *gangréneuse*, des îlots de

---

[1] BOUCHERON, *Th. de Paris*, 1893.
[2] MARFAN ET HELLÉ, *Rev. des mal. de l'enf.*, 1897.

gangrène cutanée se substituant rapidement aux vésico-pustules primitives.

6° Diagnostic. — Le diagnostic de la varicelle doit être surtout fait avec la variole. Lorsqu'on a affaire à une varicelle vieille de trois à quatre jours, la distinction est facile. A ce moment, en effet, on trouve dans la même région des éléments d'âge différent, vésicule commençante, vésicule mûre, vésicule desséchée, et ce polymorphisme tient à ce que la varicelle procède par poussées successives dont chacune sème des éléments sur toutes les régions du corps. Dans la variole, le polymorphisme peut à la rigueur exister, mais il est réparti par régions, les vésicules de la face sont plus anciennes que celles des extrémités, mais dans le même point, les différents éléments se ressemblent.

Si la varicelle ne donne qu'une poussée, ce qui est rare, ou si on l'observe au début, le diagnostic devient plus délicat. Dans les cas tranchés, la vésicule varicellique est en quelque sorte déposée à fleur de peau, tandis que la pustule variolique prend corps avec l'épiderme, est enchâssée dans sa substance. Il s'en faut que les choses se présentent toujours simplement. J'ai vu des varicelles rapidement pustuleuses dont l'éruption ne pouvait se distinguer de la variole, à ne considérer que la lésion élémentaire. Et quand on voit de pareilles formes au début, aucun des signes proposés pour le diagnostic ne permet de se prononcer. Mes recherches avec Descos[1] nous ont permis d'affirmer dans 25 cas de varicelle pris au hasard de l'entrée, l'absence constante de mononucléose et de myélocites dans le sang. Depuis de nouveaux examens n'ont fait que confirmer cette donnée.[2] Les exceptions trouvées par Emile Weil, Enriquez et Sicard, Nobécourt et Merklen à cette règle, exceptions assez nombreuses pour que ces auteurs aient pu négliger la formule hématologique dans le diagnostic de la varicelle et de la variole, ne sont explicables que parce que leurs observations ont été

[1] Weill et Descos, *Formule hémo-leucocytaire de la varicelle*, J. de hys. et path. génér., 1902.
[2] Weill et Roubier, Soc. de Pédiatrie, 1909.

faites en temps d'épidémie variolique, et qu'il y a eu vraisemblablement confusion clinique entre des varioles légères et la
varicelle, ou bien entre des varicelles intenses et la variole. Et
c'est précisément, parce que le diagnostic clinique est pour moi,
dans certains cas, presque impossible, que je crois que l'étude
du sang varicellique doit être faite, dans les conditions où nous
nous sommes placés, c'est-à-dire en dehors d'une épidémie de
variole.

Voici un tableau qui met en évidence les caractères différentiels
du sang dans la variole et la varicelle (WEILL et DESCOS).

	VARIOLE	VARICELLE
1° *Hématies*. . . .	Nombre moindre, hématies nuclées	Etat normal
2° *Leucocytes* . . .	Hyperleucocytose .	Etat normal
3° *Polynucléaires* . .	Hypopolynucléose	Etat normal ou hyperpolynucléose
4° *Mononucléaires* . .	Hypermononucléose	Etat normal ou hypomononucléose
5° *Grands mononucléaires*.	Augmentation	Etat normal ou diminution.
6° *Myélocytes*. . . .	présents	absents

Abstraction faite de la variole, la varicelle ne peut guère être
confondue qu'avec certaines affections vésiculo-bulleuses,
comme le *pemphigus*.

7° **Pronostic**. — La varicelle est une affection bénigne. Elle
peut être gênante par certaines localisations (varicelle conjonctivale), grave par d'autres (varicelles laryngées). Elle peut être
intense et dessiner une véritable pyrexie éruptive. Son vrai danger est dans les infections secondaires, qui sont surtout le fait
de l'âge peu avancé et du milieu hospitalier.

8° **Traitement**. — Aussi le traitement doit-il réaliser une
asepsie rigoureuse des téguments chez les nourrissons par les
linges stérilisés. Aux grands enfants, il faut recommander d'éviter les grattages, d'avoir les mains propres. L'affection elle-

même demande peu de soins : au début et à chaque poussée, on combattra la fièvre par l'antypirine, la cryogénine, etc. S'il y a de l'agitation, on donnera des bains tièdes. L'alitement ne sera ordonné que dans les éruptions généralisées.

ARTICLE IV

SCARLATINE

La variole est le type des maladies à éruptions vésiculo-pustuleuses. La scarlatine représente celui des maladies générales à exanthèmes érythémateux.

1° Étiologie. — Il faut distinguer les causes prédisposantes et les causes occationnelles :

a. *Causes prédisposantes.* — La scarlatine frappe surtout les enfants, à partir de deux ou trois ans. Les nourrissons sont rarement atteints, bien qu'ils ne présentent pas d'immunité absolue, La scarlatine épargne bien moins encore les jeunes gens et les adultes. Il est vrai que chez ces derniers, elle affecte parfois un type atténué, en sorte que, dans l'entourage d'un enfant scarlatineux, on peut voir les personnes plus âgées souffrir d'une simple angine, toujours suspecte dans ces cas. La scarlatine est également fréquente dans les deux sexes. Elle est endémique, mais éclate parfois sous forme d'épidémies, dont la gravité est des plus variables au point que SYDENHAM a pu, au début de sa carrière, la mettre au rang des maladies bénignes, et à la fin de sa vie, la considérer comme un fléau redoutable. Les épidémies se montrent surtout à la fin de l'hiver et au printemps. La prédisposition pour la scarlatine est moins marquée que pour la rougeole et la variole. Les *récidives* de la scarlatine sont exceptionnelles. La scarlatine, d'après les relevés de BERTILLON, est moins fréquente et plus bénigne en France que dans les pays du Nord et même qu'en Italie.

b. *Causes efficientes.* — On ne connaît pas encore le germe de la scarlatine, et il serait presqu'oiseux d'en parler dans un précis, si de nombreuses publications n'avaient récemment attiré l'attention sur le rôle du streptocoque dans la pathogénie de cette maladie.

On a trop perdu de vue, en faisant des interprétations aussi étroites, les grands caractères de la scarlatine : maladie spécifique, se propageant toujours sous la même forme, variable dans sa gravité ou ses manifestations, mais constante dans son expression élémentaire, ne récidivant pas, sauf exception, frappant dans sa convalescence le rein d'une façon qui ne rappelle la manière d'aucune autre maladie. Qu'on compare avec la scarlatine les affections streptococciques ordinaires qui récidivent, produisent tantôt des affections purement locales, tantôt des accidents généraux (érysipèle, fièvre puerpérale), qui pénètrent communément à la faveur d'une brèche faite aux barrières épithéliales, et on ne pourra s'empêcher de remettre les choses au point, de garder à la scarlatine son individualité si saisissante, et de ne reconnaître au streptocoque et à d'autres organismes plus rarement mentionnés que le rôle d'associés. A la vérité, le streptocoque est si souvent le fidèle suivant de la scarlatine, il contribue si nettement à la compliquer, qu'on comprend la confusion qui s'est établie. Ce n'est pas là une question purement théorique, car les unicistes ont abouti à l'emploi de sérums antistreptococciques, qu'ils ont considérés comme des agents thérapeutiques spécifiques de la scarlatine. Les arguments thérapeutiques, d'ailleurs discutables, pas plus que les arguments bactériologiques, ou ceux tirés de l'agglutination du streptocoque pris chez un scarlatineux par le sérum de ce scarlatineux, ne peuvent ébranler la personnalité clinique de la scarlatine.

La scarlatine est *contagieuse*.

La scarlatine est *inoculable*. STICKLER a osé inoculer à dix enfants avec une seringue à injection sous-cutanée du mucus de la gorge et de la bouche pris chez des scarlatineux en pleine éruption. Constamment, il s'est produit une éruption caractéristique au bout de 24 heures en moyenne. On sait depuis longtemps que le *traumatisme*, les *plaies*, l'*accouchement* constituent une cause réelle de réceptivité [1].

---

[1] Voy. à ce sujet, une revue de BOVIS (*Sem. médicale*, 1902, p. 33).

La contagion proprement dite est réalisée par le passage du virus du sujet malade au sujet sain : elle s'opère au voisinage du patient, mais parfois à une certaine distance de celui-ci par les particules liquides ou solides émanées du malade, mucosités du nez, de la bouche, salive, squames épidermiques qui transportent le contage ; la proximité n'est pas indispensable comme dans la rougeole.

La scarlatine est transmissible à toutes les périodes de son évolution : dès le début, alors qu'il n'y a encore qu'un énanthème, et à une époque très avancée de la convalescence. BOISSON (Ann. d'hyg. pub. 1906) a encore insisté récemment sur la contagiosité précoce de la scarlatine, sur le rôle de l'angine et des particules muqueuses qui s'en échappent, et sur l'importance prophylactique des gargarismes antiseptiques.

Les règlements d'hygiène publique assignent un isolement de quarante jours aux scarlatineux.

Ce délai est en général suffisant, mais il faut savoir néanmoins que la transmission a pu se faire après six semaines, deux mois (SANNÉ), trois mois (SEVESTRE).

Il serait important aussi de préciser la source de la contagion. Le virus scarlatineux réside-t-il dans la bouche et le pharynx, dans les squames épidermiques. S'il est facile d'attendre la disparition de la desquamation, et de ne laisser circuler un malade qu'après un nettoyage soigné de la peau, il est beaucoup plus difficile de garantir l'asepsie des muqueuses.

Or, LEMOINE [1] a bien fait ressortir la contagion par les produits de la cavité bucco-pharyngée. L'attention un peu exclusive accordée aux débris épidermiques, a fait quelque peu perdre de vue le rôle des sécrétions de la bouche et du pharynx. Il est de connaissance courante, que les scarlatineux les plus dangereux au point de vue de la propagation, sont les sujets légèrement touchés, ne présentant qu'une angine. C'est aussi par la persistance des germes au niveau du pharynx que s'expliquent les contagions à une période très tardive de la maladie (deux, trois mois).

[1] LEMOINE, *Soc. méd. des hop.*, 1895.

Les squames épidermiques, dont le rôle contagionnant était autrefois un dogme, semblent dépossédées peu à peu de toute influence pathogène. Il existe bien des faits dans lesquels les squames paraissent devoir être exclusivement mis en cause : tels ceux de Sanné, de Burlureaux, etc., dans lesquels une lettre renfermant des débris ou un lambeau épidermique provenant d'un scarlatineux en pleine desquamation, communique la scarlatine au destinataire, placé à une grande distance de l'expéditeur. On a expliqué ces cas, en disant que la lettre renfermait aussi des particules salivaires déposées au moment de cacheter ou de timbrer la lettre. Thomas, Heubner, Lemoine, Comby, et surtout Herman [1], de New-York, qui a fait des recherches intéressantes sur ce point concluent au rôle des sécrétions muqueuses, à l'exclusion des squames épidermiques.

Le virus scarlatineux, en admettant qu'il soit logé dans les particules salivaires ou gutturales, se répand néanmoins hors de l'organisme et peut se déposer sur les vêtements, les linges, les objets de literie, les jouets, les livres. Peut-il y vivre quelque temps ? C'est une question à laquelle on ne peut répondre pour le moment, puisqu'on ne connaît pas le virus scarlatineux. En tout état de cause, il est rationnel de désinfecter les objets qui ont servi à un scarlatineux. Quant à la désinfection des locaux occupés par un scarlatineux, elle est plus discutable. Comby la considère comme une pure illusion. Si on peut admettre qu'un linge, qu'un vêtement souillé par la salive d'un scarlatineux, puisse être pendant un temps court, un véhicule du contage, il n'en est plus de même quand il s'agit d'une chambre abandonnée par un scarlatineux. En fait la scarlatine se transmet surtout par contagion, dès le début de la maladie, pendant toute son évolution, et durant un délai indéterminé après la maladie. Il en est de la scarlatine comme de la diphtérie et de la fièvre typhoïde. Les germes persistant dans la gorge, le nez, la bouche pour l'une, dans la vésicule biliaire pour l'autre, sont la cause de contaminations tardi-

---

[1] Voir Comby, *Comment se transmet la scarlatine*, Arch. de Méd. inf. 1909.

ves dues exclusivement à la contagion, mais pouvant donner le change avec une action infectieuse exercée hors de l'organisme humain.

2º Symptômes. — Nous les diviserons en quatre périodes : *incubation, invasion, éruption, desquamation.*

a. *Incubation.* — L'incubation de la scarlatine est variable et n'a pas la fixité de celle des autres maladies érup-tives. On a cité des cas où elle était de vingt-quatre heures (TROUS-SEAU, MURCHISON) de trente-six à quarante-huit heures (HENOCH). Sa durée moyenne est de quatre à huit jours ; mais elle peut s'étendre à dix jours et au delà. En fait, lorsqu'on licencie une collectivité à l'occasion d'une épidémie de scarlatine, on doit attendre au moins un délai de dix jours, avant de permettre le retour des sujets indemnes.

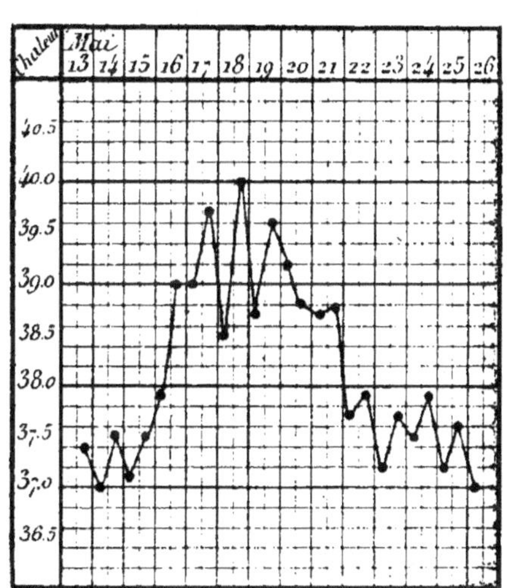

Fig. 15.

Température dans la scarlatine.

b. *Invasion, énanthème.* — L'invasion coïncide si étroitement avec l'apparition de la rougeur pharyngée, qu'on peut lui donner le nom de période énanthématique. Cependant, comme l'a observé BOURGES, l'énanthème peut se produire en même temps que l'exanthème ou même *lui succéder* dans un délai de 24 à 48 heures. Le début est brusque, la température s'élève en quelques heures à 40º et au delà. Le pouls est rapide, monte à 120, 140, 150 et davantage. La scarlatine est une pyrexie cardio-accélératrice, et l'accélération persiste pendant une grande durée de l'évolution de la maladie. Cependant, il n'est pas rare d'observer des cas où le pouls se maintient à 90, à 80 et même au-dessous de ce chiffre, et cela en pleine éruption. Il est vrai que la température est peu élevée dans ces cas. Il ne faut donc pas attribuer une valeur absolue à l'accélération du cœur. L'élévation thermique s'accompagne de vomissements, parfois de coliques, plus rarement de frissons. Céphalée et malaise habituels. Exceptionnellement, le début procède par une défaillance, une crise convulsive, du délire (fig. 15).

A cette période, on constate une *rougeur* plus ou moins diffuse du voile du palais, des piliers, des amygdales, du pharynx, dont le ton varie du rouge pâle au pourpre. Tout peut se borner à un simple érythème. Parfois, l'érythème s'accompagne de tuméfaction, surtout visible au niveau des amygdales, d'exsudats blanchâtres en îlots ou en nappes, d'adénopathies sous-maxillaires de sorte qu'à l'érythème guttural s'est jointe une *angine scarlatineuse* [1]. La langue est rouge sur les bords, couverte d'un enduit blanc jaunâtre au milieu.

La durée de cette période est de quelques heures à quarante-huit heures. Elle est en général courte et parfois même passe inaperçue.

c. *Période de l'éruption ou de l'exanthème* [2]. — L'exanthème se montre en effet, rapidement. Il est constitué par une macule dont le centre foncé, ponctiforme est entouré d'une petite aréole rouge ou rose à bords irréguliers et déchiquetés. Cette macule n'évolue ni vers la papule, ni vers la vésicule. Elle ne présente habituellement pas de relief. Sa coloration toujours plus marquée au centre qu'à la périphérie varie du rouge clair au rouge vif, au rouge foncé. Les macules se disposent les unes à côté des autres et rapidement se fondent, en se touchant par leurs bords, de façon à constituer des plaques, des placards rouges occupant de grandes étendues du tégument. Dans les formes intenses, l'éruption est *confluente uniformément,* dans les formes moyennes, elle n'est confluente que dans certaines régions : dos, flancs, plis de flexion des membres, aînes, coudes, jarrets, aisselles. régions prédisposées par les pressions mécaniques, les mouvements, la pesanteur. Ailleurs, comme à la partie anté-

---

[1] Voir planche IX. — [2] Voir planche X.

rieure du tronc, les macules se disposent en traînées, en bandes, qui s'anastomosent les unes avec les autres et forment de véritables réseaux, circonscrivant des mailles étroites de peau saine ou à peine colorée. C'est la disposition *réticulaire* que j'ai très fréquemment observée. Ailleurs encore, particulièrement à la face, les macules sont disposées sans ordre. Sur le fond rouge des joues et du front qui ont une coloration diffuse comme dans beaucoup d'états fébriles, sont semées des macules distinctes les unes des autres (*disposition en semis*). Suivant les régions, l'éruption est donc disposée en plaques, en réseaux, en semis. Dans les formes intenses, l'éruption est confluente partout, le sujet paraît sortir d'un bain coloré. Quelle que soit la forme de l'exanthème, il subit des fluctuations du matin au soir. Il est plus marqué quand la fièvre est à son maximum, plus marqué aussi dans les régions déclives, spécialement au dos. Parfois même, dans les cas très intenses, il se produit de petites extravasations sanguines aux plis de flexion des jointures, sans qu'il faille pour cela admettre l'existence d'une scarlatine hémorragique. La rougeur scarlatineuse s'efface à la pression du doigt. Au toucher, la peau est légèrement chagrinée, sèche, chaude, un peu tuméfiée. La tuméfaction est parfois plus appréciable aux extrémités et à la face. Le sujet a une sensation de cuisson légère, très rarement de prurit. La sécheresse du tégument différencie assez bien la scarlatine de la rougeole qui provoque au contraire des sudations. Malgré cette sécheresse, il n'est pas rare d'observer au second ou au troisième jour des sudamina, particulièrement à la partie antérieure de la poitrine, parfois répandues d'une façon plus diffuse.

Des recherches minutieuses que j'ai faites sur le contenu de ces petites vésicules, il résulte que tantôt elles renferment une goutelette liquide et tantôt sont vides, comme si la dessication des couches superficielles de l'épiderme suffisait à provoquer leur soulèvement au niveau des poils ou des orifices glandulaires. L'expression sudamina par laquelle on désigne ces petites élevures n'est donc pas toujours justifiée.

La marche de l'éruption scarlatineuse est assez spéciale. Alors que l'exanthème rubéolique et variolique débute par la face pour occuper successivement le tronc et les membres en l'espace de un à trois jours, l'exanthème scarlatineux peut débuter aux aînes, aux aisselles. Le plus souvent il se montre d'abord au cou, et n'occupe qu'avec une certaine lenteur les autres régions. Il peut procéder rapidement, se diffuser en quelques heures, le plus souvent, il met trois à quatre jours à se généraliser. Aussi, lorsqu'on l'examine au second ou au troisième jour, se présente-t-il sous forme d'une éruption maxima au tronc, au cou, à la racine des membres, mais s'atténuant à la face et aux extrémités. De plus à la face, il est remarquable de voir que la partie médiane, nez, lèvre supérieure, lèvre inférieure, reste indemne, et tranche par sa pâleur, sur le fond coloré des joues et du front.

La scarlatine est la maladie capricieuse par excellence et ses variations se montrent à l'occasion de toutes ses manifestations. Il en est ainsi des éruptions sur les muqueuses et la peau. Dans les formes moyennes, l'exanthème se développe en trois ou quatre jours, puis pâlit et s'efface : la durée totale est de cinq à six jours. Il est aussi des cas où l'éruption est *très fugace,* ne dure que quelques heures ; parfois même, elle n'a pu être observée, et on admet dans ces cas que la scarlatine est *fruste.* Ailleurs, l'*éruption très intense,* généralisée, se continue pendant huit à dix jours, sans complications, sans malignité, mais avec des phénomènes généraux marqués.

Pendant le développement de l'exanthème, l'énanthème évolue et desquame. La langue, au troisième ou au quatrième jour, est dépouillée de son enduit, les papilles gonflées, saillantes, sont à nu, c'est l'*aspect framboisé* caractéristique de la scarlatine. Sur le palais, les piliers, on voit des pellicules blanchâtres, minces, et sur l'amygdale des enduits pultacés, qui survivent quelques jours à la desquamation linguale. Les ganglions sous-maxillaires augmentent de volume. les troubles fonctionnels de la bouche et du pharynx suivent l'évolution de la stomatite et de l'angine.

Les *symptômes généraux* marchent avec l'exanthème. La température s'élève à 40°, et dépasse même ce chiffre, en subissant de légères rémissions matinales. La défervescence se fait graduellement en même temps que l'exanthème pâlit, mais a de la tendance à subir des exacerbations vespérales plusieurs jours après la disparition de l'éruption, et cela en dehors de toute complication. Le pouls garde une certaine rapidité, 120, 140 : parfois aussi il est modéré comme fréquence. Les vomissements ont cessé. L'enfant se plaint d'une sensation de chaleur mordicante à la peau. Dans les cas à température très élevée, il persiste du délire ou de la somnolence. Tous ces phénomènes cèdent à la défervescence.

d. *Desquamation.* — A ce moment commence la desquamation cutanée, vers le dixième jour de la maladie. Elle évolue par étapes successives, séparées par des intervalles de quelques jours. Elle se montre d'abord au cou sous forme de furfur, puis au tronc et à la racine des membres où elle donne lieu à l'élimination de lamelles plus larges, plus tard aux avant-bras et aux jambes où elle revêt la forme de grands lambeaux et enfin aux extrémités où elle dessine des doigts de gants, des gants complets, des chaussettes. Elle n'est pas toujours aussi intense, et peut affecter la forme lamelleuse même aux extrémités. Dans les cas douteux, il faut savoir attendre pendant quinze, vingt, vingt-cinq jours la desquamation de la paume des mains et de la plante des pieds qui est un signe caractéristique tardif, comme la langue framboisée est un signe précoce.

La desquamation elle-même peut faire défaut, au même titre que l'enanthème et l'exanthème. J'ai pu observer une petite épidémie de cinq cas de scarlatine classique, dont une très grave, survenue à la suite de l'entrée dans le service d'une enfant qui avait une éruption scarlatiniforme typique, mais qui ne présenta jamais de desquamation, bien que celle-ci fût recherchée soigneusement chaque jour, pendant plusieurs semaines. De même j'ai vu une néphrite succédant à une scarlatine légère avec enanthème et exanthème pendant 24 heures, sans desquamation constatée 3 mois après la scarlatine. De tels faits ne font qu'ajouter aux difficultés déjà si grandes du diagnostic. En sens inverse, on a pu observer des desquamations assez abondantes dans des cas de scarlatine avec éruption fugitive ou déficiente. En général, cependant, l'abondance de la desquamation est proportionnée à celle de l'éruption. Le processus desquamatif est souvent précédé de l'apparition de petites cavités épidermiques semblables à de la miliaire. On les observe sur les régions à peau fine, paroi antérieure du thorax, aisselles, cou. Elles doivent être rapprochées des petits éléments vésiculaires que nous avons signalés au début de la scarlatine. Leurs parois se rompent et laissent subsister une collerette épidermique qui se décolle progressivement et se confond peu à peu avec les collerettes voisines.

A moins de complication, la période de desquamation cutanée est apyrétique.

3° Anomalies. — La scarlatine est une affection qui présente dans sa marche, ses symptômes et ses complications des variations infinies, à ce point qu'il est difficile d'exposer ses différentes modalités. Les anomalies portent sur chaque période et sur l'ensemble de l'affection :

a. *Anomalies de la période d'invasion.* — La période d'invasion peut manquer, la fièvre se produisant après l'éruption ou faisant totalement défaut (*scarlatine apyrétique*). La scarlatine apyrétique a été étudiée surtout par FIESSINGER et MOIZARD (th. de COUATARMANACH, Paris, 1893). Elle paraît spéciale à certaines épidémies et frappe surtout les enfants. Elle rend compte d'un certain nombre de cas de néphrites ou d'anasarques, non précédés des symptômes classiques de la scarlatine. Elle explique aussi certains faits de contagion restés obscurs.

La fièvre peut être très discrète, et se borner à une légère élévation thermique (*scarlatine fruste*).

Dans quelques épidémies, la scarlatine tue avant la période d'éruption (*forme foudroyante*). La mort survient au bout de quelques heures, sans que l'exanthème ait eu le temps de se produire. L'enfant, après un vomissement, tombe dans le collapsus ; ses extrémités sont froides, le pouls petit, rapide, la température très élevée, la mort survient dans la torpeur ou les convulsions. Parfois elle ne se produit qu'après vingt-quatre ou quarante-huit heures et il se développe un exanthème livide, incomplet.

La *scarlatine hémorragique* d'emblée est rare. Elle comprend les mêmes symptômes et en plus des hémorragies, épistaxis, hématurie, purpura. Elle est généralement mortelle.

b. *Anomalies de la période d'éruption.* — L'éruption *peut faire défaut* ou *passer inaperçue*. L'affection se borne à une angine légère.

L'éruption peut être *claire*, *rosée*, ou au contraire très marquée, d'une *coloration foncée* avec congestion intense de la peau. Dans ce cas, on observe souvent du gonflement des paupières, des mains, des pieds, quelques extravasations sanguines discrètes.

Parfois, les pétéchies se multiplient et s'étendent à une grande surface cutanée, en même temps que des hémorragies paraissent (épistaxis, hématurie). C'est la *scarlatine hémorragique secondaire* qui est moins grave que la primitive et peut guérir.

La dermite scarlatineuse peut aboutir à la formation de papules (*forme boutonneuse*), de pomphi prurigineux (*forme urticarienne*), de vésicules miliaires généralisées (*forme miliaire*); les vésicules peuvent même avoir le volume de celles de la varicelle. Toutes ces variétés n'ont pas grande signification.

Plus sérieuse est la forme *variegata*, caractérisée par l'éruption en plaques limitées à certaines parties du corps et séparées par de grands espaces sains, comme si l'éruption avait de la peine à se faire. L'aspect foncé, violacé de l'éruption indique une forme très intense. Lorsque l'éruption sort mal ou est livide, en même temps que la fièvre est élevée, la situation est très grave.

L'éruption et la fièvre peuvent durer jusqu'à quinze et vingt jours (*forme prolongée*).

c. *Anomalies de la période de desquamation.* — La desquamation est légère ou intense, éphémère ou prolongée. Habituellement elle est terminée à la fin du premier mois, parfois elle se reproduit et se prolonge encore quelque temps.

La période de desquamation est ordinairement apyrétique, à moins de complications, comme celles que nous venons d'indiquer.

Parfois la fièvre se prolonge et il se produit du dixième au vingtième jour une nouvelle éruption d'apparence morbilliforme. C'est une *fausse rechute* due à une infection secondaire ayant son point de départ dans la gorge [1] ou une association avec la rougeole légitime.

La *rechute vraie* survient au cours de la troisième ou de la quatrième semaine et reproduit tous les symptômes de la scarlatine. Elle est favorisée par l'agglomération d'un grand nombre de scarlatineux dans des locaux étroits.

Parfois sans complication ni rechute, il se produit à cette période une *fièvre rémittente* qui dure de quelques jours à plusieurs semaines (THOMAS, JACCOUD, HENOCH, BOUVERET). GUMPRECHT [2] l'a observée 6 fois sur 100. Elle n'a pas de signification fâcheuse. BOUVERET [3] a vu trois cas d'hyperthermie avec symptômes nerveux intenses survenant vers le dixième jour, se dissipant en quelques jours sous l'influence du bain froid.

La scarlatine semble exercer à la période de desquamation une action spécifique sur le rein. L'*albuminurie* se voit dès le début, mais passagère et liée à l'état fébrile. Ce n'est qu'à la période de desquamation que l'urine rare, sanguinolente, renferme des cylindres et des globules rouges. Nous étudierons la néphrite au chapitre des complications.

d. *Anomalies portant sur l'ensemble, scarlatine traumatique.* — On doit une mention spéciale à cette forme qui se caractérise par la brièveté de l'incubation, le peu de développement de l'angine, le début de l'éruption autour de la plaie et la précocité de la desquamation.

4° Complications. — Les complications de la scarlatine affectent deux centres principaux : le pharynx, le rein.

a. *Complications pharyngées*. — Parmi celles-ci il faut citer en dehors de l'*angine érythémateuse* qui n'est qu'un symptôme de la scarlatine, l'*angine pultacée*, l'*angine pseudo-membraneuse*, *l'angine gangréneuse*, *l'angine ulcéreuse* et *perforante*.

L'*angine pultacée* n'a pas de caractères particuliers dans la scarlatine. La bouillie grisâtre fragmentaire ou d'apparence

---

[1] JEANSELME, *Arch. gén. de méd.*, 1892.
[2] GUMPRECHT, *Deutsche méd.*, *Wochs* 1888.
[3] BOUVERET, *Revue de méd.*, 1892.

membraneuse qui recouvre les amygdales se distingue des fausses membranes proprement dites en ce qu'elle se détache facilement de la muqueuse sous-jacente, sans amener de suintement sanguin ; de plus, plongée dans l'eau, elle se dissout ou s'émulsionne par le battage. Elle est d'ailleurs assez fréquente dans la scarlatine, et crée déjà des troubles fonctionnels et un retentissement ganglionnaire qui vont acquérir un développement bien plus marqué dans l'angine pseudo-membraneuse proprement dite.

L'*angine pseudo-membraneuse* se traduit, comme son nom l'indique, par la présence de fausses membranes grises, adhérentes, occupant les amygdales, diffusant sur les bords du voile, la luette, les piliers. La muqueuse qu'elles recouvrent est tuméfiée et saignante. Elles se propagent souvent dans les fosses nasales qui laissent écouler par les narines un liquide sanieux, roussâtre. Les ganglions retro-maxillaires sont volumineux et accompagnés d'un œdème diffus, rappelant le cou proconsulaire de la diphtérie grave. La suppuration n'est pas **rare**. La température est élevée, l'état général sérieux. La déglutition est douloureuse, la voix nasonnée, l'haleine fétide. L'angine pseudo-membraneuse se montre à deux périodes distinctes de la scarlatine, au *début* ou dans la *convalescence*.

L'*angine précoce* a été considérée par WURTZ et BOURGES [1] comme non diphtérique, d'après leurs recherches bactériologiques. C'est là une opinion trop absolue. VARIOT et DEVÉ [2] ont trouvé le bacille de LŒFFLER dans la moitié des cas de cette nature.

L'*angine tardive*, considérée par WURTZ et BOURGES comme toujours diphtérique est parfois au contraire, dépourvue du bacille de LŒFFLER, d'après MARFAN et APERT [3].

Pour ma part, j'ai très rarement observé le bacille diphtérique dans les angines pseudo-membraneuses de la scarlatine, précoces ou tardives. Les résultats varient, en effet, avec les épidémies et les milieux. Il n'en est pas moins vrai qu'il convient

---

[1] WURTZ et BOURGES. *Arch. de méd. expér. et d'anal. pathol.* 1890.

[2] VARIOT et DEVÉ, *Soc. méd. des hôp.*, 1896.

[3] MARFAN et APERT, *Soc. méd. des hôp.*, 1896.

de faire d'emblée une injection de sérum antidiphtérique dans tous les cas.

L'angine pseudo-membraneuse de la scarlatine est due habituellement, mise à part de la forme diphtérique, au streptocoque. Nous avons trouvé aussi le staphylocoque et le coccus Brisou. Elle se termine souvent par la guérison qui s'effectue en deux ou trois semaines. Parfois elle aboutit à l'adéno-phlegmon suppuré du cou, à des suppurations auriculaires, à de la septicémie, à la broncho-pneumonie. Ces deux dernières complications entraînent la mort.

L'*angine gangréneuse* est beaucoup plus rare qu'autrefois. La désinfection des voies gutturales, l'abstention du traitement mercuriel en honneur chez les anciens, expliquent sa fréquence moindre. Elle se traduit par un aspect violacé de la muqueuse qui se recouvre de fausses membranes et de plaques gangréneuses ; celles-ci se résolvent en une bouillie gris noirâtre, horriblement fétide, dont le détachement spontané ou provoqué, découvre des ulcérations à fond grisâtre. La mort survient dans l'adynamie, parfois à la suite d'une hémorragie mortelle provoquée par l'ulcération d'un gros vaisseau.

L'*angine ulcéreuse et perforante*, signalée par MÉRY et HALLÉ[1], par ANTOINE[2], se présente sous forme d'ulcérations ovalaires, à fond grisâtre, sécrétant peu, à bords taillés à pic ; elles siègent sur les piliers antérieurs, sur la luette, le voile membraneux ; elles sont parfois masquées au début par des fausses membranes qui s'effacent rapidement. Elles aboutissent parfois à la perforation précoce du voile du palais. Les réactions locales sont variables. Les adénopathies cervicales sont volumineuses ou discrètes. L'état général est grave ou moyen. La mort est constante dans les formes perforantes ; elle survient du 8e au 15e jour. La guérison est la règle dans les formes ulcéreuses simples.

L'ulcération rappelle celle qu'on observe parfois dans la fièvre typhoïde ; elle se distingue nettement de la gangrène vraie, dont elle ne possède ni l'aspect, ni l'odeur fétide.

---

[1] MÉRY et HALLÉ, Congrès de Madrid.
[2] ANTOINE, th. de Paris, 1902.

Elle diffère aussi d'une autre forme ulcéreuse qu'on observe assez souvent sur l'*amygdale*, à la suite des angines pseudo-membraneuses de la scarlatine. Dans ce cas, l'ulcération est profonde, anfractueuse, irrégulière, il s'agit d'un processus nécrotique partiel, dû à la violence de l'inflammation amygdalienne. L'aspect est celui d'un furoncle débarrassé de son bourbillon. Dans la forme ulcéreuse proprement dite, le processus nécrotique se montre d'emblée, il évolue en surface. Cette forme est d'ailleurs contagieuse. MÉRY et HALLÉ signalent le cas d'un enfant convalescent depuis quinze jours d'une scarlatine, placé à ce moment dans une salle où était un enfant atteint d'angine ulcéreuse, contagionné par celui-ci et mourant en quelques jours. Un autre enfant guéri depuis cinq mois d'une scarlatine pénètre dans une salle où se trouve un sujet atteint d'angine ulcéreuse. Il contracte la maladie au bout de 48 heures et meurt en 3 jours. MÉRY et HALLÉ ont observé 17 cas d'angine ulcéreuse sur 436 cas de scarlatine.

Bien que le pharynx soit le siège préféré des localisations muqueuses de la scarlatine, l'angine peut rayonner et produire un *coryza, précoce* ou *tardif, séreux, purulent* ou *membraneux* (ROGER) [1]. Ce coryza conjugué à l'angine procède des mêmes germes, mais il indique une virulence plus grande et aggrave le pronostic.

De même l'angine amène par extension l'*otite*, moins fréquente que dans la rougeole, et affectant le plus souvent une forme légère, mais aboutissant parfois à des suppurations de la caisse et des cellules mastoïdiennes.

Les *voies respiratoires* elles-mêmes puisent dans le pharynx, bien que rarement, les éléments de leur infection. La *laryngite* est rare, mais j'ai observé plusieurs fois des *broncho-pneumonies* associées à des angines graves, et d'autre part, la *pleurésie purulente*, plus fréquente encore que la broncho-pneumonie, procède vraïsemblablement de la même source. J'ai compté 6 cas de broncho-pneumonie sur 212 cas de scarlatine (PRADELLE, TH. de Lyon, 1905). 2 fois la broncho-pneumonie

---

[1] Voy. la thèse de CHAUSSERIE-LAPRÉ, Paris, 1900.

s'accompagnait de pleurésie purulente. La broncho-pneumonie est précoce ou tardive. L'angine avec adénopathie est fréquente, mais non constante. Le coryza et la néphrite font habituellement défaut. La mort survient dans la moitié des cas.

Nous avons déjà signalé les *complications ganglionnaires,* les *bubons scarlatineux* de la région sous-maxillaire et cervicale, liés aux angines, les suppurations avec leurs conséquences, fusées purulentes, pyohémie, ulcération des gros vaisseaux, etc. Il faut distinguer de l'adénite liée à l'angine, l'*adénite tardive* signalée par LEICHTENSTERN, STEMBO et SCHICK, qui survient brusquement pendant la convalescence. Elle siège dans la région sous-maxillaire, plus rarement dans la région cervicale, acquiert rapidement un volume notable, celui d'une noix, d'une petite pomme. Elle évolue rapidement, en 5 ou 6 jours, et suppure exceptionnellement. Son début est signalé par une ascension soudaine de la température à 38°,5, 39° et davantage. La fièvre est rémittente et se termine en lysis en moins d'un septénaire.

STEMBO la considérait comme l'annonce de la néphrite scarlatineuse, mais elle peut se montrer sans cette association (SCHICK). Dans tous les cas, elle constitue un phénomène tardif, indépendant de toute inflammation des muqueuses céphaliques.

b. *Complications rénales.* — Si l'angine scarlatineuse est habituellement *précoce*, la *néphrite* est une complication *tardive*. Il existe bien au début une albuminurie fébrile, transitoire, mais ce n'est guère que vers la troisième semaine qu'éclatent les manifestations du rein scarlatineux.

Rien n'est plus variable, comme fréquence, que la néphrite scarlatineuse. Dans certaines épidémies, elle fait défaut ; dans d'autres, on voit arriver coup sur coup, plusieurs néphrites. HAIDENHAIN a observé une épidémie de scarlatine avec 80 % de néphrites, FRERICHS une autre avec 4 % de la même complication. Il ne semble pas qu'il y ait un rapport entre l'intensité des angines du début et l'apparition des lésions rénales. Celles-ci se montrent dans les cas bénins, dans les scarlatines ambulatoires, dans les cas moyens et dans les cas graves. Aussi ai-je peu de tendance à rapporter au streptocoque, suivant la doc-

trine de Babés et Lemoine, la pathogénie de la néphrite. Le
stretocoque à lui seul ne suffirait pas à créer la néphrite scarlatineuse. L'action préalable du virus scarlatineux paraît s'imposer pour le rein comme pour le gosier. Le streptocoque n'intervient que secondairement. D'autres affections nettement streptococciques ne frappent le rein ni si souvent, ni si tardivement
que la scarlatine. Il me semble plus rationnel de rapprocher
la néphrite scarlatineuse de la paralysie diphtérique et de l'orchite ourlienne et d'en faire une localisation spécifique de la
scarlatine au même titre que la paralysie diphtérique est attribuée à la toxine diphtérique elle-même, que l'orchite est rapportée au virus ourlien.

On a invoqué comme causes de la néphrite scarlatineuse, le
refroidissement, la contagion, le régime. Le *refroidissement* joue
dans quelques cas un rôle indéniable, bien qu'insconstant. Il
est très rationnel de confiner pendant quelques semaines à la
chambre le scarlatineux, au moins dans la mauvaise saison,
et cette prescription s'applique aussi bien aux scarlatines légères.
Nombre de néphrites apparues sans cause appréciable, sont
rapportées retrospectivement à une scarlatine fruste, méconnue.

La *contagion* a été incriminée par Lemoine (de Paris). Elle
cadre assez bien avec la contagion plus ou moins bien établie
d'autres complications de la scarlatine, telles que les angines,
et il me paraît rationnel de séparer des sujets atteints de scarlatine pure, ceux qui présentent une complication.

Le *régime* semble avoir moins d'importance d'après les observations de Courdouan (th. de Paris, 1907). Le régime lacté
auquel Jaccoud astreint tous les scarlatineux, comme une
mesure prophylactique de la néphrite, a bien des inconvénients,
et on peut prescrire un régime normalement chloruré, à condition de surveiller soigneusement les urines.

La néphrite fait d'ailleurs partie d'un ensemble de symptômes
qui se manifestent d'une façon plus ou moins évidente, dans la
période de convalescence : adénites tardives, mouvements fébriles sans localisations apparentes, douleurs articulaires fugi-
tives. La convalescence de la scarlatine semble être comme une
seconde étape de l'infection qui au début provoque des phéno-

mènes éruptifs et à la fin des lésions viscérales. La néphrite survient rarement avant la fin du second septénaire. Dans une de mes observations, l'urine examinée chaque jour, donna de l'albumine le 15e jour. L'époque de prédilection de la néphrite est la 3e ou la 4e semaine. Exceptionnellement elle s'est montrée dans le 6e septénaire.

La néphrite scarlatineuse éclate parfois avec violence, se manifestant par de *la fièvre*, des *douleurs rénales*, des *urines sanglantes*.

Ailleurs, le trouble rénal se traduit par une *anurie* qui peut durer plusieurs jours.

Dans d'autres circonstances, c'est *un anasarque* qui se développe rapidement, ou bien ce sont des *convulsions répétées* qui dominent dans le tableau symptomatique.

Souvent, la néphrite débute plus *lentement*, par de la *céphalée*, des *troubles digestifs*, des *palpitations*, l'urine est couleur bouillon aigri, renferme des globules rouges et des cylindres.

La néphrite scarlatineuse, peut tuer rapidement avec des symptômes d'urémie aiguë et un cœur dilaté (Lépine, Friedlander). Plus habituellement elle guérit, mais sa durée comprend des semaines et même des mois.

La convalescence est souvent entrecoupée de retours offensifs de la maladie se révélant par de véritables hématuries rénales que j'ai pu observer dans plusieurs cas, se reproduisant pendant quatre, cinq mois de suite, sans provoquer des troubles fonctionnels. Il n'est pas douteux que la néphrite scarlatineuse puisse passer à *l'état chronique*. On a observé aussi des cas d'*albuminurie intermittente* consécutive à une néphrite scarlatineuse. Il convient à la suite d'une scarlatine d'examiner l'urine à différentes heures de la journée, et cela à plusieurs reprises. On évitera ainsi nombre d'erreurs. On est, en effet, exposé par un examen insuffisant, à méconnaître une lésion rénale, ou si la néphrite a éclaté avec ses symptômes classiques, à méconnaître la persistance d'une atteinte du rein.

L'*anasarque post-scarlatineux* a été noté en dehors de la néphrite. Des recherches précises ont démontré qu'il s'agit dans ces cas de néphrite latente, avec lésions avancées, ayant donné peu de symptômes [1].

c. *Autres complications.* — A côté des complications pharyngées et rénales, les plus importantes, il faut signaler le rhumatisme ou plutôt le *pseudorhumatisme scarlatin,* qui semble relever d'une infection générale. Il se caractérise habituellement par un gonflement douloureux des petites jointures des mains et des pieds, survient pendant la période éruptive ou à la fin de cette période, ne dure que quelques jours, et laisse parfois à sa suite un peu de raideur, exceptionnellement de l'ankylose. Parfois les arthropathies deviennent purulentes et traduisent une infection généralisée d'origine streptococcienne, qui se manifeste par des suppurations multiples, pleurésie, péricardite purulentes.

La scarlatine frappe rarement l'endocarde ou le péricarde. Elle donne lieu dans quelques cas à une endocardite bénigne, passagère, susceptible de passer à l'état chronique. Elle n'est pas en rapport avec le rhumatisme scarlatin. Parfois l'endocardite prend le type infectieux. Dans ce cas elle est due au streptocoque et devient redoutable (BOKAI, HÉNOCH, FRAENKEL, JACCOUD).

La *myocardite* scarlatineuse est rare. ROMBERG en a réuni dix observations dont sept avec proliférations interstitielles.

5° Diagnostic. — Le diagnostic doit être fait aux différentes périodes de la scarlatine.

Au début, les *formes malignes,* foudroyantes ou hémorragiques, ne sont reconnues que si elles surviennent dans un milieu épidémique.

En l'absence de tout élément éruptif, il faut tenir pour suspecte de scarlatineuse, une angine pseudo-membraneuse non diphtérique.

L'angine scarlatineuse se distingue difficilement d'une *angine pultacée* ou *diphtérique.* Il faut attendre l'éruption pour conclure.

---

[1] Voy. à ce sujet, WEILL, article anasarque dans le Traité de GRANCHER et COMBY (2e édit.).

Rien n'est aussi commun qu'une éruption scarlatiniforme. Elle se développe sous l'influence de certaines intoxications ou simplement par l'intolérance des sujets vis-à-vis de quelques médicaments : *antipyrine, quinine, iodure* et surtout *mercure*. Les antiseptiques en application cutanée (*phénol, sublimé*) provoquent volontiers des érythèmes du type scarlatin. L'*orthoforme* est un des médicaments les plus suspects à ce point de vue.

Dans d'autres circonstances, ce sont des infections qui réalisent l'exanthème scarlatin. Le *rash variolique* est souvent confondu avec la scarlatine et il ne se passe pas d'années où on n'envoie aux scarlatineux un sujet qu'on adresse le lendemain aux varioles. La *séro-thérapie antidiphtérique* provoque tardivement, après huit à dix jours, une éruption scarlatiniforme. Tous ces érythèmes toxiques ou infectieux, se reconnaissent au caractère incomplet des symptômes, à l'absence habituelle d'angine, au défaut de desquamation linguale, à la précocité et la ténacité ou à l'absence même de la desquamation cutanée.

Un signe distinctif qui parait d'une certaine valeur pour le diagnostic de la scarlatine d'avec les érythèmes scarlatiniformes est tiré de l'examen du sang. PATER a montré (Arch. de méd .inf. 1909) que la (scarlatine se manifeste dès le début de l'éruption par une polynucléose typique.) Celle-ci est toujours forte et même considérable durant les deux ou trois premiers jours de l'éruption, même chez de très-jeunes enfants. Dans les érythèmes scalatiniformes la formule leucocytaire est normale ou bien il y a de la mononucléose. La rougeole et la rubéole ne présentent jamais au début la polynucléose forte de la scarlatine.

Dans la *dermatite exfoliatrice récidivante*, la desquamation est précoce, abondante, atteignant jusqu'aux cheveux et aux ongles ; l'affection récidive ; mais dès le début, on note une éruption prurigineuse, avec symptômes généraux peu marqués et absence d'angine.

Le doute ne saurait longtemps persister à la période éruptive avec une *rougeole*, une *variole*, une *roséole*. La *rubéole* seule qui présente un mélange d'éruption scarlatineuse et rougeoleuse pourrait prêter à l'équivoque. Mais l'angine fait défaut et il y a

des adénopathies cervicales. On a distingué une affection nou
velle, *quatrième maladie éruptive de Dukes* qui ressemble à un
scarlatine atténuée. On en trouvera une mention à l'article
rubéole.

La *période de desquamation* peut établir des confusions avec
la dermatite exfoliatrice, et comme je l'ai signalé avec la fièvre
typhoïde [1]. Mais la desquamation scarlatineuse sert beaucoup
plus souvent à rapporter à sa véritable cause un anasarque ou
une néphrite consécutifs à une scarlatine fruste. La présence de
quelques débris épidermiques à la paume des mains et à la
plante des pieds donne leur véritable signification à ces manifestations.

Il convient d'ailleurs de ne pas ajouter une importance
absolue aux caractères distinctifs que nous venons d'exposer.
Plus on voit de scarlatines, plus on est embarrassé pour établir
un diagnostic. Il est des cas de scarlatine authentique sans desquamation linguale et cutanée. La scarlatine est modifiée dans
sa forme, par le terrain, par l'âge du sujet, par la race, par les
affections antérieures, par les particularités épidémiques. Aucune
autre affection n'est aussi variable dans son expression clinique.
On peut se demander avec MARFAN, si l'exanthème scarlatiniforme qu'on observe après les injections de serum antidiphtérique ne doit pas être rapportée à la scarlatine vraie, plus ou
moins modifiée dans son aspect par la diphtérie antérieure et
l'injection de serum. MARFAN fait remarquer avec raison que
G. SEE avait signalé bien longtemps avant l'ère de la sérothérapie, des éruptions scarlatiniformes dans le cours de la diphtérie. D'autre part, ces éruptions se montrent en série et paraissent diminuer de fréquence dans les salles de diphtériques lorsqu'on isole les diphtéries à exanthème scarlatiniforme. Enfin le
même auteur, étudiant l'action réciproque du serum provenant
d'un sang de diphtérique serothérapisé et du serum provenant
du sang de cheval a noté qu'il se produisait au contact des deux
serums un précipité, lorsque la serothérapie provoquait de l'urticaire, des érythèmes partiels simples ou papuleux, des athral-

[1] WEILL, *Congrès de Lyon*, 1894.

gies. Ce sont là des accidents à proprement parler sériques qui se montrent aussi bien chez les sujets sains injectés préventivement que chez les diphtériques traités. Au contraire, les éruptions scarlatiniformes, rubéoliformes, d'érythème polymorphe, qui paraissent dues à une infection secondaire ou à une contagion, ne sont jamais accompagnées de la présence dans le sang de précipitines.

6° Pronostic. — Le pronostic de la scarlatine est des plus variables. Il y a des épidémies bénignes, d'autres meurtrières.

Le pronostic est grave pour la première année, encore sérieux pour la seconde. La gravité diminue à partir de trois ans. En général, dans les épidémies moyennes et à l'hôpital, la mortalité ne dépasse pas 5 à 6 p. 100.

La gravité peut augmenter au début avec les symptômes nerveux ou les températures hyperpyrétiques, plus tard avec les complications de la seconde période, et enfin avec l'anasarque et la néphrite.

Les formes bénignes peuvent favoriser ces dernières complications, en ce qu'elles exposent davantage aux écarts de régime et d'hygiène. La néphrite même guérie est fâcheuse, car elle laisse après elle une certaine susceptibilité du rein. Il faut de temps à autre examiner l'urine des enfants dont le rein a été touché par la scarlatine. Il convient de signaler la signification grave du coryza purulent, que j'ai toujours vu associé à des scarlatines intenses, à fièvre prolongée. Dans quelques cas, aussi, sans qu'il y ait de symptômes hyperpyrétiques ou nerveux, le sujet tombe à la fin du premier septénaire dans le collapsus et meurt par le fait d'une myocardite. Il est curieux de constater avec BERTILLON que tandis que la mortalité par scarlatine pour 100.000 habitants est dans les villes françaises de 5 à 6 par an ; elle est à Londres de 19, à Vienne 20, à Berlin 26, à Saint-Pétersbourg 62.

7° Traitement. — Le traitement comprend la prophylaxie et le traitement proprement dit.

a. *Prophylaxie.* — Le scarlatineux, dans l'opinion classique,

doit être isolé pendant toute la durée de sa maladie et jusqu'a-
près la fin de la desquamation. Les règlements administratifs
autorisent la rentrée du scarlatineux après 40 jours. Ce sont
là des délais discutables, puisque l'étiologie nous a appris la
possibilité de contaminations tardives par des scarlatineux en
apparence guéris, devenus porteurs de germes comme les typhiques ou les diphtériques guéris. La question est d'autant plus
difficile à trancher qu'on ne peut pas vérifier comme pour la
diphtérie, la présence prolongée des germes scarlatineux qu'on
ne connaît pas. Il semble aussi que la désinfection des objets
provenant du scarlatineux et des locaux qu'il a occupés, perde
de son importance. Avant tout, il faut éviter le contact du
scarlatineux guéri pendant plusieurs semaines, peut-être plusieurs mois.

La transmission de la scarlatine sera entravée par les pratiques de l'antisepsie buccale (irrigations à l'eau boriquée), le
contage paraissant résider au niveau du pharynx (LEMOINE),
nasale (injections d'huile mentholée), et cutanée (bains de
sublimé, savonnage général).

L'antisepsie de la bouche et du gosier ont pour effet également de prévenir un grand nombre de complications dues aux
infections secondaires. Les injections préventives de sérum
antistreptococcique n'ont pas paru diminuer le nombre des complications (COMBY). Les récentes recherches de MOSER, qui s'est
servi de sérum emprunté à des animaux inoculés avec des
streptocoques tirés des sujets scarlatineux, ont donné de meilleurs résultats, mais la question est encore controversée.

b. *Thérapeutique.* — Dans les cas ordinaires, on se contentera de la diète (JACCOUD prescrit même la diète lactée dans
tous les cas), de boissons rafraîchissantes, de quelques bains
tièdes. Éviter le refroidissement qui favorise la néphrite et
provoque l'anasarque. L'acétate d'ammoniaque, la poudre de
Dower, l'alcoolature d'aconit qu'on donne habituellement pour
hâter l'éruption ne valent pas le bain froid, ou même tiède. En
cas d'*angine* intense, compresses froides ou collier de glace
autour du cou, gargarismes ou pulvérisations boriqués chauds,
irrigations à l'eau bouillie chaude. Ouvrir de bonne heure les

abcès ganglionnaires ou sous-cutanés. Le *coryza* purulent sera traité par des lavages sans pression, avec de l'eau bouillie légèrement salée, tiède. Les injections de serum antistrepto-coccique polyvalent de Marmorek m'ont paru d'une certaine efficacité dans les formes compliquées de streptococcie avec angine, adénopathies volumineuses, coryza, température élevée. Il est bon de faire des injections de 10 cmc. et de les renouveler tous les jours jusqu'à sédation. A la *convalescence*, éviter une alimentation trop carnée qui peut favoriser l'albuminurie (LÉPINE).

En cas de *néphrite*, ventouses sur la région lombaire, purgatifs drastiques (julep, scammonée, 0 gr. 25 à 0 gr. 50), diète lactée absolue. Combattre l'*éclampsie* et l'*urémie* par les moyens habituels, glace sur la tête, chloral, bromure (1 à 3 grammes), inhalations d'éther ou de chloroforme.

Le *pseudo-rhumatisme* sera soulagé par l'antipyrine, 0 gr. 50 à 3 grammes, plutôt que par le salicylate.

Dans les formes *nerveuses ataxo-adynamiques*, affusions froides, drap mouillé et de préférence bain froid à 20°, appliqué suivant la méthode de BRAND. Même traitement dans les formes hyperpyrétiques qui vont à 41°, 42° et même 43°, ainsi que dans les formes fébriles prolongées au delà de quelques jours

ARTICLE V

ROUGEOLE

La rougeole est une maladie éruptive, dont l'exanthème est érythémateux comme celui de la scarlatine, mais il est réparti par macules circonscrites, distinctes les unes des autres et ne forme pas de larges placards.

1° **Étiologie.** — L'étiologie comprend l'étude de l'âge, du sexe, de la contagion, de l'immunité et du contage.

a. *Age.* — La rougeole est la plus fréquente des maladies éruptives. C'est en effet celle qui présente la contagiosité la

plus marquée. Il n'y a guère d'immunité que celle qui est conférée par une première atteinte. Cependant les nouveau-nés
et les nourrissons dans les premiers mois de la vie échappent en
général à la propagation de la maladie, comme si l'immunité
conférée à la mère par une première atteinte se transmettait
atténuée et temporaire à l'enfant. On a cependant signalé des
rougeoles *congénitales,* la mère accouchant en pleine éruption
(Rocaz). La rougeole congénitale est plus étendue et bénigne.
La rougeole a été observée à 12 jours, 15 jours. Dès la fin de la
première année, la rougeole se montre avec une fréquence
progressive. A partir de l'adolescence, la rougeole est exceptionnelle parce qu'il est rare qu'on y échappe dans la période précédente. Toutefois, j'ai vu la rougeole chez un jeune homme de
dix-neuf ans, qui à l'âge de sept ans, avait vécu à côté d'un
autre enfant atteint de rougeole, sans la contracter. Il y a
donc certaines immunités, exceptionnelles il est vrai. Les adultes
et les vieillards non immunisés par la rougeole antérieure
n'ont pas perdu leur réceptivité ainsi qu'en témoigne l'épidémie
des îles Féroé rapportée par Panum. L'âge le plus favorable au
développement de la rougeole est compris entre deux et dix ans.
C'est la période scolaire qui paraît être la condition la plus
efficace. La rougeole est très tardive chez les enfants élevés
dans leur famille, très précoce chez les enfants d'ouvriers qui
fréquentent les écoles maternelles (trois ans), intermédiaire pour
les enfants qui abordent d'emblée l'école primaire (cinq ans).

b. *Sexe.* — Le sexe ne présente aucune influence.

c. *Contagion.* — La rougeole est *inoculable* par les sécrétions
lacrymales, salivaires, par le sang (Monro, Looke, Willan,
Mayr, etc...). La rougeole inoculée, comme la variole inoculée,
a une incubation abrégée.

Le virus de la rougeole n'est pas éliminé par l'air expiré, il
est transporté, d'après Grancher, par les sécrétions lacrymales,
nasales, salivaires, qui contaminent les mains, les linges, divers
objets. Il est très éphémère et ne peut subsister en dehors de
l'organisme que quelques heures, d'où la conclusion que la
rougeole ne peut constituer de foyer infectieux (Bard). La contagion se fait dans le voisinage du malade. Sevestre avait

admis autour de lui une *zone dangereuse* dans la pensée que l'atmosphère pouvait charrier le virus. GRANCHER a montré que la transmission se fait par des particules détachées des sécrétions ; il faut au virus un support solide ou liquide ; comme d'autre part, le virus ne vit que peu de temps hors de l'organisme, il faut que les particules qui le remorquent viennent se déposer rapidement sur l'organisme sain. Ce n'est donc que par un contact immédiat ou dans la proximité du malade, que la contagion peut s'exercer. Un rubéolique contagionne un enfant qu'il touche, à qui il donne la main, qu'il embrasse. Pour les enfants placés à une certaine distance, il les contagionne par l'intermédiaire des infirmiers, de jouets ou d'ustensiles communs à condition que le contact indirect ait lieu très rapidement. Je puis citer à cet égard le fait suivant. Je soignais dans ma maison trois enfants de la même famille atteints de rougeole. Dès l'apparition de l'éruption, je tenais ces enfants dans mes bras de façon à m'imprégner de virus. De suite après, je prenais dans mes bras mon propre enfant âgé de 7 ans, et le gardai un certain temps. Je n'avais qu'un étage à descendre pour rentrer chez moi. Il s'écoulait tout au plus 2 à 3 minutes entre le contact avec les enfants malades et avec le mien. Ce dernier ne contracta pas la rougeole.

A quelle époque la contagion s'exerce-t-elle le plus facilement ? On sait que c'est à la période de prééruption (GIRARD), alors que le diagnostic est en suspens. Aussi est-il difficile de faire la prophylaxie de la rougeole. La période éruptive peut transmettre la maladie, au moins pendant les premiers jours, mais moins activement que la précédente. Quatre ou cinq jours après l'éruption, la rougeole ne se transmet plus (BECLÈRE).

d. *Immunité.* — Une première atteinte de rougeole vaccine habituellement. Cependant les récidives, pour être l'exception, sont moins rares qu'on ne le dit. J'en ai observé dans des conditions de garantie irrécusables, à plusieurs années et même à une année d'intervalle. On a décrit des rechutes survenant huit à quinze jours après la première atteinte [1]. J'ai vu plusieurs cas

---

[1] *Soc. méd. des hôp. de Paris*, 1895. LEMOINE, CHAUFFARD, etc.

de ce genre. Il s'agit de malades placés dans des salles encombrées de rougeole et qui probablement se réinfectent. J'ai même observé dans un cas une double rechûte (Lyon méd. 1907).

e. *Contage*. — Le contage n'est pas encore établi. Le bacille que Canon et Pielicke [1] ont trouvé dans le sang des rubéoliques n'a pas été confirmé par Laveran et Josias. Griffits a décrit dans l'urine une ptomaïne spéciale. Les complications infectieuses de la rougeole sont produites par des microorganismes qui habitent à l'état normal nos cavités.

2° Symptômes. — La rougeole a une évolution assez régulière que l'on divise habituellement en quatre périodes : l'incubation, l'invasion, l'éruption, la desquamation. Cette division toute naturelle est basée sur l'importance qu'acquiert au point de vue diagnostique l'apparition des macules cutanées. Mais dans la période d'invasion, l'éruption existe déjà localisée sur les muqueuses et pour mieux rappeler ce fait, j'appellerai la deuxième période énanthématheuse, la troisième exanthémateuse.

A. Période d'incubation. — L'incubation est absolument latente. Sa durée est de huit à dix jours. Lorsqu'elle se prolonge au delà de ce terme, elle indique une immunité relative et, par conséquent, une forme bénigne. Il n'y a aucune élévation de température pendant la période d'incubation. J'ai fait cette recherche avec Péhu dans 63 cas hospitaliers et elle a été constamment négative (Weill et Péhu, *Ann. de méd. et chir. infantiles.* 1901).

B. Période de l'énanthème. — Sa durée moyenne est de trois à quatre jours. Elle se traduit par le catarrhe oculo-nasal, trachéo-bronchique, plus rarement par du catarrhe intestinal et vulvaire, presque constamment par une érythème bucco-pharyngé. Le plus souvent la rougeur des muqueuses est diffuse, mais parfois on peut reconnaître un pointillé éruptif au niveau des conjonctives et surtout du palais, de chaque côté du raphé

[1] Canon et Pielicke, *Berl. Klin. Wochs.*, 1892.

médian [1]. Koplick a décrit avant l'apparition du pointillé palatin la présence sur la muqueuse des joues, au niveau de l'orifice du canal de Sténon. dès le premier ou le second jour de l'invasion fébrile, de taches blanc bleuâtre qui disparaissent assez vite [2]. Elles sont semées de petits grains blanchâtres et constituent un signe assez caractéristique. Il est vrai qu'elles ne sont pas constantes, qu'elles sont parfois tardives. Leur présence a une valeur réelle, leur absence ne permet pas de conclure. La *stomatite érythémato-pultacée* décrite par Comby est plus fréquente. Elle se traduit par une rougeur diffuse et surtout par de fins débris blanchâtres semés sur les gencives. On la rencontre, quoique plus rarement, dans d'autres maladies fébriles, scarlatine, grippe. Néanmoins, elle constitue un bon signe. On peut aussi accorder une certaine importance à la rougeur des conjonctives qui se montre dès le début et ne se voit guère dans les autres affections s'accompagnant au début de coryza et de toux.

En fait les signes précoces de la rougeole ne sont pas constants, ils se montrent parfois en même temps que l'éruption, de sorte que le diagnostic précoce de la rougeole, en dehors des épidémies, est difficile à établir.

Le sujet éprouve du picotement conjonctival, du larmoiement, parfois de la photophobie, des éternuements répétés, de la toux sèche, quinteuse, férine, fatigante, avec tendance au spasme et dans quelques cas des accès de laryngite striduleuse. Un certain nombre de rougeoles s'annoncent par de véritables crises de suffocation avec cornage qui en imposent pour un croup. On constate aussi de la diarrhée et un écoulement vulvaire. Au début les muqueuses sont le siège d'un simple érythème avec hypersécrétion ; mais rapidement elles desquament [3], la sécré-

---

[1] Voir planche III, fig. 1.   [2] Voir planche XI.

[3] Le mot *desquamation* ne s'applique pas littéralement aux phénomènes qui se produisent à la surface des muqueuses. L'épithélium s'élimine, mais ne constitue, surtout au niveau des muqueuses qui ne sont pas construites sur le type ectodermique, qu'une faible portion des dépôts qui les recouvrent, et qui sont formés en majeure partie de mucosités sécrétées par les glandes et de leucocytes.

tion est plus épaisse, il se forme au niveau de la bouche et du
pharynx des dépôts pultacés, au niveau du larynx et des bronches des mucosités denses et opaques, au niveau des conjonctives
des concrétions chassieuses, et c'est à cause de ce changement
rapide dû à la fragilité de l'épithélium des muqueuses, que l'énanthème caractérisé par un pointillé rouge s'efface pour céder la
place à un catarrhe vulgaire. L'énanthème a donc aussi sa
desquamation qui s'opère vite et se prolonge généralement pendant la durée de l'exanthème. Les catarrhes oculo-nasal et
trachéo-bronchique donnent au patient une physionomie non
pas caractéristique, mais assez spéciale. L'enfant a un visage
congestionné, rouge, un peu bouffi, avec des yeux larmoyants,
un nez enchifrené, laissant tomber des sécrétions sur la lèvre
supérieure, en même temps qu'il est secoué par une toux fréquente.

A cette période de l'énanthème se rattachent des phénomènes
généraux caractérisés surtout par l'élévation de la température.
La fièvre monte brusque-
ment à 38°5, 39, 39°5, oscille
pendant deux ou trois jours
avec des écarts très variables autour d'un de ces
chiffres, subit assez souvent
une détente à la fin du
troisième ou au commen-
cement du quatrième jour,
puis remonte au moment
de l'exanthème (fig. 16). La
température paraît proportionnée au développement
des efflorescences muqueuses ou cutanées. Aussi est-
elle moins élevée à la période l'énanthème qu'à celle
de l'exanthème, ce dernier

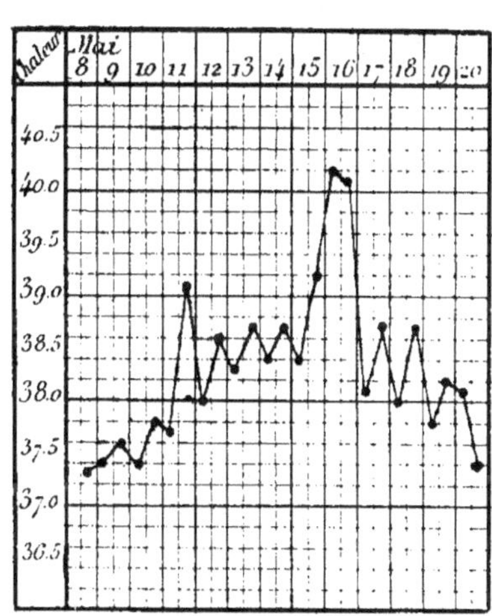

Fig. 16.

Température de la rougeole classique.

acquérant un développement beaucoup plus considérable.
Lorsque l'énanthème fait défaut, la fièvre n'apparaît qu'au

moment de l'exanthème. Nous reproduisons ci-dessous un tracé à l'appui de cette opinion (fig. 17).

C. Période de l'exanthème [1]. — Nous décrirons successivement la lésion élémentaire, la topographie de l'éruption, son évolution et les symptômes généraux.

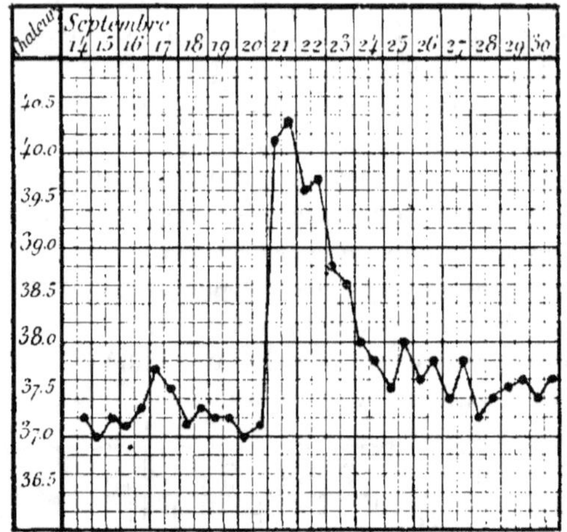

Fig. 17.

Température dans la rougeole sans énanthème
et sans période d'invasion.

a. *Lésion élémentaire*. — L'éruption est formée de macules grosses comme des têtes d'épingle en verre, arrondies ou allongées, rouges, légèrement saillantes ou parfois papuleuses, ce qui a fait donner à la rougeole, dans ce cas particulier, le nom de *boutonneuse*. Elles sont isolées ou réunies par groupes plus ou moins complexes dessinant des corymbes, des arcs de cercle. Entre les macules isolées et entre les groupes, il y a toujours des intervalles de peau saine.

b. *Topographie*. — L'éruption débute à la face qu'elle occupe le premier jour ; le second jour elle s'étend au tronc et aux membres supérieurs ; le troisième jour, aux membres inférieurs. A ce moment, le tégument est recouvert d'une infinité de taches rouges qui, en certains points (fesse, ceinture), forment de véritables placards.

c. *Évolution de l'éruption*. — L'éruption pâlit rapidement

<hr>

[1] Voir planche IV.

au bout de deux ou trois jours. La teinte rouge s'efface pour faire place à une coloration cuivrée, puis jaune qui disparaît peu à peu.

d. *Symptômes généraux*. — La fièvre qui a accompagné le développement de l'énanthème, après avoir diminué le troisième jour remonte le quatrième avant l'éruption à 40° et au delà, puis suit parallèlement la marche de l'éxanthème. Lorsque celui-ci est très développé, la température reste élevée avec quelques rémissions matinales et dure tout le temps de l'éruption, se prolongeant avec elle, s'atténuant au bout de trois à quatre jours dès qu'il pâlit pour revenir à la normale, soit par une défervescence brusque, soit en lysis. Le pouls se règle sur la température ; il atteint 120 à 150 et retombe ensuite à son chiffre habituel. Pendant cette période, l'enfant est agité, a soif, présente des sueurs abondantes. Il est à remarquer que la peau morbilleuse a une humidité franche, celle du varioleux une humidité visqueuse, celle du scarlatineux est sèche. L'énanthème continue sa marche desquamative. La toux sèche et férine devient grasse et amène des mucosités verdâtres, rappelant parfois les crachats nummulaires. L'auscultation révèle des râles muqueux à la place des sibilances initiales. Le catarrhe oculo-nasal subit les mêmes transformations.

D. Période de la convalescence. — Nous préférons ce terme à celui de *desquamation* qui en est un des symptômes objectifs saillants, mais qui ne constitue qu'un élément banal, au même titre que les sécrétions muqueuses. En général, à ce moment, les catarrhes se sont effacés. La peau se recouvre de débris épithéliaux furfuracés à la face, plus larges, lamelleux aux membres inférieurs, sans jamais atteindre les dimensions des lambeaux scarlatineux. La température descend les premiers jours au-dessous de la normale, le pouls est quelquefois ralenti et irrégulier.

3° **Anomalies**. — L'éruption est très discrète, très fugace, soit sur les muqueuses, soit sur la peau. La rougeole est *atténuée*.

L'éruption ne *se fait* pas, ou se *borne à quelques macules*

7.

violacées. Il existe alors une complication grave, bronchite capillaire, broncho-pneumonie d'emblée. J'ai vu un enfant pris brusquement de dyspnée intense avec refroidissement des extrémités et râles fins dans toute la poitrine. Le tableau était celui d'une congestion ou d'un œdème pulmonaire. Au bout de vingt-quatre heures parut une éruption de rougeole et tous les symptômes pulmonaires s'évanouirent. Lorsque l'éruption ne se fait pas, en même temps que les phénomènes de broncho-pneumonie se dessinent, on peut considérer la mort comme fatale et elle survient généralement du 8e au 10e jour, au milieu d'une asphyxie croissante

L éruption *très intense se prolonge huit à dix jours :* en même temps, il persiste de la fièvre et du catarrhe bronchique : c'est la *rougeole intense,* dont le pronostic est généralement bon.

Les *phénomènes généraux de la période du début sont graves :* température élevée, agitation, état ataxo-adynamique, convulsions. L'hydrothérapie froide sous forme d'affusion, de maillots ou plutôt de bains est indiquée. L'éruption se produit et tout rentre dans l'ordre.

La rougeole affecte d'emblée une forme *hémorragique*, et donne lieu à des épistaxis, de l'hématurie, du melœna, des suffusions sanguines, du purpura, au milieu d'un état ataxo-adynamique redoutable ; cet état aboutit rapidement à la mort. Il faut distinguer de cette forme le *purpura éruptif* lié à un exanthème très congestif, celui qu'on observe dans les coqueluches compliquées de rougeole où les quintes de toux favorisent l'extravasation sanguine. Ce sont là des rougeoles bénignes. Il existe aussi une *rougeole hémorragique secondaire* dans laquelle le purpura et les hémorrhagies suivent l'éruption. C'est aussi un état grave, moins que la rougeole hémorragique primitive.

4o Complications. — La plus fréquente et la plus grave est la *broncho-pneumonie.* Elle a une part prépondérante dans la *mortalité de la rougeole.* Elle se montre au début et dans ce cas modifie la marche de la rougeole en entravant l'éruption; le plus souvent elle se montre dans le cours de l'éruption et pendant la convalescence. Elle se révèle par ses symptômes habi-

tuels, suit une marche aiguë, subaiguë, et aboutit même à la
forme chronique avec sclérose (fig. 18). Elle se montre surtout
dans les hôpitaux, est rare en
ville. BARD [1], a fait ressortir
la contagiosité de la broncho-
pneumonie chez les rubéoliques. Cette opinion a été
soutenue aussi par GRANCHER,
SEVESTRE. NETTER admet au
contraire une auto-infection
par les microbes des cavités
naturelles. Pour BARD, la
broncho-pneumonie est une
infection spéciale, distincte de
la rougeole. Tantôt elle évolue
en même temps qu'elle, comme
s'il s'agissait de deux infections
simultanées (broncho - pneu -

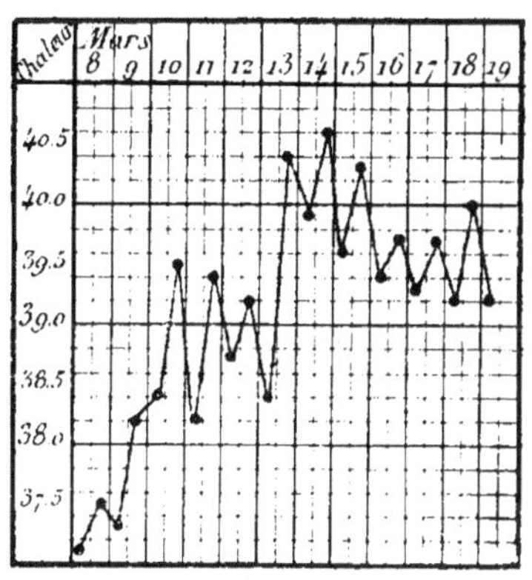

Fig. 18.

Température dans la rougeole
suivie de broncho-pneumonie.

monie du début), le plus souvent elle lui succède. De là une
prophylaxie spéciale, la séparation des malades atteints de
complications pulmonaires de ceux qui présentent une rougeole simple. Cette pratique a porté ses fruits : BARD a réussi
dans le même milieu à abaisser la mortalité de 25 p. 100 à
7 p. 100. La séparation individuelle des malades dans des
box, réalisée par GRANCHER, en même temps que les pratiques
de l'antisepsie médicale ont contribué d'une façon plus efficace encore à prévenir la broncho-pneumonie chez les enfants
atteints de rougeole.

On peut dire des autres complications ce que nous venons
d'exprimer à propos de la broncho-pneumonie, ce sont des
infections secondaires. Tous les tissus touchés par la rougeole
seule reviennent rapidement à leur état normal, mais souvent
la rougeole a ouvert la porte à d'autres agents. C'est ainsi qu'à
côté de la *laryngite morbilleuse* qui signale parfois le début de

---

[1] BARD, *Lyon médical*, 1880 ; voir GONTIER, *Nature et prophylaxie de
la broncho-pneumonie des rubéoliques*, Th. de Lyon, 1889.

la rougeole par un accès de faux croup, on note de la *laryngite ulcéreuse* susceptible de provoquer de la périchondrite et de laisser à sa suite des troubles de la phonation ; à côté de la *bronchite énanthématique* se place la *bronchite chronique* avec emphysème ; à côté de l'*otite rubéolique*, due à la propagation de l'énanthème à la trompe d'Eustache et à la caisse, et se traduisant par des bourdonnements et une diminution de l'ouïe transitoires, on a signalé l'*otite aiguë suppurée* (CORDIER [1]), l'*otite suppurée chronique* avec ses alternatives d'amélioration et d'aggravation et la participation progressive des cellules mastoïdiennes ; à côté de la *conjonctivite catarrhale* on a décrit les *conjonctivites chroniques* tenaces, menaçant même la cornée (kératite ulcéreuse) ; à la suite du *coryza initial*, la lésion *ulcéreuse* ou *hypertrophique* de la *pituitaire ; l'érythème buccal* ouvre la porte à la *stomatite impétigineuse, ulcéreuse* et parfois à une redoutable complication, le *noma. L'entérite légère* du début est parfois suivie de *lésions dysentériformes* (MESLAY et JOLLY [2]). Du côté de la vulve, c'est la *vulvite suppurée* ou *in gangrène*, celle-ci peut atteindre aussi la verge. L'exanthème lui-même rend la peau susceptible et la prédispose aux *poussées impétigineuses*, aux *furoncles*, aux *abcès*, aux *mortifications*. De toutes ces complications, les plus fréquentes sont les *otites*, les *conjonctivites*, les *vulvites ;* les plus graves, les *gangrènes*. La prophylaxie doit s'inspirer de ces données et veiller à l'asepsie rigoureuse de toutes les surfaces menacées : lavages du nez, de la bouche, de la vulve, bains de sublimé, emploi de linges stérilisés. On doit éviter l'accumulation des microorganismes banals dans les salles par une aération abondante et faire l'isolement individuel, ou par petits groupes.

La rougeole peut se compliquer, d'après le même mécanisme, d'autres infections plus spécifiques ; *scarlatine, coqueluche, diphtérie*. La diphtérie secondaire à la rougeole est exceptionnellement grave, en particulier la conjonctivite diphtérique

---

[1] CORDIER, Th. de Paris, 1875.

[2] MESLAY et JOLLY, *Lésions de dysenterie consécutives à la rougeole chez l'enfant.* Rev. des mal. de l'enf., 1895.

dont j'ai signalé la résistance aux injections de sérum anti-diphtérique. Enfin la rougeole mène assez fréquemment à la *tuberculose,* soit qu'elle lui serve d'introducteur, soit qu'elle réveille ses germes latents.

On peut dire de la rougeole qu'elle produit surtout des complications de surface. Elle n'agit pas sur les viscères profonds. La *néphrite,* bien que signalée, est exceptionnelle. Rares aussi sont les *dégénérescences ou les inflammations* du *myocarde,* du *foie,* des *séreuses ;* celles-ci ne se prennent qu'à l'occasion des complications additionnelles. Le *système nerveux* est rarement touché. J'ai observé quelques cas de paraplégie à début lent, sans troubles de la sensibilité, sans troubles trophiques, guérissant spontanément. DENARIÉ [1] a réussi trente-sept cas de lésions diverses du système nerveux.

J'ai observé à plusieurs reprises des cas de rougeole se compliquant pendant la convalescence d'une *fièvre intermittente* pendant un temps très long (quinze à trente jours), sans signes physiques du côté des poumons, mais avec quintes de toux fréquentes. Tous les sujets ont guéri.

5° Anatomie pathologique. — La plupart des lésions observées se rapportent aux complications. Ce qui concerne la rougeole pure se borne à de la congestion du corps muqueux de Malpighi. Le derme est infiltré de globules blancs. Les cellules de Malpighi subissent de la dégénérescence colloïde (CATRIN). Lésion similaire du côté des muqueuses avec gonflement et parfois ulcération des follicules clos de l'intestin.

6° Diagnostic. — Le diagnostic peut être fait avant l'éruption, après l'éruption, pendant la desquamation.

α) *Avant l'éruption,* le diagnostic est presque impossible ; la rougeole se confond avec *la grippe,* le *simple coryza aigu,* la *laryngite striduleuse.* En dehors des conditions, d'épidémicité on tiendra compte du pointillé palatin, de la rougeur des conjonctives, des petits débris pultacés disséminés sur les genci-

---

[1] DÉNARIÉ, *Des paralysies dans la rougeole,* Th. de Lyon, 1888.

ves, des taches de Koplik : ces signes peuvent d'ailleurs manquer et n'ont pas une valeur absolue.

β) *Après l'éruption*, toutes les éruptions rubéoliformes pathogénétiques, dues au *copahu*, à l'*antipyrine*, au *chloral*, se reconnaissent à ce que le catarrhe des muqueuses fait défaut et à l'apyrexie habituelle. L'iodisme provoque cependant des localisations muqueuses en même temps que l'éruption cutanée, mais il n'y a pas de fièvre.

Les mêmes considérations s'appliquent à la *rubéole*, la *roséole saisonnière*, la *roséole syphilitique*.

La *scarlatine* se reconnaît à son début non facial, à l'angine, à ses larges placards érythémateux.

La rougeole boutonneuse rappelle la *variole*, mais elle ne présente ni céphalée, ni rachialgie ; d'ailleurs, la mononucléose variolique tranchera la question dans les cas douteux.

γ) *Pendant la desquamation*, le diagnostic est en général facile. J'ai montré que dans la convalescence de la fièvre typhoïde, on observait constamment ou très souvent des desquamations furfuracées sur le tronc, lamelleuses sur les membres inférieurs. COMBY attribue ce phénomène à des poussées de sudamina, et les a observées dans d'autres affections fébriles. Cela est vrai pour le tronc, ainsi que cela ressort de ma description [1]. Pour les membres, l'explication est en défaut. La desquamation est en effet précédée d'un épaississement épidermique qui dessine des lamelles analogues à de fines écailles de poisson, il n'y a pas de trace de sudamina. Quoi qu'il en soit, il faut tenir compte de ces faits dans le diagnostic rétrospectif d'une rougeole.

7° Pronostic. — La rougeole, à l'état pur, ne tue pas. Elle est inquiétante par le nombre et la gravité de ses complications. Parmi celles-ci quelques-unes, conjonctivite, otite, rhinite, etc., ne constituent que des affections gênantes ; d'autres, comme les gangrènes, sont exceptionnelles. Le vrai danger de la rougeole réside dans la broncho-pneumonie. Aussi la pro-

---

[1] Congr. de Lyon, 1894.

phylaxie doit-elle surtout tendre à la prévenir. La mortalité par rougeole est une des plus élevées des maladies générales. Dans les hôpitaux elle varie entre 25 et 46 p. 100 (COMBY). L'isolement collectif des rubéoliques n'a fait que l'augmenter, en multipliant l'échange des complications. Certaines circonstances ont une influence défavorable : l'épidémicité ; l'âge : au-dessous de deux ans, la rougeole est très meurtrière ; les conditions antérieures : la rougeole secondaire à la coqueluche, à la scarlatine, à la diphtérie est très grave ; le froid. Les sujets débilités, atteints de diarrhée chronique, de rachitisme, de syphilis, de scrofule sont particulièrement éprouvés. La rougeole à éruption avortée est à peu près fatale. L'enfant, atteint d'emblée de broncho-pneumonie présente une dyspnée angoissante et l'exanthème se borne à quelques rares macules violacées. Si les choses en restent là, la mort est fatale vers le 8e jour. Au contraire, si l'éruption s'est bien développée, quelle que soit la gravité des symptômes généraux et des troubles fonctionnels, on peut garder de l'espoir. La rougeole est une des affections qui se compliquent le plus volontiers de tuberculose, soit qu'elles donnent un coup de fouet à une bacillose latente, soit qu'elles favorisent l'implantation des bacilles au niveau des voies respiratoires.

8° Traitement. — Le traitement comprend la prophylaxie et le traitement proprement dit.

a. *Prophylaxie.* — La prophylaxie de la rougeole est un problème difficile. La rougeole se transmet par le contact ou au voisinage du malade, dès la période prééruptive, à un moment où elle est méconnue, et lorsqu'on isole le malade, il est trop tard.

Dans les *familles* la rougeole frappe au bout de 10 jours les frères et sœurs du premier sujet atteint. On ne peut guère échapper à cette règle. Aussi. convient-il d'éloigner au moins les tout jeunes enfants, au moindre signe de coryza ou de bronchite présenté par un autre enfant de la famille. La désinfection est d'ailleurs inutile, à moins qu'il ne s'agisse de rougeole compliquée.

Dans les *collectivités à renouvellement fréquent*, telles que les *salles d'hôpital,* il faut traiter tous les entrants en suspects pendant 15 jours au moins. On les isolera individuellement dans des box, de façon que si l'un d'eux est en incubation de rougeole, il ne puisse contagionner la salle. Cet isolement pourra être épargné aux nouveaux qui ont eu antérieurement la rougeole.

Lorsqu'un cas de rougeole survient dans la salle commune, voici habituellement ce qui se passe. Au bout de 10 jours, si on compte du contact à l'invasion, au bout de 15 jours si on compte du contact à l'éruption, se produira une première série de rougeoles ; 10 à 15 jours plus tard une deuxième série moins nombreuse, et dans la suite viendront en petit nombre quelques traînards. Comme l'a bien établi BARD, l'évacuation de la salle est inutile. Le plus grand nombre des sujets menacés par la contagion est déjà en incubation de rougeole, et si on les renvoie chez eux, ils ne feront que disséminer la maladie. Le plus simple est de garder les malades présents et de ne plus en recevoir de nouveaux jusqu'à ce qu'il se soit écoulé un intervalle de 15 à 20 jours à partir du dernier cas observé. Il va de soi que dans les hôpitaux où l'isolement individuel par box est pratiqué chez tous les malades, toutes ces mesures sont superflues.

Dans les *crèches,* les *pouponnières,* les *dépôts d'enfants,* c'est-à-dire dans les collectivités d'enfants très jeunes et sains, la rougeole est un danger permanent, et autrement grave que chez les enfants grandets. L'évacuation pure et simple ne peut souvent être réalisée à cause des conditions sociales de ces enfants. Les verser dans d'autres collectivités serait une mesure déplorable, car ce serait étendre le champ de l'affection. Il faut se contenter de ne plus recevoir de nouveaux sujets, de renvoyer ceux que leur famille peut recevoir, et d'isoler autant que possible les uns des autres les sujets présents.

Dans les *salles d'école,* BARD conseille de ne pas fermer, mais d'éviter le contact entre classes différentes. Je conseille, au contraire, d'évacuer la salle contaminée, car il y a des séries successives de rougeole, et si la première ne peut être évitée, les séries suivantes ne sont pas fatales. Il faut recommander aux enfants renvoyés de ne pas fréquenter d'autres enfants pendant 15 jours.

Il est souvent très difficile d'éviter, en dépit de toutes ces mesures la contagion rubéolique. Par contre, on peut prévenir plus volontiers les complications. BARD, sépare les rougeoles simples des rougeoles compliquées. Ces dernières seront isolées individuellement. La rougeole ne crée pas de foyers d'infection, mais ses complications n'agissent pas de même. Il est dangereux de recevoir des rougeoles dans une salle où il y a eu récemment des broncho-pneumonies.

L'instrument le plus efficace de l'isolement individuel est le *box* imaginé par GRANCHER avec obligation pour le personnel médical ou des infirmiers de se désinfecter à la sortie du box.

A défaut de box, on peut à l'exemple de BARD, maintenir au lit les sujets guéris ou convalescents dans un milieu où règne la broncho-pneumonie.

Les complications cutanées de la rougeole seront très efficacement prévenues et en même temps traitées par l'emploi des linges stérilisés que je décrirai à propos des pyodermies du nourrisson.

Tous ces procédés ont certainement modifié la mortalité de la rougeole. Néanmoins, il faut reconnaître que la broncho-pneumonie n'est pas près de disparaître. Dans l'opinion de ceux qui l'attribuent à une extension des germes provenant de la bouche et du pharynx, les lavages antiseptiques, les attouchements du gosier avec de la glycérine salicylée, les instillations d'huile mentholée dans le nez, constituent une pratique rationnelle, mais dont les effets sont d'une appréciation difficile. En fait, la désinfection de ces cavités est presque impossible à réaliser. Qu'on se reporte au traitement local de la diphtérie avant la sérothérapie, et on sera bien obligé de reconnaître qu'il était d'une valeur très relative. Il n'est pas douteux, d'autre part, que la broncho-pneumonie rubéolique se transmet souvent d'un patient à l'autre, ainsi que l'a établi BARD. Il faudrait pouvoir introduire dans les bronches un air aseptique, comme on fait ingérer aux enfants du lait stérilisé, comme on protège leurs téguments par des linges stérilisés. C'est la voie féconde dans laquelle il convient de s'engager, c'est aussi celle qui est entourée de plus de difficultés.

b. *Thérapeutique.* — Dans les formes communes, on se borne à combattre les symptômes ; antipyrine, contre la fièvre ; bromure de potassium, opium, contre les quintes de toux ; bains tièdes ou bains frais contre l'agitation.

Si l'éruption n'est pas franche, on peut hâter son issue par le drap mouillé ou l'immersion dans l'eau. Dans ces cas, on donne aussi la poudre de Dower (0,05 à 0,20 centigrammes) l'acétate d'ammoniaque (1 à 2 grammes). Je prescris habituellement dans ces cas des inhalations d'oxygène. Recommander de ne pas trop couvrir le patient, d'éviter la pratique déplorable des bottes, de laisser boire frais. Si la fièvre est élevée, que les accidents nerveux se dessinent, le bain froid à 20° à 28°, est le meilleur agent. On le renouvelle de trois en trois heures, jusqu'à sédation.

Les complications seront traitées par les procédés qui conviennent à chacune.

ARTICLE VI

RUBÉOLE

La *rubéole* ou *rötheln* des allemands est une affection spécifique, contagieuse, éruptive, qui doit être distinguée de la *rougeole*, de la *scarlatine*, d'une *hybride* due à l'association de ces deux maladies, et de la *roséole fébrile*. Il n'y a pas très longtemps que cette affection a été dégagée et WILLIAM SQUIRE, au Congrès de Londres en 1881, rappelait qu'il avait fallu un siècle pour distinguer la rougeole de la variole, un siècle pour séparer la scarlatine de la rougeole, et qu'il comptait que ce siècle donnerait à la rubéole son autonomie. De ce Congrès date, en effet, la reconnaissance officielle de cette affection qui avait déjà de nombreux partisans en Allemagne et en Angleterre, et qui commençait à pénétrer en France avec LÉCORCHÉ et TALAMON, BOURNEVILLE et BRICON, RAYMOND.

1° Symptômes. — Les symptômes sont répartis en quatre périodes : incubation, invasion, éruption et desquamation.

a. *Incubation*. — L'incubation serait de douze à quatorze jours d'après BOYDET [1], quinze jours d'après W. SQUIRE, dix-huit jours (DOURNEL, Th. de Paris, 1906), dix-sept à vingt-quatre jours (CHEINISSE).

b. *Invasion*. — L'invasion dure peu, quelques heures, deux à trois jours au plus. Peu de symptômes généraux, un peu de courbature, une légère fièvre. Le plus souvent la maladie passe inaperçue.

c. *Éruption*. — L'éruption commence au visage, s'étend rapidement, en quelques heures, au tronc et aux membres, respecte toujours le crâne, la paume des mains, la plante des pieds (LEWIS SMITH).

L'éruption de la rubéole est *polymorphe*. En certains points (visage, bras, jambes) c'est l'aspect morbilliformequi domine: sur le tronc, à la racine des membres, dans les points soumis aux pressions et aux frottements, l'éruption rappelle les placards scarlatineux. Tantôt, c'est l'érythème diffus qui domine, tantôt ce sont les macules de la rougeole. La lésion élémentaire se distingue par quelques nuances de la rougeole et de la scarlatine. Les macules ne se disposent pas en corymbes. L'érythème est foncé, il n'y a pas de sudamina au cou et sur la poitrine

Les énanthèmes sont encore plus caractéristiques. Ils se montrent en même temps que l'exanthème ou après, exceptionnellement avant. Il y a comme dans la rougeole, catarrhe oculonasal, mais peu développé. Les voies respiratoires sont épargnées, il n'y a ni laryngite, ni bronchite. Comme dans la scarlatine, il y a de la rougeur du palais, des amygdales, mais sans gonflement, sans douleur, sans exsudat.

Les ganglions rétro-auriculaires et cervicaux sont légèrement engorgés, d'une façon constante dans certaines épidémies, dans un tiers ou une moitié des cas, à l'occasion d'autres épidémies.

Les troubles fonctionnels sont peu marqués. Parfois la figure et les paupières sont gonflées, il y a des éternuements. La toux et les troubles de la déglutition sont exceptionnels. L'éruption est parfois prurigineuse.

[1] Voy. DELASTRE, *Contribution à l'étude de la rubéole*, Th. de Lyon. 1883.

L'état général est bon. La fièvre fait souvent défaut. NYMANN sur 119 cas constata l'apyrexie 58 fois. Chez 39 malades, la température monta à 38°, chez 13 à 38°5, chez 6 à 39° et 2 fois seulement à 39°5. Dans 24 cas, la fièvre dura un jour, dans 24 cas deux jours, dans 11, trois jours, dans 2, quatre jours.

d. *Desquamation*. — L'éruption pâlit rapidement, la desquamation est discrète, furfuracée, jamais lamelleuse.

2° Complications. — Les complications sont rares. On a cité cependant des cas de broncho-pneumonie, d'albuminurie, d'adénopathies persistantes, d'*angines secondaires*, très intenses, éclatant à la fin du premier septénaire et rappelant les angines scarlatineuses, d'otites suppurées, d'entérite, d'hyperthermie (Voir CHEINISSE, semaine médic. 1906).

3° Formes de la maladie. — On peut distinguer une forme *apyrétique*, une forme *légèrement fébrile*. Dans quelques épidémies exceptionnelles signalées par AITKEN et CHEADLE, il y eut une *fièvre intense*, prolongée, un abattement extrême pendant la période d'éruption, de la laryngo-bronchite, des douleurs d'oreille, parfois de la broncho-pneumonie et de l'albuminurie. CHEADLE a observé 4 morts sur 30 cas. Ce sont là des faits excessivement rares.

4° Pronostic. — Le pronostic est en général bénin, il faut cependant faire une réserve à l'occasion de certaines épidémies et lorsque la rubéole atteint des sujets débiles ou convalescents.

5° Diagnostic. — Le polymorphisme de l'éruption, l'invasion rapide, l'absence de catarrhe bronchique, la fréquence des adénopathies, séparent la rubéole de la *rougeole*. Elle se distingue de la *scarlatine* par les mêmes caractères, l'absence de réaction fébrile, de langue framboisée ; de la *roséole fébrile* par sa contagiosité, le catarrhe oculo-nasal, l'absence d'embarras gastrique.

On a tenté de dissocier la rubéole et de décrire une *quatrième maladie éruptive* (CLÉMENT DUKES, CHEINISSE, Sem. médic. 1905). Cette affection désignée par CHEINISSE sous le nom de *pseudo-scarlatine épidémique* rappelle la *rubéole scarlatineuse* de FILATOW et la *scarlatinéole* (AVIRAGNET, DUREAU, th. Paris, 1906). Elle simule une scarlatine atténuée, est bénigne, sans complications, avec fièvre modérée ou nulle.

Elle se distingue de la scarlatine parce qu'elle a été observée (DUKES) chez des enfants ayant eu la scarlatine ou qu'elle évolue à peu de jours d'intervalle chez le même sujet avec cette dernière affection. Elle doit être séparée d'après DUKES de la rubéole parce qu'il l'a notée chez des enfants ayant déjà présenté cette maladie éruptive. Elle paraît sous forme épidémique dans les écoles, est bénigne et ne comporte qu'un traitement hygiénique.

. Une *cinquième maladie éruptive a été* décrite en Autriche et en Allemagne par TSCHAMER, POSPISCHILL, ESCHERICH, SCHMID, STICKES et vulgarisée en France par CHEINISSE (Semmédic. 1905). Elle a été nommée *érythème infectieux aigu, érythème simple marginé, mégalérythème épidémique.* Elle frappe les enfants d'une même famille ou d'une même école et *s'associe le plus souvent* à une *épidémie de rougeole ou de rubéole.*

Elle ne s'accompagne d'aucune localisation sur les muqueuses, d'aucune réaction générale, d'aucune adénopathie et a un pronostic des plus bénins.

Elle se caractérise par des macules très larges, saillantes à leur centre qui est œdematié. La régression se produisant du centre à la périphérie, on voit pendant quelque temps subsister des bandes rouges, sinueuses, qui se rétrécissent de plus en plus, en bordant une plaque de peau saine. L'affection débute par la face et s'étend ensuite sur la face externe des membres, en progressant de la racine à l'extrémité. POPISCHILL, un de ceux qui admettent l'autonomie de cette éruption l'a cependant vue coïncider chez le même sujet avec d'autres manifestations éruptives rappelant la rougeole et la scarlatine et décrit une forme scarlatinoïde et morbilloïde de l'érythème infectieux. Si on ajoute que cet érythème infectieux a été observé dans le cours d'épidémies de scarlatine et de rubéole, on ne peut s'empêcher de faire des réserves sur le caractère spécifique de cette affection, qu'il serait prématuré de décrire comme maladie distincte et que nous considérerons provisoirement comme une forme de la rubéole.

6° Étiologie. — La rubéole frappe surtout la seconde enfance. Sur 54 cas, Lewis Smith en a noté 16 de 2 à 5 ans et 23 de 5 à 10 ans. Cependant, elle a été observée dans des crèches chez des enfants d'un an, d'un an et demi ; elle est alors peu grave. Elle est commune aux deux sexes. Elle se montre en toutes saisons, mais surtout au printemps. Elle est plus commune en Angleterre et en Allemagne qu'en France. Elle se montre surtout à l'état épidémique. Elle se propage par *contagion*, probablement comme la rougeole, à la période d'invasion et au début de l'éruption. Dournel (loc. cit.) a observé la contagion pendant la convalescence, jusqu'au huitième jour.

Une première atteinte confère l'immunité. Elle ne vaccine pas contre la rougeole et la scarlatine ; celles-ci ne préservent pas davantage contre la rubéole.

7° Nature. — Les nombreuses épidémies observées ont permis de rejeter toutes les opinions qui tendaient à faire de la rubéole, soit une hybride de la rougeole et de la scarlatine, soit une récidive de l'une de ces deux maladies, soit une forme de la roséole estivale de Trousseau.

Elle se transmet, toujours identique à elle-même, par contagion, atteint les sujets qui ont eu la rougeole et la scarlatine, ne présente pas la gravité que comporte l'association de ces deux maladies. C'est une maladie éruptive, autonome.

8° Traitement. — Le traitement consiste à faire garder la chambre aux sujets, l'exposition à l'air froid pouvant accentuer la fièvre et les symptômes locaux. Dans quelques cas où l'éruption se fait mal, un bain ou le maillot humide seront employés comme dans les autres fièvres éruptives. S'il y a de la température ou de l'embarras gastrique, on les combattra par les moyens habituels.

ARTICLE VII

ÉRYSIPÈLE

L'érysipèle est une maladie infectieuse, contagieuse, qui se produit chez le nouveau-né et se localise dans ce cas autour de l'ombilic, soit aux autres périodes de l'enfance, et atteint surtout la face (fig. 19).

1° Étiologie. — L'érysipèle est produit par le streptocoque de Fehleisen. Il pénètre par une solution de continuité de l'épiderme ou des muqueuses et se cantonne principalement dans les voies lymphatiques. Dans les cas graves, il peut passer dans le sang. Nous l'examinerons : 1° chez le nouveau-né; 2° chez l'enfant.

a. *Chez le nouveau-né*, — Chez le nouveau-né, l'invasion se fait par la plaie ombilicale, bien qu'elle puisse s'effectuer par des solutions de continuité accidentelles en d'autres points du corps. La source du germe est dans l'atmosphère (milieux infectés), plus souvent dans une affection puerpérale de la mère, ou dans une maladie à streptocoques d'autres sujets. Le transport se fait par la main des accoucheurs ou des infirmières. L'érysipèle des nouveau-nés se montre dans les premiers jours de la naissance ; parfois il retarde jusqu'au dixième et même au quinzième jour (TROUSSEAU).

On a décrit des érysipèles congénitaux, avec desquamation au moment de la naissance et survie (KALTENBACH, RUNGE,

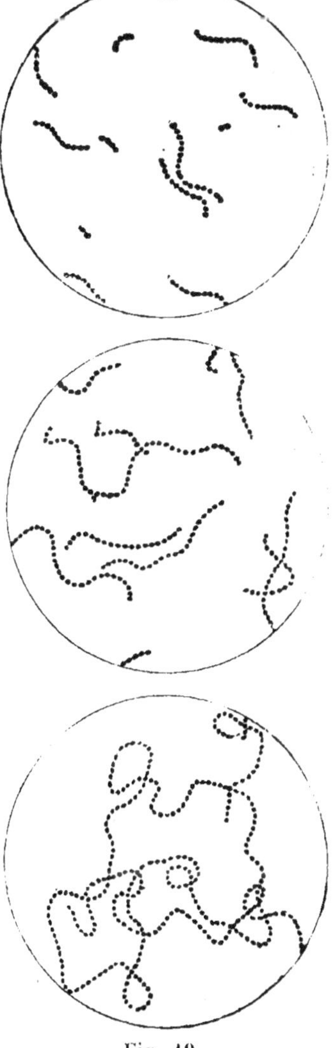

Fig. 19.
Les différentes formes de streptocoques. (d'après WIDAL).

Stratz), chez les enfants nés des mères ayant un érysipèle à la fin de leur grossesse. Lebedeff a vu des streptocoques dans le sang d'un fœtus né dans ces conditions. Cependant Bar et Renon ont observé une femme atteinte d'infection streptococcique au 8e mois de la grossesse, avec streptocoques dans le sang placentaire maternel, et absence de tout germe dans la veine ombilicale et les organes du fœtus. Pour que la transmission s'effectue, une lésion placentaire paraît indispensable.

b. *Chez l'enfant.* — Chez l'enfant, l'érysipèle occupe surtout la face ; la cause occasionnelle est une érosion des narines, des lèvres, une pustule d'impétigo, une lésion de grattage, la petite plaie qu'on détermine en perçant les oreilles, la lésion vaccinale.

Sa fréquence est plus grande chez les filles que chez les garçons. Elle augmente à mesure qu'on approche de l'adolescence. Sur 1 500 filles âgées de 2 à 15 ans, j'ai noté 33 cas d'érysipèle de la face : 1 à 2 ans, 1 à 3 ans, 1 à 4 ans, 1 à 5 ans, 3 de 6 à 7 ans, 5 à 8 ans, 9 d 10 à 12 ans, 12 de 12 à 14 ans.

2° Symptômes. — Il existe trois formes très distinctes d'érysipèle : l'érysipèle des nouveau-nés, l'érysipèle vaccinal, l'érysipèle commun

A. Érysipèle des nouveau-nés. — L'érysipèle des nouveau-nés débute, comme l'a noté Trousseau, par le pénil qui présente une rougeur vive. L'enfant est abattu, pousse des cris, mais présente peu de fièvre. La rougeur gagne rapidement le scrotum, la vulve, les cuisses, les jambes, puis, en sens opposé, le tronc. Il parcourt ainsi tout le corps, pendant que la fièvre monte le soir à 39, 40°, que l'enfant s'agite, crie, présente des troubles digestifs. A l'agitation succède la somnolence et la mort survient dans le collapsus du cinquième au huitième jour. Parfois la marche est foudroyante, parfois elle est lente et dure deux à trois semaines. L'érysipèle est tantôt la seule manifestation infectieuse, tantôt il s'associe à de l'artérite ou de la phlébite ombilicale, de la péritonite, de la pleurésie purulente. Il est à remarquer, ainsi que Trousseau l'avait signalé, qu'il y a parfois un contraste très grand entre la gravité de la maladie et l'apparence du patient. Ce dernier semble dans quelques cas, peu touché, alors que la mort n'est pas loin. Nous avons observé plusieurs cas d'érysipèle soit chez des nouveau-nés, soit chez des nourrissons jeunes. La température peu élevée, l'absence de symptômes généraux, pouvaient faire croire à une évolution favorable. Vers le septième ou huitième jour, il se produisait régulièrement un refroidissement des extrémités avec collapsus, qui emportait le patient en quelques heures.

Dans quelques cas, la peau se gangrène. Dans d'autres, il se forme un phlegmon péri-ombilical ou des abcès successifs. TROUSSEAU avait remarqué que cette dernière condition retardait la mort et même indiquait une gravité moindre de l'affection.

B. ÉRYSIPÈLE VACCINAL. — Tantôt l'érysipèle se produit dans les deux ou trois premiers jours qui suivent la vaccination (JOSSERAND [1]), lorsque la lymphe inoculée provient d'un vaccinifère malade : tantôt il ne survient qu'à la fin du premier septénaire (RAUCHFUSS) : il est le plus souvent unilatéral. Il a une tendance migratrice, se diffuse à une grande étendue du tégument. Parfois il débute loin des points d'inoculation vaccinale. Dans quelques cas, il s'accompagne d'infection générale et d'ictère.

C. ÉRYSIPÈLE COMMUN. — L'érysipèle commun se présente sous plusieurs aspects :

a. *Forme moyenne* [2]. — Le plus souvent, il y a des phénomènes généraux, frissons, céphalée, vomissements, malaise, qui précèdent d'un ou deux jours l'apparition de la rougeur. Parfois ils débutent en même temps qu'elle. La teinte rouge se montre dans les lieux d'élection classique, autour d'une narine, d'une commissure labiale, s'étend plus ou moins rapidement. La peau est rouge, douloureuse. La plaque érysipélateuse est limitée du côté des régions où elle va s'étendre par un bourrelet saillant. C'est au niveau de celui-ci que FEHLEISEN a décrit l'accumulation des streptocoques.

[1] JOSSERAND, *Des contaminations vaccinales*, Th. de Lyon, 1884.
[2] Voir planche V, fig. 1.

La rougeur reste parfois limitée à une petite étendue. Souvent, elle s'étend sur une grande partie de la face, produisant un gonflement énorme dans les régions à tissu cellulaire lâche (paupières), des douleurs violentes dans celles où il est serré (oreilles, cuir chevelu). Les régions primitivement touchées pâlissent, pendant que se fait l'extension à d'autres points. La température s'élève soit brusquement, soit progressivement à 39°5, 40° (fig. 20). Elle dure de trois à six jours, affectant un type continu ou décrivant des rémissions matinales de 1° et présente le plus souvent une défervescence brusque. La convalescence est franche ou entrecoupée de quelques oscillations thermiques. L'état général est habituellement satisfaisant. Nous n'avons observé ni délire, ni convulsions. Quelquefois nous avons noté de l'agitation ou de la somnolence, des vomissements, assez souvent de l'embarras gastrique, dans un cas de l'angoisse. Les ganglions sous-maxillaires sont gonflés et douloureux, pendant l'exanthème ou même avant son apparition. La rougeur s'efface, la peau desquame, se couvre parfois de grandes vésicules renfermant de la sérosité claire ; dix à quinze jours après le début, un épiderme nouveau s'est reformé.

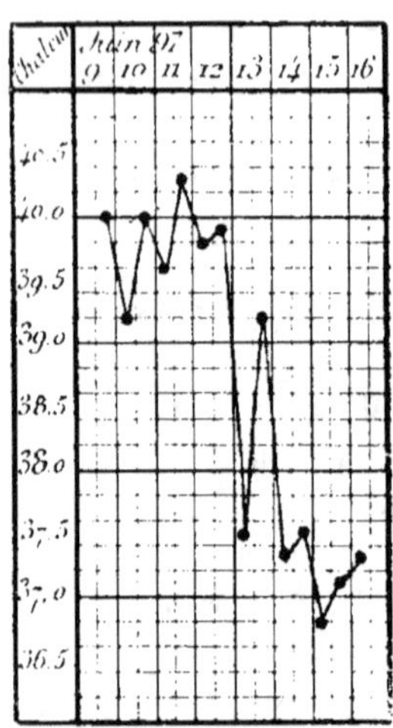

Fig. 20.

Température dans l'érysipèle de la face.

b. *Forme abortive*. — Chez deux enfants de deux et trois ans, nous avons vu l'érysipèle disparaître au bout d'un ou deux jours.

c. *Forme prolongée*. — La forme prolongée est due en général à l'extension de l'exanthème au cou, aux épaules, au tronc. Nous l'avons vu durer treize jours avec de hautes températures.

d. *Formes à rechutes*. — La rechute se fait après une apyrexie de quelques jours dans les cas intenses. Je l'ai observée chez un enfant traité par une injection de sérum antistreptococcique.

e. *Forme apyrétique*. — Je l'ai notée à 4 ans, 6 ans, 7 ans,

12 ans. Elle est semblable à celle de l'adolescent, récidive facilement, 5 fois en six mois, dans un cas. Ce sont des sujets lymphatiques, bouffis, présentant en général des ganglions cervicaux et soux-maxillaires. La circulation lymphatique est entravée, et c'est ce qui explique peut-être l'absence de retentissement sur l'état général, le streptocoque ou ses toxines ne pouvant pénétrer profondément, C'est cette forme qui porte habituellement le nom d'érysipèle scrofuleux. Nous y insisterons à propos du lymphatisme et de la scrofule.

3° Complications. — Les complications sont rares chez l'enfant et ne présentent rien de particulier à signaler.

4° Diagnostic. — L'*érysipèle de nouveau-né* peut se confondre avec des érythèmes infectieux, l'eczéma, l'œdème, le sclérème. On tiendra compte du mode de début par le pénil, de la marche envahissante de l'érysipèle, de sa rougeur foncée, de l'aspect grisâtre de la plaie ombilicale, du retard de la dessiccation du cordon.

L'*érysipèle vaccinal*, rappelle l'érythème si fréquemment observé depuis l'emploi du vaccin de génisse.

L'*érysipèle commun* ne prête à confusion que dans ses formes apyrétiques. L'existence d'un bourrelet saillant à la limite de l'érysipèle, du côté où il s'étend, l'engorgement des ganglions lymphatiques voisins sont des signes assez caractéristiques.

5° Anatomie pathologique et pathogénie. — Chez l'adulte ou chez l'enfant d'un certain âge, la lésion principale de l'érysipèle se trouve dans les couches superficielles du derme. A ce niveau on observe, d'après la description de RENAUT, une prolifération des cellules conjonctives, une exsudation de plasma sanguin et de leucocytes. ACHALME a montré qu'il s'agit de polynucléaires et a noté en plus de longues chaînes de streptocoques, qui se trouvent en dehors des leucocytes.

On trouve les mêmes éléments dans les vaisseaux lymphatiques, mais les streptocoques y sont réduits de longueur, ils se colorent mal, sont souvent englobés dans les leucocytes. On n'en observe ni dans la tunique externe des lymphatiques, ni dans celle des vaisseaux sanguins, ni dans le sang.

Chez le nouveau-né, l'érysipèle se localise non plus dans le derme, mais dans le tissu cellulaire sous-cutané. L'infiltration leucocytaire n'est pas diffuse, comme chez l'adulte, les cellules du tissu conjonctif ne sont pas proliférées. Les streptocoques très abondants, sont toujours en dehors des cellules. On les voit non seulement dans le tissu cellulaire sous-cutané, mais dans les vaisseaux lymphatiques qui en sont bourrés; il s'en rencontre dans la tunique externe de ces vaisseaux, dans celle des vaisseaux sanguins et, même à l'intérieur de ces derniers.

Le simple rapprochement de deux coupes histologiques faites au niveau d'une plaque érysipélateuse chez l'adulte et le nouveau-né, nous fait comprendre d'une façon saisissante, la différence de pronostic dans les deux cas. Chez l'adulte, il y a réaction locale, œdème inflammatoire, phacocytose active ainsi qu'en témoigne la différence d'aspect des streptocoques envisagés dans le derme et les lymphatiques. Les ganglions lymphatiques eux-mêmes réagissent vigoureusement, et ainsi l'infection est arrêtée sur place.

Chez le nouveau-né, les streptocoques échappent à l'action des phagocytes ; ils sont vivaces dans les lymphatiques eux-mêmes, envahissent ses parois et pénètrent aussi dans les vaisseaux sanguins, d'où les complications viscérales fréquentes, suppuration des séreuses, phlébite de la veine ombilicale, des sinus veineux, stéatose du foie.

Ce n'est que dans les rares cas où s'organise la réaction, dans ceux qui se signalent par le phelgmon péri-ombilical ou les abcès multiples, que la guérison peut avoir lieu,

6° Pronostic. — L'*érysipèle du nouveau-né* tue dans la plupart des cas, au septième ou huitième jour ; nous venons d'en exposer les raisons.

Chez le *nourrisson*, l'érysipèle est encore redoutable, bien qu'il n'ait plus la signification fatale de la forme précédente. Je dois dire qu'à ce point de vue, mes observations diffèrent de celles de la plupart des auteurs. La cause en est vraisemblablement dans ce fait que j'ai vu surtout des érysipèles chez des nourrissons peu résistants, atteints de diarrhée ou d'infection bronchique. Je n'ai pas vu une guérison sur une dizaine de cas. La plupart des auteurs assimilent au contraire, l'érysipèle du nourrisson à celui de l'adulte. ROGER (Arch. gén. de méd. 1901) a observé 2 guérisons sur 5 nouveau-nés de moins d'un mois. Des 2 cas guéris, l'un eut un érysipèle abortif de la face contracté auprès de la mère qui avait également un érysipèle de la face, l'autre eut un phelgmon du pied et de la gangrène du scrotum ; 9 enfants de un à deux mois ont tous succombé ; 6 enfants de 3 à 6 mois n'ont donné qu'une mort ; 7 de plus de 6 mois ont tous guéri.

L'*érysipèle vaccinal* est grave. Dans sa forme migratrice, il tue 67 fois sur 100 (RAUCHFUSS). S'il est fixe, la mortalité n'est que de 17 p. 100.

L'*érysipèle commun* m'a toujours paru se comporter d'une façon bénigne. J'ai pu en rassembler depuis la première édition de ce précis, 20 cas nouveaux, ce qui me donne une cinquantaine de cas, tous terminés heureusement et à peu près sans complications sérieuses. Il m'a semblé que l'érysipèle chez des enfants de 4 à 8 ans était moins intense que chez des sujets de 10 à 15 ans.

L'*érysipèle scrofuleux*, est bénin, mais a l'inconvénient d'empâter la face d'une façon permanente et d'exposer aux récidives.

7° **Traitement**. — Le traitement comprend : 1° la prophylaxie: 2° le traitement proprement dit.

a. *Prophylarie*. — La prophylaxie est toute puissante dans l'érysipèle des nouveau-nés. L'enfant doit être séparé d'une mère atteinte de fièvre puerpérale. L'asepsie la plus rigoureuse est imposée dans le pansement du cordon. L'absorption par l'ombilic diminue après la chute du cordon (RUNGE).

L'*érysipèle vaccinal* est souvent la conséquence d'une adultération du vaccin ou d'une contamination secondaire, dans un foyer infecté. La prophylaxie est basée sur cette notion.

L'*érysipèle commun* est soumis aux mêmes régies prophylactiques chez l'enfant et chez l'adulte.

S.

Dans l'érysipèle à répétition, il faut s'attacher à prévenir les érosions dues à un coryza chronique, à l'impétigo, à pratiquer des lavages du nez, de la bouche, du cuir chevelu, à combattre ce que Verneuil appelait le *microbisme latent*.

b. *Traitement proprement dit.* — L'érysipèle paru, il faut soutenir les forces de l'enfant en l'alimentant. S'il s'agit d'un érysipèle ombilical, laver l'ombilic avec des solutions boriquées : se méfier du phénol, très toxique pour le nouveau-né ; panser avec une pommade boriquée. L'emploi du sérum anti-streptococcique est peu en faveur actuellement.

Fochier a eu des résultats heureux dans la fièvre puerpérale en injectant sous la peau de l'essence de térébenthine et produisant des abcès de fixation. D'autre part, la signification favorable des abcès spontanés dans l'érysipèle, constitue un encouragement à tenter, pour cette affection, la méthode de Fochier.

Dans les cas d'érysipèle commun, on procèdera de la façon suivante :

α) Recouvrir le tégument de poudre d'amidon ou de vaseline pour éviter le contact de l'air.

β) S'il y a de la douleur, faire un pansement humide à l'eau bouillie. Il vaut mieux s'abstenir en général d'applications antiseptiques.

γ) En cas de fièvre, on donnera de l'antipyrine à la dose de 0,50 centigrammes à 2 grammes suivant l'âge, ou on fera un badigeonnage au gaïacol, suivant la méthode de Bard. On pourra aussi prescrire du salicylate de soude, de l'aspirine.

δ) Combattre l'état saburral par un purgatif : huile de ricin, calomel.

ARTICLE VIII

PURPURA, MALADIE DE WERLHOF

Le purpura est un syndrome qui relève d'affections locales ou générales ; ces dernières sont dues, les unes à des intoxications, les autres à des infections. Nous l'étudierons surtout dans ses formes infectieuses.

1° Division. — Le purpura n'est pas une entité morbide définie. C'est un symptôme commun à des affections très variées. La division des purpuras ne peut être faite que sur le terrain étiologique. Le purpura est *primitif* ou *secondaire*.

a. *Purpura secondaire.* — Le purpura secondaire est associé, mais à titre exceptionnel :

α) A une maladie *infectieuse ou éruptive*, (formes hémorragiques de la variole, de la scarlatine, de la rougeole, de la fièvre typhoïde, de la fièvre puerpérale [1]).

β) A des *affections cachectisantes* dans lesquelles l'infection peut encore jouer un rôle (paludisme, tuberculose, anémie pernicieuse, leucocythémie, lymphadénie). Dans un cas de lymphadénie aiguë décrit par COURMONT et LANNOIS [2], les ganglions malades renfermaient un streptocoque pyogène qui n'avait pas pénétré dans le sang.

γ) A des *intoxications* : iodure de potassium (FOURNIER), quinine, arsenic. J'ai vu un purpura provoqué par l'antipyrine. Des conditions particulières d'hygiène et d'alimentation provoquent une modalité spéciale de purpura connue sous le nom de *scorbut*.

δ) A des *troubles nerveux* : purpura localisé sur le trajet des douleurs fulgurantes (STRAUSS) ; purpura émotif, hystérique. La mère d'un enfant atteint de purpura que j'ai observé avait eu sous l'influence d'une frayeur un arrêt menstruel suivi de purpura. Depuis, à chaque émotion, le purpura se reproduisait.

Nous laisserons de côté tous les purpuras secondaires qui ne représentent que des phénomènes exceptionnellement associés à d'autres maladies, de même que le scorbut qui constitue une affection bien définie comme étiologie et comme évolution. Un chapitre spécial sera consacré au scorbut des nourrissons, connu aussi sous le nom de maladie de BARLOW.

b. *Purpura primitif.* — Le purpura primitif peut être considéré comme un véritable type morbide, comprenant une

---

[1] FINKELSTEIN (*Berl. hl. Wochs*, 95) a vu un enfant de neuf jours allaité par une mère atteinte de fièvre puerpérale, mourir d'une septicémie à streptocoques, avec purpura et gangrène.

[2] COURMONT et LANNOIS, *Arch. de méd. exp.*, 1892.

certaine variété d'expressions symptomatiques, qui se relient toutes par une pathogénie commune.

2° Symptômes. — On doit distinguer dans le purpura, la lésion élémentaire qui est constante, et les symptômes associés qui décident de la forme de la maladie.

A. LÉSIONS ÉLÉMENTAIRES.—A la peau on distingue deux espèces de lésions, les *pétéchies*, les *ecchymoses*. Les *pétéchies* sont des macules arrondies, de la dimension d'une piqûre de puce à une pièce de 0 fr. 20. Elles sont lisses, de niveau avec la peau, ne s'effacent pas par la pression. Elles sont rouge vif au début, brunissent et passent ensuite par toutes les teintes de l'ecchymose traumatique (bleu, vert, jaune clair, etc.). Elles affectent des sièges qui sont commandés par la pesanteur, la pression, les tiraillements exercés sur la peau. On les verra donc au niveau des membres inférieurs, surtout aux genoux. aux membres supérieurs, vers le coude et le poignet, aux fesses, à la ceinture, au cou. La face est généralement respectée.

En même temps on observe des *ecchymoses* analogues à celles que produit le traumatisme, sous forme de plaques de dimensions plus étendues, parfois grandes comme la paume de la main. Elles sont sous-cutanées, et dans quelques cas infiltrent les muscles. Allongées, elles prennent le nom de *vibices*.. Elles suivent dans leur évolution les mêmes lois que les pétéchies.

L'éruption peut s'étendre aux muqueuses sous forme de taches sanglantes, de vésicules hémorragiques à la face interne des joues, sur la langue, ou de points noirâtres soulevant les gencives. Le gonflement généralisé avec ramollissement des gencives n'appartient qu'au scorbut.

Ordinairement l'atteinte des muqueuses se traduit par des *hémorragies* qui sont par ordre de fréquence : intestinales, nasales, buccales, stomacales, urinaires, pulmonaires. Les hémorragies peuvent se faire exceptionnellement dans les viscères et donnent alors lieu à des symptômes particuliers ,(hémiplégie, DUPLAIX.) J'ai pu constater la présence d'ecchymoses et d'infiltrations sanguines sur le péricrâne, dans le muscle cardiaque et sur la paroi intestinale, sous forme de foyers ou de plaques constitués par de la fibrine.

En général, ce sont des épistaxis ou du melœna se répétant un certain nombre de fois qui constituent les manifestations internes du purpura.

B. FORMES MORBIDES. — Nous distinguerons la maladie de Werlhof, les purpuras avec œdème des membres, les purpuras avec troubles digestifs, les purpuras de forme rénale, la péliose rhumatismale, les purpuras à forme de fièvres éruptives hémorragiques.

a. *Maladie de Werlhof*. — La maladie de WERLHOF est constituée par les pétéchies, par des hémorragies intestinales ou des épistaxis, sans autres symptômes. Il n'y a pas de réaction générale, la fièvre fait défaut ou elle est peu élevée ; pas de troubles digestifs. Le patient reste levé, ne se plaint pas, sauf de légères douleurs dans les membres analogues à la courbature. Les pétéchies et les hémorragies procèdent par poussées successives, de sorte qu'à côté de maculés violacées il en est de rouges plus récentes. L'affection dure huit à quinze jours, mais peut se prolonger plusieurs semaines.

b. *Purpuras avec œdèmes des membres*. — En voici un exemple : T... neuf ans et demi, prend le 8 décembre 1895 un œdème considérable de deux membres inférieurs sans douleur, sans fièvre, sans albumine. En même temps paraissent quelques plaques ortiées qui disparaissent rapidement, et une éruption purpurique qui suit sa marche habituelle et s'efface en vingt jours. Le 20 décembre, il se produit un œdème des membres supérieurs. L'œdème disparaît spontanément le 24 aux membres supérieurs et inférieurs. Il s'agit donc d'œdèmes qui se produisent brusquement, disparaissent de même, une ou plusieurs fois de suite, rappelant par leur évolution la marche même du purpura auquel ils s'associent.

c. *Purpuras avec troubles digestifs*. — Les observations suivantes montrent bien ce type de purpure. **Pey.** neuf ans, après avoir présenté quelques douleurs vagues dans les genoux et les

cou-de-pieds est atteinte pendant quatre jours de vomissements incessants. En même temps, purpura classique qui disparaît au bout de quinze jours.

Dub. treize ans, est atteinte du 1er au 3 janvier 1896 de gonflement avec rougeur du genou droit. Le 4 janvier, surviennent
des douleurs épigastriques et des vomissements fréquents, de
nature bileuse. Le 6 janvier, apparition de douleurs abdominales continues, avec redoublements, rétraction de ventre, rappelant la colique saturnine. De temps à autre, selle mélangée
de sang ou composée de sang pur. Le 12 janvier, éruption purpurique aux genoux et aux coudes. Température oscillant autour
de 38°5, insomnie, amaigrissement.

Nous avons observé plusieurs cas de ce genre. Ils sont remarquables par l'intensité des coliques, les faux besoins, les
épreintes. Tantôt il y a des évacuations liquides muqueuses,
glaireuses, mélangées de sang, ou même rejet de sang pur,
comme dans la dysenterie, tantôt, les coliques sont sèches,
comme dans le saturnisme. Après la déperdition d'une certaine
quantité de sang, les troubles digestifs s'arrêtent brusquement,
mais reviennent après un intervalle variable, comme le purpura
lui-même. En réalité, il s'agit d'un processus œdémateux et congestif qui frappe le tube digestif, comme il frappe la peau.

d. *Purpuras de forme rénale.* — Souvent aussi, on voit se
produire des *poussées rénales* s'accompagnant *d'hématurie*
ou *d'albuminurie transitoire.*

e. *Péliose rhumatismale* de SCHÖNLEIN, *purpura exanthématique rhumatoïde* de MATHIEU [1]. — Ce sont les termes les
plus élevés de la série que nous venons d'esquisser. L'affection
débute par des douleurs articulaires avec ou sans gonflement, des
œdèmes, des érythèmes papuleux ou noueux, des pétéchies, des
troubles digestifs avec ou sans selles sanglantes. Ces observations
peuvent aussi bien être rangées dans le cadre des pseudo-rhumatismes infectieux, de l'érythème noueux ou de l'érythème polymorphe. L'état général est toujours plus ou moins touché. Il
existe de la fièvre : l'affection dure quelques semaines.

---

[1] MATHIEU, *Dict. encycl. des Sc. méd.*

e. Purpuras rappelant les fièvres éruptives hémorragiques. —
Ce sont des formes graves, caractérisées par l'abondance des
hémorragies et l'intensité des phénomènes généraux. MARTIN DE
GIMART [1] a décrit une *forme typhoïde* et une forme *suraiguë*.

La première se traduit par un état typhique avec adynamie
et élévation progressive de la température : durée, deux à trois
semaines.

Voici un exemple de la seconde. Chap., six ans et demi. En
1894, première atteinte de purpura simple qui dure dix jours.
Le 31 mai 1895, apparition de pétéchies au niveau du cou, en
pleine santé. Le 1e juin, elles se répandent sur tout le corps.
L'enfant est faible et agité. Le 2 juin, ecchymoses très larges
sur tout le corps, paupières énormes, figure hideuse. Pas d'hémorragie interne. Elle est à peu près sans connaissance. Le 3,
phlyctènes des genoux, de la langue. Le 5, épistaxis, hématémèses abondantes, mort. La température n'a pas dépassé 39°.
La mort est survenue six jours après le début.

C'est dans ce groupe qu'il convient de ranger le *purpura
fulminans* décrit par HENOCH et qui tue en moins de vingt-
quatre heures. Il se produit avec ou sans pétéchies de vastes
ecchymoses qui envahissent en quelques heures les membres
et les reins. Les muqueuses sont épargnées. En même temps, la
face se décolore. les extrémités se refroidissent, et se cyanosent.
L'enfant perd connaissance et meurt, dans le collapsus ou avec
des convulsions. La mort est survenue en dix heures dans le cas
d'HERVÉ, en seize heures dans le cas de GIBBONS, en dix-sept
heures dans celui d'AUDEOUD, en quarante-huit heures dans
celui de GAILLARD et HUERTEZ. Les autopsies et les recherches
bactériologiques ont été négatives. L'affection se voit surtout
chez des enfants au-dessous de cinq ans. BOULLOCHE a signalé
un cas de guérison.

3° Pathogénie. — Nous avons rapproché les formes si disparates du pupura primitif, parce que au point de vue clinique
l'éruption pétéchiale et les hémorragies tiennent une place

---

[1] MARTIN DE GIMART, Th. de Paris, 1888.

importante dans la maladie, parce qu'aussi leur pathogénie est semblable.

HAYEM et KLEBS avaient déjà indiqué le rôle de l'infection. Depuis on a trouvé dans le sang ou dans les foyers purpuriques des microorganismes déjà classés ou nouveaux. Parmi les premiers ,citons : le staphylocoque (REHER, HLAVA), le streptocoque (GUARNERI, VASSALE, HANOT et LUZET, LANNOIS et COURMONT). Parmi les derniers, nous trouvons le microcoque de MARTIN DE GIMART, un pneumocoque de CLAISSE, le bacille de LETZERICH, etc... J'ai observé deux fois chez Ter. et Chap. un microcoque non classé, par culture du sang retiré sur le vivant dans la veine basilique. L'un des cas était bénin, l'autre mortel. De l'ensemble des recherches, on peut déduire que l'infection est la cause du purpura primitif, que les microorganismes pathogènes se trouvent habituellement dans le sang et les foyers purpuriques, mais qu'ils peuvent aussi agir par leurs produits toxiques, (LANNOIS et COURMONT) alors qu'ils sont localisés dans des foyers circonscrits, que des microorganismes variés peuvent produire le purpura, que la forme et l'évolution de la maladie sont indépendantes de la nature du microbe pathogène.

La doctrine de l'infection qui établit des analogies très nettes entre les différentes formes du purpura primitif, permet aussi de les rapprocher des purpuras secondaires. Il y a des cas intermédiaires comme ceux de KOPLICK relatifs à deux cas de purpura chez le nouveau-né, la mère ayant la fièvre puerpérale sans purpura.

Comment le microbe agit-il pour provoquer l'hémorragie. Est-ce en altérant le sang ? On n'a pas observé de lésion caractéristique. Dans les cas mortels, le sang est fluide, noirâtre, d'aspect sale. HAYEM et LELOIR ont trouvé des embolies fibrineuses, MARTIN DE GIMART des embolies microbiennes des petits vaisseaux.

On a décrit des lésions vasculaires : endartérite (HAYEM), capillarite (LELOIR), de la dilatation vasculaire (CORNIL). Cette dernière est due sans doute à l'action des produits solubles (BOUCHARD, CHARRIN).

Enfin, on a invoqué comme conditions adjuvantes des lésions

rénales et hépatiques (SORTAIS) qui ne sont pas assez constantes pour servir de base à une interprétation générale. HAYEM a décrit dans quelques cas une diminution notable des hématoblastes et un défaut de rétractilité du caillot. LENOBLE a vu en outre de ces altèrations, l'apparition dans le sang d'éléments myéloïdes, myélocytes et globules rouges nuclées. Il considère ces caractères, rétraction lente du caillot et éléments myéloïdes dans le sang comme appartenant au purpura hémorragique à l'exclusion du purpura exanthématique. C'est là une conclusion prématurée. FIESSINGER et CHAUFFARD ont admis dans le purpura lié à la leucémie une véritable digestion des parois vasculaires par un ferment sécrété au niveau des colonies de leucocytes éparses dans les tissus.

Les nouveau-nés sont particulièrement prédisposés aux infections hémorragiques. KLEBS, GARTNER, FINKELSTEIN ont pu, en inoculant à de jeunes animaux, les microbes retirés de sujets nouveau-nés atteints de diathèse hémorragique, reproduire nettement des accidents hémorragiques.

4º Étiologie. — Le purpura primitif se voit surtout dans la deuxième enfance. Il est indépendant de l'état général, se montre chez des enfants robustes aussi bien que chez les débiles. Dans tous les cas que j'ai observés, il y avait des antécédents nerveux manifestes.

Les causes occasionnelles sont le traumatisme, les émotions, la fatigue, le surmenage. J'ai observé un purpura chez une fille de dix ans qui depuis six mois ne mangeait que de la charcuterie. Le purpura récidive. Il n'est pas contagieux.

5º Diagnostic. — Le symptôme est facile à reconnaître. On distinguera l'éruption purpurique des *piqûres de puces*, des *éruptions érythémateuses*.

L'hémophilie est une affection héréditaire. Les saignements sont fréquents, provoqués souvent par des traumatismes.

Chaque forme de purpura comporte une discussion spéciale.

Les formes graves rappellent les *infections à type hémorragique*. Les formes pseudo-rhumatismales, ou à troubles digestifs seront distinguées du *rhumatisme*, des *gastro-entérites toxiques*, de la *dysenterie*. Il y a lieu de séparer aussi les formes rénales de la *néphrite aiguë*.

6° Pronostic. — Le pronostic varie suivant les formes. En général, il est bénin. Les formes très fébriles ou avec symptômes nerveux sont très graves. Une atteinte légère antérieure ne met pas à l'abri d'une forme mortelle (obs. de Chap.). On a signalé des cas de purpura devenus chroniques et durant plusieurs années (HAYEM).

7° Traitement. — La doctrine de l'infection commande, même pour les cas légers, le repos à la chambre, sinon au lit, et l'emploi d'antiseptiques, sulfate de quinine, salicylate de soude. Le repos est d'autant plus utile que la marche et la station debout favorisent la production des pétéchies. Il n'y a pas actuellement de médication spécifique, même expérimentalement. Le caractère purpurigène d'un microorganisme ne s'est révélé qu'exceptionnellement en injectant ses cultures à des animaux. On ne sait pas pourquoi un microorganisme provoque des hémorragies. On est donc amené à ne traiter que des symptômes.

Dans les formes légères, il n'y a qu'à ordonner le repos. Dans les formes douloureuses, on donnera l'antipyrine, le salicylate, l'exalgine, l'opium, la morphine. Dans les cas à troubles digestifs, glace et opium, lavements chauds s'il y a du ténesme ou des hémorragies rectales.

La tendance aux hémorragies est combattue par les vasoconstricteurs, ergot de seigle, ergotine, hydrastinine, perchlorure de fer (XV à XX gouttes par jour dans de l'eau sucrée). Un médicament qui a donné quelque succès est le sulfate de soude à la dose de 1 à 2 grammes par jour, en cachets ou en potion. On a encore préconisé le chlorure de calcium à la dose de 1 à 4 grammes par jour, suivant l'âge : la gélatine en ingestion, en lavements ou en injections sous-cutanées ; ce dernier mode d'administration est discutable, depuis la publication d'un certain nombre de cas de tétanos provoqués par l'injection sous-

cutanée de gélatine. L'adrénaline est employée en solution au
millième, 1 à III gouttes par années d'âge. S'il y a anémie
aiguë, pratiquer la transfusion sanguine ou de préférence les
injections sous-cutanées d'eau salée, d'après les indications de
HAYEM, solution à 7 p. 1 000 : 50 à 150 centimètres cubes
par jour. On ajoutera les toniques : extrait de quinquina,
alcool, les ferrugineux. Emile WEIL (de Paris) a mis en lumière
l'action exercée in vitro sur du sang à coagulation lente ou
imparfaite par du sérum normal, humain ou animal, lequel à
l'instar du chlorure de calcium apporterait au sang malade
les éléments de coagulation qui lui font défaut. De là l'idée
de faire des injections intra-veineuses ou sous-cutanées dans
toutes les maladies hémorragipares, purpura, hémophilie,
anémie pernicieuse avec du sérum normal. Il se sert de
sérum humain, qui est le liquide de choix, ou de sérum animal,
lapin, cheval, plus facile à trouver. Le sérum antidiphtérique
peut être utilisé dans ce but. L'injection est de 5 à 15 cen-
timèters cubes, suivant l'âge, renouvelée plusieurs jours de
suite. Les résultats obtenus par Emile WEIL sont encourageants,
mais ils visent des cas spéciaux dans lesquels le processus de
coagulation est modifié. Lorsque cette anomalie n'existe pas,
ce qui a été le cas chez trois de nos malades traités par l'injection
de sérum, l'effet a été peu satisfaisant.

ARTICLE IX

PURPURA CHRONIQUE

A côté du purpura aigu prend place le *purpura chronique*,
affection qui se traduit par des poussées de taches, d'ecchymoses
et d'hémorragies, rappelant la forme aiguë, mais sujettes à retour
pendant des années.

1° **Symptômes.** — HAYEM a observé des cas de ce genre qui
duraient depuis 9 ans, 15 ans. Le début remonte à des périodes variables de l'enfance : 10 ans, 7 ans, un an. Dans un de
mes cas, on voyait des ecchymoses dès les premiers mois. RIVET

et Bensaude en ont réuni 20 cas. Voici une de mes observations assez caractéristique.

Thym... 6 ans, entre à la Charité le 12 septembre 1905.

Juin 1904, purpura généralisé avec épistaxis abondante.

Octobre 1904, syndrôme semblable.

10 juillet 1905, épistaxis abondante, qui se reproduit le *12*, le *13*, le *18*. A ce moment, on est obligé de faire le tamponnement des fosses nasales. L'enfant est décoloré, faible, somnolent.

12 août, deux ecchymoses sur le thorax, anémie extrême.

22 août, nombreuses pétéchies. L'examen du sang révèle l'absence de leucémie, de myélocytes. Globules rouges : 3 400 000 de forme et de dimensions variables. Pas d'hématoblastes. Pas d'augmentation de volume du foie et de la rate.

30 août, épistaxis. Ecchymoses multiples. Légère splenomégalie.

1er septembre, épistaxis abondante. Une injection d'adrénaline n'amène aucune modification.

2 septembre, nombreuses pétéchies, nouvelle injection d'adrénaline.

12 septembre, plusieurs épistaxis depuis le 2 septembre. Le 11, coliques et melœna. De temps à autre douleurs dans les membres inférieurs. Etat général mauvais, pâleur extrême, pas de fièvre.

20 octobre. Amélioration.

10 novembre. Epistaxis légère à la suite d'une chute sur le nez.

20 novembre. Se lève. Pas d'hémorragie nouvelle.

25 novembre. Epistaxis. Crise de dyspnée. Ecchymoses des cuisses, des bras, purpura disséminé.

7 décembre. Va mieux. Le nombre des globules rouges qui était de 3 999 000 le 2 septembre est à 5 333 333. Valeur globulaire : 0,50. Leucocytes : 7750, pas de myélocytes, pas d'hématies nucléées.

Le sang se coagule normalement et le caillot se rétracte. Le malade sort.

Le syndrôme du purpura chronique mérite une description à part. Il se rattache au purpura aigu par une série de cas intermédiaires. C'est ainsi qu'on voit des atteintes de purpura

se reproduire chez le même sujet pendant plusieurs mois consécutifs une ou deux fois par semaine.

2° Pathogénie. — On ne connaît qu'incomplètement la pathogénie du purpura chronique. Le plus souvent, il n'est pas congénital. Le caractère le plus saillant qu'on ait observé d'après
Hayem et Bensaude, c'est l'irrétractilité du caillot avec diminution ou absence des hématoblastes.

3° Diagnostic. — Le purpura se distingue parfaitement de l'*hémophilie*, maladie familiale, frappant le sexe masculin, qui ne
provoque pas d'hémorragies ou d'ecchymoses spontanées, mais
se traduit par la ténacité des hémorragies traumatiques.

Le purpura chronique doit être séparé aussi des formes purpuriques de la leucémie qui se reconnaissent à l'examen du sang
et à leur gravité.

4° Pronostic. — Le pronostic du *purpura chronique* est
sérieux, bien que la survie puisse être longue; parfois les
poussées continuent après l'adolescence et jusqu'à l'âge mur.

5° Traitement. — Le traitement, en l'absence de notions
pathogéniques, est celui du purpura aigu. Les injections de sérum
doivent toujours être tentées.

ARTICLE X

HÉMOPHILIE

L'hémophilie se caractérise par la persistance des hémorragies survenues sous l'influence d'un traumatisme souvent léger
et hors de proportion avec la perte de sang.

1° Étiologie. — On distingue une *hémophilie familiale* et une
hémophilie sporadique (E. Weil, de Paris). L'hémophilie
familiale est congénitale et héréditaire. Elle frappe surtout les
garçons. Sur 780 hémophiles, Dunn note 717 garçons, soit

1 fille pour 11 garçons. Le fils d'un hémophile ne transmet pas la maladie à ses enfants. La fille d'un hémophile, quoique indemne elle-même, transmet l'affection à ses fils et non à ses filles. L'hémophilie peut sauter plusieurs générations. Elle est plus spéciale à la race anglo-saxonne.

2° Symptômes. — L'hémophilie héréditaire peut débuter dans les premiers jours de la vie et provoquer des hémorragies graves à l'occasion de la chute du cordon, de la circoncision, de la vaccination. Les hémorragies peuvent paraître spontanées, tant est parfois insignifiante la cause qui les provoque, grattage du nez, contusion légère. Elles se montrent le plus souvent sous forme d'épistaxis, plus rarement de stomatorragie (avulsion d'une dent), quelquefois de pharyngorragie, dans l'opération des végétations adénoïdes. Dans d'autres cas, ce sont des taches purpuriques ou des ecchymoses qui paraissent sur les téguments à l'occasion d'une pression légère, d'un pincement. Si la peau est entamée (piqûre, écorchure), l'hémorragie se fait au dehors. Enfin les hémorragies se font dans les tissus profonds, dans les viscères, dans les muscles où elles créent des hématomes, dans les articulations et surtout dans les grandes articulations des membres inférieurs où elles provoquent des manifestations aiguës, subaiguës et chroniques aboutissant à l'ankylose. La difficulté du diagnostic est parfois très grande. CARRIÈRE rapporte d'après TARDIEU le cas d'un sujet à hémarthrose hémophilique qui fut considéré par sept médecins comme atteint de rhumatisme, par cinq autres comme atteint d'arthrite, par trois autres comme atteint de simples contusions.

3° Évolution. — L'hémophilie des nouveau-nés entraîne souvent la mort rapide ou est suivie d'une anémie grave, également fatale.

Dans les cas moyens, l'hémophilie est compatible avec la vie et s'atténue après la puberté.

Parfois l'hémophilie est latente et ne se révèle qu'à l'occasion d'un traumatisme chirurgical ou obstétrical.

4° **Pronostic.** — L'hémophilie précoce est la plus grave. 64 % des hémophiles meurent dans les dix premières années ; 11 % seulement dépassent vingt ans (CARRIERE.)

5° **Anatomie pathologique et pathogénie.** — Les recherches de P. E. WEIL (de Paris) ont établi que le sang des hémophiles se coagule lentement. La coagulation à l'état normal peut se représenter comme due à l'action d'un ferment, fibrinferment, sur une substance albuminoïde, le fibrinogène, dissous dans le plasma et qu'il dédouble en fibrine précipitée, et en fibringlobuline qui reste dissoute. Le ferment n'agit qu'en présence du chlorure de calcium (ARTHUS). Il est sécrété par les leucocytes à l'état de proferment et complété par des kinases fournies par la paroi vasculaire (GLÉNARD), par le foie (DOYON), probablement par d'autres tissus.

E. WEIL (de Paris) a distingué au point de vue humoral l'hémophilie sporadique et familiale. L'hémophilie sporadique a comme caractères un sang fluide, la séparation spontanée du plasma et des globules rouges lorsqu'il est hors des vaisseaux, la coagulation portant sur la couche plasmatique (GILBERT et WEIL), le retard de cette coagulation, due à l'absence de ferment, car en ajoutant quelques gouttes d'un sérum frais, humain ou animal, on provoque la coagulation immédiate.

Dans l'hémophilie familiale, le sang est visqueux, la séparation du plasma et des globules rouges se fait mal, la coagulation est plus tardive encore, l'addition d'un sérum frais ne l'accélère pas aussi bien que dans l'hémophilie sporadique ; on suppose que le sang renferme des substances anticoagulantes, dont les équivalents sont représentés dans l'expérimentation par la peptone et l'extrait de tête de sangsue. Enfin, fait curieux, dans toutes les hémophilies, la ponction de la veine expose moins aux hémorragies que la piqûre du doigt (E. WEIL).

6° **Diagnostic.** — Le diagnostic se base sur les notions que nous venons d'exposer, sur le caractère héréditaire et familial de l'hémophilie, sur le défaut de spontanéité de l'hémorragie qui est toujours provoquée par un traumatisme. Il est **vrai** que la formule hématologique n'est pas constante dans l'hémophilie, et que celle-ci peut s'associer à du purpura chronique, à de l'anémie, à de la cholémie, aux néphrites, aux processus infectieux (LABBÉ).

7° Traitement. — Le traitement pathogénique comprend l'emploi d'un sérum frais emprunté à l'homme, au cheval, au lapin et injecté soit dans les veines, à la dose de 10 cmc, soit sous la peau, à dose double. On peut se servir aussi de sérum antidiphtérique à condition qu'il n'ait été préparé que depuis 15 jours. Le sérum agit au bout de 48 heures, son action s'épuise au bout de quelques semaines. Telles sont les données d'E. WEIL, couronnées d'ailleurs de succès incontestables. On a pu ainsi préparer un sujet hémophile à subir une opération. Contre l'hémorragie effectuée, on procède de même. On peut aussi agir localement sur une surface qui saigne avec de petits tampons imbibés de sérum.

En cas d'insuccès, on aura recours aux autres procédés indiqués par la pathogénie : extraits d'organes pour compléter le ferment : par exemple, extrait hépatique, traitement thyroïdien, qui a donné des résultats (M. LABBÉ).

Chlorure de calcium, 2 à 4 gr., administré par séries de 3 jours, séparées par des intervalles de 3 jours. Ce sel, en effet, administré d'une façon continue, produit au bout de quelques jours, un effet inverse.

Enfin, quand ces procédés sont inefficaces, on a recours à la médication indiquée à propos du purpura : gélatine, adrénaline, etc.

CHAPITRE II

MALADIES INFECTIEUSES NON ÉRUPTIVES

Dans ce second chapitre, nous rangerons des affections qui n'ont de commun que leur nature parasitaire et l'absence ou la rareté de leurs manifestations cutanées. Les unes se caractérisent

par la fréquence de leurs localisations sur les muqueuses :
diphtérie, fièvre typhoïde, coqueluche, grippe : les autres par la
production de foyers glandulaires (oreillons,) lymphatiques,
(fièvre ganglionnaire), articulaires (rhumatisme). La tuberculose est une maladie infectieuse susceptible de frapper tous les
tissus, tous les organes. Il en est de même de la syphilis. Enfin
la malaria est le type de l'infection du sang lui-même.

ARTICLE PREMIER

DIPHTÉRIE

La diphtérie est une maladie contagieuse, infectieuse, produite par le bacille de Klebs-Löffler. Elle se caractérise par une
inflammation exsudative des muqueuses en communication avec
l'air ou de la peau privée de son épiderme et par une intoxication générale.

§ 1. — ÉTIOLOGIE

La diphtérie, fréquente de deux à sept ans, se voit aussi chez
les nourrissons et les jeunes gens. Les enfants placés dans des collectivités, écoles, salles d'hôpital, y sont particulièrement
exposés. La diphtérie est de tous les climats, de toutes les
saisons, favorisée cependant par les temps froids, humides, les
habitations basses, mal aérées.

1° **Transmission.** — La *transmission* se fait par inoculation,
et par contagion directe ou indirecte.

a. *Inoculation* — L'inoculation est rare, spéciale aux médecins qui reçoivent directement sur la bouche ou dans les
yeux des débris membraneux ou qui se piquent dans le cours
d'une trachéotomie. La connaissance récente des panaris et des
impétigo diphtériques témoigne cependant en faveur d'une inoculation relativement plus facile qu'on ne le croyait.

b. *Contagion* — La contagion s'exerce dans un faible rayon. autour du malade ; elle existe dès le début alors que l'enfant peu touché encore continue à sortir (BARD)[1]. Elle persiste pendant la convalescence : BARD, se basant sur une enquête clinique, a vu des cas de contagion au quarantième jour. SEVESTRE et MÉRY ont vu le bacille de Loffler persister pendant la convalescence, dans la bouche des sujets atteints. RABOT et TÉZENAS de MONTCEL[2] ont surtout observé la persistance des bacilles dans les fosses nasales ; dans ces cas, il y a coryza unilatéral, avec sécrétion d'un liquide clair, qui peut durer plusieurs mois.

Le bacille de Loffler peut exister dans la bouche d'enfants sains. ROUX et YERSIN ont vérifié ce fait 26 fois sur 49 enfants d'une école de village au bord de la mer où, depuis longtemps, il n'y avait eu aucun cas de diphtérie. De tels résultats diminuent la valeur des enquêtes bactériologiques dans l'étude de l'étiologie et de la prophylaxie. SEVESTRE et MARTIN admettent que le bacille saprophyte peut devenir pathogène sous l'influence de conditions telles que mauvaise hygiène, rougeole, etc. Il y aurait une véritable autodiphtérisation.

Il semble que la contagion se fasse surtout par les sécrétions provenant de la gorge ou du nez et qui entraînent les bacilles. A ce point de vue, le coryza joue un rôle propagateur de premier ordre : de même le danger peut naître de la mauvaise habitude qu'ont les enfants de se prêter leurs crayons ou leurs porte-plumes, qu'ils portent à la bouche.

c. *Contagion indirecte* — La diphtérie se transmet par des intermédiaires. Tous les objets touchés par les sécrétions qui renferment le bacille sont susceptibles de la communiquer : linge, literie, vaisselle, verres, vêtements, meubles. Les locaux humides sont particulièrement dangereux. Les épidémies d'appartements paraissent démontrer la transmission par foyers infectieux.

---

[1] BARD. *De la propagation et de la prophylaxie des épidémies de diphtérie*, Lyon méd., 1899.

[2] TÉZENAS DE MONTCEL, *Contrib. à l'étude de la diphtérie*, Th. de Lyon, 1894.

On sait d'autre part que le bacille peut vivre des mois dans des fausses membranes desséchées et maintenues à l'air libre (Löffler) ; les milieux humides, tels que les fumiers, lui sont encore plus favorables.

On a peut-être exagéré l'influence de la contagion médiate : les convalescents, les angines méconnues des adultes expliquent par la contagion directe nombre de cas attribués à la contagion indirecte (Bard, Rabot).

La contagion indirecte a pour corollaire la nécessité d'une désinfection appliquée à tous les objets susceptibles de recéler les germes diphtériques : ustensiles, vêtements, objets de literie, jouets. Le personnel des médecins et des infirmiers est également astreint au lavage antiseptique des mains, de la figure, de la barbe. En approchant d'un diphtérique, le médecin devra se munir d'une blouse ou d'un sarrau qu'il abandonnera en quittant son malade. L'appartement occupé par un diphtérique sera désinfecté après la guérison. Toutes ces précautions sont indiquées. Elles ne doivent pas faire oublier le rôle du sujet lui-même, qui avec les apparences de la santé peut recéler pendant longtemps des bacilles dans ses cavités pharyngo-nasales. Nous en reparlerons à propos de la prophylaxie.

2° Endémie, épidémie. — La diphtérie se montre à l'état endémique, plus souvent qu'on ne le croyait avant l'ère bactériologique. Elle procède surtout par épidémies, qui n'acquièrent jamais l'importance des épidémies de rougeole ou de variole, au moins en ce qui concerne la morbidité.

3° Conditions individuelles. — Tous les sujets ne sont pas aptes à contracter la diphtérie. Comme circonstances favorisantes, on a invoqué la consanguinéité (Rillet), l'hérédité (Revilliod), les maladies antérieures, en particulier la rougeole.

Une lésion locale qui fait brèche aux muqueuses facilite l'implantation : rougeole, scarlatine, syphilis, catarrhe dû au refroidissement, etc.

4° Diphtérie aviaire. — La diphtérie aviaire est considérée définitivement comme différente de la diphtérie humaine et comme incapable de la transmettre.

§ 2. — ANATOMIE PATHOLOGIQUE

La diphtérie se traduit par des lésions superficielles et profondes qui relèvent d'un mécanisme différent. Après avoir décrit ces lésions, nous étudierons le microorganisme pathogène, le bacille de Löffler.

1° Lésions superficielles. — Les lésions superficielles sont constituées par une inflammation exsudative des muqueuses et de la peau. Prenons comme type l'angine diphtérique. Au début, il y a de la rougeur, mais rapidement la muqueuse exsude un enduit membraneux d'abord mince et blanc, qui va s'épaississant, devient opaque, grisâtre et parfois brunâtre (hémorragies interstitielles). La fausse membrane est plus épaisse au centre qu'à la périphérie où elle s'enchâsse dans une muqueuse légèrement gonflée. Elle est adhérente, extensive, se reproduit si on l'enlève. Plongée dans l'eau, elle garde sa cohésion et ne se dissocie pas.

Elle est formée de couches successives de fibrine dont les plus récemment formées sont à la partie profonde, de globules blancs, de cellules épithéliales d'autant plus altérées et méconnaissables qu'on se rapproche des couches superficielles, enfin de microorganismes divers, parmi lesquels prédomine le bacille de Klebs-Löffler. Ces différents éléments se répartissent d'une façon assez régulière. D'après SEVESTRE et MARTIN, on trouve de la superficie à la profondeur :

1° Une zone plus ou moins épaisse de microorganismes, bacilles diphtériques, streptocoques, staphylocoques ;

2° Un réseau de fibrine à mailles larges, irrégulières, renfermant quelques microbes, peu de bacilles, des cellules qui se colorent mal, des débris de noyaux entourés de vacuoles

3° Une zone de fibrine formant des mailles régulières qui renferment des leucocytes et des cellules épithéliales prenant bien le carmin ;

4° Une muqueuse privée de son épithélium et présentant des vaisseaux dilatés.

Les fausses membranes peuvent occuper toutes les muqueuses en communication avec l'air, pharynx, fosses nasales, larynx, trachée, bronches, conjonctive, vulve ; elles se développent aussi sur la peau dénudée.

Elles présentent l'apparence la plus pure dans la trachée et les bronches où elles forment de véritables tubes concentriques à la paroi des conduits respiratoires, blancs, peu adhérents.

Dans les régions où habitent à l'état normal d'autres micro-organismes, pharynx, fosses nasales, elles sont parfois adulté-rées par des associations microbiennes.

2° Lésions profondes. — Les lésions profondes existent dans les formes graves de la diphterie. Le *système lymphatique* traduit son atteinte par le gonflement et la congestion des *folli-cules* de l'amygdale, des *ganglions* correspondants à la région lésée, des *plaques de Peyer*. Les *corpuscules de Malphigi* de la *rate* sont également tuméfiés. En tous ces points, on trouve de la congestion, des leucocytes en grand nombre, dont beaucoup sont dégénérés.

Le *système vasculaire* est toujours touché. Dans les formes malignes, le *sang* est dissous, couleur sépia, poisseux. Dans la plupart des cas, il y a de la *leucocytose* et de la *dilatation des capillaires* ; le *cœur* est flasque, dilaté. MARFAN et ses élèves DEGUY et B. WEILL ont décrit une endocardite apexienne qui existe parfois dans les deux cavités ventriculaires et provoque la coagulation du sang. Ces caillots ainsi formés donnent lieu à des embolies. Enfin il existe de la *myocardite interstitielle* sous forme de petits foyers disséminés (RABOT et PHILIPPE). Expé-rimentalement, MOLLARD et REGAUD ont observé de la myocar-dite parenchymateuse.

Les *grands appareils glandulaires* participent au processus. Dans les reins, on trouve de la néphrite parenchymateuse aiguë, (BRAULT et MOREL), de la glomérulite, de petites hémorragies ; dans le *foie*, des îlots embryonnaires et de la dégénérescence des cellules.

Au niveau du *poumon* on constate des lésions de l'asphyxie, em-physème, ecchymoses, si la mort est due au croup et des noyaux de broncho-pneumonie si la diphtérie pénètre dans les bronches.

Le *système nerveux* qu'on a longtemps cru indemne est le siège de lésions multiples. La *névrite périphérique* a été démontrée par CHARCOT et VULPIAN qui ont décrit une altération des nerfs palatins, confirmée par LORRAIN et LÉPINE, LIOUVILLE. BUHL a décrit une augmentation de volume des racines antérieures et postérieures avec épaississement du névrilemme et extravasations sanguines. ROGER et DAMASCHINO ont retrouvé dans quatre autopsies l'altération simultanée des racines et des nerfs, de sorte qu'à la doctrine de la névrite périphérique on a substitué celle de la *névrite ascendante*. PIERRET en décrivant des plaques de méningite disséminées avec endo et périnévrite des racines nerveuses correspondantes, altérations vasculaires, intégrité des cellules nerveuses et de la névroglie, édifie la doctrine de la *méningo-lymphite..* DÉJERINE trouve de la *névrite parenchymateuse et un peu interstitielle* des racines antérieures, des altérations semblables des nerfs musculaires, et dans les cornes grises antérieures de la raréfaction de cellules, l'atrophie de quelques-unes, la congestion et l'irritation de la névroglie. La diphtérie est donc suscepitble de produire une véritable *névro-myélite*.

Nous n'avons pas fait mention dans ce chapitre des lésions expérimentales qui sont importantes à étudier pour la pathogénie, mais qui ne sont pas rigoureusement semblables aux lésions dues à la maladie spontanée. En fait, les deux affections expérimentale et spontanée ne doivent pas être confondues, à quelque point de vue qu'on les considère.

3° Bacille de Löffler. — Le bacille de Löffler mérite par l'importance qu'il a acquise une description à part. Pour l'observer, on colore directement un frottis de fausse membrane fait sur lamelle desséchée et fixé par le passage rapide d'une flamme de lampe à alcool avec le bleu de Roux, ainsi composé :

> Solution aqueuse à 1 p. 100 de violet de dahlia. . . 1
> Solution aqueuse à 1 p. 100 de vert de méthyle. . . 3
> Eau. . . qs. jusqu'à production de teinte bleu clair.

On peut aussi employer le violet de gentiane.

Le bacille de Löfflerpeutéchapper ou être l'objet de doutes par le procédé de la coloration directe des fauses membranes. Un procédé plus fidèle consiste à profiter de la propriété que possède le bacille de Löffler de se développer au bout de dix heuressurlesérum de bœuf coagulé, à l'exclusion de la plupart des autres microorganismes qui végètent plus mal et plus lentementsurcemilieu.

Voici le manuel opératoire communément employé. On essuie avec du coton la fausse membrane gutturale, on la touche avec une spatule de platine préalablement flambée, et avec cette spatule on ensemence par striation, trois tu-

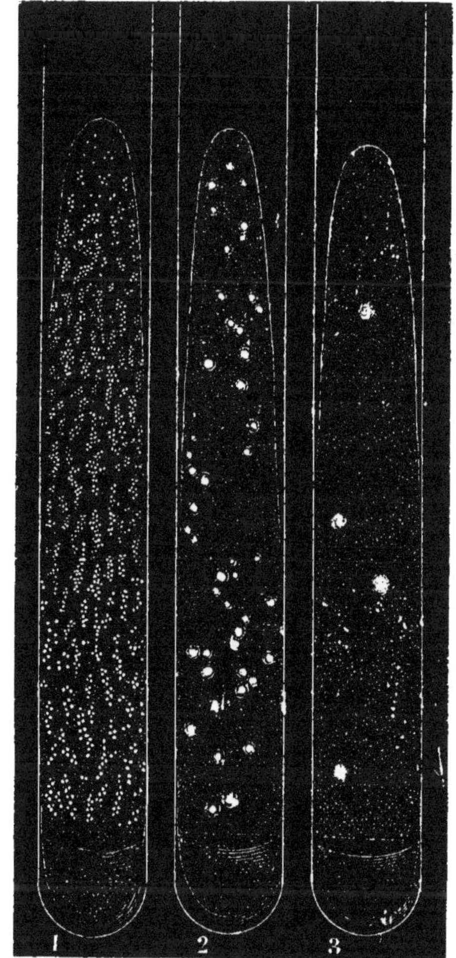

Fig. 21.

B. Diphtérique.

Isolement de 3 tubes de sérum solidifié ensemencés successivement (1. 2. 3) avec la même spatule.

(Schémas imités de Thoinot et Masselin).

bes de sérum, sans la recharger. Après dix-huit à vingt heures d'étuve à la température de 35° à 37°, on trouve de petites colonies grises, plus épaisses au centre qu'à la périphérie, de la grosseur d'une tête d'épingle. Elles sont plus espacées, moins mêlées à d'autres colonies, dans le tube ensemencé le dernier. On étale une de ces colonies et on la colore par le procédé indiqué ci-dessus.

Le bacille de Löffler se présente d'après **Martin** sous trois formes : bacille *long, moyen, court.*

Le premier égale en longueur celui de la tuberculose (2, 5 à 3 μ), son épaisseur est double : 0,7 μ. Il est droit ou courbe, granuleux, renflé à ses extrémités, immobile, enchevêtré. Les autres variétés ne diffèrent du premier que par leurs dimensions et leur apparence plus homogène. On dit communément qu'ils ne se décolorent pas par le Gram ; il y a cependant des exceptions assez nombreuses à cette règle. Tous les auteurs sont d'accord sur les propriétés virulentes du bacille long. Le bacille moyen et surtout le bacille court sont au contraire très discutés. Parfois virulents, ainsi que l'ont montré **Roux** et **Yersin**, **Sevestre** et **Martin**, ils sont dans d'autres circonstances inactifs (**Spronk**).

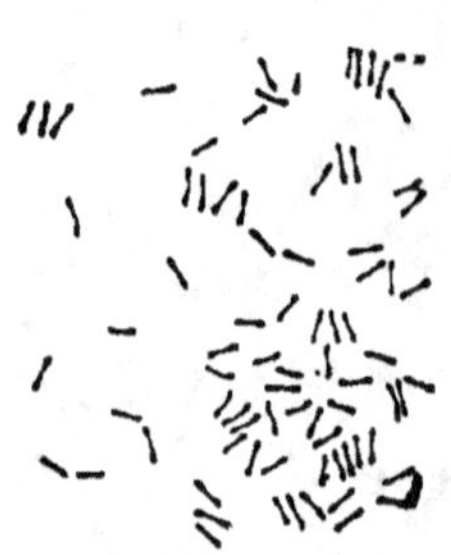

Fig. 22.

Bacille de la diphtérie
(d'après L. **Martin**).

Le caractère peu virulent de certains bacilles d'apparence diphtérique avait fait admettre un pseudo-bacille diphtérique (**Hoffmann**), mais on a reconnu que dans la bouche de personne saines , il existait non seulement des formes saprophytiques, mais même des espèces virulentes. **Roux** et **Yersin** avaient déjà constaté la présence du bacille 15 fois sur 45 dans la bouche d'enfants sains et 26 fois sur 49 dans une école de village au bord de la mer où n'avait jamais régné la diphtérie ; **Aaser** [1] et **Muller** [2] ont étudié la virulence des bacilles prove-

<hr>

[1] **Aaser**, *D. m. Wochs*, 1895.
[2] **Muller**, *Jahrb. f. Kindh.*, 1896.

nant de bouches saines et l'ont trouvée parfois très grande.

Les bacilles courts et moyens sont le plus souvent virulents mais non toujours. On tend actuellement à ne considérer qu'une seule espèce de bacilles depuis qu'il a été possible de donner de la virulence à des bacilles non virulents, en les faisant se développer dans des bouillons faits avec des estomacs de porc. LESIEUR (Les *bacilles dits pseudo-diphtériques*, thèse de Lyon, 1902), rejette à peu près toute différence et considère le pseudo-diphtérique comme aussi dangereux que le vrai bacille. Cependant RABOT, qui est uniciste, fait remarquer que jamais un malade porteur de grands bacilles n'a contagionné un malade porteur de petits bacilles et vice-versa.

Le bacille de Löffler peut être associé à d'autres microorganismes également pathogènes, staphylocoques, streptocoques (BARBIER), diplocoques (DEGUY et LEGROS). Les lésions et les symptômes dérivent de l'action des uns et des autres. On a considéré ces associations comme susceptibles de modifier l'allure de la diphtérie, et on a même décrit des formes pures et des formes associées de cette maladie. Ce sont les associations qui expliqueraient la différence qui sépare les lésions de l'homme des altérations expérimentales, et qui justifieraient les complications septiques et suppuratives observées cliniquement. Cependant l'accord n'est pas complet sur ce point.

LÖFFLER a démontré que son bacille, appliqué en culture, sur la surface d'une muqueuse dénudée provoquait tous les symptômes de la diphtérie. ROUX et YERSIN à leur tour ont fait connaître que la bacile de Löffler ne pénètre pas dans les organes et que les lésoins provoquées dans la profondeur sont dues exclusivement à une toxine, de la nature des diastases, secrétée par le bacille. Cependant BARBIER [1] a montré récemment que le bacille pénètre à l'état virulent dans les ganglions lymphatiques, le bulbe, la protubérance et peut-être dans le sang.

§ 3. — SYMPTÔMES

La diphtérie affecte divers sièges dont les plus importants

[1] BARBIER, *Soc. de Biologie*, 1897.

sont le pharynx (*angine*), le larynx (*croup*), les fosses nasales (*coryza*). Elle se localise aussi sur la trachée et les bronches, la bouche, la conjonctive, la vulve, la peau.

1° Angine diphtérique [1]. — L'angine diphtérique se présente sous deux formes principales : la *forme bénigne* et la *forme maligne* ; on peut ajouter une *forme fruste* et des *formes associées*.

a. *Forme bénigne*. — Le début est souvent insidieux. L'enfant pâlit, éprouve un malaise vague, perd son entrain, ne mange pas. La réaction locale est peu vive, il ne se plaint pas de son gosier, surtout s'il s'agit d'une diphtérie pure. Cependant, au bout de quelques jours, il accuse une légère gêne de la déglutition et présente un peu d'engorgement des ganglions sous-maxillaires. L'examen du pharynx montre alors une amygdale rouge recouverte d'une couche mince de mucus concrété qui s'épaissit surtout dans sa partie centrale. D'abord blanche, la fausse membrane devient blanc jaunâtre, grise ou foncée. Elle tend à s'étendre sur le palais, encapuchonne la luette, forme des plaques ou des bandes sur la paroi postérieure du pharynx, envahit l'autre amygdale. Autour des fausses membranes la muqueuse est plus ou moins rouge. La fausse membrane d'abord facile à détacher, devient plus adhérente. Sa partie superficielle se ramollit, s'altère, devient grisâtre, parfois noirâtre. Elle se reproduit, si on l'enlève, ou si elle tombe spontanément, mais au bout de quelques jours disparaît définitivement.

Cette forme bénigne, qui se caractérise surtout par les phénomènes locaux, retentit cependant sur l'état général. Les ganglions sous-maxillaires sont engorgés, mais restent distincts les uns des autres. Il y a peu de fièvre, parfois une température de 38 à 39° pendant un jour, parfois pendant plusieurs jours. On a noté aussi au début une albuminurie légère transitoire. Les forces sont déprimées, le sujet est pâle.

L'évolution ne dure que quelques jours. Elle peut être modifiée par une propagation au larynx et l'apparition du croup, ou l'invasion de phénomènes toxiques, révélateurs de la diphtérie grave.

Dans quelques cas, la maladie éclate et marche comme l'an-

[1] Voir planche XII. fig. 1.

gine herpétique, avec un début brusque, une fièvre élevée, des symptômes généraux plus marqués, de la courbature, des frissons. Cependant, elle garde comme la précédente, son caractère de maladie locale. Un symptôme important à considérer est le pouls qui dans l'une ou l'autre variété reste régulier et plein. Une diphtérie bénigne ne préserve pas des paralysies tardives, qui sont assez fréquentes dans cette forme, en raison de la survie du malade.

b. *Forme maligne.* — Localement, les fausses membranes sont rapidement épaisses, grisâtres, pultacées à leur surface, en même temps qu'elles s'étendent de l'amygdale aux parties voisines, piliers, luette. Elles reposent sur une muqueuse colorée en rouge brun et donnent une certaine fétidité à l'haleine. Elles envahissent volontiers les fosses nasales dont l'atteinte se traduit par un coryza spécial avec rejet de fausses membranes et le plus souvent, avec jetage d'un liquide roussâtre qui érode l'orifice nasal et la lèvre supérieurs. Le croup est rare. Quelquefois on observe des épistaxis à répétition, ou même des hémorragies gingivales avec purpura.

Très près du début, il se forme un engorgement ganglionnaire avec péri-adénite dans la région sous-maxillaire. Les ganglions, au lieu de rester distincts, sont fondus dans une masse œdémateuse qui s'étend jusqu'au cou et à la face, produisant l'apparence dite de *cou proconsulaire.* Parfois la région prend une teinte érysipélateuse.

Dans quelques cas, il y a du larmoiement avec gonflement de la paupière (diphtérie oculaire) ou une tuméfaction de la région auriculaire (diphtérie de la trompe).

L'état général est grave. La figure est pâle, bouffie, parfois plaquée de rouge, Le malade est abattu, prostré, indifférent, mais toujours anxieux, ou bien au contraire il est agité. Il a une profonde répulsion pour les aliments ; il est, dans quelques cas, en proie à des vomissements répétés.

Dans certaines formes, la fièvre est intense, accompagnée de délire. Le malade meurt au bout de deux ou trois jours. C'est la *forme foudroyante* (cas de VALLEIX, de BLACHE).

Dans d'autres cas, après une injection de sérum antidiphtérique, la fièvre oscillant autour de 39 ou 40°, cesse du troisième au cinquième jour, en même temps que l'état local s'améliore, que l'œdème périganglionnaire disparaît. On croit à la guérison, mais le pouls devient faible, l'urine est rare, albumineuse et l'enfant meurt quelques jours après, du dixième au douzième jour, de syncope (*forme insidieuse*).

Ailleurs l'amélioration ne se produit pas, l'enfant garde de l'inappétence, de l'abattement, des vomissements, de l'anxiété, l'urine renferme de l'albumine, la mort survient avec du refroidissement et de l'anxiété (*forme continue*), ou bien le sujet guérit après une convalescence fort longue.

Le pouls suit la température, monte à 120, à 150 ; il se ralentit, ce qui est grave, ou devient irrégulier, signe plus alarmant encore.

c. *Diphtéries frustes.* — Ce sont des angines purement catarrhales qui se montrent dans les épidémies de diphtérie et au niveau desquelles on trouve le bacille de Löffler. Elles peuvent coïncider avec des foyers membraneux cachés (fosses nasales), être le point de départ de formes graves. On peut aussi les considérer comme des angines simples ensemencées de bacilles de Löffler, mais non encore transformées. Comme nous l'avons dit pour l'étiologie, ce sont les formes bénignes qui sont les plus dangereuses au point de vue de la propagation de la maladie et on ne saurait trop s'attacher à l'étude des diphtéries larvées ou frustes.

d. *Formes associées.* — GRANCHER et BARBIER [1], SEVESTRE et MARTIN [2] distinguent les diphtéries *pures* ou *associées*. Dans ces dernières, ils se contentent de mentionner la *staphylo-diphtérie*, mais accordent une description spéciale à la *strepto-diphtérie*.

L'association du streptocoque avec le bacille de Löffler, pour ces auteurs, donnerait à la maladie locale une allure plus inflammatoire (gonflement de la muqueuse, douleur, œdème cervical) et aux phénomènes généraux une apparence plus aiguë (début brusque, fièvre élevée). Cependant il y a des cas à marche

---

[1] GRANCHER et BARBIER, *Arch. de méd. expérim.*, 1891.
[2] SEVESTRE et MARTIN, *Loc. cit.*

plus lente et d'autres où l'association ne produirait que des désordres locaux.

On peut considérer que, d'une façon générale, les formes malignes correspondent à la strepto-diphtérie et les formes bénignes à la diphtérie pure. Cependant cette dernière est susceptible de produire des phénomènes graves et la mort, qui est attribuée dans ces cas, à l'intoxication. Le sujet tombe dans la prostration, prend un teint pâle, plombé, présente de l'albuminurie et meurt généralement par le cœur. Par contre, il n'a pas le cou proconsulaire, l'œdème périganglionnaire, le jetage nasal abondant, les fausses membranes grises, sanieuses, saignant facilement, à extension rapide et lointaine, qui caractérisent la strepto-diphtérie.

D'autres associations du bacille de Löffler ont été signalées, en particulier par MARFAN [1], qui a décrit une forme maligne de la diphtérie se traduisant tantôt par *une extension rapide des fausses membranes* à tout l'arbre respiratoire avec mort en un ou deux jours, tantôt par des *hémorragies multiples et des ecchymoses cutanées* avec terminaison fatale en quelques jours, tantôt par un *syndrome plus lent* qui évolue en deux phases, la première *angineuse*, modifiée favorablement par le sérum anti-diphtérique, la seconde *cachectique :* dans celle-ci la mort survient vers le dixième jour, subitement ou rapidement, précédée de symptômes d'anémie profonde, de dilatation progressive du cœur avec formation de thromboses cardiaques, et de vomissements ; ce dernier symptôme est fatal. DEGUY et LEGROS [2] ont trouvé dans ces cas une septicémée produite par le diplococcus hemophilus perlucidus. Le même microorganisme se retrouve au niveau de l'endocarde, dans les cas de thrombose apexienne (DEGUY et BENJAMIN WEILL).

2° Croup ou laryngite diphtérique. — Le croup se montre dans trois conditions bien distinctes : il est *descendant*, quand

---

[1] MARFAN, *Les angines diphtériques malignes*, Soc. méd. des hôp. de Paris, 1902.

[2] DEGUY et LEGROS. *Les angines diphtériques malignes*. Soc. méd. des hôp. de Paris 1902.

il succède à une angine, c'est le cas de beaucoup le plus fréquent ; il est *primitif* quand il constitue la première localisation de la diphtérie ; il est *ascendant,* quand il succède à une bronchite pseudo-membraneuse, ce qui se voit surtout dans la diphtérie secondaire à la rougeole. Le croup est habituellement lié aux diphtéries non toxiques, bien qu'il soit compatible avec les formes les plus infectieuses de cette maladie. Il se caractérise par la prédominance des troubles fonctionnels sur les symptômes généraux.

A. Signes physiques. — Les signes physiques ont de la valeur, lorsque le croup succède à une angine, mais ils sont relégués au dernier plan dans les autres cas. L'examen laryngoscopique est presque impossible et provoque de véritables suffocations. L'exploration avec un abaisse-langue porté profondément permet de voir parfois l'épiglotte, couvert ou bordé de fausses membranes (signe de l'*épiglotte,* Variot), mais cette manœuvre expose aussi au laryngospasme. Le rejet des fausses membranes plus ou moins moulées sur le larynx, à la suite de quintes de toux, est un bon signe, sur lequel il ne faut d'ailleurs compter que rarement. De même le bruit de drapeau perçu en auscultant le larynx, et dû à la mobilisation des fausses membranes, constitue un indice exceptionnel.

B. Signes fonctionnels. — Les signes vraiment révélateurs de la maladie sont fournis par les *altérations des fonctions laryngées.* Ils se présentent sous différents aspects, constituant autant de phases ou de périodes, qu'on peut classer avec les auteurs en : 1º période vocale ; 2º période respiratoire ; 3º période asphyxique.

a. *Période vocale.* — La voix est rauque, enrouée, éraillée, parfois discordante. La toux participe des mêmes caractères : elle est assez ample, mais a un timbre plus bas, plus sourd que celle de la laryngite simple. Elle procède par quintes suivies de l'expectoration de quelques rares mucosités, exceptionnellement de fausses membranes. Peu à peu la voix et la toux se voilent, s'éteignent. Il est vrai qu'elles peuvent par intervalles récupérer un certain éclat, ce qui tient aux modifications locales mécaniques ou congestives subies par les fausses membranes et la muqueuse laryngée.

b. *Période respiratoire.* — Bientôt, après un ou deux jours, la respiration est altérée, suivant deux procédés bien distincts. Il s'établit une *dyspnée continue* avec respiration bruyante, *cornage*, inspiration longue, sifflante, expiration d'abord normale, puis à son tour laborieuse et prolongée. Le larynx rétréci par le gonflement de la muqueuse et les fausses membranes entrave le courant aérien. Le vide relatif qui en résulte dans la poitrine entraîne sur les parties mobilisables de la paroi des dépressions rythmées avec l'inspiration : dépressions sus-sternale et sus-claviculaire, intercostale, épigastrique. C'est là le phénomène du *tirage,* auquel s'ajoute volontiers l'expansion inspiratoire des ailes du nez.

A la dyspnée continue, s'ajoutent de temps à autre des *paroxysmes* provoqués par un véritable *laryngo-spasme.* A l'occasion d'un mouvement, d'une émotion, d'une colère, ou sans cause appréciable, l'enfant après s'être agité quelque temps, en proie à du malaise, à de l'inquiétude, s'assied brusquement, renverse sa tête en arrière, s'accroche aux objets qu'il a sous la main, essaye de faire pénétrer, en faisant appel au concours de tous ses muscles respiratoires, un filet d'air à travers la glotte resserrée. Il n'y arrive pas ou ne réussit qu'imparfaitement. Sa figure d'abord pâle devient livide, elle exprime l'angoisse la plus profonde, le corps se couvre de sueurs et au bout de quelques instants, l'enfant retombe sur sa couche, brisé, mais le spasme a cédé.

Cette crise effrayante peut se renouveler au bout de quelques heures, elle peut amener la mort par asphxie, syncope ou au milieu de convulsions. Généralement, le malade survit, sa dyspnée est aggravée après chaque accès, et il entre dans la troisième période, dite d'asphyxie.

c. *Période asphyrique.* — L'enfant au bout de deux ou trois jours, tombe dans un véritable état de somnolence. Il est anéanti, sa sensibilité est obtuse, ses réflexes respiratoires diminués. Il est pâle, la figure défaite, esquisse de temps à autre quelques révoltes contre l'asphyxie envahissante et finit par succomber au bout d'un à deux jours. Pendant la période d'asphyxie la température baisse ; aussi n'est-il pas rare de voir un enfant qui avait 36°5 à 37° avant l'intubation, présenter 39°, 39°5, 40° deux heures après l'intervention.

Il y a des croups *foudroyants* qui tuent dès les premières atteintes, soit à cause de l'infection générale, soit à l'occasion d'un laryngo-spasme violent : il en est qui sont *prolongés* et durent deux ou trois semaines (C. DE GASSICOURT), le plus souvent leur durée n'excède pas cinq à six jours.

Dans certains cas étudiés récemment par VAGNIOT [1], le croup ne dépasse pas la période vocale, il n'y a que de l'enrouement et de l'extinction des bruits laryngés, mais pas de dyspnée, pas de spasme, c'est le *croup fruste*. Cette forme guérit habituellement. Le croup, tant qu'il n'a pas atteint la période asphyxique est susceptible d'amélioration spontanée, même après l'apparition des accès spasmodiques.

C. SYMPTOMES GÉNÉRAUX. — Les symptômes généraux sont dominés par les troubles de la respiration. La température oscille entre 38°5 ou 39°, subissant parfois une ascension à la suite des accès spasmodiques. Le pouls est petit, misérable. A certains moments, il subit l'influence de l'inspiration, diminuant ou manquant à chaque mouvement inspiratoire par le fait de l'appel exercé sur le sang par le vide thoracique que l'air ne vient pas combler : c'est le *pouls paradoxal* que GERHARDT et depuis la plupart des auteurs (RAUCHFUSS, VARIOT) considèrent comme l'indication d'une intervention.

3° Diphtérie trachéo-bronchique. — La diphtérie trachéebronchite succède ordinairement au croup qu'elle précède dans quelques cas. Son seul signe certain, c'est l'expulsion d'une fausse membrane ramifiée reproduisant le moule des premiers conduits bronchiques. Un signe de probabilité sérieux, c'est la persistance de la dyspnée après le tubage ou la trachéotomie, et l'obscurité respiratoire limitée à un lobe ou à un

---

[1] VAGNIOT, *Th. de Paris*, 1897.

poumon entier, alors que l'air pénètre ailleurs. On peut apercevoir aussi de gros râles rappelant des frottements. La trachéo-bronchite diphtérique est une localisation grave, elle peut cependant guérir.

4° Diphtérie nasale. — La diphtérie nasale est d'une fréquence très grande, s'associe à toutes les angines graves, et provoque alors ce jetage roussâtre, entremêlé d'épistaxis que nous avons décrit à propos de l'angine toxique. Le nez est gonflé, comme érysipélateux, l'orifice des narines est excorié, ou recouvert de croûtes crevassées, bordé parfois de fausses membranes molles et grises qui tapissent toute la cavité des fosses nasales. Les symptômes généraux sont ceux de l'angine toxique. Sous cette forme qui correspond à l'association avec le streptocoque, la diphtérie du nez a une signification des plus redoutables.

Dans les formes bénignes, en rapport avec la diphtérie pure, il y a souvent de l'enchifrènement, un écoulement de sérosité claire, et, sous l'influence d'injections de sérum, issue de fausses membranes. Ce qu'il y a de plus intéressant à signaler dans la diphtérie bénigne du nez, c'est la tendance à se prolonger. RABOT [1] a vu 11 fois sur 60 persister un écoulement clair unilatéral, sans autres symptômes de coryza et renfermant des bacilles de Löffler. Cet écoulement a duré en moyenne de vingt à cinquante jours. Il constitue une indication nette au point de vue de la prophylaxie, Les diphtériques guéris, à écoulement nasal, doivent être isolés. La diphtérie nasale est souvent l'unique localisation chez le *nourrisson* (FEER) [2]. Même chez l'enfant plus âgé, la diphtérie nasale peut être la seule localisation de la maladie. Elle se traduit par de l'enchifrènement, du coryza séro-purulent, des fausses membranes souvent méconnues, un état général plus grave que ne le comporte un simple coryza. Le diagnostic ne se fait parfois que si le larynx est envahi, ou à l'occasion d'une paralysie.

---

[1] Voir la thèse de TÉZENAS DU MONTCEL, *Contribution à l'étude de la diphtérie*, Lyon, 1894.

[2] FEER, corr. *Bl. f. Schw. aerzte*, 1893.

5° Diphtérie buccale. — La diphtérie buccale est rare, se montre dans les angines extensives sous forme de coulées palatines, ou à l'occasion d'une stomatite aphteuse ou rubéolique sous forme de plaques saignantes, adhérentes à la muqueuse des joues, des lèvres, très tenaces. Elle n'a pas de signification pronostique particulière.

6° Diphtérie conjonctivale. — Associée généralement à la diphtérie nasale dont elle procède par l'intermédiaire du canal nasal, la diphtérie conjonctivale se montre sous deux formes : l'une *bénigne* rappelant l'évolution de l'angine bénigne, l'autre *grave* avec gonflement et infiltration des paupières, laissant à sa suite des cicatrices et des altérations cornéennes. Parmi les formes graves, on doit séparer la conjonctivité diphtérique secondaire à la rougeole, qui présente cette particularité que j'ai signalée le premier [1], d'être rebelle à la serothérapie.

7° Diphtérie cutanée. — La diphtérie cutanée se montre sur les parties excoriées, autour des orifices naturels, autour de la plaie de la trachéotomie, sur les surfaces des vésicatoires, sur les points occupés par de l'impétigo. Elle peut être prévenue et arrêtée dans son développement par des soins aseptiques. Son pronostic est celui de la forme de diphtérie avec laquelle elle coïncide.

Une mention spéciale est due au *panaris diphtérique* décrit par RABOT et HAU qui affecte deux formes : *sous-épidermique*, *sous-unguéale*. La première est caractérisée par un soulèvement de l'épiderme renfermant une sérosité roussâtre avec de nombreux bacilles de Löffler. Si on n'enlève pas l'épiderme, le soulèvement s'étend, peut occuper toute une phalange et recouvre une fausse membrane de même dimension que l'épiderme soulevé.

Dans la forme sous-unguéale, l'inflammation est localisée à la matrice de l'ongle. Le tissu péri-unguéal est enflammé, donne la sensation de fausse fluctuation. L'aspect est celui d'une

---

[1] LAUGIER, Th. de Lyon. 1907.

plaie infectée. L'incision ne laisse pas sourdre de pus, mais un liquide roussâtre renfermant des bacilles de Löffler, des cocci, des streptocoques. L'état général est mauvais : frissons, température de 38°5 à 39°.

Le panaris de Hau se voit chez des sujets porteurs d'angine et ayant des éraillures aux mains, infirmiers, internes, externes. Chez l'un d'eux observé par Rabot, il y avait aux mains sept points d'inoculation, sous forme de soulèvement épidermique gros comme une tête d'épingle en verre. L'arrachement de l'épiderme arrête l'affection.

Raoul Labbé et Demarque ont décrit récemment un impétigo et un ecthyma à bacilles diphtériques.

§ 4. — Complications de la diphtérie

En réalité, les phénomènes compris sous ce nom relèvent la plupart de l'intoxication diphtérique et mériteraient plutôt le nom de symptômes. Mais en raison de leur allure ou de leur importance, ils valent d'être mentionnés spécialement. Nous suivrons l'ordre chronologique de leur apparition.

1° Néphrite. — L'albuminurie se montre dans la moitié des cas environ. Elle est plus fréquente et presque constante dans les formes graves. Elle se montre à toutes les époques, mais particulièrement du troisième au sixième jour (Sanné). Elle est associée parfois à une diminution de la sécrétion urinaire et à la présence dans l'urine d'éléments figurés (cylindres, leucocytes, hématies). Il s'agit alors d'une véritable néphrite dont le pronostic est grave. La gravité augmente avec la précocité de son apparition (Bernard)[1]. La néphrite diphtérique n'entraîne pas par elle-même de troubles spéciaux. Elle passe rarement à l'état chronique.

2° Myocardite. — La myocardite se montre rarement dans la seconde semaine de la diphtérie, plus souvent à la troisième ou

[1] Bernard, *Sem. méd.*, 1895, p. 348.

plus tard. Il s'agit de lésions interstitielles (RABOT et PHILIPPE), les altérations propres de la fibre musculaire décrites par REGAUT et MOLLARD sont purement expérimentales. Le malade se croit guéri, commence à se lever. Dès les premiers mouvements, il pâlit, prend une défaillance ou une syncope. Replacé au lit, il présente une pâleur cadavérique, cireuse, éprouve une asthénie profonde, garde une immobilité voulue, par terreur des syncopes. Il refuse de s'alimenter, de se déplacer pour satisfaire aux fonctions alvines. Le pouls est faible, sans tension, vide. Le cœur est irrégulier et présente successivement tous les types d'arythmie : tachycardie, bradycardie, rythme de galop, rythme digitalique. Le cœur se dilate, sa matité s'élargit, des ondulations parcourent la région précordiale, un souffle systolique doux se montre à la pointe, se propageant dans l'aisselle. La tachycardie devient extrême. L'urine est rare, foncée, l'albuminurie reparaît. Il y a des troubles digestifs : coliques sourdes, diarrhée, vomissements. La dyspnée n'est pas constante. Parfois il se produit de l'anasarque. A ce degré la mort est inévitable, par affaiblissement progressif ou brusquement, à l'occasion d'un mouvement. Plus souvent, après quelques jours de troubles cardiaques avec pâleur, apathie, menaces de syncope, le retour à la santé se fait peu à peu. Il y a à ce moment, dans beaucoup de cas, association des troubles cardiaques avec la paralysie diphtérique.

3º Endocardite. — L'endocardite diphtérique est exceptionnelle, cependant DEGUY et B. WEILL en ont constaté récemment l'existence au niveau de la pointe du cœur ; elle est en rapport avec les *thromboses cardiaques* qui donnent naissance à des embolies et des hémiplégies.

4º Broncho-pneumonie. — La bronchopneumonie paraît due à une infection secondaire ou associée (streptocoque, staphylocoque, pneumobacille de Friedlander, pneumocoque). Elle se montre surtout dans les diphtéries avec croup, et particulièrement après la trachéotomie, dans les deux ou trois premiers jours qui suivent l'opération (SANNÉ, C. de GASSICOURT.)

Elle se traduit par une élévation thermique et une polypnée avec jeu des épaules et des ailes au nez, en dépit de la perméabilité des canules et des bronches. Elle est d'un pronostic grave. Sa fréquence après la trachéotomie doit imposer certaines précautions pour éviter aux bronches le contact d'un air trop froid ou trop sec.

5° Érythèmes. — La fréquence des érythèmes a augmenté depuis l'emploi du sérum, mais ils existaient antérieurement dans la proportion très variable de 4 à 25 p. 100. Ils se montrent au début, ou au bout de quelques jours, accompagnés d'un mouvement fébrile. Ils durent peu, un à trois jours, et n'ont pas, sauf exception, de signification fâcheuse. Leur aspect est variable, rappelle la scarlatine, la rougeole, l'érythème polymorphe, l'érythème noueux. Ils se montrent de préférence au niveau des jointures des membres ; dans les formes étendues ils envahissent le tronc, respectent généralement le cou et la face. Ils relèvent vraisemblablement de la toxine diphtérique, ou d'une infection associée. MARFAN a insisté, comme nous l'avons dit à propos de la scarlatine, sur la nature scarlatineuse authentique de certains de ces érythêmes. Nous en parlerons plus longuement à propos des accidents sériques.

6° Paralysie diphtérique. — La paralysie diphtérique se montre avec une fréquence variable, 1 fois sur 6 (ROGER), 1 fois sur 9 (SANNÉ), 1 fois sur 4 (LORRAIN et LÉPINE). Elle semble avoir augmenté de fréquence depuis la sérothérapie.

Il n'y a pas de rapport entre la gravité apparente de la maladie et le développement de la paralysie. Le coryza couenneux semble y prédisposer. Il n'est pas besoin d'angine pour la provoquer, car il est des cas de diphtérie cutanée suivis de paralysie (TROUSSEAU). La paralysie est rare avant deux ans, elle augmente de fréquence dans la jeunesse et l'âge adulte.

Elle se montre à deux périodes différentes de la diphtérie :

1° Du second ou cinquième jour : c'est la *paralysie précoce*, bénigne, limitée au voile du palais ; mais il existe une autre forme de paralysie précoce, signalée par MARFAN, associée aux angines malignes, tendant à se généraliser et déterminant la mort dans la plupart des cas par la broncho-pneumonie ou des accidents cardio-pulmonaires ;

2º Pendant la convalescence, après la disparition des fausses membranes : c'est la *paralysie tardive,* qui revêt deux formes.

Tantôt elle est *localisée* au voile du palais ; c'est la forme la plus fréquente, 103 fois sur 128 (C. de GASSICOURT). Elle survient lentement, sans fièvre ni albuminurie, se traduisant par du nasonnement, du reflux des liquides par les fosses nasales ou la canule trachéale, de la toux de déglutition. Le sujet pour boire, renverse la tête et agit avec lenteur. Il ronfle en dormant, a de la difficulté pour souffler, siffler, etc. A l'examen, le voile du palais est abaissé, inerte, la luette traînante, la sensibilité réflexe du pharynx est abolie. Cette forme guérit habituellement en dix ou quinze jours. Elle revêt cependant un caractère un peu plus inquiétant quand elle s'étend au pharynx inférieur et au larynx, ce qui se voit dans le croup. L'enfant tousse chaque fois qu'il boit. TROUSSEAU conseille dans ces cas l'usage de bouillies épaisses, d'autres auteurs, l'alimentation par la sonde œsophagienne.

La *paralysie généralisée* se montre dans la proportion de 15 p. 100 des cas de paralysie (C. de GASSICOURT). Elle envahit les différentes régions dans un ordre constant. D'après MAIN-GAULT, elle frappe les muscles de l'accommodation, puis les membres inférieurs, le cou, le tronc, le rectum, la vessie. La paralysie n'est jamais complète, elle épargne certains muscles et frappe les autres inégalement. Elle est variable, augmente ou diminue par intervalles. La sensibilité est presque toujours obtuse, quelquefois abolie ; l'anesthésie précède souvent la paralysie en même temps que le sujet ressent de l'engourdissement, des fourmillements. La durée de la paralysie généralisée peut varier de un à plusieurs mois. Il en est qui se prolongent pendant des années (MAINGAULT).

L'intelligence reste intacte. Les muscles de la face ne sont pris qu'exceptionnellement. La réaction de dégénérescence totale et l'atrophie musculaire sont rares. Les troubles de la sensibilité sont la règle : fourmillements, anesthésie. Celle-ci

peut constituer le seul symptôme. La paralysie s'associe parfois
à une abolition de réflexes rotuliens (WESTPHAL, BERGER) ou
à une véritable ataxie des membres inférieurs (pseudo-tabes
diphtérique). Elle guérit dans plus de la moitié des cas (CADET
DE GASSICOURT). La mort survient précoce par pneumonie alimentaire, plus tard par suite d'une paralysie du diaphragme,
de phénomènes bulbaires, par le fait d'une broncho-pneumonie
que favorise la paresse des muscles respirateurs, enfin par la
paralysie cardio-pulmonaire.

La *paralysie cardio-pulmonaire* est un syndrome qui se
montre soit dans les paralysies limitées, soit dans celles qui se
généralisent lentement. Elle peut précéder les localisations
apparentes de la diphtérie (BOISSARIE). Le sujet prend des
crises caractérisées par des coliques, des vomissements, de
l'angoisse, de l'agitation ; la respiration se ralentit ainsi que le
pouls. Celui-ci s'accélère ensuite et la mort survient brusquement par syncope, dès le premier accès ou aux accès suivants.
Parfois le pouls reste ralenti jusqu'à la mort et tombe à 20, 17
(HENRI, th. de Paris, 1901). Dans d'autres cas, le sujet s'affaisse
progressivement, tombe dans le collapsus et meurt lentement.
La guérison est possible, mais rare. La mort survient 14 fois
sur 15.

Nous ne reviendrons pas sur la pathogénie des paralysies
que ROUX et YERSIN ont reproduites expérimentalement par
l'injection des seules toxines diphtériques. Rappelons qu'on a
trouvé des bacilles de Löffler au niveau du bulbe (BARBIER), et
que l'efficacité aujourd'hui démontrée de la sérothérapie dans
les paralysies diphtériques démontre qu'elles sont indépendantes d'une infection additionnelle ou d'une action toxique
spéciale, telle que produirait l'endotoxine de Rist [1].

7° Altérations du sang. — Le diphtérique pâlit rapidement,
il y a en effet une déglobulisation très prononcée dans les cas
graves. On constate aussi une leucocytose moyenne, avec poly-

---

[1] Cf. la thèse de BABONNEIX, Paris, 1904, qui renferme une étude
très complète sur la pathogénie et l'expérimentation dans la paralysie
diphtérique.

nucléose (BEREDZKA). Dans certaines formes il se produit une véritable septicémie due au streptocoque, au staphylocoque ou à un diplocoque particulier (DEGUY et LEGROS) et qui se traduit ou par des hémorragies multiples ou par l'aspect poisseux et noirâtre du sang, ou enfin par des suppurations occupant les séreuses articulaires et viscérales.

§ 5. — DIAGNOSTIC

Nous n'étudierons le diagnostic qu'à propos des localisations les plus importantes de la diphtérie, l'angine et le croup.

1° Diagnostic de l'angine diphtérique. — L'angine diphtérique peut être confondue avec toutes les *angines pultacées* ou à *fausses membranes*.

Les *angines pultacées* se caractérisent par le dépôt à la surface de l'amygdale ou du pharynx plus ou moins enflammé d'une couche blanchâtre ou blanc grisâtre, pulpeuse, sans consistance, se détachant facilement et se délayant dans l'eau. L'angine *pultacée* simple, due à la grippe ou au refroidissement, les angines *scarlatineuse*, *herpétique* rentrent dans cette catégorie, bien qu'elles puissent s'accompagner de fausses membranes véritables. On tiendra compte des symptômes prémonitoires, érythème guttural dans la scarlatine, vésicules péribuccales ou amygdaliennes dans l'herpès, des phénomènes généraux plus francs, de la réaction fébrile plus marquée, en se souvenant que la diphtérie peut reproduire toutes ces apparences.

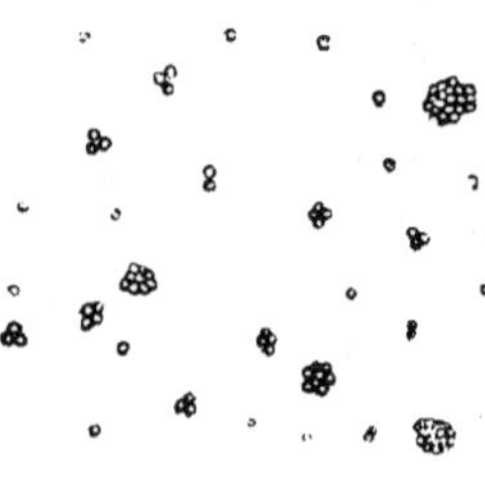

Fig. 23.
Coccus Brisou.
(d'après L. MARTIN).

On aura plus rarement à faire le diagnostic de la diphtérie avec l'*angine du muguet* et l'*angine aphteuse*, celles-ci étant associées à des manifestations similaires du côté de la bouche.

Plus difficile est le diagnostic de la diphtérie avec certaines angines pseudo-membraneuses, moins graves que la diphtérique, mais affectant avec elle une grande ressemblance : ainsi de l'angine due au *coccus Brisou*, de l'angine à *streptocoques*, signalée par Jaccoud, Sevestre, Netter, de l'angine à *pneumocoques*. qui sont suceptibles de se compliquer de laryngo-bronchite pseudo-membraneuse (Variot, Rabot). Le seul moyen diagnostique que nous possédions dans ces cas, est le procédé bactériologique que nous avons exposé à propos de l'anatomie pathologique. Des angines qui, au point de vue clinique, s'éloignent du mode diphtérique (Landouzy, Dieulafoy), sont ainsi rattachées à la diphtérie, de même que des angines cliniquement considérées comme diphtériques sont reconnues de nature différente. Nous rappelons que le diagnostic bactériologique peut être fait soit par l'examen d'un fragment de fausse membrane, soit ce qui est plus sûr, après culture sur sérum au bout de dix-huit à vingt heures. Aussi quand l'examen clinique dénote soit une angine d'apparence diphtérique, soit un croup, est-il indiqué de ne pas attendre la vérification bactériologique pour instituer le traitement (Sevestre et Martin, Grancher).

2ᵉ **Diagnostic du croup.** — Le diagnostic du croup est facile quand il succède à l'angine, plus délicat lorsqu'il est consécutif à la bronchite ou primitif. Le signe de l'épiglotte, l'expulsion de fausses membranes sont caractéristiques, mais rarement constatées.

Pendant la période vocale, le croup rappelle les *laryngites simples*.

Pendant la période respiratoire, il peut être confondu avec une série d'affections que nous signalerons brièvement.

La *laryngite aiguë pseudo-membraneuse non diphtérique*, a été bien décrite par Collet et Jacod (Th. de Lyon, 1907), qui ont réuni 15 observations dont 9 personnelles de cette affection. Les ensemencements ont été faits avec les fausses membranes laryngées, ont été renouvelés 3 à 4 fois et ont toujours été négatifs. Les cultures ont donné le pneumocoque, le petit coccus de Martin, le staphylocoque, le streptocoque, des microbes associés. En dehors des cultures, le diagnostic se basera sur les signes suivants : pas de coryza, ganglions cervicaux peu volumineux, association constante de congestion pulmonaire ou de broncho-pneumonie, température élevée. L'angine pseudo-membraneuse n'existe que 6 fois sur 15 et s'accompagne d'un œdème inflammatoire de la muqueuse des piliers et du voile du palais. L'évolution n'est pas celle du croup. Tantôt le malade rejette ses fausses membranes et est guéri après 48 heures ; tantôt, malgré le rejet des membranes, l'intubation et la sérothérapie, il se produit un syndrôme broncho-pneumonieiqu qui emporte le malade.

La *laryngite aiguë catarrhale* sans fausses membranes ni bacille de Löfflèr, avec sténose inflammatoire de la région cricoïdienne, sera mentionnée plus longuement à propos des laryngites en général.

La *laryngite striduleuse*, fréquente chez les jeunes enfants, se traduit par un accès de suffocation qui éclate la nuit, brusque, violent. Il se répète peu, n'est pas annoncé par des modifications antérieures de la fonction laryngée comme le croup et ne laisse à sa suite ni oppression, ni grande altération vocale.

Les *affections du naso-pharynx* (coryza postérieur, végétations adénoïdes), provoquent à heure fixe, la nuit et vers le matin, des quintes de toux et parfois du spasme laryngé.

L'*adénopathie trachéo-bronchique* donne lieu à des quintes de toux coqueluchoïde et à du laryngisme, avec modifications de la voix, dues à la paralysie des cordes vocales. J'ai vu un cas de mort par spasme laryngé dans une convalescence de coqueluche avec altération des nerfs récurrents par compression ganglionnaire.

La *broncho-pneumonie* produit deux sortes de phénomènes laryngés, tantôt un accès de suffocation, tantôt du cornage rappelant la dyspnée continue du croup (VARIOT).

L'*enchifrènement nasal* combiné à une bronchite ou à de la toux spasmodique nocturne peut rappeler les bruits laryngés du croup. Il suffit de pincer le nez pour les faire disparaître.

L'*œdème de la glotte* survient dans des conditions spéciales (altérations chroniques du larynx, maladies hydropigènes).

L'*abcès rétro-pharyngien* provoque une compression lente et progressive du larynx et donne à l'exploration du doigt une sensation caractéristique.

§ 6. — Pronostic

La diphtérie est une maladie des plus redoutées. Avant la sérothérapie, la mortalité variait entre 50 et 70 p. 100. Certaines circonstances aggravent le pronostic : la diphtérie secondaire, le coryza couenneux, les hémorragies, l'œdème périganglionnaire, la localisation laryngée qui tue par asphyxie plutôt que par infection, le jeune âge du sujet, le génie épidémique. Certaines épidémies sont très meurtrières, d'autres relativement bénignes. Il va de soi que l'étendue des lésions locales et l'aspect général du malade (facies, pouls, état des forces) entreront en ligne de compte pour le pronostic. L'emploi du sérum antidiphtérique a sérieusement modifié le pronostic. Roux, au Congrès de Buda-Pesth avait déjà indiqué, par l'emploi du sérum, une réduction de la mortalité à 26 p. 100. Depuis, cette mortalité est tombée d'après l'ensemble des statistiques à un chiffre qui varie de 10 à 15 p. 100 (Comby). Plus l'injection est précoce, plus les chances de guérison sont grandes. La sérothérapie tardive, surtout dans les formes graves, ne donne plus que des résultats médiocres. Aussi faut-il injecter dès les premiers jours, et mieux, dès qu'on soupçonne une diphtérie, avant de connaître les résultats de la culture. Il est vrai que certaines formes malignes, d'allure foudroyante, sont réfractaires à la sérothérapie, mais elles constituent l'exception. D'autre part, il paraît de plus en plus démontré que la malignité de la diphtérie n'existe pas, quand la sérothérapie est appliquée de bonne heure (Barbier).

§ 7. — Traitement

La diphtérie, telle qu'on la comprend aujourd'hui, fournit trois indications essentielles :

1° Combattre le développement des bacilles de Klebs-Loffler, ce qui semble facile à première vue, car on sait que ce bacille reste cantonné à la surface des muqueuses, dans l'épaisseur des fausses membranes exsudées à son contact ;

2° Combattre l'intoxication générale qui résulte de la pénétration dans l'organisme de la toxine secrétée par le bacille.

3° Combattre les infections additionnelles, dues à la pullulation des saprophytes (streptocoques, staphylocoques, pneumocoques, etc.) qui deviennent virulents et provoquent soit des accidents locaux, tels que la putréfaction de la fausse membrane, soit des accidents à distance, suppurations, septicémie.

1° Sérothérapie. — Le sérum antidiphtérique de BEHRING-ROUX, a été introduit dans la pratique médicale par la célèbre communication de ROUX au Congrès de Buda-Pesth en 1894. Il exerce une action multiple sur la diphtérie, antitoxique, bactéricide ainsi que l'a démontré NICOLAS, vaccinante. L'immunité conférée par une injection préventive est passive et ne dure que trois à quatre semaines.

a. *Préparation du sérum.* — Ce sérum est emprunté au cheval. On soumet cet animal à une injection sous-cutanée de toxines diphtériques à dose croissante jusqu'à ce qu'il ne réagisse plus. Le sérum de son sang est recueilli aseptiquement et livré en flacons de 10 à 20 centimètres cubes.

b. *Mode d'emploi.* — Le sérum est injecté généralement dans le tissu celluaire de la peau du flanc avec une seringue de Roux. Les précautions de l'asepsie la plus rigoureuse doivent être prises. La seringue est stérilisée par de l'eau bouillante, la peau du patient et les mains de l'opérateur sont lavées au sublimé. Le sérum doit être assez récent et non trouble. Voici les principales données du mode d'emploi du sérum que j'emprunte au rapport de Comby au Congrès de Madrid, en 1903. Les doses de sérum varient avec l'âge et les conditions variables de la diphtérie.

On injectera 5 centimètres cubes chez un enfant âgé de quelques mois ; 10 centimètres cubes de la fin de la première année à 2 ans ; 20 centimètres cubes au-dessus de 2 ans.

On renouvelle l'injection le lendemain et le surlendemain, si la fièvre persiste, si les fausses membranes ne sont pas tombées.

L'injection de sérum doit être faite dans toutes les localisations de la diphtérie.

Elle doit être faite le plus tôt possible : en cas de doute, l'injection de sérum doit être pratiquée avant que le résultat de la culture ne soit connu. La mortalité augmente en effet, avec le retard des injections, et mieux vaut faire une injection inutile que de retarder une injection utile.

Si l'injection ne peut être faite que tardivement, elle doit être doublée et renouvelée dans les vingt-quatre heures.

Les formes graves de la diphtérie réclament une dose double de sérum répétée le même jour.

Le croup doit également être traité par les doses doubles, renouvelées rapidement. La tendance de quelques auteurs est de donner d'emblée des doses massives : 80 à 120 centimètres cubes (LESAGE).

Dans les formes graves de la diphtérie, il n'y a pas de contre-indication de sérum. Dans les formes bénignes, on peut attendre s'il y a de la tuberculose pulmonaire ou une néphrite antérieure.

Les accidents tardifs de la diphtérie et en particulier, les paralysies, relèvent de la sérothérapie. FERRÉ et MONGOUR, (de Bordeaux) COMBY, ont montré la valeur curative du sérum, à peu près méconnu jusque-là, dans les paralysies diphtériques (MANDY, th. de Lyon, 1908). Les injections doivent être faites dans toutes les formes de paralysie localisée ou généralisée, précoce ou tardive, bénigne ou grave. Elles doivent être renouvelées, à la dose de 20 centimètres cubes et plus, tous les jours ou tous les deux jours jusqu'à amélioration nette. SICARD et BARBÉ ont injecté en 27 jours 540 centimètres cubes de sérum à un homme de 23 ans, sans provoquer aucun accident. L'anaphylaxie, c'est-à-dire l'intolérance croissante pour les substances toxiques observée dans certains cas par RICHET ne s'applique pas, en pratique, à la sérothérapie. L'expérience acquise récemment de par le traitement intensif et prolongé des paralysies diphtériques autorise, au contraire, à agir avec plus d'énergie dans toutes les formes de diphtérie grave. C'est ainsi que les doses indiquées ci-dessus doivent être augmentées si la diphtérie se présente avec un caractère malin, ou si elle naît dans le cours d'une épidémie meurtrière. Je dois signaler cependant un fait peu connu, sur lequel j'ai attiré l'attention dans la thèse de LAUGIER (Lyon, 1907), c'est l'inefficacité du sérum dans la conjonctivite diphtérique secondaire à la rougeole, même lorsque le bacille de Löffler est le seul agent observé dans les cultures, même lorsque les injections de sérum et les instillations locales de sérum ont été faites largement et dès le début. La mortalité est de 40 p. 100. La perte d'un ou des deux yeux se voit 25 fois sur 100, des troubles persistants de la vision 10 fois sur 100. La guérison complète n'existe que dans le quart des cas, alors qu'elle est la règle dans la diphtérie conjonctivale primitive traitée par la sérothérapie.

c. *Action du sérum.* — Le sérum antidiphtérique provoque la chute des fausses membranes au bout de deux ou trois jours. Elles ne se reproduisent pas, ou si elles reparaissent, elles cèdent rapidement à une seconde injection. La température tombe brusquement ou progressivement dans le même temps, l'état général s'améliore et la guérison s'affirme définitive. ROUX, au Congrès de Buda-Pesth, a pu établir que la mortalité à l'hospice des enfants malades s'était abaissée de 50 à 24 p. 100. Depuis lors, la mortalité, d'après les statistiques faites dans les pays les plus divers a encore baissé et atteint un chiffre inférieur à 10 p. 100. (SEVESTRE et MARTIN). VARIOT, sur 3 000 diphtériques traités en deux ans à l'hôpital Trousseau a vu la mortalité tomber de 50 p. 100 (chiffre correspondant à la période présothérapique) à 14 p. 100. Il n'est pas douteux, que de pareils résultats, observés de tous côtés par de nombreux observateurs, ont un caractère absolument démonstratif.

Néanmoins on doit signaler les cas réfractaires. Les formes malignes, telles que nous les avons décrites, succombent après la disparition des fausses membranes et de la fièvre. C'est pour rendre compte de ces faits contradictoires, que certains auteurs ont cherché dans l'association microbienne la clef des insuccès. Il est possible que les strepto-diphtéries aient une part de responsabilité dans les cas malheureux, mais il est des diphtéries pures (VARIOT, RABOT) qui se comportent de la même façon.

Il est important, surtout lorsqu'il s'agit d'une forme sérieuse,

de ne pas attendre le résultat de l'examen bactériologique et
de faire l'injection d'emblée. Toutes les statistiques s'accordent
en effet à reconnaître que passé un délai de trois à quatre jours,
les résultats de la médication deviennent douteux. La toxine
diphtérique altère rapidement les organes et il importe ou d'en
prévenir la fabrication ou d'en neutraliser les effets au plus tôt.
Les injections faites dès le premier jour donnent une mortalité
plus faible que celles faites les jours suivants. Il est important
aussi de traiter avec hâte les localisations laryngées de la
diphtérie.

d. *Accidents de la sérothérapie.* — L'injection du sérum provoque dès le premier jour une *réaction fébrile* avec accélération
et irrégularité du pouls, abaissement de la pression artérielle,
oligurie. Du quatrième au huitième jour, paraissent des *éran-
thèmes*, urticaire, érythèmes polymorphe, scarlatiniforme, rubé-
liforme, avec légère réaction fébrile. Tous ces phénomènes sont
passagers et sans grande importance. Mais du dixième au quinzième jour, plus particulièrement vers le treizième (SEVESTRE
et MARTIN) se montrent des *accidents plus graves :* fièvre intense
à 40° et au delà, avec douleurs vives et léger gonflement articulaire, retour des exanthèmes, vomissements, diarrhée intense,
prostration ou délire, albuminurie. Ces phénomènes disparaissent
au bout de quelques jours. Parfois cependant on a signalé la
mort avec l'anurie, des convulsions, une syncope. VARIOT l'a
notée trois fois sur un total de 3 000 diphtériques.

Tous les accidents que nous venons d'énumérer sont dus non
pas à l'antitoxine contenue dans le sérum, mais au sérum lui-
même, car il est susceptible de provoquer les mêmes réactions
quand il est emprunté à un cheval non immunisé. Au reste ces
accidents ne sont pas constants, ne paraissent pas en rapport
avec la dose injectée, mais sont dus plutôt à des qualités particulières de l'animal qui a fourni le sérum ou à une susceptibilité de certains sujets. Les tuberculeux, en particulier, semblent
très éprouvés, leurs lésions sont impressionnées comme par
l'injection de tuberculine.

Certains de ces accidents ont été considérés comme indépendants de la sérothérapie, en particulier les érythèmes scarlati-

niformes, que MARFAN rattache à la scarlatine vraie (Voir scarlatine). Il est très important de ne pas tenir trop compte des dangers que les recherches sur l'anaphylaxie, c'est-à-dire la susceptibilité croissante vis-à-vis d'une substance toxique, ont imputés à la sérothérapie. Au reste, NETTER a pu atténuer les accidents de la sérothérapie par l'emploi simultané du chlorure de calcium, pris à l'intérieur.

2° **Traitement local**. — Le sérum antidiphtérique remplit toutes les indications que comporte le traitement de la diphtérie : il est bactéricide et antitoxique. Cependant, la fausse membrane ne se détachant souvent que le troisième jour et parfois même résistant davantage, il y a intérêt à s'attaquer directement au bacille, très facile à aborder dans sa localisation la plus fréquente au niveau du gosier. Il ne faut pas se faire trop d'illusions sur un traitement local, car il n'est souvent que partiel. A supposer qu'on puisse détruire facilement les foyers accessibles, on sait qu'il y a des colonies bacillaires dans le *haut pharynx*. dans les *fosses nasales*, souvent du côté du *larynx, avec ou sans fausses membranes*, que le traitement local ne peut atteindre. Cependant, il doit être employé, car il combat un des foyers principaux dans lesquels s'élabore la toxine et atténue, dans une certaine mesure, l'intoxication.

Le traitement local a des inconvénients qui sont parfois très grands. Il comporte des manœuvres souvent répétées sur le gosier, et difficiles à faire accepter des enfants. Il expose à des excoriations de la muqueuse et ouvre la porte largement aux toxines ou aux infections associées.

C'est un précepte que recommandent tous les auteurs d'agir avec prudence sur les fausses membranes. Aussi faut-il s'abstenir de l'emploi des topiques irritants ou caustiques, en usage avant la sérothérapie, et se contenter de pulvérisations à l'eau bouillie ou additionnée d'une faible proportion (1 sur 20) d'eau oxygénée. On réservera même ce traitement aux cas d'angine accompagnée de putridité, pour déterger mécaniquement le pharynx et le débarrasser des débris membraneux, des mucosités, des particules plus ou moins fétides déposées à sa surface. On est souvent obligé de renouveler l'irrigation plusieurs fois par jour ; si l'enfant résiste, ou mani feste une émotion trop vive, mieux vaudra s'abstenir.

3° Traitement général. — Le traitement général est en grande partie réalisé par la sérothérapie qui neutralise la toxine diphtérique. Toutefois, il faut soutenir les forces du malade au moyen de toniques : alcool, préparations de quinquina, de kola. Il faut veiller à l'urination qui est parfois troublée, en prescrivant des boissons et en particulier le lait. Il faut s'occuper spécialement de l'alimentation du patient qui a parfois une véritable anorexie.

4° Traitement du croup. — Le traitement de l'angine est applicable aux autres localisations de la diphtérie. Le croup seul exige une thérapeutique spéciale. Le croup apporte avec lui un danger propre, celui de l'asphyxie mécanique. L'injection du sérum doit donc être pratiquée à la moindre menace de localisation sur le larynx. De plus, on facilite le détachement des fausses membranes en maintenant les enfants dans une atmosphère humide (chambre à vapeur des hôpitaux, pulvérisations ou vaporisations d'eau par ébullition en ville). Il existe dans le croup un élément spasmodique se traduisant par les crises de suffocation. On les prévient par l'usage du bromure de potassium, de la codéine (Variot), de l'ipéca (les vomitifs, tout en expulsant les fausses membranes, calment les spasmes).

Lesage et Cléret (La Clinique, 1908), ont bien mis en lumière le rôle du spasme dans la glotte par les bons résultats qu'ils ont obtenus avec l'emploi de la morphine en injections sous-cutanées. La morphine à la dose de 1/4, 1/3, 1/2 centigrammes suivant l'âge est parfaitement tolérée chez des enfants de 18 mois ou plus âgés. Son action n'est pas comparable à celle de l'opium. Lorsque l'enfant atteint de croup a des menaces d'asphyxie, Lesage et Cléret commencent à pratiquer une injection de morphine et quelques instants après, injectent une *dose massive* de sérum, 80, 100 à 120 centimètres cubes. L'enfant s'endort immédiatement, le tirage cesse le plus souvent, le sommeil morphinique dure 5 à 6 heures et au réveil l'enfant est virtuellement guéri.

Si la morphine n'amène pas une sédation, il faut tuber. Mais d'une façon générale, la morphine évite le *tubage initial* dans un grand nombre de cas, elle évite le *retubage* et diminue la *durée de l'intubation*, à condition que le croup ne soit pas compliqué.

Ce sont là d'heureux résultats, puisqu'ils restreignent l'usage du tube dont les inconvénients ne sont pas à dédaigner (ulcération, sténose consécutive, etc.)

Néanmoins, il ne faut pas exagérer les réels succès de cette méthode, et dans beaucoup de cas, on devra combattre l'obstacle laryngé par les deux procédés usuels, la trachéotomie et l'intubation du larynx.

A. TRACHÉOTOMIE. — La trachéotomie est pratiquée à deux périodes différentes du croup, soit au début de la période asphyxique, soit lorsqu'on amène l'enfant presque mourant. Dans ce dernier cas, il n'est nul besoin de songer à l'anesthésie. Chez les sujets de la première catégorie, la sensibilité est également diminuée et en France, on n'a pas habituellement recours au chloroforme. Dans d'autres pays, on fait inhaler quelques gouttes de chloroforme, ce qui amène souvent la sédation du spasme. Il est formellement contre-indiqué de faire une anesthésie profonde ; il faut que le sujet, au moment de l'ouverture de la trachée, puisse expulser les mucosités, les fausses membranes et le sang qui y pénètrent. Donc, en général, pas d'anesthésie.

a. *Opération.* — Le sujet est étendu horizontalement, le cou reposant par sa partie postérieure sur un traversin cylindrique (qu'on peut façonner en enroulant une bouteille ou une petite bûche de bois dans un oreiller). La tête est dans l'axe du corps. La partie antérieure du cou est ainsi en extension moyenne. Elle doit toujours être éclairée par une lumière venant de gauche, le jour près d'une fenêtre, la nuit par des lumières suffisantes. Un aide tient la tête qu'il ne doit abandonner sous aucun prétexte. Un autre assujettit les bras et les jambes. Pour les bras on les immobilise aussi en enroulant l'enfant dans une alèze.

L'opérateur doit avoir à sa portée les instruments suivants :

Deux canules, une du plus gros modèle correspondant à l'âge du sujet ; l'autre d'un numéro immédiatement en dessous [1].

Deux bistouris, l'un droit, l'autre boutonné.

Un dilatateur.

Des écarteurs et des pinces hémostatiques.

Une pince à fausses membranes.

Une plume d'oie ou de pigeon, munie de ses barbes.

La trachéotomie a été pratiquée en différents points : on distingue la *trachéotomie supérieure*, procédé classique : la *trachéotomie inférieure*, qui a l'inconvénient d'exposer à des hémorragies et de conduire dans une région où la trachée est très profonde ; la *crico-trachéotomie*, celle-ci réservée aux cas où l'incision des parties profondes et superficielles se fait en un temps. Cette opération, dite de SAINT-GERMAIN, ne peut qu'être exceptionnelle, et en général on fait la trachéotomie *lente* (elle dure une à deux minutes) en faisant partir l'incision du bord inférieur du cricoïde (trachéotomie supérieure).

La trachéotomie se fait en trois temps :

Premier temps. — Avec le pouce et le médius gauche on fixe le larynx de façon à l'immobiliser et à le faire saillir un peu, pendant que l'index gauche suit la saillie du thyroïde, la dépression crico-thyroïdienne, et se fixe par son ongle sur le cricoïde. On incise la peau en partant de ce point sur une étendue de 2 cent. 1/2 à 3 centimètres en suivant bien la ligne médiane. On divise ensuite soit au bistouri, soit avec une sonde cannelée, l'aponévrose superficielle, les muscles, l'aponévrose profonde.

---

[1] Voici la nomenclature admise avec l'indication du diamètre intérieur de l'extrémité inférieure des canules, d'après SEVESTRE et MARTIN :

Nᵒˢ 000	5 millimètres.	} au-dessous de 15 mois.
— 00	6 —	
— 0	6,5 —	jusqu'à 2 ans.
— 1	7 —	de 2 à 3 1/2 ou 4 ans.
— 2	7,5 —	de 3 ans 1/2 à 5 ou 6 ans.
— 3	8 —	jusqu'à 8 ans.
— 4	8,5 —	adolescents.
— 5	9 —	adultes.

Deuxième temps, section de la trachée. — La trachée étant ainsi à nu, on plonge l'index gauche à l'extrémité supérieure de la plaie jusqu'à ce qu'il ait le contact des anneaux trachéaux. Le bistouri droit, tenu près de sa pointe, est enfoncé immédiatement au-dessous de l'index, dans la trachée, et après pénétration, ce qui est annoncé par une sensation de résistance vaincue, est amené en bas en sectionnant sur la ligne médiane et perpendiculairement à leur direction deux à trois anneaux de la trachée. L'ouverture de la trachée s'accompagne généralement d'un bruit sifflant assez intense.

Troisième temps. — Le doigt gauche étant placé sur l'orifice trachéal, on présente de la main droite l'extrémité de la canule perpendiculairement à la direction de la trachée. Le doigt gauche guide l'introduction, et lorsque l'extrémité a pénétré, on relève légèrement le pavillon, et la canule se trouve en place. Dès qu'elle est dans la trachée, il y a expulsion de mucosités et d'air qui provoquent un bruit dit *canulaire*. Parfois la canule est difficile à introduire, l'incision trachéale étant trop étroite ou trop latérale, et on fait fausse route. Dans ce cas on a recours au dilatateur et la canule est placée entre ses branches.

La canule placée, on la fixe par deux cordons qui s'insèrent aux ailettes du pavillon. On applique une cravate de mousseline, recommandée par TROUSSEAU, qui tamise l'air et empêche la pénétration des particules pulvérulentes dans la trachée.

Toute l'opéraiton doit être faite aseptiquement.

b. *Accidents pendant l'opération.* — Ces accidents sont l'hémorragie et l'asphyxie, l'emphysème et la syncope.

L'hémorragie est peu à redouter dans la trachéotomie supérieure, si on opère sur la ligne médiane. Il est rare qu'on ait à lier un vaisseau. L'hémorragie s'arrête si la canule est assez grosse pour comprimer la plaie trachéale et les parties profondes. Si le sujet rejette du sang par la canule, il faut changer celle-ci et en mettre une plus grosse. Si l'hémorragie vient exclusivement des parties extra-trachéales, on comprime avec un peu de coton aseptique. Les *hémorragies secondaires* sont plus graves, car elles indiquent une diphtérie maligne ou un processus ulcéreux.

L'*asphyxie*, si elle se produit, exige une grande rapidité dans l'exécution de l'opération. On introduira le plus tôt possible la canule ou le dilatateur et on fera la respiration artificielle. Parfois, l'introduction de la canule chez un enfant qui respirait, non seulement ne soulage pas, mais arrête la respiration. Il s'agit alors soit d'une fausse route due à ce que l'incision trachéale a été faite obliquement ou latéralement, à ce que la canule a été manœuvrée maladroitement, soit à ce que de fausses membranes détachées obturent l'orifice inférieur de la canule. Dans ce dernier cas, on essaye de les saisir avec la pince à fausses membranes ou de les repousser avec une plume d'oie ou de pigeon munie de ses barbes. Si on échoue, le mieux est de retirer la canule, d'appliquer le dilatateur et elles sont ordinairement rejetées dans une secousse de toux.

L'*emphysème* indique une plaie trachéale trop grande pour la canule ou une fausse route de celle-ci.

La *syncope* est rare.

c. *Traitement consécutif à la trachéotomie.* — Il faut pratiquer ou répéter l'injection de sérum, tenir les enfants dans une atmosphère chaude et humide.

La *canule interne* sera enlevée et nettoyée plusieurs fois par jour, chaque fois qu'elle sera remplie de mucosités.

La *canule externe* doit être changée pour permettre le nettoyage de la plaie une fois par jour, en commençant le lendemain ou le surlendemain de l'opération. Le nettoyage doit être rapide, fait antiseptiquement. On profite aussi de l'ablation de la canule pour faire tousser l'enfant et amener l'expectoration des fausses membranes.

Il faut enlever la canule le plus tôt possible. Avant la sérothérapie, il fallait cinq à neuf jours pour essayer l'ablation, aujourd'hui on peut la tenter dès le deuxième ou le troisième jour (SEVESTRE et MARTIN). On obture l'orifice trachéal et si l'air passe dans le larynx, on enlève la canule en surveillant avec soin l'enfant, surtout dans les premiers temps qui suivent l'ablation, en raison de la facilité avec laquelle se produisent à ce moment les accès de suffocation. On remettrait dans ce cas la canule en place. La plaie pansée soigneusement se cicatrise en

11.

quelques jours. Chez d'autres enfants, dits *canulards*, on est obligé de laisser la canule à demeure pendant un temps indéterminé. Parfois c'est une tendance spasmodique du larynx qui en est la cause, et, dans ce cas, on peut faire le tubage continu ou intermittent, connu sous le nom d'*écouvillonge du larynx* (VARIOT). Dans d'autres cas, il se produit des *bourgeons charnus trachéaux* qu'il faut cautériser, exciser ou racler.

d. *Complications de la trachéotomie.* — La plaie *se diphtérise*. On est assez facilement maître de cet accident, au moyen des applications topiques signalées dans le traitement de l'angine.

L'*inflammation* de la plaie est également un accident peu redoutable.

La *gangrène* de la plaie est plus grave. Superficielle, elle ne modifie que peu l'évolution de la lésion. Profonde, elle détermine des pertes de substances considérables et s'accompagne de dépression profonde des forces. C'est encore aux antiseptiques caustiques qu'il faut avoir recours. La gangrène, outre l'apparence spéciale, la fétidité de la plaie, produit le noircissement de la canule. Elle peut guérir, mais la cicatrisation est lente et irrégulière.

La *trachée s'ulcère* parfois au niveau de l'extrémité inférieure de la canule qui dans ce cas noircit ; l'ulcère produit peut-être le point de départ d'hémorragies, de bourgeons charnus trachéaux, de rétrécissements secondaires. Il faut employer une canule dont la partie inférieure soit réduite de dimensions et d'une courbure allongée pour diminuer la pression, et l'enlever le plus tôt possible. Il se produit plus tard un rétrécissement de la trachée qui entrave le développement général et favorise la tuberculose pulmonaire.

Le *poumon* présente de la *broncho-pneumonie* à deux périodes différentes. Tantôt elle est *précoce*, se montre dans les deux premiers jours après l'opération, s'annonçant par l'élévation thermique, le type respiratoire spécial, l'absence d'expectoration, la somnolence ou l'agitation et l'asphyxie rapide. Elle est le plus souvent mortelle. Tantôt elle est *tardive*, apparaît à la fin du premier septénaire, et évolue comme la broncho-pneumonie à noyaux successifs. Cette forme est susceptible de guérison.

e. *Influence de la trachéotomie sur la marche de la diphtérie.*— La trachéotomie ne combat que l'obstacle mécanique du pharynx et du nez, mais la maladie générale doit être traitée après comme avant.

Les seules modifications immédiatement apportées par l'ouverture de la trachée sont relatives à la respiration qui se rétablit. Elle peut être gênée momentanément lorsque des mucosités ou des fausses membranes sont dans la canule, mais dès qu'elles sont expulsées avec un bruit de gargouillement spécial, elle reprend son allure paisible ; l'angoisse et le malaise disparaissent, le teint perd sa lividité, l'état général s'améliore.

L'absence d'expectoration, coïncidant avec un état général grave et de l'accélération respiratoire, est l'indice d'une *broncho-pneumonie précoce* rapidement mortelle. Dans ce cas la respiration est serratique, rappelle un bruit de scie (TROUSSEAU).

Enfin le jetage d'un liquide sanieux, grisâtre, indique une diphtérie maligne.

La trachétomie provoque dès le premier jour une fièvre modérée qui ne dure que deux ou trois jours. Elle est peu importante. La *fièvre tardive* est plus fâcheuse, car elle annonce une complication.

B. INTUBATION DU LARYNX. — L'intubation est une méthode qui en raison de son innocuité et de son exécution relativement facile, tend à se substituer de plus en plus à la trachéotomie. Déjà proposée par BOUCHUT en 1858, elle ne fut adoptée que récemment après qu'O'DYWER eut réussi, par de longues recherches, à faire une instrumentation convenable.

a. *Instruments.* — Les instruments d'O'DYWER comprennent :

1° Un *ouvre-bouche* de Denhart dont la poignée s'applique sur la joue du malade pour ne pas gêner l'opérateur.

2° Un *introducteur* formé d'une tige d'acier monté sur un manche d'ébonite, terminée à son extrémité libre par un pas de vis destiné à maintenir solidement fixé un mandrin porte-tube. Sur la tige est placé un tube de laiton mobile, terminé d'un côté par un renflement sur lequel appuie le pouce pour le mettre en mouvement, de l'autre par un ressort à boudin muni de deux griffes qui servent à chasser le tube dans le larynx lorsqu'on retire le mandrin.

3° De *tubes spéciaux,* à section elliptique, à partie moyenne renflée, construits de façon à s'adapter parfaitement à la cavité laryngée. La tête du tube est très volumineuse, pour être retenue à l'orifice laryngé. Elle présente une œillère dans laquelle on passe un léger cordonnet de soie. Le tube est muni d'un mandrin en acier, composé de deux pièces articulées au milieu de sa hauteur. Le mandrin se visse en haut à l'introducteur et se termine en bas par une extrémité mousse qui comble l'orifice du tube.

Il y a des tubes de différentes dimensions correspondant aux âges des malades : de 1 an, de 2 ans, de 3 à 5 ans, de 5 à 7 ans, de 7 à 12 ans, de 12 ans.

Une règle annexée à l'appareil sert de mesure aux tubes et donne des chiffres pour chaque âge.

4° Un *extracteur,* tige recourbée qu'on introduit dans le tube et qui se termine à son extrémité par deux lames qui s'écartent en appuyant sur une pièce près de la poignée, de façon à faire corps avec le tube.

b. *Manœuvres opératoires.* — On place bien à portée tous les instruments et en plus une cuiller et des ciseaux. Le tube est en place sur l'introducteur.

Il faut des aides bien dressés et dociles. Si on n'a qu'un aide, on enmaillote l'enfant pour immobiliser ses bras. L'aide s'assied sur une chaise pas trop haute, les genoux bien garnis. Il prend l'enfant, l'assied, maintenant ses jambes entre les siennes. Si l'enfant n'a pas les bras liés, un deuxième aide est nécessaire pour les maintenir.

Dans un *premier temps,* on place l'écarteur du côté gauche, et à ce moment le manche de la cuiller qu'on a préparée peut servir à en faciliter l'introduction. L'ouvre-bouche placé, on en écarte les branches à fond, autrement il se déplacerait si l'enfant pouvait abaisser son maxillaire inférieur. L'ouvre-bouche se maintient sans aide. Si on a un troisième aide, on peut le lui confier. L'aide qui tient l'enfant applique ses deux mains sur le front et relève un peu la tête, le second aide maintenant les mains.

Dans le *second temps* l'opérateur introduit l'index gauche dans la bouche de l'enfant et aborde latéralement le larynx. La pulpe de l'index doit sentir les arythénoïdes en arrière et l'épiglotte en avant. Celle-ci paraît toujours plus grosse qu'on ne peut le soupçonner à la vue. En plongeant le doigt dans cette sorte d'entonnoir on voit l'enfant asphyxier. L'ouverture glottique déterminée, on tient le manche de l'introducteur parallèle au thorax du patient, on applique l'extrémité du tube sur la partie de l'index gauche qui est en dehors de la bouche, on en suit le bord droit jusqu'à ce que le tube soit en contact avec la pulpe de l'index, c'est-à-dire que l'extrémité inférieure du tube soit au niveau de l'orifice supérieur du larynx. Les yeux fixés sur la région cervicale du malade, on attend une augmentation de la dépression du creux sus-sternal indiquant que l'inspiration va se faire et on relève vivement le manche de l'instrument. Le tube glisse le long de l'extrémité de l'index que l'on a légèrement déplacé en dehors, il pénètre dans le larynx et sa tête renflée se place sous la pulpe du doigt. On pousse alors la partie mobile du porte-tube et on retire vivement l'instrument.

Si le tube est en place, on voit l'enfant rejeter des fausses membranes parfois très longues, et on perçoit un bruit métallique très caractéristique. Celui-ci peut parfois tarder à se faire entendre. Il faut attendre quelques secondes avant de tirer sur le fil fixé à l'œillère du tube. A la première inspiration, le tube sifflera. Si la respiration se fait bien, on coupe un des chefs du fil en prenant le nœud entre les doigts et on retire le fil en maintenant le tube avec l'index gauche. Quelques auteurs conseillent de laisser le fil à demeure en le maintenant collé sur la joue avec du collodion. Il constitue une gêne pour l'enfant, mais il faut néanmoins suivre ce conseil si on est peu familiarisé avec l'extraction du tube. A ce moment de l'opération, on enlève l'ouvre-bouche et on reporte l'enfant dans son lit. Il est inutile de donner à boire de suite à l'enfant, car on peut provoquer des quintes de toux et l'expulsion du tube.

c. *Extraction du tube*. — Si la diphtérie n'est pas trop sévère, on peut enlever le tube dès le cinquième jour. On place l'enfant comme pour l'intubation, la tête droite, on introduit l'ouvre-bouche qu'on fait jouer à fond, l'index gauche va à la recherche du tube et se place sur la partie latérale. L'extracteur est introduit dans la bouche par la main droite et l'index gauche le guide pour faire pénétrer sa pointe dans la lumière du tube. Dès qu'on croit avoir atteint ce but, on relève le manche de l'instrument bien horizontalement et on presse sur la branche mobile pour faire écarter les branches terminales et on tire en maintenant bien la pulpe de l'index sur le tube de façon à ce qu'il y ait adhérence complète du tube et de la pince, car souvent occupé à retirer l'instrument, on oublie de continuer la pression qui fait écarter les branches de l'extracteur et le tube tombe. La manœuvre de l'extraction est parfois très difficile, car le larynx a de grands mouvements de déplacement et on ne sait à quel moment il faut appuyer pour saisir le tube. Les mors de la pince d'O'Dywer sont un peu courts. M. Rabot se sert de l'extracteur de Weiss.

Quand on n'arrive pas à faire l'extraction avec l'instrument, Rabot conseille le procédé suivant : il fait coucher l'enfant sur les genoux d'un aide, la tête renversée et tombant de son propre poids en dehors du genou droit de l'aide. La main droite de l'opérateur immobilise le larynx en appuyant sur les grandes cornes de l'os hyoïde. La bouche est maintenue ouverte avec l'ouvre-bouche. L'index gauche est placé sous la tête du tube, latéralement, et on le fait glisser jusqu'à la partie posté-rieure de la tête. Le tube est d'abord soulevé, puis entraîné par l'index qui l'amène sur la langue. Ce procédé a toujours réussi à M. Rabot. Il a l'inconvénient de provoquer la cyanose de l'enfant.

d. *Modifications des instruments d'O'Dywer*. — Ferroud a réuni l'introducteur et l'extracteur en une seule pièce. Le tube est taillé en biseau à une de ses extrémités et sur une de ses faces ce biseau a été renflé de façon à rappeler l'extrémité arrondie du tube d'O'Dywer. L'ouvre-bouche est remplacé par une gaine métallique qui protège le doigt de l'opérateur. L'inconvénient de cet appareil, c'est l'ouverture du tube, l'absence de mandrin ; le tube en glissant le long du larynx et en raclant est exposé à être obturé par une fausse membrane. De plus, il produit un bruit métallique dès qu'il est dans le vestibule du larynx, tandis qu'avec le tube d'O'Dywer, ce bruit caractéristique ne se produit que si l'instrument est placé.

EGÉDÉ a cherché à avoir un porte-tube qui permît au courant d'air expiratoire d'atteindre la face de l'opérateur.

BAYEUX ayant trouvé au niveau du cartilage cricoïde un spasme assez violent pour empêcher la pénétration du tube dans la trachée, a coupé le tube d'O'Dywer au niveau de son renflement. Il a ainsi un tube court qu'il a dû allonger en lui plaçant une jambe. Par ce moyen, il arrive à enlever le tube en serrant fortement la trachée. Le tube est énucléé. SEVESTRE a également un tube court analogue à celui de BAYEUX.

M. RABOT préfère les instruments d'O'Dywer. Leur seul inconvénient est qu'ils sont difficiles à nettoyer. COLLIN en a construit de plus maniables.

e. *Accidents pendant l'intubation.* — L'intubation est une opération assez difficile qu'on arrive quelquefois à pratiquer du premier coup, mais qui souvent demande une longue expérience. — La *syncope* est parfois mortelle, mais cela tient à ce que l'intoxication diphtérique avait touché le cœur. Le plus souvent, c'est une syncope nerveuse qui disparaît par la position déclive de la tête. — Les *vomissements* sont un accident fréquent, quand l'enfant vient de boire ou de manger. Il a peu d'importance en lui-même ; mais parfois, le vomissement est suivi d'une fausse sédation, même quand le tube n'a pas pénétré dans le larynx ; le retour rapide de l'asphyxie indiquera l'erreur commise. — Les *convulsions* sont rares, se montrent une fois sur cent (RABOT). Si on tire sur le fil, les convulsions cessent, pour reprendre dès qu'on replace le tube. Il faut alors faire la trachéotomie. — Le *refoulement des membranes* est un accident rare. Il suffit d'enlever le tube, et la membrane refoulée est expulsée. Parfois elle adhère et ni le tubage ni la trachéotomie ne la font rejeter. RABOT a dû laisser un enfant trachéotomisé sans canule pendant vingt-quatre heures. La canule remise, l'enfant succombait au bout d'une heure et l'autopsie montrait le refoulement des membranes vers l'éperon des bronches. — L'*hémorragie* est rare, se borne à quelques gouttes de sang. — La *pénétration du tube dans le pharynx* est suivie de la déglutition du tube laquelle provoque des épreintes ; l'enfant le rejette dans les selles. C'est un accident sans gravité. — La *perforation du cartilage thyroïde* (RAUCHFUSS) est un accident grave. Il faut enlever le tube et faire la trachéotomie. — Le *spasme laryngé* s'oppose à la pénétration du tube. RABOT a essayé sans succès la chloroformisation. Il conseille d'attendre ; la sensibilité va en diminuant.

f. *Accidents après l'intubation.* — Les *quintes de toux* sont parfois si fréquentes qu'elles font rejeter le tube. GALATTI en fait un signe pronostique favorable. — Le *rejet du tube* est un accident désagréable, car il est le prélude de nombreuses réintubations. RABOT a vu des enfants rejeter leur tube à tout propos dans la proportion de 10 p. 100. Ce sont des enfants difficiles à tuber. L'asphyxie commence assez rapidement après le rejet du tube. Il faut trachéotomiser, à moins de rester auprès du malade. Parfois le tube est dégluti et ce n'est que devant les menaces de l'asphyxie que l'on s'aperçoit qu'il n'est plus dans le larynx. — Le *trouble de la déglutition* est parfois très marqué dans les premiers moments. Il faut faire avaler lentement, la tête renversée, penchée hors du lit, donner des soupes épaisses, calmer la soif avec des lavements. — L'*obstruction du tube par les membranes* est un accident redouté, mais rare. Il faut détuber. C'est dans ces conditions que l'énucléation de Bayeux rendra des services. — Les *ulcérations des cordes vocales* peuvent être dues à la mauvaise construction des tubes ou à leur long séjour. RABOT n'en a jamais vu dans ses autopsies. — L'*adéno-phlegmon sous-hyoïdien* est rare. RABOT a vu 4 cas de ce genre qu'il attribue à l'usage de tubes mal désinfectés.

g. *Accidents pendant l'extraction.* — L'extraction peut être gênée, mais non empêchée par le spasme laryngé. — RABOT a vu un tube trop étroit tomber dans la trachée. Il dut faire la trachéotomie et repousser le tube par en haut.

h. *Accidents après l'extraction.* — L'*aphonie* n'a rien d'inquiétant. Des *brides cicatricielles* ont été signalées par GALATTI. — Le *spasme laryngé* peut persister. Certains malades ne peuvent se passer de leur tube. Il y a des *tubards canulards* comme des *canulards*. — SARGNON et BARLATIER étudiant, par les méthodes directes et notamment la trachéoscopie directe sous-glottique rétrograde, les lésions présentées par les canulards et les tubards canulards, ont observé l'existence d'un *éperon sus-canulaire* antérieur très oblique, un *angle trachéolaryngien* ouvert en arrière, de l'*ankylose*, de l'*hypertrophie des cordes vocales* et du *larynx*. Chez le tubard canulard gravement atteint, il y atoujours de la *stenose cicatricelle*, allant parfois jusqu'à la soudure, à siège ou à prédominance cricoïdienne.

Dans les sténoses larges, non cicatricielles, et dans les sténoses fonctionnelles, ces auteurs conseillent l'intubation et surtout la dilatation caoutchoutée.

Dans les cas d'ulcérations graves dues au tubage et pour prévenir les cicatrices vicieuses, les mêmes auteurs conseillent la trachéotomie secondaire avec dilatation caoutchoutée précoce, si le malade ne peut supporter l'ablation de la canule.

Les sténoses cicatricielles serrées sont justiciables des méthodes sanglantes. SARGNON et BARLATIER préconisent la *laryngostomie* qui consiste en la création d'une laryngo-fissure ou d'une trachéo-laryngo-fissure partant de la canule, avec suture du larynx à la peau et dilatation caoutchoutée à ciel ouvert pendant des mois (KILLIAN). Il en résulte la formation d'une bouche trachéo-laryngienne que l'on ferme ultérieurement par plastique. Cette opération pratiquée surtout dans la région lyonnaise, en Italie et en Belgique, a donné d'excellents résultats respiratoires et vocaux dans la cure des sténoses cicatricielles graves et des papillomes du larynx. C'est la méthode de choix en pareille circonstance.

i. *Parallèle de l'intubation et de la trachéotomie.* — Les statistiques semblent pencher un peu en faveur de la trachéotomie.

L'intubation a pour elle la rapidité d'exécution, l'absence de toute hémorragie, de plaies et partant d'infection secondaire, le peu de soins consécutifs, la sortie plus facile des membranes et des mucosités, l'arrivée d'un air dans des conditions physiologiques de chauffage et d'humidité, l'absence de granulations dans la trachée. Elle a contre elle la difficulté d'exécution, le rejet du tube, l'oblitération par les membranes, la difficulté de l'employer en ville (il faut que le tube soit replacé promptement).

Les deux opérations se complètent parfois. On est réduit à faire la trachéotomie après l'intubation et l'intubation qui réussit très bien chez les trachéotomisés canulards.

5° Prophylaxie de la diphtérie. — La prophylaxie de la diphtérie comprend l'isolement du malade, la désinfection du milieu, l'injection préventive du sérum pour l'entourage.

Il faut distinguer au point de vue de l'*isolement* les sujets atteints de diphtérie légitime guérie, avec persistance des bacilles dans la gorge et le nez après la guérison, et les sujets porteurs des mêmes bacilles sans avoir présenté aucune trace de la maladie, après avoir été en contact avec des diphtériques.

Il faut se souvenir d'ailleurs que la diphtérie nasale passe parfois à l'état chronique, sans provoquer de troubles autres que l'écoulement souvent unilatéral d'un liquide clair, ce que Rabot appelle la goutte nasale ; ce coryza est très contagionnant, ainsi qu'en témoigne une observation de Rabot [1] relative à une fille de douze ans, atteinte de goutte nasale, sans autres symptômes, et qui pendant neuf mois passa dans différents services à la Charité de Lyon, semant sur son passage une série d'épidémies de diphtérie plus ou moins meurtrières.

Quand tout symptôme d'angine ou de coryza a disparu, et qu'il persiste des bacilles, il convient d'attendre quelques semaines avant de rendre les sujets à la vie commune, et à ce moment, si les bacilles persistent, il suffit de prescrire matin et soir des lavages et des irrigations avec de l'eau boriquée. Dopter a vu disparaître en cinq jours les bacilles de la gorge, chez des sujets convalescents, en leur administrant chaque jour dix à douze pastilles de sérum desséché de Martin.

---

[1] In thèse de Vieillard, *Le coryza diphtérique*, Lyon, 1903.

Les frères ou sœurs des enfants atteints de diphtérie peuvent présenter, sans avoir été malades, des bacilles dans le nez, pendant fort longtemps, deux ans dans un cas de RABOT, malgré l'injection de sérum. Il serait excessif de les condamner à l'isolement, il suffit de quelques pratiques d'antisepsie locale. A ce propos faisons remarquer encore une fois que les sécrétions qui proviennent d'un diphtérique, crachats, goutte nasale, renferment de nombreux bacilles et déposent ceux-ci sur les oreillers, les mouchoirs, les linges, les objets portés à la bouche. Ce sont ces sécrétions qui jouent le principal rôle dans la propagation. Aussi faut-il recommander aux parents de ne pas prendre les enfants dans leur lit, de ne pas les moucher avec leurs mouchoirs, d'éviter leurs baisers. Pour les enfants gueris de la diphtérie, il faut éviter qu'ils passent à leurs camarades leurs crayons, leurs plumes, que les écoliers portent volontiers à leur bouche.

La *désinfection* portera sur tous les objets qui auront été en contact avec le malade, linges, ustensiles, jouets, livres et sur le local où il aura séjourné.

L'injection préventive de sérum est universellement adoptée. J'emprunte à NETTER [1] l'exposé des conditions de son emploi.

On devra injecter préventivement les enfants d'une famille où aura existé un premier cas de diphtérie, même si la surveillance de ces enfants est facile.

Dans le cas d'épidémies dans une salle d'hôpital, un internat, une crèche, un asile, les injections préventives devront être employées sans retard. Il y aura grand avantage à généraliser cette mesure dans le cas d'épidémies frappant une école d'externes.

L'inoculation systématique, renouvelée toutes les quatre semaines, met les enfants hospitalisés à l'abri de la diphtérie. En effet, la durée de l'immunité n'est guère que de vingt-huit jours environ ; néanmoins les diphtéries contractées après ce délai sont bénignes.

L'injection préventive est particulièrement indiquée dans les pavillons affectés à la scarlatine et à la rougeole.

---

[1] NETTER, *Rapport sur la valeur du serum antidiphtérique au point de vue de la prophylaxie*, Congrès d'hygiène de Bruxelles, 1903.

La dose de sérum employé est de 5 centimètres cubes du sérum de l'Institut Pasteur.

Pour les pavillons de la rougeole, la dose doit être plus forte et les injections plus rapprochées.

Les accidents sériques existent dans les injections préventives. Ils sont habituellement légers chez l'enfant et ne contr'indiquent pas l'emploi ultérieur de la sérothérapie, s'il se produit plus tard une diphtérie.

ARTICLE II

FIÈVRE TYPHOÏDE

La fièvre typhoïde est une maladie générale dont l'agent spécifique reconnu est le bacille d'Eberth.

1º **Étiologie**. — La fièvre typhoïde est due à des causes *prédisposantes* et à des causes *déterminantes*.

A. CAUSES PRÉDISPOSANTES. — Parmi celles-ci nous relèverons surtout l'influence de l'*âge*. La fièvre typhoïde est plus fréquente chez l'adolescent que chez l'enfant. Dans un relevé numérique des cas correspondant aux différents âges, PIEDVACHE a noté que jusqu'à deux ans, la fièvre typhoïde est exceptionnelle, rare de 2 à 5 ans, comprenant 30 p. 100 des cas de 5 à 15 ans. Le maximum de fréquence est de 15 à 30 ans. Certaines épidémies frappent cependant plus spécialement les enfants (STARKS, AUERBACH) : ce sont vraisemblablement celles qui sont provoquées par l'usage d'un lait infecté.

L'immunité relative des enfants vis-à-vis de la fièvre typhoïde est d'autant plus marquée que le sujet est plus jeune. OLLIVIER [1] sur 611 cas de fièvre typhoïde infantile en a compté :

de 0 à 2 ans.	3 cas
de 2 à 3 —	7 —
de 3 à 4 —	35 —
de 5 à 10 —	217 —
de 10 à 15 —	349 —

[1] OLLIVIER, *Leçons cliniques sur les maladies de l'enfance.*

La fièvre typhoïde bien qu'exceptionnelle chez le nourrisson, a cependant été signalé, surtout depuis que la pratique de la séro-réaction a permis de poser le diagnostic d'une façon précise. NOBÉCOURT et ROGER-VOISIN en réunissant 1826 cas de fièvre typhoïde observés chez des enfants de moins de 15 ans, ont noté 33 fois cette maladie au-dessous de 2 ans, soit 1,8 p. 100. On cite des cas de 15 jours (GERHARDT) 2 mois (CASSOUTE), 4 mois, 6 mois, etc. J'en ai observé personnellement 4 cas à 8 mois, 11 mois, 16 mois et 22 mois.

La fièvre typhoïde est un peu plus fréquente chez les *garçons* que chez les *filles*.

Elle est favorisée par le *surmenage*, la *mauvaise alimentation*, les *troubles digestifs antérieurs*, l'*acclimatement*, la *saison chaude*.

Elle se manifeste soit par *cas sporadiques*, soit le plus souvent sous forme *d'épidémies* qui se montrent surtout à la fin de l'été et en automne.

B. CAUSES DÉ-TERMINANTES. — L'agent spécifique universellement reconnu de la fièvre typhoïde est le *bacille d'Eberth*. Celui-ci peut se transmettre congénitalement, par infection, par contagion.

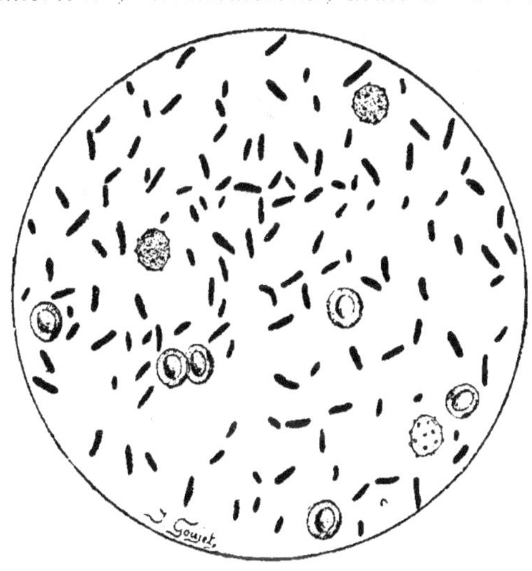

Fig. 24.

B. d'Eberth. Seroréaction négative. Gr. = 800 D.
(d'après J. COURMONT).

a. *Transmission congénitale.* — L'avortement chez les typhiques est fréquent. ETIENNE [1] l'a noté dans 70 p. 100 des cas.

---

[1] ETIENNE, *Gaz. hebd. de méd. et de chir.*, 1896.

CHARCELLAY avait déjà vu un enfant de 8 jours, issu d'une mère typhique, avec des ulcérations intestinales au huitième jour de sa maladie. CHANTEMESSE et WIDAL ont trouvé le bacille d'Eberth dans le sang placentaire au quatrième mois. Eberth a fait les mêmes constatations dans les viscères du fœtus au cinquième mois. ETIENNE a observé chez le fœtus une véritable septicémie éberthienne sans lésion d'organe. On trouvera ces faits plus longuement exposés dans une revue de MARFAN [1]. Expérimentalement, CHANTEMESSE et WIDAL ont reproduit les faits de septicémie typhique congénitale.

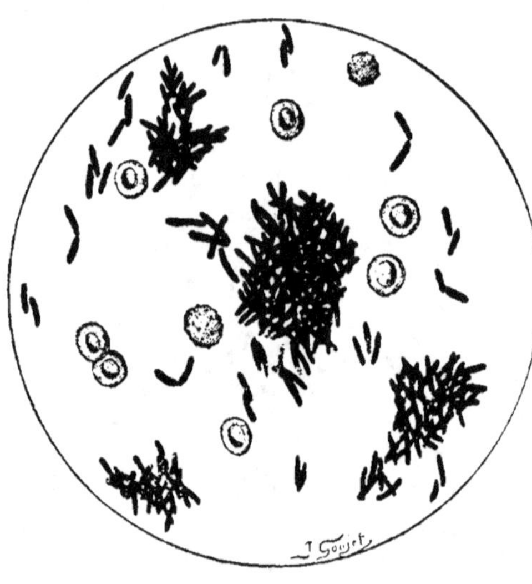

Fig. 25.

B. d'Eberth. Seroréaction positive. Gr. = 800 D.
(d'après J. COURMONT).

La réaction agglutinante peut exister chez un enfant sain issu d'une mère dont la grossesse a été traversée par une fièvre typhoïde. Elle a été observée dans ces conditions par MOSSÉ et DAUNIC, LANDOUZY et GRIFFON, etc. Par contre les faits négatifs ne manquent pas, dans lesquels la séro-réaction chez le fœtus ou l'enfant fait défaut, alors qu'il y avait eu fièvre typhoïde pendant la grossesse (ETIENNE, CHARRIER et APERT. PLAUCHU et GALLAVARDIN).

b. *Transmission par infection*. — Ce mode de transmission qui est de beaucoup le plus fréquent, se fait par l'intermédiaire de *l'eau potable*, du *lait de vache* ou du *lait humain*, des *huîtres* et d'*inoculations accidentelles*.

[1] MARFAN, *Revue d'obstétrique et de pédiatrie*, 1895.

α) L'*ingestion d'eau adultérée* par le mélange de matières fécales est la cause la plus habituelle de la fièvre typhoïde. Les matières fécales, pour être infectantes, doivent, d'après BUDD, provenir d'un organisme en puissance de fièvre typhoïde. Cette opinion, contestée par MURCHISON, qui admettait le pouvoir typhisant de toute matière fécale, par RODET et ROUX qui considéraient le bacille d'Eberth comme une variété de coli communis et croyaient à l'*autotyphisation*, est aujourd'hui pleinement confirmée. Le bacille d'Eberth est un bacille spécifique qui crée d'emblée une septicémie (J. COURMONT et LESIEUR, WIDAL), dès la période de l'incubation (CONRADI) et qui détermine secondairement les lésions intestinales, en même temps qu'il peut faire des localisations viscérales variables (rate, rein, poumon, foie et surtout vésicule biliaire où il semble se cultiver facilement.) C'est la transmission par l'eau qui est la cause presque exclusive des épidémies massives de fièvre typhoïde, tandis que l'endémie typhique est entretenue plus tôt par la contagion. A l'origine hydrique de la dothiénenterie se rattache la fièvre typhoïde due à l'*ingestion des huîtres*, dont j'ai pu observer plusieurs exemples chez les enfants (Netter, Ac. de méd. 1906).

β) Le *lait de vache* est un bon milieu de culture pour l'agent typhique, et on a cité de nombreuses épidémies provoquées par l'usage d'un lait mouillé avec de l'eau renfermant des germes typhiques. AUBERACH [1] a signalé une épidémie de ce genre qui frappait surtout les femmes et les enfants. KOBER (congrès de 1900) a relevé 195 épidémies de fièvre typhoïde propagées par le lait. On a prétendu, sans que ce fût démontré, que le lait d'une vache, buvant de l'eau semée de germes typhiques, pouvait transmettre la fièvre typhoïde. Le lait peut être contaminé par l'eau de lavage des récipients, ou le mouillage, mais il peut être infecté par le trayeur, si celui-ci est convalescent de la fièvre typhoïde ou autrefois atteint de la fièvre typhoïde ou simplement s'il est « porteur de bacilles». Les travaux de KONRADI, KAYSER etc., ont montré en effet, que les bacilles d'Eberth apparaissent dans les selles des sujets typhiques, pendant la

---

[1] AUERBACH, *Deutsche med. Wochs.* 1884.

convalescence et longtemps après, durant des années. Dans ce dernier cas, ils se montrent par périodes. Ils cultivent dans les voies biliaires et surtout dans la vésicule, et c'est leur élimination intermittente qui explique leur apparition irrégulière dans les selles. Les bacilles peuvent même exister dans les selles d'un sujet qui n'a jamais été atteint de fièvre typhoïde (éberthisme latent). La connaissance de ces faits a permis à KAYSER de Strasbourg d'arrêter une épidémie de fièvre typhoïde propagée par l'usage du lait de vache, en éloignant un trayeur porteur de bacilles.

γ) La *nourrice*, atteinte de fièvre typhoïde, ne présente pas de bacilles d'Eberth dans son lait (CHANTEMESSE et WIDAL, TROULLIEUR, th. de Lyon 1908) ; et si l'enfant contracte la dothiénenterie au sein (SCHÄDLER, HÉRARD, NOBÉCOURT), la transmission peut être due à une contagion étrangère au lait. D'ailleurs, cette transmission est exceptionnelle (TROULLIEUR). Le lait de la nourrice typhique renferme des substances agglutinantes (ACHARD et BENSAUDE, THIERCELIN et LENOBLE). Celles-ci peuvent passer dans le sang de l'enfant (LANDOUZY et GRIFFON, CASTAIGNE) 4 fois sur 10 (TROULLIEUR). La présence des agglutinines dans le sang du nourrisson ne détermine ni phénomène pathologique ni immunité. L'allaitement doit être interrompue pendant la fièvre typhoïde de la nourrice, il peut être repris à la convalescence, la sécrétion lactée ne tarde pas en effet à se rétablir.

ε) Une simple mention est due au rôle des *mouches*, des *puces*, des *poux* et des *punaises*. METCHNICOFF, BLANCHARD, GUIART surtout ont insisté sur le rôle favorisant des *helminthes* (tœnias, ascarides, trichocéphales) qui inoculeraient le bacille dans la paroi intestinale.

c. *Transmission par contagion*. — La contagion, quoique exceptionnelle, semble affecter les jeunes sujets plus que les adultes. J'en ai observé plusieurs exemples et NETTER en 4 ans a pu relever 27 cas intérieurs à l'hôpital Trousseau.

La contagion est due au transport accidentel de bacilles d'Eberth par des intermédiaires, linges, ustensiles, mains des infirmiers. Dans une épidémie intérieure observée par NETTER la contagion ne frappa que 13 filles atteintes de vulvite qui recevaient des soins de la même infirmière. Les garçons et les filles non atteintes de vulvite étaient épargnées.

2° Anatomie pathologique. — On admet généralement que le développement des plaques de Peyer et les ulcérations sont moins marquées et plus tardives chez l'enfant. Il y a de nombreuses exceptions à cette règle, de même qu'il y a lieu de ne pas être trop optimiste en ce qui concerne le pronostic. Les altérations viscérales, les lésions des complications sont semblables à celles de l'adulte.

3° Symptômes. — La fièvre typhoïde de l'enfant, dans sa forme classique, ne mérite pas de description spéciale. Elle se distingue, d'une façon habituelle, par la fréquence de ses formes bénignes ou légères.

L'*incubation*, observée sur les cas intérieurs de l'hôpital varie entre 8 et 20 jours ; le plus souvent elle est de deux septénaires.

Sur 196 cas [1], nous avons relevé 124 cas bénins, soit 63 p. 100, 27 cas moyens, soit 13,77 p. 100, 46 cas graves, soit 23,46 p. 100. Ces chiffres, qui correspondent aux fièvres typhoïdes que j'ai observées en 6 ans, donnent une notion approximative de la physionomie générale de la maladie dans l'enfance. Ils indiquent qu'à côté des formes légères, on doit réserver une place peut-être plus importante qu'on ne le fait en général, aux formes intenses.

Dans les formes bénignes elles-mêmes, il faut distinguer les cas atténués rappelant à peine le tableau de la fièvre typhoïde, des cas qui, quoique d'apparence favorable, sont plus nettement dessinés. On pourrait, chez l'enfant comme chez l'adulte, multiplier les formes, en tenant compte de l'exagération et de la prédominance de certains symptômes, et décrire des formes nerveuses, pulmonaires, rénales, etc. Il nous paraît préférable de renvoyer l'étude de ces faits au chapitre des complications, et de ne réserver pour le classement des formes que

---

[1] WEILL et LESIEUR. *Fièvre typhoïde infantile à forme exanthématique* Revue des mal. de l'enfance. 1900.

ceux qui sont relatifs à la durée, à l'évolution, à la gravité des symptômes généraux, à l'étude de la température.

Nous décrirons successivement les formes atténuée, bénigne, moyenne, grave, la forme exanthématique et la fièvre typhoïde des nourrissons.

a. *Forme atténuée.* — Cette forme se présente sous l'apparence d'un simple embarras gastrique, très passager, avec peu ou pas de fièvre. Les taches rosées existent parfois, mais manquent le plus souvent. Dans 4 cas que nous avons observés [1], les courbes thermométriques ont indiqué de l'hypothermie ou une température irrégulière, mais sans fièvre, avec peu de symptômes réactionnels. Le diagnostic se fait d'après des considérations étiologiques : il s'agit, en effet, le plus souvent, de sujets pris dans un milieu où règne la fièvre typhoïde légitime. La séro-réaction de Widal est positive.

b. *Forme bénigne.* — L'affection débute insidieusement, après quelques jours de malaise, d'inappétence, de céphalée vespérale coïncidant avec une élévation thermique, ou bien le début est brusque. Cette *brusquerie du début* dont nous donnons deux exemples dans les tracés ci-après, est peut-être plus fréquente chez l'enfant que chez l'adulte. Habituellement, la température monte en deux ou trois jours à 39°3, 40°, se maintient à ce niveau, en baissant de quelques dixièmes le matin pendant plusieurs jours, puis retombe à la normale, soit graduellement, soit en décrivant de grandes oscillations de 2 à 3 degrés du matin au soir, constituant ce que WUNDERLICH a désigné sous le nom de *stade amphibole.* Ce dernier indique habituellement une atténuation de la maladie. et non pas, comme on pourrait le craindre, une infection septique. L'ensemble du tracé comprend une durée de dix à quinze jours.

Les symptômes généraux sont peu marqués. Il n'y a ni délire, ni convulsions : on n'observe que de la céphalée au début avec de l'agitation nocturne. Il n'y a pas de somnolence véritable, pas de facies typhique.

Au début, on note quelques vomissements, des épistaxis, de

---

[1] WEILL et PYÉRI, *Fièvres typhoïdes apyrétiques,* Prov. méd. 1897.

la constipation ou de la diarrhée légère (2 à 3 selles par jour).
La langue est blanche, saburrale. Les troubles digestifs sont
très réduits. Il n'existe pas de tympanisme abdominal. Ce
sont là les indices très nets de la bénignité de l'affection. Si
on fait abstraction, en effet, des cas assez rares dans lesquels il
se produit d'emblée une localisation prédominante dans le
système nerveux, les voies respiratoires ou les reins, la gravité de la maladie se mesure d'après l'intensité des troubles
digestifs, et particulièrement de la diarrhée. Même dans les
formes bénignes, la rate augmente de volume, et on la sent
généralement par la palpation à la fin du premier septénaire.
Les taches rosées sont à peu près constantes, alors qu'elles font
défaut dans la forme atténuée. Il faut les rechercher non seulement sur l'abdomen, mais aux fesses ou à la face interne des
cuisses.

Les taches rosées peuvent être abondantes et constituent alors
la forme que j'ai décrite sous le nom d'*exanthématique*. Dans
les formes bénignes, l'albuminurie fait défaut le plus souvent.

Il n'y a pas de phénomènes cardiaques. Le pouls est régulier,
non dicrote, bat 100 à 130 fois par minute. La réaction de WIDAL
est souvent précoce et s'observe dès le quatrième ou le cinquième
jour. Les phénomènes pulmonaires se bornent à quelques râles
de bronchite. Pendant la convalescence, il existe une desquamation légère du tronc et des flancs [1].

c. *Forme moyenne*. — Celle-ci rappelle la fièvre typhoïde
classique de l'adulte. La température, après une période d'ascension lente qui dure de quatre à cinq jours, reste en plateau
autour de 40° pendant huit à douze jours, puis revient à la normale, en un septénaire.

La durée totale est de vingt à vingt-cinq jours. La fièvre est
plus résistante que dans la forme bénigne ; elle ne présente pas,
comme celle-ci, d'inflexions faciles de la courbe thermique. Les
troubles digestifs sont plus marqués. La langue est chargée d'un
enduis épais au centre ; les bords sont rouges, étalés, présentant

---

[1] WEILL, *Desquamation dans la fièvre typhoïde des enfants*, Congrès
de Lyon, 1894.

l'empreinte des dents. La bouche est sèche. Sur les gencives, on observe une mince pellicule blanche, opaline, continue ou disséminée par fragments. On trouve aussi un enduit pultacé mince sur les piliers antérieurs, qui sont parfois le siège d'une ulcération aphteuse allongée. Les épistaxis sont habituelles, au

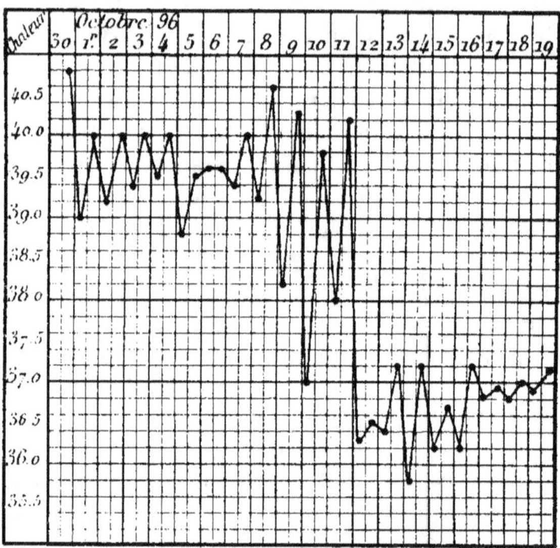

Fig. 26.

Température dans la fièvre typhoïde.
Période d'état.
Stade amphibole ; hypothermie de la convalescence.

moins au début. La palpation réveille de la douleur et produit du gargouillement dans la fosse iliaque droite. La diarrhée peut manquer au début, mais elle ne tarde pas à s'installer, se traduisant par 5, 6 évacuations liquides, jaunâtres, par jour. L'abdomen est un peu ballonné. L'enfant est somnolent, accuse de la céphalée, parfois de la raideur de la nuque, et au début du délire nocturne qui disparaît rapidement.

Il n'y a rien à signaler de spécial en ce qui concerne les taches rosées, l'état de la rate, du cœur et des poumons. Les complications commencent à paraître dans cette forme. La desquamation est abondante pendant la convalescence.

d. *Forme grave*. — La fièvre typhoïde devient grave par le concours de plusieurs éléments, au premier rang desquels nous placerons les troubles digestifs. Les selles sont fréquentes, fétides ; habituellement il y a de l'incontinence fécale. Le ventre est très développé, tympanique. Le sujet reste étendu sur le dos, et cela non seulement, parce que son système nerveux est profondément touché, mais aussi parce que le décubitus latéral provoque de la douleur. Il est à remarquer, en effet, que la position dorsale est habituelle, même chez les typhiques qui n'ont ni stupeur, ni délire, mais qui par l'intensité de la diarrhée, accusent des lésions intestinales sérieuses. L'observation de la position observée par le malade dans son lit, m'a permis, souvent dès le début, de faire le diagnostic et le pronostic de la fièvre typhoïde. Ce n'est que dans les formes graves que le décubitus dorsal est constant, et ce n'est guère que dans la fièvre typhoïde qu'on l'observe d'une façon durable. Aux phénomènes intestinaux, s'ajoutent la sécheresse extrême de la bouche, de la langue qui est noirâtre, rôtie, des lèvres qui sont recouvertes de fuliginosités et de croûtes. La rate est volumineuse, molle, le foie gonflé.

Autour des troubles digestifs proprement dits, viennent se grouper d'autres notes symptomatiques. Le système nerveux est profondément touché. L'enfant est somnolent ou dans un état voisin de la stupeur. Il marmotte quelques mots, présente de la carphologie, et parfois au début des convulsions. Il existe souvent une diminution notable de l'ouïe qui ajoute encore à l'apparence stupide. Les phénomènes ataxo-adynamiques sont les plus habituels ; dans d'autres cas, l'enfant présente plutôt le facies méningitique : céphalée, raideur de la nuque, somnolence, hyperesthésie, inégalité pupillaire, pauses respiratoires, convulsions. La figure est plaquée de rouge, parfois violacée ; le pouls est petit, rapide, bat à 130, 140, 160 ; les bruits du cœur sont sourds, leur rythme est pendulaire. On note parfois de l'arythmie dès le début.

Il existe ordinairement de l'obscurité aux bases pulmonaires ;

12.

parfois de la dyspnée se développe, vive, avec jeu des ailes du nez, tirage sus et sous-sternal, cyanose des lèvres et des extrémités ; la poitrine est pleine de râles sonores avec obscurité et râles muqueux aux bases.

L'albuminurie est la règle et s'accompagne dans quelques cas de l'émission de cylindres granuleux qui témoignent de l'existence d'une néphrite. Parfois aussi, on a observé à la convalescence un véritable anasarque.

La température est en rapport avec l'intensité des symptômes généraux. Elle s'élève au delà de 40°, à 40,°5, 41° et persiste un long temps.

La durée de ces formes graves est, en effet, très prolongée. Elle s'étend à trente, quarante, cinquante jours. La séro-réaction est peu marquée, ordinairement tardive.

La desquamation se fait de bonne heure. Elle se généralise, se compose de lamelles étendues, envahit les bras, les jambes : parfois la paume des mains et la plante des pieds (WEILL, MÉRY). Cette desquamation que j'ai signalée le premier et rapportée à un trouble trophique de l'épiderme analogue à celui qui frappe les cheveux et les ongles a été attribuée par COMBY et MARFAN à l'évolution des sudamina. Cette interprétation ne peut s'appliquer aux desquamations des membres et des extrémités. En effet, elle est précédée aux bras, aux jambes d'une formation rappelant l'ichthyose et où on ne trouve aucun processus vésiculeux.

e. *Forme exanthématique.* — Cette forme est caractérisée par l'abondance des taches rosées qui se développent non seulement sur l'abodmen et les fesses, mais sur toute l'étendue du tronc, sur la racine des membres, sur les membres eux-mêmes et parfois la face. Nous l'avons observée 58 fois sur 280 cas, ce qui constitue une proportion de près de 21 p. 100. Elle peut s'associer à une température élevée, de durée longue, à des symptômes nerveux marqués, mais elle indique habituellement une véritable atténuation de la maladie. En effet, nous n'avons pas noté un cas de mort sur nos 58 cas de typhoïde exanthématique, alors, que nos autres cas nous ont donné une mortalité de 7,29 p. 100.

C'est qu'en général les formes exanthématiques ne s'accompagnent pas de troubles digestifs de quelque importance. Il semble que l'infection soit dérivée en quelque sorte de l'intestin sur le tégument. Par contre, quant à une éruption abondante de taches rosées, s'ajoute une diarrhée intense, la fièvre typhoïde doit être tenue pour particulièrement grave.

f. *Fièvre typhoïde des nourrissons.* — La fièvre typhoïde des nourrissons est exceptionnelle. On l'observe dans la proportion

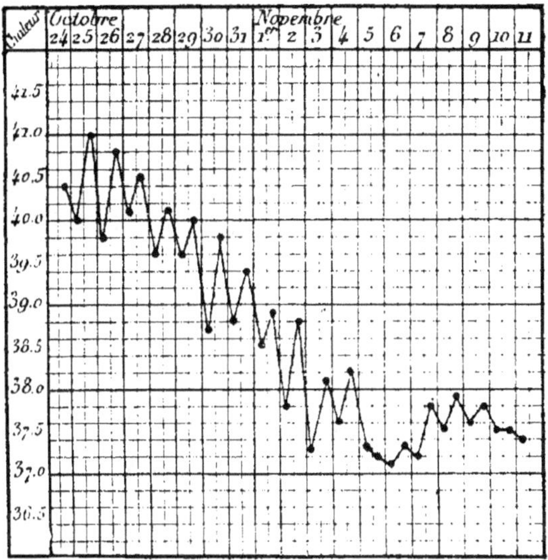

Fig. 27.

Température dans la fièvre typhoïde
Période d'état ; défervescence en lysis.

de 1 p. 100 des fièvres typhoïdes de l'enfance. Elle se présente sous trois aspects différents. Tantôt il s'agit d'un *état fébrile sans localisations nettes* (MARFAN), tantôt de *phénomènes méningitiques*, tantôt de diarrhée verte, glaireuse, avec amaigrissement qui semble relever d'une simple *entérite* (NOBÉCOURT et VOISIN). L'évolution de la maladie est plus rapide que dans la seconde enfance. Elle se complique facilement de broncho-

pneumonie, de convulsions ou d'un syndrome cholériforme qui
signalent la terminaison fatale. La mort se produirait 1 fois sur 2
(MARFAN). Sur 4 cas, je n'ai eu qu'un cas de mort. La séro-
réaction a été positive dans toutes nos observations, ce fait a été
signalé par la plupart des auteurs. Les taches rosées et la splénomégalie, souvent notées, sont cependant moins constants. Les
lésions intestinales sont peu marquées, même dans les cas où la
diarrhée a été intense. C'est ce que j'ai pu vérifier dans le cas
dont j'ai fait l'autopsie. Il est vrai que MARFAN et MÉRY ont
observé du gonflement des plaques de Peyer et même des ulcérations typiques.

4° Terminaisons. — La fièvre typhoïde infantile guérit le
plus souvent suivant les formes, du quinzième au cinquantième

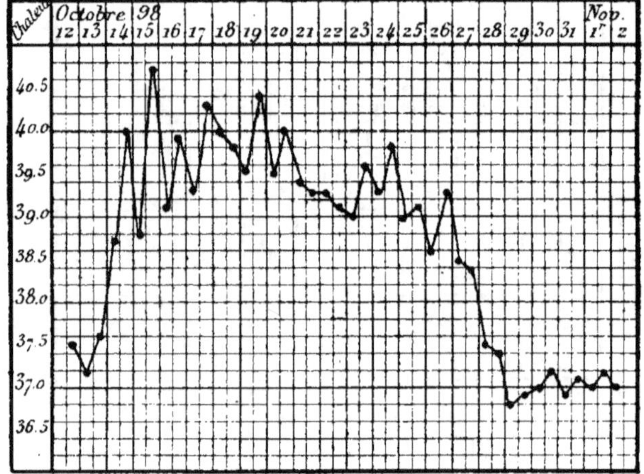

Fig. 28.

Température dans la fièvre typhoïde.
Forme à invasion rapide contractée à l'hôpital.

jour. L'abaissement thermique se fait graduellement, précédé
parfois du stade amphibole, parfois aussi il est brusque comme
l'élévation du début.

Cette brusquerie du début et de la fin qui rappelle le mode

pneumonique semble plus fréquent chez l'enfant que chez l'adulte.

Lorsque la convalescence est franche, le tracé présente des températures hypothermiques, coïncidant avec un abaissement du poids, de l'amaigrissement, de la pâleur et un retour de l'appétit. Souvent aussi le pouls est ralenti et irrégulier. L'hypothermie de la convalescence est un signe favorable, son absence doit faire craindre une rechute. Au bout de trois à quatre jours, la température remonte à 37° et à ce moment le poids reprend. La convalescence est d'autant plus longue que l'infection aura été plus marquée, c'est dire qu'elle est surtout traînante dans les formes intestinales.

La mort est considérée comme plus rare chez l'enfant que chez l'adulte. Il y a cependant des épidémies qui n'épargnent aucun âge. La mortalité que j'ai notée sur 300 cas environ observée en dix ans est de 6 p. 100. C'est là un chiffre très faible. NETTER en réunissant 3 368 cas de fièvre typhoïde traités en dix-sept ans à l'hôpital Trousseau a relevé une mortalité de 12 p. 100.

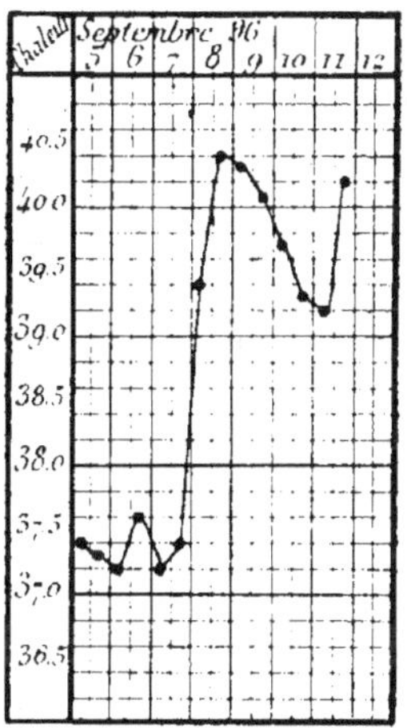

Fig. 2 .

Température dans la fièvre typhoïde; forme à début brusque contractée à l'hôpital.

5° **Complications**. — Les complications de la fièvre typhoïde infantile sont plus rares que chez l'adulte. Nous les suivrons dans les différents systèmes.

a. *Tube digestif*. — L'*angine pultacée*, les *érosions* des orifices buccal et nasal se montrent au début ou à la période d'état. J'ai déjà signalé dans la premiere édition de ce précis les *aphtes* ou *petites ulcérations au niveau du pharynx*, qui entraînent une *véritable pharyngisme*. Les enfants rejettent toute boisson ingérée et refusent d'ailleurs de déglutir. Au bout de quelques jours l'enfant pâlit, maigrit, la température tombe à 37°, on se trouve en présence d'un véritable collapsus. Le diagnostic porté dans deux cas de ce genre par des médecins distingués avait été celui de myocardite, en raison d'un rythme pendulaire du cœur qui coïncidait avec les autres phénomènes. Or, il a suffi de forcer les malades à boire pour faire cesser le collapsus, qui tenait à une simple déshydratation des tissus. Du même coup, la température remontait et la fièvre typhoïde évoluait suivant son type normal.

Le *muguet*, les *ulcérations diphtéroïdes* péri-buccales se montrent à la fin de la maladie. Le *noma*, complication exceptionnelle paraît tantôt à la période d'état, tantôt au moment de la convalescence.

L'*hémorragie intestinale* a été notée plusieurs fois dans nos observations. Dans un cas, elle a été mortelle. Elle survient soit à la période d'état, soit tardivement, et dans ce cas, elle est plus redoutable.

La *perforation intestinale* est l'exception. Cependant, les auteurs en citent quelques cas, et j'en ai moi-même observé un où la perforation était due à une appendicite calculeuse, suivant le mécanisme indiqué par Dieulafoy.

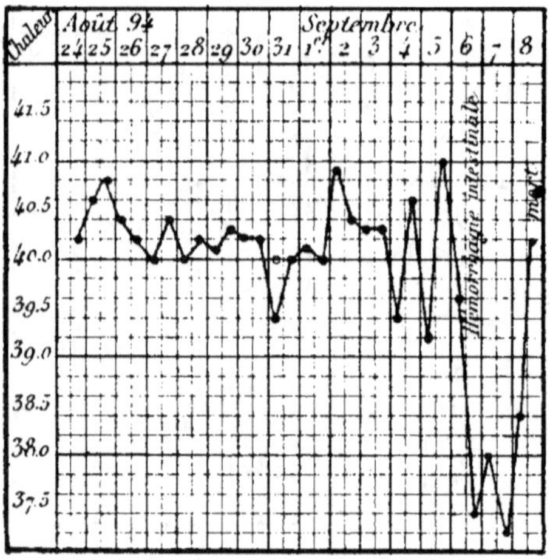

Fig. 30.

Température dans la fièvre typhoïde.
Hémorragie intestinale ; mort.

b. *Système nerveux*. — Le *délire* est fréquent dans les formes intenses. Il n'a cependant pas, en général, de signification fâcheuse, lorsque la diarrhée est modérée ou absente. Il est associé généralement à de la trépidation plantaire. Les réflexes rotuliens sont souvent exagérés, mais parfois font défaut, bien que la trépidation plantaire existe [1]. Celle-ci persiste souvent pendant les premiers jours de la convalescence et peut, dans un cas douteux, permettre de faire le diagnostic rétrospectif de fièvre typhoïde. Le délire lui-même peut survivre plusieurs jours ou plusieurs semaines à la chute de la température, il affecte d'ordinaire la forme mélancolique avec hébétude.

Parfois les phénomènes nerveux se rattachent à de véritables lésions: *œdème cérébral, méningite séreuse* avec ou sans bacille d'Eberth ; dans ce cas, ils sont passagers. Ils aboutissent à la mort, lorsque la méningite est *suppurée*. LANDOUZY a signalé plusieurs cas d'*aphasie temporaire*. La ponction lombaire de QUINCKE permet de reconnaître de bonne heure l'existence d'une altération des méninges. Elle provoque l'issue du liquide céphalo-rachidien qui s'écoule parfois sous forme d'un véritable jet. Dans les cas considérés autrefois comme rattachés au méningisme, le liquide est clair et ne donne pas de culot après centrifugation. C'est ce qui arrive habituellement dans les typhoïdes accompagnées de raideur de la nuque, avec céphalée et délire, sans phénomènes graves. Au contraire, l'issue d'un liquide chargé d'éléments cellulaires est plus inquiétante, Le pronostic est encore plus grave si le liquide est louche ou purulent.

On a noté aussi des *paraplégies transitoires, des névrites périphériques*. Les sujets traités par les bains présentent souvent, dans le cours même de la maladie, une *hyperesthésie particulière* des extrémités inférieures. C'est là un symptôme de bon augure et qui ne doit éveiller aucune inquiétude.

c. *Système circulatoire.* — Le *cœur* se prend rarement. On a cependant signalé la myocardite et nous en avons observé un cas à forme parenchymateuse.

La *syncope*, le *collapsus* ont été décrits par tous les auteurs. C. DE GASSICOURT a vu survivre un enfant après trois syncopes graves. J'ai noté à plusieurs reprises de la cynaose et du refroidissement à la suite des bains et dans un cas à la suite de bains

---

[1] Voir BEAUJEU, *Dissociation du réflexe rotulien et de la trépidation plantaire dans la fièvre typhoïde*, Th. de Lyon, 1899.

à 30°. L'enfant ne put tolérer les bains qu'à 33°. Aussi faut-il être prudent, lorsqu'on emploie la balnéothérapie chez les enfants. Je débute ordinairement par des bains de 30° ; s'ils sont bien tolérés, je descends à 28 qui est le chiffre auquel je m'arrête d'habitude ; je suis cependant descendu à 25°, lorsque la fièvre est très résistante.

La *mort subite* est tout à fait exceptionnelle. On a décrit des *artérites typhiques* avec *gangrène* et des *phlébites* qui affectent le type de la phelgmatia alba dolens.

d. *Voies respiratoires.* — Comme chez l'adulte on a observé chez l'enfant des cas de *pneumo-thyphus*, mais c'est la *broncho-pneumonie* qui est la complication habituelle, surtout chez les jeunes enfants.

e. *Système osseux.* — Le système osseux de l'enfant se prête plus volontiers que celui de l'adulte aux localisations du bacille d'Eberth. C'est dans la convalescence de la maladie qu'on voit apparaître soit près des épiphyses, soit dans la continuité des membres, des périostites qui se résolvent le plus souvent, mais peuvent aboutir à une suppuration passagère ou chronique. Parfois la périostite provoque la formation de périostoses chroniques dont j'ai vu un exemple remarquable chez une fille de dix-huit ans, qui avait eu la fièvre typhoïde à quatorze ans, et depuis cette époque présentait un gonflement énorme et diffus des os des membres. La périostite est généralement associée à une ostéomyélite qui évolue à froid, se développe lentement dans la convalescence, et dure quelques semaines ou quelques mois, jusqu'à ce que l'affection aboutisse à la résolution ou à la suppuration. Parfois l'ostéo-periostite est aiguë, suppure rapidement, dans ce cas son début est précoce. Rappelons enfin qui beaucoup de typhiques se plaignent de douleurs vives dans les membres : ce ne sont généralement que des formes atténuées d'ostéomyélite qui ne modifient guère l'évolution générale de la maladie. Elles aboutissent à des poussées de croissance osseuse qui éraillent les téguments et produisent de véritables vergetures.

Les jointures sont rarement prises.

f. *Complications rénales.* — *L'albuminurie* est assez fréquente, mais passagère dans la fièvre typhoïde infantile ; par contre, la *néphrite* est exceptionnelle.

L'*anasarque*, sans albuminurie, a été signalé par RILLIET et BARTHEZ, TROUSSEAU, C. DE GASSICOURT. Il survient généralement à la convalescence et disparaît en deux ou trois semaines.

6° Infections associées. — La fièvre typhoïde peut se combiner avec une *tuberculose pulmonaire* évoluant en même temps qu'elle lui ou succédant ; elle a été parfois associée à de la *granulie*. Elle prépare surtout le terrain aux processus de *suppuration*.

Le bacille d'Eberth est parfois directement pyogène (CHANTEMESSE et WIDAL), mais le plus souvent les suppurations de la défervescence ou de la convalescence relèvent de l'action des streptocoques ou des staphylocoques. Ainsi se développent les *éruptions impétigineuses, l'otite suppurée,* les *inflammations suppuratives de la plèvre, des jointures, le laryngo-typhus, les poussées furonculeuses* des téguments.

7° Rechutes. — J'ai observé 18 rechutes sur 156 cas. Quelquefois il s'agissait de formes intenses, quelquefois de formes bénignes. Dans 2 cas, il y eut 3 rechutes successives. Les poussées nouvelles sont de plus en plus courtes et diminuent de gravité.

Les rechutes se sont toujours terminées par la guérison. On peut les prévoir, si la première atteinte s'accompagne de constipation, si la rate reste grosse à la défervescence et surtout s'il n'y a pas d'hypothermie dans les premiers jours de la convalescence. Chaque poussée est suivie de desquamation, de sorte qu'on voit de nouvelles taches rosées coïncider avec les produits desquamatifs de la précédente atteinte.

8° Diagnostic. — Les formes *atténuées* ou *bénignes* se confondent avec l'embarras *gastrique ;* elles ne peuvent guère être affirmées que par la séro-réaction et à l'apparition de taches rosées.

Dans les formes *moyennes et graves,* le diagnostic doit être fait avec la méningite, la pneumonie, la granulie, l'ostéo-myélite aiguë, la grippe, l'appendicite.

La *méningite tuberculeuse* a un début plus lent, moins fébrile, avec modification rapide de l'état général, pouls variable, ralenti par moments. Le méningitique délire moins, mais il a une véritable phobie de toute sensation, il se pelotonne, fléchit ses cuisses, incline son tronc, cache sa tête dans son oreiller, comme pour réduire au minimum la surface de réception sensitive.

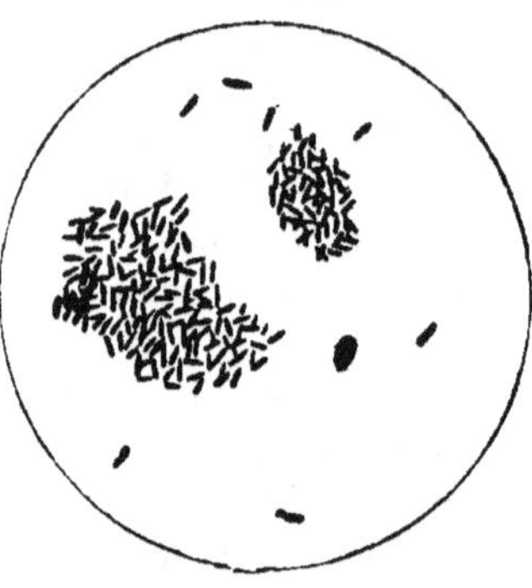

Fig. 31.
Bacilles typhiques
ayant subi l'agglutination.
(d'après LYONNET).

Dans *la méningite cérébo-spinale*, l'allure est plus franche : la rachialgie marquée, le signe de Kernig, l'examen du liquide recueilli par la ponction lombaire, lèveront tous les doutes.

La *pneumonie* qui n'est souvent chez l'enfant qu'une pneumococcie sans localisation ou avec localisation pulmonaire tardive, se confond d'autant plus volontiers avec la fièvre typhoïde que celle-ci a un début parfois rapide ou brusque. Or, le défaut d'expansion de la région sous-claviculaire du côté atteint, signe que j'ai indiqué, se montre très précoce et permet d'affirmer la pneumonie quand il existe. Le typhique, pour peu qu'il ait des troubles intestinaux, restera couché sur le dos, tandis que le pneumonique se mettra sur le côté, malade ou sain, suivant l'importance du point de côté.

La *granulie* se distingue de la fièvre typhoïde par les irrégularités de la température qui subit, dans le bain même tiède, des abaissements énormes, par l'amaigrissement rapide, par la dyspnée hors de proportion avec les phénomènes d'auscultation, au moins au début.

Dans *l'ostéo-myélite aiguë*, la douleur et le gonflement osseux peuvent être tardifs, l'enfant présente un véritable aspect typhoïde (typhus des membres). On peut dégager la lésion osseuse, en palpant lés membres, en provoquant en certains points une douleur vive, en soulevant l'enfant qui fléchit sur l'abdomen le membre inférieur lésé. Le gonflement douloureux se dessine au bout de quelques jours.

La *grippe* donne parfois des températures élevées et continues, pendant trois à quatre jours, sans localisation appréciable. Dans ces cas, on se basera sur l'intégrité de l'état général qui contraste, en effet, avec l'élévation thermique.

L'hémoculture a permis de reconnaître l'existence *d'affections paratyphiques ou paratyphoïdes* (NETTER) causées par des bacilles voisins du bacille d'Eberth, mais cependant différents de lui. Ils ont reçu le nom de bacilles paratyphiques (ACHARD et BENSAUDE), bacilles intermédiaires (DURHAM), paracolibacilles (J. COURMONT et LESIEUR). Leurs variétés sont nombreuses.

Les *affections paratyphoïdes* sont d'origine hydrique ou alimentaire, presque toujours bénignes (mortalité 1 %), sans lésion intestinale caractéristique. L'aspect est celui d'une fièvre typhoïde bénigne ou un peu atypique. Les taches rosées font défaut. Le sérodiagnostic typhique est négatif. Le sérum du malade agglutine à un titre élevé des cultures de bacilles paratyphiques. L'hémoculture est souvent indispensable. Les affections paralyphoïdes sont d'un caractère plus contagieux que la fièvre typhoides proprement dite.

Il faut d'ailleurs se méfier d'une confusion très facile au début avec la *typho-bacillose de Landouzy*. Celle-ci évolue d'abord comme une fièvre typhoïde, mais sans taches rosées, avec séro-réaction négative. La défervescence se produit après une ou deux semaines ; elle n'est pas franche, le sujet reste pâle, sans appétit, avec quelques poussées thermiques irrégulières. La santé peut se rétablir, généralement la typho-bacillose est suivie à brève échéance d'une localisation tuberculeuse authentique, pleurésie, méningite, granulie.

L'*appendicite* donne lieu à des douleurs spontanées, assez vives, et à une résistance de la paroi dans l'exploration de la fosse illiaque droite, qu'on ne trouve pas dans la fièvre typhoïde.

Le diagnostic de la fièvre typhoïde est surtout difficile au début, car à la fin du premier septénaire, l'apparition des taches rosées, la spléno-mégalie, font disparaître les obscurités. La séro-réaction de Widal est souvent tardive ; dans un cas à forme pulmonaire, qui simulait une granulie, je n'ai pu la déceler qu'au quatorzième jour. Par contre, dans les formes bénignes, on peut l'observer, dès le quatrième ou le cinquième jour. Le professeur COURMONT, en cultivant le sang typhique dans de grandes quantités de bouillon, a pu retrouver le bacille d'Eberth avant l'apparition de la séro-réaction.

9° Pronostic. — J'ai noté une mortalité de 6 p. 100 sur 300 cas ; celle de C. DE GASSICOURT est de 8 p. 100, celle de MOUSSOUS de 1 et demi p. 100. NETTER sur plus de 3 000 cas a trouvé une mortalité de 12 p. 100. Les formes légères et atténuées sont certainement plus fréquentes chez l'enfant que chez l'adulte, mais les formes graves de l'enfant ne le cèdent en rien à celles des adultes. Chez le nourrisson, la fièvre typhoïde est particulièrement grave. Dans la seconde enfance, la fièvre typhoïde avec diarrhée intense, doit être tenue pour sérieuse. La gravité augmente, si à la diarrhée s'associe une éruption abondante de taches rosées. Par contre, de nombreuses taches rosées, coïncidant avec une température élevée, des phénomènes nerveux marqués, sans diarrhée, indiquent une forme favorable. Généralement, il se produit une amélioration manifeste au bout de huit à dix jours. D'une façon générale, si on veut bien admettre que la fièvre typhoïde est une septicémie, le pronostic sera d'autant plus bénin que les localisations seront plus tardives et plus discrètes. C'est ainsi que l'absence de diarrhée, de ballonnement abdominal, constitue un signe favorable. Une diarrhée tardive est moins grave qu'une diarrhée précoce. Les formes à évacuations abondantes qu'on observe chez le nourisson sont particulièrement redoutables. La même remarque s'applique aux autres localisations. Elles sont d'autant moins à redouter qu'elles surviennent plus tard.

10° Traitement. — Le traitement comprend : 1° l'alimentation ; 2° les procédés antithermiques ; 3° la sérothérapie ; 4° la thérapeutique des complications ; 5° la prophylaxie.

.A. ALIMENTATION. — L'alimentation doit être réduite à l'emploi de lait, de bouillon, de potages, de boissons abondantes.

On profitera pour nourir le patient, de la détente qui suit le bain, lorsqu'on a recours à la méthode de BRAND. Dans les cas où s'observent la sécheresse des muqueuses, la langue rôtie, les narines pulvérulentes, la bouche poisseuse, il convient de lutter contre la déshydratation des tissus par des solutions salines, par des eaux alcalines fortement minéralisées et surtout par l'ingestion d'eau salée que je prescris à 5 p. 1000. Le sel retient l'eau dans l'organisme et exerce une action hydratante très rapide comme j'ai pu souvent l'observer. On peut d'ailleurs sucrer la solution salée. — A la convalescence, il faut lutter contre les fringales impérieuses du patient et ne recourir aux aliments solides qu'avec beaucoup de lenteur.

B. PROCÉDÉS ANTITHERMIQUES. — La médication antipyrétique est réalisée, soit par l'hydrothérapie, soit par l'emploi de médicaments.

a. *Médicaments.* — De ces derniers, je citerai la *quinine*, employée par LIEBERMEISTER et HAGENBACK à la dose de 0 gr. 50 à un gramme, pris en une fois tous les de soirs, de 1 à 5 ans ; à celle de 1 gramme à 1 gr. 50 de 6 à 10 ans ; de 1 à 2 grammes de 11 à 15 ans. GRANCHER et MARFAN emploient des doses moitié moindres tous les soirs, en trois fractions, dans l'espace d'une heure. Mon collègue, J. TEISSIER, a préconisé le *naphtol x.*

Je ne retiendrai, parmi les nombreuses substances employées, que les deux précédentes qui ont donné d'excellents résultats à leurs auteurs.

Pour ma part, je n'ai employé que le bain froid ou frais, suivant la méthode de BRAND.

b. *Hydrothérapie.* — Le bain est donné toutes les trois heures, pendant dix minutes, dès que la température de l'enfant atteint 39°. Si le sujet a moins de 39°, on saute le bain, et on attend trois heures de plus.

Je commence par des bains à 30°. Pour en apprécier les effets, il faut prendre la température du patient, non pas immédiatement après le bain, mais une heure après. Dans ces conditions, on observe des abaissements de 1/2 à un degré 1/2 les premiers jours, puis de plus en plus marqués, à mesure qu'on s'éloigne du début.

Si le bain à 30° suffit pour calmer l'agitation ou supprimer la torpeur du malade, en même temps qu'il diminue la température, je continue à l'employer. Sinon, j'abaisse la température à 28°, 26°, 25° ; il est rare qu'on soit obligé d'aller au-dessous de ce chiffre. Dans les cas moyens, je maintiens le bain à 28° ; dans les cas graves à 25°. — Pendant la durée du bain, on fait des affusions froides sur la tête de l'enfant et on frictionne les membres. Il est exceptionnel qu'en procédant de cette façon, on ait noté des accidents de collapsus ou de syncope, qu'on a peut-être reprochés d'une façon peu bienveillante à la balnéothérapie. Au reste, il m'est arrivé de donner des bains à 33°, lorsque ceux de 30° produisaient de la cyanose et de l'oppression ; mais cela est tout à fait exceptionnel, et je puis dire que la balnéothérapie appliquée d'après les principes précédents m'a donné des résultats, qui, répartis sur une période de dix ans, échappent à l'objection tirée de la variation dans la gravité des épidémies. Notre mortalité n'est que de 6 p. 100, en tenant compte de nombreux cas arrivés tardivement ou morts peu de temps après l'entrée à l'hôpital, et en excluant les formes atténuées justiciables uniquement de la diète.

Le bain a pour effet non seulement d'améliorer la température, mais encore d'améliorer les symptômes nerveux, de provoquer le retour des fonctions digestives, et surtout la diurèse.

Cette diurèse entraîne avec elle des produits toxiques abondants, car ainsi que je l'ai démontré avec ROQUE, le coefficient urotoxique est très élevé pendant la période active de la maladie lorsqu'elle est traitée par les bains et retombe au-dessous de la normale à la défervescence. Le phénomène inverse se produit dans les cas de fièvre typhoïde traités par l'antipyrine.

Il ne faut d'ailleurs pas s'émouvoir de la résistance de la température, lorsque l'état général semble heureusement influencé par les bains. Dans quelques cas, en effet, même avec des bains à 25° et moins, le tracé thermique demeure inébranlable. Il suffit de persister pour voir, au bout de quelques jours, la courbe fléchir; à partir de ce moment, l'abaissement s'opère rapidement.

Dans les formes bénignes, 20 à 30 bains suffisent, dans les formes graves, on compte 80, 100 bains et même davantage. A la rechute, les bains sont repris suivant la même règle.

Les bains ne sont contre-indiqués qu'en cas d'hémorragie intestinale, de péritonite simple ou par perforation. Dans ces derniers cas, non seulement il faut suspendre les bains, mais se garder d'employer les *lotions*, les *affusions*, tous procédés qui, sans avoir l'efficacité du bain, n'en condamnent pas moins le patient à des déplacements fâcheux. Les complications pulmonaires ne contre-indiquent pas le bain, à condition d'élever sa température, de donner des bains frais ou tièdes, si le bain froid produit de l'asphyxie ou de la cyanose.

C. Sérothérapie. — La sérothérapie de la fièvre typhoïde inaugurée par Chantemesse a été appliquée par Brunon, de Rouen, sur les enfants. Brunon a employé à la fois le sérum et les bains et a abaissé sa mortalité de 17 %, correspondante à la balnéation sans sérum, à 3 %. Tous les malades traités dès la première semaine ont guéri. Ceux qui sont morts avaient été injectés tardivement. L'injection est suivie d'une courte période de réaction à laquelle fait suite la période de défervescence. — Dans tous les cas injectés près du début, la durée de la maladie a été diminuée, les complications ont fait défaut. Chantemesse chez l'adulte a ramené la mortalité de 17,3 % à 3,7 % dans la même période. Si ces résultats se confirment par une expérience plus générale, la sérothérapie combinée aux bains, constituera un grand progrès sur les méthodes antérieures.

D. Thérapeutique symptomatique. — Le traitement par les bains n'exclut pas la *thérapeutique symptomatique*. La céphalée, le délire, l'agitation réclament l'emploi de glace ou de compresses froides sur la tête. On combattra la diarrhée par l'application de grands cataplasmes froids sur l'abdomen et l'administration de sous-nitrate de bismuth, de tannigène, de tannalbine. La constipation sera traitée par des lavements froids, et le calomel, 2 à 4 paquets de 0,02 à 0,05 par jour suivant l'âge.

L'hémorragie intestinale indique l'immobilité aussi complète que possible, l'opium à forte dose, les lavements d'eau chaude à 45°-50°, la glace sur le ventre et à l'intérieur l'ergotine, l'hydrastinine, le chlorure de calcium, la gélatine.

La perforation intestinale a été l'objet de tentatives thérapeutiques intéressantes, au moins chez l'adulte, proposées par CHANTEMESSE. Elles consistent dans l'injection sous-cutanée de nucléinate de soude et dans le surchauffage intermittent de l'abdomen. L'injection sous-cutanée de nucléinate de soude, à la dose de 0,50 centigrammes chez l'adulte, à dose moindre chez l'enfant, à été imaginée par MIKULICZ. Elle provoque une fièvre aseptique fugace, avec augmentation de la quantité des globules blancs dans le sang et le péritoine, et favorise la défense de la séreuse. L'injection se répète 2 ou 3 fois à 24 ou 36 heures d'intervalle.

A ce procédé CHANTEMESSE ajoute le chauffage de l'abdomen au moyen d'une armature creuse en lame de cuivre, remplie d'eau chaude, et fixée à l'intérieur de l'arceau qui soutient les couvertures. L'appareil reste en place 1 heure à 1 heure et demie. On renouvelle l'application 2 à 3 fois dans les 24 heures. Le chauffage dilate les vaisseaux abdominaux, favorise la diapédèse, active les mouvements amboïdes des leucocytes. Les résultats obtenus par CHANTEMESSE sont très encourageants.

Contre les accidents cardiaques, on opposera les compresses froides ou la glace sur la région précordiale, les injections d'éther, de caféine, de strychnine.

L'enfant qui présente de la suppuration des téguments doit avoir sa baignoire spéciale. On peut lui donner des bains de sublimé.

E· PROPHYLAXIE. — La prophylaxie est la même que chez l'adulte. On doit suspendre l'allaitement chez une nourrice atteinte de fièvre typhoïde, isoler le typhique, désinfecter ses selles, son urine, ses draps, tous les objets qui auront été en contact avec lui. La persistance des bacilles d'Eberth dans l'urine et surtout dans les selles pendant de longues périodes conduit à prolonger la désinfection pendant la convalescence. Rappelons qu'un typhique guéri peut éliminer de temps à autre des bacilles dans ses selles pendant des années et que le porteur de bacilles guéri est souvent l'agent d'une contagion en apparence inexplicable.

ARTICLE III

GRIPPE OU INFLUENZA

La grippe ou influenza est une maladie infectieuse, contagieuse, qui se traduit par un catarrhe des muqueuses et des phénomènes nerveux.

1° Étiologie. — Le microbe pathogène paraît être le bacille court découvert par PFEIFFER, qui se trouve d'abord à l'état libre, plus tard inclus dans les cellules. Il réside dans les mucosités bronchiques et se cultive sur agar nutritive additionnée d'une goutte de sang. Sa présence ne serait pas constante (BESANÇON).

La grippe existe à l'*état endémique*, mais elle détermine à de longs intervalles de *grandes épidémies*, de véritables pandémies dont l'année 1889-1890 a présenté un exemple des plus remarquables.

La contagion joue un rôle très net dans la propagation de la maladie, et elle manifeste ses effets avec une telle intensité, que les mesures prophylactiques deviennent presque illusoires dans les pandémies. Elle s'opère par l'émission de particules émanant du mucus nasal, guttural, bronchique, de la salive, au voisinage du malade. Le grand nombre de formes bénignes explique la diffusion de la grippe. La contagion indirecte par des intermédiaires, la formation de foyers infectieux est moins bien démontrée, cependant elle est généralement admise. La contagion est surtout marquée au début de l'affection, mais elle persiste pendant toute sa durée et même pendant la convalescence. La réceptivité pour la grippe est presque générale.

13.

La grippe s'attaque à tous les âges. Il paraît y avoir une immunité relative pour les enfants. Dans la pandémie de 1889, nous avons vu à plusieurs reprises les enfants et surtout les jeunes enfants épargnés alors que les adultes étaient frappés. COMBY a constaté le même fait à Paris. Cependant certaines épidémies ont porté plus spécialement sur l'enfance. PERRENOT [1] a observé à Hyères une épidémie qui n'a touché que les enfants au-dessous de six ans.

Le nourrisson est moins souvent atteint que les sujets au-delà de deux ans. COMBY a vu trois nourrissons contracter la maladie au sein de leurs mères. Aussi est-il indiqué de suspendre pendant quelques jours l'allaitement, au moins pendant la période fébrile.

L'*immunité* conférée par la grippe est temporaire. Il y a cependant dans la même épidémie des rechutes. Quant aux *récidives*, elles se montrent chez certains sujets avec une véritable fatalité à des intervalles de un à deux ans. J'ai observé plusieurs fois des sujets à prédisposition grippale très marquée. Tous les ans, ils payaient leur tribut. Mais l'affection s'atténuait peu à peu ; de sorte qu'après avoir présenté, lors des trois ou quatre premières atteintes, la grippe fébrile intense, ils faisaient ultérieurement une petite grippe, et enfin au bout de cinq à dix ans, ils avaient acquis une véritable immunité. Il y a là un exemple d'*immunité lente et progressive*, très particulière à cette affection.

2° **Symptômes.** — Nous admettrons avec J. TEISSIER des formes *communes* et des formes *anormales*.

a. *Formes communes.* — L'*incubation* est de vingt-quatre à quarante-huit heures.

Le *début* est généralement brusque. La température monte à 39-40°. Les enfants d'un certain âge accusent des frissons, de la céphalée, de la courbature. Dans la première enfance, il y a de l'abattement, du malaise, de l'agitation, des plaintes, parfois un vomissement. Les convulsions sont exceptionnelles.

---

[1] PERRENOT, *Province médicale*, 93.

Très rapidement apparaît un *catarrhe oculo-nasal* avec éternûments, larmoiement, toux quinteuse, parfois tendances spasmodiques du larynx. La langue est chargée ou simplement opaline sans exsudat (FAISANS). Elle a l'aspect macéré. Le *pharynx* est rouge, sans gonflement. Le pouls monte à 130, 150 pulsations, la fièvre est rémittente. Les premiers symptômes de la maladie font penser à la rougeole, mais, au bout de deux ou trois jours, la température tombe, l'enfant est guéri, il reste pâle, abattu, brisé, comme s'il sortait d'une maladie sérieuse. Il est vrai que ces convalescences traînantes, sont beaucoup moins fréquentes chez l'enfant que chez l'adulte.

La grippe se juge parfois par un *catarrhe des muqueuses*. Les localisations sont variables suivant les épidémies et les régions. J'ai surtout observé l'*embarras gastrique*, avec langue épaisse, blanche, inappétence, soif vive, nausées et vomissements, constipation. D'autres ont noté de la *diarrhée*. La *bronchite* est moins commune chez l'enfant que chez l'adulte. Parfois, il se produit de la *laryngite striduleuse*.

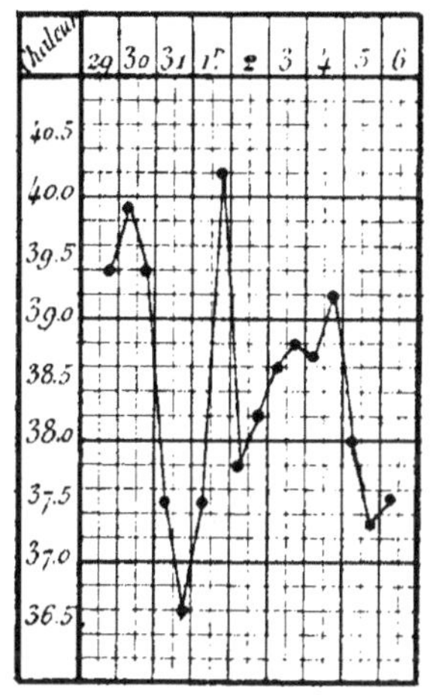

Fig. 32.

Température dans la grippe.

Les *exanthèmes* ont été vus fréquents par les uns, rares par les autres. COMBY, sur 218 malades, n'a vu d'éruption que douze fois, PERRENOT les a notées une fois sur quatre. Tantôt les exanthèmes sont peu développés, se bornent à quelques vésicules d'herpès, à quelques placards érythémateux fugaces des avantbras, des poignets, des cuisses ; tantôt l'éruption est assez marquée pour faire hésiter le diagnostic.

b. *Formes anormales.* — La *fièvre est prolongée* huit jours, dix jours, parfois quinze jours. Elle est généralement rémittente. C'est dans ces cas que nous avons vu une dépression du tracé reproduisant le V grippal de TEISSIER. Les *rechutes* sont assez communes, la maladie évolue en deux poussées séparées par quelques jours d'apyrexie.

Certaines grippes sont *apyrétiques*, peut-être plus souvent chez l'enfant que chez l'adulte. Dans un foyer épidémique on voit des sujets qui, sans avoir présenté de fièvre, pâlissent et traînent.

La grippe donne lieu parfois à un syndrôme qui rappelle la fièvre *ganglionnaire* (COMBY, DELCOURT), dont il est difficile de la distinguer. Chez les nourrissons, elle revêt dans quelques cas une *forme syncopale* (HALLÉ). On a cité des grippes à *forme asthmatique* (OLENTO de OLIVEIRA), à *forme gastro-intestinale prolongée* simulant la fièvre typhoïde (SAINT-PHILIPPE).

3° Complications. — La grippe peut provoquer par elle-même des localisations qui, par leur gravité apparente ou réelle, modifient l'évolution habituelle de la maladie.

Chez l'adulte, on en a cité dans tous les appareils. Chez l'enfant, les plus importantes sont celles du système nerveux et du poumon.

Le *méningisme* ou *pseudo-méningite* correspond à une action toxique exercée par la grippe sur les cellules cérébrales, peut-être à des œdèmes, à des petits foyers d'encéphalite. Le tableau est celui d'une méningite anormale où prédominent les convulsions, mais la guérison est la règle (SEVESTRE et COMBY). Dans quelques cas, cependant, il y a eu de véritables méningites à streptocoques ou à pneumocoques.

La *broncho-pneumonie* se montre surtout chez les sujets surmenés et les vieillards. Elle est moins fréquente chez l'enfant que ne semble le comporter leur prédisposition habituelle à cette affection. Tantôt elle se montre d'emblée et n'est rapportée à la grippe que par sa coïncidence avec une épidémie, tantôt elle succède à la grippe et affecte une forme traînante, sans grande réaction fébrile, sans quintes de toux. Le collapsus pulmonaire l'emporte sur l'hépatisation (FERREIRA [1]).

Les complications précédentes peuvent relever de l'action

---

[1] FERREIRA, *Rec. mens. des mal. de l'enfance*, 1895.

propre de la grippe, poison ou microbe. En général, cependant, la grippe est une maladie de surface qui, comme l'a dit Bouchard, ouvre la porte à d'autres infections, de nature streptococcienne ou staphylococcienne. C'est à ces dernières qu'il faut rapporter en partie les *broncho-pneumonies*, et exclusivement les *kérato-conjonctivites*, les *otites*, les *adénopathies* qui compliquent la maladie grippale. La grippe réveille les affections latentes, *catarrhe intestinal, inflammations scrofuleuses, tuberculeuses*.

4° Diagnostic. — Les difficultés n'existent que pour les formes anormales ou compliquées. Le *méningisme grippal* simule la méningite tuberculeuse, la *forme gastrique* peut être rapportée à une dyspepsie par erreur de régime, la *forme prolongée* rappelle la fièvre typhoïde, les *éruptions rubéoliformes ou scarlatiniformes de la grippe* doivent être distinguées de la rougeole et de la scarlatine. Lorsqu'il y a coexistence d'une épidémie de grippe ou de rougeole, la confusion est inévitable au début.

5° Pronostic. — La grippe est moins grave chez l'enfant que chez l'adulte. La mortalité générale de l'enfance n'a été que peu modifiée pendant les grandes épidémies de grippe. Au début et à la fin de l'épidémie, la maladie est moins sérieuse que dans la période moyenne. La broncho-pneumonie, si meurtrière chez les jeunes enfants, ne relève pas volontiers de la grippe.

6° Traitement. — L'isolement est difficile à réaliser, il faut se borner à séparer les grippes compliquées. Le traitement proprement dit consiste dans l'emploi de la quinine, sulfate ou chlorhydrate, à la dose de 20 à 50 centigrammes par jour. suivant l'âge ; les fortes doses sont inutiles. Dans les formes rapides, une dose suffit; dans les formes prolongées ou à rechute, on la renouvelle deux ou trois jours. On peut substituer chez l'enfant à la quinine, l'enquinine et l'aristochine qui sont mieux acceptées. Il est bon d'associer à la quinine l'antipyrine, 25 centigrammes à 1 gramme, pour agir rapidement sur les phénomènes d'invasion.

Dans la plupart des cas, on se bornera à cette médication.

S'il y a une localisation prédominante, bronchite, embarras gastrique, ou une complication, on les combattra par les moyens habituels.

ARTICLE IV

COQUELUCHE

La coqueluche est une affection spécifique, contagieuse, localisée sur les voies respiratoires et se traduisant par des quintes de toux spéciales.

1° Étiologie. — La coqueluche est une affection de l'enfance. Son maximum de fréquence est de deux à cinq ans. Sur 93 enfants âgés de deux à quinze ans, nous en avons observé 31 à deux ans, 2 à trois ans, 15 à quatre ans, 8 à cinq ans, 8 à six ans, 1 à sept ans, 2 à huit ans, 5 à dix ans, 1 à onze ans, soit 74 cas de deux à cinq ans, 17 de cinq à onze ans.

Toutefois la maladie peut être observée chez le nouveau-né, le nourrisson, plus tard chez l'adulte et même le vieillard. La coqueluche du nourrisson affecte souvent une forme et une évolution spéciales. La coqueluche est également fréquente dans les deux sexes, se montre dans toutes les saisons, plus spécialement en automne.

La seule cause déterminante de la coqueluche est la *contagion*. Celle-ci s'exerce pendant la *période prémonitoire*. La plupart des auteurs s'accordent à reconnaître qu'elle disparaît au bout de six semaines, à cette phase qu'on appelle la troisième période. L'opinion classique est que, pendant la période des quintes, la contagion est à son maximum de développement. Or, j'ai soutenu dès 1894 [1] que la transmission ne se fait à peu près que pendant

---

[1] WEILL, *Congrès de Lyon*, 1894, p. 663 et depuis dans la thèse de BIERER (Thèse de Lyon), 1896. Voir aussi prophylaxie et traitement de la coqueluche (WEILL et PEHU, *Semaine médicale*, 1901).

la période prémonitoire, qu'elle cesse avec les quintes. Sur près
de 100 coquelucheux, à la période des quintes, mis en contact
avec d'autres enfants, je n'ai observé qu'un cas de transmission,
encore le contagionnant était-il au premier jour des quintes,
car il venait d'un dépôt d'enfants d'où on le renvoya à la première apparition de la toux caractéristique. Par contre, malgré
le choix des sujets mis en rapports quotidiens avec les coquelucheux, choix fait de telle façon que leur réceptivité n'était pas
douteuse, la transmission ne s'est pas faite dans les autres cas.
Dans une circonstance, un enfant de trois ans, atteint de bronchite simple, resta un mois au voisinage immédiat d'un coquelucheux, au huitième jour des quintes. Il ne contracta pas la
maladie, mais revint deux ans après dans le service avec une
coqueluche des plus nettes, ce qui démontrait bien la réceptivité
chez lui. Je crois devoir maintenir mes conclusions. La coqueluche est contagieuse avant les quintes ; sa transmission disparaît peu à peu pendant les premiers jours de la période quinteuse ; en d'autres termes, la coqueluche est surtout contagieuse avant qu'on puisse la reconnaître.

L'agent du contage se trouve dans les particules liquides
émanées du sujet malade, dans les sécrétions nasales ou
bronchiques. Il se transmet surtout d'une façon médiate au
voisinage du coquelucheux. Il n'est pas sûr qu'il puisse persister en dehors du sujet malade, sur les objets contaminés ou
sur un intermédiaire bien portant. Sa survie doit être courte,
de sorte que pratiquement la coqueluche doit être considérée
comme se transmettant par contagion et à peu près pas par
infection.

Une première atteinte de coqueluche confère l'*immunité*. Les
récidives sont exceptionnelles.

Le *microbe de la coqueluche* reste à trouver. On l'a toujours
recherché à la période quinteuse, seule caractéristique de la
maladie, alors que sa virulence a disparu. Aussi doit-on être
réservé à l'égard des agents décrits par AFANASIEFF et RITTER.
Si l'opinion que je soutiens est vraie, on ne trouvera le véritable agent coquelucheux qu'à la première période de la maladie. BORDET et GENGOU (*Ann. de l'Institut Pasteur*, 1906). se

sont placés dans ces conditions et ont trouvé dans les exsudats blancs, consistants, rejetés par les premières quintes une quantité prodigieuse d'une petite bactérie à forme ovoïde. Les premières cultures faites sur un milieu spécial sont pauvres, mais réensemencée la bactérie donne une culture plus riche. Ce microbe est agglutiné par le sérum d'enfants convalescents de la coqueluche et répond positivement à d'autres épreuves de laboratoire. Les auteurs remarquent, conformément à mes prévisions que la quantité de microbes diminue progressivement à mesure qu'on s'éloigne du début, bien que les quintes persistent.

2° Symptômes. — La coqueluche, maladie infectieuse, n'apparaît qu'après une certaine incubation, et se traduit par des troubles fonctionnels, des symptômes généraux et des signes physiques.

L'*incubation* est variable. Elle est en moyenne de six à sept jours, parfois dix jours, parfois deux ou trois jours seulement. J'ai vu l'incubation réduite à deux jours chez un nouveau-né dont le frère avait la coqueluche.

A. Troubles fonctionnels. — Ces troubles, très caractéristiques, ont permis de diviser la coqueluche en trois périodes : première période, dite catarrhale ; deuxième période, dite quinteuse ; troisième période, de déclin.

a. *Première période, dite catarrhale ou de bronchite simple.* — Sa durée, très écourtée chez les nourrissons, est en moyenne de dix à quinze jours. Elle se prolonge parfois davantage. On croit avoir affaire à une bronchite simple, mais elle se caractérise cependant par quelques traits. Elle est tenace, résiste aux médicaments, s'accompagne parfois chez les jeunes enfants de spasme laryngé ; la toux est fréquente, de temps à autre provoque le vomissement.

Parfois cette première période se traduit par une fièvre assez marquée, accompagnée de poussées congestives du côté du poumon ; on croit avoir affaire à une grippe jusqu'à l'apparition des quintes.

b. *Deuxième période, dite quinteuse.* — Le phénomène essentiel est la quinte, qui est composée d'une série de secousses expiratoires violentes, se succedant rapidement, comme s'il y avait
un spasme clonique des muscles respiratoires. L'enfant épou-
vanté, s'assied sur son séant, penche la tête en avant, l'immo-
libise, s'appuie sur ses mains ou s'accroche à un objet résistant.
Sa figure se congestionne, ses yeux deviennent saillants et
s'injectent, les veines se gonflent, la cyanose se produit, chaque
secousse s'accompagne de la projection entre les arcades dentaires de la langue, qui a l'aspect d'un bourgeon gonflé et
violacé. L'enfant semble asphyxier, lorsqu'au bout de cinq
à dix secondes, quelquefois davantage, il parvient à exécuter
un mouvement d'inspiration. Celui-ci est lent, pénible, très
bruyant, sifflant, l'air pénètre à travers la glotte rétrécie et
peut-être à travers les bronchioles contractées ; l'inspiration
sifflante a pris le nom de *reprise*. La reprise est suivie d'une
nouvelle série de secousses expiratoires, et les mêmes phénomènes se reproduisent avec l'alternance des quintes expiratoires
et des reprises 3, 4, 6 fois et parfois davantage, jusqu'à ce qu'il
s'échappe par la bouche et souvent par le nez un paquet de
mucosités visqueuses dont l'apparition signale la fin de l'accès.

La durée des quintes varie de quelques secondes à deux ou
trois minutes. Leur nombre n'a rien de constant. Tantôt elles
se réduisent à dix ou quinze par jour, dans les cas graves elles
se répètent plusieurs fois par heure. Elles sont moins fréquentes
la nuit que le jour où elles sont suscitées par les mouvements,
l'alimentation, les émotions. Dans certains cas, si les secrétions
sont abondantes et surtout dans les formes nasales, c'est le
contraire qui se produit, les quintes sont plus fréquentes la
nuit.

La période des quintes dure en moyenne un mois, mais il
n'y a pas de délais fixes à lui assigner.

c. *Troisième période ou du déclin.* — C'est la période la
moins bien définie de la coqueluche. Si on la faisait débuter au
moment où les quintes disparaissent, il faudrait, dans quelques
cas, attendre très longtemps, car les quintes se montrent, tout
en s'espaçant, pendant des mois et reparaissent avec une

singulière facilité à l'occasion du moindre rhume. Nous préciserons le début de la période de déclin en disant qu'elle commence lorsque des accès de toux simple se mêlent aux quintes caractéristiques. Quant à la durée de cette période, elle varie de quelques jours à quelques semaines et parfois à quelques mois.

B. SYMPTOMES GÉNÉRAUX. — La fièvre est variable. Tantôt peu marquée ou nulle, tantôt elle est passagère, tantôt elle dure autant que la coqueluche. Elle dépasse rarement 39° et subit en général de fortes oscillations. Elle existe surtout dans les formes graves ou compliquées.

La coqueluche est une affection douloureuse, même en dehors de toute complication. La quinte est annoncée par une sensation de malaise qui rend les enfants tristes ou leur arrache une plainte. Pendant la quinte, la douleur et l'angoisse donnent aux enfants une expression désespérée .

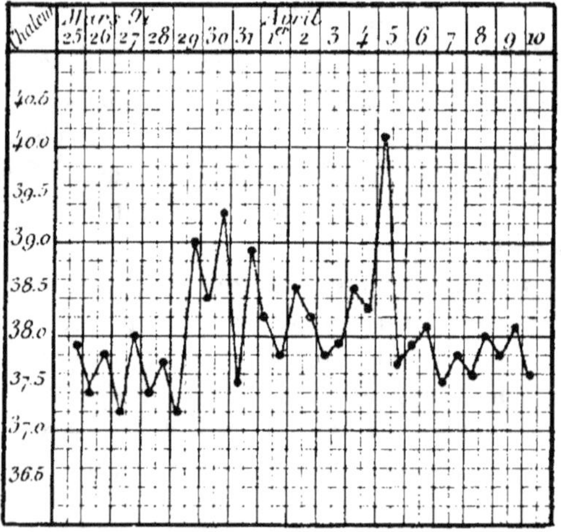

Fig. 33.

Température dans la coqueluche.
Fièvre de la période prémonitoire.

Dans les formes graves, la répétition des quintes, les vomissements, l'inanition, les asphyxies momentanées agissent sur l'état général. Les nourrissons et les sujets très jeunes sont particulièrement éprouvés.

C. SIGNES PHYSIQUES. — Les signes physiques se traduisent, au début, par des rhonchus et des sibilances. A la période des quintes, les râles muqueux viennent se mêler aux précédents. Avant la quinte, la poitrine est remplie de râles et la quinte a pour effet d'amener l'évacuation des sécrétions. Aussi un bon signe de la coqueluche est-il constitué par le contraste qui existe entre les signes d'auscultation constatés avant et après la quinte. La coqueluche est une des rares affections de l'enfant accompagnée d'expectoration. Les crachats sont d'abord muqueux, mêlés de points blancs, opaques, qui renferment la bactérie de Bordet et Gengou ; ils deviennent à la fin de la période des quintes opaques et purulents. Le pouls est très accéléré pendant la quinte et se ralentit après.

3° Complications. — Les complications sont de trois ordres : mécaniques, nerveuses, inflammatoires.

a. *Complications mécaniques.* — Les complications mécaniques comprennent les troubles suivants :

L'ulcération du frein de la langue qui, par sa fréquence, peut être assimilée à un symptôme. Elle est due à la projection du filet lingual contre les incisives médianes inférieures qui l'érodent.

Le *vomissement* est d'une grande fréquence également. Les quintes fortes sont toujours émétisantes, d'où le précepte de faire manger l'enfant immédiatement après une quinte et de multiplier les repas.

L'incontinence urinaire et fécale, la *chute du rectum*, les *différentes hernies* et en particulier la *hernie ombilicale* se voient surtout dans les formes intenses.

Les *troubles de la circulation* se traduisent après quelques jours par une *bouffissure* d'aspect brightique de la figure, et parfois par des hémorragies : *picté de la face, hémorragies sous-conjonctivales, épistaxis à répétition.* On a signalé des *hémorragies otiques* par rupture de la membrane du tympan, voire des *hémorragies méningées et cérébrales,* avec hémiplégie.

L'emphysème pulmonaire est une complication fréquente de la coqueluche. Parfois le tissu pulmonaire se déchire et on voit survenir de l'emphysème interalvéolaire et sous-cutané. J'ai observé un cas de ce genre chez un enfant atteint de broncho-pneumonie coquelucheuse.

b. *Complications nerveuses.* — Les complications nerveuses sont :

Le *spasme de la glotte* qui annonce parfois le début de la coqueluche chez les jeunes enfants et qui peut terminer brusquement une quinte violente. Dans une de mes observations le laryngo-spasme coquelucheux a provoqué la mort;

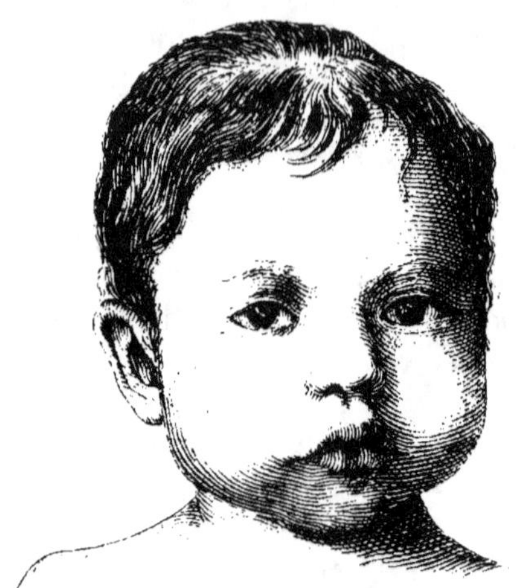

Fig. 34.

Coqueluche : bouffisure du visage.

Les *convulsions* survenant soit pendant une quinte et dues à la congestion cérébrale, soit en dehors des quintes et se rattachant à un processus infectieux ou toxique du système nerveux. Les convulsions appartiennent surtout au jeune âge, aux formes intenses de la coqueluche, aux coqueluches compliquées d'altérations nerveuses ou de broncho — pneumonie. Elles sont partielles, générales, en petit nombre ou fréquentes et peuvent constituer un véritable état de mal. Le pronostic est grave en cas de convulsions réitérées, surtout si la coqueluche est compliquée. Cependant j'ai vu guérir une fille de 10 ans qui a présenté un état de mal pendant 36 heures.

Dans quelques cas exceptionnels, on a signalé des *hémiplégies* dues à une hémorragie ou à une encéphalite (LEROUX). L'hémiplégie succède souvent à des convulsions accompagnées de fièvre et de perte de connaissance ; parfois elle se développe progressivement. La paralysie peut être limitée à un membre. On a signalé de l'aphasie, de la cécité passagère ou permanente, de la paraplégie, des névrites.

Les paralysies coquelucheuses guérissent dans la moitié des

cas. Elles s'accompagnent dans les cas mortels de congestion, d'hémorragie cérébrale ou méningée, de ramollissement cérébral, d'artérite ou de phlébite. Dans un tiers des cas, les paralysies passent à l'état chronique (VALENTIN).

Enfin, quelques coquelucheux présentent de la *tristesse*, de la *mélancolie* que font craindre l'invasion d'une méningite tuberculeuse et qu'on peut attribuer à un léger œdème cérébral analogue à la bouffissure du visage.

c. *Complications inflammatoires.*— Les complications inflammatoires comprennent la *bronchite* qui peut prendre une intensité exceptionnelle et contribuer à élever la température, et surtout la *broncho-pneumonie,* cause la plus commune de la mort dans la coqueluche. Elle survient soit au début, soit surtout à la période quinteuse. Dans quelques cas, mais non dans tous, elle modifie les quintes, et cette atténuation brusque de leur intensité est un signe fâcheux.

4° Suites de la coqueluche. — La coqueluche laisse à sa suite de l'emphysème qui disparaît assez promptement, du catarrhe des bronches, avec dilatation bronchique, surtout si elle s'est compliquée de broncho-pneumonie. La coqueluche ouvre assez souvent la voie à la tuberculose pulmonaire.

5° Associations. — La coqueluche s'associe, surtout à l'hôpital, à d'autres maladies, et spécialement à la *rougeole*. Le pronostic dans ces cas est aggravé. La coqueluche est parfois le point de départ d'une tuberculose pulmonaire.

6° Formes de la coqueluche. — On peut admettre une forme *bénigne, moyenne, grave*. On les distinguera d'après le nombre et l'intensité des quintes : la première ne donne pas plus de 15 à 20 quintes par jour, la seconde 30, la troisième en produit jusqu'à 60 à 80 en vingt-quatre heures. D'après COMBY, la durée est presque toujours en rapport avec la gravité : la coqueluche bénigne ne dépasse pas un mois, la coqueluche moyenne dure deux ou trois mois.

En dehors de la gravité, il faut tenir compte de la localisation : certaines coqueluches sont purement *nasales* et se traduisent par des accès d'éternûment. Nous en avons vu plusieurs cas à l'exemple de ROGER. Souvent les éternûments se mêlent aux quintes proprement dites.

ROGER a aussi décrit une *forme gutturale* avec spasme bruyant du gosier. Enfin chez les jeunes enfants, la coqueluche donne parfois lieu à un *laryngo-spasme* qui peut remplacer toute la quinte ou constituer son début.

7º Diagnostic. — Au début, le diagnostic se basera sur la toux sèche, à répétition, tenace, sur les conditions d'épidémicité. Un accès de spasme laryngé, un vomissement consécutif à la toux seront en faveur de la coqueluche. Le diagnostic est surtout difficile à cette période à laquelle il serait le plus important d'après nous de l'établir. VARIOT est arrivé parfois à provoquer une quinte en touchant l'épiglotte avec le manche d'une cuiller. Ce signe est assez inconstant.

Toute hésitation cessera avec l'apparition des quintes. Les seules affections susceptibles de reproduire la toux coqueluchoïde sont : l'*adénopathie trachéo-bronchique*, généralement tuberculeuse ; *certaines formes de tuberculose pulmonaire*. Le début récent de la coqueluche, l'ulcération sublinguale, la bouffissure du visage, l'expectoration spéciale, la conservation de l'état général, le changement brusque constaté dans les signes d'auscultation, après les quintes, l'absence de dyspnée entre les quintes permettront de faire le diagnostic.

8º Pronostic. — Le pronostic ne doit pas être envisagé en bloc. Il doit tenir compte de l'hospitalisation et de l'âge.

a. *Coqueluche hospitalière.* — La coqueluche à l'hôpital est particulièrement meurtrière. Voici quelques chiffres comprenant l'ensemble des enfants traités à l'hôpital, sans distinction d'âge :

Aux Enfants malades de Paris de 1867-1874, la mortalité est de 33,5 % (ROGER). Dans le même hôpital, de 1880-1890, elle est de 29,2 % (OLLIVIER). A l'hôpital Trousseau, pour 1895, elle est de 31,2 % (COMBY). Aux Enfants malades, de 1896-1900, elle est de 27 % (VIALLE). Dans le même hôpital, de 1898-1902, elle est de 18,7 % (Boulade). Sur 169 coquelucheux que j'ai observés en 13 ans à la Charité de Lyon, la mortalité globale a été de 21, soit 12,4 %. C'est la mortalité la plus faible observée dans les hôpitaux de l'ancien type. (Voy. th. de Sarda, Lyon, 1907).

b. *Coqueluche non hospitalière.* — A ces chiffres, opposons ceux des coquelucheux traités hors de l'hôpital. Les plus chargés comme mortalité sont ceux de Deschamps, concernant les malades traités au dispensaire de la Caisse des écoles du VIIe arrondissement de Paris. La mortalité est de 5,4 %. La conclusion de ces faits serait que l'hospitalisation des coquelucheux devrait être abandonnée. Heureusement que l'isolement individuel et l'antisepsie médicale appliqués aux coquelucheux à l'hôpital, modifie complètement les données précédentes ; et nous enregistrons avec grande satisfaction les résultats obtenus, grâce à ces moyens, à l'hôpital des Enfants assistés par Hutinel de 1890-1900. La mortalité observée a été de 4,36 %, à peu près équivalente à celle des coquelucheux non hospitalisés. C'est là un résultat significatif en faveur de la transformation nécessaire des hôpitaux d'enfants et de la généralisation des boxes d'isolement.

c. *Coqueluche suivant l'âge.* — Toutes conditions égales, l'âge joue un grand rôle dans le pronostic de la coqueluche. Dans la première année, notre mortalité est de 45 % ; celle observée par Boulade aux enfants malades est de 45 %.

De 1 à 2 ans, notre mortalité n'est que de 12 %, celle de Boulade de 34 %. Notre moyenne pour les deux premières années est de 22,6 %, celle de Boulade de 39, 5 %. La mortalité observée par Deschamps à la même période chez les enfants d'un dispensaire n'est que de 11,2 %. Il est donc évident que l'isolement individuel et l'antisepsie médicale sont particulièrement indiqués chez les nourrissons. De 2 à 5 ans, notre mortalité est de 13,8 % ; celle de Boulade aux enfants malades est de 16 %. Au-delà de 5 ans, la coqueluche devient rare et bénigne. Sur 169 cas, nous n'en relevons que 17 de 5 à 10 ans et 2 de 10 à 15 ans, soit 19 cas avec 1 mort ; la mortalité n'est que d'environ 5 %.

d. *Causes de la mortalité.* — La gravité peut dépendre de l'intensité de la maladie (*hypercoqueluche*), mais elle est surtout commandée par les complications. La plus fréquente est la *broncho-pneumonie.* Sur 169 cas, nous en avons observé 23 avec 14 décès. La *tuberculose* a compliqué la coqueluche 8 fois, avec 5 décès rapides. Nous relevons 12 cas de *rougeole* secondaire avec 1 décès ; 6 cas de laryngo-spasme et de convulsions avec 1 décès ; 9 cas de bronchite intense, sans décès ; 11 cas de complications diverses (varicelle, oreillons, otite suppurée, diarrhée) sans décès.

9° Traitement. — Le traitement comprend la thérapeutique proprement dite de la coqueluche et la prophylaxie ainsi que l'hygiène du coquelucheux.

A. TRAITEMENT PROPREMENT DIT. — Il n'existe pas actuellement de traitement spécifique de la coqueluche. Les médicaments très nombreux que l'on a employés contre cette affection sont les uns antiseptiques, les autres d'action symptomatique.

a. *Médication antiseptique.* — La médication antiseptique est appliquée sous forme d'inhalations ou d'insufflations. Autrefois, on plaçait les sujets dans les *salles d'épuration des usines à gaz,* ou bien on faisait brûler sous leur nez des *trochisques* fabriqués avec les principales substances des épurateurs.

Plus récemment, on a utilisé des *solutions phéniquées* à 10 ou 15 p. 100 qu'on fait inhaler à l'enfant et qu'on pulvérise. On a même fait séjourner les malades dans une atmosphère saturée d'eau phéniquée. Dans le même ordre d'idées, ont été employés le *pétrole,* le *salicylate de soude* en solution au dixième, l'*essence de thym,* l'*eau térébenthinée,* l'*acide sulfureux* provenant de la combustion de 10 grammes de fleurs de soufre dans une chambre où on met l'enfant pendant une heure, les vapeurs de *sulfure de carbone,* les inhalations de *formol mentholé* (ROSENBERG). Les inhalations d'une solution de *sulfate de quinine* auraient donné des résultats. Citons encore les *vapeurs d'eau oxygénée* (BAROUX, D'Armentières), les *inhalations d'oxygène* saturé de vapeurs médicamenteuses (LACROIX), les inhalations d'*ozone* (BORDIER), les *bains d'air comprimé* (SANDHAL). J'emploie depuis quelque temps les *inhalations massives d'oxygène*, renouvelées d'heure en heure, dans les hypercoqueluches ou dans les coqueluches avec laryngo spasme si fréquentes chez les nourrissons. Elles m'ont paru supérieures, dans ce cas particulier aux autres médications et spécialement à la morphine (WEILL et MOURIQUAND).

MICHAEL a préconisé les *insufflations intra-nasales* de différentes poudres parmi lesquelles il recommande la *quinine* et le *benjoin*. Cette méthode repose sur une hypothèse qui attribue à la muqueuse nasale le point de départ de la quinte.

MONCORVO vante les *attouchements du pharynx et du larynx* répétés toutes les deux heures avec une solution de *résorcine* à 5 p. 100.

La médication antiseptique peut avoir son utilité, moins pour combattre la coqueluche elle-même que pour prévenir les infections secondaires. A la période des quintes, les microbes pathogènes sont vraisemblablement atténués et on n'exerce plus d'action sur eux.

b. *Médication symptomatique.* — De nombreux médicaments sédatifs employés, il n'en est qu'un petit nombre qui aient résisté à l'épreuve du temps. Signalons parmi ceux-ci :

La *belladonne* dont les doses sont 5 milligrammes d'extrait par années comptées à partir de la naissance. S'il y a accoutumance, on peut élever la dose jusqu'à la doubler ;

La *quinine* que BINZ donne sous forme de tannate à la dose de 40 centigrammes par années d'enfant, réparties en quatre doses. UNGAR l'administre sous forme de chlorhydrate, à la dose de 10 centigrammes par année d'âge.

L'*antipyrine* proposée par DUBOUSQUET-LABORDERIE à la dose de 30 centigrammes à 1 gramme par jour jusqu'à trois ans et 2 à 4 grammes pour les enfants plus âgés a donné d'excellents résultats. Les quintes diminuent rapidement de nombre et d'intensité, mais reprennent si on suspend trop tôt l'usage du médicament. Je prescris l'antipyrine à la dose de 4 centigrammes par mois d'enfants, ou de 50 centigrammes par année d'âge. Il est inutile de dépasser 3 à 4 grammes par jour. On la donne en quatre ou cinq doses. L'usage doit en être prolongé quinze jours à un mois. On peut l'administrer en petits lavements si elle n'est pas tolérée.

Le *bromure de potassium* se donne à la dose de 0,50 centigrammes à 2 ou 3 grammes par jour. On l'emploie dans le cas d'irritabilité gastrique, ou quand il y a menace de laryngospasme et de convulsions.

Le *bromoforme* a été introduit dans la thérapeutique par STEPP de Nuremberg qui le prescrit en solution alcoolique à donner par gouttes. MARFAN donne autant de fois quatre gouttes que l'enfant a d'années, au dessous de six ans. Il l'émulsionne dans un liquide huileux.

Voici sa formule :

Bromoforme	48 gouttes.
Huile d'amandes douces.	15 grammes.

ajouter :

Gomme arabique	15 grammes.
Sirop d'écorces d'oranges amères . .	15 —
Eau distillée : q. s. pour faire. . . .	120 cent. cubes.

une cuillerée à café renferme deux gouttes de bromoforme.

Les doses un peu élevées de bromoforme produisent parfois de la somnolence, des éruptions cutanées et de la diarrhée.

La *quinoléine* [1] que j'ai expérimentée sur les conseils de M. CAZENEUVE m'a donné de bons résultats. C'est une huile incolore, d'odeur désagréable, obtenue par GERHARDT en distillant de la cinchonine avec de la potasse. La quinoléine se prescrit en inhalation. On peut soumettre à l'inhalation plusieurs enfants à la fois. On verse une cuiller à café de quinoléine dans la valeur d'un verre d'eau que l'on fait bouillir dans un réchaud à esprit de vin. L'inhalation doit se faire dans une chambre de petites dimensions. On la renouvelle suivant les cas, 3 ou 4 fois par jour. La quinoléine a une action sédative, antiseptique et préventive,

---

[1] Voy. *Traitement de la coqueluche par la quinoléine*, thèse de MARTIN, Lyon, 1896.

dans une certaine mesure, de la broncho-pneumonie. Elle dispense de toute fatigue imposée au tube digestif, et a cet avantage à l'hôpital de pouvoir être adminitrée à plusieurs enfants à la fois.

G. Koch, dès 1882, a prescrit à l'intérieur le tartrate de quinoléine à la dose de 25 centigrammes à 1 gramme.

Triboulet et Boyé ont proposé récemment la morphine en injections sous-cutanées quotidiennes à la dose de 1/4 à 1 centigramme. On répète l'injection 3 jours de suite, on suspend 3 jours, on reprend 3 jours et ainsi de suite. La morphine, mieux tolérée chez les enfants qu'on ne le supposait, aurait pour effet de calmer les quintes et d'abréger la durée de la maladie. Cette médication ne peut encore être jugée, à l'heure actuelle.

En Italie, on a préconisé le *sérum antidiphtérique* et la *vaccination.*

B. Prophylaxie et hygiène du coquelucheux. — Le coqueluche, d'après mes recherches, étant surtout contagieuse, avant la période des quintes, ce n'est pas le coquelucheux en pleines quintes qu'il faut éviter, c'est son entourage, ce sont ses frères, ses sœurs, ses familiers. Ce sont ceux-là qu'il faut exclure de l'école, car ils représentent la véritable menace de transmission. Le coquelucheux, qui garde souvent des quintes pendant des mois, ne doit pas être entravé au delà d'une certaine limite, dans ses études scolaires.

Le coquelucheux doit être éloigné de tout foyer infectieux pouvant propoquer une complication ; en particulier, il doit éviter le contact des tuberculeux, des broncho-pneumoniques, des pneumoniques. On tiendra l'enfant atteint de coqueluche, dans une pièce vaste, bien aérée pourvue d'une température assez uniforme. Pendant la saison chaude, le coquelucheux non fébrile peut être autorisé à faire de courtes sorties. Les coqueluches intenses indiquent le repos et même le lit. Dans les formes émétisantes, on s'abstiendra de toute médication par l'estomac ; on conseillera les inhalations, les lavements médicamenteux, les injections sous-cutanées de morphine. S'il y a de l'inanition due aux vomissements, on prescrira un léger repas après chaque quinte. Lorsque la coqueluche se prolonge au delà des délais habituels, on prescrira un changement d'air qui réussit assez souvent. Cependant, les insuccès ne sont par rares. J'ai observé des cas qui n'étaient nullement modifiés par le déplacement, d'autres qui étaient même aggravés.

ARTICLE V

OREILLONS

Les oreillons, désignés encore sous le nom d'ourles, de fièvre ourlienne, constituent une maladie spécifique, infectieuse, contagieuse, dont la manifestation locale se traduit, habituellement par une inflammation des glandes salivaires, plus rarement par des atteintes portant sur d'autres glandes, testicule, ovaire, mamelle, etc...

1° **Étiologie.** — Les oreillons se montrent dans la seconde enfance et chez les adolescents ou les jeunes gens. On les observe à l'état épidémique dans les écoles et les casernes. Les garçons sont plus souvent atteints que les filles. La maladie est moins grave chez les enfants.

La *transmission* se fait par contact direct, à l'exclusion du transport à distance par un intermédiaire. Il est douteux qu'il se crée autour du malade un foyer infectieux.

La *contagion* a lieu dans la période d'invasion, avant l'apparition de la parotidite. RENDU a vu un enfant atteint d'oreillons, dix-huit jours après avoir joué avec un camarade, qui, bien portant ce jour-là, présenta le lendemain une tuméfaction parotidienne. On ne sait quelle est la durée de la période de contagiosité. On a cité des faits de transmission à la phase de tumeur parotidienne et même pendant la convalescence. C'est là l'exception, car on pratique assez volontiers l'isolement après l'apparition de la parotidite et néanmoins les oreillons affectent souvent une forme épidémique. La contagion n'est sans doute pas très marquée, car les épidémies sont habituellement restreintes. Elles n'acquièrent jamais le développement des épidémies de rougeole ou de variole.

L'*immunité* est conférée par une première atteinte. Les récidives sont rares.

Le *contage* n'est pas précisé d'une façon certaine. CAPITAN et CHARRIN [1] ont trouvé dans le sang et la salive de sujets atteints d'ourles des microbes sphériques ou en bâtonnets. LAVERAN et CATRIN [2] ont trouvé dans la plupart des cas des microcoques dans le sang et la sérosité des parotides. Ils n'ont pu reproduire la maladie chez les animaux.

2º Anatomie pathologique. — La lésion paraît se borner à un œdème périglandulaire analogue à la fluxion rhumatismale. Il n'y a pas de lésion de la glande elle-même (RANVIER). L'atrophie testiculaire, suite d'orchite ourlienne, porte sur les tubes séminifères, sans sclérose (RECLUS).

3º Symptômes. — Nous admettrons quatre périodes, une période d'incubation, une période d'invasion, une période de tuméfaction glandulaire, équivalente à l'exanthème des maladies éruptives, et une période de résolution.

a. *Période d'incubation.* — L'incubation est d'environ trois semaines.

b. *Période d'invasion.* — Tantôt elle est latente, tantôt elle s'accompagne d'une fièvre légère avec malaise, embarras gastrique. Plus rarement, elle se traduit par une réaction vive avec hyperthermie, dépression ou agitation nerveuse, quelquefois même des convulsions, tous ces phénomènes s'effaçant à l'apparition de la tumeur parotidienne. Quelques symptômes de cette période un peu vague ont une signification plus précise ; tels sont l'*otalgie* et la *contracture des mâchoires* qui sont déjà liés à la tuméfaction profonde de la parotide. La période d'invasion ne dure guère que deux ou trois jours.

c. *Période de tuméfaction.* — La tuméfaction occupe d'une

---

[1] CAPITAN et CHARRIN, Soc. de Biol., 1881.
[2] LAVERAN et CATRIN, *Gaz. des hôp.*, 1895.

14.

façon à peu près constante la *glande parotide*, accessoirement les *sous- maxillaires*, exceptionnellement les *sublinguales*.

La fluxion ourlienne peut s'étendre consécutivement à d'autres glandes, le *testicule*, l'*ovaire*, la *mamelle*, la *prostate*, la *glande lacrymale*, mais ce sont là des localisations qui n'ont pas la valeur diagnostique de la tumeur parotidienne, seul symptôme constant.

La parotide est située entre la branche montante dn maxillaire inférieur en avant, l'apophyse mastoïde et le sterno-mastoïdien en arrière ; elle est limitée en haut par le conduit auditif externe, en bas par une bande aponévrotique qui continue le trajet de la branche inférieure du maxillaire inférieur. Profondément elle touche la paroi du pharynx. Elle envoie par son bord antérieur deux prolongements qui suivent les deux faces externe et interne de la branche montante du maxillaire inférieur. La parotide est renfermée dans une loge aponévrotique percée à sa partie profonde pour laisser passer le prolongement antérieur et interne de la glande.

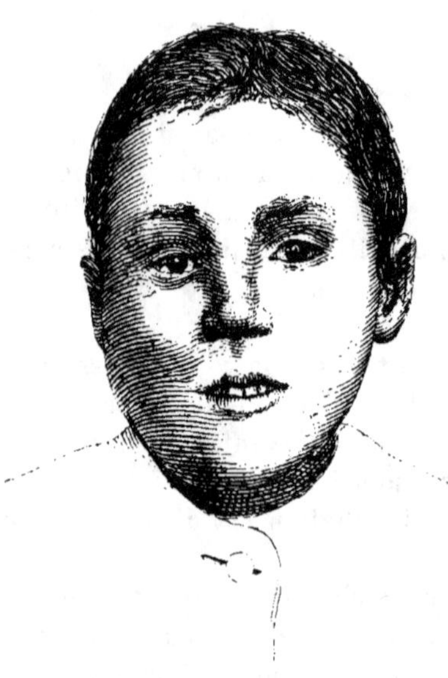

Fig. 35.
Oreillons.

Ces détails anatomiques nous permettent de comprendre la physionomie du malade. La fluxion ourlienne portant sur le tissu conjonctif périglandulaire produira une tuméfaction de la région parotidienne. Cette tuméfaction est très visible du côté des téguments où elle dessine une saillie oblongue, occupant la région précédemment décrite, avec un prolongement antérieur qui s'étend à la face externe de la branche montante du maxillaire et presque sur la joue. C'est un gonflement diffus avec œdème rénitent, ne laissant pas d'empreinte à la pression. La peau a sa coloration normale ou une teinte rosée, on n'observe pas la teinte rouge des inflammations suppuratives de la glande. Dans sa partie profonde, la glande est également tuméfiée. De là l'œdème inflammatoire du pharynx, diffusé en raison de la laxité du tissu conjonctif à une partie plus ou moins étendue des tissus voisins. Le prolongement interne antérieur, intéresse la face interne de la joue dans le processus congestif. Parfois, l'orifice du canal de Stenon, qui aboutit en face de la première molaire supérieure, dessine un bourrelet plus ou moins saillant. Les symptômes muqueux sont moins visibles que ceux de la peau, car souvent il est difficile de faire ouvrir largement la bouche des malades à cette période. Ce sont ces phénomènes qu'on a rangés sous le nom d'angine, de stomatite ourlienne. Ils ne constituent rien d'autre que la participation du tissu sous-muqueux et de la muqueuse à la lésion parotidienne.

Du côté de la peau comme du côté des muqueuses, la fluxion peut s'étendre assez loin, superficiellement sur la joue. sur le cou jusqu'à la clavicule, profondément dans toute l'étendue de la cavité bucco-pharyngienne et même jusqu'aux larynx où elle détermine parfois de l'œdème de la glotte.

La tuméfaction parotidienne occupe les deux glandes simultanément, et dans ce cas, quand elle est prononcée, elle donne à la tête un aspect piriforme ; ou successivement, à quelques jours d'intervalle. La parotidite bilatérale est caractéristique des oreillons. Il faut savoir qu'elle peut se borner à un côté (une fois sur dix), ce qui rend le diagnostic plus hésitant.

Dans quelques cas elle envahit la glande sous-maxillaire et produit au niveau de cette région un gonflement qui se continue avec celui de la parotide.

Les *troubles fonctionnels* sont constitués par la douleur, les troubles de la mastication, la contracture du masséter. La douleur spontanée est peu marquée ; elle augmente sous l'influence des mouvements de mastication, de flexion de la tête. : elle est assez vive à la pression. La mastication est gênée, soit par arrêt volontaire des mouvements, soit par suite d'une contracture réflexe des masséters. On a noté aussi de la contracture des sterno-mastoïdiens avec raideur des mouvements de la tête. Au début, il y a souvent de la salivation qui s'arrête rapidement. La salive, comme l'a noté COMBY, est acide. L'état général souffre peu. La fièvre est légère ou nulle. Dans quelques cas on a noté un faible degré d'embarras gastrique, de pâleur ou d'abattement. Le plus souvent les enfants continuent à vaquer à leurs occupations.

d. *Période de résolution.* — L'évolution de la maladie ourlienne est rapide. La fluxion parotidienne se fait en deux ou trois jours, reste stationnaire un temps égal, puis s'efface, de sorte que pour chaque localisation la durée est de cinq à dix jours. Si les localisations sont successives, la maladie est prolongée d'autant. Parfois il y a des rechutes qui font traîner l'affection.

La parotidite ourlienne se résout franchement : elle n'*aboutit jamais à la suppuration.* Celle-ci n'est qu'une complication et une complication rare. Parfois, comme je l'ai vu, la résolution est lente et met plusieurs semaines à s'effectuer. Dans ces cas encore, il n'y a pas à redouter la formation du pus.

Le plus sonvent, après la disparition de la fluxion ourlienne, on sent quelques petits ganglions de la région parotidienne et sous-maxillaire qui avaient été noyés par l'infiltration générale et qui font épave après le retrait de celle-ci. Ces adénopathies sont petites, peu douloureuses, survivent quelques temps à la maladie, mais n'ont aucune tendance à suppurer. Les cas qu'on a cité de ganglions scrofuleux post-ourliens se rapportent à des tuberculoses mises en activité par les ourles.

4° Localisations anormales. — Les déterminations de l'infection ourlienne sur d'autres glandes sont exceptionnelles dans l'enfance. Elles sont plus spéciales aux jeunes gens et ont été surtout rapportées par les médecins militaires.

De ce nombre sont l'*orchite* qui apparaît à la fin du premier septénaire, précédée d'un état général grave, d'apparence méningitique ou typhoïde, et accompagnée de douleurs violentes dans la sphère génitale. C'est une fluxion du testicule lui-même

L'épididyme et la vaginale sont habituellement indemnes. Cependant, il est des cas où l'épididyme est touché. Plus fréquemment encore, la vaginale est le siège d'une ex-sudation, et la localisation testiculaire se présente sous forme d'une énorme tumeur, enveloppée d'un tégument rouge, œdémateux, très douloureux, avec irradiations le long du cordon.

L'orchite ourlienne est unilatérale ou double ; dans ce dernier cas, le second testicule se prend quelques jours après le premier, et chose curieuse, se résout plus vite que celui-ci. Cette résolution se fait en 8 ou 10 jours. Elle est suivie d'atrophie testiculaire dans une proportion que LAVERAN évalue à deux tiers des cas, CATRIN à la moitié. J'ai observé 5 cas d'orchite ourlienne chez des sujets âgés de 13 à 17 ans. Chez tous l'atrophie s'est produite, mais longtemps après. Par exemple, chez l'un d'eux, je constate après 5 mois que les testicules sont gros comme des reines-claude et mous, après un an, ils étaient réduits au volume d'une noisette.

L'atrophie testiculaire aboutit parfois à une apparence féminine de l'organisme.

L'*ovarite*, dont j'ai observé un cas chez une fille de dix ans, se traduit par une douleur vive avec perception d'une petite tumeur dans la région ovarienne.

La *mastite* se caractérise par un engorgement du sein, avec douleur, mais la résolution est également rapide. J'en ai vu un cas chez une fille de onze ans.

On a décrit une *vulvite* caractérisée par un gonflement passager des *grandes* et des *petites lèvres*, une *uréthrite*, une *dacryo-adénite* (DOR) avec conjonctivite et œdème des paupières, une *tyroïdite*, une *pancréatite* (SIMONIN) caractérisée par une douleur épigastrique, avec vomissements fréquents, tempéra-ture élevée, sans qu'il y ait, d'ailleurs, de sucre dans l'urine. Ce sont là des faits exceptionnels.

Les localisations extra-salivaires représentent de véritables anomalies d'éruption liées à l'intensité de l'infection ourlienne ou à sa marche irrégulière plutôt qu'à des métastases ou à de la répercussion.

5° Complications. — Il faut distinguer des anomalies de localisation les *complications proprement dites*. Les unes sont *locales*. les autres *générales*.

Parmi les premières, nous trouverons la *suppuration*, accident rare dû à une infection secondaire de la parotide par les agents pyogènes venus de la bouche, les accidents de *compression* dus au volume excessif de la parotide, d'où resserrement de la trachée, refoulement de la jugulaire, troubles de la circulation cérébrale et oculaire.

Les complications générales comprennent des accidents nerveux, articulaires, cutanés, rénaux.

a. *Accidents nerveux*. — Les accidents nerveux se traduisent, dans les cas marqués, par de l'hyperthermie, du délire, des convulsions ; ils peuvent aboutir au coma et à la mort. On les observe surtout à la veille des manifestations glandulaires et en particulier de l'orchite. Parfois, ils signalent le début de la localisation parotidienne. On les a attribués longtemps à la violence de l'infection, à une fluxion ourlienne analogue au rhumatisme cérébral. Hutinel et Monod, chez l'enfant, ont pu, grâce à la ponction lombaire, les rattacher à une méningite séreuse avec lymphocytose ; d'ailleurs, on observe souvent de raideur de la nuque et le signe de Kernig. Ces méningites évoluent en quelques jours et guérissent habituellement, bien qu'on ait cité des cas de mort. A côté de cette forme intense de la méningite, qui est assez rare, on peut observer plus fréquemment des signes d'un léger méningisme, se traduisant par un peu de céphalée, d'agitation et surtout du ralentissement du pouls (Hutinel), phénomènes d'ailleurs très passagers.

b. *Arthropathies*. — Les accidents articulaires rentrent dans la catégorie des pseudo-rhumatismes ; ils surviennent pendant la convalescence sous forme d'arthralgies, plus rarement sous forme d'arthrites avec épanchement dans les jointures, retentissent peu sur l'état général, et disparaissent rapidement.

c. *Manifestations cutanées*. — Les manifestations cutanées, érythème, nodosités, purpura, rappellent les formes érythémateuses et purpuriques des autres maladies infectieuses.

d. *Albuminurie.* — Les oreillons déterminent de l'albuminurie plus souvent qu'on ne le croit, dans près d'un tiers des cas. La *néphrite ourlienne* proprement dite est plus rare et peut se terminer par la mort. J'ai vu dans un cas, une albuminurie consécutive à des oreillons chez un enfant de 4 ans, persister des années sous la forme intermittente et aboutir à une véritable néphrite chronique qui emporta le patient à 17 ans.

6° Suites. — Parmi les complications des oreillons, il en sst qui persistent après la maladie et constituent de véritables *suites.* De ce nombre, sont :

α) L'*aphasie* avec *phénomènes paralytiques* (LANNOIS et LEMOINE) affectant parfois la forme hémiplégique et dont l'apparition s'accompagne de phénomènes cérébraux graves (coma, délire, manie furieuse) témoignant en faveur d'une véritable méningo-encéphalite.

β) Les *polynévrites* qui contrairement aux paralysies centrales débutent insidieusement, annoncées par quelques douleurs, et aboutissent à une paralysie flasque des membres, paralysie d'ailleurs curable.

γ) *La surdité* d'origine labyrinthique, due soit à une hémorragie du labyrinthe, soit à une névrite acoustique. Cette surdité est totale et irrémédiable. Elle est parfois bilatérale, plus souvent unilatérale. Elle apparaît soit avant la fluxion parotidienne, soit après celle-ci. Elle peut se montrer brusquement, sans prodromes. Plus souvent elle est précédée de bourdonnements, de bruits de cloche, de sifflements ; parfois enfin elle est annoncée par un accès aigu de vertige de Ménière.

δ) L'*amblyopie* signalée par HATRY et qui est passagère.

7° Pronostic. — La plupart des anomalies et des complications que nous venons de citer constituent de rares exceptions. Ordinairement, la maladie ourlienne est bénigne dans l'enfance et doit être considérée comme une affection insignifiante. Elle peut laisser à sa suite de la surdité, de l'atrophie testiculaire et mammaire. On a signalé exceptionnellement la mort par néphrite ou méningo-encéphalite aiguë.

8° Diagnostic. — Le diagnostic est facile quand les deux parotides sont prises, il est plus délicat quand la tuméfaction est unilatérale. On peut confondre les oreillons avec une *adénopathie rétro-maxillaire ou préauriculaire*, liée à une angine, à de la stomatite, à de la périostite alvéolo-dentaire, à de la fièvre ganglionnaire. Dans les oreillons la douleur est moins vive, l'empâtement plus diffus, la peau est de coloration normale. Dans les adénopathies, il existe généralement entre la tumeur et le conduit auditif externe un petit intervalle qu'on peut déprimer avec la pulpe du doigt.

La parotidite *infectieuse* survient dans le cours ou la convalescence des maladies graves, s'accompagne d'un état général sérieux et localement de rougeur avec adhérences de la peau, prélude de la suppuration.

L'*iodisme* provoque parfois un gonflement de la parotide qui coïncide avec la conjonctivite et le coryza iodiques et disparaît par la suppression de l'iodure.

J'ai observé un cas d'œdème récidivant de la parotide, qui s'accompagne d'un gonflement douloureux de la glande, sans réaction fébrile. La tuméfaction est rapide et disparaît en quelques jours. L'affection se montre environ une fois par an, chez un garçon qui a aujourd'hui 7 ans. La première atteinte a été mise au compte des oreillons.

Un moyen de diagnostic très précieux a été signalé en 1901 par SICARD et DOPTER. Ces auteurs puisent au moyen d'une fine canule les produits contenus dans l'orifice du canal de Sténon. Ils ramènent un liquide qui centrifugé donne un dépôt variable suivant les moments de l'examen. Au début, on y rencontre des polynucléaires et des lymphocytes, plus tard des cellules glandulaires en urne et en coupe et de longues cellules fusiformes en feuilles de palmiers, provenant de la desquamation des canaux excréteurs de la glande salivaire. Les cellules glandulaires sont parfois réunies en groupes qui rappellent la forme des culs de sac glandulaires. La présence de ces différents éléments cellulaires est caractéristique de la maladie ourlienne. On les rencontre souvent dès le début de l'affection. D'ailleurs, à l'état normal, le liquide recueilli, dépourvu à peu près de cellules, coule beaucoup plus rapidement que dans les oreillons. Dans cette affection, il faut attendre 15 à 20 minutes pour récolter un centimètre cube de liquide.

Les *déterminations anormales* des oreillons sont jugées par la coïncidence de la parotidite. Si elles précèdent celle-ci, elles sont méconnues à moins qu'on ne se trouve dans un foyer épidémique.

8° Traitement. — Le traitement est prophylactique et médicamenteux.

a. *Prophylaxie.* — Dans l'incertitude où l'on est relativement à la durée de la transmissibilité, il est bon d'isoler les sujets atteints d'ourles. On a cité des cas de contagion pendant la convalescence. L'isolement, pour être efficace, devrait être d'après COMBY de vingt-cinq à trente jours. Il est douteux que la désinfection puisse prévenir les oreillons.

Des gargarismes quotidiens avec une solution antiseptique ont été utilisés quelquefois dans les casernes pour préserver les sujets sains.

b. *Thérapeutique.* — Le plus souvent, la thérapeutique se bornera au traitement des symptômes. Au début, s'il y a de la fièvre, de l'agitation, on prescrira de l'antipyrine à la dose de 25 centigrammes à 1 gramme, répétée deux à trois fois par jour suivant les besoins. Si les phénomènes nerveux sont intenses et la température élevée, on usera du bain tiède ou froid répété plusieurs fois par jour, pendant dix minutes, jusqu'à ce qu'on ait amené l'effet sédatif. Au cas où les phénomènes nerveux sont liés à la présence d'une méningite, on aura recours aux bains chauds et à la ponction lombaire.

Localement, on se contentera de faire de l'occlusion de la région parotidienne au moyen d'une couche d'ouate et d'une toile cirée.

S'il y a du trismus douloureux, donner de l'antipyrine, du bromure de potassium 50 centigrammes à 1 gramme. Parfois il suffit d'écarter avec le manche d'une cuiller introduit a plat et redressé peu à peu les deux maxillaires pour vaincre la contracture réflexe.

S'il y a de l'otalgie, on aura recours, l'antipyrine échouant, à une injection sous-cutanée de 1/4 à 1/2 centigramme de chlorhydrate de morphine.

La plupart des enfants atteints d'ourles sont trop peu touchés pour exiger de grands soins hygiéniques. Il est bon cependant de leur faire garder la chambre, jusqu'à la résolution de la tumeur parotidienne. Quand aux adolescents plus exposés à l'orchite, on leur prescrira le repos et surtout le repos génital.

ARTICLE VI

FIÈVRE GANGLIONNAIRE

La fièvre ganglionnaire est une maladie infectieuse, contagieuse, qui se traduit par des phénomènes fébriles et un **gonflement** passager des ganglions lymphatiques de la région cervicale principalement, sans lésion appréciable des territoires cutanés ou muqueux correspondants. Elle a été décrite par PFEIFFER [1], et confirmée dans son existence par de nombreux observateurs, STARK [2] MOUSSOUS, [3] COMBY [4].

1º Symptômes. — Les symptômes comprennent dans leur ordre d'apparition quatre périodes : l'incubation, l'invasion, le développement des adénopathies, la résolution.

a. *Incubation.* — D'après les épidémies de famille qui ont permis de fixer la durée de l'incubation, celle-ci serait en moyenne de huit à quinze jours (HŒRCHSELMANN).

b. *Invasion.* — L'invasion survient brusquement en pleine santé, ou après quelques jours de malaise vague. La fièvre s'élève à 39, 40º, accompagnée de courbature, de céphalée, de nausées, de vomissements. Elle dure un à deux jours, parfois

[1] PFEIFER, Yahrb., f. Kindh., 1889.
[2] STARK, Yahrb. f. Kindh., 1890.
[3] MOUSSOUS, *Rev. mens. des mal. de l'Enfance*, 1893.
[4] COMBY, *La médecine infantile*, 1894.

plusieurs jours de suite, avec de fortes rémissions matinales. Le plus souvent, il n'y a aucun trouble local permettant d'attribuer l'élévation thermique à une angine, une bronchite, une pneumonie, une maladie éruptive. Cependant, dans quelques cas, on a signalé une légère rougeur du pharynx, une douleur à la déglutition, du coryza, de l'otite, mais il s'agit de manifestations passagères, discrètes, qui ne rappellent que de très loin les inflammations franches de ces régions.

c. *Développement des adénopathies.* — Au bout de vingt-quatre ou quarante-huit heures, quelquefois plus tardivement, la véritable localisation de la maladie infectieuse paraît sous forme d'*adénopathies.* C'est la région cervicale qui semble être leur siège de prédilection. Les ganglions augmentent de volume jusqu'à atteindre celui d'un haricot, d'un noyau de cerise, d'une noisette. Il n'y a pas de rougeur de la peau, pas de périadénite, pas de tendance à la suppuration.

Les premières adénopathies se montrent en arrière du sterno-mastoïdien. De là, l'inflammation s'étend en arrière aux ganglions de la nuque, en avant à ceux de l'angle de la mâchoire.

Les mouvements du cou deviennent difficiles, il se produit une certaine raideur due à la sensibilité de la région. La palpa tion éveille un peu de douleur.

Il est très rare que l'inflammation ganglionnaire dépasse la région cervicale. Les ganglions de l'aisselle, de l'aine ne sont jamais pris. Par contre, on a signalé exceptionnellement des *adénopathies rétropharyngiennes,* révélées par une déglutition douloureuse, sans qu'il y ait d'angine ; des *adénopathies trachéo-bronchiques,* qui sont caractérisées par des quintes coqueluchoïdes (STARK, MOUSSOUS) sans coïncidence de bronchite ou de signes physiques ; des *adénopathies mésentériques* déjà signalées par PFEIFFER, qui avait remarqué une sensibilité à la pression dans la région de l'hypogastre. Ces adénopathies profondes ne sont pas démontrées d'une façon très rigoureuse.

d. *Résolution.* — Les ganglions enflammés disparaissent en quelques jours, parfois ils persistent plusieurs semaines. La fièvre tombe, dès que la marche extensive des adénopathies s'arrête, mais il reste de la faiblesse, de l'anémie, des sueurs.

2° Formes. — On peut grouper les différents faits observés en formes légères et intenses.

a. *Formes légères.* — Après un ou deux jours de fièvre, l'adénopathie se montre, la température tombe, la résolution de l'inflammation se fait en huit ou dix jours.

b. *Formes intenses.* — L'adénopathie procède par poussées successives, l'inflammation peut même revenir à des ganglions déjà frappés antérieurement. C'est dans ces cas qu'on voit la fièvre se prolonger un septénaire et plus avec des rémissions matinales. C'est dans ces cas aussi qu'on observe parfois les quintes de toux, les douleurs hypogastriques, le gonflement du foie et de la rate, l'albuminurie avec urines rares, foncées, renfermant des cylindres (HESSE).

3° Complications et pronostic. — Les complications sont rares. On a cité la *suppuration des ganglions*, l'*otite*, la *néphrite aiguë*. La mort est tout à fait exceptionnelle et le pronostic est en général bénin.

4° Diagnostic. — A la période d'invasion, on peut confondre la fièvre ganglionnaire avec toutes les maladies infectieuses à début brusque, *grippe, pneumonie, fièvres éruptives*.

A la période d'adénopathie, on est amené à rechercher s'il n'y a pas d'*angine*, d'*adénoïdite*, d'*otite*, de *dent cariée*.

Après la chute de la fièvre, et si les ganglions restent engorgées il y aura lieu de faire la distinction avec la *tuberculose ganglionnaire*, l'*adénie*, la *syphilis des ganglions*.

Enfin dans les cas compliqués de néphrite, le tableau clinique rappelle assez exactement celui d'une *scarlatine*.

5° Étiologie et pathogénie. — La fièvre ganglionnaire a d'abord été observée chez les enfants de deux à huit ans. (PFEIFFER, STARK). COMBY l'a étudiée chez les nourrissons où elle est aussi fréquente. Elle devient exceptionnelle chez l'adolescent et l'adulte.

L'affection est ordinairement primitive, mais elle se montre aussi dans la convalescence de la *grippe* (CZAJKOWSKI), de la *rougeole* (MOUSSOUS). STARK croit que la *constipation* est une cause prédisposante d'une certaine puissance.

La fièvre ganglionnaire paraît *contagieuse*, mais sa contagiorité semble exiger la cohabitation, aussi n'a-t-on guère observé que des *épidémies familiales* (PFEIFFER, HŒRCHSELMANN, HESSE).

On a contesté l'autonomie de la fièvre ganglionnaire, en attribuant les adénopathies à un retentissement exercé sur les ganglions par une lésion des téguments ou des muqueuses voisines. L'angine, le coryza postérieur, l'adénoïdite, l'otite seraient toujours à l'origine de la fièvre ganglionnaire. Il existe aujour d'hui trop d'observations démontrant l'absence de pareilles lésions, pour qu'il soit permis de ne pas admettre l'*infection primitive* des ganglions lympathiques. S'agit-il d'une infection *spécifique* dont l'agent serait encore inconnu, ou d'une *infection banale* par le streptocoque, le staphylocoque, etc... ? Les recherches faites par NEUMANN, REMBE, tendent à faire admettre cette dernière interprétation. Il n'y a d'ailleurs rien de surprenant à ce que les ganglions cervicaux se comportent comme ceux des bronches et du mésentère, qui sont souvent infectés, en particulier par le bacille de Koch, sans que les territoires correspondants, poumon, intestin, soit sérieusement lésés. Dans la fièvre ganglionnaire, il s'agit, en somme, d'une infection du système lymphatique avec intégrité aboslue ou relative des surfaces muqueuses qui ont fourni ou laissé passer les germes pathogènes.

6° Traitement. — Le traitement comprend la prophylaxie et la thérapeutique :

a. *Prophylaxie.* — Il faut isoler les enfants atteints de leurs frères ou sœurs, et chez ces derniers pratiquer l'asepsie de la bouche, du pharynx, des fosses nasales.

b. *Traitement proprement dit.* — Dans la *période d'invasion* on combattra les symptômes : la fièvre par la quinine, 10 à 50 centigrammes suivant l'âge, l'antypirine, 25 centigrammes à 2 grammes : l'agitation nerveuse par le chloral, le bromure, le bain tiède, le drap mouillé ; les nausées et les vomissements par la glace.

A la *période d'adénopathie,* on combattra la sensibilité du cou par des cataplasmes chauds, des liniments calmants, des compresses froides.

Après la fièvre, on hâtera la *résolution* des engorgements ganglionnaires par des onctions avec une pommade à l'iodure de potassium et l'ingestion de préparations iodurées : iodure de potassium 25 à 50 centigrammes par jour, iodure de fer 2 à 4 cuillers à café de sirop. BOTKINE recommandait pour la tuméfaction des ganglions cervicaux de faire absorber de l'iodure de fer à l'état naissant. Pour cela il ajoutait 3 à 20 gouttes de teinture martiale à une cuiller à soupe d'une solution d'iodure de potassium.

Les *complications,* suppurations, néphrite seront traitées par les moyens habituels.

Enfin, si la *convalescence* est traînante, on prescrira quelques toniques : kola, arsenic, phosphates de chaux.

ARTICLE VII

RHUMATISME

Le rhumatisme est une affection caractérisée par des fluxions passagères, sans tendance à la suppuration, mobiles, atteignant de préférence les jointures, mais parfois aussi les séreuses viscérales et les muscles, et s'accompagnant d'une réaction fébrile variable avec le nombre et l'étendue des surfaces touchées.

1° Étiologie. — Le rhumatisme est plus rare chez l'enfant que chez l'adulte. Il représente 5 p. 100 dans la morbidité générale chez le premier, 15 p. 100 chez le second (BESNIER).

Nous avons noté 59 cas de rhumatisme chez 1.354 enfants malades, soit 4,35 p. 100. Dans la même année, le nombre des rhumatismes infantiles comparés à ceux de l'adulte n'est que de 5. p. 100 (MAYET) de ces derniers.

Il est un peu plus fréquent chez les garçons que chez les filles.

Il se montre de préférence au printemps et en été.

L'*hérédité* joue un rôle plus marqué que chez l'adulte. En général, il s'agit d'une hérédité chargée.

Le rhumatisme peut être *congénital*, quand la mère est sous le coup de l'infection rhumatismale pendant la grosessse ou l'accouchement (faits de Pocock, Schoffer, Kopplik) [1]. Il peut éclater chez le nourrisson depuis un mois (Basch), jusqu'à trente mois (Fuller). Le plus souvent il ne se montre qu'à partir de cinq ans et augmente de fréquence jusqu'à l'adolescence.

Le rhumatisme est considéré comme une maladie infectieuse dont l'agent reste encore à trouver. Il serait très éphémère, d'après Lion ; Strauss n'a jamais pu cultiver le sang des rhumatisants ; Bouchard a vu du rhumatisme subaigu et chronique survenir sous l'influence d'un staphylocoque. Achalme, en 1891, a retiré du sang du cœur et de la sérosité du péricarde d'un sujet mort de rhumatisme cérébral, un long bacille. En 1897, Thiroloix a retrouvé le même bacille sur le vivant, dans cinq cas de rhumatisme articulaire aigu. Ce bacille tue le cobaye. La sérosité de l'œdème local du cobaye inoculée au lapin dans le sang reproduit les lésions articulaires du rhumatisme. Achalme a apporté de nouveaux cas affirmatifs. Beaton a décrit un diplocoque rhumatismal qui n'est peut-être qu'une transformation du bacille d'Achalme. Il est bien établi que si le rhumatisme est une maladie infectieuse, il ne se développe que sur des organismes entachés d'un vice de nutrition, tel que l'arthritisme. Chez l'enfant la prédisposition doit encore être plus marquée que chez l'adulte, pour que l'infection arrive à se développer.

2° Symptômes. — Le rhumatisme infantile revêt toutes les formes qu'on lui connaît chez l'adulte. Il est *aigu, subaigu, abortif*. Le *rhumatisme chronique* et le *rhumatisme noueux*, bien que rares, ont été observés [2].

Ce qui distingue d'une façon générale le rhumatisme infantile, c'est sa discrétion apparente. Il frappe peu de jointures à

---

[1] Voy. Weill, *Maladies acquises de l'appareil circulatoire*, in Traité des mal. de l'enfance, p. 664.

[2] Voir Moncorvo, *Du rhumatisme noueux chez les enfants*, 1880 Amelin, *Maladie de Landré-Beauvais chez l'enfant*. th. de Paris, 1896.

la fois ; quand il est intense et généralisé, il occupe, mais *successivement,* la plupart des grandes articulations. Les phénomènes locaux sont moins marqués que chez l'adulte ; la fièvre qui est en général proportionnée au nombre des jointures prises simultanément est rarement élevée, elle oscille autour de 38°,5, de 39°. L'angine est d'une observation rare. On ne voit pas habituellement les grandes sueurs de l'adulte. La marche générale de la maladie est plus rapide. Dans les formes légères, la durée est de un à trois jours, dans les formes moyennes une à deux semaines au plus. Il est vrai qu'on observe assez souvent chez l'enfant des formes traînantes ou à rechûtes, qui malgré la discrétion des localisations, prolongent l'affection d'une façon indéterminée. J'ai vu ainsi des douleurs revenir pendant plusieurs semaines, voire plusieurs mois. Ce sont d'ailleurs des formes dont le pronostic est grave, en raison de la fréquence des complications cardiaques.

Le rhumatisme infantile affecte certaines localisations rares chez l'adulte. Il peut être purement *musculaire.* J'ai observé deux myosites rhumatismales des muscles de la cuisse et de la jambe ; l'une rapidement guérie par le salicylate sans participation des jointures, l'autre terminée par une péricardite mortelle.

Il frappe parfois la colonne cervicale et les muscles du cou (*torticolis rhumatismal*), et c'est là une forme qui, même au point de vue purement local, est sérieuse, car elle passe quelquefois à l'état chronique. Le *signe thyroïdien* (gonflement douloureux du corps thyroïde) décrit chez l'adulte par VINCENT a été signalé chez l'enfant par AUSSET. Nous en avons observé également un cas chez l'enfant. VINCENT considère l'absence du signe thyroïdien comme liée aux formes prolongées du rhumatisme. Dans les cas de ce genre, la défense thyroïdienne serait en défaut et laisserait l'infection rhumatisante se maintenir. Je puis citer à l'appui de cette hypothèse l'histoire d'un garçon de huit ans, atteint depuis six semaines d'un rhumatisme articulaire subaigu, frappant peu de jointures à la fois, et persistant malgré la médication salicylée. Or, du jour où on ajouta à celle-ci de l'iodothyrine, les douleurs disparurent de suite et définitivement.

Le rhumatisme a chez l'enfant une prédilection particulière pour les organes profonds. Nous avons observé à plusieurs reprises des *congestions pulmonaires*, étendues, avec râles fins généralisés, expectoration visqueuse et striée de sang, pouls rapide, dyspnée intense. Dans ces cas, il y a généralement coexistence de cardiopathie antérieure qui favorise cette complication. Mais celle-ci se montre avec une brusquerie et une violence qui indiquent une fluxion active. La mort peut survenir dans ces cas, mais souvent aussi la congestion cède en quelques jours.

La *pleurésie* est plus fréquente que chez l'adulte, souvent double et associée à une péricardite. Elle a la mobilité générale des localisations rhumatismales.

Ce qui domine surtout dans le rhumatisme infantile, c'est sa prédilection pour le *cœur*, observé par tous les auteurs. FULLER a montré que la péricardite existait au-dessous de quinze ans, dans un peu plus du tiers des cas de rhumatisme ; entre quinze et vingt ans dans moins du cinquième des cas ; entre vingt et vingt-cinq ans, dans moins du dixième des cas.

L'affinité du rhumatisme est encore plus marquée pour l'endocarde. CHURCH [1] examinant la fréquence de l'endocardite dans 700 cas de rhumatisme, chez des sujets de tout âge a noté que l'endocarde était touché :

De 1 à 10 ans.	80 fois sur 100
De 10 à 20 —	69 ...
De 20 à 30 —	52 ...
De 30 à 40 —	30 —
De 40 à 50 —	21 —

Cette tendance du rhumatisme infantile se révèle encore d'une autre façon. Tandis que chez l'adulte, l'endopéricardite ne se voit que dans les formes fébriles et généralisées du rhumatisme (loi de BOUILLAUD), chez l'enfant elle s'associe aux formes les moins graves. Dans mes recherches [1], j'ai montré que les formes récidivantes aiguës du rhumatisme infantile

---

[1] CHURCH, *Sc. Barth. Hosp. Rep.*, t. XXIII.

[1] Voy. WEILL, *Maladies acquises de l'appareil circulatoire*, in Traité des maladies de l'enfance.

touchent le cœur 5 fois sur 6, les formes récidivantes subaiguës 8 fois sur 10, les formes aiguës 6 fois sur 7, les formes subaiguës 6 fois sur 10, les formes abortives 7 fois sur 12. Sur 11 cas de mort par cardiopathie rhumatismale, 5 appartiennent au rhumatisme léger, 4 au rhumatisme subaigu récidivant, 2 au rhumatisme aigu récidivant. J'ai vu une endopéricardite grave succéder 2 fois à un torticolis, une fois à un rhumatisme musculaire des membres inférieurs. On voit par là combien le pronostic diffère chez l'enfant et chez l'adulte.

Le rhumatisme de l'enfant revêt exceptionnellement la *forme cérébrale*. Je n'ai vu que 2 cas et peu marqués de ce genre. D'ESPINE et PICOT en ont réuni 15 observations. Comme chez l'adulte, il y a du délire avec élévation considérable de la température, 41° et, au delà, puis coma, si la mort doit survenir. Parfois au milieu des manifestations délirantes, on voit paraître des mouvements choréiques intenses qui durent jusqu'à la mort ou en cas de guérison, survivent aux autres symptômes. Cette forme choréique du rhumatisme cérébral, d'après d'ESPINE et PICOT, guérit plus souvent que les autres modalités du rhumatisme cérébral, mais laisse après elle un affaiblissement momentané de l'intelligence.

On a décrit sous le nom de *rhumatisme spinal* une paraplégie passagère succédant au rhumatisme chez les jeunes enfants.

La *chorée* constitue la véritable expression du rhumatisme, dans ses localisations sur le système nerveux des enfants. Il y a un grand nombre de chorées non rhumatismales et ne se distinguant en rien de celle qui se montre chez les rhumatisants ; mais un enfant rhumatisant est très exposé à la contracter.

Le rhumatisme agit dans la chorée soit à titre de prédisposition, soit à titre de cause efficiente. Un enfant à terrain rhumatismal est apte à contracter la chorée à l'occasion d'une frayeur ou d'un choc nerveux quelconque. L'infection rhumatismale, de son côté, peut provoquer la chorée. Celle-ci peut être la première manifestation longtemps isolée d'une infection rhumatismale : c'est ainsi qu'on voit des enfants atteints d'encodardite à la suite d'une chorée, présenter plus tard une poussée articulaire. Plus souvent, la chorée succède au rhumatisme. C'est ainsi que j'ai vu un enfant présenter plusieurs années de suite au printemps une atteinte de rhumatisme articulaire, qui durait quelques jours, et à la suite une chorée qui durait six mois. Parfois enfin la chorée apparaît chez un rhumatisant en dehors des arthropathies, mais elle manifeste son caractère infectieux par une poussée d'endocardite ou de péricardite. On peut donc assimiler la chorée, *chez les rhumatisants,* à un *équivalent* de l'*arthropathie,* et néanmoins, si elle indique qu'il y a infection rhumatismale, elle n'est pas justiciable du traitement antirhumatismal.

La chorée est une manifestation qui, chez les rhumatisants, est inquiétante pour le cœur. Mes recherches m'ont permis de constater que le rhumatisme sans chorée provoque l'endocardite 29 fois sur 50 cas, soit 58 fois sur 100, alors que sur 10 cas de rhumatisme associé à la chorée, il y avait 8 endocardites, 80 p. 100 des cas. Une chorée qui s'accompagne d'encodardite doit être tenue, dans la majorité des cas pour rhumatismale, même s'il n'y a pas de jointures touchées.

Le rhumatisme infantile frappe parfois le *tissu fibreux.* Il se forme au niveau du périoste, des tendons, des aponévroses, de petites tumeurs fibreuses connues sous le nom de *nodules de Meynet*[1]. Douloureux au début, les nodules sont ensuite indolores, mobiles, paraissent et disparaissent avec rapidité. BRISSAUD les rapporte aux formes graves du rhumatisme. BARLOW[2], sur 27 cas, de ce genre a observé 25 fois des complications cardiaques. J'ai pratiqué l'examen histologique de nodosités rhumatismales avec GALLAVARDIN et constaté une exsudation de fibrine au niveau des gaines tendineuses et à la surface du périoste malléolaire.

3° **Marche**. — Le rhumatisme infantile a une marche en général rapide, mais il *rechute* facilement. Nous avons vu à plusieurs reprises la fièvre revenir plusieurs fois après la suppression du salicylate, lors même qu'on ne cessait d'administrer

[1] MEYNET, Lyon médic., 1886.
[2] BARLOW, *Brit. méd. Journ.*, 1883.

le médicament que dix ou quinze jours après la disparition de
tout accident. Les rechutes sont d'ailleurs peu longues, mais
toujours à éviter. Les *récidives* sont très fréquentes, c'est un
des caractères du rhumatisme infantile. Sur 59 cas de rhumatisme, nous en comptons 22 qui, en l'espace de deux ou trois ans,
ont présenté deux ou plusieurs atteintes. C'est là le vrai danger du rhumatisme infantile, car il finit toujours par atteindre
le cœur à la faveur des atteintes nouvelles.

4º Diagnostic. — Les formes franches du rhumatisme sont
d'un diagnostic facile. On ne peut guère les confondre qu'avec
les *pseudo-rhumatisme infectieux*. Or, ceux-ci naissent dans
des conditions spéciales, *scarlatine, diphtérie* avec *séro-thérapie,
érythème noueux*, etc. Chez le *nourrisson* le **rhumatisme** peut
être confondu avec la *maladie de Barlow*, les *disjonctions éphipy-
saires syphilitiques*, les *arthropathies blennorrhagiques*.

Le *rhumatisme blennorrhagique* [1] peut se produire à la suite
d'ophtalmie, de vulgo-vaginite à gonocoques, dès la naissance,
ou dans la seconde enfance. Sa marche est plus rapide que chez
l'adulte, sa guérison constante. L'examen des sécrétions muqueuses donne la preuve décisive de sa nature.

Poncet. de Lyon, a eu le grand mérite de dégager par ses
nombreux travaux, le *rhumatisme tuberculeux* dans le cadre
du rhumatisme. Il peut affecter l'allure d'un vrai rhumatisme
aigu, généralisé. Le diagnostic se fera d'après les considérations
suivantes :

Le rhumatisme tuberculeux occupe un petit nombre de jointures et se localise surtout dans le genou, le cou-de-pied, le poignet, la hanche, le coude, à l'exclusion des petites jointures.

Le gonflement et la rougeur sont peu marqués. La douleur à
la pression est plutôt extra-articulaire.

La température est peu élevée, et on ne note pas les sueurs
spéciales et l'anémie rapide de vrais rhumatisants.

Le début est brusque, les arthropathies sont plus stables que

---

[1] Voy. Marfan, *Rhumat. blennorrh.*, in Traité des mal. de l'enfance

dans le rhumatisme ; le salicylate de soude n'a pas son efficacité habituelle ; l'évolution est lente, traînante, les complications cardiaques sont exceptionnelles.

La terminaison se fait, de plusieurs façons.

Tantôt, il y a résolution complète et généralement dans ces cas, le diagnostic est méconnu ; tantôt, c'est une tuberculose généralisée, mortelle qui succède à la scène arthropathique ; tantôt c'est une tuberculose pulmonaire qui fait suite aux manifestations rhumatismales ; enfin le rhumatisme tuberculeux après avoir abandonné la plupart des jointures, se fixe sur l'une d'elles et y crée soit une tumeur blanche, soit une arthrite sèche.

L'*ostéomyélite aiguë* se caractérise par un état général grave et des douleurs vives avec gonflement en dehors des jointures.

Les *formes légères du rhumatisme* peuvent passer inaperçues ou être prises pour des *douleurs de croissance*. L'examen minutieux des régions juxta-épiphysaires permettra de localiser exactement le siège de la douleur.

Certaines localisations du rhumatisme peuvent prêter à des hésitations. Le *rhumatisme musculaire*, comme nous l'avons vu, peut occuper toutes les masses musculaires des membres inférieurs. Il rappelle la tétanie, ou une contracture d'origine nerveuse. Le *rhumatisme cervical*, lorsqu'il se prolonge, peut faire croire à un mal de Pott sous-occipital.

5º Pronostic. — Si bénin que paraisse assez souvent le rhumatisme infantile, il constitue une affection fâcheuse. Il faut, en effet, pour que la résistance du jeune sujet à l'infection rhumatismale soit vaincue, une prédisposition spéciale, née de l'hérédité et qui a souvent une durée fort longue. Aussi le rhumatisme est-il facilement récidivant, et d'autre part, il a pour le cœur de l'enfant une véritable prédilection qui diminue peu à peu avec l'âge. Les complications cardiaques sont surtout à redouter, parce qu'elles laissent une lésion irréparable et créent une affection chronique du cœur. Dans quelques cas, cependant, une péricardite diffuse, une myocardite parenchymateuse [1]

---

[1] WEILL et BARJON, *Rev. des mal. de l'Enfance*, 1896.

peuvent entraîner la mort pendant la période aiguë du rhumatisme.

6° Traitement. — Le rhumatisme doit être traité chez l'enfant comme chez l'adulte par la *médication salicylicée* qui est admirablement tolérée dans le jeune âge (ARCHAMBAUT). On prescrira le salicylate de soude à la dose de 0, 50 centigrammes par année d'âge et par jour. A partir de huit ans, on peut maintenir la dose de 4 grammes par jour. Le salicylate est dilué dans de l'eau édulcorée avec du sirop de groseilles, et administré en quatre ou six fois. A l'adulte, on donne le salicylate dans de l'eau de Vichy ou associé au bicarbonate de soude : il est ainsi mieux toléré, mais difficilement accepté par l'enfant. La dose initiale sera maintenue non seulement jusqu'à la sédation des douleurs, mais encore jusqu'après la disparition complète de la fièvre. On abaisse ensuite progressivement la dose, de façon à ne supprimer définitivement le médicament que huit ou dix jours après l'apyrexie. Même dans ces conditions, la température se relève parfois, mais il suffit alors de donner pendant quelques jours 1 ou 2 grammes de salicylate pour tout voir rentrer dans l'ordre. Cependant il est des cas ou le salicylate de soude n'arrête complètement ni les douleurs ni la fièvre. Dans ces cas l'adjonction de l'iodothyrine peut amener, comme nous l'avons dit, une véritable détente. Le salicylate doit être employé non seulement dans les formes sérieuses, mais même dans les formes les plus insignifiantes en apparence, à cause de la vulnérabilité du cœur. Ce n'est pas que la médication salicylée, prévienne sûrement. les complications cardiaques, mais elle semble cependant avoir une action réelle. A la médication salicylée, il faut joindre le repos au lit et la diète (lait, potages), et cela dans les formes les plus bénignes. On sait en effet l'influence fâcheuse qu'exercent l'alimentation, les mouvements, les efforts, sur les rechutes ou les exacerbations.

S'il y a une complication cardiaque, sans signe d'affaiblissement du myocarde, le salicylate n'est pas contre-indiqué. Parfois le salicylate est vomi même par les enfants. En ce cas, on usera de salophène : 0,50 centigrammes à 2 grammes par jour; de salipyrine : 1 à 3 grammes par jour; de salol : 0,50 centigrammes à 2 grammes par jour; d'aspirine : 0,50 centigrammes à 2 grammes par jour. LANNOIS et LINOSSIER [1] ont préconisé les applications cutanées de salicylate de méthyle ou d'essence de Wintergreen. On étend sur les parties douloureuses 1 à 2 grammes de ces substances, on recouvre d'une toile cirée et de coton, et on renouvelle suivant les cas une ou plusieurs fois par jour. Il faut se méfier, surtout chez les enfants, des erythèmes prurigineux provoqués par les applications de salicylate de méthyle sur le tégument. Les succédanés du salicylate de méthyle, tels que le mésotane, dont l'odeur est moins pénétrante, ont le même inconvénient pour la peau.

Les complications seront traitées par les moyens appropriés.

Pendant la convalescence, on ne reviendra que lentement à l'alimentation ordinaire et on donnera du fer et des toniques pour combattre l'anémie rhumatismale.

ARTICLE VIII

RHUMATISME VISCÉRAL MALIN

J'ai signalé récemment une forme de rhumatisme infantile particulièrement grave, sous le nom de *rhumatisme viscéral malin* [2]. Il s'agit de sujets qui ont eu quelques années auparavant une légère atteinte de rhumatisme articulaire. Ils accusent un beau jour un point de côté, de la dyspnée et on constate des signes d'insuffisance mitrale avec hypertrophie cardiaque, un frottement péricardique, de l'augmentation de volume du foie, un léger épanchement pleural. Les troubles fonctionnels s'apaisent rapidement sous l'influence du repos au lit et du traitement. L'enfant ne se plaint plus, est bien disposé, mais reste pâle ; fait significatif, la température n'est pas normale. Elle est

---

[1] LANNOIS et LINOSSIER, *Cong. de méd.*, Nancy, 1896.

[2] Voir WEILL et THEVENOT, *Arch. de méd. des enfants*, novembre 1907, et GILLAIN, h. de Lyon. 1907.

irrégulière comme dans les tuberculoses latentes, atteignant le
soir, 38°, 38°,2, et cela pendant plusieurs semaines. De temps à
autre survient une hémoptysie passagère, qui souvent ne s'associe pas à la présence de râles dans la poitrine. Ce syndrome,
pâleur, températures subfébriles, hémoptysies intermittentes,
est des plus significatifs. Dans trois cas où nous avons
pu le suivre, il a toujours abouti à la mort au bout de
quelques semaines ou de quelques mois. La mort arrive sans
œdème périphérique, sans arythmie, avec angoisse, défaillance
et collapsus, comme dans les infections aiguës à détermi-
nation cardiaque. L'autopsie révèle des lésions multiples :
pleurésie fibrineuse, congestion pulmonaire, congestion hépatique, endocardite chronique, péricardite généralement discrète,
myocardite parenchymateuse diffuse. C'est cette dernière altération qui nous paraît jouer le rôle principal dans la terminaison
fatale.

Ces lésions rappellent plutôt des déterminations actives du
rhumatisme, que des altérations dues à la stase mécanique par
asystolie. Les congestions pulmonaire et hépatique n'ont pas
l'aspect de celles que crée la circulation déficiente du cœur.
Les symptômes et l'évolution montrent qu'il s'agit d'une infection continue, qui localise ses effets sur les viscères et le myocarde, à l'exclusion des articulations, celles-ci étant en général
indemnes. Cette infection revêt un caractère latent, les troubles
fonctionnels ont cédé, mais il persiste une température irrégulière et subfébrile, et c'est ce dernier symptôme surtout qui me
semble présenter une grande valeur au point de vue du diagnostic du rhumatisme viscéral et de son pronostic si
grave.

Le traitement, appliqué avec persévérance et d'une façon très
énergique, n'a pas donné de résultat. Me basant sur l'efficacité
des injections mercurielles dans les cas de syphilis maligne, j'ai
par analogie, tenté des injections sous-cutanées de salicylate
de soude, à la dose de 3 à 4 grammes par jour. Il est facile de
dissoudre 0,50 centigrammes de salicylate dans un centimètre
cube d'eau, à chaud, et cette dose est parfaitement tolérée dans
les tissus. On peut injecter au même point 2, 3, 4 grammes de

salicylate en solution tiède, sans provoquer ni réaction locale, ni phénomène d'intoxication.

ARTICLE IX

RHUMATISME CHRONIQUE DÉFORMANT

Le rhumatisme chronique succède parfois au rhumatisme aigu, parfois il est primitif. Il peut réaliser toutes les modalités observées chez l'adulte, nous nous bornerons à une description succincte du rhumatisme chronique déformant.

1° Symptômes. — Le rhumatisme chronique déformant, quoique rare, existe chez l'enfant et chez le jeune homme, avec les caractères qu'il revêt chez l'adulte: gonflement avec raréfaction du tissu osseux des épiphyses, qui est envahi par la graisse, disparition ou déformation progressive du cartilage articulaire, déformation des têtes osseuses, luxations, rétraction des tissus fibreux péri-articulaires, atrophie et rétraction musculaires.

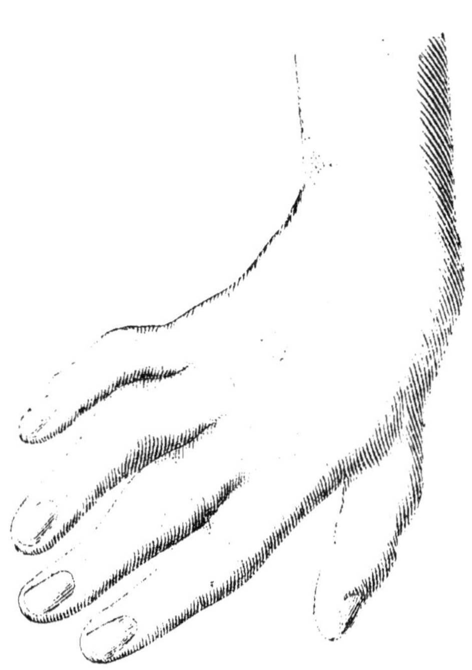

Fig. 36.

Rhumatisme déformant chez l'enfant.

L'affection débute en général par les petites jointures des doigts, du poignet, des orteils et affecte dans son extension une marche centripète. Elle crée des déformations au niveau des mains, des pieds qui présentent les types bien connus de la flexion, de l'extension et au niveau des grosses jointures des attitudes vicieuses et des impotences, au niveau de la colonne vertébrale des rigidités qui rappellent exactement les descriptions faites chez l'adulte. Aussi n'y aurait-il pas lieu d'accorder une mention spéciale à cette affection chez l'enfant, si elle ne présentait dans le jeune âge certaines particularités. Elle s'accompagne plus volontiers chez l'enfant de poussées intermittentes plus ou moins aigues avec gonflement et douleurs ; sa généralisation ou son extension sont plus rapides ; par contre, la guérison est peut-être plus fréquente que chez l'adulte, bien qu'on l'ait signalée à tout âge ; enfin elle se complique facilement chez l'enfant de manifestations viscérales et en particulier d'endocardite (DIAMANTBERGER).

2º Étiologie et pathogénie. — Le rhumatisme chronique progressif peut affecter d'*emblée la forme chronique* ou succéder à un *rhumatisme aigu, subaigu*, à un *pseudo-rhumatisme*. DULAN cite un cas survenu à 12 ans à la suite d'un *rhumatisme scarlatin*. VARIOT a observé une étiologie semblable chez un garçon de 9 ans. BARJON en rapporte un survenu à la suite d'une *angine diphtérique*. PONCET a décrit le rhumatisme noueux *tuberculeux* surtout chez les enfants et les sujets jeunes. J'ai observé plusieurs cas de ce genre. La *blennorrhagie* a pu être incriminée dans quelques cas. GUINON a vu un rhumatisme déformant débuter à cinq mois chez une fille atteinte à la naissance d'ophtalmie blenorrhagique. L'affection durait encore à 5 ans 1/2. SEVESTRE rapporte un cas de rhumatisme chronique déformant consécutif à un érythème noueux accompagné de troubles digestifs.

BARJON, dans un travail très important (Th. de Lyon, 1897) a conclu qu'il n'y avait aucune distinction à établir entre les diverses formes du rhumatisme chronique. Qu'elles soient primitives, qu'elles succèdent à un rhumatisme vrai ou à un pseudo-rhumatisme, elles se ressemblent cliniquement, évoluent de la même façon, aboutissent aux mêmes lésions. Il existe même, dans tous ces cas, une formule urologique constante, caractérisée par une hypoacidité notable, une grande diminution du coefficient d'oxydation, une diminution de tous les éléments minéraux, à l'exception des chlorures qui sont normaux et de l'acide urique qui est en excès.

A cette doctrine uniciste, TEISSIER et ROQUE (traité Brouardel-Gilbert), puis TEISSIER (Congrès de Liège, 1905), opposent une division pathogénique qui sépare les rhumatismes chroniques primitifs d'origine tropho-névrotique, les rhumatismes chroniques d'infection, les rhumatismes chroniques d'origine toxique ou auto-toxique. En d'autres termes, la chronicité et surtout la progression du rhumatisme sont mises au compte d'une cause à action permanente pour ce qui concerne les rhumatismes chroniques d'origine trophonevrotique ou dyscrasiques. L'origine infectieuse se conçoit aisément lorsqu'il s'agit de foyers infectieux permanents, tels qu'en réalise la tuberculose. Pour les infections passagères, comme la scarlatine, qui peut frapper une jointure jusqu'à l'ankylose définitive, on ne comprend pas qu'elle puisse susciter une évolution de rhumatisme progressif. Il existe, sur ce point, une lacune dans toutes les conceptions du rhumatisme chronique.

On a essayé de la combler en invoquant le terrain rhumatismal, l'arthritisme, toutes conditions un peu vagues et d'une application particulièrement malaisée à l'organisme infantile. Des travaux récents ont mis en lumière les rapports du corps thyroïde et de l'infection d'une part, des troubles thyroïdiens et du rhumatisme chronique d'autre part. C'est la perturbation subie par le corps thyroïde à l'occasion d'une maladie infectieuse aiguë, qui crée une véritable dyscrasie permanente, laquelle retentit d'une façon durable et progressive sur tout l'organisme avec des prédominances électives sur tel ou tel tissu. VINCENT pour le rhumatisme aigu, LANCEREAUX et PAULESCO, CLAISSE, HERTOGHE et surtout LÉVI et DE ROTSCHILD, pour le rhumatisme chronique, ont dégagé cette notion très féconde, puisqu'elle aboutit à une thérapeutique pathogénique efficace. Et, en effet, les cas ne se comptent plus de rhumatisme chronique améliorés partiellement ou en totalité par la médication thyroïdienne, qui doit toujours être tentée. D'autres glandes peuvent, à l'instar du corps thyroïde, être touchées par l'infection aiguë et contribuer à créer une dyscrasie endocrinique (LÉVI et DE ROTSCHILD) plus complexe que celle d'origine purement thyroïdienne, mais dont la démonstration est encore à faire.

3° **Traitement.** — Les données précédentes expliquent l'inefficacité habituelle du traitement classique qui comporte l'emploi du salicylate, de l'antipyrine au moment des poussées aiguës, de l'iodure, de la lithine, de l'arsenic, des eaux chlorurées sodiques, du massage, de l'électrisation, des bains de sable chaud, des bains de boue.

Le traitement causal est réalisé dans les formes tuberculeuses par l'aération, le repos, la suralimentation carnée, etc... et dans les formes qui se rattachent à la disthyroïdie par la médication thyroïdienne.

ARTICLE X

TUBERCULOSE

La tuberculose est une maladie infectieuse due à un bacille spécial, le bacille de Koch [1], qui crée le plus souvent des lésions locales, mais peut aussi envahir le sang et reproduire tous les caractères d'une pyrexie aiguë.

1° **Étiologie.** — L'étiologie de la tuberculose comprend l'étude de l'hérédité, de la tuberculose acquise, de la prédisposition, de la contagion familiale, des procédés d'apport des germes tuberculeux, des modes de pénétration de la tuberculose, des conditions favorisantes.

A. HÉRÉDITÉ. — L'hérédité de la tuberculose se traduit de deux façons : soit par l'existence avérée de tubercules à la naissance, soit par une bacillose fœtale sans lésions macroscopiques ni histologiques.

(1) Voir planche XIV, fig. 3.

a. *Tuberculose congénitale.* — Péhu et Chalier [1] ont rassemblé tous les cas publiés de *tuberculose congénitale* avec lésion et, les ayant soumis à une critique sévère, n'en ont retenu que 35 probants. La tuberculose congénitale ne se montre pas avant l'établissement de la circulation placentaire, au cinquième mois de la grossesse; d'où on peut conclure que la tuberculose héréditaire d'origine paternelle doit être abandonnée ; de même, on peut écarter l'hérédité maternelle par infection ovulaire. La tuberculose congénitale est le résultat d'une véritable *hérédo-contagion* (Küss), en ce sens que le fœtus, indemne dans les quatre ou cinq premiers mois de son développement, est infecté par une lésion maternelle, à travers la circulation placentaire, comme par une véritable inoculation. La tuberculose maternelle est, dans ces cas, très accusée et se termine par une poussée granulique ; mais une phtisie chronique sans granulie peut suffire à produire une infection passagère du sang et une colonisation à distance ; de même aussi une tuberculose tubaire ou utérine. Les bacilles de la mère pour pénétrer dans l'organisme fœtal doivent passer par le placenta. Les observations rassemblées par Küss montrent des lésions placentaires développées dans les derniers mois de la grossesse, et en rapport habituel avec une tuberculose généralisée de la mère ou une tuberculose utérine. Les altérations sont beaucoup plus marquées dans le placenta maternel que dans le placenta fœtal, et d'ailleurs, les tubercules placentaires constituent un fait rare comme la tuberculose congénitale du fœtus. Celle-ci a comme caractéristique anatomique de se localiser dans le foie ou dans les ganglions du hile ; elle peut atteindre les os, les ganglions, les capsules surrénales, mais elle ne frappe les poumons que rarement (Küss).

b. *Bacillose fœtale.* — A côté de la tuberculose congénitale avec lésions. il faut placer la *bacillose fœtale*, qu'on reconnaît à l'inoculation d'un fragment d'organe aux animaux, la coloration du bacille sur les coupes, la réaction de l'organisme à la tuberculine. Landouzy et Martin ont les premiers posé

---

[1] Péhu et Chalier, *Arch. de méd. des enfants*, 1908.

l'intéressante question de la tuberculose congénitale sans lésions.

Des observations confirmatives ont été publiées par de nombreux auteurs. Je mentionnerai simplement celles de BAR et RÉNON qui ont réussi 2 fois sur 5 à inoculer des cobayes avec le sang du bout placentaire du cordon, recueilli avec de minutieuses précautions aseptiques au moment de l'accouchement, sur des femmes tuberculeuses. Il est vrai que l'expérimentation n'a pas été très favorable à la bacillose fœtale sans lésions. SANCHEZ TOLEDO, dans le laboratoire de STRAUSS, a fait un grand nombre d'inoculations de cultures de bacilles aviaires à des femelles de cobaye pleines. Bien qu'il réalisât des tuberculoses aiguës chez la mère, les fœtus étaient toujours indemnes.

L'épreuve par la tuberculine pratiquée par NOCARD et BANG, de Copenhague, sur des veaux issus de vaches tuberculeuses, conduit aux mêmes résultats. On peut donc conclure que la bacillose congénitale est rare, et d'ailleurs elle peut s'expliquer par une pénétration agonique des bacilles à travers le placenta dans l'organisme fœtal.

B. TUBERCULOSE ACQUISE. — La tuberculose doit être considérée, dans l'immense majorité des cas. comme acquise. Voici les différents arguments qu'on peut faire valoir, en faveur de cette opinion.

a. *Progression de la tuberculose avec l'âge.* — La tuberculose, très rare à la naissance augmente progressivement de fréquence avec l'âge du sujet. KÜSS [1], qui, dans son remarquable travail, a réuni de nombreuses statistiques à ce sujet, en ne tenant compte que des résultats vérifiés à l'autopsie, est arrivé aux conclusions suivantes :

La tube culose a été constatée :

De 0 à 3 mois	0,9 fois p. 100
De 3 mois à 1 an.	10 — —
De 1 à 2 ans	24 — —
De 2 à 4 ans	40 — —

[1] KÜSS. *De l'hérédité parasitaire de la tuberculose humaine*, Th. de Paris, 1898.

Chez les bovidés, il en est de même. Les recherches de SIEDAM-
GROTZKY, portant sur un nombre considérable d'animaux,
ont établi que la tuberculose existe :

De 0 à 6 semaines   .   .   .   .   .   0,006 fois p. 100
De 6 semaines à 1 an   0,3   —   —
De 1 à 3 ans   7   —   —
De 3 à 6 ans   9,3   —   —
Au-dessus de 6 ans   16   —   —

b. *Préservation des nourrissons par l'isolement.* — Aussi bien
chez l'homme que chez l'animal, la séparation du jeune être
d'avec le milieu infecté le préserve de la tuberculose.

NOCARD en 1893, a montré que les veaux reconnus réfractaires
à la tuberculine, bien qu'issus de vaches tuberculeuses, restaient
réfractaires à la condition de les tenir éloignés de leurs mères.
BANG de Copenhague, isole les veaux nés de vaches qui réagis-
saient à la tuberculine et les nourrit avec du lait bouilli. Au bout
de deux ans, aucun des animaux ainsi traités, ne réagissait à la
tuberculine.

HUTINEL a noté le petit nombre de tuberculeux observés
chez les pupilles de l'Assistance publique, envoyés de bonne
heure à la campagne et suivis jusqu'à leur majorité. Une
enquête administrative signala sur 18 000 assistés, 19 phtisiques,
sans tenir compte des autres formes de tuberculose. C'est là,
néanmoins un chiffre très faible, si on considère que la plupart
de ces enfants sortent de milieux décimés par la tuberculose.
STICH, aux Enfants-Trouvés de Nuremberg où les pupilles sont
reçus de 4 à 14 ans, n'a observé qu'un cas de tuberculose sur
100 enfants. SCHNITZLEIN a fait une remarque analogue à
Munich où l'orphelinat reçoit de 6 à 14 ans, des enfants dont la
moitié au moins, ont des antécédents tuberculeux. EPSTEIN
à Prague a vu que les enfants de mères phtisiques mis au sein
de nourrices saines, ne deviennent pas tuberculeux, et meurent
au contraire s'ils sont élevés par leur propre mère. MERCIER, de
Tours, a rapporté un exemple très démonstratif fourni par
l'orphelinat agricole de Saint-Martin, près Tours. Les parents
des enfants admis sont morts de tuberculose dans la proportion

de 9 sur 10. Les enfants élevés au grand air au nombre de 127, n'ont donné que 3 cas de tuberculose, dont 2 constatés à l'entrée. Les pupilles suivis jusqu'à l'âge adulte sont restés indemnes, sauf 2 qui se sont tuberculisés. Au contraire, 20 enfants de souche tuberculeuse admis à l'orphelinat et bien portants, ont 10 frères ou sœurs qui sont restés dans leur famille, et ces derniers sont tous morts tuberculeux. MERCIER conclut que les fils de tuberculeux, placés dans des conditions hygiéniques convenables, offrent des chances de survie 97 fois sur 100. C'est la justification absolue de l'œuvre de GRANCHER, la préservation de l'enfance contre la tuberculose, par le placement à la campagne, dans des familles de paysans, d'enfants sains soustraits à un milieu où règne la tuberculose.

Voici encore un fait très significatif. BERNHEIM a observé 3 phtsiques accouchant de jumeaux. Un des jumeaux était élevé à la maison paternelle par une nourrice saine, l'autre envoyé à la campagne était nourri au biberon. Les 3 enfants élevés à la campagne restèrent bien portants ; ceux qui étaient restés dans la famille moururent tuberculeux et deux des nourrices primitivement saines succombèrent aussi de tuberculose. Tous ces faits concourent à montrer le rôle presque exclusif de la contagion dans le développement de la tuberculose et par conséquent, justifient toutes les mesures d'hygiène employées contre cette redoutable affection. La contagion de la tuberculose a été longtemps méconnue, parce que la bacillose ne donne pas l'assaut à l'organisme comme la rougeole, la variole. Elle procède lentement, progressivement, en créant des foyers latents, particulièrement dans le système ganglionnaire, en sorte que l'affection se dégage souvent longtemps après que l'infection s'est réalisée, à l'occasion d'une rougeole, d'une coqueluche, d'une poussée de croissance, d'un surmenage, qui modifient brusquement les conditions de circulation et de résistance de l'organisme, et aussi la virulence du bacille.

c. *Prédisposition*. — La contagion n'est pas le seul élément qui agisse dans la tuberculose. Le terrain joue aussi un rôle. Il y a des animaux follement tuberculeux et d'autres réfractaires à la tuberculose. MARFAN et CALMETTE ont admis une véritable immunité conférée par une tuberculose locale, telle qu'une adénopathie bacillaire suppurée et guérie. En sens inverse, on a admis une véritable anaphylaxie tuberculeuse aboutissant à la supertuberculisation (CARNOT). Il n'est pas douteux que cliniquement, les enfants de tuberculeux, d'alcooliques, possèdent une réceptivité très grande et qu'ils présentent certains caractères décrits par LANDOUZY, corps allongé, étiré, thorax étroit, teint blond vénitien des cheveux, etc... On voit la méningite frapper successivement tous les enfants d'une même famille, ou bien la tuberculose pulmonaire se déclarer à l'adolescence chez ceux qui ont échappé aux formes aiguës de la période infantile. La tuberculinisation ou la séro-réaction ont permis de reconnaître dans bien des cas, sous l'apparence de la prédisposition, une tuberculose latente déjà effectuée. Malgré tout, la question du terrain garde une réelle importance.

C. CONTAGION FAMILIALE. — La contagion, chez l'enfant, ne relève qu'exceptionnellement de la fréquention de l'école ; la tuberculose diminue de fréquence vers 5 ou 6 ans, quand l'enfant commence à quitter le logis paternel (D'ESPINE). C'est dans le milieu familial, autour d'un tuberculeux avéré ou autour d'un porteur de bacilles, peu malade lui-même, que les enfants s'infectent (COMBY, MARFAN), et cela d'autant mieux que leur organisme est plus vulnérable, que les contacts avec le malade sont plus fréquents, et que dans le foyer morbide créé autour du tuberculeux, les enfants vont ramasser les bacilles avec leurs doigts pour les amener à la bouche et au nez.

D. PROCÉDÉS D'APPORT DES GERMES TUBERCULEUX. — Comment le bacille de Koch arrive-t-il en contact avec l'organisme ? Tantôt il est apporté directement par un aliment bacillifère, par le lait provenant d'une vache avec mammite tuberculeuse (STRAUSS), par les particules salivaires émanées d'un tuberculeux qui tousse ou qui parle (FLUGGE). DEMME cite le cas d'une nourrice sèche, atteinte de sinusite tuberculeuse du maxillaire avec fistule gingivale ; elle goûtait les bouilies qu'elle donnait à ses nourrissons. En un an, 4 nourrissons qu'elle soignait moururent de tuberculose primitive de l'intestin. Reich, à Nauembourg, vit mourir dans leur première année de méningite tuberculeuse, dix enfants accouchés par une sage-femme tuberculeuse, qui avait l'habitude de pratiquer, à la naissance, l'insufflation de bouche à bouche, quand l'enfant ne respirait pas.

Le plus souvent, les germes tuberculeux sont éliminés par l'organisme malade dans les produits de sécrétion, les crachats qui se dessèchent, se réduisent en fines parcelles. Les poussières bacillifères sont cueillies par les doigts des enfants et portées à la bouche ou au nez. Habituellement, elles se déposent sur les planchers, les murs, les tentures, sont mobilisées par le balayage, l'époussetage, le battage, flottent dans l'air et sont ainsi amenées dans les cavités buccale et nasale. Nous allons examiner maintenant comment les germes tuberculeux pénétrent dans l'organisme.

E. Mode de pénétration de la tuberculose. — La tuberculose pénètre dans l'organisme par trois voies principales : la voie naso-bucco-pharyngée, la voie intestinale, la voie pulmonaire. Nous ne mentionnons pas la tuberculose par inoculation, exceptionnelle chez l'homme.

a. *Tuberculose par infection naso-bucco-pharyngée.* — La pénétration de la tuberculose par la voie naso-bucco-pharyngée est une conception qui repose sur la constatation de la présence du bacille de Koch à la surface de la pituitaire (Strauss), au niveau des végétations adénoïdes du pharynx nasal, de l'amygdale (Dieulafoy) ; sur la fréquence chez l'enfant des adénopathies tuberculeuses cervicales. Boulay et Heckel ont admis que la tuberculisation pulmonaire était la dernière étape de l'infection à début naso-pharyngé.

b. *Tuberculose par ingestion.* — La tuberculose par ingestion, démontrée depuis longtemps par les expériences de Chauveau a repris une faveur nouvelle depuis les recherches de Behring, Vallée, Calmette et ses élèves. Behring admet que les bacilles tuberculeux sont introduits par le lait dans le tube digestif, passent dans les ganglions mésentériques, de là dans les ganglions médiastinaux ; et ce n'est qu'après cette étape ganglionnaire qui peut rester latente pendant des années, que les poumons

et les autres organes les prennent. La tuberculose des adolescents
et des adultes n'est que la floraison d'une tuberculose semée
chez l'enfant et enfouie dans le système ganglionnaire pendant
un temps indéterminé. Déjà BAUMGARTEN avait admis une
évolution semblable de la tuberculose, avec cette différence que
le bacille, dans sa pensée. était transmis héréditairement.

On peut accepter avec ces auteurs, que la tuberculose est
souvent contractée dans la période infantile, pour germer plus
tard, et c'est ce qui donne à l'étude de la tuberculose infantile
une si grande portée au point de vue de l'hygiène sociale.

VALLÉE, CALMETTE et ses élèves ont insisté à nouveau sur le
rôle de l'ingestion et de la voie lymphatique intestinale dans le
développement de la tuberculose pulmonaire. Ce rôle, ils l'ont
considéré comme exclusif. Et cependant, il ne semble pas que
le lait soit un agent si important de l'infection tuberculeuse.
MARFAN estime que la tuberculose alimentaire représente
seulement 8 % des cas de tuberculose observés de 1 à 5 ans.
COMBY fait remarquer très justement que le nombre des tuberculeux ne diminue pas depuis qu'on stérilise le lait, et que c'est
pendant la période d'allaitement qu'on rencontre le moins
d'enfants tuberculeux.

Sans aller aussi loin que KOCH qui admet la dualité des
tuberculoses humaine et bovine, opinion contredite par ARLOING
et NOCARD, on peut considérer que la tuberculose par ingestion
de lait suspect ne répond pas à la grande majorité des faits de
bacillose humaine. Et si vraiment le mécanisme de l'infection
digestive devait être admis comme prépondérant, l'ingestion
devrait porter sur les particules bacillifères répandues autour
des tuberculeux et fournies par les sécrétions desséchées des
malades, par les crachats desséchés, ou encore par les particules
salivaires émanées directement de leur bouche.

c. *Tuberculose par inhalation.* — La voie pulmonaire ne
peut-elle donc être suivie par les bacilles introduits dans les
cavités faciales? c'est ce que nie CALMETTE. Cependant, même
au point de vue expérimental, KUSS a pu vérifier à nouveau
la réalité du mécanisme de l'inhalation. Les faits cliniques et
anatomo-pathologiques démontrent la fréquence des adéno-

pathies tuberculeuses médiastinales qui représentent dix fois le chiffre des lésions tuberculeuses des ganglions mésentériques. Parrot avait montré que, dans toute adénopathie tuberculeuse médiastinale, il existait un noyau tuberculeux du poumon, parfois très difficile à reconnaître. Hutinel insiste beaucoup sur la présence de ce « chancre d'inoculation » qu'il considère comme la meilleure preuve de l'infection primitive des voies aériennes. Escherich, en s'adressant exclusivement à des nourrissons, a confirmé le rôle de l'inhalation dans la production de la tuberculose pulmonaire ; en sorte que, comme dit Hutinel, « la bourrasque a passé » et l'infection primitive des voies respiratoires a repris ses droits. Nous nous rattachons complètement à cette manière de voir comme nous l'avons déjà exprimé antérieurement [1].

F. Conditions favorisantes.— La misère, l'encombrement, le défaut d'aération, de lumière, sont des facteurs prédisposants bien connus. L'entassement de nombreuses personnes dans un local exigu, favorise au plus haut degré la transmission du bacille, s'il y a un tuberculeux dans la famille. Habituellement, la tuberculose se suffit à elle seule pour germer. Souvent aussi, elle crée des foyers latents, et ceux-ci manifestent leur présence, à l'occasion d'une maladie accidentelle qui met en branle les germes séquestrés dans les ganglions ou déposés à l'état de saprophytes sur les muqueuses du nez ou du gosier.

C'est ainsi que la tuberculose complique souvent la rougeole, la coqueluche, la grippe, les affections gastro-intestinales, plus rarement la fièvre typhoïde. Parfois enfin, le terrain est tout préparé, chez les lymphatiques, les scrofuleux, les débiles, dans les affections congénitales du cœur.

2° Anatomie pathologique. — En général, les lésions tuberculeuses chez l'enfant sont analogues à celles qu'on voit chez l'adulte avec la différence qu'elles affectent une *grande diffusion*, aussi bien dans les formes chroniques que dans les formes aiguës.

[1] Weill et Mouriquaud, *Broncho-pneumonie tuberculeuse*, revue d'hyg. et de méd. infantile, 1908.

Cela est surtout vrai de la première enfance. A partir de la seconde dentition, la tuberculose infantile se modèle de plus en plus sur celle de l'adulte.

Un autre caractère de la tuberculose infantile, c'est que, aiguë ou chronique, elle présente toujours à côté des lésions parenchymateuses, une altération du système lymphatique se traduisant par l'*adénopathie trachéo-bronchique*, à peu près constante, l'*adénopathie mésentérique* et enfin le développement dans certains cas des *ganglions superficiels* (cervicaux, axillaires, inguinaux). Il semble que les premiers effets de l'infection tuberculeuse retentissent sur les ganglions lymphatiques des régions qui ont servi de porte d'entrée. L'absorption lymphtique est en effet très active dans le premier âge. Ce n'est que lorsque la défense par le système lymphatique a été vaincue que l'infection sanguine entre en jeu. Souvent le sang puise dans le système lymphatique les éléments de sa propre infection. Il est de règle, en effet, qu'à côté de granulations grises plus ou moins disséminées, on trouve des ganglions anciennement tuberculeux et déjà caséeux.

La *tuberculose pulmonaire* n'a pas chez l'enfant la même prépondérance que chez l'adulte. Dans les formes chroniques de cette affection, c'est le système ganglionnaire qui est le siège principal des lésions, qu'il s'agisse des ganglions cervicaux, mésentériques ou médiastinaux. Ce sont ces derniers qui sont atteints le plus souvent, 9 fois sur 10. témoignant ainsi en faveur de la pénétration des bacilles par inhalation et de l'importance de la contagion. En regard de ces adénopathies massives, il faut signaler la discrétion des lésions viscérales, et en particulier des lésions pulmonaires. On peut attribuer cette affinité du bacille pour le ganglion lymphatique, à l'activité de la circulation lymphatique chez l'enfant, à la perméabilité des réseaux lymphatiques. Lorsqu'on compare un poumon d'adulte à un poumon d'enfant, on voit chez le premier, les lobules, les acini encadrés de filets gris ou ardoisés, représentant les espaces lymphatiques encombrés de particules charbonneuses, tandis que chez l'enfant, les mêmes espaces sont transparents, gris rosés. Et il suffit d'une lésion pulmonaire banale, réalisée par une broncho-pneumonie coquelucheuse, rubéolique, grippale, pour voir la tuberculose s'arrêter au niveau du parenchyme pulmonaire lui-même et réaliser une tuberculose grossière du poumon, mais tuberculose secondaire, qui prend sa source dans les ganglions médiastinaux atteints de lésions antérieures latentes ou dans une infection récente par les voies respiratoires. C'est ce que nous avons essayé de démontrer dans une communication au congrès de Lyon et dans un travail fait en commun avec MOURI-KUAND. Expérimentalement, CORNET a signalé le passage des bacilles tuberculeux à travers les muqueuses restées intactes. BRUNO HEYMANN a fait la même constatation pour les bronches et les ganglions médiastinaux.

HUTINEL, se plaçant à un point de vue doctrinal, insiste sur la nécessité d'une lésion primitive du poumon, d'un chancre d'inoculation, qui aurait précédé les adénopathies médiastinales (loi de PARROT). Ceci n'infirme en rien la prépondérance de la lésion ganglionnaire et le peu de développement de la lésion pulmonaire, puisqu'il faut parfois de longues recherches et même l'insufflation du poumon (PARROT) pour la trouver. Dans les examens tels qu'on les pratique habituellement, la lésion peut échapper, et c'est sans doute ce que nous est arrivé. Il reste néanmoins à expliquer pourquoi la tuberculose pulmonaire chez l'enfant, demeure à l'état de chancre d'inoculation, pourquoi le petit noyau primitif du poumon n'infecte pas les régions voisines ; pourquoi la tuberculose pulmonaire de l'enfant ne ressemble pas à celle de l'adulte. C'est que réellement le bacille ne se fixe pas facilement dans le poumon, c'est qu'il passe directement dans les voies lymphatiques quand il est introduit dans les voies respiratoires, et si cette manière de voir soulève des doutes, il ne reste plus qu'à admettre l'infection constante par la voie digestive, telle que l'ont formulée BEHRING, VALLÉE et CALMETTE.

Dans *les tuberculoses aiguës*, l'anatomie pathologique révèle des lésions analogues à celles qui existent chez l'adulte. A côté d'un foyer plus ou moins ancien (le plus souvent ganglions trachéo-bronchiques caséeux), on trouve des granulations grises dans les poumons, le foie, la rate, les reins, la pie-mère. Au ni-

veau des poumons, les granulations sont semées dans un tissu
sain ou sont entourées de lésions banales, congestion, splénisation, broncho-pneumonie, hépatisation pseudo-lobaire.
Il n'y a là rien de spécial à décrire chez l'enfant. La présence
d'altérations pérituberculeuses serait due à l'association au
bacille de KOCH, d'autres microorganismes (streptocoques, pneumocoques, DUFLOCQ et MÉNÉTRIER). Cependant AUCLAIR a
démontré que l'inflammation à évolution caséeuse peut être
provoquée exclusivement par le bacille de Koch.

Parfois les *granulations tuberculeuses sont en petit nombre*
(LANDOUZY) et font contraste avec l'intensité des symptômes
présentés pendant la vie. Dans ce cas, il y en a, en plus des granulations, de la congestion et du ramollissement de la rate, des
altérations du foie, du poumon et des reins, semblables à celles
qui existent dans toutes les maladies infectieuses.

Une des tendances de l'infection tuberculeuse de l'enfant
est de se localiser sur les méninges et de provoquer la *méningite*.

Dans les *formes chroniques diffuses*, on observe des tubercules
dans la plupart des organes. Mais au lieu d'être représentés
exclusivement par des granulations grises, on remarque des
formes indécises et de virulence variable, des tubercules miliaires,
des nodules jaunes. Rares sont les lésions ulcéreuses. On rencontre çà et là des ulcérations folliculaires de l'intestin, exceptionnellement des cavernes pulmonaires qui ne se voient guère
au-dessous de quatre ans. Parmi les organes qui sont le siège
d'élection de la tuberculose dans les formes chroniques, signalons le système lymphatique, avec ses adénopathies superficielles et profondes, et la rate.

Dans quelques cas nous avons remarqué une prédominance
notable des lésions caséeuses. On trouve des masses caséeuses
dans le péritoine et une transformation de même nature dans les
ganglions mésentériques, bronchiques, cervicaux, axillaires. Il y
a là comme une forme de *tuberculose caséeuse, généralisée, chronique*, à laquelle répondrait assez justement l'expression de
caséie. Cette forme de tuberculose existe surtout chez le nourrisson. Nous en avons publié récemment un exemple caracté-

ristique (Lyon médical, 1903, voir aussi la thèse de Dauvergne 1904, tuberculose apyrétique des nourrissons). Dans ces cas, on trouve, en dehors de la caséification massive des produits tuberculeux, une dégénérescence graisseuse des viscères et particulièrement du foie. Pendant la vie, les enfants présentent une pâleur extrême, une émaciation très notable et sont généralement apyrétiques.

Notons enfin qu'il y a une certaine corrélation entre les localisations prédominantes de la tuberculose et les différentes périodes de l'enfance. A tout âge, et chez l'enfant, plus que chez l'adulte, on voit se développer des infections générales à marche aiguë. A tout âge, chez l'enfant moins souvent que chez l'adulte, on rencontre des tuberculoses pulmonaires ou localisées en d'autres points, à tendance ulcéreuse. Mais si on considère les formes lentes de l'infection, on remarque que dans les premières années ce sont les manifestations ganglionnaires qui dominent; dans la seconde enfance les manifestations sur les séreuses, et ce n'est que chez les grands enfants qu'on voit apparaître communément les localisations viscérales. Il y a comme trois étapes de la marche des tuberculoses lentes : une étape lymphatique, une étape séreuse, une étape viscérale.

3° Symptômes. — La tuberculose se montre tantôt sous l'aspect d'une maladie générale aiguë ou chronique, évoluant sans localisation précise ou sans prédominance symptomatique. Tantôt au contraire, elle frappe en apparence exclusivement les poumons, l'abodmen, les méninges. Quand elle affecte une forme localisée, elle doit être décrite comme maladie d'organes. Quand elle évolue à la façon d'une maladie générale, elle rentre dans le cadre des maladies infectieuses. C'est cette dernière modalité que nous décrirons ici. Il convient d'ajouter que cette division est tout artificielle. Les formes nettement infectieuses de la tuberculose aboutissent souvent à une localisation qui donne la note symptomatique de la maladie, méningite, granulie pulmonaire, de même aussi qu'une forme primitivement localisée de la tuberculose se termine maintes fois par une généralisation qui ressemble à une véritable transformation. La tuberculose généralisée est aiguë ou chronique.

A. TUBERCULOSE GÉNÉRALISEE AIGUE. — C'est là une forme très importante de la tuberculose qu'il convient de décrire à part, en raison de ses analogies symptomatiques avec d'autres infections, telles que la fièvre typhoïde ou l'embarras gastrique fébrile. LANDOUZY, frappé de la prédominance des symptômes généraux sur les phénomènes locaux, de la discrétion de l'éruption granulique en regard des altérations viscérales diffuses telles qu'en produisent d'autres infections, avait admis l'existence d'une infection tuberculeuse sans édification de granulations, et la considérait comme la phase prégranulique de la tuberculose ; il l'a désignée sous le nom de *typho-bacillose*. Il a depuis pu donner une démonstration hémobactériologique et expérimentale du type clinique qu'il a eu le grand mérite de dégager. Il est d'observation fréquente qu'un syndrome semblable à celui de la dothénentérie avec quelques anomalies peu importantes en apparence, aboutit après deux ou trois semaines à une défervescence progressive. La convalescence n'est pas franche, la température ne présente pas l'hypothermie classique suivie d'un retour progressif au type normal. L'appétit, si caractéristique au déclin et pendant la période de réparation, ne se prononce pas. Le sujet reste maigre, pâle, dolent ; de temps à autre surgit une élévation légère du tracé, ou se dessine une irrégularité sans fièvre proprement dite. Une trève s'établit. Tantôt elle est durable et se prolonge des mois, même davantage. Le sujet se croit guéri ; puis la typhobacillose reparaît et on songe à une récidive de la fièvre typhoïde. En fait, la seconde atteinte se termine souvent par une localisation (granulie proprement dite, méningite, tuberculose pleuro-pulmonaire) plus ou moins rapidement mortelle.

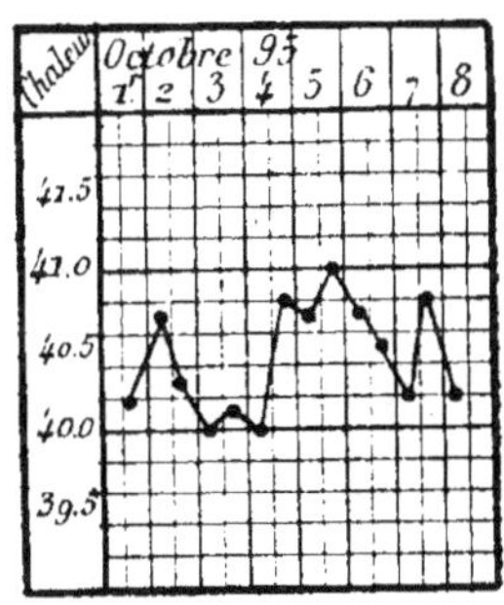

Fig. 37.

Température dans la granulie à forme typhoïde.

Il est très important de distinguer d'emblée la typhobacillose de la fièvre typhoïde. Tout phénomène paradoxal dans le cours d'une prétendue fièvre typhoïde doit être tenu pour suspect : ainsi de l'absence d'état typhique malgré une haute température : la fièvre tuberculeuse est en effet souvent bien tolérée ; ainsi encore du peu de résistance de la courbe thermique qui soit spontanément, soit sous l'influence de la médication, s'infléchit facilement ; le bain froid produit parfois des abaissements énormes. Il est bien entendu que l'absence de taches rosées et de la séro-réaction typhique doivent entrer en ligne de compte.

La tuberculose aiguë est donc curable, et c'est cette curabilité d'ailleurs temporaire, qui a peut-être trop accrédité la fréquence des récidives de la fièvre typhoïde (LANDOUZY).

Plus souvent la tuberculose aiguë aboutit dès la première atteinte à créer des phénomènes de localisation et est désignée dans ce cas, sous le nom de *granulie*. Après quelques jours de fièvre ou même dès le début, il s'établit une dyspnée progressive, sans rapport avec les signes d'auscultation qui ne révèlent que quelques crépitations disséminées. Mais peu à peu cependant les granulations serrées dans le tissu pulmonaire créent des atmosphères congestives, les râles deviennent plus constants, plus abondants, ou bien dès le début le malade présente le type du catarrhe suffocant. Ailleurs, ce sont des localisations sur les séreuses qui apparaissent sous forme d'épanchements pleuro-péritonéaux ou bien c'est un syndrome méningitique qui termine la scène.

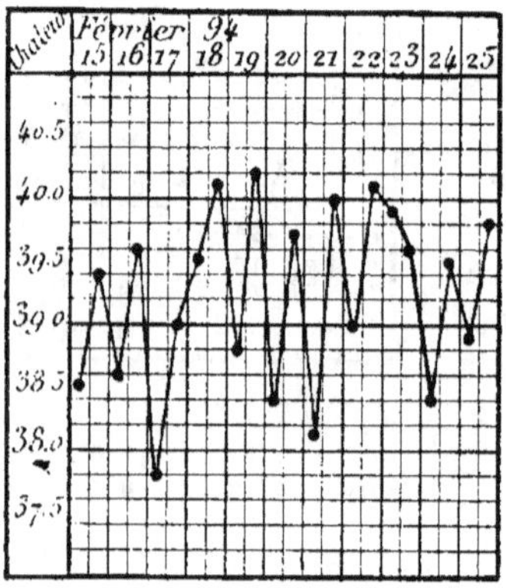

Fig. 38.
Température dans la tuberculose aiguë à forme pulmonaire.

La granulie pulmonaire peut se présenter comme nous l'avons vu d'une façon paradoxale, en ce sens qu'il y a un contraste manifeste entre l'intensité des phénomènes réactionnels et le peu de développement des signes physiques. On observe souvent des signes de bronchite, de catarrhe suffocant, mais parfois l'auscultation ne révèle qu'un peu d'obscurité ; par contre le sujet est dyspnéique, en proie à une *cyanose progressive*, qui débute par les lèvres, les ongles et se généralise rapidement. Ni l'état du cœur, ni celui des vaisseaux, ni l'exploration du poumon ne rendent compte de l'anoxémie. La température elle-même peut être apyrétique ou légèrement fébrile. Dans ces conditions le diagnostic de granulie pulmonaire s'impose.

Il est intéressant de noter qu'entre la typho-bacillose de Landouzy, affection qui aboutit à une guérison temporaire et la granulie proprement dite, se trouvent une série d'états intermédiaires, dans lesquels la septicémie tuberculeuse, évoluant d'abord à l'état de typho-bacillose, aboutit en un temps plus ou moins long à des édifications tuberculeuses dans les organes et à la constitution d'une granulie. De l'étude que nous avons faite de ces cas[1], il résulte qu'il s'écoule entre le moment où la localisation (tuberculose pulmonaire, méningée, péritonéale) est appréciable et le début des symptômes généraux, un intervalle qui varie de quinze jours à deux mois. Nous avons vu se produire la méningite au bout de cinq semaines, une péritonite au bout de deux mois. En général, la fièvre affecte plutôt le type rémittent que le type continu.

Il convient de noter qu'une septicémie tuberculeuse d'abord pure peut aboutir soit à des localisations qui rentrent dans le groupe des tuberculoses aiguës avec mort rapide, soit à une localisation, telle que la pleurésie, parfaitement curable, soit à une tuberculose pulmonaire d'évolution plus ou moins lente.

Malgré l'existence de ces formes de septicémies tuberculeuses à localisations tardives, il faut faire une place à part à la typho-bacillose qui présente ce caractère très remarquable de ne pas créer de localisation apparente et de se terminer par une guérison plus ou moins durable. Elle rappelle l'évolution de la pneumo-

---

[1] Voir MACHERAS, *Des localisations tardives de l'infection tuberculeuse aiguë*, Thèse de Lyon, 1906.

coccie qui chez l'enfant ne s'accompagne pas toujours de foyer pneumonique ou autre et dont le pronostic est particulièrement favorable. D'une façon générale, les *septicémies primitives,* c'est-à-dire celles qui ne succèdent pas à un foyer infectieux local, à l'in tar des septicémies chirurgicales, des pyohémies, du charbon, etc., ont un pronostic d'autant plus favorable que leurs localisations secondaires sont discrètes, tardives ou même font défaut. Le fait est constant dans la pneumococcie, dans la fièvre typhoïde, il est vrai aussi pour la septicémie tuberculeuse.

B. TUBERCULOSE GÉNÉRALISÉE CHRONIQUE. — C'est la forme la plus fréquente de la tuberculose infantile au-dessous de deux ans. Elle se voit jusqu'à la seconde dentition (CADET DE GASSICOURT). Elle a été décrite par AVIRAGNET sous le nom de *tuberculose chronique diffuse,* par MARFAN sous celui de *tuberculose généralisée apyrétique*. Elle se caractérise anatomiquement par la diffusion des lésions qui frappent les viscères, les séreuses, les ganglions lymphatiques et par leur polymorphisme : les ganglions péribronchiques, mésentériques sont caséeux; dans les poumons on observe des granulations, des tubercules jaunes et même de petits foyers ramollis ; dans les reins, le foie, de petites granulations; dans la rate, des tubercules plus volumineux; dans les séreuses des adhérences et même des exsudats fibrino-caséeux.

La tuberculose chronique diffuse revêt les traits de l'*athrepsie* ou de l'*atrophie* (HENOCH). L'enfant est pâle, jaunâtre, inerte, se laisse examiner facilement, pleure peu. La peau est sèche, squameuse. L'œil seul garde une expression de vie au milieu de la face pâle et décharnée. La maigreur devient effrayante. Et cependant les troubles fonctionnels n'expliquent pas la gravité de l'état général. Il y a souvent des vomissements, de la diarrhée, mais ces symptômes peuvent manquer (AVIRAGNET) et il y a quelque chose de paradoxal à voir des enfants qui s'alimentent bien et ont parfois de la boulimie, fondre à vue d'œil. Aux poumons, il y a quelques râles, parfois un foyer de submatité, mais pas de dyspnée, pas ou peu de toux. La fièvre fait défaut (MARFAN) excepté à la période terminale. La fièvre tuberculeuse peut faire défaut chez les bébés même dans les formes aiguës de la tuberculose. J'ai observé plusieurs faits de ce genre : l'un chez un nourrisson mort de méningite tuberculeuse ; l'autre chez un sujet de six mois mort avec des excavations multiples du poumon droit, et des ganglions trachéo-bronchiques caséeux, sans localisation dans d'autres organes ; un troisième chez un nourrisson de trois mois mort d'hémoptysie et qui à côté de lésions caséeuses multiples, présentait un farcissement des poumons par des îlots caséeux ou de petites granulations caséeuses. A ce propos, j'ai appelé de nouveau l'attention sur la coexistence de l'apyrexie et de la forme caséeuse des lésions et j'ai fait remarquer qu'on trouvait rarement, en dehors du premier âge, de celui où existent les tuberculoses généralisées apyrétiques, un développement pareil des lésions caséeuses. La lésion considérée en elle-même rappelle les caractères d'une tuberculose locale. Et c'est sous cette apparence qu'elle se diffuse, en raison sans doute, des conditions particulières que présentent les nourrissons Aussi, ai-je proposé d'appeler cette forme de l'infection bacillaire, une *tuberculose locale généralisée* (voir DAUVERGNE, de l'apyrexie dans la tuberculose de l'enfance, th. de Lyon, 1904).

Dans cet état de cachexie progressive, les seuls signes de diagnostic sont l'*augmentation de volume du foie*, de la *rate* et la *polyadénite généralisée* (LEGROUX, HUTINEL, MIRINESCU) ; elle consiste en la présence de petits ganglions durs, en grains de plomb, roulant sous le doigt, dont la valeur est assez discutée (POTIER). J'attache plus d'importance à la présence de ganglions allongés en haricot, qu'on trouve surtout aux plis inguinaux.

La maladie marche progressivement et le sujet s'éteint dans la cachexie ou est emporté par une méningite terminale.

PASCAL et LESAGE [1] ont décrit une forme exceptionnelle de tuberculose chronique caractérisée par une tuberculose généralisée à tous les ganglions lymphatiques sans participation des viscères. Elle se traduit par de la micro-polyadénie, de l'amaigrissement et de la cachexie. Ce qu'on observe plus sou-

---

[1] PASCAL et LESAGE, *Polyadénite primitive du premier âge*. Arch génér. de méd., 1893.

vent chez les enfants déjà grands, c'est une véritable *adénie tuberculeuse* avec ganglions volumineux. J'ai observé avec LE-SIEUR un cas de ce genre avec inoculation positive au cobaye de la substance ganglionnaire, enlevée sur le vivant, et reproduction d'adénopathies tuberculeuses chez l'animal. On a peut-être exagéré la valeur des ganglions en grains de plomb, que j'ai souvent trouvés sans tubercules ni caséum.

4° Diagnostic. — La tuberculose, dans ses localisations, affecte la forme d'une maladie d'organe et doit être différenciée à propos de l'étude nosographique de chaque organe. Dans sa forme diffuse aiguë, elle rappelle la fièvre typhoïde et les affections paratyphoïdes. Dans sa forme diffuse chronique, elle se rapproche de l'athrepsie et des différentes cachexies infantiles. Dans la forme latente ou occulte, qui relève habituellement d'une adénopathie profonde, et qui est d'une grande fréquence chez l'enfant, elle est compatible avec une conservation relative de la santé et ne se traduit que par de petits signes, qui demandent à être recherchés. On tiendra compte des antécédents héréditaires ou personnels, de facies scrofuleux, de cicatrices d'écrouelles, de gommes tuberculeuses sous-cutanées assez fréquentes chez les nourrissons. Le tuberculeux latent présente de l'anémie qui se maintient en dépit du traitement ; c'est une anémie sans hydrémie, sans souffles précordiaux ou vasculaires, signe auquel j'attache une grande importance. Le poids est stationnaire ou en baisse ; la température est instable ; l'effort, la marche l'élèvent de quelques dixièmes de degré, le repos l'abaisse rapidement. Il y a de grandes oscillations du matin au soir, par exemple 36,2 le matin, 37,3 à 37,5 le soir ; ou bien le type est inverse. La température est irrégulière, ne donne pas le même chiffre aux mêmes heures, plusieurs jours de suite ; ou bien encore affecte une marche variable, rémittente pendant quelques jours, puis continue les jours suivants. Parfois, son instabilité se traduit par des baisses énormes. Après une demi heure d'exposition au froid, la température périphérique baisse de 12 à 15°, la température centrale de 1 à 2°. En même temps on note de la cyanose de la face et des extrémités, une augmentation du volume de la rate, de l'albuminurie, de l'hyperglobulie dans le sang fourni par une piqûre du doigt; tous ces phénomènes passent rapidement[1]. Parfois aussi il s'établit de temps en temps des mouvements fébriles, non ressentis par le malade, et cette *anesthésie thermique* est très caractéristique de la fièvre tuberculeuse, et doit être opposée à la sensibilité thermique des tuberculoses associées à d'autres infections, comme dans la fièvre hectique des excavés. A côté de la fièvre, on peut signaler l'accélération du pouls associée à une hypotension artérielle (MARFAN). J. TEISSIER a décrit une phosphaturie et surtout une albuminurie intermittente prétuberculeuse dont nous avons vérifié la valeur dans de nombreux cas.

Tous ces signes peuvent manquer ou être assez peu développés pour laisser subsister un doute. On s'adressera alors aux procédés de laboratoire, les uns tirés de la *tuberculinisation*, les autres de la *séro-réaction*. Tous ces procédés donnent des résultats beaucoup plus sûrs chez l'enfant que chez l'adulte et le vieillard. Ces derniers ont souvent des tuberculoses éteintes qui donnent des réactions positives et trompeuses : chez l'enfant, la réaction positive indique toujours une tuberculose en activité.

Le nouveau-né même issu d'une femme tuberculeuse ne réagit pas, ce qui est conforme à la rareté de la tuberculose congénitale.

Le fait a été vérifié par ROMBERG et DESCOS pour la séro-réaction. Les réactions sont de plus en plus positives à mesure que les enfants avancent en âge, ce qui est de conformité avec la progression croissante de la tuberculose signalée à l'étiologie. Nous allons donner une courte description de ces différents procédés, empruntés les uns à l'emploi de la tuberculine, les autres à celui de la séro-réaction.

a. *Procédés par tuberculinisation*. — Ces procédés comprennent la sous-cuti-réaction, l'intradermo-réaction, la cuti-réaction, l'ophtalmo-réaction.

χ) La *sous-cuti-réaction* de KOCH est la réaction thermique

---

[1] WEILL, Un *syndrôme particulier chez les enfants tuberculeux*, Lyon Médical, 1894

obtenue chez les tuberculeux par l'injection sous-cutanée d'une faible dose de tuberculine. Elle peut donner des réactions générales ou des congestions locales dangeureuses ; elle exige une observation prolongée du malade, elle reste un procédé d'exception surtout chez l'enfant.

β) L'*Intra-dermo-réaction* proposée par Mantoux et Hutinel consiste à injecter dans le derme une goutte d'une solution de tuberculine au 5000ᵉ. Il se produit en 24 heures une infiltration rosée, rappelant l'érythème noueux et qui dure plusieurs jours.

γ) La *Cuti-réaction*, imaginée par Pirkett s'opère en déposant une goutte de tuberculine sur une scarification de la peau. Il se développe au bout de 24 heures une papule rosée qui disparaît au bout de 2 à 10 jours. La cutiréaction donne des résultats infidèles chez l'adulte (P. Courmont). Elle convient au nourrisson, chez lequel les autres procédés sont plus difficilement applicables ou dangereux.

δ) L'*ophtalmo-réaction* de Wolf-Eissner et Calmette se pratique en instillant dans un des yeux une goutte de tuberculine à 1 p. 100 ou à 1 p. 200. Il se produit au bout de quelques heures ou plus tardivement une rougeur de la conjonctive qui disparaît en quelques jours. L'ophtalmo-réaction a donné des résultats intéressants à beaucoup de pédiatres (Comby). Son très gros inconvénient est d'être souvent dangereux pour l'œil, surtout lorsque celui-ci présente la moindre tare et chez les scrofuleux (Bing, Gaupp). On a observé des accidents variés, notamment des conjonctivites rebelles, des kératites ulcéreuses (Vignard). Son emploi restera donc délicat et ses contr'indications sont nombreuses.

b. *Procédé de la séro-réaction.* — Le séro-diagnostic imaginé par Arloing et P. Courmont offre sur la tuberculinisation les avantages suivants :

1° Innocuité absolue, pas de contr'indication, puisqu'il suffit de prendre un peu de sang au malade ;

2° Facilité et rapidité : il est inutile de garder le malade en observation, on peut envoyer son sang au loin, quelques heures suffisent pour conclure ;

3° Possibilité de répéter l'opération aussi souvent qu'on veut ; au contraire, les procédés à la tuberculine sensibilisent le sujet, une deuxième ou une troisième exploration peut être dangereuse et sans signification ;

4° Le séro-diagnostic peut être réalisé localement par la réaction exercée sur la culture du bacille au moyen d'une sérosité épanchée (PAUL COURMONT).

Les résultats du séro-diagnostic sont très constants et très fidèles : DESCOS,[1] BUARD, THOMESCU et GRACOSKY, etc. sont d'accord sur ce point. Le sang des nouveau-nés n'agglutine jamais ; celui des jeunes enfants, très peu ; on emploiera donc le séro-diagnostic seulement à partir d'un an environ. Chez les enfants de 1 à 8 ans, les moindres traces d'agglutination ont une valeur diagnostique ; aussi peut-on considérer comme valables des agglutinations de trois gouttes de culture par une goutte de sérum (DESCOS). Chez les grands enfants tuberculeux, le pouvoir agglutinant s'élève et se rapproche de celui de l'adulte, 1 p. 5 et même 1 p. 10. On ne tiendra donc compte, chez eux, que des séro-réactions à partir de 1 p. 3 [2].

La séro-réaction est positive et utile, surtout dans les formes chroniques et torpides, dans les formes atypiques dont le diagnostic est si difficile, dans les pleurésies et les péritonites de l'enfance, dont la nature souvent non tuberculeuse, peut être vérifiée par l'emploi direct de la sérosité épanchée (séro-diagnostic local). Au contraire, l'agglutination fait souvent défaut dans les formes graves et suraiguës (granulies, méningites). Comme d'autre part, le sérum des typhiques agglutine fréquemment le bacille de KOCH, on ne peut guère employer la séro-réaction au diagnostic différentiel de la fièvre typhoïde et de la tuberculose aiguë. Le liquide de la méningite tuberculeuse n'agglutine pas.

Tous les procédés empruntés à la tuberculinisation ou à la

---

[1] DESCOS, *Le séro-diagnostic de la tuberculose chez les enfants*. Thèse de Lyon, 1902.

[2] Pour la technique de la séro-réaction (enfants ou adultes). (voir J. COURMONT, *Précis de batériologie*, DOIN, Collection TESTUT, 3e édit., 1906

séro-réaction, n'ont pas une valeur absolue par eux-mêmes. Ce sont, surtout l'agglutination, d'excellents symptômes ou signes provoqués qui ne doivent pas être employés isolément, mais rapprochés des autres signes cliniques et seulement dans les cas où l'observation clinique trouve le sujet suspect ou passible de tuberculose (ARLOING et P. COURMONT).

Les autres procédés de diagnostic de la tuberculose tirés de la recherche des bacilles de Koch, dans les mucosités de l'arrière-gorge, dans les selles ou dans le contenu gastrique retiré par lavage, ne peuvent s'appliquer qu'aux tuberculoses ouvertes, exceptionnelles chez l'enfant. La *radioscopie* peut révéler de grosses adénopathies trachéo-bronchiques latentes, mais est très infidèle quand il s'agit de ganglions de volume moyen.

Ajoutons que le séro-diagnostic lui-même n'indique que la présence d'un ou de plusieurs foyers tuberculeux, sans qu'on puisse conclure à la nature tuberculeuse de l'affection aiguë en évolution actuelle. Il ne constitue qu'une présomption et ne doit pas laisser perdre de vue l'examen clinique.

5° Pronostic. — La tuberculose diffuse de l'enfant est souvent précédée de lésions latentes au niveau des ganglions profonds. Ces lésions peuvent ne pas s'éveiller. Mais, quand la généralisation est produite aiguë ou chronique, le pronostic est fatal, sinon immédiatement, du moins à une échéance assez rapprochée. Le pronostic des localisations appartient à l'étude des tuberculoses des différents organes.

6° Traitement. — Le traitement de la tuberculose comprend la prophylaxie et le traitement proprement dit.

A. PROPHYLAXIE. — La prophylaxie consiste dans la lutte contre le bacille tuberculeux : destruction des crachats, désinfection des linges, des locaux infectés, etc. Ces moyens sont insuffisants. Il vaut mieux fuir le tuberculeux ou le tenir à distance. Si on le peut, l'adulte tuberculeux sera séparé de sa famille et placé dans un sanatorium ou à la campagne ; sinon, on créera autour de lui, dans la maison familiale, une zone de protection que ne franchiront pas les enfants. On évitera la cohabitation dans une chambre, encore moins dans un lit. La mère tuberculeuse ne nourrira pas son enfant, évitera de le porter souvent dans ses bras, de l'embrasser. Dans les milieux pauvres, dans les locaux restreints, si on ne peut éloigner le sujet tuberculeux, il faut éloigner les enfants sains. C'est ce qu'a essayé de réaliser GRANCHER, dans l'œuvre de la préservation de l'enfance contre la tuberculose, qui consiste à placer à la campagne, chez des paysans, des enfants sains exposés dans le milieu familial à une contagion tuberculeuse. Souvent, on ne peut réaliser aucune de ces indications. Il est bon d'instruire le public des précautions à prendre quand le tuberculeux demeure dans sa famille, dans des conditions d'hygiène défectueuse. C'est le rôle de l'éducation anti-tuberculeuse commencée par les dispensaires anti-tuberculeux, et qu'il faudrait généraliser. Il faudrait aussi répandre ses enseignements dans les hôpitaux qui devraient donner l'exemple, en faisant l'isolement individuel des enfants à tuberculose ouverte et en évitant surtout de placer au contact de tuberculeux, les convalescents des maladies à déterminations bronchiques (rougeole, coqueluche, grippe), qui sont particulièrement aptes à contracter la tuberculose.

La prophylaxie est plus facile à réaliser quand il s'agit de la tuberculose par ingestion. Il suffit de faire bouillir le lait et d'éviter en général, les aliments suspects.

B. TRAITEMENT PROPREMENT DIT. — Le traitement de la tuberculose est spécifique, hygiénique et médicamenteux.

a. *Traitement spécifique*. — Le traitement spécifique de la tuberculose a été réalisé par les injections de tuberculine (KOCH), par la sérothérapie (MARAGLIANO) etc., par la vaccination au moyen de cultures atténuées (BEHRING, CALMETTE). Il n'y a pas à faire fond sur ces médications qui n'ont pas encore donné de résultats probants. La tuberculine commence à être utilisée méthodiquement dans quelques cas de tuberculose locale, atténuée.

b. *Traitement hygiénique*. — Pour l'enfant comme pour

l'adulte, l'hygiène antituberculeuse comprend : l'aération, l'ensoleillement, une alimentation convenable, le repos.

α) *Aération*. — L'aération doit être aussi continue que possible. Dans la famille, à l'hôpital, le cubage d'air sera suffisant, et ce facteur a une telle importance que la suppression progressive des logements insalubres en Angleterre a modifié sensiblement la mortalité par la tuberculose en ce pays.

On prescrira l'ouverture des fenêtres le jour, l'ouverture partielle la nuit, si le temps est sec. On pourra chauffer le local si la température extérieure est basse. Mieux vaut en général, tenir l'enfant hors de la maison, la plus grande partie de la journée. Si on le peut, on l'enverra à la campagne. Toutes les œuvres qui tendent à ce but doivent être encouragées : écoles de plein air, jardins ouvriers, colonies de vacances

Le *sanatorium marin* est surtout efficace contre la scrofule, la tuberculose ganglionnaire, les tuberculoses chirurgicales (ostéo-arthrites, etc.). Le *sanatorium d'altitude* est plutôt indiqué au début des tuberculoses viscérales, et en particulier de la tuberculose pulmonaire. Il ne faut pas craindre, sous prétexte de réaction trop vive chez les enfants, des altitudes un peu élevées, 1 200 à 1 500 mètres.

β) *Ensoleillement*. — A l'aération est associée la lumière dont le rôle anti-infectieux est bien établi. Qu'on préfère la mer ou la montagne, on doit toujours rechercher des séjours ensoleillés et abrités contre le vent. C'est même une des raisons qui décident du choix de l'altitude élevée, en hiver, parce qu'à une certaine hauteur, au-dessus de 1 000 mètres et de préférence au-dessus de 1 200 mètres, le brouillard fait défaut jusqu'au printemps. Le voisinage des glaciers qui réfléchissent la lumière est également une condition heureuse pour les sanatoriums de montagne.

γ) *Alimentation*. — « Dis-moi ce que tu manges, je te dirai qui tu es » écrivait GRANCHER. Chez l'adulte, c'est l'alimentation carnée qui a prévalu. Chez l'enfant, on suivra les mêmes indications en tenant compte de l'âge et de l'adaptation du tube digestif. On prescrira du jus de viandes, des viandes saignantes, de la viande crue, des œufs, des cervelles, des laitances, de la moelle de bœuf, de la crème, du beurre. Parmi les corps gras, l'huile de foie de morue tient le premier rang. On la donnera à dose un peu forte (deux à trois cuillers à soupe par jour), en interrompant pendant la saison chaude, et en tenant compte de la tolérance du tube digestif. L'alimentation ne doit pas être exclusivement carnée ou grasse, il faut y adjoindre des céréales, des légumineuses, des féculents, des légumes verts, des fruits. Les repas doivent être copieux. De temps à autre, on en réduira la quantité pendant quelques jours, pour laisser reposer le tube digestif. Au régime carné, FERRIER a substitué le régime dit de *calcification* qui a donné de bons résultats entre les mains de LETULLE. Il consiste à supprimer les corps gras, les acides, à donner de la viande en petite quantité, et surtout des céréales et des légumineuses riches en phosphates et en chaux. Il ajoute quelques sels de chaux médicamenteux.

ß) *Repos.* — Le repos doit être prescrit dans les tuberculoses à symptômes apparents : péritonite, pleurésie, tuberculose pulmonaire avec fièvre, etc. et aussi dans les tuberculoses latentes, lorsqu'il y a amaigrissement, irrégularités thermiques, fièvre objective, décoloration du visage. Le repos absolu au lit, dans les formes sérieuses, sera relatif dans les tuberculoses occultes. L'enfant se lèvera tard, se couchera de bonne heure, fera une courte sortie et chez lui, restera plutôt assis en lisant ou en s'adonnant à des jeux compatibles avec l'immobilité. Il devra éviter les efforts, les marches prolongées, les exercices violents. Les études seront faites avec modération.

c. Traitement médicamenteux. — Le traitement médicamenteux n'a rien de spécial chez l'enfant. La fréquence des formes ganglionnaires indique l'emploi des préparations iodées, iodotanniques, des cures salines, des cures marines. Dans les formes latentes on peut ajouter au traitement hygiénique, l'arsenic. l'arrhénal, le cacodylate de soude, qui combattent l'amaigrissement et la déperdition des forces.

Lorsque la fièvre tuberculeuse est purement objective, elle représente un témoin important de la marche de l'infection et doit être respectée. Ce n'est que lorsqu'elle s'accompagne de

17.

malaise, qu'on peut la combattre. Parmi les médicaments employés, quinine, antipyrine, gaïacol en badigeonnages, cryogénine, c'est cette dernière substance qui nous paraît donner les meilleurs résultats. Le traitement des localisations tuberculeuses sera traité à propos des tuberculoses des organes.

ARTICLE XI

MALARIA

L'impaludisme ou malaria est une infection du sang produite par un parasite spécial qui traduit sa présence par des accès de *fièvre intermittente* ou *rémittente*, aboutissant parfois à des troubles graves de divers organes *(perniciosité)* ou à une *cachexie spéciale,*

1° Étiologie et pathogénie. — Tout le monde est d'accord aujourd'hui pour considérer comme spécifique l'*hématozoaire* découvert par LAVERAN en 1880.

Cet hématozoaire se présente sous quatre formes dans le sang humain : 1° les *corps sphériques* doués de mouvements amiboïdes qui leur donnent souvent une forme irrégulière ; ils sont très petits, hyalins, d'abord incolores ; accolés aux hématies ou plongés dans leurs substance, ils s'en nourrissent, augmentent de volume et se chargent de grains pigmentaires, résidu de la digestion, 2° les *corps en rosace,* 3° les *croissants,* 4° les *flagella.* L'hématozoaire de LAVERAN ne se cultive dans aucun milieu. Il ne peut vivre que dans le sang humain ou le corps du moustique et se reproduit dans chacun de ces organismes d'une façon différente.

Chez l'homme, la reproduction est asexuée *(schizogonie).* Le corps sphérique à l'intérieur du globule rouge grossit, détruit l'hématie dont il vit, se charge de grains pigmentaires et se divise par segmentation ou bourgeonnement en petits corps sphériques *(mérozoïtes)* au nombre de huit ou seize qui forment le corps en rosace, s'échappent des globules rouges, pénètrent

dans le plasma avec leurs produits de désassimilation. C'est à ce
moment précis que commence l'accès de fièvre, terminé par
l'élimination rénale et sudorale des toxines. Les petits corps
sphériques ou mérozoïtes vont de nouveau attaquer les globules

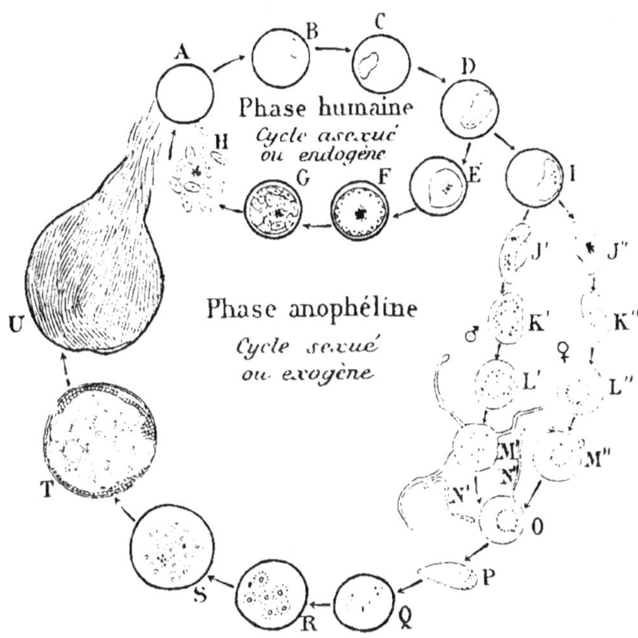

Fig. 39.

Cycle schématique de la malaria (d'après LE DANTEC).
Schéma montrant les deux phases de l'hématozoaire du
paludisme, phase humaine ou asexuée, phase anophéline ou
sexuée (Extrait du *Practitioner*, mars 1910).

A, globule rouge normal; B, C, D, E, globules rouges contenant
l'amibe du paludisme; F, G, schizogonies; H, sporocytes; I, gamète
jeune; J', K', L', M', microgamètes ou gamètes mâles; J", K", L",
M", O", macrogamètes ou gamètes femelles; N' N", flagelles;
P, zygote ou vermicule voyageur; Q, zygote jeune; R, S, zygote-
mère; T, sporogonie ou kyste; U, kyste mûr et ses sporozoïtes.

rouges, s'y développer et recommencer le même cycle. La durée
de cette évolution est d'ailleurs variable, c'est ce qui explique
les différents types cliniques de fièvre.

Les corps en croissant ne jouent dans le sang humain aucun rôle dans la reproduction. Ils nagent dans le plasma. On les trouve dans les cas les plus graves de paludisme. Ce sont des formes de résistance.

Tel est le cycle évolutif de l'hématozoaire spécial au sang humain.

Les corps en croissant empruntent leur intérêt principal à ce que ce sont les seules formes de l'hématozoaire qui se reproduisent dans le corps du moustique. Après avoir été aspirés dans l'estomac de ce dernier qui les a puisés par piqûre et succion dans le sang humain, ils s'y développent, deviennent ovoïdes *(macrogamètes)* ; quelques-uns se munissent de flagelles, ou bien ont été absorbés déjà pourvus de ceux-ci *(microgamétocytes)*. Les flagelles *(microgamètes)* se détachent, et viennent féconder à la façon d'un spermatozoïde les macrogamètes. C'est d'une véritable reproduction sexuée qu'il s'agit ; l'hématozoaire à l'état larvaire chez l'homme n'acquiert son complet développement que chez le moustique. Le macrogamète fécondé prend une forme allongée et porte le nom de *zygote*. Il se loge dans la paroi musculaire de l'estomac du moustique, s'y développe, s'enkyste et se segmente en une foule de petits organismes falciformes, les *sporozoïtes* qui, mis en liberté par la rupture du kyste, se répandent dans le corps du moustique, viennent se loger dans les glandes salivaires et leurs tubes excréteurs. De là ils passent par piqûre dans le sang humain où ils parcourent à nouveau le cycle de leur génération asexuée.

Il convient de citer, même dans un traité élémentaire, les noms des savants qui ont découvert le passage de l'hématozoaire dans le corps du moustique et la propagation exclusive de la malaria par la piqûre de celui-ci. C'est MANSON qui a ouvert la voie à ces recherches par ses études sur la filariose. Ross, aux Indes, en 1895 et 1898, établit le double cycle du *proteosoma Labbé* chez l'oiseau et le moustique. Enfin GRASSI, BIGNAMI, BASTIANELLI, MARCHIAFAVA montrèrent que l'hématozoaire de Laveran passait également dans le corps de l'*anopheles claviger*.

On a distingué dans l'hématozoaire des variétés en rapport avec les différents types de fièvre intermittente..

La *fièvre estivo-automnale* est associée à des corpuscules arrondis, petits, peu pigmentés, et des corps en croissant circulant dans le plasma.

La *fièvre printanière* s'accompagnerait de corps arrondis, plus volumineux, chargés de pigment avec absence de corps en croissant.

Dans les formes bénignes, le parasite se voit facilement dans le sang circulant ; dans les formes graves, il est plus difficile à observer, car il se fixe sur les hématies dans la profondeur des tissus, rate, foie, moelle osseuse, vaisseaux intestinaux, et on a eu recours parfois à la ponction splénique pour le découvrir.

LAVERAN n'admet qu'une espèce d'hématozoaire, les différentes variétés observées se transforment les uns dans les autres.

L'étude de l'hématozoaire de Laveran explique largement toutes les particularités de l'histoire clinique du paludisme : l'intermittence des accès, leur retour périodique au moment où les mérozoïtes passent dans le plasma, l'anémie rapide, la mélanémie produite par le pigment qui provient de la destruction des globules rouges et qui se fixe sur les parasites, sur les leucocytes, sur les endothéliums vasculaires, l'action spécifique de la quinine et l'obligation de l'administrer un peu avant la séparation des mérozoïtes.

Elle rend compte aussi des conditions générales de production de la malaria, climats, saisons, heures de la journée propices à l'atteinte, etc., tous points qui n'ont rien de spécial à l'enfance et qui sont pleinement éclairés par l'histoire naturelle du moustique.

La malaria ne peut se répandre ni par l'air, ni par l'eau ; elle peut être inoculée par l'injection du sang de l'homme malade à l'homme sain (BACELLI), mais ne peut se cultiver que dans le sang humain ou le corps du moustique.

L'hématozoaire ne quitte pas spontanément les vaisseaux du paludique. On ne l'a observé ni dans le lait, ni dans le sang du fœtus, retenu qu'il est dans le placenta maternel (BIGNAMI et GUARNIERI, BASTINELLI, SERENI, CONCETTI). Le paludisme provoque l'avortement ou l'accouchement prématuré dans plus de la moitié des cas, la mort du fœtus et de l'enfant dans plus du quart des cas, principalement dans les fièvres estivo-automnales (SERENI), sans qu'on trouve de parasites dans le sang de l'enfant, alors que celui de la mère en est gorgé. Même, de nombreux auteurs italiens, ont reconnu l'intégrité du sang de l'enfant ou du fœtus, qui échapperait ainsi à la fois à l'infection et à l'intoxication. Quoi qu'il en soit le *paludisme congénital n'existe pas* et ne peut pas davantage se transmettre par le nourrissage.

Rappelons qu'on a pu conférer la malaria en faisant piquer des sujets sains par des anophèles infectés (BIGNAMI). MANSON, à Londres, fit l'expérience sur son propre fils avec des anophèles envoyés d'Italie.

On a admis une certaine immunité des nourrissons, qui s'explique peut-être par le soin que l'on met à les mieux garantir de la piqûre des moustiques ; mais à partir de deux ans la malaria est plus fréquente chez l'enfant que chez l'adulte et on peut juger de l'insalubrité d'une région par l'énorme morbidité des enfants. Ross signale en Afrique une proportion totale de paludisme de 28 p. 100 et de 60 p. 100 chez les enfants de deux à trois ans. Pour GOSIO, la proportion est de 58 p. 100 chez les enfants de un à quinze ans dans les Maremmes de Grosseto.

BILLET et CARPANETTI ont établi l'*index endémique* d'Aïn Mokra et l'évaluent à plus de 60 p. 100 chez les enfants [1].

2° Symptômes. — La malaria revêt chez l'enfant les deux formes classiques : aiguë et chronique.

A. FORME AIGUE. — Elle présente les variétés simple, pernicieuse, larvée.

a. *Forme simple.* — Chez le nourrisson, l'accès n'a pas ses trois périodes si tranchées que chez l'adulte. Le frisson manque, il est remplacé par le refroidissement des extrémités, de la cyanose, un accès convulsif précédé d'agitation, de malaise, de pleurs. Le stade de sueur fait défaut ou se réduit de beaucoup. L'élévation thermique se traduit par des symptômes nerveux, agitation, délire, convulsions, vomissements ou somnolence.

[1] Voir CARPANETTI, *Le paludisme et son étiologie*, Th. de Lyon, 1904.

Parfois il se produit de la diarrhée simple ou dysentériforme qui peut survivre à l'accès.

Celui-ci dure quelques heures, puis tout revient à l'état normal. Si la quinine n'est pas administrée, la fièvre reparaît et peut se reproduire un certain nombre de fois. La guérison peut être spontanée, le plus souvent elle exige l'intervention thérapeutique.

La durée des accès varie de 4 à 24 heures et même davantage. Plus l'enfant est jeune, plus l'accès est long (CRESPIN).

Dans les formes graves, qui appartiennent surtout aux régions tropicales, mais qui ont été aussi observées en Europe (CARDAMATIS) la température ne revient pas tout à fait à la normale qu'elle dépasse de un demi degré à 1 degré et demi. Il persiste de l'abattement, de la diarrhée avec tympanisme abdominal, embarras gastrique, parfois de la dysenterie. En fait, la fièvre est plutôt rémittente. Les paroxysmes sont *quartes* ou *tierces* dans les fièvres printanières, souvent secondaires, d'allure bénigne ; *quotidiens* ou *tierces* dans les fièvres estivo-automnales, graves, généralement primitives (BILLIET). (Les fièvres *primitives* sont celles qui succèdent à l'inoculation par un moustique, les fièvres *secondaires* sont dues au réveil d'une atteinte ancienne). Les accès sont parfois *irréguliers*. Ils ne surviennent pas le matin, mais plutôt le soir ou la nuit, à des heures variables. Aussi faut-il attacher une certaine importance à l'hypertrophie de la rate, qui est constante et se développe rapidement, à la coloration sale des téguments, à l'anémie, à la mélanémie, et surtout à la présence des hématozoaires.

b. *Forme pernicieuse.* — La fièvre malarique, surtout dans ses formes estivo-automnales, se transforme brusquement par l'adjonction ou l'exagération de certains symptômes et revêt le type pernicieux.

Chez l'enfant, on a surtout noté le *coma* avec températures extrêmes, l'*éclampsie à crises répétées*, les *diarrhées profuses cholériformes*, la *dysenterie grave*, l'*état typhoïde*. La mort est souvent la conséquence de la perniciosité.

c. *Formes larvées.* — Les plus fréquemment observées sont les *formes intestinales* (MONCORVO, FILATOW). Ce sont des diarrhées qui surviennent périodiquement, sont indépendantes du régime et guérissent par la quinine. Le trouble revêt plus rarement l' *apparence dysentérique.*

Le système nerveux est moins souvent en jeu. Les *névralgies* sont exceptionnelles. On a signalé une *toux nerveuse*, à retours périodiques ; des éruptions : *érythème simple, noueux, urticaire* (MONCORVO).

CONCETTI met en garde contre l'abus des formes larvées, qui se raréfient à mesure que l'on peut pratiquer l'examen systématique du sang.

B. FORME CHRONIQUE. — La forme chronique succède aux formes graves ou s'établit d'emblée. Elle est apyrétique ou accompagnée de mouvements fébriles irréguliers.

Le tableau est celui de la cachexie paludique : peau terreuse, aspect athrepsique du nourrisson qui est amaigri, ridé, avec développement de l'abdomen, celui-ci relevant de l'hypertrophie scléreuse de la rate, du foie et du tympanisme. La diarrhée est presque constante, la digestion troublée, il y a un arrêt de développement général. L'enfant meurt dans le marasme avec des hydropisies, du purpura, des lésions ulcéreuses de la peau ou des muqueuses orificielles ; parfois il est emporté par une broncho-pneumonie ou des convulsions.

3° **Complications du paludisme**. — Les complications portent surtout sur le foie et le rein (CRESPIN). On a signalé l'ictère grave, la cirrhose biliaire (MOREL-MACKENSIE).

La néphrite admise par NÈGRE est niée par LE DANTEC. L'albuminurie est rare. TEISSIER et ses élèves ont insisté sur le rôle du paludisme dans les affections nerveuses de l'enfance.

CORRE a décrit une athrepsie coloniale due au paludisme.

Le paludisme peut s'associer à d'autres infections et trouble alors le tracé thermique de ces dernières, qu'il tend à rendre rémittent ou intermittent ; c'est ainsi qu'on a décrit des typho-malaria, des associations de la malaria avec la pneumonie (CRESPIN, HOCHSINGER) avec la variole (LAVERAN) la scarlatine (SORBET).

Enfin, sous le nom d'*affections parapaludéennes*, Le Dantec, Crespin ont observé l'hémoglobinurie paroxystique et l'asphyxie des extrémités.

4° Diagnostic. — Le diagnostic est basé sur la connaissance de l'endémie palustre, l'hypertrophie splénique, l'aspect de la peau, l'efficacité de la quinine. On s'appuiera surtout sur la constatation de l'hématozoaire dans le sang, en se souvenant que dans les formes graves, il est plus difficile à trouver que dans les formes bénignes. Billiet a indiqué comme signe important une mononucléose du sang.

Les *diarrhées*, les *troubles digestifs* des nourrissons qui se présentent sous la forme paroxystique, sans erreur de régime, peuvent relever de la malaria.

Le paludisme simule parfois une *pneumonie* ou une *congestion pulmonaire* en raison de la douleur splénique, très vive parfois, qui en impose pour un point de côté (Crespin).

Dans la *tuberculose des nourrissons,* la fièvre, la splénomégalie, la diarrhée, la cachexie rappellent assez certaines formes de la malaria.

L'*anémie pseudo-leucémique* se reconnaîtra à la pâleur des téguments, à l'absence de parasites.

Dans les formes *rémittentes ou subcontinues* de la malaria, le diagnostic sera fait avec la *fièvre typhoïde*, les *infections intestinales*, la *méningite*.

5° Pronostic. — L'enfant contracte plus volontiers la malaria que l'adulte, elle est chez lui plus souvent primitive, estivo-automnale, la susceptibilité de l'intestin et du système nerveux créent des complications fréquentes. Les paludéens cachectiques ont des enfants frappés de dégénérescence avec arrêt de développement général.

6° Traitement. — Le traitement comprend : a) *l'étude des médicaments;* b) *la voie d'introduction;* c) *les doses;* d) *le mode d'administration;* e) *le traitement de la convalescence.*

a. *Choix du médicament.* — La quinine est le médicament

spécifique de la malaria. On l'emploie sous forme de sulfate, de chlorhydrate, de bromhydrate. Ces préparations étant très amères, on leur a substitué deux produits moins désagréables : l'*euquinine* et l'*aristochine* qui se donnent à doses un peu plus élevées.

b. *Voies d'introduction du médicament.* — La quinine se donne par la bouche, en lavements, en injections sous-cutanées et en injections intra-veineuses.

α, Par la *bouche*, on peut essayer de l'administrer en cachets, chez les enfants un peu grands. En cas d'insuccès, on peut employer des prises enrobées dans du miel, de la confiture, du sirop de limon. Assez souvent, la quinine est vomie, et dans ce cas, il faut avoir recours à l'euquinine ou à l'aristochine.

On peut aussi employer la quinine dans une petite potion de 30 à 40 grammes très sucrée et aromatisée qu'on administre par cuillers à café.

Voici les formules préconisées par CONCETTI :

```
  I. Bisulfate ou hydrochlorate de quinine.    1 gramme.
     Saccharine . . . . . . . . . .          0,50  —
     Sirop de fleurs d'oranger. . . . .        30    —
 II. Extrait fluide de réglisse. . . . .        30    —
     Chlorhydrate de quinine. . . . .           1    —
     Eau d'anis . . . . . . . . . . .           5    —
```

β. La quinine peut être donnée en *lavement* après évacuation de l'intestin, dissoute dans 2 à 3 cuillers de la solution physiologique tiède de chlorure de sodium. Elle doit être portée aussi haut que possible, au moyen d'une longue sonde molle. Chaque lavement renferme 30 à 50 centigrammes de quinine et doit être renouvelé 3 ou 4 fois par jour. L'absorption par le rectum étant irrégulière, on doit réserver le lavement pour les cas où on ne peut employer la voie gastrique ou sous-cutanée.

γ. La *voie hypodermique* convient aux formes graves ; je signale un procédé excellent proposé par TRUILZI et LAVERAN pour favoriser la solubilité de la quinine ; c'est l'addition d'antipyrine. Pour rendre l'injection moins douloureuse, on aura recours au *chlorhydrate neutre.* Voici une formule que j'ai parfois employée :

> Eau distillée . . . . .10 grammes.
> Chlorhydrate neutre de quinine . . 3 à 4 —
> Antipyrine . . . . Q. s. pour dissoudre.
> Faire tiédir avant chaque injection.

Chaque seringue renferme 30 à 40 centigrammes de chlorhydrate.

L'injection sera faite aseptiquement et profondément dans les muscles des flancs ou des fesses.

δ, Comme moyen efficace, BACCELLI a proposé l'*injection intraveineuse* dans les cas pernicieux.

c. *Doses du médicament.* — Les doses seront d'après LAVERAN, de 5 à 10 centigrammes au-dessous de un an, 10 à 20 centigrammes de un à deux ans, 20 à 30 centigrammes de deux à quatre ans, 30 à 40 centigrammes au-dessus de quatre ans, en plusieurs doses.

On augmentera de 1/5e les doses d'euquinine et d'aristochine.

Les doses seront moitié moindres pour les injections sous-cutanées.

Elles seront doublées pour les lavements.

Il faut rejeter les suppositoires et les pommades en application sur la peau comme très infidèles.

d. *Mode d'administration du médicament.* — Le mode d'administration de la quinine dans le paludisme a été précisé par LAVERAN. Il remarque qu'avec deux ou trois doses de quinine, on arrête un accès, mais que la fièvre reparaît au bout de sept ou huit jours, d'où la nécessité de continuer l'administration de la quinine. On peut procéder de deux façons:

1º Donner de la quinine à dose faible sans interruption pendant deux ou trois semaines; cette méthode est défectueuse ; elle provoque facilement des accidents quiniques, si la dose est forte; si elle est faible, en raison de l'élimination rapide de la quinine, elle exerce une action antiparasitaire incomplète.

2º LAVERAN préconise les *traitements successifs* :

Les 1er, 2e et 3e jours, donner la dose correspondante à l'âge.

Les 4e, 5e, 6e et 7e jours, pas de quinine.

Les 8e, 9e et 10e jours, quinine à la dose premièr, ediminuée de un quart.

Du 10e au 14e jour, pas de quinine.

Les 15e et 16e jours, quinine à la dose du second traitement.

Du 17e au 20e jour, pas de quinine.

Les 21e et 22e jours, quinine à la dose du second traitement.

Si la fièvre reparaît dans le cours du traitement, il faut prolonger ce traitement.

La quinine doit être administrée au moment de l'apyrexie ; elle est mieux tolérée par l'estomac, s'absorbe plus facilement ; d'autre part, on n'empêche pas l'évolution d'un accès commencé (LAVERAN).

Pour le premier accès, on peut en vue de gagner du temps, donner de la quinine à la fin de l'accès, de façon à exercer une action tardive, mais encore efficace, sur les parasites jeunes qui circulent dans le plasma.

Dans les formes graves, estivo-automnales, la quinine doit être donnée de suite à dose forte, tous les jours, cinq à six jours de suite.

Dans les pernicieuses, on doit agir, quelle que soit la phase de l'accès, et on répète la dose 2 à 3 fois par jour, jusqu'à amélioration.

Dans les formes graves, la dose doit être donnée en une fois. Dans les formes bénignes, on peut fractionner la dose en 5 ou 6 prises ; la dose totale doit être achevée quelques heures avant l'accès suivant.

e. *Traitement de la convalescence.* — Le paludique, guéri de sa fièvre reste anémique et faible ; il convient donc de lui donner des toniques, vin, café, fer, arsenic, régime et on prévient ainsi les rechutes. Si le sujet réside dans un pays chaud, on l'enverra dans un climat tempéré. L'hydrothérapie est un utile adjuvant de la médication. LAVERAN rejette comme inefficaces tous les médicaments qu'on a proposés comme *succédanés* de la quinine, liqueur de Boudin, cacodylates, bleu de méthylène, eucalyptus. Ils ne peuvent avoir qu'une action adjuvante comme reconstituants

La *forme chronique* est justiciable du traitement employé chez l'adulte : soustraction au climat paludéen, arsenic, extrait de quinquina, fer.

7° Prophylaxie. — La prophylaxie n'a rien de spécial chez l'enfant : destruction des moustiques, protection des habitations par les grillages des fenêtres et les doubles portes, protection de l'individu par les gants et les voiles. Rappelons l'expérience célèbre de MANSON qui envoya ses élèves SAMBON et LOW s'établir aux environs d'Ostie, en plein marécage, dans l'endroit réputé le plus insalubre de toute la campagne Romaine. Ils séjournèrent quatre mois dans une maison de bois, avec portes à tambour se fermant automatiquement et fenêtres garnies de toiles métalliques. Ils buvaient l'eau d'un canal, vaquaient à diverses occupations pendant la journée, travaillaient dans les marais, mais rentraient dans leur demeure au coucher du soleil pour n'en sortir que le lendemain. Ils échappèrent à la malaria, alors que la population voisine était tout entière atteinte.

ARTICLE XII

SYPHILIS INFANTILE

L'infection syphilitique dans l'enfance se présente sous des formes multiples et d'aspect souvent atypique. Il convient d'étudier distinctement la syphilis *acquise* et la syphilis *héréditaire*. Celle-ci s'écarte notablement par ses caractères habituels de la syphilis chez l'adulte ; l'infection acquise chez l'enfant au contraire se rapproche plutôt de cette dernière, réserve faite pour les cas où la maladie est inoculée pendant la première année de l'existence.

§ 1. — SYPHILIS ACQUISE

Nous décrirons en premier lieu la syphilis acquise dans l'enfance, parce qu'elle est moins complexe, plus simple dans ses manifestations que la syphilis héréditaire.

1° Étiologie. — Ses causes sont multiples. Dans quelques cas, on relève comme facteurs étiologiques des tentatives criminelles, viol, etc. ; ou bien la transmission du contage s'est faite par des objets usagers tels que ustensiles servant à l'alimentation (biberon, cuiller), à la toilette. Au surplus il n'est pas donné d'observer souvent l'infection syphilitique par ce mécanisme. On ne mentionne plus qu'à titre de curiosité l'opinion ancienne de HUNTER pour qui la syphilis héréditaire se réduisait à une infection acquise, à une inoculation de l'enfant dans le canal vaginal au moment de l'accouchement.

Beaucoup plus fréquente est la contagion par l'intermédiaire de l'*allaitement* ou de la *vaccination*. Une nourrice infectée par un nourrisson, ou par tout autre moyen, peut communiquer la vérole à plusieurs enfants, si les précautions ne sont pas prises dès le début pour arrêter la diffusion de la maladie. Les observations de ce genre sont nombreuses. Pour ce qui est de la vaccination, les cas de transmission de l'infection syphilitique tendent à se réduire de plus en plus, la pratique de la vaccination jennerienne de bras à bras perdant tous les jours de son importance. L'inoculation de la lymphe de génisse est tout aussi efficace pour l'immunisation contre la variole et tout danger de syphilisation pour le nourrisson est complètement écarté. Il y a vingt ans, la syphilis vaccinale était souvent réalisée, non par le moyen du contenu des pustules, mais sans doute par le sang du vaccinifère.

Il faut encore compter comme facteurs de la syphilis acquise chez l'enfant : le baiser, la pratique de la circoncision.

2° Symptômes. — Les symptômes de la syphilis acquise ne diffèrent pas notablement dans l'enfance de ce qu'ils sont chez l'adulte : la succession des accidents est identique tout au moins pour ce qui est des manifestations primaires et secondaires, car les documents ne sont pas suffisamment nombreux pour établir ce que deviennent les enfants atteints de syphilis acquise et quelle est chez eux la fréquence des accidents tertiaires, nerveux ou viscéraux.

La règle, pour le chancre induré est qu'il siège le plus souvent

en dehors de la sphère génitale, comme le fait aisément prévoir
l'étude étiologique. Or, tandis que chez l'adulte, les chancres
extragénitaux ont souvent une allure et une gravité particulières, pour l'enfant le pronostic est moins défavorable.
Il est vrai que, reconnue, la maladie peut être plus régulièrement et efficacement traitée, la surveillance médicale étant plus
aisément exercée.

Exception doit être faite cependant pour les cas où le virus
syphilitique frappe le nourrisson dans les premiers mois de la
vie. L'infection affecte souvent le type massif et des accidents
graves peuvent en résulter entraînant même la mort avec le syndrome d'une cachexie rapide (A. FOURNIER). La résistance
minime opposée aux divers agents virulents dans la première
enfance, est une explication suffisante pour ces faits.

3° Traitement. — J'exposerai la thérapeutique de la syphilis
infantile après avoir traité de la forme héréditaire de cette
affection.

§ 2. — SYPHILIS HÉRÉDITAIRE

La syphilis héréditaire est réalisée lorsque l'un des générateurs, ou tous les deux transmettent au produit de la conception, les attributs même de la syphilis, ou des tares dans la
genèse desquelles la syphilis intervient indubitablement.

C'est qu'en effet sous l'influence de conditions multiples,
souvent évidentes (virulence de l'infection des générateurs,
époque à laquelle remonte leur maladie, thérapeutique instituée), parfois insaisissables, se créent chez le descendant deux
grandes catégories de troubles : dans un premier groupe de cas,
ce sont des lésions périphériques ou profondes que leur physionomie rattache par des liens directs et indiscutables à la syphilis. Ou bien, la virulence de la toxi-infection étant sans doute
fort atténuée, il en résulte des troubles dans le développement
général de l'individu, des modifications humorales qui impriment au descendant des stigmates de déchéance. Pour ces trou-

bles, Fournier a proposé le terme d'*accidents dystrophiques* de la syphilis. Ils constituent un important chapitre de la pathologie auquel de nombreuses acquisitions ont ajouté beaucoup, dans ces dernières années surtout. L'épithète de *parasyphilitiques* leur convient, si l'on veut accorder à ce mot un sens nosographique et non purement anatomique.

A) Étiologie

La découverte récente (23 avril 1905) du microorganisme pathogène de la syphilis, par Schaudinn et Hoffmann a modifié nos connaissances sur l'étiologie de cette affection. Il a été désigné sous le nom de *treponema pallidum* [1], parce qu'il prend sous l'action de certain colorants une teinte pâle, qui rend sa recherche assez difficile. Sa caractéristique morphologique est qu'il s'enroule sur lui-même, en affectant une apparence d'hélice. Sa longueur est de 1 à 4 m. Sa ténuité est très grande. Il s'enroule en tire-bouchon, en ressort à boudin. Les tours de spire ainsi décrits varient de 3 à 30 ; ils sont serrés les uns contre les autres. Les extrémités du treponème sont très effilées. Dans une solution physiologique appropriée, il présente des mouvements sur son axe longitudinal, des déplacements en avant et en arrière, des flexions d'ensemble. On n'a pu encore le cultiver. Sa localisation dans les tissus sera étudiée à propos de l'anatomie pathologique. Nous étudierons successivement : 1º les causes de l'hérédité syphilitique en général, considérée indépendamment des caractères que revêtira la syphilis chez l'enfant ; 2º les causes de l'hérédosyphilis virulente ; 3º les causes des dystrophies non spécifiques associées à l'hérédité syphilitique (Voir pl. XIII).

1º Hérédosyphilis en général. — Les conditions de l'apparition de la syphilis héréditaire chez l'enfant sont soumises à un certain nombre de lois, que les recherches des syphiligraphes, en particulier de A. Fournier, ont contribué à bien fixer. La

[1] V. Lévy-Bing, *Le micro-organisme de la syphilis* (treponema pallidum de Schaudinn), 1907.

transmission de la syphilis par voie héréditaire est bien différente de celle de la tuberculose. Dans cette dernière, les générateurs lèguent le terrain plutôt que la graine ; dans la syphilis c'est le phénomène inverse qui s'observe le plus souvent. Nous rechercherons : A. le rôle de l'hérédité paternelle ; B. le rôle de l'hérédité maternelle. Nous étudierons ensuite : C. le rôle de l'hérédité double ; D. les variations dans l'hérédité syphilitique ; E. la syphilis héréditaire en série.

A. HÉRÉDITÉ PATERNELLE. — Une syphilis existant chez le père n'entraîne pas forcément l'infection de l'enfant qui en est issu. Si la maladie sommeille chez le procréateur, si elle est énergiquement et surtout régulièrement traitée, l'enfant peut échapper à l'hérédosyphilis. Le plus souvent, quand la maladie est virulente, le descendant est infecté, la date d'apparition, l'intensité des symptômes de l'hérédo-contagion étant fort variables avec les sujets. Dans certains cas, force est d'admettre chez le fœtus une véritable immunité contre la syphilis, probablement parce que l'infection réalisée, les accidents ont été réduits au minimum.

B. HÉRÉDITÉ MATERNELLE. — L'influence maternelle est beaucoup plus efficace. Mais il importe de distinguer suivant que la mère a été infectée avant ou après la conception.

a. *Syphilis de la mère avant la grossesse.* — Dans les cas de syphilis antéconceptionnelle, le produit est presque sûrement atteint par la maladie. L'ovule dans ce cas est syphilisé et l'enfant en subit le contre-coup. Parfois même l'imprégnation de la cellule maternelle par le virus est si profonde qu'après un second mariage avec un homme sain, une mère peut néanmoins engendrer un enfant syphilitique sans présenter elle-même d'accidents spécifiques actuels. Il est vrai que l'authenticité de pareilles observations est souvent fort difficile à établir et qu'il faut des conditions vraiment exceptionnelles pour les admettre sans aucune réserve.

b. *Syphilis de la mère pendant la grossesse.* — Quand la mère contracte la syphilis pendant la grossesse, tous les auteurs admettent : que l'enfant sera sûrement infecté si la contagion s'est opérée chez la mère avant le cinquième mois ; que l'hérédo-infection est douteuse, entre le cinquième et le septième, tandis qu'enfin elle est improbable après le septième mois. Dans ce dernier cas, d'une part, la syphilis peut n'avoir pas diffusé suffisamment dans l'organisme maternel, d'autre part, le placenta oppose une barrière plus efficace à la transmission de la maladie.

c. *Syphilis conceptionnelle.* — La notion des connexions vasculaires existant entre le fœtus et la mère a conduit quelques auteurs à admettre la réalité de la syphilis dite *conceptionnelle* (A. FOURNIER). Celle-ci serait caractérisée par ce fait que le rejeton infecterait par voie sanguine, à la façon d'un choc en retour, la mère, cependant saine, au moment de la fécondation.

Ce transfert réciproque de la maladie caractérisée, ou seulement d'une immunité à l'endroit de la syphilis, a conduit aux deux lois suivantes :

1º Loi de Baumès-Colles : *un enfant procréé syphilitique ne contagionne jamais sa mère.* Si l'enfant ne peut contagionner sa mère, c'est que cette dernière est syphilisée ; et les partisans de la syphilis conceptionnelle ajoutent que déjà, *in utero,* l'enfant a transmis à sa mère, par la circulation placentaire, la maladie qu'il tenait du spermatozoïde paternel.

2º Loi de Profeta : *une mère syphilitique n'infecte jamais son enfant sain en apparence.* Cette loi est le corollaire de la précédente. Elle comporte cependant cette réserve que l'infection syphilitique de la mère n'ait pas été postérieure au septième mois, puisque j'ai dit déjà que la transmission au fœtus était souvent évitée dans cette éventualité d'une syphilis contractée dans les derniers mois de la grossesse.

C. HÉRÉDITÉ DOUBLE. — Enfin, quand les deux ascendants sont atteints, les chances de l'hérédo-transmission sont portées au maximum ; les pourcentages soigneusement établis par A. FOURNIER ne laissent aucun doute sur ce point.

D. VARIATIONS DE L'HÉRÉDOSYPHILIS. — A ces règles, il importe toutefois d'apporter quelques restrictions. Tout d'abord, l'interprétation de la syphilis conceptionnelle a été contestée par certains auteurs. Pour eux, l'accident initial aurait passé inaporçu chez la mère, et les manifestations ultérieures seraient restées silencieuses ou essentiellement frustes.

D'autre part, il n'est pas rare d'observer des faits en apparence contradictoires. Certains enfants par exemple issus de parents porteurs d'une syphilis virulente au moment de la conception échappent eux-mêmes à l'infection qui les atteint plus tard, ce qui est la preuve la plus certaine qu'ils étaient jusque-là indemnes ; ou bien la descendance est « bigarrée », des enfants sains venant au monde, alors qu'avant et après eux d'autres enfants étaient nettement syphilitiques.

Toutes les manifestations de l'hérédo-contagion peuvent d'ailleurs être fort réduites, si les ascendants se soumettent régulièrement ou énergiquement à la médication appropriée. Le temps et la thérapeutique patiente sont les meilleurs agents d'atténuation.

E. Hérédité en séries. — Il est toutefois des cas où la syphilis étendant très loin ses ravages, englobe dans sa sphère, une troisième génération (E. Fournier [1]).

Ces notions sont d'un grand intérêt, non seulement théorique, mais encore pratique, et la prophylaxie les a largement utilisées pour amoindrir, détruire même les rigueurs de l'hérédité syphilitique.

2o Hérédosyphilis virulente. — On désigne sous ce nom les manifestations précoces ou tardives nettement caractérisées qui traduisent l'infection syphilitique, son apparition plus ou moins rapide dépendant du degré de virulence de la syphilis. Nous étudierons successivement la syphilis embryonnaire et fœtale, la syphilis du nouveau-né, la syphilis héréditaire tardive.

a. *Syphilis embryonnaire et fœtale.* — Tantôt en effet, la maladie frappe le produit de la conception dès les premiers

---

[1] E. Fournier, *Ann. de dermat. et de syphilig.*, juillet 1904.

temps de son développement dans la cavité utérine ; agissant alors massivement sur un organisme fragile et d'une résistance insuffisante, elle entraîne sa mort, puis son expulsion ; il s'agit d'un incident appartenant plutôt au domaine de l'obstétrique : syphilis de l'embryon ou du fœtus.

b. *Syphilis du nouveau-né.* — Si l'infection plus discrète, moins brutalement agressive, permet la survie du germe, l'enfant vient au monde avec un habitus caractéristique, ou du moins, au bout de quelques semaines, de deux ou trois mois au maximum, la syphilis se démasque ; alors apparaissent des manifestations multiples, la plupart semblables à celles de l'adulte, mais avec les différences fondamentales que voici : le chancre initial fait défaut : jamais on ne peut le surprendre chez le descendant. Les lésions sont diffuses, atteignant simultanément la peau, les muqueuses et les viscères, tandis que dans la syphilis acquise, il y a, du moins dans les formes d'intensité moyenne, un caractère de progressivité, de pénétration lente de la périphérie à la profondeur qu'on ne trouve pas dans l'hérédosyphilis. Dans cette dernière, en effet, la pénétration se fait non par voie lymphatique, mais par le système sanguin. Le chemin parcouru est la veine ombilicale, puis le foie, le courant sanguin emportant vers l'enfant le virus sans qu'aucune barrière ganglionnaire vienne l'atténuer. Le foie est souvent lésé d'ailleurs en raison de sa situation sur le passage de l'invasion virulente. En outre, il faut tenir compte de ce que les différentes portions de l'organisme infantile sont en voie de développement : l'infection se localisera plus spécialement sur les organes où les phénomènes hyperplastiques, la néo-production seront le plus intenses : ainsi s'expliquent les ostéochondrites si fréquentes qu'on trouve dans l'hérédo-syphilis du nouveau-né et du nourrisson, les hydrocéphalies, qui résultent de la très grande activité des plexus choroïdes dans les premiers mois de la vie. Les dégâts sont souvent considérables, et quand il s'agit d'un appareil où chaque portion est indispensable au fonctionnement organique, comme le système nerveux, le dommage est grand. Pour toutes ces raisons, la syphilis de la première enfance a une physionomie caractéristique.

c. *Syphilis héréditaire tardive*. — Enfin, on peut observer une troisième éventualité : l'apparition d'accidents syphilitiques à allure atténuée, à échéance lointaine : c'est la syphilis héréditaire qui ne se montre que plus tardivement, après une période d'incubation longue et silencieuse.

3° Hérédo-syphilis dystrophiante. — L'hérédité syphilitique au lieu de se traduire par des manifestations précoces ou tardives, peut donner lieu à des lésions anatomiques, sans caractère spécifique, qui chez l'adulte sont représentées par les affections dites parasyphilitiques et chez l'enfant affectent la forme de dystrophies générales, d'arrêts de développement, de malformations. La pathogénie de ces états est obscure. On peut les comparer aux dystrophies d'origine tuberculeuse, aplasie artérielle, rétrécissement mitral qui, malgré leurs relations avec une hérédité tuberculeuse, ne sont pas spécifiquement des tuberculoses.

B) Anatomie pathologique

J'étudierai successivement : 1° La syphilis embryonnaire et fœtale ; 2° La syphilis du nouveau-né et du nourrisson ; 3° La syphilis héréditaire tardive et ses manifestations polymorphes.

1° Syphilis de l'embryon et du fœtus. — Son domaine s'étend depuis la fécondation même jusqu'à l'époque où l'enfant, venu au monde prématurément, est cependant viable, par conséquent jusqu'au septième mois environ. Elle comprend l'avortement *ovulaire*, dans les deux premiers mois, s'accompagnant de symptômes souvent frustes, de métrorragies abondantes avec expulsion d'un œuf de petites dimensions ; l'avortement *embryonnaire* et enfin l'avortement *fœtal*. Il est superflu d'insister sur la caractéristique de chacun de ces états morbides qui intéressent l'obstétrique plutôt que la médecine infantile.

Le trait saillant de ces avortements est qu'à mesure qu'ils se multiplient, ils se font à une période de plus en plus éloignée du début de la conception. Même si une femme n'est pas traitée, il n'est pas rare, après plusieurs avortements, d'assister à une grossesse qui évolue jusqu'au neuvième mois. Ricord désignait ces phénomènes sous le nom de « mortalité en cascade. »

Quand l'expulsion n'est pas trop prématurée, on peut constater parfois des lésions spécifiques du tégument externe et des muqueuses, des altérations diverses, en particulier des *sillons* et des *amputations congénitales* tenant à l'inflammation concomitante des membranes maternelles, mais surtout la *macération* du fœtus. Cet état bien décrit par Ruge est caractéristique : il consiste dans un aplatissement général du fœtus, avec mobilité particulière des os du crâne, élargissement considérable du ventre que sa forme a fait comparer à celui d'un batracien. La peau peut être le siège d'une dermatose à allures spéciales, le *pemphigus,* qu'on voit si souvent accompagner la syphilis de l'enfant né à terme. Ce pemphigus siège dans les couches superficielles du tégument tandis que, profondément, se développe un œdème, principalement accentué au niveau de la tête. Toutes ces altérations sont d'autant plus marquées que l'enfant a séjourné plus longtemps, après cessation de la vie, dans la cavité utérine. Quand on examine les viscères abdominaux ou thoraciques, on note l'existence d'une *infiltration sanguine* très abondante et une imbibition rouge de la tunique interne des vaisseaux. L'état macéré du fœtus a une grande importance dans le diagnostic d'une syphilis dont on ne retrouve cependant aucun signe certain par l'anamnèse chez la mère.

Il faut encore signaler que certains enfants issus de syphilitiques peuvent présenter sur la peau de l'*ichtyose simple* ou de l'*ichtyose hystrix,* cette dernière malformation se décelant par la présence de nombreuses croûtes, de teinte sombre ou noirâtre, disséminées sur tout le corps.

La syphilis qui frappe le produit de la conception entraîne parfois, du côté des membranes, des lésions aboutissant à l'*hydramnios,* par *phlébite de la veine ombilicale* et de ses racines. Au point de vue symptomatique, l'hydramnios se traduit par un développement exagéré du volume du ventre avec douleurs, vomissements copieux et souvent état fébrile.

Quant aux lésions viscérales observées chez le fœtus, elles

sont peu à peu semblables à celles que l'on observe chez le rejeton syphilitique venu à terme.

Les avortements aux différentes périodes de la grossesse sont un facteur de mortalité très puissant. FOURNIER pense que, globalement, on obtient le chiffre élevé de 77 p. 100.

2° Syphilis du nouveau-né et du nourrisson. — C'est surtout cette forme qu'il importe de bien connaître, à cause de l'intérêt prophylactique et thérapeutique qui y est attaché. J'ai déjà indiqué les caractères généraux des lésions rencontrées à l'autopsie des hérédo-syphilitiques : diffusion considérable, puisque l'infection atteint aussi bien le foie, les poumons, que le tissu osseux et le système nerveux ; mélange de lésions secondo-tertiaires, particulièrement, apparition de gommes macroscopiques ou seulement histologiques, à une période cependant très rapprochée de l'infection ; la syphilis infantile, chez le fœtus ou chez le nouveau-né, brûle les étapes. Microscopiquement les altérations sont celles qu'on rencontre chez l'adulte : prédominance des lésions vasculo-conjonctives, avec prolifération embryonnaire, du côté du tissu connectif ; oblitérations du système artériel entraînant des nécroses plus ou moins étendues

a. *Le tréponème dans les tissus.* — Le tréponème pallidum que l'on peut par la méthode de Levaditi déceler dans les lésions cutanées et les viscères, est noté dans une proportion élevée de cas [1]. Il est particulièrement abondant au cours des *syphilis aiguës*, même s'il n'y a pas de lésions viscérales proprement dites, le parasite ayant envahi l'économie sans avoir le temps de provoquer des réactions locales. Les téguments présentent cependant les signes habituels de la syphilis héréditaire.

La présence du tréponème n'est pas constante dans la *syphilis chronique*, à caractère atténué, ni chez le *fœtus macéré* : dans ce dernier cas, il a subi sans doute une destruction plus ou moins marquée. Pour envahir le fœtus, le tréponème emprunte la voie sanguine, ombilicale d'abord, puis fœtale. On le trouve parfois

[1] V. Thèse de JAMBON, *Le treponema pallidum de Schaudinn dans les tissus des hérédo-syphilitiques*, Lyon, 1906.

en amas dans la lumière des vaisseaux, mais cela est rare, le sang est un mauvais milieu de culture ; il émigre dans les espaces conjonctifs et va au contact des cellules qu'il pénètre même, d'après quelques auteurs. Dans l'intérieur des parenchymes, les tours de spire, mis en évidence par les colorations argentiques, varient de nombre ; tantôt l'aspect est celui d'un ressort à boudin, tantôt le parasite est aplati et rappelle un ressort de montre. On ignore la valeur exacte de ces variations. Le spirochète se rencontre dans le foie, la rate, les surrénales, le poumon, les reins, dans la paroi gastro-intestinale, le cholédoque, etc... D'après Schlimpert, il tendrait à s'éliminer par les téguments et les muqueuses, conférant ainsi aux sécrétions un caractère contagionnant.

b. *Lésions du foie*. — Les lésions hépatiques sont souvent très accentuées : leur fréquence a depuis longtemps frappé les auteurs. La *syphilis héréditaire du foie* a fait l'objet de travaux de Gubler, puis Trousseau, Lancereaux et plus récemment Hutinel et Hudelo [1]. Hochsinger [2] soutient même que le foie d'un enfant syphilitique mort-né présente régulièrement des altérations diffusées à tout son parenchyme.

Le foie syphilitique a un aspect spécial que Gubler comparaît à celui du *silex* : il est dur, de coloration jaune ; la surface a une teinte absolument uniforme. L'hypertrophie qui est la règle, est souvent très marquée, régulière. Le tissu a une dureté spéciale et le parenchyme laisse écouler, quand on l'écrase, non du sang, mais une sérosité particulière. Parfois cependant des rétractions locales constituant ce qu'on a dénommé le *foie ficelé*. dénotent des cicatrisations intéressant certaines portions du parenchyme ou bien, on voit se détacher sur le fond uniforme des portions en saillie, d'un millimètre environ, analogues à des grains de semoule et qui correspondent à des gommes minuscules. La capsule d'enveloppe est le plus souvent épaissie.

Au microscope, les lésions n'ont rien de caractéristique, si

[1] Hutinel et Hudelo, *Arch. de méd. expér.*, 1890.
[2] Hochsinger, *Wiener med. Presse*, 1897, n° 23.

l'on excepte les gommes nettement constituées. L'hyperplasie
est diffuse à toute l'étendue de l'organe. Au début du processus,
les vaisseaux sont congestionnés ; l'hypérémie est le premier
stade ; la sclérose périportale s'établit bientôt et par son développement excentrique, elle comprime les trabécules hépatiques
ou dessine le processus histologique de quelques cirrhoses
hypertrophiques, à partir d'une certaine période. Les cellules
sont enfin altérées à leur tour. Aux points où se développent
les gommes, on constate une prolifération embryonnaire considérable ; ces gommes d'abord circonscrites s'étendent bientôt,
d'autant que le tissu hépatique voisin, nécrosé, participe souvent
à la constitution de la néo-production syphilitique. Le processus
syphilitique a une marche plus ou moins rapide, une extension
variable, de telle sorte que certaines de ces hépatites sont
absolument silencieuses, tandis que d'autres à allure aiguë
affectent le type clinique de l'ictère grave.

c. *Lésions de la rate et du pancréas.*—La rate participe souvent
au processus. Récemment, MARFAN [1] insistait sur la signification
de la splénomégalie pour le diagnostic de la syphilis héréditaire. Le parenchyme splénique est induré, l'organe considérablement
augmenté de volume jusqu'à peser le double du poids normal.
On constate souvent de la périsplénite ; quelquefois, mais rarement des gommes minuscules placées sous la capsule. Histologiquement, on note la prolifération interstitielle avec altérations
artérielles et rétraction souvent très marquée des corpuscules de Malpighi ; la dégénérescence amyloïde est plutôt une
exception. Autrefois BÄRENSPRUNG et PARROT avaient rattaché
la splénomégalie à la cirrhose hépatique et pensaient qu'elle
était d'ordre purement mécanique. On tend plutôt aujourd'hui
à en faire un processus autonome, ce que confirme la prédominance des lésions artérielles. Le *pancréas* est souvent altéré
également chez le nouveau-né hérédo-syphilitique, on retrouve
les mêmes modifications portant sur les vaisseaux et le tissu
conjonctif.

---

[1] MARFAN, *Congr. de Madrid* et *Rev. mens. des mal. de l'enfance*,
1903.

d. *Lésions du poumon.* — Le poumon et les bronches sont également lésés dans l'hérédo-syphilis. Les études déjà anciennes de LORRAIN, CH. ROBIN, VIRCHOW, celles plus récentes de BALZER et GRANDHOMME [1] ont permis de distinguer deux formes de syphilis broncho-pulmonaire. Elles sont fort dissemblables au double point de vue macroscopique et histologique ; généralement distinctes, elles peuvent cependant coexister chez le même sujet. Dans la première, *broncho-pneumonie à allure spéciale*, l'aspect extérieur du parenchyme est celui d'une broncho-pneumonie ordinaire avec petits abcès bronchiques, miliaires, simulant la granulation tuberculeuse dont il est parfois très difficile de les séparer. Le poumon est congestionné ou splénisé, l'induration étant surtout accentuée si le sujet n'a pas respiré. Au microscope, comme l'a montré PARROT, plus que dans la broncho-pneumonie banale, il y a épaississement considérable du tissu connectif interlobulaire, surtout au niveau des noyaux ; les alvéoles sont refoulées ou en collapsus ; dans la cavité de ceux qui sont restés perméables, on constate de nombreux noyaux desquamés, quelques-uns en dégénérescence graisseuse. La *pneumonie blanche* est la deuxième forme de lésion qu'on observe sur le poumon ; entrevue par DEVERGIE, elle a été étudiée surtout par VIRCHOW. Au milieu des lésions banales (congestion, atélectasie, splénisation), plus ou moins accusées suivant que l'enfant a vécu un temps variable, on distingue dans le poumon des noyaux d'apparence particulière, disséminés dans le parenchyme en faisant une saillie souvent considérable, en donnant à l'ensemble de l'organe une dureté plus grande que normalement. Incisés, ces noyaux sont d'une teinte caractéristique, blanc rosé ou gris perle, qui a valu à cette lésion le nom de pneumonie blanche. Mais surtout, à l'examen microscopique, ces noyaux ont une structure pathognomonique. Au milieu d'une infiltration de cellules à caractère embryonnaire, très abondantes, serrées les unes contre les autres, apparaissent des cavités en forme de fentes, tapissées d'un épithélium cubique. Dans l'intérieur de ces cavités, on trouve des cellules desqua-

---

[1] V. BÉRIEL, *Syphilis des poumons chez l'enfant et l'adulte*, 1906.

mées, parfois abondantes. Les bronches environnantes sont élargies, en état de dilatation moyenne. On trouve aussi des néoformations vasculaires, correspondant à des oblitérations d'autres canaux, comme si la circulation se rétablissait par des voies collatérales. *La présence de ces cavités tapissées d'un épithélium cubique est absolument caractéristique de la pneumonie syphilitique*, et si LORRAIN et CH. ROBIN ont pris cette lésion pour un épithélioma du poumon, VIRCHOW a nettement montré qu'elle était l'apanage de l'origine spécifique du processus. R. TRIPIER [1] a même insisté récemment sur la signification de ces cavités d'aspect histologique particulier dans les dilatations bronchiques de l'adulte ou de l'adolescent : ce serait pour lui un témoignage certain que ces bronchectasies peuvent être rapportées à la syphilis, acquise ou héréditaire. Les faits de *gommes* du poumon chez le nouveau-né sont rares, contestables. La confusion est facile avec la tuberculose et ne peut être évitée que par un examen bactériologique et l'inoculation au cobaye. Enfin on peut rencontrer des *lésions non spécifiques* broncho-pneumoniques, pleuro-pulmonaires, abcès miliaires banals.

La syphilis pulmonaire du nouveau-né n'a pas d'histoire clinique. Elle provoque de la dyspnée, de la cyanose si fréquente chez tous les débiles, prématurés, athrepsiques. Mais elle comporte un pronostic des plus graves. HOCHSINGER prétend qu'on ne peut pas prolonger au delà du troisième mois l'existence d'un héréditaire atteint de syphilose pulmonaire.

La syphilis atteint quelquefois le *larynx* où elle cause des ulcérations portant sur l'épiglotte ou sur les cordes vocales inférieures (FOURNIER, SEVESTRE et WEST). Dans certains cas, des hérédosyphilitiques succombent brusquement, avec le tableau clinique du spasme glottique, et cependant à l'autopsie, le larynx est absolument indemne. Les lésions du *thymus* décrites chez les enfants entachés de spécificité n'ont absolument rien de caractéristique.

e. *Autres lésions viscérales.* — D'autres lésions viscérales sont moins fréquentes et ne méritent qu'une courte mention.

---

[1] R. TRIPIER, *Traité d'anatomie générale*, Paris, 1904.

α) Les *reins* sont le siège d'une prolifération portant sur le tissu conjonctif ou d'une glomérulo-néphrite nettement caractérisée ; quand une suppuration de longue durée, ayant pour origine une lésion osseuse, s'est installée chez un hérédo-syphilitique, ou même en dehors de cette cause, on voit, mais exceptionnellement, de la dégénérescence amyloïde de la glande rénale. PETIT (th. Lyon, 1900) a insisté sur les lésions des *capsules surrénales*, dans da syphilis congénitale. Les organes génitaux sont eux-mêmes frappés, particulièrement le *testicule* qui peut être atteint d'altérations absolument semblables à celles qu'il présente chez l'adulte.

β) Le *tube digestif* n'est pas toujours indemne : on a signalé l'existence de gommes dans l'estomac et l'intestin de nouveau-nés syphilitiques.

γ) Le *myocarde*, présente parfois de l'infiltration embryonnaire diffuse, avec endartérite ou des gommes qu'il est parfois malaisé de distinguer d'avec les productions tuberculeuses, quoique cependant on n'y rencontre pas de cellules géantes [1]. Les récents travaux de NICOLAS et FAVRE en montrant la fréquence des cellules géantes dans des lésions tertiaires imposent un doute sur cette opinion.

f. *Lésions du système nerveux.* — Le système nerveux participe souvent à l'atteinte générale et les lésions y sont profondes ou irréparables dans un grand nombre de cas. La substance nerveuse elle-même, les méninges, les nerfs cérébro-rachidiens peuvent être intéressés par le processus. On trouve des lésions variées allant depuis l'endartérite minime jusqu'à la gomme caractérisée, si tant est que celle-ci soit causée au niveau des centres nerveux par le virus syphilitique, certains auteurs ayant soutenu récemment que la gomme des centres nerveux était toujours sous la dépendance de la tuberculose. Quoi qu'il en soit on rencontre des lésions souvent diffusées à plusieurs portions du tissu nerveux central : artérite entraînant la production de vastes ramollissements, voire de porencéphalies congénitales ; méningites basilaires ou hydrocéphalies, elles-mêmes sous la

---

[1] ADLER, *Journ. des Praticiens*, 1898.

dépendance de méningites ventriculaires ; infiltration embryonnaire diffuse, méningomyélite massive du type décrit par GILLES
DE LA TOURETTE et GASNE. Les lésions nerveuses sont souvent
d'autant plus sérieuses qu'elles frappent un système qui n'est
constitué à l'état définitif que quelques mois après la naissance.
Les voies pyramidales, par exemple, ne sont achevées que plusieurs semaines après l'accouchement ; la syphilis entraînant la
naissance prématurée joue, à ce titre, un rôle prépondérant dans
l'étiologie et la pathogénie du syndrome de Little. Si une artérite
se développe sous l'influence de la syphilis, elle peut amener
dans le cerveau une perte de substance irréparable.

g. *Lésions du tissu osseux*. — Le tissu osseux est également
frappé dans l'hérédosyphilis au même titre que le foie, le poumon et les centres nerveux. PARROT a donné une bonne description de l'ostéo-chondrite des membres, lésion portant spécialement sur l'humérus, à sa partie inférieure, au niveau des os de
la cuisse, de la jambe, de l'avant-bras également. Tandis que
dans la syphilis héréditaire précoce, c'est l'humérus qui est le
siège habituel des lésions, dans la syphilis héréditaire tardive, c'est le tibia qui est atteint avec une prédilection véritable.
Le processus histologique porte sur la région épiphysaire, avec
participation du périoste qui s'épaissit de façon à donner l'impression d'une virole qui s'enfoncerait dans l'épaisseur même
de l'os. Le cartilage de conjugaison vascularisé d'abord à l'excès
tend à se détruire progressivement. La paralysie qui en résulte
est donc la conséquence d'une disjonction, puis d'une rupture
épiphysaire.

D'après PARROT à *un premier degré*, l'os après macération est
lourd et présente d'une part, un léger épaississement de la couche
chondro-calcaire dans la région juxta-épiphysaire, et d'autre
part une série de productions ostéophytiques, jaunes, dures,
situées sous le périoste, autour de la diaphyse.

A *un deuxième degré*, l'os a perdu de son poids, les ostéophytes sous périostés se sont médullisés. Dans le tissu osseux
juxta-épiphysaire de la diaphyse, on remarque des tâches jaunes
ou rouge-maïs qui se multiplient, deviennent confluentes,
envahissent la diaphyse et le cartilage épiphysaire, dessinant

entre ces deux parties une nappe gélatiniforme ou puriforme qui provoque la mobilité ou la disjonction épiphysaire.

En même temps ou un peu plus tard, des ostéophytes se déposent en nombre autour des régions juxta-épiphysaires intéressées, y produisent de la tuméfaction, donnant au palper l'impression d'une virole.

La suppuration peut envahir les points malades, s'étendre au périoste, aux articulations voisines, aux parties molles, et se faire jour spontanément au dehors. Elle a été considérée par ALDIBERT et DARDENNE, NETTER (th. de RENAUD), comme une infection surajoutée, comme une ostéomyélite compliquant une syphilis osseuse. MARFAN a observé, au contraire, une guérison sous l'influence du traitement spécifique d'une double arthrite suppurée du genou, coïncidant avec d'autres lésions osseuses de nature syphilitique ; le pus ne renfermait aucun germe. Le pronostic de la suppuration n'est donc pas toujours fatal comme celui de la syphilis osseuse compliquée d'ostéomyélite chez le nouveau-né.

On a signalé aussi des *exostoses* vraies chez les nourrissons syphilitiques (Marcel LABBÉ).

Enfin on peut observer des lésions des phalanges rappelant le spina ventosa et des lésions des os du crâne.

Histologiquement, la lésion la plus fréquemment observée, dans la région juxta-épiphysaire, est constituée par une médullisation de l'os enchondral, une raréfaction du tissu osseux dont les trouées sont disloquées et absorbées par la moelle. Celle-ci, au voisinage du cartilage de conjugaison forme une trame fibroïde, très irrégulière, creusée de nombreux vaisseaux néoformés, qui adhère à l'os, et va heurter le cartilage qu'elle entame et envahit peu à peu. (NOVÉ-JOSSERAND, in thèse de RAJOT, Lyon, 1905). C'est cette couche fibroïde qui disjoint l'épiphyse. Ces lésions sont distinctes de celles du rachitisme et on comprend que l'opinion de PARROT qui rapportait le rachitisme à la spécificité n'ait pas été acceptée. Le rachitisme précoce a encore perdu du terrain par la découverte de l'achondroplasie et d'autres dystrophies osseuses congénitales. Néanmoins, on tend à revenir sur ce point et à admettre des cas de rachitisme congénital et de rachitisme syphilitique (MARFAN).

h. *Lésions de la peau.* — Des lésions cutanées cependant si importantes au point de vue clinique, il est difficile de donner une description histologique ; elles n'ont en effet rien de caractéristique au point de vue de leur structure et les lésions dermo-épidermiques qu'on rencontre sont d'ordre banal.

i. *Résumé.* — En résumé, la syphilis héréditaire du nouveau-né, à caractères diffus, peut atteindre et léser tous les organes, tous les viscères ; elle frappe cependant avec une certaine prédilection certains d'entre eux : le foie, le poumon, le système nerveux et le tissu osseux. La répercussion sur l'organisme infantile se fait promptement sentir et des modifications humorales ne tardent pas à apparaître. Les études hématologiques faites grâce aux méthodes colorantes adoptées depuis les travaux d'EHRLICH, ont permis de démontrer l'anémie considérable qui frappe les enfants hérédo-syphilitiques. Souvent même, et en raison de la réaction intense des organes hématopoïétiques, la leucocytose apparaît avec ou sans éléments myélocytaires ; on note dans le sang circulant l'existence d'hématies nucléées, si bien que le syndrome simule la leucémie. Si l'on ajoute que la rate peut s'hypertrophier considérablement, on conçoit que la maladie ait reçu le nom d' « anémie pseudo-leucémique [1] ».

j. *Lésions du placenta.* — Il importe de signaler ce qu'est le *placenta* quand la mère met au monde un nouveau-né syphilitique. Depuis les études de PINARD, la plupart des auteurs ont coutume de considérer que la caractéristique du placenta syphilitique est sa lourdeur spéciale ; il pèserait en effet le quart du poids de l'enfant, alors que normalement son poids est proportionnellement d'un sixième. Les cotylédons y sont déformés, d'apparence jaunâtre. Le cordon également est beaucoup plus épais que normalmeent. Histologiquement, on constate des altérations consistant, comme toujours dans des lésions vasculaires, des thromboses plus ou moins limitées, etc.

----

[1] E. WEIL et A. CLERC, *Rev. mensuelle des maladies de l'enfance*, janvier 1903. — M. LABBÉ et ARMAND DELILLE, *Soc. méd. hôp. Paris*, 6 février 1903. — J. MONOD, *Anémie syphilitique chez l'enfant*. Th. Paris, 1899-1900.

Toutefois la réalité de l'observation de PINARD touchant le poids anormalement accru du placenta a été contestée récemment. GAILLETON et FABRE [1], ayant pu suivre des nourrissons pendant un temps suffisant pour discerner si la syphilis se développe ou reste absente, après de nombreuses pesées, croient qu'un placenta lourd se voit tout aussi bien avec des enfants indemnes d'hérédosyphilis et qu'inversement, on observe des nouveau-nés dont le placenta pèse environ un dixième de leur poids et qui cependant sont notoirement syphilitiques. Leur conclusion ferme est que le signe de Pinard peut être trompeur et qu'il ne faut pas lui accorder une créance excessive dans le diagnostic immédiat ou rétrospectif de la syphilis infantile.

3° Syphilis héréditaire tardive. — Les lésions de la syphilis héréditaire tardive sont analogues aux lésions tardives des syphilis acquises. Elles seront mentionnées à propos de l'exposé des symptômes.

C) SYMPTÔMES ET DIAGNOSTIC

Nous réunissons dans ce même chapitre les symptômes et le diagnostic, car la syphilis comporte un nombre tel de manifestations morbides, qu'il est plus avantageux d'exposer à propos de chacune d'elles, le diagnostic différentiel, que de faire leur énumération à nouveau dans une revue d'ensemble du diagnostic. Nous décrirons successivement les symptômes et le diagnostic de la syphilis héréditaire du nouveau-né et du nourrisson, de la syphilis héréditaire tardive, de la syphilis héréditaire dystrophique.

1° Symptômes et diagnostic de la syphilis héréditaire du nouveau-né et du nourrisson. — Nous exposerons les caractères généraux de l'hérédosyphilis congénitale, sa date d'apparition, ses manifestations cutanées et muqueuses, ses manifestations viscérales, les signes tirés de l'état général.

---

[1] Voy. PETIT, *Syphilis, nourrice et nourrissons*, th. Lyon, 1903-04.

A. CARACTÈRES GÉNÉRAUX DE L'HÉRÉDOSYPHILIS. — L'expression clinique de l'hérédosyphilis chez le nouveau-né et le nourrisson diffère par plus d'une particularité de ce qu'est la syphilis chez l'adulte.

Les stigmates chez l'enfant venant au monde sont souvent diffusés à tout le tégument. De plus, très fréquemment on rencontre une lésion, au contraire fort rare dans l'infection acquise, le *penphigus*. Celui-ci est la caractéristique de la syphilis infantile. Il faut encore ajouter cet élément que la syphilis du nouveau-né et du nourrisson retentit sur la santé générale incomparablement plus que quand il s'agit d'un adolescent ou d'un adulte. A cause de sa virulence sans doute, puisqu'elle éclot dès les premiers jours de la vie extra-utérine, le syphilis imprime des modifications nutritives souvent très puissantes.

L'hérédo-spécifique est souvent un être amaigri ou se développant fort mal, chez qui, facilement, s'établit une cachexie dont la précocité en dehors de tout autre signe digestif, doit éveiller précisément l'idée d'une infection syphilitique. A part quelques exemples rares, l'adulte n'est pas intoxiqué de cette sorte. Enfin, même lorsqu'on retrouve des manifestations cutanéo-muqueuses identiques à celles de l'adulte, leur répartition, leur topographie ne sont point identiques. La syphilis à manifestations précoces chez l'enfant du premier âge est donc bien différente de la syphilis acquise.

B. DATE D'APPARITION. — La date d'apparition des symptômes est variable. Tantôt l'enfant vient au monde avec des lésions nettement caractérisées sur la peau et les muqueuses. Tantôt l'éruption n'apparaît que quelques jours après la naissance, plus ou moins tardivement, ce qui rend souvent difficile de trancher la question de savoir si l'enfant sera, ou non, confié à une nourrice. Le domaine de l'hérédo-syphilis précoce est toutefois assez restreint : il s'étend du quinzième jour au quatrième mois. Quand celui-ci est franchi, on peut sans crainte, affirmer que la syphilis est peu virulente et si elle se manifeste, ce ne sera que beaucoup plus tard, après la première enfance.

J'étudierai successivement les éruptions de la peau et des

muqueuses qui traduisent l'hérédo-syphilis précoce ; puis les manifestations viscérales et enfin les signes tirés de l'état général.

C. Manifestations cutanées et muqueuses. — Les deux signes pathognomoniques de la syphilis chez l'enfant âgé de quelques jours sont le *pemphigus* et le *coryza*.

Pemphigus. — Le pemphigus est l'apanage exclusif de l'hérédosyphilis à apparition précoce ; il ne se montre pas dans l'infection acquise, qu'elle frappe le nourrisson ou l'adulte. Le plus souvent, on l'observe du sixième au dixième jour après la naissance ; il peut évoluer cependant au cours même de la vie intra-utérine et quand l'accouchement s'est fait prématurément, vers le septième ou huitième mois, par exemple, on voit exceptionnellement des bulles de pemphigus couvrir le tégument du fœtus aux lieux d'élection. Ceux-ci sont très constants : le pemphigus syphilitique éclot avec une prédilection avérée à la paume des mains et à la plante des pieds. Il diffuse parfois sur les membres, sur le tronc même, mais quand il est à manifestations discrètes, celles-ci se retrouvent seulement aux places précitées : telle la roséole de l'adulte affecte plus spécialement le creux épigastrique. La lésion élémentaire est celle du pemphigus : c'est-à-dire une bulle, qui cependant présente des stades de développement plus avancés que dans la forme ordinaire, non syphilitique. C'est tout d'abord une simple saillie papuleuse rouge violacée de l'épiderme, puis un liquide citrin soulève l'épiderme ; très rapidement ce liquide se trouble, devient purulent, jaune verdâtre, puis sanguinolent. L'évolution est très rapide et depuis la bulle jusqu'à la transformation purulente ou hématique, c'est à peine s'il s'écoule un intervalle de trente-six à quarante-huit heures. Souvent alors, la bulle s'affaisse, et son contenu disparaît par résorption simple, ou bien la mince barrière épidermique qui forme le toit de la bulle se rompt et le liquide est évacué ; mais alors subsiste une ulcération qui parfois creuse en profondeur de façon à amener une véritable eschare profonde désormais ouverte à l'infection et qui peut, à l'égal d'une perte de substance de la région sacrée ou fessière, être le point de départ d'infections cutanées ou bronchiques. Sa durée ordinaire est de dix à vingt jours environ. Sa localisation prédominante aux extrémités (paume des mains et plante des pieds) permet de le distinguer du pemphigus simple d'allure épidémique, bien décrit par COLRAT en 1883, qui sévit sur les enfants cachectiques, dans les agglomérations particulièrement. Ce pemphigus est surtout caractérisé par son allure fébrile, par sa disparition rapide et par le fait qu'il ne se localise qu'exceptionnellement sur les extrémités, atteignant le plus généralement le tronc, la face et l'abdomen.

Coryza. — Le coryza est également un signe très important pour établir l'existence de l'hérédo-syphilis. Il se traduit par un écoulement d'abord insidieux, puis plus apparent, vers la troisième ou la quatrième semaine de la vie, assez souvent plus tard. L'écoulement nasal dont la bilatéralité est constante, est d'abord séreux, puis séro-purulent; bientôt des hémorrhagies minimes, puis abondantes se mélangent au pus ; il peut même se détacher des croûtes épaisses qui entraînent un écoulement de sang copieux. Quand on examine au spéculum, on voit que la muqueuse de Schneider est très congestionnée, d'aspect hyperémique, mais qu'elle ne présente pas de plaques muqueuses qui d'ailleurs sont rares dans l'hérédo-syphilis infantile. Les érosions y sont souvent profondes au point d'amener, si elles siègent sur le pourtour des narines, une véritable atrésie. Les conséquences du coryza syphilitique sont désastreuses pour le nourrisson qui en est le porteur, car la respiration nasale ne peut en aucune façon s'exécuter, seule la voie buccale s'offre pour le passage de l'air. En outre les croûtelles se détachant tombent de la cavité nasopharyngée dans les voies aériennes, à la faveur du décubitus horizontal ; des bronchopneumonies peuvent en être les résultantes. Cette intensité, cette localisation bilatérale, cette apparition souvent précoce sont les éléments qui permettent de le différencier du *coryza simple* ou du *coryza diphtérique,* ce dernier constituant assez souvent la localisation de l'infection par le bacille de Löffler dans les premiers mois de la vie. L'engorgement ganglionnaire, la présence du microbe caractéristique, permettent d'éviter l'erreur.

Le pemphigus et le coryza sont les deux lésions majeures et précoces de l'hérédo-syphilis chez le nourrisson ou le nouveau-né. La peau présente cependant des lésions dont il est utile de connaître les principales.

Syphilides érythémateuses.— Les syphilides cutanées affectent un polymorphisme très grand depuis la simple teinte érythémateuse jusqu'à la néoproduction gommeuse qui infiltre profondément la peau et le tissu cellulaire sous-cutané. La syphilide érythémateuse, appelée par quelques-uns roséole, bien qu'elle ne soit pas identique à cette forme éruptive chez l'adulte, a une coloration cuivrée bien caractéristique, une teinte rouge sombre ou violacée qui frappe à première inspection du tégument chez le tout jeune enfant. Elle n'est pas répartie au hasard, mais localisée autour des parties saillantes de la face, au niveau du front par exemple, du menton ; concentrée également autour des cavités, nasale et buccale en particulier. Cette répartition est un des éléments cardinaux des syphilides infantiles et DIDAY depuis longtemps avait insisté sur cette tendance de la syphilide du nouveau-né à se cantonner ou à prédominer a l'entour des cavités naturelles parce que suivant lui, c'est là que sont accumulés les vaisseaux, les nerfs, les vaisseaux lymphatiques, les follicules pileux, là, en un mot, où l'activité nutritive est très marquée de façon à appeler « la diathèse ». Dans la syphilis érythémateuse, l'éruption atteint très souvent les membres, les fesses, moins fréquemment le tronc.

Syphilides papuleuses. — Un degré de plus, et la lésion devient desquamative, puis maculeuse, papuleuse, papulo-érosive, chacun de ces termes désignant la lésion élémentaire. Les plus déconcertantes au point de vue du diagnostic sont les syphilides papulo-érosives, qui peuvent être comparées à des plaques muqueuses de la peau. Elles siègent surtout au niveau de la partie saillante des fesses, de chaque côté de la ligne médiane, puis elles se dirigent vers les membres inférieurs, en suivant la face postérieure des cuisses, où elles forment souvent des bandes mesurant 1 ou 2 centimètres de largeur. Elles doivent être différenciées avec soin des productions papuleuses, post-érosives qui surviennent chez les nourrissons, atteints de diarrhée, avec

érythème simple ou érosif des régions fessières, sacrées, péri-
néales, crurales supérieures. JACQUET qui a bien étudié cette
forme de la dermite simple, la désigne sous le nom de *syphi-
loïde post-érosive*, SEVESTRE sous celui d'*érythème lenticulaire*.

Syphilides ulcéreuses. — Si le nourrisson est cachectique, si
l'état général est progressivement mauvais, la syphilide peut
affecter un caractère ulcéreux, creusant en profondeur, comme
fait le pemphigus de même nature sur les organismes débilités.
La suppuration peut également compliquer l'éruption, quoique,
comme le fait remarquer JACQUET, beaucoup de prétendues
syphilides infectées ne soient que des pyodermites survenant
chez des hérédo-spécifiques.

Syphilides gommeuses. — Enfin, la syphilide gommeuse se
rencontre parfois surtout au voisinage des jointures, infiltrant
profondément la peau chez les enfants atteints d'une forme
sévère de la maladie.

Sclérème, alopécie, onyxis. — La peau chez les hérédo-syphilitiques peut également être d'une dureté spéciale imputable au
sclérème, analogue à ce que l'on voit chez les prématurés. Des
lésions des annexes de la peau accompagnent souvent les syphi-
lises cutanées : telles sont l'*alopécie*, qui frappe surtout les
parties postéro-latérales du cuir chevelu et qu'il est facile de
confondre avec la chute physiologique des cheveux du nourrisson ; l'*onyxis* sec ou suppuré, absolument analogue à celui de
l'adulte.

D. MANIFESTATIONS VISCÉRALES. — Tandis que les lésions
cutanées, d'ordre essentiellement congestif attirent surtout
l'attention dans la physionomie générale de l'hérédo-syphilitique, pour disparaître à l'autopsie des sujets, les lésions viscérales au contraire, se traduisent par une symptomatologie fruste
et souvent effacée ; et cependant tel ou tel viscère est déjà sourdement miné par l'infection, malgré qu'aucun signe ne vienne
hautement affirmer sa lésion. C'est là encore un des caractères de
l'hérédo-syphilis.

Ictère. — Tout au plus, peut-on, parfois, assister au développement d'un *ictère grave* chez un enfant plusieurs semaines après

la naissance. Le diagnostic étiologique est toujours très hésitant et c'est seulement à l'autopsie qu'on trouve les lésions d'hépatite diffuse et intense qui ont entraîné la mort de la cellule hépatique.

Hépato et spléno-mégalie. — Le plus souvent, c'est par l'examen complet de l'enfant qu'on décèle les lésions viscérales les plus fréquentes : *hépato-mégalie* et *augmentation considérable du volume de la rate.* Ces constatations sont d'autant plus probantes que l'enfant est plus jeune et que, par conséquent, le rachitisme n'a pu encore produire l'intumescence spléno-hépatique.

Mort subite. — J'ai déjà dit que quelques enfants hérédo-syphilitiques mouraient subitement et que l'autopsie ne permettait de constater aucune lésion cérébrale, bulbaire, du thymus : qu'on ne trouvait non plus aucune lésion laryngée. La pathogénie de cet accident est attribuée par FOURNIER et SEVESTRE à un spasme glottique.

Manifestations osseuses. — Mais les signes ressortissant à une lésion profonde peuvent parfois prendre une véritable prépondérance dans la symptomatologie clinique, c'est quand il s'agit de *lésions osseuses* ou d'altérations du *système nerveux.*

Pseudo-paralysie syphilitique. — En 1872, PARROT a décrit dans la syphilis héréditaire du nouveau-né un accident qu'il n'est pas très fréquent de rencontrer, mais qui a véritablement une valeur grande dans le diagnostic : la pseudo-paralysie due en réalité à une ostéo-chondrite syphilitique avec ou sans décollement épiphysaire.

Cette affection se montre dans 7 % des syphilis héréditaires (MILLER). On l'a observée dès la naissance, dans les premiers jours. Les cas les plus fréquents se montrent dans le cours du 3e mois. Il est rare qu'elle survienne après 3 mois ½.

Elle occupe généralement deux membres symétriques, surtout les membres supérieurs, simultanément ou successivement, elle s'étend aussi aux membres inférieurs, peut envahir les quatre membres, se limiter aux deux membres d'un côté, croiser ses effets ou rester fixée, ce qui est exceptionnel, à un membre.

Son caractère général, c'est de paraître, sans symptômes

d'invasion, sans fièvre, c'est de s'étendre peu à peu aux différents membres, contrairement à la paralysie infantile qui d'abord généralisée rétrocède ensuite, contrairement aux paralysies obstétricales ou aux impotences traumatiques qui restent confinées au siège originel.

La pseudo-paralysie syphilitique donne lieu à une paralysie complète, flasque. Le membre supérieur, soulevé, retombe de tout son poids le long du tronc. Les membres pelviens, quand on soulève l'enfant, sont étendus et inertes, comme dans la paralysie infantile. Cette flaccidité est tout à fait anormale dans une affection osseuse et périarticulaire douloureuse qui devrait produire de la contracture. En observant de près, on remarque qu'il persiste quelques mouvements du côté des doigts, des orteils, des épaules. La sensibilité est conservée. On n'observe ni modifications des réactions électro-musculaires, ni modifications des réflexes tendineux.

Les muscles de la face, du tronc, de l'articulation, des yeux sont toujours indemnes.

Dans les cas extrêmes, on observe une tuméfaction, appréciable à l'œil, surtout au palper, dans les sièges électifs de la lésion, au-dessous de l'épaule, au-dessus du genou. On peut même reconnaître de la crépitation et de la mobilité anormale, ·si la disjonction est faite. Il s'en faut qu'il en soit toujours ainsi. La paralysie peut s'associer à des lésions peu avancées dans leur évolution, de même qu'elle peut manquer alors que les altérations osseuses sont nettement installées.

La douleur est un symptôme des plus fréquents, et semble être une des causes importantes de l'immobilité voulue des membres. Elle peut elle-même faire défaut (HENOCH). Elle se traduit par les cris et les pleurs de l'enfant au moment d'un déplacement en masse du corps.

La paralysie trouve son explication, dans cette douleur, dans la disjonction épiphysaire, mais elle relève aussi d'une action exercée par l'infection sur le système nevro-musculaire.

La maladie de Parrot peut être le premier symptôme de la syphilis héréditaire. Il n'y a ni éruption cutanée, ni atteinte des muqueuses, ni participation des viscères. C'est dans ces conditions qui sont fréquemment réalisées (7 fois sur 17, DREYFOUS), que le diagnostic peut être hésitant.

Parfois l'impotence d'un membre paraît relever d'un traumatisme. Quand l'affection est congénitale, on la met en compte de l'accouchement ; plus tardive, elle peut être attribuée à une contusion, à un choc (MONCORVO), et ce n'est que l'extension à d'autres membres qui redresse l'erreur.

Le diagnostic est aisé quand la maladie de Parrot surgit au milieu de manifestations caractéristiques de la syphilis du côté des téguments et des muqueuses.

Il faut savoir cependant que la paralysie des membres dans les premiers mois de la vie peut être due, chez des sujets entachés de syphilis, à une *méningite cervicale* (ZAPPERT), à une *paralysie du radial* (BOUCHOT), à une *infection diffuse d'origine streptoccienne* (SCHERER). Il faut écarter l'hypothèse de la *fracture obstétricale*, de la *paralysie radiculaire obstétricale*, plus tard de la *paralysie infantile* et de la *maladie de Barlow*.

Le *pronostic* n'est pas fatal, comme le croyait PARROT, qui observait dans un milieu très défavorable. La guérison n'est pas rare, je l'ai notée dans 4 cas sur 5. Comme circonstances heureuses, signalons l'*allaitement au sein*, la *précocité du traitement spécifique*, l'*apparition tardive des symptômes d'impotence*, le *bon état général du patient*, l'*absence de lésions viscérales profondes*. Dans deux de mes observations, la paralysie survint à six semaines, l'enfant avait une apparence normale, et ce n'est qu'après le début du traitement que la figure devint pâle, et qu'il parut une tuméfaction notable de la rate. D'ailleurs, la guérison a été observée même dans les cas de manifestations syphilitiques multiples avec altération marquée de la santé.

La guérison peut être spontanée, au moins temporairement. J'ai constaté cette particularité dans une de mes observations, et je l'ai retrouvée dans des cas publiés par CADET DE GASSICOURT, COMBY, CHAUMIER, LAFFITE. Un membre impotent récupère ses mouvements, mais bientôt après on constate de nouvelles localisations sur d'autres membres. Ce fait, peu connu, montre bien que la lésion n'est pas toujours aussi avancée que le croyait PARROT, et que la syphilis, comme d'autres infections, procède par localisations incomplètes avant de créer des altérations définitives. Le traitement doit être employé avec persévérance pendant plusieurs mois et repris de temps à autre, après cette première application. Il sera exposé à propos du traitement général de la syphilis.

Manifestations nerveuses. — Les manifestations *nerveuses* de l'hérédo-syphilis à apparition précoce sont d'ordre essentiellement varié. Elles englobent toute la série des altérations du névraxe qui se décèlent soit lors d'un accouchement prématuré vers le septième mois par exemple, soit quelques jours après la naissance dans une grossesse menée à terme, soit enfin par des symptômes qui n'apparaissent avec une entière évidence que vers la fin de la première année, alors que cependant elles étaient constituées au point de vue histologique depuis le début même de la vie extra-utérine. RAVAUT (Ann. de dermat. 1906), a attiré l'attention sur les modifications du liquide céphalo-rachidien chez les hérédo-syphilitiques. La lymphocytose y est fréquente, soit à l'état de symptôme isolé, soit en association avec les lésions cutanéo-muqueuses ou avec des symptômes d'ordre nerveux (raideurs, convulsions, hydrocéphalies). Sa valeur séméiologique est donc très grande.

Les manifestations nerveuses de l'hérédo-syphilis sont polymorphes ; les formes cliniques dépendent d'un grand nombre de facteurs : précocité de la lésion, modalité évolutive chronique ou aiguë, localisation du processus sur les vaisseaux, l'encéphale, la moelle, les plexus choroïdes. Le contingent symptomatique est très important. Voici les principales formes observées.

Maladie de Little. — Cette dernière compte la syphilis au nombre de ses multiples facteurs étiologiques. Elle se caractérise par la naissance avant terme, par une paralysie spasmodique à prédominance sur les membres inférieurs, par une amélioration spontanée et progressive des troubles moteurs, par l'absence de troubles intellectuels et de crises épileptiformes.

Hydrocéphalies. — Les *hydrocéphalies* sont ·causées par les lésions épendymaires et des plexus choroïdes. L'hydrocéphalie a, dans quelques cas bien démonstratifs, pu être attribuée à l'hérédo-syphilis, surtout dans les formes qui évoluent lentement, de façon torpide, et devant un nourrisson atteint de cette affection, il importe d'instituer d'emblée le traitement mixte.

Méningites. — On trouve encore dans le domaine de l'hérédo-syphilis nerveuse des faits de *méningite subaiguë* dont l'origine spécifique a été soupçonnée tout au moins, plutôt que prouvée anatomiquement.

Éclampsies. — Les *éclampsies* avec convulsions généralisées ou localisées, affectent le type jacksonien.

Paralysies diverses. — Ces paralysies sont multiformes. Le plus souvent, elles peuvent être rangées dans le groupe anatomo-clinique des *encéphalopathies chroniques* avec leur symptômatologie si riche, (troubles intellectuels, moteurs, épilepsie). La moelle également est frappée de façon à ce que soient réalisées des paraplégies spasmodiques sur lesquelles ont insisté GILLES DE LA TOURETTE et GASNE. Plus rarement, on observe des hémiplégies *aiguës* survenant de façon brusque, et rétrocédant sous l'influence de la médication spécifique. SAVY[1] leur a consacré une bonne étude. Elles surviennent, en général, vers la seconde ou la troisième année. Leur époque d'apparition est donc intermédiaire entre celle de la forme précoce et de la syphilis tardive. Elle se rapproche beaucoup de l'hémiplégie par artérite infectieuse aigu, mais dénote son origine syphilitique par l'efficacité du traitement spécifique et l'absence de toute autre cause appréciable.

Diathèse hémorragique. — Enfin, il est des observations, assez rares d'ailleurs, où la syphilis s'est manifestée par des hémorragies diverses au niveau de la peau, des muqueuses ou des viscères. LOP[2] a soutenu que les entérorragies des nouveau-nés étaient dues à la syphilis et que le traitement par la liqueur de van Swieten suffisait souvent à faire disparaître ces hémorragies. Il ne faut pas oublier cependant que le nouveau-né et le nourrisson peuvent présenter des entérites hémorragiques à allure aiguë et tout à fait indépendantes de la syphilis.

---

[1] V. SAVY, *L'hémiplégie par artérite syphilitique chez les hérédo-syphilitiques.* Rev. de méd., 1909.

[2] LOP, *Presse médicale*, 1904.

E. SIGNES TIRÉS DE L'ÉTAT GÉNÉRAL. — Les signes d'ordre général qu'on relève dans la syphilis héréditaire précoce se rapportent au facies, à l'arrêt de croissance, à la dénutrition de l'enfant.

Facies. — Les anciens auteurs insistaient beaucoup sur l'aspect de « petits vieux » que présentaient les hérédo-syphilitiques et avaient une tendance à en faire un stigmate qui devait servir au diagnostic différentiel et permettre de songer à la spécificité. Il est en effet incontestable que beaucoup d'enfants entachés de vérole héréditaire viennent au monde avec les attributs d'une certaine déchéance organique, la peau étant ridée, les traits du visage simulant la sénilité. Mais ce signe n'est pas constant et nullement pathognomonique ; il est en effet, tels enfants qui naissent avec le facies ridé, avec l'aspect « de petits vieux » et chez eux pourtant on ne peut incriminer l'hérédo-syphilis et d'autre part, certains spécifiques peuvent naître avec un poids normal et un ensemble très florissant.

Pesées. — Actuellement, de même on n'accorde plus aucune créance à cette notion que si la balance accuse à la naissance un poids de beaucoup inférieur à la normale, c'est que le nouveau-né est infecté par la syphilis.

Courbe alimentaire. — Bien plus importante au contraire et véritablement significative est l'interprétation de la courbe alimentaire. S'il y a en effet, malgré l'absence de troubles digestifs (vomissements, regurgitations, diarrhée simple) une chute constante et progressive du poids, il faut grandement se défier de l'existence possible de la syphilis. FOURNIER et POUZOL[1] ont insisté sur ces faits et l'expérience journalière permet de vérifier le bien fondé de leur opinion. Cette chute pondérale est un signe de diagnostic souvent précieux, à la condition d'éliminer les causes d'erreur, telles que insuffisance de la sécrétion lactée chez la mère ou difficulté de la tétée chez l'enfant par suite d'une faiblesse congénitale ou d'une malformation des voies digestives. Elle est également un moyen d'établir un pronostic souvent fatal, à brève échéance : ces nourrissons en effet, malgré le

---

[1] POUZOL, Th. Paris, 1894-95.

traitement institué, succombent parfois rapidement comme s'ils présentaient une véritable inaptitude à la vie (FOURNIER). Dans ces conditions, la cachexie s'installe peu à peu, et la mort arrive subitement, ou avec un cortège de symptômes qui dénotent l'intervention d'infections secondaires frappant, avec la plus grande facilité, ces organismes débilités. La mort n'est cependant pas le terme nécessaire de ces atrophies ; si l'infection est « diluée » le nourrisson n'augmente pas de poids pendant un temps plus ou moins long ; puis sous l'influence d'un traitement énergique, l'assimilation se fait progressivement mieux et l'enfant échappe à la mort.

Diagnostic général. — Telles sont les manifestations diverses de l'hérédo-syphilis à apparition précoce. Leur multiplicité empêche d'aborder en un chapitre d'ensemble les questions de diagnostic différentiel qui s'y rattachent. J'ai exposé cependant à propos de chacune d'elles les erreurs auxquelles on peut être entraîné. Pour affirmer l'existence de la syphilis chez un nouveau-né, il faut souvent la réunion de plusieurs signes. S'il y a du pemphigus, si le sujet est porteur d'un coryza typique, l'hésitation ne peut être longue. Mais si ces deux éléments manquent, la conclusion est difficile. Des réserves doivent donc être toujours faites et l'affirmation est souvent d'autant plus malaisée que les signes cardinaux de l'hérédo-syphilis ne se démasquent que plusieurs jours ou plusieurs semaines après la naissance. Le moindre soupçon doit cependant conduire à une thérapeutique active et mieux vaut en somme, injecter du mercure, instituer des frictions chez un sujet indemne que laisser s'aggraver rapidement chez un nourrisson une syphilis méconnue et, partant, d'autant plus active.

2° Symptômes et diagnostic de la syphilis héréditaire tardive. — Soit que la syphilis ait eu dès le début une virulence atténuée, soit que le traitement institué chez la mère pendant la grossesse ait diminué sa toxicité, les symptômes par lesquels elle se traduit sont à apparition lointaine et d'ordre plutôt dégénératif que véritablement inflammatoire, au moins dans ses grandes lignes. Ici, point de ces accidents bruyants qui sont l'apanage de la syphilis du nouveau-né et du nourrisson ; point de ces éruptions cutanées et muqueuses qui se rattachent par des liens familiaux aux dermatoses syphilitiques de l'adulte, mais des altérations portant principalement sur certains appareils. particulièrement sur les organes des sens et le système nerveux. Ces lésions à caractères circonscrits en général, sont plutôt bénignes, du moins ne menacent pas la vie du sujet. Elles apparaissent à une époque très variable, s'étendant depuis l'âge de cinq à six ans environ jusqu'à vingt ans.

A. **Triade d'Hutchinson.**—Un des syndromes essentiels par lequel se manifeste la syphilis héréditaire tardive est la *triade d'Hutchinson*. Celle-ci est constituée : a) par des altérations dentaires très caractéristiques ; b) par des lésions oculaires ; c) enfin par des troubles du côté de l'ouïe.

a.*Altérations dentaires.*—Les altérations dentaires provoquées par l'hérédo-syphilis portent avec prédilection sur les *dents permanentes* (A. **Fournier**). **Magitot** soutient qu'elles sont toujours indemnes.

Parmi les dents permanentes, les plus fréquemment et gravement frappées sont : *la première grosse molaire,* les *incisives* et les *canines.*

La prédilection des lésions syphilitiques pour les dents permanentes s'explique très bien si on compare la période de la vie intra-utérine pendant laquelle s'exerce le plus activement l'action du virus syphilitique et l'époque d'apparition des follicules dentaires de la première et de la seconde dentition.

Ed. **Fournier** établit dans le tableau suivant les époques d'apparition du chapeau de dentine :

1re *Dentition*	Incisives et canines.	. 17e semaine	de la vie em-
	1re et 2e molaires .	. 18e semaine	bryonaire.
	1re grosse molaire .	. 25e semaine, c'est-à-dire le 6e mois de la vie fœtale.	
2e *Dentition*	Incisives .	. 1er mois après la naissance.	
	Canines .	. 3e et 4e mois	
	Prémolaires .	. 6e mois	
	2e grosse molaire	. 3 ans	
	3e grosse molaire	. 12 ans	

La première dentition ne peut être atteinte, d'après ces données que par la syphilis en évolution, chez le fœtus, dans les quatre premiers mois de la vie embryonnaire. Une pareille syphilis a des chances sérieuses de tuer l'embryon et de provoquer l'avortement. Ce n'est que dans les cas exceptionnels dans lesquels la syphilis atténuée permet la survie de l'embryon que des altérations de la première dentition pourront être observées. Au contraire, comme le fait remarquer Ed. FOURNIER c'est dans les derniers mois de la vie intra-utérine, dans les premiers mois qui suivent la naissance, que la syphilis « affecte son maximum d'intensité, qu'elle bat son plein, qu'elle est à la fois le plus intense comme manifestations extérieures et le plus nocive comme retentissement sur l'état général, sur la santé, les viscères ». C'est à cette période que correspond la formation des follicules de la première grosse molaire, des incisives et des canines de la seconde dentition.

La syphilis à peu près seule semble capable de produire les lésions dentaires systématisées et profondes que nous allons décrire.

On a bien invoqué d'autres facteurs, les convulsions (MAGITOT) les maladies infectieuses, les fièvres éruptives, le rachitisme, les affections dystrophiantes et anémiantes. De pareilles causes peuvent en effet créer des altérations superficielles de la couronne dentaire qui peuvent se mêler aux effets plus profonds, plus catégorisés de la syphilis qui a frappé le follicule au moment de sa formation et dans son développement même. Elles sont rarement capables de provoquer des désordres graves qui sont presque pathognomoniques de la syphilis, tels que les érosions, les atrophies, les dysgénésies, les changements morphologiques.

α) *Les érosions* consistent en des pertes de substance qui atteignent la couronne ou la pointe de la dent. *Les érosions coronaires* sont représentées par les variétés : en *cupules*, lorsque l'émail est enlevé circulairement, comme vermoulu ; en *nappes* quand la lésion est plus accentuée ; en *sillons* quand les érosions sont superposées et parallèles.

Les *érosions cuspidiennes* intéressent la pointe des dents. Les canines prennent un sommet aigu, à la façon d'un épieu. Les

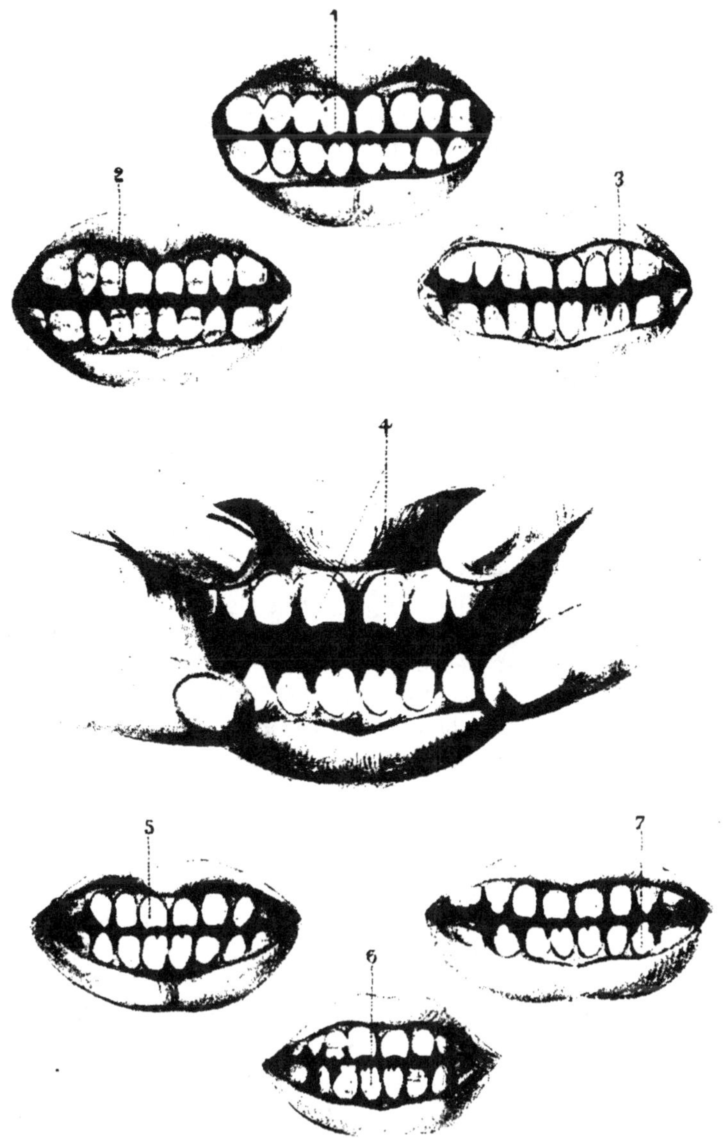

Fig. 40.

Dystrophies dentaires dans la syphilis héréditaire (d'après E. Fournier).

1, érosion en cupule. — 2, érosion en sillon. — 3, érosion en nappe. 4, dents d Hutchinson. — 5, dent en tournevis. — 6, dent en clou de girofle et en scie. — 7, dent en flèche.

incisives ont un sommet laminé ou élimé. Au niveau des molaires, chacune des pointes est rabougrie, cassée, ou dressée en aiguille.

Les érosions signalées par FAUCHARD (1728) ont été bien décrites par PARROT (1880), ALFRED et EDMOND FOURNIER [1]. L'une des variétés a été particulièrement bien indiquée par HUTCHINSON (1857). La malformation qui porte son nom intéresse *les incisives médianes supérieures permanentes* avec une prédilection remarquable. Elle affecte les deux incisives et d'une façon souvent exclusive. L'altération consiste en une échancrure semi-lunaire siégeant au niveau de la couronne, et qui semble constituée par une perte de substance régulière de la dent. L'échancrure est creusée d'avant en arrière, en forme de biseau. Cette lésion se transforme avec l'âge (Ed. FOURNIER). La courbe de l'incisure s'affaisse peu à peu, le bord de la dent devient horizontal. A 25 ans, la forme typique de la dent d'Hutchinson a disparu. Avec l'échancrure semi-lunaire du bord libre coïncide parfois une modification générale de la forme de la dent. Celle-ci est élargie au niveau de son collet, rétrécie à son extrémité, d'où l'apparence de *tournevis*. Si l'axe des incisives est dévié de haut en bas et de dehors en dedans, on est en présence de la variété dite *oblique convergente*.

β) Le virus syphilitique n'entraîne pas forcément des altérations localisées sur telle ou telle portion de la dent. Il peut exercer une action *globale*, produire du microdontisme par atrophie folliculaire, des dysgénésies telles que dents en caillou, en hache, polytuberculeuses.

γ) D'ailleurs, indépendamment d'altérations définies et catégorisables, les dents des hérédosyphilitiques présentent une vulnérabilité spéciale qui entraîne un effritement facile sous l'influence des moindres chocs, comme s'il s'agissait d'une substance friable et vermoulue. L'émail surtout est peu résistant. Il se colore en une teinte sépia caractéristique de la *carie noire*.

δ) Les changements de la denture, sa disparition facile par effritement amènent des déformations dans le système maxil-

---

[1] Ed. FOURNIER, *Recherche et diagnostic de l'hérédo-syphilis tardive*, Paris, 1907.

laire ; ces dernières n'ont d'ailleurs aucun caractère spécifique.

b. *Lésions oculaires.* — Le second terme de la triade d'Hutchinson est l'ensemble des lésions oculaires qu'on rencontre fréquemment dans la syphilis héréditaire tardive. Très caractéristique à ce point de vue est la *kératite interstitielle.* Celle-ci se montre en général chez les enfants âgés de six à quinze ans, rarement d'une façon plus précoce. Elle atteint les deux yeux successivement ou simultanément, se dessine d'abord par un simple trouble occupant la périphérie de la cornée et s'avançant peu à peu vers le centre même de cette membrane. Aucune manifestation subjective bruyante n'accompagne cette *kératite ;* il y a seulement un peu de diminution dans l'acuité visuelle, les objets étant noyés d'un certain brouillard à leur périphérie ; pas de photophobie, pas d'épiphora, sauf peut-être aux périodes où la maladie subit des poussées inflammatoires légères. Quand on examine par l'éclairage oblique, on constate seulement des exsudats plutôt fluides, faisant apparaître la cornée avec un aspect granité particulier. A aucun moment, il n'y a formation de pus comme dans la kératite impétigineuse, par exemple. Le pronostic n'est cependant pas fort rassurant pour la vision, car il peut subsister des opacités gênant celle-ci ; des adhérences irido-cornéennes peuvent se constituer, bien que la propagation à l'iris et à la choroïde soit relativement rare. La présence des néphélions, des albugos dans une kératite survenue avec cette marche lente, ce minimum de symptômes fonctionnels doit faire penser à l'existence de l'hérédo-syphilis et parfois la présence d'une rétinite pigmentaire viendra corroborer définitivement cette opinion. Pour Hutchinson, la kératite coïncide très souvent avec la malformation dentaire à laquelle il a attaché son nom.

c. *Lésions auriculaires.* — Enfin, du côté de l'oreille, pour compléter la triade on trouve également des stigmates tels que, écoulement d'oreilles, amenant une diminution de l'ouïe d'un côté ou bilatéralement ; surdité survenue sans écoulement préalable. L'examen physique de l'oreille moyenne permet de constater souvent des perforations tympaniques comme dans l'inflammation à point de départ naso-pharyngé qui accompagne les fièvres éruptives. Pour Hutchinson, cette triade de lésions oculaires, dentaires et auriculaires a une valeur séméiologique considérable dans le diagnostic de l'hérédo-syphilis tardive.

B. LÉSIONS OSSEUSES. — Mais cette infection même atténuée ne se manifeste pas uniquement par les signes composant la triade d'Hutchinson. Elle est également responsable de lésions osseuses ou ostéo-articulaires dont la constatation est très précieuse à cause de leur physionomie spéciale.

a. *Déformations crâniennes.* — C'est par exemple, l'ensemble des déformations du crâne bien décrites par FOURNIER [1]. Il y a fréquemment en effet des renflements, des saillies des os de la voûte donnant un aspect particulier à la boîte crânienne. Si l'augmentation de volume porte sur les deux os frontaux, également des deux côtés, ce sera le *front olympien*. Si les deux pariétaux forment une saillie exagérée, ce sera le *crâne natiforme*. Ou bien les deux moitiés du crâne ne sont pas égales, et l'asymétrie est plus ou moins apparente. Si le développement de la masse encéphalique est arrêté, la boîte crânienne est très aplatie; il y aura une *microcéphalie* qui n'a rien de spécial d'ailleurs dans la syphilis héréditaire tardive.

b. *Déformations nasales.* — Celle-ci affecte avec prédilection, on le voit, les os ou les organes de la tête. C'est pourquoi on rencontre également des lésions nasales résultant d'un processus d'ostéite avec élimination plus ou moins active de séquestres, des os propres du nez. Les variétés les plus importantes sont : le *nez camard*, dans lequel la racine est aplatie, considérablement accrue en étendue transversale ; le *nez en lorgnette :* la partie inférieure du nez « télescope » dans la partie supérieure ; le *nez* « *en pied de marmite* » avec direction oblique en haut et en avant des orifices narinaires. Le palais osseux peut être également affecté et ses nécroses ne sont pas d'une excessive rareté dans la syphilis héréditaire tardive. Toutes les manifestations du côté du système osseux ne sont pas sans comporter une certaine

---

[1] Voy. E. FOURNIER, Th. Paris, 1898.

gravité, à ce double point de vue qu'elles entraînent des difformités gênantes pour l'exercice des fonctions respiratoires et digestives et qu'en outre elles peuvent se compliquer d'accidents nerveux, tels que méningite basilaire, paralysie de certains nerfs crâniens, surtout quand il s'agit d'ostéites à tendances fortement nécrosantes, siégeant à la racine du nez et par cela même contiguës à la base de l'encéphale.

c. *Tibia syphilitique.* — D'autres os de l'économie peuvent être également atteints par le processus syphilitique. Le *tibia*, comme je le mentionnais précédemment, est surtout frappé dans l'hérédo-syphilis tardive. Une déformation courante est celle décrite par Lannelongue sous le nom de tibia en « lame de sabre » : la crête de l'os est épaissie par des végétations ostéophytiques et transformée en une surface convexe. Des exostoses peuvent également siéger sur cet os ; elles ne sont pas spéciales à la forme tardive de l'infection héréditaire, puisqu'on sait qu'elles se présentent avec une grande fréquence dans la syphilis de l'adulte.

d. *Arthropathies syphilitiques.* — Les *jointures* ne sont pas épargnées dans la syphilis héréditaire tardive. Les arthropathies d'origine spécifique ont comme siège habituel les genoux, avec un caractère d'indolence, de symétrie assez constant pour que le diagnostic différentiel puisse en être fait avec les tumeurs blanches ou les arthrites tuberculeuses d'une façon générale.

e. *Rachitisme.* — On sait que le rachitisme, autrefois considéré par Parrot comme une des manifestations multiples de la syphilis héréditaire, n'est plus rangé dans son cadre, mais qu'il constitue une maladie autonome, dans laquelle la syphilis peut d'ailleurs intervenir comme cause.[1] Il en est de même de l'ostéo-malacie dont les cas sont fort rares dans l'enfance et qui paraît tout à fait indépendante de l'hérédo-syphilis, quelle que soit d'ailleurs son intime pathogénie.

C. Lésions viscérales et sanguines. — Ces lésions comprennent les testicules syphilitiques, les lésions nerveuses, et l'anémie syphilitique.

[1] Voir l'article Rachitisme.

a. *Testicule syphilitique.*—Le *testicule* peut être atteint. Il est fréquemment atrophié dans sa totalité ou partiellement, avec des noyaux indurés, ligneux ou cartilagineux, ou bien il reste indéfiniment infantile, sans lésions d'aucune sorte cependant, mais avec une diminution générale de volume.

b. *Paralysie générale et tabes juvéniles.* —Les lésions de l'hérédo-syphilis tardive sont donc surtout localisées sur le système osseux, sur les organes des sens. Le tissu nerveux pourtant n'échappe pas à son influence. Certaines affections à début tardif reconnaissent pour cause l'hérédo-syphilis : telles la paralysie générale infantile et le tabes. Il est toutefois difficile de dire si ces affections sont en relation directe, au double point de vue étiologique et anatomique, avec l'hérédo-syphilis à apparition tardive, ou si elles ne constituent pas plutôt des manifestations d'ordre surtout dystrophique, parasyphilitique comme la dit FOURNIER.

Quoi qu'il en soit, cette paralysie générale juvénile a une existence bien réelle ; de nombreuses observations le prouvent indubitablement [1]. Il est de même du tabes qui se présente ici avec ses caractères ordinaires, mais dont l'apparition si précoce doit éveiller forcément l'idée d'une origine spécifique.

c. *Anémie syphilitique.*—Même dans sa forme tardive, la syphilis frappe profondément l'économie tout entière. Les modifications, dans le sang circulant et au niveau des organes hématopoïétiques, sont souvent considérables. L'anémie syphilitique se montre aussi bien dans la forme à échéance lointaine que dans celle qui apparaît dès la naissance.

3° Symptômes et diagnostic de l'hérédo-syphilis dystrophique. — On donne ce nom aux manifestations qui suivent pendant une partie de son existence l'hérédo-syphilitique, bien qu'il ne présente pas de symptômes décelant l'intervention *directe* de la syphilis. Point de lésion secondaire, pas de stigmate tertiaire, soit au début de la vie, soit même après plusieurs années d'une lente incubation. Le virus n'édifie pas

---

[1] CARRIER et CARLE, Congr. de Toulouse, 1897 ; THÉRY, Th. de Nancy, 1898.

de modifications histologiques telles que gommes, artérites, inflammations conjonctives, etc. Mais il a néanmoins vicié la vitalité cellulaire chez le descendant du syphilitique ; la tare transmise a été d'ordre dystrophique. C'est pourquoi, alourdi par ce fâcheux héritage, le rejeton de parents syphilitiques se développera mal, restera toujours en arrière ou un retardataire, susceptible même de contracter plus aisément des affections telles que la tuberculose pulmonaire qui s'installera volontiers sur ce terrain mal nourri et vicié à son origine même. Et cependant il ne s'agit pas d'une hérédité syphilitique directe, puisque, comme l'ont vu beaucoup de cliniciens, ces sujets sont susceptibles de contracter ultérieurement la contagion syphilitique.

Les « stigmates dystrophiques » de l'hérédo-syphilis sont innombrables. E. FOURNIER en a fait une bonne étude [1]. On y rencontre depuis l'*infantilisme simple* avec gracilité des formes, petitesse de testicule, développement corporel et pileux insuffisant, jusqu'aux malformations congénitales telles que : *division de la voute palatine, bec-de-lièvre, pieds-bots*, etc. Le *rétrécissement mitral* lui-même, dans sa forme pure, congénitale, a été mis sur le compte de l'hérédo-syphilis. Sans aller jusqu'à ces malformations anatomiquement constituées, la spécificité est capable d'affaiblir la résistance organique de façon à permettre le développement de maladies du système nerveux, de la tuberculose pulmonaire, etc.

L'hérédo-syphilis à manifestations dystrophiques n'a pas la gravité que présentent les formes que j'ai précédemment décrites. Mais elle signifie que l'infection a creusé profondément son sillon et qu'elle a vicié *ab ovo* l'organisme infantile. Cette dystrophie originelle est d'autant plus pénétrante qu'elle est absolument inaccessible au traitement antisyphilitique.

D) PRONOSTIC

Le pronostic global de la syphilis infantile est impossible à établir. J'ai déjà insisté sur ce point que plus l'infection

---

[1] E. FOURNIER, *Recherche et diagnostic de l'hérédo-syphilis tardive,* Paris, 1907.

tardait à apparaître chez le descendant, moindre était sa gravité. C'est précisément pour cette raison qu'il y a comme des étages différents dans son édifice symptomatique. Pour prendre des exemples extrêmes, on peut dire que si la syphilis est très virulente, il y aura avortement ovulaire ou embryonnaire ; tandis que si elle est atténuée « diluée », on observera des stigmates dystrophiques très frustes dont l'origine spécifique est souvent très difficile à préciser. On peut donc conclure que, dans une certaine mesure, le pronostic de la syphilis infantile est étroitement dépendant de la syphilis des générateurs. Or celle-ci peut être considérablement atténuée par ces deux éléments : le temps et le traitement. L'ancienneté de la syphilis des ascendants a une importance très grande ; de même la thérapeutique employée, particulièrement pendant la grossesse. FOURNIER[1] a établi par des chiffres nombreux la diminution de la mortalité infantile sous l'influence d'une thérapeutique active :

	MORTALITÉ par hérédité paternelle.	MORTALITÉ par hérédité mixte.
Traitement nul	59 p. 100	82 p. 100
— court . . .	36 —	85 —
— moyen . . .	1	36 —
— prolongé . .	3	—

La nécessité d'établir un pronostic immédiat s'impose surtout quand il s'agit d'un nouveau-né ou d'un nourrisson ; or, les éléments précis manquent. Il y a souvent disproportion entre les stigmates cutanés et les lésions viscérales, de la profondeur et de l'intensité desquelles il peut être difficile de répondre. Il faut également prendre en considération l'organe atteint, les symptômes de déficit qui en résultent : une insuffisance hépatique aiguë d'origine syphilitique ne guérit pour ainsi dire jamais. Au contraire, telle syphilis cutanée, grave en apparence, pourra rétrocéder tout à fait. On n'oubliera pas que les enfants de bon aspect cependant, issus de syphilitiques, peuvent mourir subitement (spasme glottique, lésion bulbaire). Mais par contre le pronostic le plus sévère tout d'abord, peut être vite amélioré

---

[1] FOURNIER, *Hérédité syphilitique*, p. 135 (1891).

par les résultats de traitement qui produit parfois de véritables résurrections.

E) Traitement de la syphilis infantile

Le traitement de la syphilis infantile comprend la prophylaxie et le traitement proprement dit.

1° Prophylaxie. — Il existe incontestablement une prophylaxie de la syphilis infantile. Elle doit tendre à éviter la naissance d'enfants syphilitiques en atténuant le virus chez les ascendants ; elle aura également pour but des mesures utiles pour empêcher la contagion d'une nourrice par un enfant déjà syphilisé.

a. *Mariage*. — Le mariage tout d'abord ne sera permis qu'aux syphilitiques infectés depuis plus de quatre ans, limite admise par la plupart : encore faudra-t-il qu'il s'agisse là de maladies bien et régulièrement traitées, de syphilis non malignes, et qu'aucune manifestation offensive n'ait été observée depuis trois mois au moins. Gaucher conseille aux syphilitiques, même à lésions complètement éteintes depuis longtemps, de se mettre au traitement spécifique un mois avant le mariage. Mais toutes ces notions concernent plutôt la thérapeutique chez l'adulte.

b. *Traitement de la syphilis pendant la grossesse*. — Pendant la grossesse d'une syphilitique, l'abstention ne peut qu'être blâmée : il faut agir efficacement, même si l'infection n'a amené aucune éruption ou aucun trouble viscéral avant la fécondation.

Le traitement doit être commencé dès le début même de la grossesse, avec quelques jours d'arrêt chaque mois. La médication consistera surtout dans l'administration de mercure, en ingestion ou en injections sous-cutanées ; il n'y a aucune nécessité à employer l'iodure de potassium : il faut prescrire le mercure même s'il y a de l'albuminurie en lui associant alors le régime lacté qui diminue l'apport toxique journalier. C'est grâce à ces mesures énergiques, régulièrement instituées, que l'on pourra éviter la mortalité infantile, la polyléthalité qui est l'apanage des syphilis non traitées. Les statistiques sont absolument démonstratives à cet égard.

c. *Syphilis et allaitement.* — La prophylaxie de la syphilis ne devra pas se borner là, et elle comprendra également les cas où le nourrisson peut contagionner sa nourrice ; de même que, réciproquement, il faudra prévenir l'infection de l'enfant par un chancre ou des plaques muqueuses siégeant sur le sein, par exemple. L'examen soigneux d'une nourrice mercenaire est donc indispensable et pourra éviter bien des contagions du genre de celles dont on constatait autrefois tant d'exemples.

Mais le problème est beaucoup plus ardu quand il s'agit de discerner si un enfant soupçonné syphilitique peut être confié à une nourrice mercenaire ; il se pose journellement dans les services hospitaliers et avec d'autant plus de netteté que l'enfant souvent malingre et chétif a besoin, expressément, de l'allaitement naturel, l'élevage au biberon par le lait de vache lui étant souvent fatal ; que, d'autre part, les signes d'une syphilis confirmée ne se démasqnent souvent qu'à la fin de la troisième ou de la quatrième semaine, ce qui rend la prophylaxie souvent illusoire. L'interrogatoire des parents quand il sera possible, les commémoratifs concernant des grossesses antérieures, l'examen attentif de l'enfant et des membranes permettront parfois de soupçonner la syphilis. Mieux encore, il faudrait comme le propose GAILLETON, observer les enfants dans des nourriceries spéciales pendant un minimum de vingt-cinq à trente jours avant de les confier à une nourrice mercenaire ; puis il serait désirable que l'enfant fût soumis à une surveillance médicale active, de façon à dépister les premiers indices de l'infection et éviter par là la contagion.

d. *Isolement et désinfection.* — Il est superflu d'ajouter que dans les agglomérations d'enfants, dans les crèches hospitalières, les mesures d'isolement les plus rigoureuses doivent être prises pour empêcher l'inoculation, que les linges de toilette, les ustensiles usagers doivent rester strictement la propriété du nourrisson sphylitique.

2° Traitement de la syphilis infantile. — Nous distinguerons le traitement de la syphilis acquise et de la syphilis héréditaire

A. TRAITEMENT DE LA SYPHILIS ACQUISE. — Surtout dans les. premières années de la vie, le traitement se confond en tous points avec celui de l'infection héréditairement transmise. Il faut toutefois veiller à aseptiser la surface où se déclare l'accident primitif, car elle peut être le siège de complications septiques ou ulcéreuses ; le poudrage de la plaie chancreuse, surtout au moyen de calomel, est alors indiqué. Quelques chancres sont difficilement accessibles, tel le chancre de l'amygdale dont on voit quelques exemples dans la pratique infantile.

B. TRAITEMENT DE LA SIPHILIS HÉRÉDITAIRE. — Le traitement de la syphilis héréditaire varie suivant qu'il s'agit d'une *syphilis congénitale* ou *précoce,* d'une *syphilis tardive* ou *d'accidents parasyphilitiques.* De toute façon un traitement actif s'impose quand l'infection frappe un nouveau-né ou un nourrrisson : et il ne suffit pas que la maladie soit patente, se traduisant par les éruptions caractéristiques ou des lésions viscérales ; il faut intervenir même au cas d'un enfant malingre, dont le poids est stationnaire, en l'absence de trouble digestif. De même, dans la syphilis tardive, pour peu que la maladie ait un caractère sévère, la médication iodo-mercurielle est admise. S'il s'agit d'une para-syphilis, de malformations ou de stigmates dystrophiques, point n'est besoin d'instituer une thérapeutique dont l'effet ne saurait être que lointain et problématique.

a. *Traitement de la syphilis héréditaire congénitale ou précoce.* — Le remède de choix est incontestablement le mercure. Par quelque voie qu'il soit introduit, il est beaucoup mieux toléré que chez l'adulte, ne provoquant pas en effet de stomatite, à cause de l'absence de dents, et s'éliminant sans doute plus parfaitement, en raison de la perméabilité rénale plus grande. Exception doit être faite cependant pour la voie digestive, car les troubles gastro-intestinaux peuvent apparaître plus aisément dans la première enfance que chez l'adulte.

Les voies d'introduction sont multiples : on ne devra pas utiliser pour le faire pénétrer dans l'économie les espaces sous-arachnoïdiens non plus que l'injection intra-veineuse. Le choix

20.

doit être fait entre les *frictions,* la *méthode gastrique* et l'*injection hypodermique.*

Frictions mercurielles : Les frictions rencontrent beaucoup de partisans ; elles sont commodes, peuvent être exécutées sans une surveillance médicale particulière et à tout prendre pénètrent bien, la peau de l'enfant absorbant vite. surtout si l'on prend soin de nettoyer l'épiderme avant la friction. Celle-ci pourra être faite quotidiennement pendant une période de vingt à vingt-cinq jours, puis on la suspendra pendant une semaine environ pour la reprendre ensuite durant toute la première année au moins, le succès définitif étant souvent obtenu au prix de cette longue persévérance. La dose à employer est de 1 gramme d'onguent napolitain, puis 2, puis 3 grammes ; la friction pourra être faite dans les creux axillaire et inguinal, puis sur la peau de l'abdomen. Cette méthode a des avantages multiples ; elle présente des inconvénients aussi tels que : impossibilité de doser la proportion absorbée, irritation possible de la peau avec production d'érythèmes. Elle est cependant d'un emploi facile et mérite une bonne place dans la thérapeutique infantile.

Balnéation : La balnénation (1 gramme de sublimé pour 10 litres d'eau) est peu recommandable et ne donne que des résultats très incertains.

Mercure en ingestion : Beaucoup d'auteurs ont préconisé l'ingestion de mercure sous différentes formes, particulièrement liqueur de van Swieten ou calomel. La première sera administrée à la dose moyenne de XX à LX gouttes *pro die,* diluées largement dans du lait, pendant une vingtaine de jours, suspension de deux jours, et ainsi de suite. Elle ne sera remplacée par d'autres préparations que si elle donne des vomissements ou des selles fétides ; dans ce cas, on en suspendra l'usage dès les premiers symptômes, car il importe de conserver à l'enfant syphilitique un estomac et un intestin absolument indemnes. Le calomel à été vanté par MONTI qui le donne à la dose de 2 centigrammes et demi, chaque jour, en surveillant attentivement les selles et l'état gastrique.

Mercure en injections sous-cutanées : Actuellement, le traitement par les injections sous-cutanées recueille de plus en plus l'adhésion générale. Si en effet les méthodes précédentes (frictions, ingestion mercurielle) conviennent aux cas d'intensité moyenne, la méthode des injections, inventée en 1864 par SCARENZIO, est très précieuse quand il s'agit d'une infection grave, massive, avec accidents viscéraux très caractérisés, avec complications nécrosantes sur la peau, ou encore quand il est avéré que le système nerveux est profondément lésé.

Les injections sous-cutanées peuvent se faire avec deux catégories de sels ; les uns insolubles (calomel, huile grise) ou solubles (benzoate de mercure, biiodure, hermophényl).

Le calomel à la dose dix fois moindre que chez l'adulte, l'huile grise (qui n'est autre qu'une émulsion de mercure métallique dans l'huile de vaseline), à la dose de I à II gouttes, pourront être utilisés, avec cette réserve cependant qu'ils forment des nodosités sous-cutanées, voire des abcès, qu'il importe d'éviter chez le nourrisson, surtout s'il est déjà affaibli par l'hérédosiphilis.

Je conseillerai plutôt, si l'on adopte la méthode par injection sous-cutanée, l'hermophényl auquel on peut faire le reproche d'être relativement pauvre en mercure, ou mieux le biiodure en solution aqueuse. La formule à employer pourra être la suivante comme le conseillent SCHWAB et LEVY-BING.

Biiodure d'hydrargyre . . . . }
Iodure de sodium. . . . . } ââ 5 cent.
Eau distillée . . . .   10 ccs.

On injectera chaque jour une seringue de PRAVAZ de cette solution pendant un temps long, au prorata des accidents et souvent il sera nécessaire de continuer pendant une année au moins, avec des interruptions de quelques semaines. Les injections seront pratiquées dans le tissu cellulaire des lombes ou des fesses comme chez l'adulte.

Cette méthode est sûre ; l'absorption est très active et à la condition d'être pratiquée avec l'antisepsie désirable, les injections n'exposent à aucun accident.

Iodure de potassium : L'iodure de potassium ne figure pas au même titre que le mercure dans le traitement de l'hérédo-syphilis. Son indication réside dans la présence de lésions viscé-rales supposées considérables, d'une orchi-épididymite étendue, de lésions du tissu osseux ou du système nerveux. L'iodure sera prescrit à la dose de 20 centigrammes à 30 centigrammes par jour. Le sirop de Gibert est de plus en plus délaissé à cause de sa teneur insuffisante en iodure de potassium.

Traitement local : Il ne faut point toutefois négliger le trai-tement local. Au cas de coryza, il faut pratiquer une antisepsie rigoureuse des cavités nasales ; s'il y a des lésions.osseuses, un décollement épiphysaire, on appliquera un bandage plâtré qui servira de tuteur au membre ; contre les lésions osseuses, l'em-plâtre de Vigo en bandelettes sera souvent très utile.

Alimentation : De plus, l'allaitement sera particulièrement surveillé. Il est de la plus haute importance que la mère elle-même se charge du nourrissage de son enfant, d'autant que l'in-fection réciproque de la mère et du nourrisson ne sont point à redouter en général (lois de BAUMÉS-COLLES et de PROFETA). L'allaitement au lait de vache ne peut être conseillé ; tout au plus, si la mère ne peut fournir la quantité de lait suffisante, pourra-t-on pendant les premiers jours s'aider de lait d'ânesse. Le nourrissage artificiel ne sera institué que si l'on est assuré que les fonctions digestives s'accomplissent bien et très régulière-ment. Une recommandation importante est de veiller à ce que l'enfant souvent malingre et atrophique, n'ait pas une tempéra-ture trop basse : le réchauffement par des boules ou le placement dans une couveuse sont souvent nécessaires.

b. *Traitement de la syphilis héréditaire tardive.* — Plus tard le traitement de la *syphilis héréditaire tardive,* s'inspirera des mêmes principes. Il sera souvent nécessaire d'instituer des périodes où le mercure et l'iodure seront administrés concurrem-ment. Mais les frictions ou la liqueur de van Swieten suffisent souvent en semblable occurrence, car les accidents n'ont pas le caractère menaçant et impérieux qu'ils présentent dans la pre-mière année de la vie.

c. *Traitement des dystrophies para-syphilitiques.* — Contre les *stigmates dystrophiques* de la syphilis, il n'est pas de thérapeu-tique précise. La médication générale tonique sera plutôt indiquée, car le traitement spécifique est inefficace contre ces manifestations para-syphilitiques.

Néanmoins, on est toujours fondé à instituer, à titre d'essai, un traitement anti-syphilitique. De temps à autre, on constate un succès de cette médication, soit à propos d'un cas de maladie de Little, soit à propos d'une hydrocéphalie, de même que chez l'adulte on est arrivé, exceptionnellement, mais d'une façon non douteuse, à arrêter l'évolution d'un tabes dorsal ou d'une paralysie générale. Si le traitement spécifique échoue, ce qui est le cas le plus fréquent, on sera amené à traiter le symptôme ou le syndrome persistant. Dans les arrêts de développement général, dans les cas de nanisme, il sera indiqué de rechercher la part des causes accessoires susceptibles de contribuer à la dystrophie ; par exemple, on traitera les végétations adénoïdes du pharynx nasal, les obstructions du nez par hypertrophie de la pituitaire, par déviation de la cloison ; de même, on recherchera l'état du corps thyroïde, dont les lésions destructives, imputables parfois à la syphilis, constituent l'intermédiaire possible entre celle-ci et l'infantilisme persistant. On sera ainsi autorisé à expérimenter la médication thyroïdienne. Dans le même ordre d'idées, on fera la part du rachitisme, qui bien qu'indépendant de la syphilis dans la majorité des cas, peut ne pas lui être complètement étranger, les expériences de CHARRIN ayant démontré que les infections réalisées chez les générateurs se traduisent parfois dans la descendance sous la forme du rachitisme. Ce dernier sera traité par les moyens habituels, mais, de plus, s'il y a des antécédents spécifiques avérés et que les causes ordinaires du rachitisme, telles que vices de régime, font défaut, on sera autorisé exceptionnellement à compléter la thérapeutique classique par un essai de traitement spécifique. Nous ne pouvons aborder ici le traitement des malformations des hérédo-syphilitiques dystrophiques, il ressortit à la chirurgie infantile.

LIVRE III

MALADIES DYSTROPHIQUES

Sous le nom de maladies dystrophiques, nous comprenons des troubles de la nutrition générale ou des nutritions locales, développées sous l'influence d'un changement dans la composition des humeurs, d'une lésion de certains tissus ou de certains organes, sans qu'il intervienne, en général, de processus infectieux. Les affections dystrophiques ont une évolution lente, chronique. Elles ne se transmettent ni par contagion directe, ni par contagion médiate. Quelques-unes peuvent relever de l'hérédité. Nous les diviserons en trois chapitres : les *dystrophies générales*, les *dystrophies osseuses*, les *dystrophies sanguines et lymphatiques*.

CHAPITRE PREMIER

DYSTROPHIES GÉNÉRALES

Les dystrophies générales comprennent les états morbides dans lesquels on observe des altérations ou des troubles fonctionnels de toute économie. Nous décrirons dans ce chapitre : 1º la *scrofule* et le *lymphatisme* ; 2º le *diabète sucré* ; 3º l'*obésité*.

ARTICLE PREMIER

SCROFULE ET LYMPHATISME

Le scrofule et le lymphatisme ne sont pas à proprement parler des maladies, mais relèvent d'une conformation spéciale des tissus et des humeurs qui modifient sensiblement la phy-

sionomie et l'allure des maladies qui s'y développent accidentellement.

1° **Pathogénie et symptômes**. — Les lésions attribuées à la
scrofule ont été si souvent détachées de son étude pour être
reportées à d'autres groupes morbides, qu'il devient presque
impossible de donner une description des symptômes de la scrofule. Ce n'est que par une équivoque constante qu'on continue
à ranger côte à côte les croûtes de lait, les eczémas de la face,
l'impétigo, les conjonctivites phlycténulaires, les adénopathies
cervicales, le coryza chronique, les otites suppurées.

On s'est décidé à enlever à la scrofule la propriété des lésions
profondes, carie osseuse, tumeurs blanches, adénopathies viscérales, péritonite chronique, qui ont fait retour d'une façon définitive à la tuberculose. De même les ostéopathies syphilitiques,
les ulcérations spécifiques de la peau et des muqueuses ont été
bannies du cadre de la scrofule. On n'a pas osé pousser à fond
cette dislocation de la scrofule, et on garde encore à son actif,
les lésions superficielles de la peau et des muqueuses avec leur
retentissement habituel sur le système lymphatique. Et cependant, il n'y a aucune raison pour qualifier de scrofuleuses des
lésions dues à l'action d'agents comme le staphylocoque ou
le streptocoque, pas plus qu'il ne convient d'abandonner
à la scrofule des altérations d'origine dyscrasique comme
l'eczéma.

Chaque fois qu'on est aux prises avec un agent très spécifique,
celui de la tuberculose ou de la syphilis, on s'empresse de lui
restituer son dû. Quant, au contraire, il s'agit d'un germe banal
de l'inflammation, on le sacrifie à la tradition clinique.

C'est qu'en réalité, toutes les lésions dites scrofuleuses, qu'elles
soient de nature syphilitique, tuberculeuse, érysipélateuse,
qu'elles procèdent d'une inflammation banale, d'une suppuration vulgaire, ont comme un air de famille qui suppose une pater-
nité commune. Toutes ces lésions ont une tendance manifeste à
la chronicité ; elles déterminent peu de réaction locale ou générale. La fièvre fait défaut ou est peu marquée ; l'inflammation
locale est torpide, marquée pas un faible degré de rougeur, de

chaleur, de douleur. Elles évoluent sur place, sans tendance à la généralisation.

Et c'est ainsi que ces différentes altérations, d'origine et de nature si opposées, sont reliées par des caractères communs, qui évoquent fatalement l'idée d'une cause commune.

Cette cause commune existe en réalité, c'est le *terrain scrofuleux*. La scrofule n'est pas une maladie, c'est une manière d'être de l'organisme ou des tissus, qui modifie l'évolution des lésions de quelque nature qu'elles soient, qui se sont établies dans leur substance.

La scrofule doit être conservée dans son acceptation la plus large, telle que la comprenaient les anciens auteurs. Si on veut réduire son territoire au profit de la tuberculose ou de la syphilis seules, on commet une faute de logique. Il faut faire le partage complet entre les différents agents pathogènes qui créent les lésions scrofuleuses, ou respecter tout le territoire. C'est à cette dernière conclusion que je me rallie.

Dès lors, l'intérêt de l'étude de la scrofule est tout entier dans la recherche des causes qui créent le terrain scrofuleux.

On a invoqué successivement, pour expliquer la pathogénie de la scrofule, un vice de la nutrition transmis par hérédité, entretenu par de mauvaises conditions hygiéniques, défaut d'aération, de lumière, encombrement, saleté, misère ; des dystrophies acquises par le fait de végétations adénoïdes du pharynx nasal qui créent une suite ininterrompue d'infections retentissant sur les téguments et les muqueuses de la face d'une part, sur le système lymphatique d'autre part.

On a assimilé la scrofule à la tuberculose dont elle ne serait qu'une forme atténuée (Neumann). Arloing a montré en effet que les ganglions cervicaux observés chez les scrofuleux renfermaient des bacilles actifs pour le cobaye, stériles chez le lapin. Les modifications nutritives préparées par cette tuberculose favoriseraient l'apparition des altérations superficielles, non spécifiques.

J'ai proposé dans la première édition de ce précis une interprétation qui est basée sur un certain nombre d'observations, dont on n'a pas tenu suffisamment compte.

En réalité les scrofuleux ne sont ni des tuberculeux, ni des adénoïdiens, ni des dystrophiques d'une façon absolue. Beaucoup d'entre eux peuvent être rangés dans une de ces catégories, mais il en est qui leur échappent, et qui avec certains attributs de la scrofule, jouissent d'une santé relativement bonne.

Ce qu'on retrouve dans la plupart des descriptions, c'est le tableau de la scrofule faciale, le visage pâle, bouffi, la tuméfaction du nez et de la lèvre supérieure, des érythèmes, de l'impétigo, de l'eczéma de la figure, des conjonctivites, des coryzas chroniques, des otites suppurées, de l'engorgement des ganglions cervicaux. Ce sont là les caractères qu'on attribue volontiers à la première phase de la scrofule. Il est bien surprenant que dans une affection qui relève d'un trouble général de la nutrition ou d'une infection, comme la tuberculose, capable d'atteindre nombre de tissus, même dans ses formes atténuées, que la face, dans nombre de cas, soit à peu près seule touchée. On peut l'expliquer, dans une certaine mesure, par les conditions physiologiques dans lesquelles se trouve cette région ; finesse de la peau, exposition à l'air, circulation artérielle contre la pesanteur, orifices de communication avec des muqueuses, particulièrement exposées par leurs fonctions et la présence d'un appareil lymphatique très développé, aux aggressions morbides. Ces notions justifient bien la fréquence des lésions scrofuleuses, mais n'éclairent pas leurs caractères de torpidité, de lenteur, de ténacité. Ce qui nous a le plus frappés en suivant le développement des lésions scrofuleuses, c'est la constitution spéciale du terrain qu'elles occupent, c'est l'infiltration habituelle des tissus, et que nous considérons comme un véritable œdème lymphatique.

Que l'on observe un impétigo de la face chez un enfant jusquelà sain, on verra souvent à sa suite, une tuméfaction d'une certaine durée de la lèvre supérieure, dont la circulation lymphatique ascendante est gênée par la pesanteur, alors que la lèvre inférieure, qui est dans des conditions opposées, récupérera rapidement ses dimensions normales [1]. Qu'on assiste à l'évolution successive de différentes atteintes d'érysipèle facial, on pourra reconnaître que chacune d'elles est suivie d'une tuméfaction d'abord passagère, puis persistante des téguments ; et qu'au fur

[1] Voy. planche V, fig. 2.

et à mesure que se constituera cette infiltration du derme, l'érysipèle prendra de plus en plus le caractère de l'érysipèle scrofuleux, se développant à froid, sans réaction générale.

En fait, c'est une lésion primitivement non scrofuleuse, qui a créé passagèrement ou d'une façon durable, un terrain scrofuleux dans une région limitée. On peut dire qu'il y a une *scrofule locale*, qui est le produit direct d'un *lymphatisme local*. J'ai insisté dans plusieurs parties de ce précis et dans ma leçon d'ouverture sur l'importance de la circulation lymphatique chez l'enfant. L'enfant, même à l'état normal, présente un développement et une activité considérable de son système lymphatique, qui se resserre peu à peu avec l'âge. Certains enfants accentuent encore cette tendance et présentent un véritable *lymphatisme général*, si facile à observer chez les bébés volumineux, pâles et bouffis, qui font souvent, si mal à propos, l'orgueil de leurs parents. On sait combien ils sont vulnérables, et quelle difficulté on éprouve à les débarrasser de leurs catarrhes intestinaux, bronchiques, de leurs eczémas, de leurs érythèmes cutanés. Ce sont des sujets atteints d'une *scrofule générale* qui relève de leur lymphatisme général. Ce dernier disparaît peu à peu avec l'âge. Le lymphatique n'est pas forcément scrofuleux, s'il est soustrait aux influences pathogènes habituelles de l'enfance. De même un enfant non lymphatique peut devenir partiellement scrofuleux, si des lésions accidentelles créent chez lui un lymphatisme local. La fréquence et la répétition des infections de la région faciale, chez l'enfant lymphatique ou non, crée à son niveau une véritable stase lymphatique, par distension des réseaux et gêne de la circulation lymphatique [1].

---

[1] ESCHERICH (Wiener Klin. Wochenschrift 1909) a récemment soutenu, mais bien longtemps après moi, que la première étape de la scrofule était le lymphatisme, que le scrofule prenait naissance quand une infection se produit chez le sujet lymphatique. Il est vrai que pour lui cette infection est toujours de nature tuberculeuse, se basant pour cela sur l'hypersensibilité du scrofuleux à la tuberculine et la guérison temporaire des lésions scrofuleuses non spécifiques, par les injections de tuberculine. Quoi qu'il en soit de cette dernière question, il n'est pas douteux que je puis revendiquer, comme m'appartenant, la notion du terrain lymphatique constituant la condition première de la scrofule.

Que ces infections agissent directement sur les réseaux lymphatiques eux-mêmes ou indirectement par les altérations qu'elles suscitent au niveau des ganglions lymphatiques, les tissus sont pâles, bouffis ; les lésions qui s'établissent à leur niveau sont torpides, parce qu'elles évoluent dans un milieu mal nourri, mal irrigué, dans une espèce de marécage lymphatique. C'est la même raison qui fait qu'elles n'ont de tendance ni à guérir ni à se généraliser, et que dissemblables par nature, elles contractent un air de ressemblance qui a été pour beaucoup dans la confusion établie pendant longtemps entre les multiples manifestations de la scrofule. Il est de toute évidence que ces dernières, quoique subordonnées dans quelque mesure, au terrain lymphatique, gardent cependant une certaine indépendance, et que par exemple, la tuberculose d'un scrofuleux, pourra, à un moment donné, retentir sur l'organisme comme le ferait tout autre tuberculose locale. Il est à remarquer aussi que si le terrain lymphatique est souvent l'œuvre d'une lésion banale, il contribue à son tour à créer une véritable prédisposition aux infections de toute nature. Les tissus, siège de l'œdème lymphatique, se défendent mal au même titre que les membres œdématiés d'un cardiaque. Il y a là un cercle vicieux, dans lequel on voit l'infection créer le lymphatisme et le lymphatisme favoriser l'infection.

Cette manière de comprendre la scrofule nous rend difficile l'exposition classique des symptômes, des causes, du diagnostic et du pronostic.

Nous ne pouvons songer à décrire en effet les catarrhes chroniques des muqueuses, l'eczéma, l'impétigo de la face, les gommes et les adénopathies tuberculeuses, les végétations adénoïdes du pharynx nasal, nous nous en tiendrons aux caractères généraux que l'évolution de ces lésions emprunte au terrain lymphatique. Il n'y a pas lieu de faire de diagnostic, sinon entre des espèces morbides, et ce serait passer en revue une grande partie de la pathologie ; pas davantage de pronostic, celui-ci variant trop avec la nature même des lésions.

Comme *causes* nous citerons l'hérédité, le lymphatisme congénital, très obscur dans sa pathogénie, et tous les facteurs susceptibles de créer le lymphatisme local.

C'est là qu'intervient une prophylaxie réelle qui consiste à soustraire l'enfant à toutes les conditions capables de provoquer l'infection accidentelle de la peau et des muqueuses : Or, ces conditions sont réalisées par la débilité, une mauvaise hygiène alimentaire, l'encombrement, la saleté, le défaut d'aération, le défaut de lumière.

2° Traitement. — Le traitement consistera à placer l'enfant. dans des conditions d'hygiène opposées : vie au grand air, dans la montagne, au bord de la mer, alimentation tonique.

D'après notre conception de la scrofule, on doit traiter de bonne heure toutes les lésions capables de produire le lymphatisme, catarrhe du nez, végétations adénoïdes, impétigo, etc... Lorsque le lymphatisme est constitué, il faut le combattre directement : d'une part en agissant sur les ganglions lésés, et qui entretiennent la stase lymphatique, d'autre part, en s'adressant aux tissus infiltrés. Nous avons souvent employé le massage qui rapidement arrive à modifier la bouffissure de la lèvre supérieure, du nez, des joues.

Quant aux adénopathies, elles réclament un traitement résolutif, qui est réalisé surtout par les préparations iodées : teinture d'iode, iodipine, iodure de potassium, sirop d'iodure de fer, vin iodo-tannique. On aura recours également à l'huile de foie de morue, à l'arsenic.

Agissent dans le même sens, l'air marin, les bains de mer, les bains salés chauds, les stations chlorurées sodiques froides, *Salins*, *Salies*, les stations thermales, *Bourbonne*, *Bourbon-l'Archambault*, *Moutiers*, les chlorurées-sulfurées, *Challes*, les sulfurées, *Pyrennées*, etc. Ces divers procédés, outre leur influence résolutive, exercent encore une action tonique générale, qui ne peut que favoriser la nutrition souvent languissante du scrofuleux. On tend à reprendre le traitement qui avait été ebandonné par les injections sous-cutanées de tuberculine. Escherick a noté sous leur influence, la disparition rapide des conjonctivités, des blépharites tenaces, des eczémas rebelles, mais il reconnaît que les manifestations scrofuleuses reparaissent ordinairement quelques semaines après la cessation des injections.

ARTICLE II

DIABÈTE SUCRÉ

Le diabète sucré est une affection caractérisée chez l'enfant par les symptômes habituels observés chez l'adulte : glycosurie, polydipsie, polyphagie, amaigrissement, mais en plus par sa marche rapide et sa gravité.

1° Historique. — Il faut remonter en 1798 pour retrouver la première observation de diabète chez un enfant. Elle est due à Nollo. Puis pendant près d'un siècle le silence se fait sur cette question et c'est en 1877 seulement que paraît la thèse de Redon inspirée par Lécorché. Depuis lors, le diabète prend place dans le cadre nosologique des maladies de l'enfance. Les travaux se multiplient. Leroux publie en 1880 un travail très documenté : en 1894 paraît la thèse de M. Bielooussoff inspirée par Lancereaux. Wegeli publie à son tour une série d'observations cliniques accompagnées d'analyses chimiques précises.

2° Étiologie. — Le diabète est rare chez l'enfant ; les statistiques totales donnent à peine 1 enfant sur 100 adultes. *Sur 1300 cas de diabète,* Pavy[1] *en a observé 8 au-dessous de 10 ans dont trois garçons et cinq filles.* Le diabète est très exceptionnellement congénital (1 cas de Stein ; *peut-être même les cas observés par* J. Simon *chez un enfant de 14 jours et par* Garnerius *chez un enfant d'un mois, ne sont-ils que des cas de lactosurie)*[2]. Il se montre dans la 1re année 9 fois sur 225 cas (Stein et Wegeli[3]). Dans la statistique de Leroux[4], on trouve

[1] Pavy, *The clinical aspect of glycosurie.* Brit. méd. Journal, déc. 1885.

[2] Simon, *Rev. mens. des mal. de l'Enfance,* 1885; Garnerius, *Deutsche Med. Woche,* 1884.

[3] Stein, *Corr. Bl. f. Klin. med.* 1890: Wegeli, *Archiv. fur Kindheil,* 1895.

[4] Leroux, Thèse Paris, 1880.

sur 147 cas, 4 au-dessous de un an ; 23 de un à cinq ans ; 43 de cinq à dix ans ; 77 de dix à quinze. La fréquence de la maladie va en augmentant jusqu'à la puberté. Les filles sont aussi souvent atteintes que les garçons, contrairement à ce qui s'observe chez l'adulte. (LEROUX donne 67 garçons pour 73 filles, WEGELI 47 garçons pour 48 filles). Cependant dans les cinq premières années, les statistiques de WEGELI et de SAUNDBY montrent que c'est le sexe masculin qui est le plus souvent atteint. Alors que parmi les adultes, les juifs sont plus sujets au diabète, on ne remarque rien de semblable chez les enfants.

L'hérédité, soit similaire, soit de transformation, ce qu'on a appelé l'hérédité neuro-arthritique joue un rôle important. L'hérédité similaire où l'on signale le diabète chez les parents ou dans la famille est représentée par des chiffres variables. WEGELI sur 28 cas observés cite 8 fois l'hérédité du mal; tantôt c'est le père, ou la mère ; tantôt les grands-parents, les oncles ou les tantes qui sont diabétiques. PAVY raconte le cas remarquable d'une petite fille de deux ans morte diabétique qui avait 4 oncles et tantes, une grand'tante paternelle et une grand'tante maternelle diabétiques. Parfois les parents étant sains, la maladie atteint plusieurs de leurs enfants et souvent tous les enfants de même sexe. Dans un cas de Robert, 8 enfants nés de parents sains étaient diabétiques.

L'hérédité de transformation est représentée chez les parents et les collatéraux surtout par des affections nerveuses, aliénation mentale, névropathie, hystérie. Sur 28 cas, l'hérédité nerveuse est notée 5 fois par WEGELI. De même qu'on retrouve l'épilepsie et les affections nerveuses chez les enfants d'alcooliques, de même on retrouve aussi chez eux le diabète. Souvent on signale chez les frères et sœurs du diabétique une tare nerveuse, des convulsions ayant occasionné des paralysies indélébiles, de l'hydrocéphalie, etc... La goutte, le rhumatisme, l'obésité, l'arthritisme ont été signalés plusieurs fois chez les parents. SCHNEE rapporte deux cas où le père était syphilitique.

Parmi les causes occasionnelles se trouvent les traumatismes. Tantôt la maladie éclate aussitôt après le trauma; tantôt le mal apparaît plus tard laissant place au doute, sur la relation de cause à effet. On a signalé les traumatismes portant sur le crâne (WEGELI, 11 cas sur 108), et particulièrement sur l'occiput. Cependant accessoirement le coup peut porter sur d'autres régions : dos (BIELOOUSSOFF), reins (FISHER), hypochondre droit (BEHRENS). On a signalé exceptionnellement comme cause déterminante la peur, la narcose chloroformique. Quelques maladies nerveuses ont été signalées en rapport avec le diabète : (méningites tuberculeuses, danse de Saint-Guy), sans que les relations de cause à effet soient nettement établies.

L'influence du froid humide semble indiscutable. Ici, comme ailleurs, on a incriminé la dentition, mais sans preuves suffisantes.

L'alimentation défectueuse est certainement un des facteurs du mal, soit par abus des pâtisseries et des sucreries, soit par excès de farineux. J'ai observé un diabète chez un enfant de 6 ans qui mangeait depuis longtemps une livre au moins de sucre ou de bonbons par jour.

Le diabète semble avoir parfois une origine infectieuse. Les travaux de GALIPPE, de ACHARD et LŒPER [1], de Marcel LABBÉ [2] ont plus spécialement attiré l'attention sur ce point. On a signalé des cas à la suite de l'impaludisme, d'une fièvre typhoïde, d'une scarlatine, le diabète succédant sans discontinuité à la maladie où n'apparaissant que plusieurs semaines après : dans ce dernier cas la notion d'infection est moins bien établie.

On a signalé aussi l'embarras gastrique, mais la question n'est pas résolue de savoir s'il précède ou détermine l'apparition de la maladie.

3° Anatomie pathologique. — Les lésions très variables rappellent toutes celles qui ont été observées chez l'adulte. Les lésions pancréatiques, pour fréquentes qu'elles soient, ne sont pas constantes. MOUSSOUS [3] et WEGELI rapportent chacun deux cas sans lésions pancréatiques. LEROUX a signalé la disparition de l'épithélium glandulaire, fait constaté autrefois par WATSON WILLIAMS.

[1] ACHARD et LŒPER, *Archiv. de méd. expérim.*, janvier 1901, p. 127.
[2] Marcel LABBÉ, *Presse médicale*, 5 août 05, p. 489.
[3] MOUSSOUS, *Journal de méd. de Bordeaux*, 1893.

Le foie est généralement normal, mais quelquefois il est hypertrophié. La même imprécision se trouve dans les lésions du système nerveux. HAUNER et FORSTER ont trouvé une anémie du cerveau ; DECKLER l'a vu congestionné ; HOWSHIP DICKINSON avait décrit des lésions pour lui pathognomoniques : vaisseaux sanguins dilatés avec tout autour une dégénérescence des tissus nerveux finissant par produire des cavernes. Mais les auteurs qui l'ont suivi n'ont pas confirmé cette manière de voir. Dans plusieurs cas on a signalé des lésions variables du plancher du 4e ventricule.

SANTDERS et HAMILTON ont décrit une lipémie, caractéristique pour eux, de l'acétonémie ; le sang est chargé de molécules graisseuses solubles dans l'éther ; les capillaires des poumons et des reins présentent une véritable obstruction par globules graisseux, analogue à ce qu'on observe dans les cas d'embolie par fracture osseuse. Rien de particulier à signaler aux autres organes.

4º Symptômes. — Ce sont ceux du diabète grave chez l'adulte. Tantôt l'attention est attirée par des symptômes généraux, tels que l'amaigrissement, parfois très rapide, la perte des forces, l'apathie, la paresse cérébrale et physique, la céphalalgie, les douleurs aiguës, une anémie intense ; tantôt ce sont les **symptômes urinaires** qui apparaissent au premier plan.

L'enfant urine souvent, toutes les deux heures, toutes les heures ; chez le nourrisson, les couches sont constamment mouillées ; parfois chez l'enfant qui jusque-là avait été très propre, on observe de l'incontinence d'urine. Ce seul fait doit faire penser au diabète et inciter le médecin à rechercher le sucre dans les urines.

La quantité d'urine émise est très variable d'un jour à l'autre, en moyenne 3 à 4 litres par 24 heures, souvent davantage. On a signalé jusqu'à 10, 12 litres, 16 litres (Descroizilles). D'une façon générale, l'enfant urine plus souvent et de plus grandes quantités le jour que la nuit.

L'urine est claire, jaune pâle, verdâtre, légèrement fluorescente avec des flocons de mucus; quand le sucre est abondant, elle empèse le linge. La densité toujours au-dessus de la normale, oscille de 1030 à 1070. Elle n'est pas en rapport direct avec la quantité de sucre émise. Généralement, l'urine est acide au moment de l'émission, rarement elle est alcaline. Son odeur n'a rien de pathognomonique, tantôt sui generis, tantôt rappelant celle du chloroforme ou de pomme de reinette, dans le cas où elle renferme de l'acétone. L'addition de quelques gouttes de perchlorure de fer donne souvent une coloration rouge vineuse (réaction de GERHARDT). Cette réaction qui n'est pas pathognomonique du diabète est due non pas à la présence de l'acétone comme le croyait Gerhardt, mais à celle de l'acide β oxybutyrique. Elle est toujours de mauvais indice.

La présence du sucre dans les urines est toujours notable. C'est d'ailleurs l'élément essentiel de la maladie ; mais il est à remarquer qu'il est nécessaire que ce symptôme soit persistant pour qu'on puisse affirmer le diabète. On a vu parfois des cas de glycosurie au cours d'une maladie infectieuse ; mais alors la disparition rapide et définitive du sucre au bout de quelques jours venait prouver qu'on n'avait pas affaire à du diabète.

La quantité de sucre éliminée est proportionnellement beaucoup plus considérable chez l'enfant que chez l'adulte. La quantité totale de sucre éliminée en 24 heures est en moyenne de 300 à 400 grammes ; mais on signale des cas où la glycosurie était beaucoup plus marquée. Dans un cas de BEHRENS, la quantité totale s'élevait à 1240 grammes par jour.

La quantité d'urée éliminée indique tantôt une hyperazoturie moyenne (20 à 25 gr. par 24 heures) ; tantôt une hyperazoturie intense faisant penser à un véritable diabète azoturique. M. BIELOOUSSOFF cite le chiffre de 52 à 64 grammes. Mais il semble que l'on n'ait pas assez tenu compte dans les appréciations du régime suivi et de la quantité de viande ingérée.

Il y a rarement de l'albumine (13 fois sur 108 cas, WEGELI), elle apparaît généralement peu de temps avant le mort ou pendant la période comateuse.

Des traces d'acétone sont fréquentes, de grandes quantités et la présence de l'acide acétique sont considérés comme les indices d'une forme grave. L'élimination d'une grande quantité d'ammoniaque, la présence dans les urines de cylindres gros et courts, hyalins ou granuleux, avec ou sans épithéliums rénaux et cristaux ammoniacaux, présagent le coma à très brève échéance (WEGELI)

La polyurie entraîne la polydipsie. L'enfant qui a une soif insatiable boit constamment, mais il urine plus qu'il ne boit. Chez le nourrisson, la polydipsie entraîne rapidement des troubles digestifs, en raison de la quantité de lait qu'il ingère. Plus tard, on peut distinguer à côté de la polydipsie une véritable polyphagie aux fringales impérieuses. Celle-ci est moins constante que celle-là. De là aussi, des troubles gastriques, *caractérisés par des douleurs épigastriques très fortes, des nausées, des vomissements, de l'anorexie. Ces phénomènes, qui apparaissent par crises, durent plusieurs jours et s'accompagnent de coliques généralisées à tout le ventre.* Du fait de ces crises, l'appétit peu à peu se modère. *La palpation du ventre, souvent douloureuse, permet parfois de percevoir une augmentation du volume du foie, mais celle-ci est souvent rendue difficilement perceptible par le ballonnement du ventre.*

Les signes de déshydratation se manifestent rapidement. L'enfant s'amaigrit ; *on assiste à une véritable autophagie.* La peau se sèche, *elle est rugueuse, pâle, décolorée ; parfois recouverte de squames blanchâtres, elle se détache par larges lambeaux. Dans un cas cité par* M. BIELOOUSSOFF, *on observa la chute des ongles. Les malades ont parfois de vives démangeaisons.* Les muqueuses, privées d'eau ne fournissent plus leurs sécrétions habituelles d'où la *constipation opiniâtre qui est la règle et qui ne cède qu'à des purgatifs énergiques amenant alors de véritables débâcles.* La bouche est pâteuse ; la langue prend parfois un aspect vernissé, elle est rouge sombre, les papilles sont hyperthrophiées ; on peut y constater un enduit blanchâtre. D'autres fois la bouche est absolument normale. Accidentellement, par diminution de la résistance aux infections secondaires, on peut observer de la stomatite aux lèvres fendillées, saignantes, recouvertes parfois d'un enduit brunâtre, la chûte des dents par carie, etc. La bouche est alors un lieu de culture très favorable à l'oïdium albicans.

L'haleine est tantôt fade, en rapport avec les altérations de la bouche, tantôt rappelle l'odeur de pomme de reinette dans le cas d'acétonémie menaçante.

Le système nerveux trahit sa souffrance par l'apathie ; l'enfant devient paresseux, mou, le caractère change ; il devient grognon et irascible, l'intelligence diminue, le travail est rendu difficile. La nuit le sommeil est agité ; d'autres fois, au contraire, l'enfant est somnolent et l'apparition de ce symptôme peut faire craindre l'approche du coma. La céphalalgie est une des complications nerveuses des plus fréquentes ; parfois elle revêt un caractère de ténacité et de violence particulières : on note aussi des douleurs irradiées un peu partout. Les réflexes rotuliens sont le plus souvent abolis, cela, non seulement pendant le coma, mais déjà pendant la période d'état de la maladie.

La cataracte est à peu près la seule complication observée du côté des sens ; encore est-elle rare ; elle impliquerait un pronostic fatal à brève échéance.

La température du corps reste normale pendant tout le cours de la maladie sauf pendant le coma où on la voit généralement baisser.

Le cœur résiste longtemps. Ce n'est que dans la période terminale où on a observé de l'autophagie qu'il se produit un affaiblissement des battements du cœur avec petitesse du pouls et cyanose des extrémités.

Les troubles dyspnéiques que l'on observe parfois pendant le coma sont dus à l'intoxication ; de fait, les complications pulmonaires sont beaucoup plus rares que chez l'adulte, la mort par acétonémie emportant le petit malade avant qu'elles aient eu le temps de se développer.

Les organes génitaux sont parfois le siège de prurit marqué, parfois d'érythèmes ; ces complications seraient très rares chez les garçons.

5° Marche. — Le début du diabète est souvent méconnu. Il peut être brusque, survenant après les traumatismes. Quelques jours après, quelquefois dès le lendemain le sucre apparaît dans les urines. Parfois l'incontinence d'urine, survenant brusquement chez un enfant jusque-là très propre, permettra de faire le diagnostic. Parfois on pourra faire remonter le mal à une maladie infectieuse : fièvre typhoïde, rougeole, scarlatine ; l'enfant qui n'a pourtant plus de fièvre, ne se guérit pas, il maigrit. On pratique l'examen des urines qui montre la présence du sucre.

Mais très généralement, le début est insidieux et ce sont des troubles généraux vagues qui ouvrent la scène. L'enfant maigrit malgré un appétit resté normal ou même exagéré ; il se plaint de la soif, il urine constamment, il souffre de douleurs vagues, de céphalalgie.

La marche est très généralement continue, rapide, parfois foudroyante (3 ou 4 semaines dans un cas d'EMERSON ; quelques jours dans un cas de DUFLOC et DAUCHEZ). Parfois on observe des rémissions. La durée de la maladie, d'autant plus courte que l'enfant est plus jeune, en moyenne de quelques semaines à un an, peut se prolonger plusieurs années. Les cas de guérison sont tout à fait exceptionnels.

Les auteurs allemands, EBSTEIN, ROSENSTEIN, distinguent à la maladie une forme légère et une forme grave ; mais il faut bien savoir que chez l'enfant cette forme légère se transforme souvent en forme grave à terminaison rapide, tandis que le contraire n'a jamais été observé.

La mort survient, soit par les progrès de la dénutrition dans la cachexie et le marasme, soit par l'apparition d'une complication. Contrairement à ce qu'on a cru longtemps, LEROUX a montré que la tuberculose pulmonaire est rare chez les enfants diabétiques ; on observe plus souvent des accidents pulmonaires aigus : broncho-pneumonie ou pneumonie à marche rapide, congestion pulmonaire à forme asphyxique. Mais le plus souvent, c'est le coma acétonémique qui emporte le malade (32 fois sur 49 cas de Wegeli).

6° Pronostic. — Sur 108 cas, WEGELI compte 69 morts (64 %), et sur 29 cas au-dessous de cinq ans, 20 morts (soit 69 %). La guérison n'a été notée que 6 fois ; le sucre avait disparu durant une période d'observation qui a duré de deux à quinze ans.

Le pronostic est donc extrêmement grave, et le diabète chez l'enfant même dans ses formes légères et les mieux tolérées, doit être redouté, car il se transforme facilement en diabète grave. Sur 28 cas de statistique personnelle, WEGELI ne cite pas un cas de guérison : 23 sont morts et chez les cinq survivants l'évolution du diabète continue. Le pronostic est d'autant plus mauvais que l'enfant est plus jeune. Les cas de guérison signalés sont ceux où la maladie a rapidement tourné court ; mais si le mal dure depuis plus d'un an il peut être considéré comme fatal.

Certains symptômes précurseurs de coma, assombrissent le pronostic : tels la diminution notable d'urine, la cylindrurie, l'odeur de pomme de reinette de l'haleine. Le coma une fois installé est fatalement mortel à brève échéance.

On ignore la raison de la gravité du diabète infantile. LANCE-RAUX l'attribue à des lésions constantes du pancréas. Mais nous avons vu que ces lésions manquent parfois.

7° Diagnostic. — Le diagnostic est difficile chez le nourrisson ; la rareté du diabète dans la seconde enfance le fait longtemps méconnaître. On confond le diabète avec l'incontinence nocturne d'urine, la cystite, le diabète insipide, qui s'en rapproche d'ailleurs beaucoup, avec la réserve que l'urine émise en grande quantité ne renferme pas de sucre et a une densité très faible.

Les cas de diabète ou de troubles mentaux chez les parents, la notion d'un coup ou d'une chute, d'un traumatisme quelconque, d'une maladie infectieuse suivie d'anémie et d'amaigrissement qui ne s'expliquent pas, l'existence de l'incontinence nocturne d'urine devront faire penser à la possibilité du diabète. En général, dès qu'on a songé à examiner l'urine, la maladie est reconnue ; *le sucre sera recherché par les procédés habituels : chez le nourrisson on sera parfois obligé de recourir au cathé-térisme pour recueillir l'urine.* Il faut cependant ne pas con-clure au diabète dans les cas de glycosurie qui surviennent dans le cours de certaines maladies (diphtérie) ou chez le nourrisson dont l'urine renferme souvent des corps réducteurs de la liqueur de Fehling et dérivés probablement du lactose (BINET).

L'intoxication acétonémique est une terminaison fréquente du diabète. Elle survient parfois sans cause, parfois à la suite d'un effort, d'une fatigue prolongée ou par l'application d'un régime carné trop sévère. Comme chez l'adulte, le coma s'annonce par des signes précurseurs, brusque diminution de la polyurie et de la glycosurie, parfois de l'anémie, des troubles de la déglutition, des vomissements, de la diarrhée, des douleurs abdominales, de la dyspnée, une apathie et une somnolence de plus en plus complète. D'autres fois au contraire, c'est une agitation violente ou des convulsions qui précèdent le coma. D'autres fois enfin celui-ci survient brusquement sans prodrome.

Le coma installé, la mort survient en quelques heures, en un ou deux jours. Dans l'intoxication acétonémique, l'haleine et l'urine émettent souvent une odeur de chloroforme ou de pomme de reinette qu'on retrouve très souvent chez le nourrisson à l'occasion de troubles digestifs variés ; *la réaction de* GERHARDT *est dans ce cas positive.*

Pendant le coma l'enfant gît inerte, avec les pupilles fixes, tantôt dilatées, tantôt contractées ; les reflexes rotuliens sont abolis ; la température centrale est généralement abaissée. Le pouls marque 120, 130 pulsations ; il est petit, irrégulier, dépressible. La respiration, de plus en plus ample, rappelle un peu le type de CHEYNE-STOCKES. L'inspiration est profonde, d'une pièce, la poitrine reste un instant dilatée, puis brusquement l'expiration se produit. Bientôt le pouls s'affaiblit et s'accélère, devient incomptable ; les yeux s'excavent, la respiration se ralentit, les extrémités se refroidissent, la mort survient au bout de 10 à 12 heures sans que l'enfant ait repris connaissance. Le coma acétonémique, s'il n'a pas été précédé de symptômes appréciables du diabète, peut être confondu avec toutes les variétés de coma infantile.

Dans le coma méningé cependant, la présence plus constante des convulsions, le type différent de la respiration, la température qui s'abaisse généralement moins, l'absence d'odeur de pomme de reinette, peuvent faire faire le diagnostic différentiel.

On pourra penser aussi à de l'athrepsie à marche aiguë, dans laquelle on constate parfois des phénomènes d'algidité et de collapsus qui pourraient se confondre avec le coma diabétique, mais l'athrepsie se montre de très bonne heure à un âge où l'on n'observe guère le diabète.

8° Traitement. — Chez les enfants d'un certain âge, le traitement comprendra comme chez l'adulte : le régime, la suppression du sucre, la diminution des féculents, l'usage des viandes, des graisses, des légumes verts, des œufs. Mais plus encore que chez l'adulte, les transitions dans l'application du régime doivent être ménagées, car nombreux sont les cas où l'on voit apparaître le coma après un régime trop exclusivement carné. Le lait fait parfois diminuer le glucose (CHARRIN) : d'autres fois, il l'augmente.

Comme médicaments toniques, on aura recours à l'arsenic, au fer.

Comme alcalins, on prescrira les bicarbonate, lactate, tartrate de soude, l'eau de Vichy, de Vals, le benzoate de lithine. Comme nervins, on recommandera le bromure de potassium, l'antipyrine, l'opium, ces derniers avec prudence.

Les essais opothérapiques ne semblent pas avoir donné les résultats qu'on pouvait espérer.

Chez le nourrisson en bas-âge on ne peut supprimer le lait, mais si l'allaitement est artificiel, on n'ajoutera pas de sucre (le lait caillé étendu d'eau avec adjonction de glycérine réussit parfois)[1]; plus tard on ne donnera pas ces nombreuses farines recommandées pour le sevrage. Plus le diabète est précoce, plus il faut redouter le coma et appliquer la seule médication préventive et curative que l'on connaisse, les alcalins.

Chez l'enfant au sein, on peut donner quelques cuillerées d'eau de Vichy soit avant les tétées, soit dans leur intervalle.

Dans l'allaitement artificiel, on peut ajouter de l'eau acaline au lait.

Dans les cas de menaces de coma, il faut atténuer la rigueur d'un régime carné trop absolu, faire respirer de l'oxygène et donner des doses massives de bicarbonate de soude (20 gr. et plus). Si le coma est déclaré, il faut essayer les purgatifs, les injections de caféine, d'huile camphrée et d'après STADELMANN les injections sous-cutanées de bicarbonate de soude. LÉPINE

---

[1] BIELOOUSSOF, Thèse de Paris 1894.

chez l'adulte, a fait des injections intra-veineuses de la même substance.

ARTICLE III

OBÉSITÉ

L'obésité est caractérisée aussi bien chez l'enfant que chez l'adulte par un développement exagéré du tissu adipeux et d'une façon plus générale par la présence excessive de matières grasses dans l'organisme.

1° **Étiologie.** — Comparativement à la fréquence avec laquelle on l'observe chez l'adulte, l'obésité est rare chez l'enfant. Cependant les tables de BOUCHARD, TEISSIER et CHAMBERS, sur 186 cas montrent 40 cas de 0 à 15 ans.

La fréquence avec laquelle on observe la maladie va en augmentant avec l'âge. De 0 à 5 ans, ces auteurs citent 12 cas ; de 5 à 10 ans, 13 cas ; de 10 à 15 ans, 15 cas. L'obésité congénitale est rare. WORTHINGTON cite le cas remarquable d'une femme qui, énorme pendant sa grossesse, accouche d'un enfant obèse. CHAMBERS (Londres) a vu un enfant qui pesait 16 livres à sa naissance. PERCY et LAURENT ont rapporté l'observation d'un garçon qui pesait à sa naissance 13 livres, à 6 mois 42 livres, à 4 ans 160 livres et à 20 ans 450 livres.

Contrairement à ce qu'on observe chez l'adulte, les garçons sont aussi souvent atteints que les filles, sans doute parce que les uns et les autres ont une vie analogue.

L'obésité chez l'enfant est presque toujours héréditaire, soit que cette hérédité soit similaire, soit que l'on observe l'hérédité dite de transformation.

L'obésité chez les parents a été notée 20 fois sur 38 cas par CHAMBERS ; parfois c'est l'obésité chez les collatéraux, 5 fois dans 25 cas d'après ce même auteur.

L'hérédité de transformation est représentée chez les parents et les collatéraux par toutes les affections qui ressortissent à la diathèse arthritique : gravelle, goutte, diabète, nervosisme sous toutes ses formes.

Les causes occasionnelles de l'obésité sont le plus souvent des
fautes dans le régime : l'abus des féculents et de tous les aliments
en général fera apparaître chez les prédisposés, l'obésité. Parfois,
c'est après une maladie aiguë (fièvre typhoïde, scarlatine), que
se montrent les premières tendances à l'embonpoint. L'obésité
est souvent associée à d'autres affections, à la chlorose notamment (BOUCHARD), à la scrofule (LUJOL, DUBOURG). Chez les
enfants mal nourris, en même temps que se montrent les lésions
du rachitisme, apparaît le développement du tissus adipeux avec
pâleur des téguments et mollesse des chairs.

L'obésité a été rattachée, dans un certain nombre de cas,
à des altérations des glandes vasculaires sanguines, organes
génitaux, corps thyroïde, hypophyse.

α) *Obésité et glandes génitales.* Chez la femme, P. CARNOT
a décrit une obésité de la puberté chez des filles mal réglées,
une obésité post-nuptiale qui se développe rapidement après
le mariage ; une obésité maternelle. On peut ajouter à ces
formes l'obésité de la ménopause, celle qui succède à l'ova-
riotomie simple ou combinée à l'hystérectomie (JAYLE). Chez
l'homme la castration produit parfois des effets analogues.
Il n'est pas rare de voir des garçons de 10 à 15 ans obèses,
infantiles d'esprit, ayant une verge et des testicules rudimentaires. Les éleveurs chatrent les animaux pour les faire en-
graisser.

β) *Obésité et corps thyroïde.* Hertoghe a considéré l'obésité
comme une conséquence de l'hypothyroïdie. Les myxœdema-
teux ont souvent de l'obésité, les basedowiens maigrissent.
L'opothérapie thyroïdienne a présenté dnas la cure des obèses
quelques succès remarquables, à côté de résultats douteux et
d'accidents graves.

γ) *Obésité* et *hypophyse.* Depuis Fröhlich, on a observé plusieurs cas d'obésité liée à une lésion de l'hypophyse caractérisée par la céphalée, l'hémianopie bitemporale, la réaction
hémiopique de Wernicke, l'agrandissement de la selle turcique
constatée à la radioscopie. En général, il s'y associe un arrêt
de développement des organes génitaux (LAUNOIS et CLÉRET).

Ce sont là des faits intéressants qui justifient les tentatives d'opothérapie pratiquée avec prudence, mais dont il serait prématuré de généraliser la portée.

2° Anatomie pathologique. — Les lésions dues à l'obésité ne diffèrent pas chez l'enfant de celles observées chez l'adulte. Elles sont caractérisées par une prolifération des cellules graisseuses qui envahissent progressivement tous les organes, d'abord le tissu conjonctif, mais sans s'y cantonner, la peau, les aponévroses. La graisse s'infiltre entre les muscles, les comprimant et les atrophiant, gagne la séreuse du thorax et de l'abdomen. Les viscères eux-mêmes ne sont point épargnés ; le foie notamment est le siège d'une surcharge graisseuse, les fibres musculaires du cœur comme celles de tous les autres muscles sont atrophiées par compression et finissent par disparaître par infiltration progressive de gouttelettes graisseuses. Le sang lui-même est le siège d'une lipémie parfois très marquée (RITTER).

3° Symptômes. — Les signes de l'obésité sont plus ou moins apparents suivant son degré. Lorsqu'elle est bien caractérisée, elle apparaît comme une déformation, plus ou moins marquée, mais envahissant tous les tissus, et effaçant des lignes de la conformation physique habituelle. La face est pâle et bouffie, les joues deviennent rondes, comme enflées et finissent par tomber en bajoues ; on remarque un empâtement général de tous les traits du visage. Le menton devient double ou triple et arrive à pendre en jabot ; le cou est énorme, court, ne présente plus cette courbure à concavité antérieure qu'on remarque normalement. Celle-ci est remplacée par des bourrelets de chair séparés les uns des autres par des sillons plus ou moins profonds. Seules les oreilles échappent à la bouffissure du reste du visage. Les déformations du corps s'ajoutent à celles de la face ; la taille a disparu, le thorax est généralement moins développé comparativement que l'abdomen et les parties inférieures du tronc. Les fesses notamment prennent des dimensions excessives. Les membres perdent les amincissements qui existent normalement aux plis de flexion, prenant l'aspect de piliers ou de colonnes. Les sillons linéaires sont marqués par des boursouflures de la peau.

L'enfant tient les bras légèrement écartés du corps et sa démar-
che, les jambes écartées, lui donne un dandinement qui contribue encore à augmenter l'aspect lourd et pesant qu'ont très
habituellement les enfants atteints de cette infirmité. Les degrés
dans l'obésité sont d'ailleurs variables. L'obésité commence par
ces cas très légers où l'embonpoint est difficile à distinguer de la
normale, où elle n'existe qu'à l'état d'ébauche, de menace, si on
peut dire. Dans ces cas, il faudra comparer le poids du petit
sujet avec son âge et sa taille. D'autres fois, l'obésité peut
atteindre des proportions considérables et devenir une véritable
monstruosité. Voici quelques chiffres suggestifs. Un garçon de
3 ans pesait 53 livres (BARKHAUSEN) ; une fille de 4 ans, 82
livres (KÄSTNER) ; une autre du même âge pesait 137 livres
(BENZENBERG) ; un garçon de 5 ans 150 livres (TULPIUS) ; une
fille de 10 ans, 219 livres (ESHENMAYER) ; un jeune anglais,
BRIGHT, pesait à 10 ans, 140 livres et à sa mort, 616 livres
(COË). MARIE cite le cas d'une enfant de 13 ans ½ dont la taille
était de 1 m. 30, la circonférence de l'abdomen à l'ombilic,
1 m. 33 et qui pesait 107 kilogrammes [1].

Malgré l'apparence florissante que présentent parfois les obèses,
ils sont moins résistants que les autres enfants ; ils sont moins
robustes, leur force musculaire est moins grande : ces enfants
sont souvent apathiques, paresseux, ennemis du moindre effort
qui d'ailleurs les fatigue et les essoufle. Ils ne peuvent courir.
L'essouflement est parfois un des premiers symptômes de l'obésité. Très généralement l'appétit est augmenté, la soif est vive,
impérieuse. Au début de l'affection, les digestions se font bien,
mais bientôt des troubles digestifs se produisent : on constate
des symptômes de dyspepsie ou de dilatation stomacale. Les
digestions deviennent lentes, pénibles, s'accompagnent d'un
besoin de sommeil très marqué. Parfois cependant les obèses
ne sont pas ou n'ont jamais été de gros mangeurs et chez eux
plus encore que chez les autres, on est bien forcé de voir dans
l'obésité une manifestation de quelque tare héréditaire.

Les obèses sont souvent anémiques. BOUCHARD a insisté à

---

[1] Emprunté au tableau de ZIMMERMANN in *Fettleibigkeit Handbuch*.

juste titre sur une forme d'obésité plus fréquente dans l'enfance qu'on a appelée la « chlorose des géants ». Chez ces malades, le cœur est petit, l'aorte et l'artère pulmonaire rétrécies, le développement exigu de tous les viscères contraste avec l'accroissement excessif du corps, créant une disproportion véritable entre les organes distributeurs de carbone et les organes qui le consomment ; de sorte que les oxydations sont entravées chez ces malades par des irrigations insuffisantes ; la quantité de globules rouges par millimètre cube de sang est normale, mais la masse du sang est diminuée. Les urines sont augmentées de quantité ; l'acide urique y est en proportion excessive ; l'urée, au contraire, est diminuée du tiers, de moitié ; les phosphates sont diminués également ; contrairement à ce qui se passe chez l'adulte, on n'observe jamais la coïncidence de l'obésité et du diabète, cette affection revêtant toujours chez les enfants un caractère de gravité extrême qui entraîne un amaigrissement rapide. Les selles sont chargées de graisse. La température centrale est abaissée. On a signalé chez des petites filles des troubles de la menstruation, l'apparition précoce des règles dans quelques cas : à 2 ans, dans un cas de PEREZ ; à 7 ans dans un cas de SCHEFFE ; elles sont surtout caractérisées par leur irrégularité.

Le développement excessif du tissu adipeux peut amener des complications. Les frottements cutanés sont augmentés et autant par la transpiration que par la pression des surfaces cutanées les unes contre les autres, on voit apparaître des érythèmes, des rougeurs qui se compliquent d'herpès, d'impétigo, d'eczéma.

Plus que chez les autres enfants, on trouverait chez les obèses les hernies ombilicales et inguinales.

Au fur et à mesure que l'obésité augmente, on voit les symptômes fonctionnels s'accuser davantage. A l'essoufflement s'ajoutent bientôt les palpitations et l'anxiété précordiale. Le pouls est petit et accéléré ; plus tard on constate de l'arythmie, des intermittences : le cœur est faible, ses cavités dilatées. Petit à petit, on voit s'installer l'astysolie.

4º **Pronostic**. — Bien que l'obésité chez les enfants soit sou-

vent moins grave que chez l'adulte et que par des soins hygiéniques et diététiques continués très longtemps on arrive souvent
à enrayer le mal, il faut bien savoir que ces malades sont plus
vulnérables que d'autres.

La mort par le cœur est fréquente. Les enfants peuvent
guérir, mais ils restent sous l'influence de cette diathèse qui s'est
manifestée tout d'abord par l'obésité, et de fait, l'on remarque
souvent chez des sujets obèses dans l'enfance, le développement
ultérieur de la goutte, du diabète, de la gravelle.

Moins résistants, les enfants seront exposés à des maladies
aiguës (scarlatine, fièvre typhoïde), à des complications inflammatoires (furoncles, anthrax). Enfin chez eux la mort subite par
syncope n'est pas rare et il faut se rappeler cette faiblesse du
cœur chez ces enfants qui les rend si sensibles aux opérations
chirurgicales.

5° Diagnostic. — Le diagnostic de l'obésité est chose facile. Il
s'impose à l'œil immédiatement. Cependant, on ne confondra
pas avec l'obésité cette plénitude de chair avec bourrelets grai-
seux et sillons profonds aux membres, que l'on constate chez
les nourrissons élevés au sein et qui prospèrent bien. C'est là
un fait normal et qui disparaîtra au sevrage.

La paralysie pseudohyperthrophique si bien décrite par
DUCHENNE de Boulogne, donne aussi une augmentation du
volume des membres, mais celle-ci est due à une surcharge
graisseuse partielle limitée à un groupe de muscles, susceptible de s'étendre, mais toujours en rapport avec une parésie
musculaire qui en commande le siège et la forme.

Dans les cas d'œdème, d'anasarque, les tissus sont mous et
se laissent déprimer par le doigt.

L'éléphantiasis donne lieu à un développement asymétrique
qui porte sur un membre ou une partie du corps.

Le myxœdème peut revêtir les caractères de l'obésité, mais il
s'accompagne de phénomènes intellectuels beauoup plus profonds que ceux qu'on observe jamais dans l'obésité. Les enfants
sont arrêtés dans leur développement tant physique que mental.
Enfin le corps thyroïde est atrophié ou complètement absent.

6° Traitement. — Le traitement de l'obésité consistera à combattre l'influence arthritique dont les enfants obèses sont les victimes.

Pour cela, on fera appel à des soins diététiques et hygiéniques longtemps prolongés.

On prescrira la vie au grand air, l'exercice sera recommandé et sans secousses on entraînera les petits malades ; la marche, la bicyclette, l'équitation sans excès seront très utiles. On prescrira la gymnastique suédoise, le massage méthodique, les frictions au gant de crin matin et soir. L'enfant dormira la fenêtre ouverte, peu couvert et se lèvera de bonne heure. L'hydrothérapie froide sous forme de douches, d'affusions ou de bains [1] rendra des services, mais on ne l'appliquera que progressivement et avec prudence. On veillera à ce que l'enfant aille régulièrement à la selle.

Le travail intellectuel sera mesuré avec soin ; on évitera les internats.

L'alimentation sera réglée avec rigueur, car si l'exercice musculaire a pour but d'augmenter la dépense organique, le régime alimentaire devra tendre à restreindre la recette.

Le médecin se rendra compte par une observation exacte de la quantité d'aliments solides et liquides choisis et de l'exercice musculaire fourni. Comparant ces données à celles d'un enfant normal de même âge, de même sexe et de même taille, on sera à même de constater les fautes diététiques commises et de les corriger. On prescrira un régime méthodique ; l'enfant obèse doit être élevé avec sobriété, on évitera les aliments épicés, les viandes faites, les sucreries, les pâtisseries, l'abus des féculents ; il boira de l'eau sans excès.

Des nombreuses cures d'amaigrissement conseillées par les auteurs, aucune ne remplit toutes les conditions désirables ; il faut rappeler cependant que chez les enfants la cure doit toujours être très prudente ; qu'on arrive à un meilleur résultat si l'amaigrissement est graduel et lent. Plus l'enfant est jeune, plus on doit prendre de précautions, car par un traitement trop

---

[1] DESCHAMPS, *Bulletin de la soc. de thérapeut..* Rennes. 28 nov. 1904,

sévère, on ouvrirait la voie chez les sujets affaiblis à des infections de mauvaise nature at durablee.

Chez les obèses graveleux, uricémiques, on pourra conseiller
des cures thermales (Brides, Vichy, Contréxeville, Marienbad).

On sera sobre de médicaments chez l'enfant obèse. On réservera la médication thyroïdienne aux myxédœmateux. Chez les
enfants mous, scrofuleux, on recourra aux préparations iodurées. On pourra aussi tenter suivant les cas, l'opothérapie ovarienne, testiculaire et hypophysaire.

CHAPITRE II

DYSTROPHIES OSSEUSES

Dans ce chapitre nous décrirons les affections qui troublent
la nutrition du système osseux. La plus importante est le rachitisme, nous ferons à propos du diagnostic de celui-ci une brève
mention de l'achondroplasie, de la dysostose cleido-cranienne
et de l'ostéopsathyrosis.

ARTICLE PREMIER

RACHITISME

Le rachitisme est une affection qui frappe le système osseux
des enfants, particulièrement dans les premières années de la
vie, et y provoque un ramollissement suivi de déformations
temporaires ou permanentes.

1° Étiologie. — L'étiologie du rachitisme comprend des
causes prédisposantes et des causes efficientes.

A. CAUSES PRÉDISPOSANTES. — Les causes prédisposantes
sont relatives à l'âge, à l'hérédité et aux conditions extérieures.

Le rachitisme *congénital* est considéré comme exceptionnel
par les uns (auteurs français), comme fréquent par les autres

(auteurs allemands). Kassowitz admet même que le rachitisme est presque contamment congénital. L'intérêt de la question est grand, car si on accepte l'une ou l'autre opinion, l'appréciation de la valeur des causes déterminantes et par conséquent, la prophylaxie changent du tout au tout. Le rachitisme cliniquement caractérisé n'est pas commun à la naissance, bien qu'on en ait cité, dans les travaux récents, un certain nombre de cas incontestables (Marfan) [1]. Mais habituellement le rachitisme congénital est latent et se reconnaît surtout à l'examen histologique, lorsque le sujet meurt (Porak et Durante). S'il survit, on peut difficilement juger. Cependant, il est vraisemblable que pour cette catégorie d'enfants, le rachitisme cliniquement appréciable qui apparaît dans les premiers temps de la naissance, doit être rattaché au rachitisme congénital. En fait, il est établi que sans être constamment d'origine intra utérine suivant certaines doctrines, le rachitisme est beaucoup plus souvent congénital qu'on ne le croyait et l'étiologie de cette affection, qui autrefois se réduisait presque exclusivement à une alimentation défectueuse, doit être singulièrement élargie et envisagée dans ses rapports avec les·maladies des ascendants.

Le rachitisme est rare dans les premiers mois de la vie. En Allemagne, on admet sa fréquence relativement grande, en se basant sur le ramollissement des os du crâne dit *cranio-tabes* (Schwartz, Feyerabend) ou sur l'état des fontanelles (Cohn). Pour ceux qui ne tiennent compte que des signes classiques de la maladie, elle se montre surtout à partir de six mois, présente son maximum de fréquence de un à deux ans (Comby a noté 1.268 cas de cette catégorie sur 1.662 rachitiques), puis décroît rapidement les années suivantes. Cette prédilection étroite du rachitisme pour les deux premières années tient à ce que, dans cette période, le système osseux subit un accroissement rapide qui se ralentit vers l'âge de trois ans. A partir de quatre ans, le rachitisme est guéri ou entre dans une phase de déformations définitives. C'est à cette date que commence le rachitisme chirurgical. A l'adolescence, il se forme une

---

[1] Marfan, *Semaine médicale*, 1906.

nouvelle poussée de croissance, et c'est à cette dernière que correspond un *rachitisme tardif*, à physionomie spéciale, qui le plus souvent, n'est que le réveil d'un rachitisme infantile guéri (OLLIER), mais parfois constitue la première atteinte rachitique du sujet [1]. D'une façon générale le rachitisme ne se produit que sur les os en voie de croissance. Il n'existe pas chez les athrepsiques, ces squelettes respirants (FRIEDLEBEN) parce que leur système osseux subit un arrêt de développement. Il disparaît sur les os longs après la deuxième année, sur les os du crâne beaucoup plus tôt. Il se montre parfois chez des enfants bien nourris, mais dont la croissance est rapide.

b. *Hérédité*. — L'hérédité directe est discutée, COMBY la nie. On voit cependant exceptionnellement le rachitisme se développer chez tous les enfants d'une même famille alors que les conditions pathogènes ordinaires font défaut. L'hérédité indirecte est admise. Toutes les dystrophies des parents contribuent à augmenter la susceptibilité des enfants vis-à-vis des causes du rachitisme.

B. CAUSES EFFICIENTES. — Aux causes efficientes se rapportent l'alimentation et l'aération défectueuses ainsi que les maladies infectieuses.

a. *Alimentation défectueuse*. — L'allaitement artificiel, au biberon, l'allaitement mixte, surtout lorsqu'on a ajouté au lait maternel, de bonne heure, de la soupe et des aliments grossiers, le sevrage prématuré, sont des conditions souvent réalisées chez les rachitiques.

L'allaitement naturel n'en préserve pas, si la nourrice a un lait insuffisant, si elle doit nourrir deux enfants (rachitisme gémellaire), ou si elle suralimente son nourrisson. On a incriminé aussi la grosessse chez la nourrice. Que l'aliment soit difficile à digérer par sa qualité, comme dans l'alimentation précoce ou l'allaitement artificiel mal surveillé, ou par sa quantité comme dans la répétition sans mesure des tétées, le résultat sera le même.

---

[1] Voy. DEYDIER, *Rachitisme tardif*, Th. de Lyon, 1895.

D'ailleurs, le rachitisme d'origine digestive s'accompagne souvent de dilatation de l'estomac (Comby), d'allongement de l'intestin (Marfan), de gros ventre dit *ventre de batracien* avec hypertrophie du foie.

b. *Aération défectueuse.* — Le facteur aération joue dans l'étiologie du rachitisme, un rôle d'une certaine importance. Kassowitz le considère même comme plus actif que celui de l'alimentation. Le rachitisme est inconnu dans les zones tropicales. Son maximum de fréquence est à la fin de l'hiver, son minimum en automne, il est plus commun dans les pays froids. Toutes ces conditions s'expliquent par la vie de réclusion qu'imposent les climats froids et les saisons froides. Souvent à la vie confinée s'ajoutent l'encombrement et l'humidité.

c. *Maladies infectieuses.* — Parrot a soutenu la nature *syphilitique* du rachitisme. C'est là une doctrine qui est peu en faveur. Gaillard et Comby ont observé une syphilis acquise par des parents après la naissance de leurs enfants qui étaient rachitiques. Colrat a vu un enfant de treize mois rachitique avec un chancre de la lèvre. La syphilis n'agit que comme cause dystrophiante générale (Fournier, Broca).

Cependant Marfan a récemment repris, mais en la restreignant notablement, la doctrine du rachitisme syphilitique. La syphilis héréditaire peut créer de toutes pièces le rachitisme, mais il s'agit d'une forme un peu spéciale de cette affection. Elle se caractérise par son apparition précoce dans les premiers mois de la vie, par sa localisation cranienne (c'est dans ces cas que se produit le cranio-tabes et ultérieurement le crâne natiforme), par son association fréquente avec une hypertrophie splénique et une anémie tenace. Carpenter a observé que le traitement spécifique modifie le crano-tabes sans améliorer les lésions rachitiques du tronc et des membres. Kassowitz admet que toutes les maladies infectieuses sont susceptibles de provoquer la lésion rachitique (rougeole, pneumonie, fièvre intermittente, syphilis). Est-ce par une action directe ou par une modification générale de la nutrition ? la question n'est pas tranchée. Expérimentalement Charrin et Gley en soumettant les générateurs à des injections de toxines (pyocyaniques, diphtériques), etc., sont arrivés à reproduire avec précision le rachitisme chez les descendants. L'élément toxi-infectieux joue donc un rôle indépendant de l'alimentation vicieuse.

Ajoutons que souvent, suivant MARFAN, la maladie infectieuse ne fait que développer avec une certaine activité un rachitisme latent qui ne se traduisait que par les petits signes de cette affection. D'autre part, les maladies infectieuses accélèrent souvent la croissance des os et les exposent, par là même, à subir plus efficacement les actions pathogènes communes.

2° Anatomie pathologique. — Le rachitisme s'attaque à tous les os, mais principalement à ceux dont l'accroissement est le plus rapide (os longs) et dans les régions où l'accroissement s'opère (près des cartilages de conjugaison). A ce niveau, se produisent des tuméfactions localisées, nouures des membres, chapelet costal, pendant que les diaphyses, dont la consistance diminue, subissent une série de déformations dues à l'action de la pesanteur et des tractions musculaires sur un squelette plus ou moins flexible. Le périoste est épaissi, vascularisé, les trabécules du tissu spongieux élargies et leurs mailles remplies par une substance molle rougeâtre, qu'on retrouve aussi dans le canal médullaire, et entre les lames de la diaphyse. L'os raréfié s'incurve, devient mou, friable, se laisse couper et parfois se fracture. Les os plats et courts sont également atteints (os du crâne, épiphyses).

A. Os LONGS. — Dans l'os long, voici les modifications subies par les trois centres d'ossification normale : cartilage de conjugaison, périoste, moelle.

a. *Cartilage de conjugaison*. — A l'état normal, il existe entre le cartilage de la tête et l'os diaphysaire une couche transversale, translucide, gris bleu, d'un millimètre d'épaisseur, à bords nets, parallèle au cartilage. C'est la couche *chondroïde* de BROCA dans laquelle les cellules cartilagineuses multipliées, forment dans leurs capsules allongées des séries linéaires, longitudinales *(boyaux)* séparées par des ravées de substance fondamentale *(rivières)* calcifiées. Dans l'os rachitique, la couche chondroïde est grise ou violacée, friable ; son épaisseur augmentée peut aller jusqu'à plusieurs centimètres. Les bords ne sont plus parallèles, mais sinueux. Quelques îlots s'en sont détachés et siègent dans la couche sous-jacente.

Histologiquement c'est le processus normal de l'ossification, mais amplifié et irrégulier. Les multiplications cellulaires sont nombreuses et les cellules volumineuses.

A l'état normal les vaisseaux venus de l'os pénètrent dans les boyaux et édifient autour d'eux des lamelles osseuses concentriques qui constituent les systèmes de HAVERS. Dans l'os rachitique, ils n'exercent pas d'action de ce genre. On voit des alvéoles irréguliers formant un système caverneux qui renferme une moelle rouge et qui persistent en l'état formant le *tissu spongoïde* de BROCA. Le tissu spongoïde se montre sous forme d'une zone spongieuse, rouge, qui rappelle un os normal ramolli par un acide.

b. *Périoste*. — Sous le périoste se déposent des amas de tissu *ostéoïde* (VIRCHOW) ; il est composé de faisceaux fibreux infiltrés d'osséine renfermant dans leurs interstices des éléments médullaires, mais incapables d'édifier les lamelles osseuses des systèmes de HAVERS.

Le tissu compact de l'os situé entre la moelle et le tissu ostéoïde s'est raréfié : les vaisseaux et la moelle ont augmenté de volume, comme dans l'inflammation, l'os a perdu de sa densité et de sa consistance. De là les incurvations fréquentes.

c. *Moelle osseuse*. — La moelle est rouge, violacée. Le canal médullaire a subi un étranglement dans sa partie moyenne, un évasement à ses extrémités. Le tissu aréolaire disparaît, la moelle arrive au contact du tissu spongoïde.

B. OS PLATS. — Les os plats son altérés comme la diaphyse des os longs. Entre deux couches de tissu ostéoïde sous-périostique, le tissu osseux a pris la disposition feuilletée, la moelle a bourgeonné. L'os est parfois réduit à une membrane sans consistance, qui ne protège plus les parties sous-jacentes ; ainsi du cranio-tabes qui se voit au niveau de l'occipital, de l'écaille du temporal, du pariétal.

C. Os courts. — Dans les os courts, les points d'ossification sont plus nombreux qu'à l'état normal ; on trouve dans les parties ossifiées comme dans les épiphyses, des perles cartilagineuses qui persistent parfois jusqu'à l'adolescence, dans les tissus osseux guéris (A. Pollosson) et expliquent certaines déformations tardives. Autour des noyaux ossifiés, on voit une couche de tissu spongoïde et des vaisseaux nombreux et volumineux.

Ce qui domine, c'est la proportion notablement augmentée des éléments organiques par rapport aux matériaux inorganiques, ceux-ci ne s'étant pas constitués ou ayant disparu par résorption. Aussi la quantité de chaux est-elle trois fois moindre qu'à l'état normal (Baginsky).

Dans les cas exceptionnels, les lésions rachitiques ne se réparent pas : l'état spongoïde persiste en s'aggravant, la moelle subit la dégénérescence graisseuse, c'est la *consomption rachitique* de Guérin.

Le plus souvent, l'ossification reprend dans ce tissu enflammé et se fait avec une activité telle que les lamelles osseuses envahissent toutes les régions de l'os, aboutissant à une véritable *éburnation*. D'ordinaire, les nouures, les dépôts sous-périostiques se résorbent, parfois les déformations persistent. Souvent, il y a arrêt de développement consécutif, par suite de l'épuisement des zones d'accroissement de l'os. L'os rachitique, à la période d'état et même après éburnation, est beaucoup plus léger que l'os normal.

Les lésions osseuses du rachitisme sont souvent associées à des lésions viscérales, dilatation de l'estomac (Comby) allongement de l'intestin (Marfan) à des hypertrophies du foie et de la rate, à de l'anémie, à une légère hydrocéphalie, toutes altérations éclairées par la pathogénie du rachitisme.

3° Physiologie pathologique. — Les doctrines relatives à la pathogénie du rachitisme peuvent se grouper autour de trois chefs : a) *troubles chimiques de la nutrition osseuse ; b) altérations organiques d'origine toxique ; c) altérations organiques d'origine infectieuse.*

a. *Trouble chimique de la nutrition osseuse.* — Pour les uns, le rachitisme est un trouble chimique de la nutrition. La chaux diminue notablement dans l'os rachitique ; elle y est amenée en trop faible quantité, ou n'y reste pas fixée.

L'existence reconnue du rachitisme chez les animaux a permis d'instituer un certain nombre d'expériences destinées à élucider ce problème. Les résultats ont été trop variables pour permettre d'en tirer une conclusion.

CHOSSAT rendait des animaux rachitiques en les privant de sels calcaires, mais ce fait n'a pas été confirmé.

D'autres auteurs ont admis que le tissu osseux se décalcifiait, par suite de l'acidité du sang, rapportée à différentes substances, mais particulièrement à l'acide lactique. En faisant ingérer de l'acide lactique aux animaux, HEITZMANN et BAGINSKY auraient provoqué le rachitisme. J. TEISSIER augmente, par l'administration de l'acide lactique, la proportion des phosphates dans l'urine.

Les deux hypothèses peuvent s'allier, d'après BOUCHARD.

Les phosphates sont assimilés à l'état de glycéro-phosphates. Il faut un estomac acide pour dissoudre les phosphates, un intestin alcalin pour dédoubler les graisses, d'où la nécessité d'une bonne digestion, et l'influence nocive de l'alimentation défectueuse.

D'un autre côté, le ralentissement de la nutrition caractérisée par le défaut d'alcalinité du sang empêche la combinaison stable des phosphates avec la matière organique.

DELCOURT [1] incrimine l'action des sels de potasse avec lesquels il aurait reproduit expérimentalement le rachitisme.

b. *Altération organique d'origine toxique.* — Dans une autre doctrine, le rachitisme serait une altération organique du tissu osseux (KASSOWITZ, MARFAN). L'étude des lésions nous a montré le caractère inflammatoire du rachitisme. Cette inflammation serait suscitée par des substances toxiques fabriquées dans un tube digestif troublé dans son fonctionnement. La fréquence des phénomènes dyspeptiques, de la dilatation de l'estomac (COMBY),

---

[1] DELCOURT, *Le rachitisme et sa pathogénie*, Thèse de Bruxelles, 1899.

de la gastro-entérite et de l'intestin allongé (MARFAN), rapprochée de l'influence cliniquement établie d'un régime non approprié à l'enfant, donnent à cette opinion un appui très solide.
C'est le mécanisme qui préside à la majorité des cas de
rachitisme. HAUSHALTER et SPILLMANN ont confirmé cette
opinion en provoquant des ostéopathies rachitiques chez des
animaux à qui ils avaient inoculé des extraits de matières fécales
d'enfants atteints de gastro-entérite.

c. *Altération organique d'origine infectieuse.* — Il est rationnel d'invoquer, dans une autre catégorie de faits, une origine
infectieuse. Cliniquement, le rachitisme se développe parfois, à
l'état aigu, à la suite de maladies générales. CHARRIN et GLEY les
ont produites expérimentalement par injections de toxines chez
les ascendants. CHAUMIER, de Tours, a observé chez les jeunes
porcs de véritables épidémies de rachitisme. L'infection peut
agir soit par des produits toxiques, soit par des micro-organismes
dont certains auteurs (HAGENBACH-BURKHARDT) vont jusqu'à
admettre la spécificité.

4° Symptômes. — Nous admettrons des signes physiques et
des symptômes généraux.

.1. SIGNES PHYSIQUES. — Le rachitisme se développe régulièrement de la tête aux membres (BOUVIER).

a. *Tête.* — Dès les premiers mois de la vie, la *tête* présente
une conformation spéciale : elle est volumineuse, avec saillies
des bosses frontales *(front olympien)* temporales *(crâne natiforme)*. De bonne heure on constate un ramollissement de l'occipital *(cranio-tabes* d'ELSASSER). Les fontanelles et particulièrement la fontanelle antérieure sont développées, angmentent
jusqu'à neuf mois (COHN), ne s'ossifient qu'à partir de deux ans.
A cet âge, elles ont déjà disparu à l'état normal ; chez le rachitique, elles ne se ferment qu'à trois ou quatre ans. Au niveau
de la fontanelle antérieure, on observe parfois un souffle céphalique (ROGER). L'*éruption* des dents est *retardée*, la première
dent au lieu de paraître dans le milieu de la première année, se
montre à la fin ou au commencement de la seconde. Ce retard

se poursuit pour la plupart des dents de lait. Les dents sont naines, ou se carient et tombent facilement. Les *maxillaires* ont un développement lent, et dans la suite, les dents définitives confinées dans un espace étroit sont réduites à chevaucher. MARFAN et son élève·LEMAIRE ont rattaché au rachitisme le rétrécissement de la voûte palatine, sa disposition en ogive, l'étroitesse des fosses nasales, le prognathisme du maxillaire supérieur, l'atrésie définitive du maxillaire et par suite la projection des incisives médianes, l'atrophie des incisives latérales, le chevauchement des canines, la situation serrée de toutes les dents. MARFAN conteste d'une façon absolue le rôle qu'on a attribué dans la génèse de toutes ces déformations aux végétations adénoïdes du pharynx, et à l'hypertrophie des amygdales palatines, ces deux lésions ne coïncident pas forcément avec la voûte en ogive et ne seraient elles-mêmes qu'une conséquence de la maladie rachitique. Elles représenteraient une réaction de défense du tissu adénoïdien vis-à-vis des actions toxiques ou infectieuses, pathogènes du rachitisme, et leur suppression ne modifie jamais la conformation vicieuse du maxillaire supérieur et des fosses nasales.

b. *Tronc.* — Le tronc est *rétréci à sa partie supérieure* par le tassement des clavicules qui rapprochent les épaules, *élargi à sa partie inférieure* par la prédominance de la respiration abdominale et le développement du foie et de l'estomac,

Souvent l'élargissement de la base s'associe au *rétrécissement en ceinture* sous-mammaire. Souvent aussi il existe au-devant de la région axillaire une *dépression longitudinale.* Enfin, le tronc est *saillant* aux extrémités de son diamètre antéro-postérieur par suite de la projection en avant du sternum, dû à l'aplatissement latéral des côtés et dessinant la poitrine en carène. La colonne vertébrale figure parfois une *cyphose* dorsale à grand rayon. A ces déformations dues au défaut de résistance du thorax vis-à-vis des pressions qui s'exercent à sa surface, s'en ajoutent d'autres qui sont le fait de néoformations pathologiques : telles sont les tuméfactions de l'extrémité antérieure des côtes que l'inclinaison des cartilages costaux fait encore mieux ressortir et qui, échelonnées le long des angles

costaux, dessinent le *chapelet rachitique*, un des meilleurs
signes de l'affection.

c. *Bassin*. — Le bassin dans les formes intenses, présente une
sorte de tassement vertical, dû aux pressions de haut en bas qu'il
subit. Le sacrum tombe en avant et les fosses-iliaques se déjettent
en dehors. Cette configuration a des conséquences obstétricales
graves. D'une façon générale, le bassin est déformé en sens
inverse du thorax.

Entre ces deux régions se
trouve l'*abdomen* qui suit la
tendance générale du refoulement en avant. Le ventre
est globuleux, proéminent,
aplati latéralement, comme
dans l'ascite. Les viscères,
dans l'espace restreint qui
leur est réservé, accentuent
la gêne par leur volume anormal. L'estomac est dilaté
(COMBY), la masse intestinale
allongée et gonflée de gaz
(MARFAN), le foie souvent
hypertrophié.

d. *Membres*. — Les mem-
bres présentent trois ordres
de déformations : α) les
nouures épiphysaires ; β) les
inflexions ; γ) les *fractures*.

α) Les *nouures épiphysaires*
sont des sortes de bourrelets
qui entourent les extrémités
des membres, particulièrement au niveau du poignet
et du cou-de-pied. Elles sont

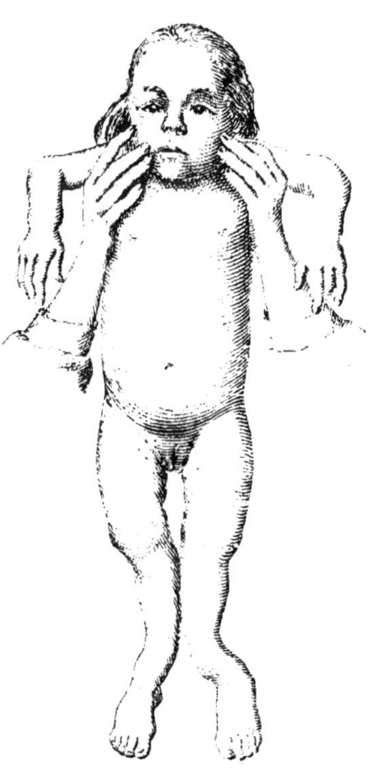

Fig. 41
Rachitisme.

dues à la formation prédominante du tissu spongoïde en ces
points.

β) Les *inflexions* peuvent exister à tous les membres, mais affectent de préférence les membres inférieurs, plus exposés aux pressions : le fémur est convexe en avant et en dehors, le tibia aplati latéralement, convexe en avant, présente la forme en lame de sabre. Les deux membres inférieurs interceptent un ovale allongé, qui s'étrangle en son milieu, si les genoux sont rapprochés (genu valgum) de façon à dessiner un X ; l'un des côtés devient rectiligne, si l'affection est unilatérale et décrit la corde d'un arc.

Le col fémoral rapproché du corps du fémur quitte la cavité cotyloïde et produit la *luxation en bas et en dedans* (NÉLATON).

Aux membres supérieurs, les déformations moins accusées consistent en concavités des os de l'avant-bras, en convexités externes de l'humérus, en accentuation des courbures de la clavicule.

γ) Les *fractures* passent inaperçues. Elles sont sous-périostées, ne s'accompagnent ni de chevauchement ni de crépitation. Elles peuvent donner lieu à des déformations angulaires qu'on confond avec les déviations rachitiques. Elles se consolident bien, parfois avec un cal exubérant. Elles se produisent spontanément, par des tiraillements musculaires ou à l'occasion de traumatismes insignifiants.

B. PHÉNOMÈNES GÉNÉRAUX. — Dès le début, l'enfant devient paresseux, ménage ses mouvements, garde volontiers la position horizontale. Il crie quand on lui donne le sein ou à l'occasion des mouvements. Il a en effet des douleurs plus ou moins intenses. La marche est retardée. Habituellement, la digestion est troublée, il y a des régurgitations, parfois des vomissements, souvent de la diarrhée ou des alternatives de diarrhée et de constipation. L'abdomen est tympanisé, l'examen révèle de la dilatation gastrique (COMBY).

Si l'enfant a déjà commencé à marcher, il suspend ses efforts ou avance en se dandinant. L'état général se modifie. L'enfant est pâle et bouffi, ou sec avec un amaigrissement notable. Il a des sueurs céphaliques et cervicales, quelques mouvements fébriles, une urine trouble chargée de sels de chaux, il est triste, apathique, paraît souffrir par intervalles. Souvent, il est agité, dort mal, présente une grande susceptibilité du système nerveux.

5° Marche. — Le rachitisme survient à différentes périodes de la première enfance. Dans les premiers mois, il occupe surtout le crâne (cranio-tabes). Dans la seconde moitié de la première année, il s'attaque aux épiphyses et produit les nouures, le chapelet costal. Plus tard, sous l'influence de la marche et des efforts musculaires il détermine les déviations des membres et les fractures. Il existe enfin un rachitisme *tardif* ou des *adolescents,* généralement localisé, se traduisant par le genu-valgum ou les déviations vertébrales.

Tantôt le rachitisme paraît lentement, progressivement, succédant aux troubles dyspeptiques engendrés par un régime alimentaire défectueux ; tantôt il se montre avec une certaine rapidité, à la suite d'une maladie infectieuse ou d'une gastro-entérite aiguë.

Son évolution est lente, quelquefois rapide. Dans la plupart des cas, elle doit se compter par mois.

Dans la forme *aiguë* les douleurs sont vives, l'amaigrissement rapide, la fièvre et les sueurs habituelles, le marasme survient, l'enfant peut succomber en deux ou trois mois. Cette forme aiguë du rachitisme emprunte par la violence des douleurs qu'elle provoque et leur continuité quelques traits du scorbut infantile et des ostéopathies syphilitiques. Un certain nombre de cas de rachitisme aigu doivent être rattachés à l'une ou l'autre de ces affections. Y a-t-il un rachitisme aigu proprement dit, c'est une question qui ne peut être complètement tranchée à l'heure actuelle.

Dans la *forme lente,* la plus commune, la durée dépend du traitement. Dans les cas abandonnés à eux-mêmes, la consolidation ne se fait qu'au bout de trois à quatre ans. Dans les cas traités rapidement, elle se fait avant la période des déviations.

6° Terminaisons. — La mort ne se produit que dans les formes aiguës ou à l'occasion d'une complication. La guérison est la règle. Elle peut être complète, les nouures, les déviations disparaissant peu à peu, ou laisser persister les déformations du thorax, de la colonne, des genoux. De là les genu-valgum, les cyphoses, les dos ronds, etc.

Si le cartilage de conjugaison s'ossifie de bonne heure, il y a arrêt de développement consécutif et nanisme. Les rayons X peuvent être appliqués au diagnostic de cette grave complication.

7° **Rechutes**. — Le rachitisme peut procéder par poussées, si les premières causes de l'affection se reproduisent. Le rachitisme tardif survient généralement chez d'anciens rachitiques (OLLIER).

8° **Complications**. — Les complications sont surtout d'ordre nerveux. L'*éclampsie*, le *spasme de la glotte*, la *tétanie* ont été rapportés par certains auteurs au rachitisme. Ils en sont plutôt les associés et relèvent de la même cause, l'auto-intoxication d'origine digestive.

Les déformations rachitiques ont des conséquences *mécaniques* multiples. Celles du thorax produisent la gêne des poumons et du cœur. Les *poumons* sont petits, emphysémateux, atelectasiés en certains points. Les bronchites, les broncho-pneumonies, la tuberculose s'y développent volontiers. Le *cœur* refoulé se contracte avec effort, parfois il y a des déviations des *grands vaisseaux* et une étroitesse congénitale et généralisés des artères avec dilatation des veines (LANNELONGUE). L'hypertrophie cardiaque ne se voit guère qu'avec la *sclérose rénale* qui coexiste parfois avec le rachistime (POTAIN).

Le *tympanisme abdominal* provoque l'éventration, la hernie ombicilale.

Les *déformations épiphysaires* déterminent l'allongement des ligaments, la laxité articulaire. Les *fractures*, fréquentes dans le rachitisme intense, laissent parfois derrière elles des cals volumineux, des saillies angulaires, qui déforment une région.

L'*anémie des rachitiques* se complique parfois de leucocytose avec *splénomégalie*. Quant à l'*augmentation de volume du foie*, elle est assez fréquente pour constituer un symptôme.

9° Diagnostic. — Le diagnostic peut être fait *avant* ou *après* les déformations :

A. **Avant les déformations**. — L'état de langueur dans lequel se trouvent les enfants, fait songer à une maladie générale, à une *méningite imminente*.

Les douleurs de la forme aiguë rappellent le *rhumatisme*.

La paresse, l'impotence voulue dans le début peuvent être prises pour une *paralysie* (pseudo-paralysie rachitique).

B. **Après les déformations**. — Le diagnostic varie suivant que les déformations prédominent à la tête, à la colonne vertébrale, à la hanche, aux membres :

a. *Tête*. — Le diagnostic sera fait avec l'hydrocéphalie ; dans celle-ci, la tête a une forme plus régulière, son volume est plus notable.

b. *Colonne vertébrale*. — La déformation du mal de Pott est plus brusque, plus angulaire.

c. *Hanche*. — Levrat a décrit [1] une *pseudo-coxalgie* rachitique qui guérit avec quelques semaines de repos pendant que les épiphyses se gonflent.

d. *Membres*. — Le *tibia syphilitique* (Lannelongue) n'est pas incurvé, aplati, mais bosselé par des gommes ou des ostéophytes.

Le *nain rachitique* peut être confondu avec le *nain achondroplasique*. Ce dernier présente un raccourcissement des membres qui contraste avec le développement normal de la tête et du tronc. L'achondroplasie est une maladie congénitale, qui n'atteint que les os développés aux dépens du cartilage. Aussi l'os périostique des membres présente-t-il son évolution normale (croissance en largeur) alors que l'os cartilagineux est arrêté dans sa formation (croissance en hauteur). Le rachitisme se montre aussi bien au niveau de la tête et du tronc que sur les membres. La localisation étroite de l'achondroplasie, l'absence de déformation véritable, suffiront à établir le diagnostic.

---

[1] Levrat, *Cong. de chirurgie*, 1892.

Le *nanisme* peut être dû à un trouble de la fonction thyroïdienne. Lorsqu'il est associé au myxœdème, l'erreur est facile à éviter. Mais dans certains cas (HERTOGHE), l'hypothyroïdie se traduit surtout par un arrêt de développement général sans altération osseuse, qui est justiciable du traitement thyroïdien.

L'*atrophie infantile* bien mise en lumière par VARIOT, se caractérise par un défaut de croissance temporaire, curable, qui succède à des troubles digestifs ou à une alimentation insuffisante, sans intervention de lésions rachitiques. Il faut se rappeler d'ailleurs que les arrêts de développement général, quelle que soit leur cause, ne sont guère favorables à l'évolution du rachitisme, qui est avant tout la *maladie* des *os en croissance*.

Exceptionnellement, on pourra confondre le rachitisme avec la *dysostose cléido-cranienne*, autre affection congénitale, héréditaire, décrite par MARIE et SAINTON, dans laquelle le crâne natiforme, aux fontanelles élargies et persistantes, peut rappeler dans une certaine mesure le crâne rachitique. Mais si on vient à examiner les régions claviculaires, on reconnaîtra que les clavicules font défaut partiellement ou totalement, ce qui crée à leur niveau une déformation spéciale, et surtout provoque une mobilité anormale des épaules, dont les moignons peuvent être rapprochés jusqu'au contact.

Il faut distinguer les *fractures rachitiques* d'avec les fractures survenant chez certains sujets atteints congénitalement d'une affection décrite sous le nom d'*ostéopsathyrosis* ou *fragilitas ossium*. Les os sont grêles, atrophiés, à cavité médullaire réduite, aplatis ou recourbés, mais sont dépourvus des caractères habituels du rachitisme, nouures, déformations thoraciques, etc. Les fractures portent sur les os longs, se montrent dès la première enfance, mais aussi dans la seconde enfance, dans l'adolescence. Le même os peut se briser plusieurs fois. On a compté chez de pareils sujets successivement jusqu'à 30, 40 fractures. Il s'agit d'une maladie, inconnue dans son essence, d'origine congénitale.

Dans quelques pays du Nord, et depuis quelques années, en France, on a signalé au milieu d'un appareil symptomatique qui rappelle le rachitisme aigu, des gonflements multiples diaphy-

saires en même temps que de la tuméfaction et du saignement
des gencives ; c'est le *scorbut infantile* ou *maladie de Barlow*,
dû à l'usage exclusif des conserves. Les tuméfactions osseuses
sont dues à des épanchements sanguins. La maladie de Barlow coïncide souvent avec le rachitisme, en réalité elle s'en distingue essentiellement et constitue une maladie de sang avec
tendances hémorragiques.

10° Pronostic. — Le pronostic du rachitisme est peu grave
par lui-même. Il dépend des affections coexistantes, troubles digestifs, éclampsie, etc., des conditions sociales du sujet, de la
précocité du traitement. Le rachitisme laisse parfois à sa suite
des déformations sérieuses. Celles du thorax aggravent les maladies broncho-pulmonaires intercurrentes qu'elles favorisent
dans leur apparition. Celles du bassin sont un danger pour l'avenir. Le rachitisme est responsable de certains cas de nanisme ou
de troubles fonctionnels des membres (luxation de la hanche,
genu valgum). Enfin, le rachitisme aggrave le pronostic des maladies infectieuses intercurrentes.

11° Traitement. — Le traitement comprend l'étude de la
prophylaxie, de l'hygiène, de la thérapeutique, des adjuvants et
le traitement chirurgical.

a. *Prophylaxie*. — La prophylaxie concerne surtout l'alimentation et l'aération du nouveau-né : allaitement naturel avec
tétées régulièrement espacées ; allaitement artificiel aseptique :
sevrage tardif lent et surveillé. Eviter la suralimentation ou
l'usage d'alibiles indigestes. Faire vivre l'enfant dans un
milieu aéré, ensoleillé ; les atmosphères confinées en hiver
ou dans les pays froids sont particulièrement à redouter.
Quant à la prophylaxie du rachitisme précoce ou congénital,
elle relève surtout de l'hygiène de la grossesse, des précautions
que comportent pendant la gestation les différents états infectieux ou toxiques, voire même la fatigue ou l'insuffisance de la
nutrition.

b. *Traitement hygiénique*. — Le traitement hygiénique consiste à fournir au rachitique *une alimentation appropriée à son*

âge, bien réglée, de l'*air*, de la *lumière*, et, si l'on peut, une *atmosphère saline*. Le traitement marin réalise tous ces desiderata, et suffit à guérir le rachitisme, à condition qu'il soit appliqué dès l'apparition des déformations et employé pendant un temps suffisamment long, deux ans et plus (LEROUX). COMBY insiste sur la nécessité du séjour continu au bord de la mer, sans interruption. Le même auteur admet la guérison habituelle des déformations tant que l'éburnation ne s'est pas produite, c'est-à-dire pendant un intervalle de deux à quatre ans à partir de leur apparition. Aussi avec la plupart des auteurs ne conseille-t-il l'intervention chirurgicale qu'après un essai de cure marine. Si celle-ci n'arrive pas à faire disparaître la déviation, elle aura toujours pour effet certain d'améliorer la nutrition, de favoriser la croissance et le développement. Les jeunes nourrissons prennent des bains de mer chauffés ; plus âgés, des bains de lame courts, deux à trois minutes. Ils seront exposés sur la plage le plus possible, avec les précautions convenables contre le refroidissement.

À défaut de cure marine, le rachitique doit vivre à la campagne et passer son temps à l'air le plus possible. On remplacera l'eau marine par des bains de sel de 33 à 35° pendant dix à quinze minutes chaque jour.

Les stations chlorurées-sodiques (Salies-de-Béarn, Salins-Moutiers, Salins-du-Jura, etc.) sont une sorte de moyen terme entre les deux méthodes précitées.

c. *Traitement pharmaceutique.* — Ce traitement comprend l'emploi de l'*huile de foie de morue*, des *préparations phosphorées* (phosphore et phosphates) et les *adjuvants*.

χ) L'*huile de foie de morue* est le remède par excellence du rachitisme. On l'emploiera sous forme d'*huile brune* (COMBY) qui renferme au complet tous les principes constitutifs, corps gras, alcaloïdes d'ARMAND GAUTIER et MOURGUES, métalloïdes. La dose est de une à quatre ou cinq cuillerées à café par jour. Elle doit être administrée pendant des mois, avec suspension pendant la saison chaude. Parfois, l'huile de foie de morue n'est pas tolérée : en ce cas on s'adressera soit au phosphore, soit aux phosphates

β) Le *phosphore* a été considéré par KASSOWITZ comme le spécifique du rachitisme. Il le prescrit à la dose de ½ à 1 milligramme
par jour, dans un véhicule gras, huile de foie de morue, d'a-
mandes douces, crème, beurre. COMBY, sans le repousser, ne lui
trouve aucune supériorité sur les autres préparations phosphorées. Par contre, on a signalé, à plusieurs reprises des accidents
qui nous engagent à déconseiller l'emploi de ce médicament.

γ) Les *phosphates* sont administrés en solution simple, gazeuse,
en sirop, sous forme de biphosphate de chaux, de chlorhydro-
phosphate, lacto-phosphate, glycéro-phosphate, deux à trois
cuillerées à café par jour pour les jeunes enfants. On a reproché
aux phosphates minéraux d'être peu assimilés et on leur a substitué des aliments riches en phosphates organiquement combinés, jaune d'œuf, petits potages au gruau d'avoine, à la farine
jaune, au blé vert, à la farine de lentilles, etc. Si l'enfant est
plus âgé, on donne des cervelles, des laitances de poissons.

δ) Comme *adjuvants*, le *fer* et quelquefois l'*arsenic* sont employés concurremment avec les phosphates ou l'huile de foie de
morue. On use aussi de frictions stimulantes sèches ou pratiquées avec un liniment alcoolisé ou térébenthiné.

d. *Traitement chirurgical*. — Le traitement chirurgical ne doit
intervenir qu'après la guérison du rachitisme et pour combattre
directement les déformations définitives par l'ostéoclasie ou l'os-
téotomie. Ce n'est donc qu'à partir de quatre ou cinq ans qu'il
y a lieu de l'appliquer. Pendant toute la période active du rachitisme, c'est par le repos des parties menacées de déviation qu'il
faut agir.

Si la colonne vertébrale s'incurve, c'est le repos en position
horizontale qu'il faut prescrire : si ce sont les membres inférieurs
qui se courbent, c'est la marche qu'il faut empêcher ; si c'est le
thorax qui est menacé, il faut éviter les vêtements serrés, le
décubitus latéral, les mouvements violents, les efforts qui mettent en jeu les muscles respirateurs accessoires, ou exigent des
contractions fortes des muscles propres de la respiration. La plupart des chirurgiens, et BROCA a encore récemment insisté
sur ce point, repoussent tout appareil orthopédique. Celui-ci ne
peut avoir qu'un effet temporaire, si la reprise de la marche et

des mouvements ramène les conditions de déviation. Il est au moins inutile, si le repos fonctionnel est observé, car la plupart des déviations disparaissent spontanément dans ces cas. Cependant, pour les fortes déviations, pour les déformations angulaires par fractures, le redressement manuel et les tractions sont indiquées.

ARTICLE II

MALADIE DE BARLOW

La maladie de BARLOW a été individualisée par cet auteur qui le premier a établi ses rapports avec le scorbut. MÖLLER et CHEADLE l'avaient déjà entrevue. C'est à proprement parler une dyscrasie sanguine ; néanmoins, comme ses manifestations portent suriout chez le nourrisson, sur le tissu osseux, nous lui laissons sa place dans le cadre des dystrophies osseuses.

1° Symptômes. — Les symptômes de la maladie de BARLOW sont très variables et prêtent matière à confusion avec des syndrômes très dissemblables par leur nature.

La forme la plus habituelle qu'affecte le scorbut infantile est, en effet, une sorte d'impotence fonctionnelle, frappant surtout les membres inférieurs, nécessitant le repos et même l'immobilité chez un enfant qui jusque-là mouvait bien ses membres et même commençait à marcher. Cette *pseudo-paralysie* s'accompagne de douleurs à l'occasion des mouvements, des pressions, des contacts. L'enfant crie dès qu'on s'approche de lui pour le soulever. On a l'impression qu'il s'agit d'un traumatisme, d'un rhumatisme, d'une paralysie infantile, d'un mal de POTT. Cependant, on apprend que depuis quelque temps l'enfant perdait de son poids, de ses couleurs, et de ses forces Chez un nourrisson qui présente un pareil syndrome, il faut de suite rechercher l'état des gencives. Si l'enfant a des dents, les gencives à leur niveau sont gonflées, violacées, quelquefois ulcérées et saignent facilement[1]. A ce moment, on peut affirmer le diagnostic. Lorsque

---

[1] Voir plauche XII fig. 2.

les dents n'ont pas fait éruption, il faut rechercher les tâches sanglantes du côté des amygdales, du palais, de la conjonctive. Le diagnostic sera confirmé par l'état des membres. On trouve, en effet, à la jonction des épiphyses et des diaphyses, surtout au niveau du fémur et du tibia un empâtement profond, douloureux, engainant une partie de l'os. La peau garde sa coloration normale, parfois on constate un peu d'infiltration œdémateuse superficielle. Il s'agit d'une hémorragie sous-périostée. Je dois signaler cependant les cas où on ne trouve aucun épaississement osseux ou périosseux ; les douleurs sont des plus vives, l'examen des gencives est négatif et ce n'est qu'ultérieurement, à l'apparition de l'ecchymose gingivale ou de quelque pétéchie, que l'origine scorbutique des douleurs est reconnue. L'absence de réaction générale et locale permettront d'éliminer l'ostéo-myélite juxta-épiphysaire.

Dans des cas plus rares, la maladie s'étend, les hématomes sous-périostiques se dessinent sur les os plats, le scapulum, l'ilion, les côtes, les os du crâne, l'orbite où leur présence détermine un épaississement de la paupière supérieure et de l'exorbitisme.

Plus rares encore sont les cas dans lesquels le scorbut infantile se rapproche de celui de l'adulte par des ecchymoses cutanées, des hémorragies nasales, gastro-intestinales ou rénales. Les hémorragies ont une tendance élective pour le tissu osseux.

La gingivite hémorragique elle-même ne se montre pas tant que l'enfant est dépourvu de dents. J'ai signalé avec PÉHU un cas où la symptomatologie se bornait à des *hématuries :* on crut pendant longtemps à une néphrite. Enfin j'ai observé trois cas de localisation rare de la maladie de BARLOW qui sont en cours de publication ; deux se rapportent à des gonflements articulaires du genou, dus sans doute à l'hemarthrose, sans atteinte du tissu osseux de la continuité des membres ; le troisième se rapporte à un eczéma impétigineux de la face avec hémorragies limitées à la zone de l'éruption. Ces hémorragies disparurent en quelques jours par le traitement antiscorbutique alors que l'eczéma persistait quelque temps encore. Ici l'eczéma impétigineux n'avait servi qu'à localiser sur la face les hémorragies dues à une maladie de BARLOW qui ne se traduisait d'ailleurs par aucun autre symptôme.

Parfois, comme pour obscurcir le diagnostic, il y a des disjonctions épiphysaires au niveau des membres inférieurs, des côtes et une légère crépitation.

L'état général est touché, l'enfant est faible, anémique ; la fièvre fait défaut ou consiste en quelques ascensions thermiques irrégulières.

2° Marche. — L'affection débute assez rapidement. Elle affecte plusieurs degrés relativement à l'intensité et au nombre de ses manifestations. Elle dure de quelques semaines à quelques mois, se modifie rapidement sous l'influence du traitement. Elle peut aboutir à la mort dans les cas méconnus.

3° Anatomie pathologique. — Les lésions consistent en épanchements sanguins sous-périostés, juxta-épiphysaires, localisés de préférence au niveau des membres inférieurs, accessoirement en pétéchies ou hémorragies viscérales.

4° Étiologie, pathogénie. — La maladie de BARLOW survient chez les nourrissons du cinquième au dix-huitième mois, parfois au delà de ces limites.

Elle est née des progrès qui ont été réalisés dans la stérilisation du lait de vache et des corrections qu'on a tenté de lui faire subir pour rapprocher sa composition de celui du lait de femme.

Le lait à l'état naturel renferme des substances, parmi lesquelles on a pu distinguer l'acide citrique (NETTER), qui sont antiscorbutiques et que les diverses manipulations qu'on fait subir au lait tendent à modifier ou à détruire. Plus un aliment s'éloigne par sa composition et la constitution de ses différents éléments du lait naturel, plus il expose au scorbut infantile. Pour réaliser ce dernier, il est indispensable qu'un aliment modifié soit utilisé exclusivement et pendant un temps suffisamment long.

Au premier rang de ces produits suspects nous mentionnerons les différentes farines lactées, les laits américains préparés par synthèse avec des solutions de lactose, de caséine et de crème, les laits condensés, les laits émulsionnés par la pulvérisation contre un butoir pour briser la cuticule albuminoïde du globule graisseux et éviter le barrattage (laits homogénéisés), les laits humanisés ou féminisés préparés au moyen de la centrifugation (GAERTNER) ou de la peptonisation de la caséine (BACKHAUS).

Nous croyons plus avantageux, pour faire certaines corrections indiquées par le jeune âge du sujet, d'ajouter, comme l'a proposé MARFAN, des solutions diversement concentrées de lactose au lait de vache. De cette façon, on ménage en quelque sorte la structure même du lait, tout en modifiant d'une façon rationnelle sa composition.

Si dans la pratique on peut éviter l'usage des laits travaillés, il est impossible d'échapper à la nécessité de l'emploi du lait stérilisé. Il semble d'après les observations publiées, que le lait stérilisé au moyen d'oxygène sous pression, dispose au scorbut. On peut donc rejeter ce mode de stérilisation.

Reste le lait stérilisé par la chaleur (stérilisation industrielle, soxhletisation, pasteurisation). NETTER, HEUBNER, AVIRAGNET ont attribué quelques cas de scorbut au lait stérilisé par la chaleur.

Contre cette assertion, se sont élevés VARIOT, BUDIN, APERT qui ont alimenté, sans accident, par ce procédé un grand nombre d'enfants.

BIEDERT a guéri par le lait stérilisé un cas de scorbut provoqué par le lait gras de GAERTNER.

Il faut distinguer entre la stérilisation proprement dite (chauffage dans une autoclave à 105-108° pendant 20 minutes), et la pasteurisation et la soxhletisation.

Le lait stérilisé industriellement est plus suspect, au point de vue du scorbut, que les deux autres préparations de lait. Encore son influence s'exerce-t-elle rarement. STOOSS DE BERNE ne connaît pas un cas du maladie de Barlow, en Suisse, chez les enfants nourris de cette façon. Nous-mêmes, dans la seconde édition de ce précis, faisions la même remarque pour la région lyonnaise. Or, nous venons d'observer avec PÉHU, 3 faits de scorbut infantile dus uniquement à l'usage du lait stérilisé industriellement ; dans l'un, il s'agissait d'un enfant de 8 mois nourri dès sa naissance avec du lait stérilisé. Dans le second, d'un enfant de 10 mois qui prenait du lait stérilisé dpuis l'âge de 2 mois ½ ; dans le troisième, l'enfant âgé de 9 mois ½, prenant du lait stérilisé depuis 6 mois.

Dans tous ces cas, l'usage du lait stérilisé remontait à plusieurs mois. D'autre part, le lait utilisé était un lait industriel, peu répandu, suspect par conséquent d'avoir été préparé depuis longtemps, d'avoir subi les effets du *vieillissement*. Si on compare en effet, ces résultats et ceux de l'alimentation avec le lait stérilisé fourni par la municipalité lyonnaise à plus de mille enfants de 1901 à 1907 (PÉHU, Congrès de Bruxelles, 1907), sans qu'il fût jamais noté un cas de maladie de BARLOW, on est amené à invoquer, pour expliquer l'innocuité de ce lait, sa consommation rapide après sa préparation, ce qui n'est pas le cas des laits stérilisés industriels.

De plus je viens d'observer trois nouveaux cas de scorbut dus uniquement à l'usage de laits stérilisés industriellement. Après être resté longtemps sans avoir rencontré de scorbut infantile, j'en ai donc reconnu six cas en peu de temps.

Une double stérilisation par la chaleur, confère au lait des propriétés scorbutigènes et NEUMANN de Berlin a pu attribuer à cette cause certaines épidémies de scorbut infantile. Peut-être faut-il incriminer avec STOOSS l'état de santé et le mode d'alimentation des vaches dans la pathogénie du scorbut. NAUWEREff, SCHODEL et STOOSS citent des faits de maladie de BARLOW chez des enfants qui n'ont consommé ni lait stérilisé, ni lait modifié.

En pratique, on est autorisé à user de tous les laits modifiés, à condition que ce ne soit que pour un temps limité, un ou deux mois. Le lait stérilisé industriellement et fraîchement préparé au moment de la consommation, comme c'est le cas pour les gouttes de lait et les crèches urbaines, semble peu nocif et peut servir indéfiniment. Il n'en est pas de même quand le lait est vieilli.

Il est à peine besoin de rappeler que si au début de la connaissance de la maladie de BARLOW, on a pu la considérer comme une forme hémorragique du rachitisme (FURAT, ASHBY, AUSSET) l'accord est fait aujourd'hui parmi tous les auteurs pour la considérer comme un véritable scorbut qui frappe spécialement le tissu osseux, en raison de son développement physiologique chez le nourrisson. D'ailleurs la coexistence du scorbut et du rachitisme bien que fréquente, n'est pas constante, la maladie de BARLOW a été observée chez des enfants en bonne santé et placés dans de bonnes conditions hygiéniques.

5º Diagnostic. — La maladie de BARLOW se reconnaît aisément quand son tableau est au complet. Elle est encore d'un diagnostic facile, quand ses formes mono-symptomatiques sont associées à la présence d'ecchymoses sur les gencives. Mais en l'absence de ce dernier symptôme qui n'existe qu'après l'issue des dents et souvent à une période tardive de la maladie, des confusions s'établissent avec :

La *paralysie infantile* : dans celle-ci l'impotence est vraie et non pas due à la douleur ;

Le *mal de Pott*, dans lequel la paralysie, peu douloureuse ou non douloureuse, s'accompagne de déformation dorsale et d'exagération des réflexes tendineux ;

Le *rhumatisme simple ou infectieux* : cette affection se caractérise par la localisation étroitement articulaire de la douleur et du gonflement ; en particulier la *coxalgie*, par l'immobilisation douloureuse d'un membre inférieur, affecte des traits communs avec le scorbut infantile. À ce point de vue, je signale à nouveau les deux cas de scorbut à forme articulaire que j'ai mentionnés précédemment, le gonflement des genoux avec douleurs vives était le seul symptôme observé : il disparut en 3 ou 4 jours par l'usage du lait cru.

L'*ostéomyélite* ; l'ostéomyélite évolue avec un appareil fébrile et donne des lésions plus limitées.

Le *rachitisme aigu* : c'est là une affection douloureuse due à des poussées aiguës au cours d'un rachitisme classique, plus ou moins latent ;

La *syphilis osseuse* : cette dernière affection crée des pseudo-paralysies comme la maladie de BARLOW. Elles siègent plutôt aux membres supérieurs, se montrent d'une façon plus précoce dans les six premiers mois, s'accompagnent, mais non toujours, d'autres manifestations syphilitiques. Parfois la syphilis osseuse revêt un type de souffrance continue qui provoque des cris jour et nuit (Sisto et Gaing, Comby). Le traitement spécifique et le traitement antiscorbutique éclaireront souvent un diagnostic hésitant.

J'ai signalé (Lyon médical, 1906), un cas de *gingivite hémorragique*, d'origine leucémique, chez un enfant traîté pour une maladie de Barlow.

J'admettrai volontiers, chez les enfants alimentés avec du lait stérilisé ou des produits artificiels copiant le lait, un *état préscorbutique*, catactérisé par de la pâleur, de la bouffissure, une restriction des mouvements, une tendance à l'immobilité. L'hématologie de la maladie de Barlow n'est pas assez avancée pour pouvoir préciser davantage; mais dans tous nos cas, les signes authentiques du scorbut ont été précédés de pareilles manifestations.

6° Pronostic. — Le pronostic peut être grave, si on méconnaît la maladie.

Traité à temps, le scorbut infantile guérit rapidement. Cependant, même après la guérison du scorbut lui-même, il peut persister une certaine anémie ou des troubles disgestifs graves.

7° Traitement. — Le traitement comprend la suppression de l'alimentation antérieure, l'emploi de lait frais, placé dans la glacière de suite après la traite, ou bouilli pendant quelques minutes.

On fera prendre à l'enfant, suivant l'âge, quelques cuillers à café de jus de raisin, d'orange, de citron, de jus de viande, de la purée de pommes de terre, d'épinards. On peut aussi ajouter au lait de l'acide citrique ou des citrates.

Il est curieux de voir avec qu'elle rapidité les phénomènes scerbutiques cédent à l'emploi de ce régime. C'est en trois ou quatre jours que l'on voit s'atténuer les douleurs, si vives, l'impotence, les gonflements articulaires ou juxta-épiphysaires.

L'enfant sera immobilisé jusqu'à la guérison pour éviter les fractures.

CHAPITRE III
DYSTROPHIES SANGUINES ET LYMPHATIQUES

Sous le nom de dystrophies sanguines et lymphatiques nous comprendrons des affections à localisation prédominante dans les systèmes sanguin et lymphatique, se développant sans l'intervention d'agents infectieux ou ne présentant avec l'infection que des rapports discutables. Elles comprennent les différentes variétés d'anémies, la leucocythémie et l'adénie.

ARTICLE PREMIER
ANÉMIES

L'enfant présente comme l'adulte des modifications dans la composition de son sang, liées à des causes multiples : hémorragies, infections aiguës ou chroniques, diminution des apports nutritifs due à l'inanition ou au défaut d'assimilation engendré par les troubles digestifs, exagération des dépenses : diarrhée, vomissements, albuminurie, etc. Dans la plupart des cas le sang se comporte de la même façon, quel que soit l'âge du sujet, avec cette différence qu'il est plus vulnérable dans les premiers temps de la vie et qu'il se répare plus facilement pendant tout le cours de l'enfance, grâce à l'activité des organes hématopoïétiques. Il est cependant un certain nombre d'anémies qui empruntent aux conditions mêmes, inhérentes au jeune âge, quelques traits particuliers ; nous distinguerons les *anémies des nourrissons* de celles de *la seconde enfance*.

§ 1. — ANÉMIES DES NOURRISSONS

Les anémies des nourrissons comprennent différentes variétés que nous ferons ressortir à propos de la description des symptômes.

1º Étiologie. — Nous relevons comme facteurs spéciaux aux nourrissons : *la dyspepsie gastro-intestinale* si fréquente à la suite des erreurs de régime ; les *poussées aiguës* du côté du tube digestif avec leurs évacuations abondantes et leurs propriétés intoxiquantes ; le *rachitisme* dont l'action s'exerce à la fois par les troubles digestifs qui le provoquent et l'accompagnent et par le trouble de la fonction hématopoïétique dévolue au système osseux ; la *syphilis héréditaire* avec ses lésions multiples viscérales ; la *tuberculose diffuse* apyrétique, la *malaria* (EPSTEIN), l'*allaitement prolongé*, l'*anémie de la mère* pendant la grossesse. Dans quelques cas, la cause échappe, l'anémie est dite *essentielle*.

La place à part donnée à l'anémie des nourrissons dans le cadre des anémies est légitimée encore par l'alimentation spéciale du nourrisson, avec le lait, liquide pauvre en fer. BUNGE a montré que l'enfant à la naissance, présentait une provision de fer accumulée dans son foie, de 5 à 9 fois supérieure à la teneur du foie en fer chez l'adulte. C'est dans ce dépôt qu'il puise le fer nécessaire à l'élaboration de son sang et qu'il ne peut emprunter au lait. L'allaitement prolongé peut être une cause d'anémie ; de même, l'anémie ou la chlorose de la mère, en réduisant la proportion du fer cédé au fœtus par la voie placentaire, créent une prédisposition puissante à l'anémie du nourrisson.

2º Symptômes. — Nous distinguerons : l'anémie à type chlorotique de la première enfance ; l'anémie simple, l'anémie avec mégalosplénie ; l'anémie pseudo-leucémique infantile.

a. *Anémie à type chlorotique de la première enfance*. — Ce type d'anémie décrit par LEENHARDT (th. de Paris, 1906), se caractérise par une pâleur extrême avec décoloration de la peau et des muqueuses, conservation de l'embonpoint et du poids normal, présence de souffles anorganiques cardio-vasculaires, formule hématologique calquée sur celle des chlorotiques adolescentes : le nombre des hématies est normal, le taux de l'hémoglobine et la valeur globulaire sont très abaissés, état normal des globules blancs et des hématoblastes. Le nourrisson chlorotique est apathique, son appétit et sa digestion sont capricieux, la constipation est habituelle, le sommeil est irrégulier.

Le début est parfois précoce, la période d'état se montre entre 18 mois et 2 ans. Le traitement ferrugineux est d'une efficacité absolue.

La chlorose des nourrissons guérit en deux ou trois semaines par la médication martiale. Il est vraisemblable que dans ces cas, la provision de fer accumulée dans le foie à la naissance a été insuffisante et qu'elle s'est épuisée rapidement.

b. *Anémie simple* ou *anémie sans mégalosplénie* de LUZET. — L'enfant est pâle, le plus souvent amaigri, peu vivace, indolent.

Le nombre des globules rouges tombe à 3 millions, 1.300.000 et dans un cas à moins de 1 million. La valeur globulaire reste normale ou se modifie peu 0,75 à 0,90. Dans un cas, elle s'est abaissée à 0,35.

Les globules blancs sont en proportion physiologique ou légèrement augmentés de nombre (leucocytose).

On observe parfois dans le sang des globules rouges nuclées ou cellules rouges. Elles sont en petit nombre, leur noyau est petit, se colore fortement, ne présente pas trace de division ni de figures karyokinétiques. Ce sont des éléments vieillis. On ne les trouve d'ailleurs pas au delà de cinq mois (LUZET).

L'anémie par elle-même ne produit d'autres troubles que la dépression nerveuse. Les autres symptômes, troubles digestifs, fièvre, sont dus aux affections pathogènes.

Les souffles cardiaques inorganiques quoiqu'exceptionnels avant quatre ou cinq ans, se montrent parfois quand l'anémie est associée à de l'hydrémie. C'est le cas pour la chlorose, pour les anémies brightiques, pour la plupart des anémies qui ne s'accompagnent pas d'amaigrissement. Je considère, comme un signe pronostique favorable, la présence de ces souffles, car on ne les constate pas, dans les formes tenaces d'anémie infantile ; par contre les souffles veineux du cou ont été notés à neuf mois, un an [1], même dans l'anémie grave.

L'anémie survient rapidement quand elle succède à une enté-

---

[1] Voy. WEILL, *Traité des maladies du cœur chez l'enfant*, Paris 1906.

rite aiguë, elle procède lentement quand elle dépend du rachitisme ou de la syphilis.

Elle guérit dans un grand nombre de cas, à moins que la permanence des affections qui l'ont produite n'amène peu à peu la cachexie, et dans ces cas, c'est souvent une poussée d'entérite ou de broncho-pneumonie qui emporte le malade.

c. *Anémie avec mégalosplénie de* Luzet. — L'anémie avec mégalosphénie se distingue de la précédente par la tumeur splénique, qui déborde les fausses côtes, occupe l'hypochondre gauche et descend quelquefois jusqu'à la crête iliaque. Le foie est rarement augmenté de volume. Les parties tuméfiées ne sont pas sensibles. L'anémie est plus marquée que dans la forme précédente et se traduit par de la pâleur, de la bouffissure, de l'œdème des membres. Nombre des globules : 1 à 2 millions ; valeur globulaire abaissée ; cellules rouges dans le sang, la plupart vieillies, quelques-unes jeunes, avec noyaux bourgeonnants ou figures karyokinétiques. Leucocytose habituelle, 20.000 globules blancs par millimètre cube.

Fièvre irrégulière ou apyrexie.

Marche lente : guérit avec résolution de la tumeur splénique ou aboutit à la mort par la cachexie progressive en l'espace de quelques mois à un ou deux ans.

d. *Anémie pseudo-leucémique infantile.* — Cette forme de l'anémie infantile, acceptée par la plupart des auteurs depuis la description de Jacksch et de Hayem, ressemble singulièrement à la forme précédente, dont elle exagère la gravité. Cliniquement, elle se traduit par une pâleur de cire, une splénomégalie marquée, une asthénie nerveuse profonde, une évolution rapide aboutissant à la mort en quelques mois, un an, avec un cortège de symptômes qui se rattachent les uns à l'anasarque, les autres au purpura grave, d'autres à une infection accidentelle, broncho-pneumonie, etc. La guérison a été observée parfois ; et c'est là une similitude de plus avec la plus simple anémie mégalosplénique.

Si on a ainsi compliqué la description de l'anémie des nourrissons, c'est que les auteurs ont été frappés par les différences dans les caractères du sang examiné chez un certain nombre

de sujets. L'anémie pseudo-leucémique présente, en effet, une
abondance particulière de globules rouges à noyau dont un
grand nombre se signalent par leurs dimensions notables
(mégaloblastes) ou leurs formes en karyokinèse ; on en compte
de 2.000 à 10.000 par millimètre cube.

La formule leucocytaire étudiée par Emile VEIL et CLERC [1]
traduit une leucocytose légère, variant entre 10.000 et 20.000
leucocytes par millimètre cube, une diminution des polynucléaires, une augmentation parallèle des mononucléaires et la présence constante de myélocytes avec prédominance des neutrophiles: L'existence simultanée de myélocytes et de globules
rouges à noyau dans le sang est rapportée à une altération hyperplasique de la moelle osseuse et est qualifiée par VEIL et CLERC du
nom de *myélémie*. Cette manière de voir est justifiée par l'observation d'un cas qui a permis de reconnaître l'existence de myélocytes et de cellules rouges dans la pulpe splénique et les
ganglions lymphatiques. VEIL et CLERC considèrent cette particularité comme indiquant une transformation myéloïde de la
rate et des ganglions lymphatiques. Ce syndrome hématologique
correspond dans la majorité des cas à l'anémie pseudo-leucémique.

Est-il légitime de faire de ce syndrome une base de classification des anémies ? Ce ne peut être là qu'une tentative provisoire.

En effet, VEIL et CLERC [2] ont rapporté eux-mêmes deux faits
qui se rapprochent cliniquement de l'anémie pseudo-leucémique
et dans lesquels la formule hématologique était : hypoglobulie,
pas de cellules rouges, pas de myélocites, augmentation du
nombre des lymphocytes.

Ajoutons qu'il est des cas où la formule leucocytaire reste
normale, d'autres où il existe de la polynucléose (CIMA).

3° Anatomie pathologique. — La rate dans la forme mégalosplénique, pèse de 200 à 450 grammes, le chiffre normal

---

[1] Emile VEIL et CLERC, *Splénomégalie chronique avec anémie et myélémie*, Rev. mens. des mal. de l'Enfance, janvier 1903.

[2] Emile WEIL et CLERC, *Splénomégalie chronique avec anémie et lymphocythémie*, Bull. de la Soc. de pédiatrie, déc. 1902.

étant 25, et présente des lésions de périsplénite. On ne constate ni sclérose, ni développement des corpuscules de Malpighi. On y trouve des éléments hémoglobinifères petits, sans tendance à la multiplication.

La moelle des os et le foie présentent des modifications d'autant plus marquées qu'on les considère dans des anémies plus intenses, et surtout dans la forme pseudo-leucémique. Ce qui les caractérise, c'est le retour à l'état embryonnaire : la moelle est rouge ; de plus on trouve y de grandes cellules à noyaux multiples ou à noyau bourgeonnant avec indices de segmentation, caractéristique de leur fonction hématopoïétique.

4° Pathogénie. — Ce qui distingue l'anémie des nourrissons, c'est leur gravité, due pour une part à l'influence des maladies coexistantes, c'est la fréquence des lésions viscérales propres, augmentation du volume de la rate, du foie, retour de la moelle à l'état fœtal, c'est enfin la présence dans le sang, en nombre variable, de cellules rouges et parfois de myélocytes..

Quant à la part prise dans le processus hémolysant par le plasma sanguin, elle est à peine soupçonnée. Elle serait cependant d'un grand intérêt, puisque CALMETTE a démontré que le venin de cobra hémolyse les globules rouges dans le plasma sanguin, mais ne les altère plus quand ils ont été soustraits à ce milieu et soumis à des lavages avec une solution isotonique d'eau salée. KIES a reconnu que les substances lipoïdes, telles que la lécithine, diminuent la résistance des globules rouges, la cholestérine au contraire, l'augmente au point qu'on a tenté le traitement de certaines anémies graves par la cholestérine. En fait, le parallèle entre les anémies infantiles et celles de l'adulte ne peut se faire actuellement que sur le terrain des éléments figurés du sang ; il est forcément incomplet et ne peut qu'avoir un caractère provisoire. Si on admet avec les hématologistes contemporains (EHRLICH, DOMINICI, etc...) que la moelle osseuse fabrique les globules rouges au moyen des normoblastes ou globules rouges à noyau (cellules mères des hématies) et les leucocytes polynucléaires au moyen des myélocytes ou leucocytes mononucléaires granuleux (cellules mères des polynucléaires du sang), on pourra considérer le passage anormal de ces deux ordres d'éléments dans le sang, comme l'indice d'une réaction intense de la moelle. D'autre part, les lymphocytes et les mononucléaires non granuleux du sang dériveraient des lymphocytes des tissus adénoïdiens (ganglions lymphatiques, corpuscules de la rate, amygdales, etc. Pourquoi ces réactions variables portant tantôt sur la moelle, tantôt sur les tissus lymphatiques, épargnant parfois les uns et les autres, quels rapports y a-t-il entre les anémies pseudo-leucémiques et les leucémies vraies ? Ce sont là des questions qu'en l'état actuel de nos connaissances, on ne peut trancher.

Pour la clarté du classement, on peut admettre trois catégories d'anémies des nourrissons, sans parler de la chlorose qui mérite une place à part.

Dans un premier groupe se rangent les anémies sans réaction des organes hématopoïétiques : pas d'hypertrophie splénique, pas ou peu de cellules rouges dans le sang. Il s'agit tantôt d'anémies aiguës, tantôt d'anémies peu marquées, tantôt d'anémies survenant chez des sujets cachectiques ou atteints de lésions profondes des viscères : syphilis du foie, de la rate.

Un second groupe comprend les anémies à réaction hématopoïétique légère : spléno-mégalie, peu de cellules rouges dans le sang, leucocytose variable. La réaction est faible, soit à cause du mauvais état général, soit parce que la déglobulisation est peu intense.

Le troisième groupe comprend les anémies pseudo-leucémiques : réaction vive de tout le système hématopoïétique : hypertrophie du foie, de la rate, nombreuses cellules rouges, leucocytose pouvant aller jusqu'à la leucémie. La rate, les ganglions lymphatiques anormalement excités, déversent dans le sang les diverses variétés de leucocytes ou bien ceux-ci se multiplient sur place.

MARFAN [1] a donné une interprétation plus simple et plus clinique de l'anémie avec splénomégalie et hypertrophie de la rate. La tuméfaction des viscères abdominaux serait due à un

---

[1] MARFAN, *Arch. de méd. infantile*, 1898.

processus infectieux, plus ou moins bien défini, réalisé par la fièvre typhoïde, la malaria, la syphilis, une dyspepsie gastro-intestinale antérieure ou encore en activité. L'anémie ne serait qu'un aboutissant de ces différents états morbides.

5° **Diagnostic**. — Le diagnostic consiste :

α) A rechercher la cause, dyspepsie, tuberculose, malaria, etc.

β) A distinguer les différents types d'anémie avec ou sans spléno-mégalie, avec cellules rouges nombreuses ou discrètes, avec leucocytose prononcée ou modérée. Dans les cas où le nombre des globules blancs augmente progressivement, le pronostic s'aggrave. La leucémie est constituée quand il y a 70.000 globules blancs par millimètre cube de sang.

γ) L'anémie avec spléno-mégalie se différenciera de toutes les maladies qui s'accompagnent de tuméfaction de la rate : paludisme, syphilis, suppurations, cancer, dégénérescence amyloïde, rate infectieuse.

6° **Pronostic**. — Toutes les formes d'anémies que nous avons décrites peuvent guérir. L'anémie pseudo-leucémique est cependant la plus grave, les autres formes sont habituellement améliorées par le traitement.

La mort est, dans la plupart des cas, le fait d'une complication.

7° **Traitement**. — Le traitement comprend les indications suivantes :

a. *Combattre la maladie pathogène* : troubles digestifs, syphilis, malaria, etc.

b. *Donner une alimentation réparatrice*, des substances riches en phosphates : gruau d'avoine, farines lactées, phosphatine.

c. *Prescrire des reconstituants :*

Huile de foie de morue ; liqueur de Fowler une goutte par jour diluée et fractionnée ; *arséniate de soude*, un milligramme par année d'âge et par jour; *eau de la Bourboule, cacodylate de soude* en injection sous-cutanée à la dose de 5 à 10 milligrammes *pro die*.

Fer : sirop d'iodure de fer, une cuillerée à café par jour, en deux ou trois fois. On pourra user de même de sirop ou d'une solution de citrate de fer ammoniacal, de sirop de tartrate ferrico-potassique, de solutions de peptonate de fer. Quelle que soit la préparation en usage, il faut donner une dose telle qu'elle équivale à 0,03 à 0,05 centigrammes de fer par jour. Les trop faibles doses sont peu efficaces. On peut combiner aussi la médication ferrugineuse et arsenicale sous forme d'arseniate, de metharsinate de fer. Quant aux préparations basées sur l'emploi de l'*hémoglobine*, elles constituent un bon adjuvant de la médication martiale. Nous conseillons aussi les lavements de sang fraîchement recueilli et défibriné. 25 à 30 centimètres cubes par lavement qui devra être gardé.

Moelle osseuse : FRAZER et DRUMMOND, COMBE, AUDEOUD recommandent l'extrait aqueux de moelle osseuse fraîche de veau : une cuiller de moelle triturée dans trois cuillers d'eau, on filtre et on ajoute le liquide au lait. COMBE a eu deux succès avec cette médication qui a également réussi entre nos mains dans plusieurs cas.

d. *Radiothérapie.* — Parfois l'anémie résiste à toutes les médications précitées. On pourra, comme dernière ressource, recourir à la radiothérapie appliquée sur la région splénique. Cette méthode a donné quelques résultats dans certains cas de leucémie chez l'adulte (BARJON).

e. *Cholestérine,* — De même, on serait autorisé dans les cas rebelles à tenter l'emploi de la cholestérine, utilisée chez l'adulte par MORGENROTH et REICHER.

f. *Serum antidiphtérique.* — Enfin rappelons la méthode proposée par ROGER et JOSUÉ de l'emploi du serum antidiphtérique en injections et utilisé cliniquement chez l'adulte par RENON et TIXIER, par Emile VEIL.

§ 2. — ANÉMIES DE LA SECONDE ENFANCE

Les anémies de la seconde enfance ne méritent qu'une simple mention, car elles ne représentent dans la période infantile que des affections qu'on retrouve le plus souvent chez l'adolescent et l'adulte. Nous distinguerons l'anémie symptomatique, la chlorose, l'anémie pernicieuse.

A) Anémie symptomatique

L'anémie symptomatique, comme son nom l'indique, se rat tache à une cause précise.

1° Étiologie. — L'anémie symptomatique succède à toutes les causes banales de misère physiologique : inanition, surmenage, encombrement, maladies aiguës, etc. Un certain nombre de conditions concernent spécialement cette période de la vie : telle est la croissance ; or, celle-ci bien qu'elle s'étende sur toute la durée de l'enfance, présente cependant deux poussées brusques, l'une dans les premières années, l'autre au moment de la puberté. C'est donc surtout chez le nourrisson et l'adolescent qu'il faudrait établir un rapport entre cette fonction et les états anémiques. Pour ce qui concerne la croissance de la puberté, elle joue sans doute un rôle dans la chlorose, mais on ne peut songer à le considérer comme exclusif ou prédominant, la prédilection de la chlorose pour le sexe féminin trahissant trop ouvertement l'influence des fonctions utéro-ovariennes.

L'action de la croissance rapide chez le nourrisson, ne peut être établie sur des faits. Ce n'est qu'une hypothèse, contredite souvent par l'état stationnaire ou la diminution du poids de l'enfant, quand l'anémie se déclare. Si la croissance ne semble pas être la cause provocatrice importante des anémies qui correspondent aux périodes de la vie où elle se manifeste avec le plus d'intensité, il est peu vraisemblable qu'elle acquière une grande valeur pathogénique, quand son activité se ralentit. Aussi croyons-nous devoir donner un rang modeste à ce facteur étiologique, sans le rejeter complètement. L'enfant, qu'on le considère dans les périodes de croissance rapide ou lente, a besoin à la fois d'une ration d'entretien et d'une ration de développement. L'effet des causes anémiantes est, par ce seul fait, accentué chez les jeunes sujets.

Une autre condition particulière a l'enfance, c'est *l'anémie physiologique* habituelle dans cette période de la vie. En effet, le nombre des globules rouges qui augmente les deux ou trois premiers jours de la naissance, diminue ensuite jusqu'au sixième mois. De six mois à six ou sept ans, il reste stationnaire, ne dépassant pas le chiffre de 4 millions et demi (POTAIN et DELABOST). A partir de la seconde dentition il augmente peu à peu et arrive au chiffre de 5 millions à la puberté. Cette anémie physiologique, quoique peu marquée, constitue une réelle prédisposition.

2° Symptômes. — Les symptômes sont ceux d'une anémie moyenne : Quelques auteurs rapportent à cette anémie les palpitations et un état spécial du cœur, que l'on suppose atteint d'une *hypertrophie dite de croissance,* ainsi qu'une céphalée tenace, qualifiée de *céphalée de croissance.* Nous avons combattu avec beaucoup d'autres l'hypertophie cardiaque de croissance [1] qui reconnaît comme facteurs la dyspepsie, le nicotisme, les vers intestinaux (POTAIN), la tuberculose latente (HUCHARD), les déformations du thorax (OLLIVIER), des troubles réflexes d'origine utéro-ovarienne, le nervosisme (COMBY). Quant à la céphalée, son mécanisme n'est pas encore élucidé. Elle tient souvent à une affection des organes des sens, en particulier à l'hypermétropie, parfois à l'hystérie ou à la neurasthénie.

Ce qui caractérise l'anémie de la seconde enfance, c'est la rareté des souffles inorganiques du cœur au-dessous de quatre à cinq ans. A partir de cet âge, ils s'observent de plus en plus fréquents à mesure qu'on se rapproche de la puberté.

3° Diagnostic, pronostic, traitement. — La marche, le diagnostic, le pronostic, le traitement ne présentent rien de spécial.

B) CHLOROSE

La chlorose appartient à l'étude des maladies de l'adolescence

[1] WEILL, *Maladies acquises de l'appareil circulatoire,* in Traité des maladies de l'enfance.

Il faut faire abstraction de la chlorose des nourrissons que nous avons décrite et de l'hypoplasie artérielle signalée par Virchow qui peut révéler ses effets dès l'enfance et les perpétuer toute la vie.

C) Anémie pernicieuse progressive

L'anémie pernicieuse progressive est un complexus symptomatique caractérisé par une anémie excessive, des hémorragies et des dégénérescences graisseuses. Signalée par Perroud en 1856 sous le nom de polystéatose viscérale, elle reçut sa dénomination définitive après les recherches de Biermer et Immermann (1868-1872). On l'a surtout étudiée chez l'adulte, mais elle existe aussi chez l'enfant.

1° **Étiologie.** — D'Espine et Picot en ont réuni 19 cas, Audeoud 25 cas, qui se répartissent ainsi : 4 dans les deux premières années, 12 de trois à dix ans, 9 de dix à quinze ans. Tantôt l'affection se développe sans cause appréciable, *forme primitive*, tantôt elle est *secondaire* et succède à la syphilis, au rachitisme, à la malaria, à des troubles digestifs graves, à la présence de parasites intestinaux (bothriocéphale, ascarides, ankylostomes). Arslan a observé près de Padoue une véritable épidémie d'anémie pernicieuse, produite chez vingt et un enfants par l'ankylostome duodénal.

2° **Symptômes.** — Anémie extrême, pâleur de cire, bouffissure du visage, asthénie profonde, palpitations, dyspnée d'effort, souffles vasculaires, souffles cardiaques à partir de quatre ans, fièvre irrégulière, quelques troubles digestifs, à une période avancée hémorragies multiples sous forme de pétéchies, d'hémorragies nasales, intestinales, d'épanchements dans la rétine, etc., tel est l'aspect que présente le malade.

L'examen du sang révèle une diminution notable du nombre de globules rouges qui peuvent tomber à 1 million et au-dessous, 300.000 dans un cas (Hayem). La richesse en hémoglobine baisse également et ne représente plus qu'un tiers, qu'un quart, par-

fois qu'un dixième de la proportion normale. La charge hémo-
globinique de chaque globule, loin de baisser, augmente (LÉPINE
et MOUISSET). La valeur globulaire dépasse l'unité. Cela tient à
ce que l'hémoglobine diminue proportionnellement moins que le
nombre des globules, et à ce que ceux-ci se montrent avec des
dimensions exagérées (erythrocites géants). A côté des grands
globules, il en existe de moyens, de petits ; quelques-uns sont
déformés, irréguliers, présentent les caractères de la poïkilo-
cytose. D'autres sont dégénérés. Il en est qui, au contact du
bleu de méthylène, montrent des granulations colorées en bleu.
Ils seraient caractéristiques de l'anémie pernicieuse (LEYDEN,
LITTEN). Plus le sujet est jeune, plus fréquemment on note la
présence de cellules rouges. Elles ne sont jamais aussi nombreuses que dans l'anémie pseudo-leucémique. Les hématoblastes diminuent dans la même proportion que les globules
rouges. Le nombre des leucocytes est souvent diminué. Les mononucléaires augmentent de nombre. Le sang renferme des
myélocytes. Le caillot sanguin se rétracte habituellement.

Chez l'adulte on distingue dans l'anémie pernicieuse (LABBÉ
et SALOMON) : 1º une *forme plastique* avec effort de réparation,
présence dans le sang de cellules rouges ou globules rouges
nucléés et de myélocytes ; 2º une *forme aplastique* sans
indice de réparation sanguine ; 3º une *forme hypoplastique*
(CHAUFFARD) qui sert de transition entre les deux précédentes.

Chez l'enfant, ces recherches n'ont pas été faites et d'ailleurs,
l'anémie pernicieuse est rare chez les jeunes sujets. Cependant,
il convient de remarquer ici comme pour l'anémie pseudo-
leucémique, qu'il ne faut pas établir une assimilation absolue
entre l'état du sang et celui de la moelle osseuse. On a cité des
cas de réaction médullaire vive (moelle rouge, farcie de normoblastes et de myélocytes) coïncidant avec des anémies aplastiques. En d'autres termes, la réaction des organes hematopoïé-
tiques n'a pas toujours pour effet de réparer les effets de l'hémolyse. C'est une des inconnues à ajouter à toutes celles qui
concernent l'étude des anémies et de l'hématopoïèse.

L'anémie pernicieuse marche rapidement. Les cas de guérison
sont rares et appartiennent aux formes parasitaires dues aux

bothriocéphales, aux ankylostomes. On a signalé des rémissions suivies de rechûtes. Les formes aplastiques et celles qui présentent de grands globules rouges nucléés sont rapidement mortelles.

3° **Anatomie pathologique**. — Les lésions des glandes lymphatiques sont rares. La rate n'est pas augmentée de volume dans la plupart des cas. Elle est pâle ou rouge, renferme quelques cellules rouges. La moelle osseuse est de couleur rouge, augmentée de quantité, présente des cellules rouges et de grands éléments à noyaux multiples. Le foie présente, d'après HUNTER, une lésion spéciale : présence de pigment sanguin ferrugineux dans les cellules de la périphérie des lobules, les cellules centrales étant le siège d'une dégénérescence graisseuse. Aussi le foie renferme-t-il une quantité de fer supérieure à celle qui existe dans les autres anémies.

Les lésions des autres organes sont plutôt la conséquence de l'anémie : telles sont la pâleur et la dégénérescence graisseuse du myocarde, des reins, des autres viscères, l'atrophie ou la dégénérescence de la muqueuse gastrique, les hémorragies interstitielles en différentes régions.

4° **Pathogénie**. — On a voulu établir la nature infectieuse de l'anémie pernicieuse, en se basant sur quelques recherches bactériologiques (BERNHEIM, PETRONE, HENROT, PERLS).

D'autres auteurs ont admis une auto-intoxication continue, par une substance dissolvante de l'hémoglobine, et qui serait secrétée dans le tube digestif. Tantôt ce sont des affections gastro-intestinales inflammatoires qui la produisent, tantôt ce sont des parasites. L'expulsion de bothriocéphales, d'ascarides, d'ankylostomes, peut amener la guérison d'une anémie pernicieuse. La substance toxique absorbée détruit les globules dans la veine porte, l'hémoglobine infiltre les cellules hépatiques et donne lieu à la production du pigment ferrugineux (HUNTER). Pour HAYEM, l'anémie pernicieuse est un aboutissant de beaucoup d'états, lorsque la rénovation du sang par les hématoblastes ou les organes hématopoïétiques ne se fait plus.

Elle est à l'anémie ce que l'asystolie est aux troubles de la circulation cardiaque.

5° Diagnostic. — Le diagnostic se base sur l'absence de tumeur de la rate, d'adénopathies, de leucocytose, ce qui la différencie des autres anémies décrites.

L'augmentation de la valeur globulaire (Lepine et Mouisset), la présence de cellules à granulations sensibles au bleu de méthylène sont des signes différentiels directs.

6° Pronostic. — Le pronostic est mortel dans le plus grand nombre de cas : échappent seuls ceux qui relèvent d'une affection primitive sans gravité, telle que l'helminthiase. Chez l'adulte, on a noté des rémissions plus ou moins durables, à propos desquelles il convient de faire des réserves sur la guérison définitive.

7° Traitement. — Le traitement étiologique, syphilis, helminthes a donné des succès, mais non constamment. Le traitement pathogénique est analogue à celui que nous avons indiqué à propos de l'anémie pseudo-leucémique. Le fer échoue en général. Son action est surtout de *fixer l'hémoglobine* sur les globules rouges et non de réparer ceux-ci.

L'arsenic, au contraire, a parfois comme effet de multiplier le nombre des hématies; son action n'est que temporaire et souvent infidèle.

La stimulation des organes hématopoïétiques a été réalisée par la radiothérapie osseuse, par l'injection à faible dose de sérums hémolytiques (Metschnikoff, J. Courmont et André), par l'injection du sérum sanguin emprunté à des animaux saignés (Carnot et Deflandre). Ce sérum renfermerait une substance, l'hémopoïétine, qui favoriserait très activement la réparation du sang. La moelle osseuse empruntée aux animaux saignés renferme la même substance. On a utilisé aussi la moelle prise chez des animaux non saignés, de préférence chez le veau.

La transfusion du sang, l'injection de sérum simple ou antidiphtérique, l'ingestion de cholestérine ou de corps gras riches en cholestérine ont donné lieu à une série d'observations dont les conclusions ne sont pas ordinairement favorables.

ARTICLE II

LEUCOCYTHÉMIE

La leucocythémie est une maladie du sang caratérisée par une augmentation notable et permanente du nombre des globules blancs.

1° Etiologie. — La leucocythémie est rare dans l'enfance. En 4 ans, j'en ai observé 4 cas, 3 chez des enfants de 2 à 4 ans, 1 chez un nourrisson. Les causes en sont mal connues, comme chez l'adulte. La recherche d'un élément infectieux a donné des résultats variables ou négatifs. On a invoqué l'hérédité, une influence familiale, la malaria, le paludisme, la syphilis.

2° Anatomie pathologique. — Nous décrirons les lésions du sang et celles des organes.

a. *Lésions du sang.* — Le sang, dans les cas extrêmes, prend une coloration sale ; sa coagulation est normale ou retardée, la rétraction du caillot est souvent retardée.

Le nombre des globules blancs monte à un chiffre qui varie de 60.000 à 3 ou 400.000 par millimètre cube. Cette augmentation du nombre des leucocytes est permanente et indépendante de toute maladie infectieuse qui provoquerait une réaction des organes hématopoïétiques. Le nombre des hématies diminue de sorte qu'on compte 1 leucocyte pour 15, pour 10, voire pour 2 hématies, au lieu de 1 pour 300, chiffre normal.

Les leucocytes présentent aussi des modifications qualitatives. C'est ainsi que la formule leucocytaire normale est changée. Dans quelques cas, ce sont les lymphocytes qui constituent la grosse masse des globules, d'ou le nom de leucémie lymphatique ou lymphogène ; dans d'autres cas, on voit prédominer les poly-

nucléaires qui sont souvent mélangés d'éléments anormaux,
tels que les mononucléaires granuleux ou myélocytes. Comme
on rattache les polynucléaires et les myélocytes à une origine
médullaire, la leucémie est dite dans ces cas myélogène. Il ne
faut d'ailleurs pas attacher une valeur absolue à ces distinctions,
car on n'est pas encore définitivement fixé sur l'origine des
globules blancs. Et, en effet, on a signalé parfois, surtout dans

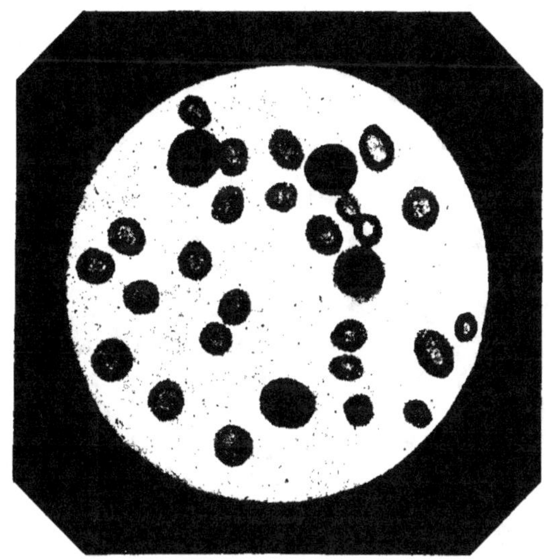

Fig. 42.
Lymphocythémie.
(Leucémie à lymphocytes.
(d'après CORNIL).

des leucémies aiguës, un mononucléaire non granuleux que
PAPPENHEIM, GRAWITZ et WOLF considèrent comme un myé-
locyte embryonnaire, et dont ils font la cellule d'origine de tous
les leucocytes, même des lymphocytes.

Dans la leucémie, on a souvent noté la tendance proliférative
des leucocytes qui se traduit par des figures de kinèse ; la présence de globules rouges nucléés, l'altération des hématies
qui présentent de grandes variétés dans leurs dimensions (poï-

kilocytose), leur diminution numérique, le chiffre des hématies
s'abaissant peu à peu à **1** million et au-dessous par millimètre
cube de sang, la réduction progressive de l'hémoglobine, celle
des matières albuminoïdes du plasma, la présence dans le sérum
d'un excès d'acide urique et de cristaux de leucine qui passent
aussi dans l'urine.

b. *Lésions des organes.* — Ce qui frappe au premier abord,

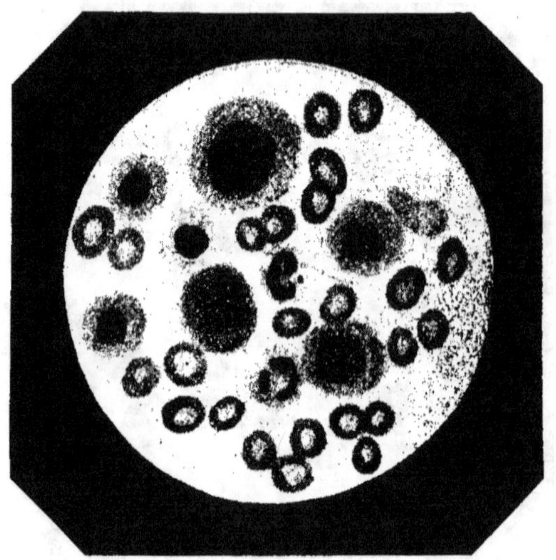

Fig. 43.
Myélocytémie.
(Leucémie à myélocytes).
(d'après Cornil).

c'est l'augmentation de volume énorme de la rate qui arrive à
remplir l'abdomen et à peser jusqu'à 1 kilog et davantage.

Le foie est souvent augmenté de volume, quoique à un moindre
degré. Les ganglions lymphatiques sont également le siège
d'une hypertrophie, qui n'a pas la constance de la splénomégalie. Cette hypertrophie peut atteindre tous les tissus
adénoïdiens ; amygdales, follicules intestinaux, etc... A la coupe,
on distingue deux sortes de lésions, une infiltration grisâtre des

tissus lésés et des foyers hémorragiques de volume variable.

L'aspect gris, est dû à une infiltration des tissus par des leucocytes, généralement par les myélocytes. Ceux-ci peuvent occuper de grandes surfaces, en particulier au niveau des organes hématopoïétiques, moelle osseuse, rate, tissus adénoïdiens, ou bien former des traînées, des îlots, de petites tumeurs dans les autres tissus : poumons, reins, centres nerveux, rétine, oreille interne, téguments qui présentent de petites tumeurs lymphomateuses. Il est à remarquer que les myélocytes peuvent envahir les ganglions lymphatiques, lieu d'origine des lymphocytes et réciproquement, ceux-ci peuvent occuper la moelle osseuse, lieu d'origine des myélocytes. Les foyers hémorragiques sont toujours liés à la présence des foyers leucocytaires. Ils ne sont d'ailleurs pas constants et s'associent surtout aux leucémies à marche rapide.

N. Fiessinger et P. Marie attribuent ces hémorragies à l'issue, hors des leucocytes altérés, vacuolés et en état de cytolyse, d'un ferment protéolytique qui digère les parois vasculaires, rappelant ainsi le mécanisme des hémorragies dans la pancréatite. Les myélocytes seuls renfermeraient le ferment à l'exclusion des lymphocytes, et c'est dans les formes à marche rapide qu'on le trouverait surtout.

3° Symptômes. — Les symptômes comprennent des phénomènes locaux, et des phénomènes généraux.

a. *Symptômes locaux.*— Ces symptômes relèvent surtout de l'examen du sang que nous avons étudié à propos de l'anatomie pathologique.

b. *Symptômes généraux.*— La leucémie s'accompagne habituellement d'une sphéno-mégalie notable. La rate remplit plus ou moins rapidement tout le côté gauche de l'abdomen et arrive à déborder la ligne médiane ; elle est dure, lisse, peu douloureuse au palper, à moins de périsplénite. Le foie est souvent tuméfié. Plus rarement avec ou sans spélno-mégalie, on observe une tuméfaction des ganglions lymphatiques rétromaxillaires, cervicaux, inguinaux. L'atteinte des ganglions mésentériques ou trachéo-bronchiques peut créer des troubles fonctionnels analogues à ceux qu'on a signalés dans l'adénie et dont il est inutile de faire de véritables formes de la maladie.

Parfois la leucémie est surtout liénale, c'est-à-dire signalée par la sphéno-mégalie, parfois elle est adénique, en rapport avec le développement des ganglions lymphatiques, parfois elle est mixte.

La lésion de la moelle osseuse ne s'extériorise pas et se traduit souvent par de simples douleurs.

L'affection sanguine qui provoque les formations lymphomateuses dans les tissus créée aussi une anémie notable, avec faiblesse, pâleur, amaigrissement, bruits de souffle cardio-vasculaires.

De temps à autre éclate accidentellement, par le fait d'une infection associée, ou sans cause apparente, comme relevant de la leucémie elle-même, un mouvement fébrile rémittent ou intermittent, passager ou de quelque durée. Ce qui frappe le plus, c'est la tendance aux hémorragies, dont nous avons déjà étudié le mécanisme. On note des épistaxis, des stomatorragies, des hémoptysies, des hématuries. Souvent il y a du purpura, des ecchymoses, des hémorragies rétiniennes, cérébrales, auriculaires (LANNOIS), entraînant de l'amblyopie, du coma, de la surdité.

Ces hémorragies sont commandées, comme nous l'avons dit, par les foyers leucocytaires, et on peut sur le vivant en vérifier la réalité au niveau des téguments et des muqueuses superficielles. C'est ainsi que dans un cas nous avons pu observer des gencives saignantes et volumineuses, dans un autre des ecchymoses cutanées avec petits nodules voisins. La présence du moindre foyer hémorragique permet d'annoncer la répétition certaine des hémorragies, et une abréviation de la maladie. Celle-ci aboutit à une cachexie progressive avec hydropisies multiples à moins qu'un épisode aigu, hémorragie cérébrale, laryngisme, ne brusque les événements. Les maladies infectieuses intercurrentes comme l'érysipèle produisent une diminution notable du nombre des leucocytes dans le sang (FRAENKEL) sans qu'il y ait amélioration réelle. La leucolyse semble être plutôt un phénomène préagonique.

4° Marche. — On distingue deux formes de la leucémie :
une *forme chronique* qui dure plusieurs mois, parfois plusieurs
années, car dans certains cas, elle est susceptible d'amélioration,
et une *forme aiguë* qui ne dépasse pas quelques semaines. La
leucémie aiguë se caractérise, en dehors de sa marche rapide,
par une augmentation du nombre des mononucléaires non granuleux (FRÄNKEL), dont nous avons déjà discuté la nature à
propos de l'anatomie pathologique. C'est la cellule primordiale
dont dérivent les lymphocytes et myélocytes. La leucémie
aiguë a été séparée de la leucémie chronique par EBSTEIN et
FRÄNKEL, puis GILBERT et VEIL. Ces deux derniers auteurs
ont distingué 1° une *forme commune* qui se rapproche, sauf
l'évolution rapide, de la description de la leucémie chronique
avec ses hypertrophies splénique, hépatique, ganglionnaire ;
2° une *forme hémorragique ordinaire* où dès le début existent
des hémorragies profuses, une anémie extrême, sans retentissement marqué sur la rate ou les ganglions et qui simule l'anémie
pernicieuse ou le purpura infectieux ; 3° une *forme pseudo-scor-*
butique dont nous avons rapporté un exemple [1] et qui se rapproche du scorbut parce que la maladie débute au niveau des
gencives qui sont fougueuses et saignantes, par suite d'une
infiltration leucocytaire des gencives ; 4° parfois cette infiltration débute au niveau de l'amygdale et crée une véritable
forme angineuse de la maladie qui ressemble à une angine
diphtérique ou gangréneuse. Dans toute leucémie aiguë, quelle
que soit la localisation prédominante, les lésions du sang et des
tissus se superposent à celles que nous avons décrites dans la
leucémie chronique, sauf la mononucléose sans granulations qui
remplace la lymphocytose ou la myélocytose.

Il est vrai que dans la leucémie aiguë, on note un état
fébrile subcontinu, avec des températures oscillant autour de
39°, que l'évolution est rapide ; ce sont là des caractères qui ne
justifient peut-être pas une description isolée de la leucémie
aiguë. Entre la leucémie aiguë et chronique se trouvent une série

---

[1] E. WEILL, *Fausse maladie de Barlow, leucémie à forme pseudo-scor-*
butique. Lyon médical 1906.

de cas intermédiaires, et comme la leucémie aiguë se voit surtout chez l'enfant ou les sujets jeunes, on peut bien mettre au compte de l'âge l'évolution rapide de l'affection.

5° Pathogénie. — BARD [1] est le premier qui ait considéré la leucémie comme un cancer du sang, le tissu sanguin étant pour lui représenté par les leucocytes. Cette hypothèse rend compte de la prolifération extrême des leucocytes, qui se distingue nettement des réactions leucocytaires liées aux infections, aux intoxications, aux anémies ; elle explique la tendance de la maladie à créer de tous côtés des foyers d'infiltration leucocytaire ; elle explique la marche plus rapide de la néoplasie chez les enfants, et la gravité de la maladie. Elle cadre mieux avec les faits (FLEISCHER et LEUBE [2]) dans lesquels il n'y a aucune altération des organes hématopoïétiques, enfin avec la moindre altération de ceux-ci dans les cas de leucémie aiguë. Les maladies intercurrentes faisant disparaître brusquement la leucocythémie (FRÄNKEL), rappellent l'action qu'elles exercent sur certains cancers apparents.

La notion de la leucémie considérée comme une néoplasie maligne semble être généralement adoptée aujourd'hui. Les opinions des auteurs ne diffèrent que sur le siège primitif de la maladie. EHRLICH, DOMINICI admettent que la prolifération cancéreuse débute par les organes hématopoïétiques, moelle osseuse, ganglions lymphatiques et suivant le cas provoquent une myélémie ou une lymphocytémie.

6° Diagnostic. — La multiplication des globules blancs, leur tendance proliférative dans le sang, la présence de nombreux éléments anormaux, tels que les myélocytes, l'apparition de foyers ganglionnaires, lymphatiques, spléniques, permettront de distinguer la leucémie de l'anémie pseudo-leucémique et du lympho - sarcome. Il est prématuré de confondre avec la pernicieuse, des purpura chroniques, du scorbut, de l'adénie,

---

[1] BARD, *Lyon médical*, 1888.
[2] FLEISCHER et LEUBE cités par FRÄNKEL, *Sem. médic.* 1895, p. 174.

leucémie, les leucémies dites aleucémiques (VAQUEZ) dans lesquelles la leucocytose modérée ou nulle s'associe à une formule leucocytaire semblable à celle de la leucémie. Tantôt il y a prédominance des éléments d'origine médullaire (myélémie), tantôt prédominance des éléments lymphocytaires (lymphocytémie).

VEIL et CLERC surtout les ont décrites chez les enfants sous le nom de splénomégalie avec anémie et myélémie et de splénomégalie avec anémie et lymphocytémie ; ils ont fait ressortir aussi la coexistence d'infiltrations leucocytaires dans les organes. Leur pronostic est moins grave que celui de la leucémie et il est difficile de se prononcer actuellement sur leurs rapports avec cette affection.

7° Pronostic.— La leucémie aiguë est rapidement mortelle, la leucémie chronique est habituellement fatale après quelques mois, un an, parfois davantage. On a signalé des rémissions spontanées ou sous l'influence du traitement. La myélémie est peut-être d'un pronostic moins désespéré que la lymphocytémie.

8° Traitement. — Les traitements employés, calqués sur celui des anémies graves, fer, arsenic, moelle osseuse, etc., n'ont pas donné de résultats.

La seule thérapeutique encourageante est la radiothérapie qui a donné chez l'adulte quelques effets très remarquables (BARJON [1]), dans des cas de leucémie myélémique chronique. Chez l'enfant, deux tentatives que nous avons faites n'ont pas été suivies de succès.

ARTICLE III

ADÉNIE

L'adénie se caractérise par une hypertrophie à tendance envahissante de tous les ganglions lymphatiques, sans suppuration et sans leucémie, avec cachexie progressive.

[1] BARJON, *Lyon médical*, 1909.

1° Symptômes. — Le début se fait par une tuméfaction des ganglions angulo-maxillaires, plus rarement des ganglions de l'aisselle, de l'aîne ou des ganglions profonds. Quelques semaines après, on assiste à une véritable explosion de tumeurs ganglionnaires (Trousseau).

Il se dessine une chaîne de ganglions atteignant le volume d'une noisette, d'une noix, parfois d'un œuf, dans les régions rétro-maxillaire, sous-maxillaire, sus-hyoïdienne, le long des vaisseaux du cou, au niveau desquels on voit des bosselures qui s'étendent de l'angle de la mâchoire à la clavicule. Peu à peu l'hypertrophie envahit les ganglions axillaires, inguinaux, trachéo-bronchiques, mésentériques, ou même les tissus adénoïdes annexés aux muqueuses, amygdales, follicules de l'intestin, plaques de Peyer.

De là les déformations du cou, de la racine des membres, les compressions mécaniques variant comme expression clinique, suivant qu'elles s'exercent sur les nerfs et les vaisseaux des membres, le médiastin, le mésentère.

Les ganglions sont durs, indolores, sans adhérence à la peau, distincts les uns des autres, ne s'enflamment pas, ne suppurent pas.

L'état général devient mauvais, les forces se dépriment peu à peu, il se produit de l'anémie avec pâleur et finalement de la cachexie.

La température est habituellement normale ou même hypothermique. De temps à autre, surtout à la période terminale, éclatent des accès de fièvre intermittente ou rémittente susceptibles de se reproduire pendant un long temps.

L'adénie a une évolution lente qui embrasse une durée de quelques mois, un an, deux ans. Parfois son allure est brusquement précipitée par un processus aigu, plus ou moins fébrile, qui crée une invasion rapide des ganglions. Exceptionnellement, elle affecte dès le début une marche précipitée qui enlève le malade en quelques semaines. Elle prend alors le nom *d'adénie aiguë*.

La terminaison de l'adénie se fait soit par une cachexie progressive, soit par une complication d'ordre mécanique, crises de

dyspnée, tachycardie, syncope, par compression des organes du
médiastin, soit enfin par une infection secondaire, broncho-
pneumonie, purpura, etc...

L'adénie peut affecter des localisations prédominantes qui
créent de véritables formes cliniques : *forme thoracique* avec
tumeur du médiastin, dans laquelle on observe parfois la participation du thymus ; *forme abdominale* avec atteinte portant
principalement sur les ganglions mésentériques. La *rate* est souvent volumineuse, ce qui augmente les difficultés diagnostiques.
Cette spléno-mégalie qui atteint rarement les dimensions de la
rate leucémique est due à l'invasion des corpuscules de Malpighi
par la lésion adénique. Le *foie* peut également participer au
processus et s'hypertrophier. On a cité enfin des cas exceptionnels dans lesquels les *follicules clos* et les *plaques de Peyer* de
l'intestin étaient le siège d'une tuméfaction notable (RIST et
BENSAUDE).

2° Anatomie pathologique. — BARD[1] a le premier montré
sur un ganglion enlevé pendant la vie, une dégénérescence
caséeuse en îlots, très distincte des dégénérescences tuberculeuse et syphilitique.

3° Etiologie. — L'adénie est rare chez l'enfant. Elle représente 16 p. 100 de la totalité des cas publiés. D'ESPINE et PICOT
ont rassemblé 34 cas d'adénie nfantile. La plupartdes conditions prédisposantes notées, hérédité, maladies antérieures, etc.,
sont banales. TROUSSEAU avait insisté sur la fréquence d'une
lésion préexistante de la peau ou des muqueuses, coryza chronique, suppuration des voies lacrymales, otorrhée, traumatisme, etc... Le peu d'importance de ce facteur est démontré
par la fréquence de ces différentes lésions chez l'enfant, alors
que l'adénie est exceptionnelle.

4° Pathogénie : nature de l'adénie. — On a souvent réuni
l'adénie et la leucocythémie dans un même groupe désigné

---

[1] BARD, *Lyon médical*, 1888 et GUILLEMET, *De l'adénie, sa nature
infectieuse*, Th. de Lyon, 1889.

par Jaccoud et Labadie-Lagrave sous le nom de *diathèse lymphogène* et par Ranvier sous celui de *lymphadénie*. C'est là une véritable confusion à la fois clinique et anatomo-pathologique.

Les altérations ganglionnaires liées à la leucocythémie présentent toutes le type hyperplasique, se rapprochant du lymphome.

Les recherches de Bard ont montré au contraire dans l'adénie, une véritable dégénérescence, une lésion nettement destructive, Que les lésions viscérales et ganglionnaires de la leucocythémie soient primitives, comme beaucoup l'admettent, qu'elles soient secondaires à la lésion du sang, comme le prétend Bard, qui fait de la leucémie un cancer du sang avec généralisation aux organes, il n'en est pas moins vrai que seules les lésions hyperplasiques des ganglions s'associent à la leucocythémie, et que jamais celle-ci ne se rencontre dans les lésions destructives des ganglions, telles qu'en réalisent l'adénie, la tuberculose, la syphilis, la suppuration.

En fait, la multiplication des leucocytes dans le sang établit une barrière rigoureuse entre la maladie de Virchow-Bennett, et la maladie d'Hodgkin et les lésions ganglionnaires comparées dans les deux ordres de cas, justifient pleinement une pareille distinction.

L'adénie, comme l'a le premier indiqué Bard, est une infection spéciale, on pourrait dire spécifique des ganglions lymphatiques, ses lésions et son évolution sont calquées, comme nous le verrons à propos du diagnostic, sur le type des lésions tuberculeuses et syphilitiques des ganglions. Il s'agit dans tous ces cas d'infections lentes, progressives, susceptibles d'envahir tous les îlots lymphatiques de l'économie, mais toujours en accusant une tendance dégénérative.

La plupart des recherches faites pour reconnaître l'agent pathogène de l'adénie ont été négatives. Parfois, on a trouvé le streptocoque, le staphylocoque (Roux et Lannois), des microbes innommés, mais il est vraisemblable qu'il s'agit dans tous ces cas d'infections secondaires et que l'élément spécifique de l'adénie est encore à trouver.

5° Diagnostic. — Si on veut bien tenir compte des caractères cliniques de l'adénie tels que nous les avons présentés, hypertrophie envahissant successivement les ganglions lymphatiques superficiels et profonds, sans réaction inflammatoire, sans leucocythémie, cachexie progressive s'établissant parallèlement, on ne pourra guère confondre la maladie d'Hodgkin avec les divers syndromes que réalisent les grosses adénopathies multiples.

La *tuberculose ganglionnaire* revêt assez fréquemment l'aspect de l'adénie. On s'appuiera sur la séro-réaction tuberculeuse, la réaction à la tuberculine, l'examen direct d'un ganglion enlevé chirurgicalement. L'adénie tuberculeuse peut évoluer pendant des années, sans provoquer de grandes modifications de l'état général. Et c'est précisément ce caractère qui différencie très nettement l'adénie et la tuberculose ganglionnaire progressive. On a essayé de confondre ces deux affections (PAUL COURMONT, TIXIER et BONNET), de les rapprocher toutes deux de la leucémie lymphadénique. Nous avons déjà expliqué que les lésions différaient radicalement dans la leucémie et l'adénie. Je rappelle que nous avons obtenu avec LESIEUR [1] une tuberculose ganglionnaire chez le cobaye par inoculation de bacilles de Koch provenant de lymphômes tuberculeux chez un enfant.

La *syphilis ganglionnaire* a parfois simulé l'adénie (LANNOIS et LEMOINE [2]). Ces auteurs citent plusieurs cas de guérison par le traitement spécifique.

Le *lympho-sarcome* rappelle le début d'une adénie. Son extension est plus limitée, plus rapide ; il tend comme les cancers à s'ulcérer et à se généraliser par la voie veineuse aussi bien que par la voie lymphatique.

La *leucémie lymphadénique* se reconnaît à l'existence d'une leucocythémie.

6° Pronostic. — L'adénie se termine habituellement par la mort. Les cas heureux que l'on a cités sont discutables.

---

[1] VEILL et LESIEUR, *Lymphadénie tuberculeuse*, Arch. de méd. des enf. 1907.

[2] LANNOIS et LEMOINE, *Revue de médecine*, 1888.

7° Traitement. — Les médicaments usités sont l'iodure de potassium, la teinture d'iode, l'arsenic, l'arrhénal, le cacodylate en injections interstitielles, l'huile de foie de morue, la médication tonique.

Les tentatives chirurgicales ont toujours échoué. L'ablation rapide des premiers ganglions atteints est rationnelle. On ne pourra aborder la thérapeutique de l'adénie avec fruit, que lorsqu'on sera fixé sur sa nature.

LIVRE IV

MALADIES DU TUBE DIGESTIF

Les maladies du tube digestif constituent une des parties les
plus importantes de la pathologie infantile, et particulièrement
de celle du nourrisson. L'appareil gastro-intestinal du bébé ne
peut s'accommoder que d'une alimentation exclusivement lactée.
Or, si le problème de l'allaitement est simple en théorie, pratiquement il se heurte à des difficultés sans nombre, dont une
des principales réside dans la nécessité de l'allaitement artificiel. Les vices de régime et leurs conséquences désastreuses
étaient fatals avant qu'on ne connût d'une façon précise les altérations auxquelles le lait était exposé et les moyens de les prévenir. Encore aujourd'hui les erreurs d'hygiène sont fréquentes
et compromettent la vie de l'enfant ou sa santé dans l'avenir.

La bouche et le pharynx de l'enfant sont moins sensibles
que l'intestin à la qualité des aliments. Leur vulnérabilité
l'enfant tient à leur situation superficielle, à leur activité
comme lieu de passage pour l'air et les aliments, à leur sensibilité vis-à-vis de nombreuses infections, muguet, diphtérie, aphtes, etc., qui ont une véritable affinité pour les tissus jeunes, à
la richesse de leurs organes lymphatiques qui se prennent avec
une facilité remarquable dans le jeune âge.

Nous diviserons les maladies du tube digestif en trois chapitres : maladies de la bouche, maladies du pharynx, maladies du
tube gastro-intestinal.

CHAPITRE PREMIER

MALADIES DE LA BOUCHE, MALADIES DE LA DENTITION, STOMATITES

Les stomatites aigues comprennent plusieurs variétés : les
unes ont une spécificité nettement établie, comme la stomatite

diphtérique, celle du muguet : d'autres, dont l'agent pathogène est inconnu, ont une évolution clinique qui suffit à les distinguer ; telles la stomatite ulcéro-membraneuse, ou mieux ulcéreuse, le noma, la perlèche.

D'autres se caractérisent par la prédominance des lésions érosives : de ce nombre sont les localisations buccales de la fièvre aphteuse, de l'herpès fébrile, de l'impétigo, et les aphtes qui naissent sous l'influence d'une irritation d'ordre purement local. Nous réunirons tous ces faits dans une description commune sous le nom d'aphtes.

Enfin, il existe des inflammations plus ou moins étendues, dans lesquelles on trouve parfois des érosions ou des produits pseudo-membraneux, mais ceux-ci ne prédominent pas, c'est l'inflammation catarrhale qui joue le principal rôle : nous les décrirons sous le nom de stomatites simples.

Nous distinguerons donc : la *stomatite simple*, la *stomatite aphteuse*, la *stomatite ulcéreuse*, le *muguet*, le *noma*, la *desquamation épithéliale de la langue*, la *perlèche*. Nous n'accorderons pas de description particulière aux localisations buccales de la diphtérie, de la syphilis, de la tuberculose qui sont décrites à l'occasion de ces affections. Nous ferons précéder l'étude des stomatites de quelques données sur la pathologie dentaire, dans ce qu'elle a de plus indispensable pour le pédiatre.

ARTICLE PREMIER

MALADIES DE LA DENTITION [1]

Nous décrirons d'une part les caractères généraux de la première et de la deuxième dentition ; le développement des dents avec ses anomalies, avance, retard, complications ; dans un second chapitre les maladies des dents et les anomalies cons-

---

[1] Cet article est dû à la collaboration du Dr JULIEN TELLIER.

tituées des dents et des maxillaires et dans un troisième chapitre l'hygiène buccale.

§ 1. — DÉVELOPPEMENT DES DENTS ET SES ANOMALIES

Dans ce paragraphe, nous exposerons des généralités 1° sur les caractères distinctifs des dents de la première et de la seconde dentition : 2° sur leur développement : 3° sur leurs anomalies ; 4° sur les complications qui accompagnent l'éruption.

1° Caractères des dents. — On distingue : 1° la dentition *temporaire* ou *caduque*, ou *dentition de lait* : 2° la dentition *permanente* ou *définitive*.

a) *Dentition temporaire.* — La dentition temporaire est constituée par des incisives (I), des canines (C) et des molaires (M) ; elle est représentée par la formule suivante :

$$ I \frac{2}{2} \, C \frac{1}{1} \, M \frac{2}{2} = 10 \text{ dents} $$

pour chaque moitié du corps, soit en tout 20 dents.

Il n'y a pas de *prémolaires*.

Chez le fœtus à terme, toutes les dents sont encore incluses dans les maxillaires. Elles font leur éruption par paires, dans un ordre déjà signalé (ch. Iᵉʳ). En règle générale, *les paires supérieures apparaissent avant les paires inférieures :* les incisives centrales inférieures font exception à la règle.

b) *Dentition permanente.* — La dentition permanente comprend des incisives, des canines, des prémolaires ou bicuspides (Pm) et des molaires ; en voici la formule :

$$ I \frac{2}{2} \, C \frac{1}{1} \, Pm \frac{2}{2} \, M \frac{3}{3} = 16 \text{ dents} $$

pour chaque moitié du corps, soit au total 32 dents.

Les dents permanentes font aussi leur éruption par groupes, *les paires inférieures avant les supérieures.*

c) *Caractères distinctifs.* — Il est indispensable de savoir distinguer les dents de lait des dents permanentes, dans le but surtout d'éviter la confusion au moment où se discute l'indication d'une extraction.

Elles présentent les mêmes caractères morphologiques généraux. Les dents caduques sont plus petites, de coloration blanc bleuâtre, moins jaune ; elles ont une couronne moins haute relativement à la largeur que dans la dentition définitive ; la première molaire est plus petite que la deuxième ; les tubercules ou cuspides des molaires de lait sont moins saillants, la face triturante est plus plane.

Signe important et pathognomonique, sur les dents de lait, l'émail cesse brusquement au collet, et y forme une saillie en bourrelet perceptible à l'examen avec un instrument à pointe mousse.

Au point de vue de la *structure anatomique*, la cavité pulpaire est, relativement au volume total de la dent, de dimensions plus considérables dans les dents temporaires ; d'où cette conséquence que chez les enfants la carie est rapidement pénétrante (voir plus loin).

2° Développement des dents. — Il comprend la formation du follicule dentaire et la dentification ou calcification qui consiste dans l'imprégnation par des sels minéraux des portions du follicule qui donneront naissance aux tissus durs de la dent : émail, ivoire ou dentine, et cément.

Les maladies générales étant susceptibles d'entraîner des lésions du follicule dentaire ou des troubles de la calcification (intoxications, maladies infectieuses, pyrexies, syphilis, rachitisme, etc.) il peut être utile au point de vue du diagnostic rétrospectif d'avoir quelques notions sur la *chronologie* soit du follicule, soit des diverses étapes de la calcification.

Les *follicules des dents temporaires* sont clos au début du 4e mois de la vie intra-utérine ; celui des 1res molaires *définitives* à la 20e semaine, des incisives, canines et prémolaires au 9e mois, des 2es grosses molaires, dans le courant de la 1re année.

La *calcification* des dents de lait (celle de la couronne est seule intéressante ici) débute avec la 17e semaine de la vie fœtale et est à peu près terminée à la naissance. Celle des dents définitives commence au 6ᵉ mois de la vie fœtale (1ʳᵉ grosse molaire ou *dent de cinq ans*) pour se terminer à 5 ou 6 ans, excepté pour les deux dernières grosses molaires (dent de 12 ans et dent de sagesse) où elle se fait de 6 à 12 ans.

3° Anomalies de la première dentition. — La dentition normale commence à 6 mois, finit à 2 ans, chez un enfant normal, c'est-à-dire né à terme, de parents sains et chez lequel l'alimentation est soumise à un contrôle vigilant comme quantité et qualité.

Entre les temps d'apparition des dents par paires de même nom, il y a souvent des *temps d'arrêt* : le plus considérable est celui qui sépare l'éruption de la canine de celle de la 2ᵉ molaire ; à partir du 18ᵉ mois, la régularité n'est plus aussi grande. Les temps d'arrêt peuvent manquer : *l'enfant est constamment en état d'éruption dentaire.*

La dentition anormale comprend : 1° la dentition précoce ; 2ᵉ la dentition tardive.

A. Définition précoce. — Dans celle-ci il faut distinguer l'éruption précoce vraie et la folliculite expulsive.

α) *L'éruption précoce vraie* comprend : la présence des dents à la naissance (très rare, cas historiques de Louis XIV, de Mirabeau) ; l'éruption au 3ᵉ ou 4ᵉ mois : elle peut avoir lieu soit chez des enfants bien portants, soit chez des enfants idiots ou arriérés (Mᵐᵉ Sollier). Cette éruption est lente, sans symptômes d'infection et ne comporte aucun pronostic. Les dents sont solidement implantées, la muqueuse gingivale est normale, l'état général est bon.

β) *La folliculite expulsive* (Capdepont) : la soi-disant éruption précoce n'est souvent que *l'élimination d'une dent en voie de formation, consécutive à une inflammation du follicule dentaire.* » L'infection primitivement buccale gagne le follicule par l'intermédiare du *gubernaculum dentis.*

Dans ces cas, la dent, incomplètement calcifiée, est mobile et dépourvue de racines ; *l'éruption est très rapide* ; on a vu la dent s'élever de 2 ou 3 millimètres en un jour ; parfois elle est spontanément expulsée ; le chapeau de dentine tombe, au-dessous apparaît la papille dentaire ressemblant à un bourgeon charnu.

Le *pronostic* de la folliculite est sombre : elle est souvent accompagnée ou suivie de phénomènes généraux excessivement graves, parfois mortels (septicémie ou même septico-pyohémie). Elle s'observe le plus souvent chez des enfants débiles ou nés avant terme.

Le *traitement* varie suivant qu'il s'agit de l'éruption précoce ou de la folliculite. — L'éruption précoce vraie n'entraîne aucune indication thérapeutique, On a conseillé de faire sauter d'un coup d'ongle (?) les incisives des nouveau-nés. Cette conduite a parfois été suivie d'hémorragie grave, même mortelle (MAGITOT).

Dans le cas de folliculite expulsive, l'extraction est formellement indiquée ; il faut la faire suivre de lavages antiseptiques répétés (eau oxygénée à 3 ou 4 volumes) de la plaie et de la bouche ; surveiller l'hémorragie possible (compression digitale, au besoin avec un tampon trempé dans le sérum gélatiné à 5 % (CARNOT).

B. DENTITION TARDIVE. — On doit distinguer l'éruption tardive proprement dite et l'éruption retardée.:

a) *Éruption tardive proprement dite.* — Le retard peut être *léger* (enfance difficile, changements fréquents de nourrice) et n'a aucune signification.

Il peut être *marqué* : la dentition ne commence qu'au 10ᵉ mois et le retard se perpétue pendant toute la période d'éruption (enfants nourris au biberon, troubles dyspeptiques concomitants, abdomen volumineux, état constitutionnel).

Enfin, dans certains cas de *retard très marqué*, il n'y a pas de dents à un an, seulement quelques-unes à 18 mois ou 2 ans ; la dentition ne s'achève que vers 3 ans 1/2 (rachitiques, hérédosyphilitiques, idiots). C'est l'indice d'un état général qui doit attirer l'atenttion.

b) *Éruption retardée plutôt que tardive.* — La dentition est normale jusqu'à un an, 14 mois : puis il y a un temps d'arrêt de plusieurs mois, qui peut coïncider avec un sevrage mal dirigé, une alimentation prématurée et mal conduite, d'où des troubles digestifs dont on rend responsable le processus même de la dentition. Elle s'observe aussi dans le rachitisme, la syphilis héréditaire, la tuberculose, chez les crétins, les idiots. On a accusé l'influence des pyrexies, très contestée, mais manifeste dans les cas de longue convalescence.

Le *traitement* ne comporte pas habituellement d'indications spéciales, sinon quand il y a des accidents. Surveiller l'alimentation. Traitement des états constitutionnels.

4° Complications dans l'éruption des dents de lait. — Ces complications comprennent des accidents locaux et des accidents généraux.

A. ACCIDENTS LOCAUX. — Les principaux sont : l'odontalgie, la gingivite et ses complications.

a) *Odontalgie infantile* (PREISWERK). — La gencive, très dure, oppose une résistance plus ou moins grande à l'éruption, d'où pression sur la pulpe dentaire encore ouverte. La gencive fortement tendue, n'est ni rouge ni enflammée.

b) *Gingivite, gingivo-stomatite et complications* (ulcérations, gangrène gingivale, nécrose du maxillaire, etc.).— Ces accidents sont *dus à une infection locale* de la gencive au niveau du point d'éruption, *infection toujours précédée d'une excoriation de la muqueuse* et favorisée par les modifications de la circulation, du milieu buccal, etc. Il y a ordinairement une élévation sensible de la température, salivation plus ou moins abondante (ptyalisme), fétidité de l'haleine, sensibilité suffisante pour empêcher de prendre le sein, état saburral de la langue.

S'il s'agit des molaires, on observe de l'adénite sous-maxillaire.

Au niveau de la localisation infectieuse, la gencive saigne facilement ; le capuchon formé par la muqueuse s'ulcère et suppure, formant un clapet violacé. Les accidents disparaissent ou sont accompagnés de phénomènes généraux plus ou moins graves : stomatite ulcéreuse, ulcéro-membraneuse, gangrène, adénopathie douloureuse, avec fièvre, troubles digestifs, diarrhée, adynamie (enfants mal nourris).

B. ACCIDENTS GÉNÉRAUX. — On a décrit des troubles *digestifs, nerveux* (convulsions, éclampsie infantile), *respiratoires, cuta-nés,* etc., dont la corrélation avec la première dentition, défendue par BOUCHUT, RILLIET et BARTHEZ, etc., a été complètement niée par POLITZER, MAGITOT, GALIPPE (voir chap. *Stomatites*).

Un *diagnostic* sérieux est nécessaire pour affirmer ou nier la relation de causes à effets ; il peut être dangereux de l'accepter trop facilement. Bien des accidents généraux rattachés à la dentition sont dus à un vice de l'alimentation, suralimentation ou alimentation insuffisante, allaitement artificiel, sevrage précoce, malpropreté des instruments de nourrissage ; même s'il n'y a que des accidents locaux, il peut être bon de chercher de ce côté : « Au lieu de surveiller la bouche, savoir ce qu'on met dans la bouche » (MILLION).

Le *traitement* sera indiqué plus loin.

5° Deuxième dentition et ses anomalies. — La deuxième dentition comprend l'éruption des quatre premières grosses molaires ; la chute des vingt dents temporaires et leur remplacement par vingt dents définitives ; l'éruption des quatre deuxièmes grosses molaires.

A. ERUPTION DES PREMIÈRES MOLAIRES DÉFINITIVES.—Elle se fait vers l'âge de *six ans,* ordinairement avant toute modification de la dentition caduque : c'est là un *fait ignoré de la plupart des parents et de bien des médecins,* et cette ignorance entraîne souvent de regrettables conséquences qu'on évitera par un examen sérieux.

Cette phase de la dentition est caractérisée par *un double processus* : l'apparition d'une dent volumineuse et l'accroissement proportionnel des maxillaires. Les accidents sont *purement locaux* (gingivite, ulcération du capuchon, infection ordinairement localisée, adénopathie légère). On note parfois cependant une élévation plus ou moins marquée de la température. Les *complications sont rares,* soit parce que l'enfant est plus résistant, soit parce que le diagnostic des affections générales contemporaines de l'éruption est plus facile à établir et leur origine plus aisément rattachée à ses véritables causes.

B. **Chute des vingt dents temporaires, leur remplacement**

α) La *chute des dents temporaires* est précoce ou tardive. *Précoce*, elle peut être due à la formation prématurée des dents permanentes correspondantes, ou n'avoir pas de cause apparente. En ce cas, il y a arrêt de développem nt du maxiliaire, *résorption locale alvéolaire qui génera ou fera dévier la dent permanente* (v. les anomalies dentaires). Règle générale : *il ne faut pas se hâter d'extraire les dents caduques cariées,* si la carie peut être surveillée et traitée.

β) La *chute tardive* est plus fréquente que la chute précoce ; il n'est pas rare de voir persister des dents de lait chez les adultes. (Si l'indication de l'extraction vient à se poser en pareil cas, il est bon de *s'assurer par la radiographie* de l'existence de la dent permanente). Elle peut être *cause d'anomalie* de direction. Les causes principales de la chute tardive sont les états constitutionnels, les anomalies des maxillaires, les anomalies de siège, de direction, etc., des dents. L'éruption des dents de remplacement se fait de sept à douze ans·dans l'ordre indiqué au chapitre 1er.

C. **Anomalies et accidents dans l'éruption des dents de remplacement.** — Sous ce titre sont compris une série de troubles dont nous ne mentionnerons que les principaux.

a) *Anomalies.* — La *chute des dents temporaires est due à la résorption des racines,* sur le mécanisme de laquelle on a édifié de si nombreuses théories. A un moment donné, la couronne est expulsée, soit naturellement, soit par une intervention insignifiante ; il suffit souvent d'une traction légère ou d'une simple poussée avec les doigts, sans pince ou instrument quelconque, ce qui a le mérite de ne pas effrayer l'enfant.

Parfois cependant, la résorption des racines ne se produit pas ou s'opère mal ; les incisives permanentes se placent derrière les incisives et les canines de lait, c'est-à-dire du côté palatin ou lingual. Les molaires permanentes qui se trouvent ordinairement au-dessous (ou au-dessus) des dents temporaires se trouvent parfois du côté lingual par rapport à elles. En ce cas les *racines des dents caduques peuvent persister,* avec ou sans leurs couronnes qui peuvent avoir été détruites par la carie ; et alors, *ou bien il se produit des anomalies* de l'éruption des dents définitives, ou bien une couronne tout entière de molaires de lait *coiffe la dent permanente* sous-jacente, en faisant saillie, soit du côté labial, soit du côté lingual ; ou bien *une prémolaire fait son éruption entre les deux racines* (à la mâchoire inférieure) ou les trois racines (à la mâchoire supérieure) des molaires de lait, en les refoulant en avant ou en arrière, ou encore sur les faces proximales où elles *coincent* et entraînent ainsi un *déplacement de la dent définitive* qui persistera au moins tant que ces racines n'auront pas été extraites.

Dans les cas où les molaires de lait persistent, *les prémolaires* (dents définitives) *font leur éruption de côté,* si l'on peut ainsi parler, et le plus ordinairement du côté labial. Elles font leur apparition *au-dessus des dents de lait, par leur cuspide externe* qui fait saillie à travers la gencive, où il se montre sous l'apparence d'un corps blanchâtre ou blanc jaunâtre, brillant et dur. Il est souvent *pris pour l'extrémité de la racine* de la dent temporaire, erreur dont les conséquences ont parfois été fort graves. La première grosse molaire peut aussi se présenter sous le même aspect au moment de son éruption et l'un de ses cuspides apparaître d'abord non sur le bord libre de la muqueuse, mais à plusieurs millimètres au-dessus ; d'où des erreurs de diagnostic possibles pour un esprit non prévenu.

L'éruption précoce des dents permanentes est ordinairement due à la disparition prématurée des dents de lait, le plus souvent extraites à la suite de complications de la carie.

L'éruption tardive dans la deuxième dentition est plus fréquente que dans la première. Les causes en sont souvent difficiles à préciser.

b) *Accidents.* — Pourquoi peut-il y avoir des accidents? (Magitot) — Le nombre des dents de lait est égal à celui des dents définitives ; mais le volume de celles-ci est plus considérable (elles sont en général dans le rapport de 3 à 5 ; d'où la nécessité d'un allongement des arcades alvéolaires (opinion classiquement admise, mais discutée) ; s'il n'a pas lieu, il se produit des *anomalies de direction et de position.*

Il y a d'autre part des *accidents muqueux locaux,* gingivite surtout chez les enfants débilités, stomato-gingivite, stomatite ulcéreuse, etc., et *quelques troubles généraux* ordinairement peu marqués (insomnies, douleurs).

D. ÉRUPTION DES DEUXIÈMES GROSSES MOLAIRES DÉFINITIVES. — Ce sont les dents dites de *douze ans*. Les accidents sont peu fréquents et consistent en *troubles locaux* (gingivite simple, ou phlegmoneuse ou ulcéreuse).

Ils prennent cependant parfois *l'allure des accidents de la dent de sagesse*, avec leurs complications dont il faut dire ici quelques mots, puisque les accidents dus à la 3e molaire ne rentrent pas dans le cadre de notre description.

L'infection partie de la gencive gagne rapidement le follicule dentaire, se transmet aux parties voisines et par leur intermédiaire au muscle masséter, d'où *trismus*. La suppuration du périodonte (ligament alvéolo-dentaire) ou *périodontite suppurée* peut être suivie d'ostéo-périostite ou *ostéomyélite* avec adénite ou adéno-*phlegmon*, et se terminer par *nécrose* du maxillaire avec séquestres parfois considérables, fistule, etc. cicatrice vicieuse, rétractions musculaires (torticolis dentaire).

6° Traitement des accidents de la première et de la seconde dentition. — La *prophylaxie* sera traitée à propos de l'hygiène de la bouche.

Le *traitement proprement dit* varie suivant qu'il s'agit de la première ou de la seconde dentition.

A. TRAITEMENT DES ACCIDENTS DE LA PREMIÈRE DENTITION. — La pratique autrefois conseillée d'inciser systématiquement les gencives au niveau des dents qui sont sur le point de faire leur éruption dans l'intention d'éviter des accidents qui ne se sont pas encore manifestés, présente de nombreux inconvénients sans aucun avantage (TROUSSEAU, CRUET).

L'indication de l'incision est excessivement rare : au cas où elle se pourrait (gencive très tendue, douloureuse) il faudrait employer le thermo ou le galvano-cautère, pour éviter l'hémorragie et la cicatrisation trop rapide après l'emploi du bistouri.

Le moindre inconvénient de l'incision est son inutilité ; *elle ne favorise pas l'éruption ;* trop souvent après elle et avant l'éruption, la cicatrisation se produit et la poussée est retardée, rendue plus difficile par la présence de tissus fibreux.

L'incision au galvano ou thermo-cautère, ou au bistouri, est *indiquée dans les cas de gingivite ou d'ulcération.* Il faut la faire suivre d'irrigations antiseptiques sous les lambeaux de la muqueuse avec une solution de chloral à 4 p. 1000 ou mieux avec de l'eau oxygénée à douze volumes, étendue de trois fois son volume d'eau bouillie.

Pour combattre l'élément *douleur* on a conseillé l'emploi de certains topiques ; en voici quelques formules classiques :

Sirop de belladone.	10 gr.
Chlorhydrate de cocaïne.	0 50 centig.
	(COMBY).

Chlorhydrate de cocaine	0 gr. 10
Bromure de potassium	1 —
Eau distillée	
Glycérine neutre	} ãã 20 —

Leur efficacité est douteuse.

B. **TRAITEMENT DES ACCIDENTS DE LA SECONDE DENTITION :**
a. *Chute précoce, tardive.* — Aucune indication spéciale. Ne pas intervenir si les dents de lait persistent sans accidents ; en tous cas, s'assurer de la présence de la dent définitive (radiographie).

b. *Chute des vingt dents de lait et leur remplacement.* — Surveiller la marche ; extraire par tractions légères ou simples poussées les dents qui chevauchent. S'il à y des dents *coincées* ou enclavées, les extraire par poussées avec un élévateur (plat, en gouttière, pied de biche) : l'emploi d'une pince quelconque est plutôt difficile et assez souvent suivi d'insuccès.

Pas d'indication spéciale pour les *retards de l'éruption ;* l'absence momentanée de certaines dents définitives présente surtout des inconvénients au point de vue esthétique, et aussi au point de vue de la disposition générale de la bouche. La conduite à tenir ne peut être précisée qu'après l'éruption ; faire patienter les parents qui sont seuls à s'en inquiéter. Examen radiographique pour les rassurer sur l'existence des dents définitives, dont on peut sentir la sallie parfois très haut (ou très bas) dans la région vestibulaire, cela est surtout vrai pour les canines.

c. *Eruption des premières et deuxièmes grosses molaires.* — Ouverture des abcès gingivaux au bistouri ou au cautère. Suppression du bourrelet gingival et du cul de sac qui recouvre parfois les dents (au thermocautère). Traitement des ulcérations par l'attouchement à l'acide chromique au 1/10 ; les irrigations et bains de bouche prolongés (8 à 10 minutes de durée) avec l'eau chloratée ou l'eau oxygénée suffisent le plus ordinairement. Traitement chirurgical habituel des phlegmons : l'incision externe est parfois formellement indiquée, il faut la pratiquer aussitôt que possible. En pareil cas, après guérison, il se produit ordinairement une cicatrice indélébile adhérente au maxillaire.

§ 2. — MALADIES DES DENTS

Les maladies des dents comprennent l'étude des lésions organiques et des anomalies des dents et des maxillaires. Dans les lésions organiques nous comprendrons la carie dentaire, les érosions, la pyorrhée alvéolo-dentaire, les lésions traumatiques.

A CARIE DENTAIRE

La carie dentaire est une lésion destructive des tissus durs de la dent (émail, dentine) aboutissant à la nécrose de la pulpe. Elle est de nature infectieuse et marche de la périphérie au centre. C'est l'affection dentaire la plus fréquente. Elle présente chez les enfants un certain nombre de particularités sur lesquelles nous attirerons l'attention dans une description très rapide.

1o Étiologie. — Nous étudierons l'influence de l'âge, des maladies générales, des causes prédisposantes locales, des causes efficientes, des lieux d'élection.

a. *Age.* — La carie se montre dès la troisième année pour les dents de lait ; dès son apparition pour la première grosse molaire, de douze à quinze ans pour les prémolaires et la deuxième grosse molaire. Les incisives et les canines peuvent se carier à tout âge.

b. *Maladies générales.* — Elles ont pour résultat de modifier les rapports ou la composition même des éléments organiques (protoplasma) et inorganiques (sels minéraux) qui entrent dans la constitution des dents, et de *diminuer leur résistance à la carie*, en même temps qu'elles modifient fâch usement le milieu buccal (pyrexies, états infectieux, diathèses). Les dents les plus riches en matières inorganiques sont les plus résistantes à la carie (loi de GALIPPE) ; les dents des enfants sont relativement plus riches en protoplasma que les dents adultes.

c. *Causes prédisposantes locales.* — Ce sont les *anomalies de structure congénitale* : fissures, sillons, et surtout les érosions (voir plus loin): les *causes chimiques* : acides, sucres, substances alimentaires albuminoïdes par leurs produits de fermentation. Les *fermentations acides*, soit généralisées à toute la bouche (pyrexies prolongées, diminution de la sécrétion salivaire), soit limitées aux espaces interdentaires ou localisées dans les sillons, fissures, érosions, etc, semblent agir en attaquant les tissus durs de la dent et préparent les voies à l'action des micro-organismes de la carie.

d. *Causes efficientes.* — La carie est d'origine poly-microbienne (MILLER, GALIPPE et VIGNAL, GOADBY, CHOQUET) ; ce dernier auteur établit qu'il n'y a pas de *microbe spécifique de la carie ;* les espèces rencontrées dans les infections dentaires vivent à l'état normal dans la cavité buccale.

e. *Lieux d'élection.* — Par ordre de fréquence *pour les dents de lait,* ce sont avant tout les faces proximales (contiguës) des deux molaires, face distale de la première, proximale de la deuxième ; puis leurs faces triturantes ; enfin les canines et les incisives. *Pour les dents définitives,* c'est d'abord la première grosse molaire. La *vulnérabilité spéciale* de cette dent tient à ce fait que la *calcification commence dès le sixième mois de la vie intra-utérine :* les affections maternelles, les maladies de la première enfance influent sur les qualités de ses tissus composants. Ce sont ensuite les faces latérales des incisives trop serrées ou même chevauchées, puis les prémolaires, la deuxième grosse molaire et les canines.

2° Symptômes. — On peut diviser la carie en *carie non pénétrante* : destruction de l'émail seul ou de l'émail et de la dentine, n'atteignant pas la chambre pulpaire, et en *carie pénétrante* avec destruction de la dentine atteignant la chambre pulpaire ; dénudation de la pulpe infectée, puis mortification et gangrène de la pulpe.

L'étude symptomatique complète de la carie ne rentre pas dans notre projet. L'attention du médecin est ordinairement appelée du côté de la bouche, soit à la suite de douleurs dont se plaignent les enfants, soit à la suite de complications de la carie. Le diagnostic comporte principalement la solution des questions suivantes :

α) *Y a-t-il des caries ?* Le simple examen de la bouche suffit souvent à résoudre la question : changement de coloration des dents aux points malades, présence de cavités de dimensions plus ou moins considérables, destruction plus ou moins étendue des couronnes. Avec une sonde fine, on constate directement le ramollissement des tissus atteints.

β) *Les caries sont-elles cause des douleurs accusées ? Quelle est la variété de la lésion, pénétrante ou non ?*

Dans la carie non pénétrante, les douleurs spontanées n'existent pas ; elles sont *provoquées* par le contact des aliments, la mastication, l'action de la chaleur et du froid, des solutions salées, sucrées, acides, le contact des instruments. Dans la carie pénétrante, les *mêmes causes* peuvent provoquer la douleur, mais elle existe souvent sans leur intervention, et elle paraît *spontanée* ; en réalité, son apparition est liée à *toutes les causes de congestion de la pulpe*, (respiration, succion, effort, chaleur de l'oreiller, simple fait de baisser la tête, etc.). Elle est alors excessivement vive et constitue la *rage de dents* ; elle est due à la compression des filets nerveux de la pulpe contre les parois inextensibles de la chambre pulpaire sous l'influence de l'afflux sanguin. Il y a donc *pulpite* ; celle-ci peut être *subaiguë, aiguë, suppurée*. Après plusieurs poussées de pulpite, il y a *mortification* de l'organe, suivie de *putréfaction* ou de *gangrène* avec ou sans complications.

γ) *Les caries sont-elles causes de complications ?* Les caries pénétrantes seules, à certains stades de leur évolution, sont susceptibles de produire des complications. En dehors de l'intérêt thérapeutique *spécial,* le diagnostic entre les deux formes de carie a un intérêt pratique évident : il sera possible après la description ci-dessus.

3° Variétés, marche et terminaison. — On décrit des *formes* sèches et molles, à *marche* lente ou rapide. Toutes choses égales d'ailleurs, *la carie a une marche plus rapide chez l'enfant,* où elle arrive plus vite à la phase dite pénétrante : la raison en est que la cavité pulpaire est chez lui, relativement au volume total de la dent, de dimensions plus considérables que chez l'adulte.

Dans une forme assez mal décrite, les dents deviennent brunes, puis noires dans leur presque totalité ; la lésion est en quelque sorte *diffuse.* Elle s'observe souvent de très bonne heure, et généralement atteint simultanément les quatre incisives supérieures ou inférieures. La couronne se désagrège et tombe ; autour des racines apparaissent fréquemment des abcès, fistules, etc.

La *terminaison* se fait par la mortification de la pulpe, accompagnée de destruction notable de la couronne, sans complications s'il n'y a pas d'infection secondaire ; sinon celles-ci interviennent et dominent la scène.

4° Complications. — Les complications comprennent les troubles du système nerveux et les infections dentaires.

A. TROUBLES DU SYSTÈME NERVEUX ; Nous distinguerons les troubles suivants :

Troubles de la sensibilité générale. — Les *névralgies* dans le domaine du trijumeau sont très fréquentes au cours des caries pénétrantes. La *plupart des névralgies faciales d'intensité moyenne* (petite névralgie faciale) *sont d'origine dentaire* (neuf fois sur dix (J. TELLIER).

Troubles de la motilité ; spasmes et contractures (trismus, blépharo-spasme, déviations oculaires), rares mais parfois observés dans l'enfance.

Troubles de la sécrétion glandulaire : salivation, larmes.

Troubles vaso-moteurs : rougeurs de la conjonctive, de la face, feux de dents.

Troubles trophiques, pelade d'origine dentaire (JACQUET), zona vrai ou éruption zostéroïde.

Troubles de la sensibilité spéciale : de la vue, de l'ouïe : *otalgies* symptomatiques de la carie des grosses molaires inférieures ; très fréquentes et caractéristiques.

B. INFECTIONS DENTAIRES.—On trouve dans la bouche à l'état normal, le streptocoque, les staphylocoques pyogènes, le pneumocoque, le bactérium coli, le bacille de KOCH, le bacille fusiforme de VINCENT, des spirilles et des spirochaetes, etc., en un mot des espèces *aérobies* et des espèces *anaérobies* (VEILLON). Certaines d'entre ces dernières sont pathogènes (gangrène pulmonaire, otites suppurées, phlegmons, etc.) et semblent être souvent les *agents principaux des infections péri-dentaires* (MONIER)

L'immunité générale et locale de la cavité buccale est *diminuée dans toutes les maladies générales* (pyrexies, états infectieux). La *porte d'entrée* est constituée par la gencive ulcérée ou la pulpe dénudée ; la pulpe contient des lymphatiques récemment décrits (SHWEITZER) qui aboutissent ainsi que ceux des gencives aux ganglions de la région sous-maxillaire.

Les complications infectieuses de la carie sont :

La périodontite (autrefois appelée périostite alvéolo-dentaire, dénomination à rejeter d'une façon absolue parce qu'elle manque de justesse et peut prêter à la confusion avec la périostite vraie), encore dite arthrite alvéolo-dentaire ; c'est l'infection du *ligament, non du périoste* alvéolo-dentaire.

Elle s'accompagne de *fluxion* dentaire qui se termine par résolution ou suppuration ; d'*abcès* ou *phlegmons,* localisés ou diffus, de *périostite* vraie avec ostéite ou *ostéomyélite,* de *nécrose,* de *fistules* muqueuses ou cutanées, de trismus, de myosites suppurées du masseter et parfois de certains muscles du cou (du sterno-mastoïdien, par exemple : d'où torticolis dentaire (F. TELLIER.)

Adénites. — On observe des adénites *aigues,* suppurées ou non. Chez les enfants, les *adénites chroniques* de la région sous-maxillaire et du cou *ont souvent pour origine les lésions de la région gingivo-dentaire* (gingivites et caries) ; elles servent de porte d'entrée au bacille tuberculeux qui a été trouvé dans des dents fraîchement extraites (Hoppe, Haus, Kœrner).

Ulcérations des gencives et des joues. — Chez les enfants, quand la couronne a été détruite par la carie, les racines restées en place et infectées ulcèrent souvent la gencive à quelques millimètres du bord libre, exécutent ensuite un mouvement de bascule, et à travers l'ulcération gingivale, la pointe (*apex*) vient faire saillie au niveau du cul de sac gingivo-jugal et même atteint fréquemment la joue : il se forme alors une plaie relativement considérable s'étendant sur la gencive, le cul de sac et la joue elle-même ; après cicatrisation il en peut résulter une bride ou même une sorte de *symphyse gingivo-jugale* qui est une véritable cicatrice vicieuse (J. Tellier).

5° Indications thérapeutiques. — Les dents de la première dentition doivent être *conservées aussi longtemps que possible*. En règle générale, toutes les caries devraient être traitées de bonne heure pour conserver l'organe dans son intégrité restaurée. Mais en pratique, il n'en peut être ainsi ; trop souvent l'attention est attirée trop tard du côté d'une lésion destructive des dents, et d'autre part, l'indocilité des enfants ne permet pas toujours l'emploi du traitement conservateur.

a. Traitement conservateur. — *Dans les caries non pénétrantes*, il faut faire l'*obturation* de la cavité cariée après excision de la dentine ramollie au moyen d'excavateurs, de curettes maniées à la main ou de fraises montées sur le tour. Les matières obturatrices sont la gutta-percha, les ciments, les amalgames, l'or, la porcelaine. La technique n'en peut être ici décrite.

Les caries des molaires de lait sont plus souvent traitées que celles des incisives ou des canines. La première molaire ne disparaissant que vers la 9° année et la deuxième vers la 11°, dans les années qui précèdent les enfants supportent mieux les manœuvres du traitement.

L'action du *nitrate d'argent* pour arrêter ou retarder la marche

des caries semble manifeste. On peut l'employer en cristaux ou
en solution à 1/5, en prenant certaines précautions. Rien de particulier à signaler au sujet du traitement des caries non pénétrantes des dents définitives, sinon qu'il faut leur appliquer à
toutes et dès qu'on le peut le traitement conservateur. Il est de
la plus haute importance de conserver le plus qu'on le peut les
dents de six ans.

La douleur qui est un symptôme si important est souvent
prévenue par l'obturation seule; toutefois un pansement à
l'ouate imbibé de chloroforme, de laudanum, ou de menthol
peut parfois rendre des services : un tampon trempé dans une
solution alcoolique saturée de résine sandaraque peut rester en
place pendant plusieurs jours en prenant quelques soins d'hygiène.

Dans *la carie pénétrante avec pulpite vraie*, on pourra
tenter d'exciser la dentine ramollie avec beaucoup de précautions ; puis *la cavité sera désinfectée* avec soin au moyen d'une
solution antiseptique tiède. Ensuite un topique calmant sera
appliqué (laudanum et chloroforme, menthol cocaïné). Les
pratiques du traitement conservateur ne sont plus du domaine
de la clinique médicale.

Dans les caries très avancées des molaires de lait, après
désinfection des canaux, Cl. MARTIN a conseillé le *coiffage* au
moyen de couronne d'or.

b. Traitement radical, extractions. — Il faut avoir la main
forcée pour consentir à *l'extraction des dents de lait*. Elle *peut
être indiquée dans les pulpites aiguës*, lorsque les crises douloureuses sont assez rapprochées et assez violentes pour amener de
l'insomnie pendant plusieurs nuits consécutives, pour empêcher
la mastication et que, le traitement conservateur ne pouvant
être appliqué, on peut craindre le retentissement sur l'état
général.

Elle est également indiquée dans les périodontites à répétitions, dans les abcès, phlegmons, ortéomyélites, fistules, adénites
aiguës ou chroniques, lorsque les lésions ne peuvent rétrocéder
ou disparaître par suite de l'insuccès ou de l'impossibilité du
traitement conservateur.

Dans les complications inflammatoires de la carie, il faut *absolument proscrire l'emploi des cataplasmes* de farine de lin.

Les dents de lait qu'on extrait *ont des racines,* lorsque l'érosion normale de celles-ci, au contact des dents de remplacement, ne s'est pas encore produite. C'est là un fait souvent ignoré.

Pour les dents définitives, l'extraction des premières grosses molaires doit être retardée autant que possible, à cause de leur *rôle prépondérant dans la statique de la denture ;* mais elle peut être indiquée après échec des moyens conservateurs ; l'*époque de choix* est la onzième année, un peu avant l'éruption de la deuxième grosse molaire qui viendra souvent combler l'espace (diastème) laissé par la disparition de la dent de six ans.

Dans les cas d'ulcération des gencives par les racines, il faut procéder immédiatmeent à l'avulsion qui se fait en pareil cas, le plus souvent non avec le davier, mais au moyen du pied de biche ou d'un instrument *poussoir* quelconque.

c. Anesthésie. — L'anesthésie *générale* peut être nécessaire pour l'extraction chez les enfants. On peut employer le chlorure d'éthyle, le protoxyde d'azote et même l'éther (dans l'extraction difficile des 4 dents de six ans par exemple). Les indications et les contre-indications sont les mêmes qu'en chirurgie générale.

Pour l'anesthésie *locale* par les méthodes d'injection ou d'infiltration, il faut *proscrire absolument la cocaïne.* La solution de Schleich, l'alypine (dose maxima cinq milligrammes), la novocaïne (deux centigrammes) peuvent être employées dès la 8e année, surtout cette dernière associée à l'adrénaline, à la dose de un centigr., elle a même été employée sans inconvénient chez des enfants de 5 à 6 ans (Chompret).

B. Érosions dentaires

On donne le nom d'érosions à diverses malformations dentaires se produisant au cours de la vie intra-folliculaire de la dent et se traduisant par une altération particulière de la couronne qui semble usée, rongée, vermoulue sur une certaine étendue de sa surface.

Le terme d'érosion est mauvais ; ce n'est pas une altération ni une anomalie de structure, mais un *vice de développement*, une dystrophie, une hypoplasie (ZSIGMONDY).

1° Caractères physiques. — Les dystrophies coronaires comprenant : 1° les érosions *en cupule ou en godet ;* 2° les érosions en *sillons* continus ou interrompus, uniques ou multiples (dents *en escaliers, en gradins) ;* 3° les érosions en nappes (dents *en gâteau de miel*).

Au niveau des molaires (1re grosse molaire), la dystrophie s'accompagne d'une véritable atrophie du sommet de la dent : la surface triturante est irrégulière, et devient par usure la *dent courte et en plateau lisse.*

Sur les canines, la dystrophie produit la forme de dent *en virole.*

Sur les incisives, elle provoque des dentelures, la *dent de scie*, de l'amincissement du bord libre avec aplatissement antéro-postérieur, et les différents aspects connus sous le nom de *dent conique, d'échancrure semi-lunaire ou en croissant,* ou *en coup d'ongle.* Cette dernière forme, avec d'autres particularités (dent *en tourne-vis* et *direction oblique convergente*) constitue la *dent d'Hutchinson.* (voir *Syphylis héréditaire).*

L'érosion est une lésion toujours symétrique sur deux dents homologues.

Elle est *rare sur les dents de lait,* où on peut la rencontrer par ordre de fréquence, sur les canines, la deuxième molaire, la première molaire, les incisives latérales, les incisives centrales. Elle est *plus fréquente sur les dents permanentes* où elle s'observe dans l'ordre suivant : première grosse molaire, incisives inférieures et supérieures, canines et prémolaires ; elle est très rare sur les deuxièmes et troisièmes molaires.

2° Anatomie pathologique. — L'émail est irrégulièrement calcifié, aminci ou même absent. Au-dessous, la dentine présente de nombreuses lacunes (espaces interglobulaires anormaux).

L'étude histologique des follicules dentaires chez certains

embryons, fœtus et nouveau-nés a été faite récemment (THEU-
VENG). *Toutes les intoxications maternelles* (syphilis, tuberculose, alcoolisme) produisent des lésions des adamantoblastes
(cellules formatrices de l'émail) et des odontoblastes (formation
de la dentine); ce sont vraisemblablement les lésions primor-
diales de l'érosion.

3° **Pathogénie, étiologie.** — L'érosion est la conséquence *d'une
interruption ou d'un trouble momentané de la* **calcification**. Elle
peut être produite par *toutes les maladics de l'enfance* agissant
sur la nutrition générale, c'est-à-dire les maladies graves :
entérite des nouveau-nés, athrepsie, rachitisme, fièvres éruptives, diphtérie, tuberculose, éclampsie infantile (MAGITOT),
syphilis héréditaire (PARROT, HUTCHINSON, FOURNIER). En un
mot c'est une lésion banale que peut réaliser n'importe quel
trouble morbide ; mais *la syphilis est de beamcoup le plus
commun de ces troubles morbides.*

4° **Diagnostic.** — L'étude des érosions, de leurs caractères,
(par ex. : de leur situation) peut en se reportant aux tableaux
des époques de la formation folliculaire et de la calcification des
dents, permettre d'établir à quel moment la lésion causale a
agi, mais non d'affirmer la nature de cette cause; *aucune
érosion n'est spécifique,* au sens large du mot. Il ne faut pas
confondre les érosions avec les encoches du bord libre des incisives qui correspondent aux sillons de développement et qui
finissent par disparaître avec l'usure de ces bords.

5° **Traitement.** — Ce sont des *lésions définitives, indélébiles ;* on
ne peut qu'en pallier les inconvénients (esthétique, cause prédisposante de carie, sensibilité), on a proposé l'élongation des
incisives atteintes d'érosion (Cl. MARTIN).

C. PYORRHÉE ALVEOLO-DENTAIRE

Synonymes principaux : maladie de FAUCHARD, gingivite
expulsive, gingivite arthro-dentaire infectieuse, polyarthrite
alvéolo-dentaire.

Description sommaire. — C'est une affection qui, *à sa période d'état,* est caractérisée par un *ébranlement des dents* malades et la *présence du pus* en plus ou moins grande quantité dans l'alvéole : elle aboutit à la *chute spontanée* des dents.

On la rencontre chez des enfants scrofuleux et surtout chez des rachitiques (MILLER, de Berlin).

Elle peut être due à des *causes locales* : anomalies de l'articulation des dents (c'est-à-dire des rapports réciproques des dents des deux mâchoires), gingivite et spécialement gingivite tartrique, etc., ou à des *causes générales* (diabète, rhumatisme, maladies générales). Il serait intéressant de la rechercher d'une façon systématique chez tous les enfants rachitiques, tuberculeux, ou de souche neuro-arthritique.

Le traitement consiste en traitement de la cause et traitement de la pyorrhée : nettoyage et désinfection des culs de sac péridentaires, emploi des moyens destinés à modifier les tissus autour des dents, etc.

D. Lésions traumatiques

Les **contusions**, *fractures* et *luxations* des dents ressortissent plutôt à la pratique chirurgicale : mais le médecin est parfois consulté sur la conduite à tenir en présence de la fracture d'une ou plusieurs dents.

La *fracture* peut être la conséquence d'un coup sur une dent quelconque (coup de poing) ou d'une chute (incisives, surtout centrales).

Le trait de fracture peut ne pas intéresser la pulpe (*fracture non pénétrante*) ou passer par la chambre pulpaire (*fracture pénétrante*) avec hémorragies, douleurs vives, infection possible de la pulpe. En pareil cas, *il ne faut pas procéder à l'avulsion* de la dent, mais extraire la pulpe avec anesthésie locale (chlorure d'éthyle, ou injection spéri-apécale de novococaïne-adrénaline et après désinfection, obturer la racine qui pourra plus tard être utilisée au point de vue prothétique (couronnes, dents à pivot, etc.).

E. Notions sommaires sur les anomalies des dents et des maxillaires

1° Anomalies des dents. — On donne le nom d'anomalie dentaire à toute déviation du type primitif. C'est un *accident d'évolution* à différencier des lésions postérieures à la naissance et qui sont du domaine de la *Pathologie*. Nous ne ferons pas une étude complète des aonmalies dentaires et nous en décrirons quelques-unes en nous tenant à la classification classique de MAGITOT.

a. *Caractères physiques.* — A ce point de vue, nous signalerons successivement :

1° *Les anomalies de volume et de forme :* géantisme, nanisme signalés chez les enfants idiots et les épileptiques ; modifications coronaires (forme conique des incisives latérales, type régressif) ; modifications radiculaires. La connaissance de ces anomalies est utile en vue de l'extraction : racines coudées ou bipèdes ; divergence ou convergence des racines des molaires, constituant une variété de dents *dites barrées* ; soudure des racines.

2° *Les anomalies de nombre ;* α) augmentation, ce sont les dents surnuméraires, en général à extraire : β) diminution ; dans les cas d'absence congénitale d'une dent permanente, on trouve le plus souvent à sa place une dent caduque correspondante : il faut bien se garder d'extraire celle-ci pour provoquer l'apparition de la dent permanente qui peut-être n'existe pas, (utilité déjà signalée de l'examen radiographique) ; γ) absence congénitale des dents : observations critiquables.

3° *Les anomalies de structure* (voyez *Erosions*) ;

4° *Les anomalies du siège.* par *transposition* (seulement dans la dentition définitive) ; par *ectopie :*

α) Hors de l'arcade ; seulement dans la dentition définitive, peu fréquente à la mâchoire supérieure, affecte principalement les canines, par manque de place.

β) Hors de la cavité buccale ; au niveau du cou, sur le plancher des fosses nasales, dans les kystes dermoïdes.

5⁰ *Les anomalies de direction.* — C'est l'inclinaison vicieuse d'une dent siégeant à sa place normale. On en découvre quatre genres (MAGITOT).

χ) *Antéversion* (déviation en avant du plan vertical tangent à l'arcade), plus fréquente à la mâchoire supérieure : c'est la projection en avant surtout des incisives, pouvant affecter tous les degrés intermédiaires entre la position normale et la position horizontale.

β) *Rétroversion* (déviation inverse de la précédente) : moins fréquente, elle atteint les incisives supérieures et inférieures.

γ) *Inclinaison latérale.* : l'axe de la dent ne se trouve plus dans un plan vertical antéro-postérieur ; seulement pour les incisives.

δ) *Rotation sur l axe longitudinale,* fréquente sur les prémolaires, les incisives et les canines, peut varier de quelques degrés au quart et même au demi cercle.

b. *Étiologie, pathogénie.* — Les dents le plus souvent atteintes sont par ordre de fréquence : les incisives latérales supérieures, les premières molaires, les incisives centrales supérieures, les bicuspides, les canines, les deuxièmes molaires, les incisives inférieures.

L'influence de l'*hérédité* (MAGITOT, GALIPPE), est manifeste.

Les infections et intoxications maternelles, les affections de la période infantile, le développement anormal ou incomplet des *maxillaires* sont des causes d'anomalies dentaires ; de même la chute tardive des dents temporaires, l'extraction ou la chute prématurée d'une ou plusieurs des dents de six ans, l'extraction peu judicieuse de certaines dents permanentes.

c. *Indications thérapeutiques* (voir plus loin).

2⁰ Principales anomalies des maxillaires. — Ces anomalies sont difficiles à classer scientifiquement. Nous ferons une simple mention de leurs caractères physiques.

a. *Caractères physiques.*— On peut distinguer successivement :

26.

α) *L'asymétrie* qui peut porter sur un seul maxillaire (différence des 2 côtés), ou sur les deux mâchoires (les deux courbes paraboliques ne concordent pas).

β) *La diastolie,* augmentation du diamètre transversal des mâchoires qui se rencontre fréquemment dans les races inférieures : c'est plutôt une variété anatomique qu'une malformation.

γ) *L'atrésie,* caractérisée par le rétrécissement du diamètre transversal des mâchoires, avec voussure exagérée de la voûte (arcade en V et palais en ogive). La mâchoire semble avoir été aplatie. On peut observer des troubles fonctionnels (phonation, respiration).

Le prognat'sme qui est la déviation des arcades en avant de leur position normale. Il présente de *nombreuses variétés*; il peut être limité à la région alvéolaire, porter sur une mâchoire ou deux (prognatisme maxillaire supérieur, inférieur, ou double), être vrai ou faux, normal (caractère de race) ou pathologique, primitif ou consécutif, etc. Le prognatisme inférieur (menton de galoche) est le plus difficile à corriger ; il s'accentue avec l'âge par suite du glissement en avant des condyles dans la cavité glénoïde.

ε. *L'opisthognatisme* est une malformation qui consiste en une inclinaison en arrière de la partie antérieure du bord alvéolaire et des dents de l'une ou de l'autre de deux mâchoires.

b. *Étiologie.* — Mêmes causes que les anomalies dentaires. En plus, on a accusé les malformations crâniennes et faciales (hydrocéphalie, fissures palatines dont la réunion aurait été spontanée (Trelat), ossification prématurée des sutures crâniennes (pour le palais en ogive) (Coles).

Les végétations adénoïdes, sont souvent regardées comme la cause principale de l'atrésie des maxillaires : les enfants respirant la bouche ouverte, la pression exercée par les joues sur les arcades maxillaires suffirait à produire la déformation (Chatelier et David) : cette opinion n'est pas admise par tous les auteurs (Gourc, Marfan). Quoi qu'il en soit, atrésie et végétations adénoïdes sont souvent concomitantes : elles se rencontrent aussi chez un certain nombre de rachitiques.

c. *Indications thérapeutiques.* — Le médecin peut être souvent consulté sur l'âge auquel il convient de faire traiter les anomalies des dents et des maxillaires.

Les rares anomalies de la dentition caduque (disposition, forme, structure) ne donnent naissance à aucune indication.

On peut remédier le plus souvent auxi rrégularités dentaires ; l'*opportunité* du traitement dépend de l'âge, de la santé du petit patient, de l'étiologie, en particulier de l'hérédité (MARTINIER) ; dans les anomalies héréditaires, les résultats sont plus difficiles à obtenir et surtout à maintenir.

La tendance actuelle est *d'opérer de bonne heure* : il faut cependant se garder d'intervenir trop tôt ; bien des anomalies se corrigent seules ou par une petite intervention (extraction d'une racine temporaire, extraction judicieuse d'une dent permanente).

On peut tenter les redressements de 7 à 18 ans, en certains cas même beaucoup plus tard : *l'âge le plus favorable est en général de onze à quinze ou seize ans* : le patient est alors assez raisonnable pour comprendre ce qu'on attend de lui. Il faut différer ce traitement chez les enfants affaiblis ou mal portants.

L'intervention *peut* être précoce dans les cas de rétroposition des incisives inférieures (extraction des dents caduques) ; elle doit l'être dans les cas de rétroversion des incisives centrales ou latérales supérieures (entre sept ou neuf ans, au moyen d'appareils appropriés).

En résumé, on peut chez les enfants intervenir à tout âge ; on doit le faire d'une facon précoce pour certaines anomalies, déjà citées et pour certains cas d'atrésie.

La thérapeutique des redressements ou *orthodontie* comporte (CRUET) l'emploi de *moyens chirurgicaux*, de *moyens mécaniques* tels que les ligatures avec des fils de soie, et *d'appareils orthopédiques* : appareils à pression, traction, extension, et expansion des maxillaires, pour l'enfoncement et l'élongation des dents, etc.

Dans la première catégorie, rentre l'*extraction* d'une ou plusieurs dents *comme moyen d'intervention chirurgicale indirecte*, il peut être utile d'en connaître les indications dans quelques cas particuliers. *L'extraction des dents de lait* est autorisée lorsque les dents permanentes font leur éruption en rotation sur l'axe ou en arrière de l'arcade dentaire (incisives inférieures) : le redressement s'opère alors le plus souvent spontanément. *L'extraction des dents permanentes* en vue du redressement est absolument proscrite par certains orthodontistes (ANGLE), cette opinion nous paraît trop absolue ; mais il est certain que les indications en sont assez rares, et il ne faut jamais intervenir d'une facon hâtive ; on a toujours le temps de recourir à l'extraction (MARTINIER).

Une hygiène sévère doit être instituée pendant le traitement des anomalies.

§ 3. — HYGIÈNE BUCCALE CHEZ LES ENFANTS

L'hygiène buccale comprend : 1° l'hygiène générale ; 2° la prophylaxie de la carie dentaire ; 3° celle du tartre dentaire ; 4° la prophylaxie des stomatites ; 5° l'hygiène en orthodontie.

1° Hygiène générale. — L'hygiène doit être *préventive* : choisir une bonne nourrice qui n'offre à l'enfant qu'un sein bien lavé et désinfecté, ou, si l'on est réduit à l'allaitement artificiel, veiller à ce que le lait stérilisé soit donné dans des instruments propres et aseptiques, voilà deux précautions élémentaires.

La bouche des jeunes enfants, même bien portants, doit être *systématiquement examinée* de temps à autre pour en constater le bon état.

L'hygiène de la bouche, à l'état normal et dans les maladies a pour but, 1° d'éviter toutes les causes susceptibles de produire des lésions locales ; 2° de contribuer à l'hygiène générale en combattant l'action nocive des micro-organismes qui vivent dans la cavité buccale.

A l'état normal, il faut éviter l'action des corps étrangers, tels que les hochets généralement malpropres, qui peuvent excorier les gencives ; surveiller l'alimentation, le lait, les biberons, tétines, etc ; plus tard essayer de limiter l'emploi de fruits verts, acides, du sucre, des bonbons, etc ; éviter certains médi-

caments (acides, alun, tannin), et en un mot, tout ce qui peut
agir chimiquement sur les dents ou donner lieu à des fermentations acides.

La désinfection mécanique de la cavité buccale est de règle
à tous les âges, *dès l'apparition de la première dent* : elle peut
rendre des services *même avant toute éruption dentaire*, par
exemple, chez les nourrissons atteints de diarrhée, où le nettoyage de la bouche, associé aux autres prescriptions thérapeutiques, a souvent donné d'excellents résultats. Chez les tout
jeunes enfants où l'emploi de la brosse est impossible, la propreté de la bouche doit être assurée au moyen d'ouate hydro-
phile, trempée dans une *solution alcaline* (eau de Vichy). Les
tampons d'ouate peuvent être montés sur des pinces (pince
hémostatique, par exemple) sur une tige de bois, ou mieux
(CHOMPRET) enroulés autour de l'objet de toilette qu'est le
crochet à boutons, à long manche métallique. Cet instrument est
facile à désinfecter, par sa forme, il retient aisément le coton,
et empêche qu'il puisse tomber dans la bouche.

Plus tard, et dès qu'on peut le faire, on doit employer la *brosse*,
elle doit être de dureté moyenne, plutôt douce chez les petits
enfants, non en blaireau, mais *évidée,* c'est-à-dire que les touffes
de soies doivent être séparées, taillées en pinceau conique à leur
extrémité libre, de façon à pouvoir pénétrer dans les interstices dentaires. Les brosses de caoutchouc doivent être proscrites.

On peut avec la brosse employer des poudres dentifrices qui
ne doivent contenir dans la pratique infantile aucun médicament trop actif ou irritant tel que le salol, cause d'eczéma des
lèvres, ni aucun composant insoluble, (pierre ponce, poudre de
charbon) ; leur réaction doit être alcaline.

En voici une bonne formule peu connue :

Carbonate de strontium . . . . }
Soufre sublimé. . . . . } ãã 10 gr.
Eau de menthe. . . . . V gouttes
                                          (METRAL).

Les *opiats ou crèmes* à base de sels de tartre acide ne sont pas
recommandables. Il est mieux de conseiller soit l'emploi du

savon ordinaire alcalin, soit de la poudre de savon mélangée à d'autres médicaments.

Les dents et les gencives doivent être brossées et savonnées au moins deux fois par jour, matin et soir, *surtout le soir,* pour éviter les fermentations nocturnes; après chaque repas, un simple rincage de la cavité buccale est ordinairement suffisant.

Il vaut mieux recommander de préférence au cure-dent, l'emploi du fil de soie ou de caoutchouc passé entre les dents pour le nettoyage des espaces interdentaires.

Après brossage et savonnage, le *lavage* de la bouche peut être fait, lorsqu'il n'y a pas d'indications spéciales, soit avec une solution alcaline tiède, soit avec de l'eau simplement aromatisée (menthe).

Dans les *maladies générales*: (fièvre éruptive, fièvre typhoïde, pneumonie, etc.) la diminutiou de la sécrétion salivaire, le défaut de mastication, la possibilité des infections secondaires (adénites, parotidites, otites, complications intestinales, pulmonaires, etc.), doivent faire insister sur la nécessité de l'hygiène buccale : frottage ou brossage, savonnage, lavages fréquents avec des solutions légèrement antiseptiques qui peuvent aussi être conseillées dans les accidents de l'éruption ou les complications de la carie : acide phénique à 5 ou 10 pour 1000 ; thymol 1/4000 : chloral 5/1000 ; permanganate de potasse 1/4000, eau oxygénée à 12 volumes étendue (au tiers, au quart), solutions alcalines, etc.

Les lavages doivent avoir une certaine durée pour être efficaces ; le liquide doit rester en contact avec les tissus de 5 *à* 10 *minutes à chaque bain de bouche.*

2° Prophylaxie de la carie. — Toutes les pratiques jusqu'ici recommandées, ayant pour but et pour effet de combattre les fermentations acides, contribuent par cela même à l'hygiène préventive de la carie. Elles ne sont pas cependant suffisantes pour en empêcher totalement l'apparition; il est bon d'examiner ou de conseiller aux parents de faire examiner la bouche de leurs enfants au moins deux ou trois fois par an.

L'administration de *sels de chaux* doit être recommandée chez les enfants dont les dents se carient avec rapidité. Si l'on

croit à l'assimilation des médicaments phosphatés, il est permis
de croire à l'utilité du traitement pour le squelette ainsi que pour
les dents : les carbonates de chaux seraient plus efficaces que les
phosphates (FERRIER).

Le traitement des caries fait lui-même partie de l'hygiène
buccale ; nous avons vu que les caries pénétrantes sont des
portes d'entrée pour tous les microorganismes qui vivent dans
la bouche et sont susceptibles de produire des lésions diverses
(suppurations, tuberculose ganglionnaire, etc.)

3° Du tartre dentaire. — Le tartre est constitué, soit par
un enduit d'aspect calcaire qui se dépose à la surfa e et surtout
au niveau du collet des dents, soit par un enduit visqueux (*limon*
des vieux auteurs) qui s'observe autour des collets.

Il est le résultat de fermentations buccales qui ont pour effet
de précipiter les *principes minéraux de la salive ;* il contient ces
matières elles-mêmes *associées aux micro-organismes ferments.*
Chez les enfants, il a souvent une *coloration verdâtre* dû à la
présence de microbes chromogènes (FREY).

L'hygiène habituelle de la bouche n'empêche pas complètement la formation du tartre.

Certaines circonstances en favorisent l'apparition, par
exemple, l'absence de mastication d'un côté de la bouche par
suite de la présence de caries douloureuses de ce côté (dépôt de
tartre par défaut d'usage).

Le tartre *irrite et infecte la gencive,* d'où production de la
gingivite ou gingivo-stomatite tartrique. Pour enrayer ou prévenir l'apparition de cette gingivite, il faut donc faire traiter les
caries lorsqu'elles existent et supprimer le dépôt constitué par
le tartre. Ce *nettoyage* se fait au moyen de *grattoirs* spéciaux
que tout médecin doit posséder, cette petite opération étant le
premier temps du traitement de toutes les gingivites, quelle qu'en
soit l'origine, ainsi que de la pyorrhée alvéolo-dentaire.

Pour faire disparaître la coloration verdâtre des dents chez
les enfants, on est autorisé à employer une *solution légèrement*
acide (acide chlorhydrique au quart) : PREISWERK a montré
que l'action des acides est moins nuisible pour la dent que

le brossage à la pierre ponce. En pareil cas, il faut immédiatement *neutraliser l'action de t'acide* au moyen du bicarbonate de soude en poudre ou en solution saturée.

4° Prophylaxie des stomatites. — La gingivite étant souvent le premier stade de la stomatite, le nettoyage de la bouche constitue donc l'hygiène préventive de celle-ci ; il doit être associé aux moyens précédemment indiqués et à la suppression de la cause (ex : stomatite aphteuse des nouveau-né (voir page 472).

5° Hygiène en orthodontie. — Les règles de l'hygiène habituelle doivent être appliquées avec plus de rigueur encore dans le traitement des anomalies des dents et des maxillaires (lavage et savonnage de la bouche, des dents, de l'appareil orthopédique, répété après chaque repas et surtout le soir, emploi d'une solution antiseptique).

Il est bon de conseiller l'ablation des végétations adénoïdes avant de commencer un redressement ; l'action bienfaisante de cette intervention sur l'état général et même sur l'état local de la cavité buccale n'est pas douteuse : elle constitue un excellent procédé d'hygiène générale et d'hygiène spéciale.

ARTICLE II

STOMATITES SIMPLES

Les stomatites simples constituent une inflammation de la muqueuse buccale, superficielle, catarrhale, sans lésion spécifique.

1° Étiologie. — La stomatite est due à des causes d'irritation locale, dont la principale est *l'éruption dentaire*. Les incisives sortent en général facilement ; le canines, les seules dents enclavées de la première dentition, donnent souvent lieu, au moment de leur éruption, à des accidents locaux et généraux. La dent qui pousse est serrée entre le fond de l'alvéole et la gencive qui en recouvre l'orifice. Elle comprime la gencive qui s'enflamme.

Les autres causes de la stomatite sont rares dans l'enfance. On a signalé cependant le nettoyage de la bouche (GROSZ) qui dispose d'ailleurs au muguet, l'irritation produite par l'emploi d'une tétine en caoutchouc trop dure ou mal tenue, par des hochets.

La stomatite par brûlures, par ingestion de substances chimiques, par intoxication mercurielle est exceptionnelle. On sait que chez le nourrisson, non pourvu de dents, la stomatite mercurielle, scorbutique et ulcéro-membraneuse n'existe pas.

La stomatite n'est souvent que la localisation d'une maladie générale. Les fièvres éruptives provoquent un véritable énanthème, piqueté du voile palatin dans la rougeole, érythème dans la scarlatine. Les infections digestives, typhoïdes, donnent lieu à de la sécheresse avec fuliginosités des lèvres, enduits gingivaux, linguaux, qui représentent le travail d'une infection secondaire.

On a signalé, enfin, chez le nouveau-né, des cas exceptionnels de stomatite gonorrhéique (ROSINSKI, LEYDEN).

2° Anatomie pathologique. — La stomatite se traduit par une congestion de la muqueuse avec rougeur, prolifération des cellules épithélales qui, suivant les cas, figurent des enduits adhérents (langue) des productions opalines (gencives), des produits pultacés (muqueuse des lèvres et des joues). Dans quelques cas, il y a extension au tissu sous-muqueux qui est infiltré de cellules embryonnaires, comme dans la stomatite mercurielle ; ou bien des lésions érosives.

3° Symptômes. — Au moment d'une poussée dentaire, l'ourlet de la gencive s'aplatit, celle-ci s'élargit, se tuméfie, prend une teinte opaline, puis bleuâtre, parfois ecchymotique. Elle se recouvre dans quelques cas d'une ulcération superficielle. La bouche est rouge, chaude, l'enfant salive, refuse de prendre le sein, a souvent à ce moment quelques érythèmes cutanés désignés sous le nom de *feux*, quelques troubles digestifs, parfois même présente des accidents fébriles et nerveux dont on a exagéré la fréquence.

Cependant, il ne faudrait pas tomber dans l'excès inverse, et refuser à la poussée dentaire toute influence pathogène. Beaucoup de bébés, outre les troubles locaux du côté de la bouche, présentent une irritabilité spéciale. Ils sont grognons, agités, poussent des cris, dorment mal, sursautent à l'occasion d'un bruit. Chez d'autres, on observe un véritable embarras gastrique, avec inappétence, haleine acétonémique, dépression des forces. J'ai vu un enfant qui à chaque poussée dentaire présentait pendant quelques jours une intolérance absolue de l'estomac et qui ne pouvait absorber que de l'eau glacée ; un autre qui, chaque fois qu'il perçait une dent, présentait pendant huit à quinze jours, une diarrhée accompagnée d'évacuations de grosses masses glaireuses. Quel que soit le mécanisme invoqué pour expliquer, en dehors de l'action directe de la poussée dentaire, des phénomènes de ce genre, il n'est pas moins vrai qu'ils se reproduisaient d'une façon constante à chaque apparition dentaire et disparaissaient dans l'intervalle. De même, j'ai observé une fièvre qui dans quelques cas a duré jusqu'à quinze et vingt jours, ne s'accompagnant d'aucune localisation appréciable et disparaissant dès que la percée dentaire était faite. Il arrive aussi que la poussée dentaire entraîne avec elle des éruptions spéciales ou des phénomènes bronchitiques. En particulier, l'eczéma du visage qu'on attribue volontiers à des troubles digestifs, se montre dans certains cas chez des bébés florissants, nourris au sein, bien réglés, ayant des selles parfaites. Cet eczéma se montre à l'occasion d'une poussée dentaire ; il peut lui survivre, mais en général s'atténue pour reprendre, avec une nouvelle intensité à l'occasion d'une prochaine éruption de la dent. Beaucoup d'eczémas disparaissent d'ailleurs après le sevrage.

On ne peut pas nier la prédisposition dans les cas de ce genre, mais la même prédisposition est nécessaire lorsque l'on invoque les troubles de la digestion, qui sont réels dans beaucoup de cas, sans être constants, et il serait injuste de refuser à l'éruption dentaire ce qu'on accorde à la mauvaise digestion, sous prétexte qu'on a exagéré autrefois l'importance de la dentition. Il semble que les expériences de MAGITOT et LÉVÊQUE qui blessaient brutalement les germes dentaires chez de jeunes chiens, sans provoquer de phénomènes à distance, aient convaincu beaucoup de pédiatres du rôle négatif de la dentition. En fait, il n'y a aucune assimilation possible entre cette pression lente, continue et graduelle que subit le nerf dentaire pris entre le fond de l'alvéole et la racine de la dent et une lésion directe exercée sur la dent incluse. L'excitation légère et superficielle des nerfs de la sensibilité, comme la réalise l'acte du chatouillement, provoque bien plus aisément des phénomènes réflexes qu'un coup de poing d'une certaine violence. Tous ces symptômes ne dépendent d'ailleurs en aucune façon de la stomatite dentaire elle-même, mais bien du travail de la dentition. La stomatite disparaît rapidement, comme les phénomènes à distance, après l'éruption dentaire.

Les stomatites éruptives sont surtout intéressantes par leur valeur diagnostique. COMBY a signalé pendant l'éruption rubéolique une stomatite érythémateuse avec enduits pultacés, qui me paraissent représenter le produit de desquamation précoce de la muqueuse en état d'éruption, de même que la langue framboisée de la scarlatine témoigne de la chute des différentes couches de cellules épithéliales.

4° **Diagnostic**. — Le diagnostic consiste à rechercher la cause.

5° **Pronostic**. — Le pronostic est bénin ; dans la stomatite de la dentition, il dépend des phénomènes coexistants, agitation, insomnie, nervosité.

On a signalé dans quelques cas des adénopathies.

6° **Traitement**. — Dans les stomatites à desquamation, faire quelques lavages antiseptiques, avec de l'eau boriquée tiède, et enlever les enduits.

Dans la gingivite de la dentition, on touche la gencive douloureuse avec une solution de cocaïne ou d'orthoforme ; parfois on débride la gencive, ce qui amène rarement la sédation de tous les accidents liés à l'éruption dentaire.

ARTICLE III

STOMATITES APHTEUSES OU APHTES

La stomatite aphteuse est un syndrome qui comprend des affections très disparates.

1° **Étiologie**. — Nous diviserons les aphtes en aphtes primitifs et en aphtes symptomatiques.

a. *Aphtes primitifs*. — Chez le *nouveau-né*, on observe au niveau du palais des épaississements suivis d'érosions ou d'ulcérations torpides qui sont dues à la pression linguale pendant la succion, au nettoyage de la bouche (BAUM), à la susceptibilité de la muqueuse buccale qui desquame, susceptibilité aggravée souvent par un mauvais état général. Ce sont les aphtes de BEDNAR, les ulcérations ptérygoïdiennes de PARROT.

Chez le *nourrisson*, les aphtes se montrent surtout sur la langue, la face interne des lèvres et des joues. Ils sont la conséquence d'une irritation produite par la fermentation des résidus lactés, coïncident avec des troubles digestifs et récidivent facilement.

Au moment des poussées dentaires, on en observe souvent sur la crête gingivale.

Dans la *seconde enfance*, ils se montrent dans le cours des éruptions dentaires, d'embarras gastriques, après l'ingestion de noix, de pâtisseries et de sucreries en grande quantité. Plus tard, ils naissent sous l'influence du tabac.

Dans cette première catégorie de faits, nous retrouvons toujours une influence locale chimique ou mécanique, à laquelle s'ajoute souvent une action des saprophytes de la bouche, augmentés de virulence. STOOSS a isolé un diplo-streptocoque qu'il considère comme pathogène.

b. *Aphtes symptomatiques*. — L'aphte est exceptionnellement le produit d'un *zona*, parfois d'un *herpès fébrile*. L'*herpès aphteux* peut récidiver au niveau de la bouche, comme au niveau des organes génitaux, en dehors de tout mouvement de fièvre. L'aphte peut dépendre d'un *impétigo facial* propagé à la muqueuse buccale (*stomatite impétigineuse*). Dans ce cas, les ulcérations en petit nombre, siègent dans le vestibule de la bouche, à la face interne des lèvres, se recouvrent parfois de plaques blanches ou jaunes, qui renferment des staphylocoques (SEVESTRE et GASTOU) et coïncident avec une éruption impétineuse cutanée. Ce sont souvent les attouchements de l'enfant qui produisent l'inoculation de la bouche.

Enfin, l'aphte peut constituer l'élément éruptif d'une maladie générale, la *fièvre aphteuse*, qui n'est autre que la cocotte de l'espèce bovine et qui se transmet à l'espèce humaine directement par contact aux trayeurs, peut-être par inoculation, mais surtout indirectement par l'intermédiaire du lait non bouilli, lorsque les vésicules se montrent au niveau du pis de la vache (GALTIER). De là des épidémies de fièvre aphteuse signalées par SAGAR, HERTWIG, WEISSENBERG, CHAUVEAU, OLLIVIER [1], coïncidant avec des épidémies de cocotte. C'est surtout l'infection par le lait qui propage la fièvre aphteuse. On ne connaît pas le microorganisme pathogène.

CHAUMIER a observé (Congrès de Nancy 1896), de petites épidémies familiales d'aphtes simples. S'agit-il de formes atténuées de la fièvre aphteuse, ou doit-on admettre que l'aphte primitif est susceptible de se transmettre par contagion comme l'angine simple ?

2° Anatomie pathologique. — L'aphte primitif débute par une apparence papulo-vésiculeuse, constituée par l'exsudation sous-épithéliale d'un produit liquide ou pâteux, clair, jaunâtre, qui s'élimine rapidement, découvrant une érosion grosse comme une tête d'épingle, une lentille, qui disparaît rapidement.

Les aphtes de BEDNAR se réunissent souvent et forment une grande ulcération allongée.

[1] Voy. DAVID, *La fièvre aphteuse*, Arch. génér. de méd. 1887.

L'érosion se creuse parfois : ainsi des ulcérations dentaires, des ulcérations de la fièvre typhoïde.

Les aphtes symptomatiques ont un processus vésiculeux franc. Dans le zona, l'herpès, ils ont une répartition spéciale, par bouquets. Dans la fièvre aphteuse, ils gagnent les orifices des muqueuses et se développent parfois, comme chez l'animal, au niveau des membres.

3° Symptômes [1]. — *L'aphte primitif* se montre à l'état de santé, ou associé à des troubles digestifs peu marqués. En général il s'agit d'érosions superficielles, rapidement détergées et cicatrisées au bout de trois ou quatre jours. Chez le nouveau-né, dans ses localisations palatines, il dure plus longtemps et peut aboutir à une ulcération véritable. Chez le nouveau-né l'aphte prend parfois une forme exsudative, diphtéroïde et semble se transmettre par contagion (BAR). Chez le nourrisson il siège sur la langue, la face interne des lèvres, la crête dentaire, parfois au niveau du pharynx. L'aphte est généralement assez douloureux et gêne un peu l'ingestion des aliments. L'aphte guttural provoque parfois un véritable ténesme du pharynx. J'ai vu plusieurs fois le refus des aliments.

L'aphte évolue sans troubles généraux. Il est parfois associé à une stomatite plus ou moins intense et à de l'embarras gastrique.

L'aphte symptomatique varie dans son expression suivant qu'il s'agit d'impétigo, d'herpès, de fièvre aphteuse.

L'impétigo de la bouche siège généralement dans le vestibule et coïncide avec de l'impétigo labial dont il n'est que l'extension. Il est composé d'un petit nombre d'ulcérations superficielles, recouvertes d'une pseudo-membrane adhérente, et se présente sans appareil fébrile.

L'herpès de la bouche comprend deux variétés, l'une aiguë, fébrile, dans laquelle après un ou deux jours de fièvre et de malaise, survient à la face interne des lèvres, des joues, souvent en même temps aux commissures labiales, sur les lèvres ou au niveau du gosier, un bouquet de vésicules qui s'ulcèrent

---

[1] Voy. planche VI, fig. 1.

rapidement au niveau des muqueuses et se recouvrent de croûtes au niveau des téguments. La fièvre tombe, il subsiste un peu d'embarras gastrique, et tout rentre dans l'ordre au bout de quelques jours. Dans la seconde variété il s'agit d'herpès récidivant qui évolue sans appareil fébrile, mais fait des apparitions successives au niveau de la muqueuse buccale.

La *fièvre aphteuse* se caractérise par une invasion fébrile, suivie au bout de deux ou trois jours de l'apparition de vésicules, dans la bouche, sur les lèvres, dans les cas graves sur les membres. Les vésicules sont suivies d'ulcération avec stomatite, salivation ; la cicatrisation est faite au bout d'un ou deux septénaires.

Souvent, il y a des adénopathies et une convalescence un peu traînante. Les cas graves sont exceptionnels dans l'espèce humaine.

4° Marche, pronostic. — L'aphte primitif évolue rapidement, sans symptômes généraux. Il est sujet à récidive, parfois comme un herpès récidivant, et constitue alors une affection très rebelle. J'ai constaté dans plusieurs cas de ce genre une acidité constante de la bouche. L'aphte infectieux s'accompagne dans quelques cas de fièvre intense et d'accidents nerveux.

5° Diagnostic. — L'aphte primitif se confond difficilement avec la stomatite ulcéro-membraneuse, la stomatite diphtérique.

L'aphte symptomatique est d'un diagnostic aisé quand on connaît la provenance du lait ingéré par l'enfant. Il est difficile de distinguer la fièvre aphteuse de l'herpès fébrile buccal ; ce dernier s'accompagne en général de vésicules péribuccales et procède par poussées successives. Enfin, on a parfois à distinguer les aphtes d'un enanthème varicellique.

6° Traitement. — L'aphte primitif est d'un traitement très simple : supprimer les causes, employer du lait stérilisé, combattre les troubles digestifs. Localement, faire l'asepsie de la bouche, toucher les aphtes avec une solution de cocaïne ou d'orthoforme avant les repas, cautériser légèrement avec une solution de borate de soude, de nitrate d'argent à 2 p. 100.

L'aphte symptomatique comporte une prophylaxie précise : changer la source du lait, employer le lait toujours bouilli, faire une asepsie rigoureuse de la bouche, combattre les phénomènes généraux et la fièvre.

Dans l'aphte récidivant, déterger la bouche après chaque repas, avoir recours à des collutoires alcalins, éviter l'ingestion de substances irritantes, de liquides trop chauds ou trop froids.

ARTICLE IV

STOMATITE ULCÉREUSE

La stomatite ulcéreuse est une affection spécifique, contagieuse de la bouche, confondue autrefois avec la diphtérie et la gangrène, dont BERGERON l'a nettement séparée.

1° Étiologie.— La stomatite ulcéreuse, désignée parfois à tort sous le nom de stomatite ulcéro-membraneuse, a diminué de fréquence, depuis les progrès réalisés dans l'hygiène buccale. Elle a été surtout observée chez les soldats et les enfants à la période de scolarité. Elle est contagieuse pour BERGERON et pour la plupart des auteurs. Elle se transmet sous forme de stomatite ou sous forme d'angine ulcéreuse.

Sa contagiosité paraît faible. Elle exige des contacts répétés, la cohabitation dans un lieu confiné, d'où l'influence plusieurs fois signalée de l'encombrement. Elle a été observée dans des familles où d'après BERGERON l'enfant communique son mal à l'entourage par les baisers ou par la communauté des verres, des cuillers.

MOUSSU a vu une épidémie propagée dans une caserne par la pipe, le bidon.

Elle se montre surtout chez les sujets débilités. Non signalée chez les nourrissons, elle paraît, comme la stomatite mercurielle, ne se montrer qu'après l'apparition des dents. Elle est favorisée par le mauvais état de la dentition et le nettoyage du tartre dentaire complète l'action thérapeutique.

La stomatite ulcéreuse, qui complique parfois l'angine ulcéreuse de Vincent, se rapproche de cette dernière par son aspect, son évolution et paraît due aux mêmes germes, le spirille et le bacille fusiforme. Cependant Vincent n'a trouvé ces deux microorganismes que dans la moitié des cas de stomatite ulcéreuse, les autres cas relevant de germes multiples, parmi lesquels on compte parfois des microorganismes pyogènes. Moizard et Grenet signalent également avec de nombreux observateurs, la présence de la symbiose fuso-spirillaire dont l'action n'est pas encore précisée d'une façon définitive.

2° Anatomie pathologique. — L'examen microscopique montre que la plaque grisâtre, caractéristique de l'affection, n'est pas le produit d'une exsudation comme la fausse membrane diphtérique ; elle est constituée par la muqueuse et le derme mortifiés ; on y trouve des fibres conjonctives et élastiques plus ou moins altérées, séparées par des granulations, des globules de pus, des graisses, des microorganismes divers, parmi lesquels les spirilles et les bacilles fusiformes.

3° Symptômes. — L'affection débute par une congestion généralisée de la bouche, plus marquée au niveau de la zone qui va s'ulcérer. L'ulcération est précédée d'une vésicule au niveau des gencives, d'une plaque jaune, d'apparence pustuleuse, quand elle doit se produire en d'autres points de la cavité buccale (Bergeron), puis l'ulcération paraît. Elle siège le plus souvent au niveau des gencives, dans la zone des incisives, des canines et des premières molaires.

Elle débute par le bord libre de la gencive, acquiert rarement de grandes dimensions. Le fond est grisâtre, piqueté de points rouges, les bords livides, la muqueuse voisine tuméfiée et violacée. Elle se recouvre de pus, de sang et de tartre, c'est la maladie buccale qui développe le plus le tartre dentaire (Bergeron).

L'ulcération se montre aussi sur la muqueuse jugale, au niveau de l'espace interdentaire. Elle affecte à ce niveau une forme oblongue, allongée parallèlement à la ligne interdentaire. Sa sécrétion est plus fluide, on n'y voit pas de tartre, mais parfois une membrane grisâtre, adhérente au centre, détachée sur les bords.

Le processus ulcéreux se montre encore au niveau de l'espace intermaxillaire, rarement à la face interne des lèvres, au palais, où il continue l'ulcération de la partie profonde des gencives. plus rarement encore à la langue ; la coexistence avec des ulcérations du gosier (angine de Vincent) a été plusieurs fois signalée.

La stomatite ulcéreuse s'accompagne de salivation intense, d'une fétidité spéciale et repoussante de l'haleine, d'adénopathies sous-maxillaires qui ne suppurent jamais. La douleur, très vive, gêne l'alimentation ; il n'y a jamais de contracture des masséters.

La température est normale ou peu élevée, l'état général bon ; parfois cependant la déglutition des produits septiques entraîne la diarrhée, des nausées, de l'anorexie, de la pâleur, de l'abattement.

La *durée* peut être de plusieurs semaines, de plusieurs mois, s'il n'y a pas de traitement. En ce cas, les ulcérations se transforment en crevasses à bords indurés. Avec le traitement, la maladie disparaît en quelques jours, les ulcères se détergent et se réparent.

4º Pronostic. — Le pronostic est en général bénin, les dents ne se déchaussent pas, les complications locales (gangrène) sont exceptionnelles.

5º Diagnostic. — Le diagnostic est facile. La stomatite ulcéreuse ne s'accompagne pas comme la *stomatite diphlérique* de fausses membranes. L'ulcération, qui en est la lésion caractéristique, se recouvre d'un exsudat grisâtre, mou, fétide, qui ne renferme pas de bacilles de Löffler, mais des spirilles et des bacilles fusiformes. Dans le *noma*, l'ulcération grisâtre qui existe au début sur la muqueuse buccale s'accompagne rapidement d'une infiltration œdémateuse de la peau, dont la partie centrale constitue un noyau d'une certaine dureté. L'ulcère dû à l'action d'une *carie dentaire* reste limité et n'a pas de tendance exsudative. Il correspond exactement à la dent intéressée. L'éruption de *la dent de sagesse* provoque parfois une ulcération qu'on reconnaîtra à son aspect, son siège, les réactions douloureuses et le trismus qu'elle provoque. Dans la *stomatite mercurielle*, le processus au lieu d'être limité et unilatéral comme dans la stomatite ulcéreuse est diffus, le gonflement est plus marqué, les gencives sont transformées, dans les cas intenses, en un véritable bourrelet couvert par place d'érosions grisâtres, le périoste finit par être touché.

6° Traitement. — BERGERON a recommandé comme spécifique le chlorate de potasse à la dose de 1 à 2 grammes par jour dans la seconde enfance.

La guérison se fait en quelques jours.

On peut la hâter par des gargarismes répétés ou des lavages avec de l'eau boriquée, une propreté minutieuse de la bouche, l'avulsion des dents cariés. MARFAN recommande des attouchements avec du chlorure de chaux sec, d'autres avec des solutions de permanganate de potasse à 1 p. 200, de nitrate d'argent à 3 p. 100. à la teinture d'iode, au bleu de méthylène.

Eviter les contaminations possibles par l'intermédiaire du linge, des verres, des cuillers.

ARTICLE V

MUGUET

Le muguet ou blanchet est une stomatite parasitaire provoquée par un champignon, assez mal défini, considéré par les uns comme un oïdium, par les autres comme un ferment sous le nom de saccharomyces albicans. LINOSSIER et ROUX l'ont rangé dans les moisissures et l'ont rapproché du mucor.

1° Étiologie. — Le muguet affecte de préférence les nourrissons, particulièrement dans les premiers jours de la vie. Il se montre d'ailleurs, mais avec une fréquence beaucoup moindre, à toutes les autres périodes. Il s'attaque surtout, en dehors de la première enfance, aux sujets débilités par une maladie aiguë ou une cachexie chronique ; son apparition, dans ces conditions, est toujours un indice grave. Sa signification est moins redoutable chez les nourrissons, et bien qu'il s'adresse de préférence à ceux qui sont atteints de débilité congénitale ou à ceux qui présentent une dyspepsie gastro-intestinale, il se montre également, surtout dans les premiers temps qui suivent la naissance, chez des enfants relativement sains. Il semble que l'alimentation purement lactée joue un rôle dans son développement. Cela peut tenir à deux causes : ou bien le lait, soit stérilisé, soit même provenant d'une nourrice, abandonne dans la bouche des éléments de fermentation acide ; or, l'acidité buccale est une condition presque toujours observée en clinique (GUBLER), lors même que les cultures expérimentales sont possibles en milieu alcalin ; ou bien c'est l'allaitement artificiel, avec ses contaminations accidentelles, et le cortège des troubles digestifs qu'il provoque, qui confère la disposition au muguet. Ce qui est bien établi, c'est que le muguet est plus commun dans l'allaitement artificiel que dans l'allaitement naturel, et qu'il tend à disparaître après le sevrage, comme si le régime lacté par lui-même exerçait une action.

Le muguet pénètre dans la bouche par infection ou contact. Les champignons qui flottent dans l'atmosphère des crèches se déposent sur la muqueuse buccale. Souvent c'est par l'intermédiaire des biberons, des cuillers, que se fait la propagation. Le sein même de la nourrice peut être infecté et transmettre le champignon. Ce sont ces deux procédés, l'infection et le contact, qui expliquent les épidémies observées dans certaines collectivités d'enfants et qui peuvent durer des mois et même des années (deux ans à la clinique d'accouchements de Budapesth, GROSZ [1]). De là les inconvénients de l'encombrement, du manque d'aération ; de là aussi des indications au point de vue prophylactique.

En général, le muguet est préparé par une lésion antérieure de la bouche. Chez le nouveau-né, c'est la desquamation physiologique de l'épithélium buccal (GROSZ) qui favorise l'implanta-

---

[1] GROSZ. *Jahrb, f. Kindheilk.*, 1896.

tion du champignon. Chez le nourrisson plus âgé, ce sont les dyspepsies gastro-intestinales qui s'accompagnent si souvent de sécheresse de la bouche, de troubles nutritifs de sa muqueuse ou de stomatite érythémateuse, c'est l'éruption des premières dents qui agissent dans le même sens.

Dans les maladies graves et les cachexies, la bouche est tou-

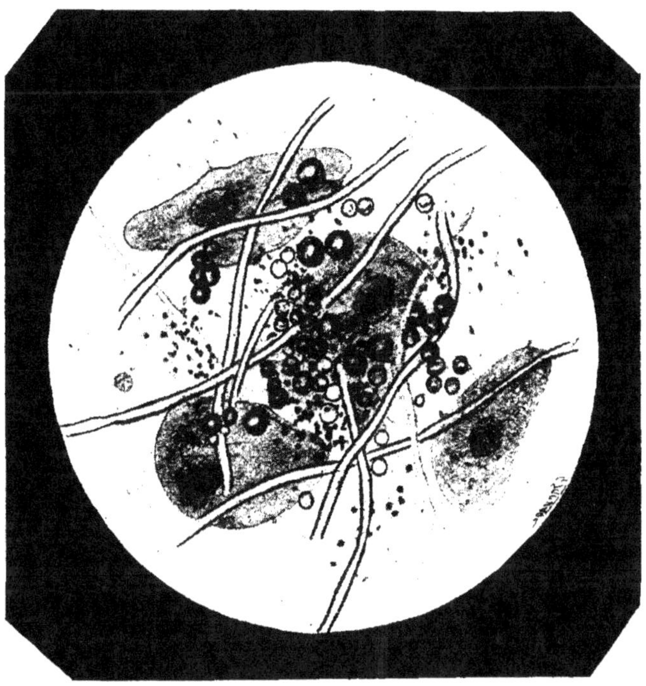

Fig. 44. — Muguet.

jours plus ou moins touchée. Stooss a fait remarquer d'ailleurs qu'il y avait toujours, dans les bouches atteintes de blanchet, multiplication des streptocoques et autres microorganismes qui semblent ainsi préparer le terrain.

2° **Anatomie pathologique.** — La lésion élémentaire est

constituée par un point blanc, rappelant un caillot de lait, formé par des cellules épithéliales, des filaments étroits, allongés, composés de divers articles et de spores de 6 à 8 μ. On y rencontre aussi quelques microorganismes (streptocoques et staphylocoques). Les points blancs se déposent d'abord sur la pointe et les bords de la langue, la face interne des lèvres, des joues, se réunissent, forment des plaques, et dans les types confluents, dessinent de véritables lames. Le muguet envahit le palais, le pharynx, l'œsophage, et bien qu'il affecte de préférence les muqueuses à épithélium pavimenteux stratifié, il peut se localiser dans le tube gastro-intestinal, les voies respiratoires. Parrot avait déjà signalé le muguet dans l'estomac, l'intestin g êle, le gros intestin, dans le poumon. On en a observé dans le larynx, la trachée, les bronches, dans le cerveau (Zenker, Guidi), dans les reins (Schmorl), dans un ganglion lymphatique (Guidi), dans la parotide, dans l'oreille moyenne. Ce sont là des faits exceptionnels. Le muguet n'a pas dans ces diverses localisations le même aspect que dans la bouche ou le pharynx. Au niveau de la muqueuse gastrique ou intestinale, il forme de petites nodosités miliaires jaunes ou roses, rappelant la folliculite, parfois il provoque de véritables ulcérations très petites. Dans les parenchymes, il crée des abcès ou des noyaux rappelant la gomme, qui renferment les filaments et les spores.

La généralisation se fait par extension progressive, dans la parotide à travers le canal de Stenon, dans l'oreille par la trompe d'Eustache, par inhalation (muguet des voies respiratoires), par déglutition (muguet de l'estomac). Dans un cas de lavage de l'estomac, Guidi a ramené des spores et des filaments.

Le muguet peut aussi pénétrer dans les voies lymphatiques et sanguines. Charrin, par injection intra-veineuse a déterminé une infection généralisée. Au niveau du rein, il y avait un véritable feutrage constitué par les filaments. Le muguet, dans ses formes infectieuses, agit, d'après cet auteur, mécaniquement, et non par des produits toxiques. C'est ce qui le distingue des infections microbiennes. Cependant Roger a pu vacciner l'animal par des injections de petites doses de culture et a montré que le sérum des animaux vaccinés cultivait mal le champignon. L'expérimentation a donc établi le mécanisme des localisations viscérales du muguet.

HELLER sur 33 examens de muqueuses ou d'organes envahis par le muguet, a vu celui-ci s'étendre dans la moitié des
cas au tissu conjonctif qui était proliféré, et dans un tiers
des cas pénétrer dans les vaisseaux qui étaient thrombosés, ce
qui explique la rareté des métastases. Le muguet s'infiltre à
travers les couches épithéliales sans les altérer.

3° Symptômes [1]. — Les premières descriptions du muguet
attribuaient à celui-ci une symptomatologie très chargée. Plus
tard, on considéra les troubles digestifs et généraux comme dus
exclusivement aux maladies primitives, diarrhées, gastro-entérites, dont le muguet n'était qu'une complication. Il y a peut-
être lieu, en raison de divers travaux que nous avons signalés,
de refaire cette étude et de rechercher si dans les muguets étendus, les troubles généraux ne peuvent pas être rapportés en
partie au muguet lui-même.

Les symptômes se réduisent à la constatation de points, de
plaques blanchâtres, isolés ou confluents, siégeant dans les différents points de la cavité buccale et se prolongeant dans les
cas graves jusqu'au pharynx et à l'œsophage.

Ils rappellent des fragments de caséine, sont friables, légèrement adhérents au début, puis se détachent facilement, sans
laisser d'érosions, se reproduisent rapidement. Entre les plaques
de muguet, la muqueuse est rouge, sèche. Cet état précède
même le développement du muguet. Parfois, on observe au
niveau du palais des érosions, des ulcérations, (ulcérations
ptérygoïdiennes de Parrot) qui sont le fait de l'athrepsie plutôt que du muguet. La réaction buccale est acide. Dans les cas
légers, l'enfant continue à boire. Dans les formes intenses, la
déglutition est gênée, douloureuse, l'enfant refuse le sein, fait
des mouvements répétés de contorsion avec les lèvres et la
langue. Il est impossible de décrire les symptômes gastro-intestinaux et généraux du muguet. Celui-ci, en effet, survient sou-

[1] Voy. planche VI, fig. 2.

vent chez des enfants atteints d'infections digestives aiguës, avec diarrhée, érythèmes fessiers, amaigrissement, fièvre. On ignore ce que le muguet ajoute à ce tableau. Tout ce qu'on peut penser, c'est qu'il contribue par l'inanition plus ou moins marquée qu'il provoque dans ses formes étendues, à assombrir le pronostic. Il est vraisemblable que lorsqu'il se généralise à l'intestin, celui-ci est déjà gravement atteint par sa lésion antérieure. Il peut cependant, par exception, produire des métastases viscérales, et provoquer alors des suppurations ou figurer des scènes qui rappellent la pneumonie, la méningite (GUIDI).

4° Diagnostic. — La plupart des exsudations buccales, stomatite pultacée, diphtéroïde, diphtérique, aphteuse, différent du muguet par leurs caractères, les conditions pathogènes, l'âge du sujet. Au reste, la recherche du champignon lèvera tous les doutes. Dans les premiers temps de la naissance, on trouve parfois au niveau du palais des épaississements opalins, dus à la prolifération épithéliale, des érosions ou des ulcérations par desquamation, de petites saillies miliaires blanchâtres, adhérentes à la muqueuse (kystes de Guyon et Thierry), qui peuvent en imposer pour le muguet.

5° Pronostic. — Le muguet est une affection bénigne par elle-même. Survenant chez les enfants bien portants, elle ne comporte aucun danger. Elle partage le pronostic des affections gastro-intestinales qu'elle accompagne. Aussi attribuait-on autrefois un rôle au muguet dans la grande mortalité observée dans les épidémies de diarrhée infantile. L'allaitement naturel, l'usage du lait stérilisé ont diminué la fréquence et la gravité des infections gastro-intestinales comme aussi du muguet qui les accompagne. Le muguet n'a d'importance par lui-même que dans les formes étendues ou il gène l'alimentation et dans les cas très exceptionnels à métastase. Chez l'adulte, il indique une altération profonde de l'état général.

6° Traitement. — Le traitement comprend la prophylaxie et le traitement proprement dit.

a. *Prophylaxie*. — Le muguet se transmettant par l'atmosphère, il faut assurer une bonne ventilation dans les crèches. Il faut aussi éviter la propagation par les biberons, les cuillers, le sein de la nourrice qui doit être aseptisé avant et après la tétée. On a employé parfois le lavage aseptique de la bouche de l'enfant, comme moyen prophylactique. Grosz repousse cette pratique, car elle tendrait à favoriser le muguet par les lésions mécaniques qu'elle provoque. Cet auteur a pu arrêter une épidémie de muguet en faisant préventivement un badigeonnage de la cavité buccale avec une solution de nitrate d'argent à 1 p. 100. L'hygiène des maladies digestives en général (règles de l'alimentation) se confond avec celle du muguet.

b. *Traitement proprement dit*. — Souvent, il suffit d'alcaliniser la bouche. Chez les enfants d'un certain âge, on peut user de gargarismes, de pastilles de Vichy. Chez les nourrissons, un procédé très pratique consiste à maintenir dans la bouche un nouet qu'on trempe de temps à autre dans une solution :

Eau.	200 cent. cubes.
Saccharine.	0,20 centigr.
Bicarbonate de soude	10 grammes.

Il faut, en effet, s'abstenir de collutoires au sirop et au miel qui favorisent les fermentations acides.

Si les enduits membraneux gênent la succion, on les enlèvera avec un petit tampon d'ouate ou au moyen d'une irrigation à l'eau tiède, et on appliquera deux fois par jour un topique cathérétique : badigeonnages avec un collutoire de borate de soude dans l'eau saccharinée ou la glycérine (1 p. 10), résorcine (1 p. 10), benzoate de soude (1. p. 10), nitrate d'argent 2 à 3 p. 100 (Audry [1]) ; un seul badigeonnage suffit parfois. Ce traitement est surtout dirigé contre la stomatite concomitante. L'alcalinisation de la bouche suffit contre le muguet. Il faut lui ad-

---

[1] Audry, *Lyon méd.* 1902.

joindre le traitement des troubles dus à l'infection gastro-intestinale.

ARTICLE VI

NOMA

Appelé encore *cancer aqueux, gangrène de la bouche, stoma-cace*, le noma est une affection gangréneuse de la bouche qui se voit surtout dans les milieux hospitaliers.

1° Étiologie. — Le noma est exceptionnel chez le nouveau-né et le nourrisson. Il frappe les enfants surtout à partir de deux à sept ans, pendant toute la durée de la première dentition. On en a signalé des cas chez l'adulte et même chez le vieillard.

Les filles paraissent plus prédisposées que les garçons.

Les pays froids et humides, la pauvreté, l'inanition, l'encombrement, toutes les circonstances anémiantes et débilitantes en favorisent l'apparition. Autrefois le traitement antiphlogistique rigoureux (diète, saignée, usage des mercuriaux) paraissait une circonstance adjuvante, car depuis qu'on y a à peu près renoncé, le noma est devenu plus rare. Il est vrai que les conditions générales d'hygiène se sont améliorées simultanément.

Le noma *primitif* est exceptionnel. Il est habituellement *secondaire* et succède aux maladies infectieuses, parmi lesquelles la rougeole compte pour la moitié des cas, 110 fois sur 226 cas (RILLIET et BARTHEZ). Viennent ensuite la scarlatine, la coqueluche, la variole, la fièvre typhoïde, la bronchopneumonie, la diarrhée, la dysenterie, la fièvre intermittente. Chose curieuse, la tuberculose ne figure pas dans les causes du noma.

Les causes prédisposantes locales jouent un certain rôle. La carie dentaire, les énanthèmes buccaux (rougeole, scarlatine), les fuliginosités, les amas de débris épithéliaux (fièvre typhoïde), l'herpès, l'impétigo, toutes les circonstances qui diminuent la résistance de l'épithélium buccal et provoquent des processus de putréfaction, sont dans ce cas. La stomatite ulcéreuse peut se transformer en gangrène, de même que la stomatite mercurielle (Bretonneau, Tourdes), d'où le précepte d'éviter l'administration du calomel aux enfants misérables, convalescents des maladies infectieuses.

Le noma n'est pas contagieux. Il peut paraître épidémique à cause de l'épidémicité des maladies favorisantes.

2° Symptômes. — Nous les diviserons en symptômes locaux, troubles fonctionnels et symptômes généraux.

a. *Symptômes locaux.* — Le début a lieu d'un côté, par la muqueuse buccale, au niveau de la lèvre, de la joue, le plus souvent sur la gencive, au collet d'une dent. Il se fait par une petite plaque grisâtre, ulcérée, précédée ou non d'une phlyctène. L'ulcère muqueux prend rapidement un aspect putrilagineux. La surface devient gris noirâtre, se recouvre d'une pulpe filamenteuse. Il s'étend, s'inocule aux parties voisines, à la joue, à la lèvre, et s'il a débuté par les gencives, au sillon gingivo-pariétal, à la muqueuse palatine. Les dents, à ce niveau, sont déchaussées et englobées à leur point d'implantation par une bouillie gris noirâtre. Lorsque l'ulcération a atteint la lèvre ou la joue, il se fait très rapidement au point correspondant une tuméfaction rappelant par son aspect celle que provoque une chique de tabac. D'abord mollle, œdémateuse, elle prend une consistance dure. La peau tendue est le premier jour rouge, luisante ; elle devient ensuite violacée, noire, et montre du troisième au sixième jour une eschare qui s'étend sur les parties voisines, pouvant couvrir la joue, la lèvre, arriver jusqu'à l'orbite et au cou.

Parfois l'eschare se limite, s'entoure d'un sillon de séparation, s'élimine après quelques jours en laissant une perte de substance qui donne accès dans la cavité buccale et par où s'écoulent de la salive, des débris gangrenés. Dans ces conditions, les bords œdémateux et grisâtres de la solution de continuité se détergent, s'accollent et aboutissent à une cicatrisation complète ou à la formation d'une fistule.

b. *Troubles fonctionnels.* — La douleur est exceptionnelle. J'ai cependant vu un cas de noma signalé avant et pendant son évolution par des élancements très vifs. La parole, la mastication, la déglutition sont peu gênées. Il est rare qu'il y ait de la contracture. La tension et la tuméfaction n'opposent qu'une gêne mécanique.

c. *Symptômes généraux.* — Ils contrastent par leur faible développement avec la gravité de l'état local. La température est peu élevée, à moins d'affection concomitante, quelquefois abaissée. L'agitation, les symptômes nerveux sont exceptionnels. L'appétit est conservé, la soif vive, le visage est pâle. Rien de plus saisissant que cet enfant avec ce masque hideux couvrant partiellement son visage, répandant autour de lui une odeur fétide, assis sur son lit, détachant lui-même, avec un stoïcisme apparent, des filaments gangréneux de l'intérieur de sa bouche.

3° Complications. — Cependant, cette tolérance n'est que passagère. Bientôt paraît une diarrhée colliquative due à l'absorption des matières septiques provenant de la bouche et qui aboutit rapidement au marasme. Ou bien la gangrène s'étend au pharynx, aux poumons, et le patient meurt de septicémie. Parfois, il y a d'autres localisations lointaines de la gangrène, au niveau des téguments et surtout de la vulve. On a cité des cas d'hémorragie par une ouverture d'un vaisseau de calibre.

4° Marche. — On peut distinguer trois formes suivant l'évolution du noma :

1° Une *forme moyenne*, dans laquelle l'eschare cutanée se produit au bout de quelques jours et qui tue par marasme vers le dixième jour ;

2° Une *forme foudroyante* dans laquelle l'eschare apparaît de bonne heure, s'étend avec rapidité sur une grande étendue des téguments de la face ;

3° Une *forme subaiguë* dans laquelle l'eschare se limite et s'élimine. C'est la seule qui puisse guérir, en laissant derrière elle des difformités. C'est dans ces cas qu'on a vu les dents tomber, une partie du maxillaire être expulsée, et plus tard s'établir une symphyse génio-maxillaire. D'ailleurs, les rechutes sont assez fréquentes. Les bords de la solution de continuité sont repris par la gangrène. RILLIET et BARTHEZ citent un cas où il y eut cinq rechutes. J'ai vu un cas ou le patient mourut au dixième mois d'une quatrième rechute.

5º Anatomie pathologique. — Il y a un véritable contraste. au début, entre la lésion muqueuse et celle des parties voisines. Alors que la première se borne à une petite plaque grisâtre limitée, on trouve déjà, comme j'ai pu le vérifier dans trois cas d'intervention hâtive [1], le périoste décollé sur une grande étendue, le tissu sous-muqueux de la joue envahi par une substance putrilagineuse qui dépasse de beaucoup les limites de la plaque superficielle, les muscles et les tissus sous-cutanés infiltrés par une sérosité grisâtre, très loin de l'eschare superficielle. De là l'indication que j'ai formulée d'une intervention chirurgicale hâtive et large.

L'envahissement gangréneux se fait ensuite de proche en proche atteignant les os, et toute la substance de la joue et de la lèvre.

RILLIET et BARTHEZ ont signalé l'oblitération artérielle, veineuse, SOSTBAT la périnévrite. On trouve souvent de la bronchopneumonie, de la gangrène du poumon, de la vulve. Le sang est liquide et noir.

6º Pathogénie. — Le noma ne paraît pas être dû à un organisme pathogène spécial. On retrouve dans l'œdème de la joue toutes sortes de microbes. NETTER a trouvé des spirilles. SAMSON des vibrions qui existaient également dans le sang. SCHIMMELSBUCH a décrit un bâtonnet court. Dans deux cas j'ai trouvé une fois des streptocoques, une fois un microorganisme non déterminé.

On a décrit des microcoques isolés, des zooglées.

Ces microorganismes paraissent provenir de la bouche dont ils sont les hôtes à l'état physiologique. Ils acquièrent sans doute, dans les conditions que nous avons signalées, à propos de l'étiologie, des propriétés nécrotiques spéciales favorisées par

---

[1] WEILL, *Le noma*, Médecine moderne, 1897 ; voir aussi DEYROLLE, *Contribution à l'étude du noma*, Th. de Lyon, 1897.

les altérations de la muqueuse. Ils pénètrent dans sa substance par les points faibles, collet de la dent, vésicule d'impétigo, etc., et continuent leurs ravages dans la profondeur des tissus.

L'infection antérieure, la dépression des forces exercent sur leur développement une grande iufluence.

Il faut sans doute incriminer de préférence aux saprophytes, les microbes anaérobies, signalés dans d'autres foyers de gangrène par Veillon.

7° Diagnostic. — La *stomatite ulcéreuse* se caractérise par une ulcération grisâtre, fétide, sans gangrène, sans extension à la paroi buccale, ni au périoste.

La *pustule maligne* débute toujours par la peau.

Les autres *stomatites ulcéreuses* (mercurialisme, aphtes) n'ont rien de commun comme aspect avec le noma dont une des marques distinctives est fournie par le noyau d'œdème génial.

8° Pronostic. — Le pronostic est mortel dans la forme rapide, presque toujours mortel dans la forme moyenne, il est moins grave dans la forme limitée. La guérison s'est montrée 20 fois sur 103 cas (Rilliet et Barthez). Dans ces cas, il reste une fistule ou une cicatrice difforme avec gêne des fonctions buccales. Le pronostic est moins sombre si on se décide à une intervention rapide (Weill).

9° Traitement. — Deux conditions paraissent dominer dans la genèse du noma : une infection générale avec dépression des forces, des modifications locales se traduisant par des fermentations de la bouche et une effraction de l'épithélium en un point donné de la muqueuse.

Le traitement prophylactique est donc amené à user de la médication tonique, alimentation forcée, lait, thé de bœuf, œufs, jus de viande, alcool, extrait de quinquina, dans la convalescence des maladies infectieuses. Il faut éviter l'encombrement, assurer l'aération des salles. Il faut enfin, chaque fois que l'haleine sera fétide, que des débris épithéliaux s'accumuleront sur la langue, les gencives, les lèvres, faire un nettoyage minutieux de la cavité par des frictions exercées au moyen d'un linge rude, par des lavages répétés avec des solutions boriquées à 4 p. 100, de l'eau oxygénée à 3 ou 4 volumes. Le gargarisme est insuffisant. C'est le lavage avec un jet assez fort qui doit être utilisé.

Lorsque le noma a fait son apparition, on conseille de faire la cautérisation de l'ulcère gangreneux avec des caustiques variés, acide chlorhydrique, nitrate acide de mercure, chlorure de zinc, fer rouge. Je n'hésite pas à dire que c'est là une pratique insuffisante. J'ai fait à plusieurs reprises le traitement par la cautérisation au fer rouge, sous anesthésie, sans arrêter la marche de la maladie. En général, lorsque la plaque gangreneuse a paru, l'envahissement des couches sous-jacentes est déjà fait sur une étendue bien plus considérable. Dans un cas, j'ai pu intervenir dès la première heure. Il y avait au niveau du collet de la première molaire supérieure un ulcère gangreneux de la dimension d'une tête d'épingle en verre. L'incision au bistouri montra un décollement du périoste ramolli et sur le point de tomber en détritus sur une étendue de 5 centimètres. En face de l'ulcère gingival, sur la joue, on trouvait une ulcération plus petite encore. Le tissu sous-muqueux, à l'incision, se présentait sous forme d'une plaque noire, putrilagineuse, des dimensions d'une pièce de cinq francs. Déjà une sérosité grisâtre infiltrait les tissus de la joue dans un rayon de plus de 5 centimètres. Toutes les parties touchées furent excisées, et les bords de la plaie ainsi que la surface du maxillaire vernissées au fer rouge. La perte de substance fut considérable, mais la malade guérit. Dans deux autres cas, l'intervention chirurgicale faite au bout de deux ou trois jours seulement fut impuissante, une grande partie des maxillaires étant déjà intéressée.

Le point essentiel du traitement est d'intervenir le plus tôt possible, en faisant de larges incisions sur la joue et les lèvres pour découvrir tous les points touchés par la gangrène, périoste, couche sous-muqueuse, paroi de la joue. Tout ce qui est suspect doit être très largement excisé. Il est inutile d'enlever les portions qui sont le siège de l'œdème. L'infiltration séreuse tend à s'échapper par les lèvres de la plaie. Du côté des os, il ne faut pas craindre de faire sauter les dents, de visiter les alvéoles, de réséquer toute portion compromise. Pour parfaire, on promène le fer rouge sur toutes les surfaces mises à nu. A ce prix seul, l'intervention sera efficace. Ce qu'on peut lui objecter, c'est qu'elle ne tient pas compte des formes limitées. Mais, il est difficile de savoir d'avance quelle sera la marche de la gangrène, et si on attend, on perd une grande partie des chances de succès, pour ce qui concerne les formes progressives. Au surplus, la perte de substance produite par le bistouri n'a pas plus d'inconvénients que la perforation naturelle. Elle est bien plus apte à fournir une réparation convenable.

On a cité des cas de gangrène restée superficielle et s'éliminant en ne produisant qu'une perte de substance de la muqueuse. Ce sont là des cas exceptionnels.

ARTICLE VII

DESQUAMATION ÉPITHÉLIALE DE LA LANGUE

Cette affection désignée encore sous le nom de *glossite exfoliatrice marginée* (FOURNIER et LEMONNIER), d'*état lichénoïde* (GUBLER), de *syphilide desquamative* (PARROT) est constituée par une desquamation de la langue, sans réaction inflammatoire.

1° Étiologie. — La desquamation épithéliale de la langue s'observe surtout chez les enfants de un à quatre ans, devient exceptionnelle à partir de six ans, bien qu'on l'ait signalée chez l'adulte (LEMONNIER). Elle paraît assez fréquente ; GUINON en a réuni 44 cas, COMBY 28 cas en quelques mois. PARROT en faisait à tort une affection syphilitique. Elle ne présente aucun rapport avec les dermatoses ; elle se montre aussi bien chez les sujets bien portants que chez les débiles. COMBY a signalé sa fréquence plus grande dans l'allaitement artificiel, cependant l'allaitement naturel n'en préserve pas. On tend à la considérer comme une affection parasitaire ; le microorganisme pathogène n'a pu être isolé. GUINON a trouvé de grosses spores, mais n'a pu démontrer

leur action pathogène. L'aspect et la marche de l'affection sont
en faveur de sa nature parasitaire. J'ai observé récemment une
épidémie de glossites desquamatives dans un hospice de filles
âgées de quatorze à vingt ans. Il y eut dans la même période
23 malades sur 27 pensionnaires et une sœur sur quatre qui s'occupaient d'elles ; dix fois la glossite coïncida avec de la perlèche [1].

2° Symptômes [2]. — L'affection procède comme l'herpès cir-
ciné, par une petite plaque épithéliale blanc grisâtre qui s'élargit rapidement, desquame sur une grande partie de son étendue,
découvrant ainsi une muqueuse congestionnée, couverte de
papilles saillantes, qui se relie insensiblement à la muqueuse
saine. Elle est limitée par un liseré saillant, blanchâtre, qui se
déplace à mesure que la desquamation l'atteint, et qui paraît
être une zone d'envahissement à la façon du bourrelet de
l'érysipèle. Le liséré s'arrête soit sur le dos de la langue, soit
aux bords, il ne pousse jamais à la face inférieure de celle-ci.
Il disparaît à un moment donné par desquamation, comme le
reste de la plaque.

Le produit de raclage de la langue montre à côté de cellules
saines, des cellules déformées et granuleuses (GUINON) et des
spores.

Les plaques de desquamation sont souvent multiples, siégeant sur les bords, la pointe, dans la région médiane de la
langue. Elles sont d'âge différent. Les liserés ont une forme
arquée et en se rejoignant déterminent des contours sinueux
ou polycycliques, parfois ils dessinent des lignes concentriques.

La marche envahissante de la desquamation dure pour chaque
plaque de huit à dix jours. On a vu des langues dépouillées en
cinq jours. La partie desquamée, d'abord rouge, recouverte de
saillies papillaires, se recouvre à nouveau d'épithélium, mais
la guérison n'est souvent que temporaire, l'affection se reproduit pendant des mois et des années.

Elle ne s'accompagne d'ailleurs d'aucun trouble fonctionnel,

---

[1] WEILL et FAVRE-GILLY, *Soc. de pédiatrie*, 1906.
[2] Voy. planche VI, fig. 3.

douleur, salivation, fièvre, ce qui est en rapport avec le processus purement épithélial. On n'a pas, en effet, trouvé en dehors de la prolifération épithéliale, de lésions dermiques ou vasculaires (GASPER, GUINON).

La desquamation épithéliale affecte plusieurs formes : 1° celle que nous venons de décrire, desquamation en aires, *glossite exfoliatrice marginée* ; 2° la desquamation à *découpures nettes* (GUINON), *langue en carte géographique* de GAUTIER ; les bords de la plaque sont à pic, sinueux, très irréguliers, sans tendance à l'envahissement ; la réparation est plus lente et dure trois à quatre semaines ; 3° dans une *troisième forme* décrite par GUINON il n'existe qu'une plaque centrale, allongée d'avant en arrière, sans limites nettes, sans bords saillants, avec simple amincissement épithélial comme si on s'était contenté de racler la langue à ce niveau.

3° **Diagnostic.** — Le diagnostic est facile. On distinguera la desquamation des syphilides.

4° **Pronostic.** — C'est une affection insignifiante.

5° **Traitement.** — Il se réduit à quelques soins aseptiques, à des attouchements avec une solution d'eau oxygénée au tiers.

ARTICLE VIII

PERLÈCHE

La perlèche est une petite lésion des commissures labiales, sans gravité, se transmettant par contagion.

1° **Symptômes.** — Décrite par LEMAISTRE de Limoges, la perlèche est caractérisée par un épaississement opalin, occupant symétriquement les deux commissures labiales, sans tendance à l'extension, sans douleur, sans gêne fonctionnelle. La commissure est comme calleuse, blanchâtre, rappelle l'empreinte produite par le mors chez les chevaux, d'où le nom de *bridou*. L'enfant y passe doucement sa langue, de là l'expression de *perlèche*. Il y porte aussi les doigts, arrache la pellicule blanchâtre, et détermine ainsi des érosions. Parfois il s'y développe des fissures.

La perlèche disparaît spontanément au bout de quelques semaines, se reproduit volontiers. Parfois elle devient chronique (COMBY).

2º Étiologie. — La perlèche est une affection contagieuse, se développant sous forme d'épidémies dans les écoles, les salles d'hôpital, les familles (LEMAISTRE, COMBY, RAYMOND). La transmission se fait par les baisers, la communauté des linges de toilette, des verres, des cuillers. LEMAISTRE attribue la perlèche à un streptocoque à chaînettes entrelacées (streptococcus plicatilis), RAYMOND à des staphylocoques associés à d'autres microorganismes. BUREAU et FORTINEAU ont trouvé le streptocoque dans 16 cas (Presse médicale, 1902). La perlèche est exceptionnellement associée à la glossite desquamative, comme j'ai pu le noter dans l'épidémie signalée précédemment.

3º Diagnostic. — On doit distinguer la perlèche de l'herpès labial, de l'impétigo et surtout des plaques muqueuses.

4º Traitement. — La perlèche est une affection sans gravité aucune, on ne lui connaît pas de complications.

Sa contagiosité impose quelques mesures d'hygiène : recommander à l'entourage de ne pas se servir des objets que l'enfant porte à sa bouche.

Le meilleur topique, pour COMBY, serait la teinture d'iode appliquée tous les deux jours. D'autres auteurs recommandent l'acide lactique, le sulfate de cuivre.

ARTICLE IX

SUBGLOSSITE DIPHTÉROIDE ; MALADIE DE RIGA

On désigne, sous ce nom, une petite lésion sans gravité du frein de la langue, constituée par une saillie lenticulaire ou une plaque grisâtre ; son origine est purement mécanique ; elle est due à l'irritation du frein par les incisives inférieures, exceptionnellement en l'absence de dents par le bord plus ou moins dur de la gencive (FEDE). Il s'agit d'une sorte de callosité sans réaction inflammatoire ni générale. Les troubles fonctionnels sont à peu près nuls. La structure de cette production se rapproche de celle du papillome. Son pronostic est sans gravité. Elle se distingue nettement de l'ulcération du frein dans la coqueluche. Elle se montre chez des nourrissons, après l'issue des incisives médianes inférieures. Sa durée qui embrasse des semaines et des mois peut être abrégée par le traitement, qui consistera à limer le bord des dents, à laver soigneusement la bouche et à toucher la lésion avec un cathérétique, teinture d'iode, nitrate d'argent à 2 ou 3 p. 100, protargol à 5 p. 100.

CHAPITRE II

MALADIES DU PHARYNX

Les maladies du pharynx sont remarquables par le rôle prédominant que jouent les formations lymphoïdes si développées à la surface de la muqueuse gutturale. Nous décrirons les angines aiguës, à l'exclusion de l'angine diphtérique, déjà traitée, les abcès rétropharyngiens et les angines chroniques.

ARTICLE PREMIER

ANGINES AIGUËS

Les angines aiguës sont importantes à étudier en raison de leur fréquence et de l'intérêt très grand qui s'attache à leur distinction d'avec l'angine diphtérique. Nous les diviserons au point de vue symptomatique en *angines érythémateuse, pultacée, herpétique, membraneuse, ulcéreuse, suppurée.*

1° **Étiologie**. — Le pharynx est une des régions les plus susceptibles de l'économie. Il est situé au confluent des fosses nasales et de la bouche. Les premières, à l'état normal, le protègent contre le contact d'un air sec, froid, chargé de poussières ou de germes qu'elles arrêtent au passage au moyen de leurs replis ou qu'elles détruisent par les propriétés bactéricides de leurs secrétions. Les affections du nez, si fréquentes dans l'enfance, suppriment cette influence bienfaisante et la respiration buccale provoque des angines au même titre que des bronchites.

Les rapports du pharynx avec la cavité buccale le mettent en contact fréquent avec les nombreux microorganismes qui habitent celle-ci à l'état de saprophytes (VIGNAL), de sorte que, même dans les conditions physiologiques, on en a retrouvé, (par exemple, des streptocoques) à la surface et même dans la profondeur de l'amygdale (WIDAL et BESANÇON). Ces microorganismes constituent une menace perpétuelle qui aboutit, lorsque leur virulence s'exalte ou que des troubles circulatoires ou autres modifient la résistance de la muqueuse pharyngée. De par sa fonction mécanique, le pharynx est exposé à des frottements, des violences répétées, principalement au niveau de l'isthme, région rétrécie, à la surface de laquelle le bol alimentaire exerce une pression excentrique au moment de sa déglutition.

Ces conditions défavorables du pharynx sont surtout marquées dans les points de passage aux fosses nasales et à la bouche et sont en quelque sorte soulignées par la présence, en ces deux zones, d'un appareil spécial de protection, l'amygdale pharyngée qui se développe en face de l'orifice postérieur des fosses nasales et l'amygdale palatine qui marque l'entrée du pharynx buccal. Dans le reste du pharynx, on trouve un tissu adénoïde diffus ou dessiné sous forme de follicules clos. Le développement d'un système lymphatique spécial ayant rôle de sentinelle avancée dans la défense du pharynx fait comprendre la fréquence des lésions adénoïdiennes dans la pathologie de cette région. Ajoutons que dans la région sous-maxillaire le pharynx est mal protégé extérieurement contre les causes de refroidissement par la faible épaisseur de ses parois.

Les angines sont fréquentes chez les enfants, mais il y a des distinctions à établir. Il y a, en effet, des *angines spécifiques*, celles de la diphtérie, de la fièvre typhoïde, de l'érysipèle, du rhumatisme, des maladies éruptives, qui ne font que traduire sur le pharynx la fréquence respective de ces diverses maladies générales. D'autres *angines non spécifiques* relèvent de microorganismes banals, qui existent physiologiquement dans la cavité bucco-pharyngée, à l'état de saprophytes et ne deviennent pathogènes qu'éventuellement : streptocoques, pneumocoques, pneumobacilles, coli communis, coccus Brisou, staphylocoques, etc. Ces divers microorganismes existent aussi bien chez l'adulte que chez l'enfant et leur rôle considéré au point de vue de l'âge, est assez mal défini. Il semble qu'aux deux extrêmes de la vie, leur action soit discrète, chez le nourrisson, parce qu'il est soumis à une alimentation spéciale, liquide, qui préserve le pharynx des traumatismes de la déglutition, chez le vieillard parce que son pharynx, talé par la répétition même de ces traumatismes, a contracté une grande résistance, dont témoignent l'atrophie progressive de ses systèmes vasculaire et lymphatique.

C'est dans la seconde enfance et dans l'adolescence que l'angine simple, non spécifique, apparaît avec son maximum de fréquence. C'est aussi la période des refroidissements, des imprudences de régime, absorption de liquides froids ou chauds, des contagions ; car si la contagion est admise, d'une façon absolue pour les angines spécifiques, elle ne laisse pas que de s'appliquer dans quelques cas aux angines simples. Cette contagion, très nette dans quelques épidémies (LANDOUZY, DUBOUSQUET-LABORDERIE, etc...), peut être comparée, comme degré de fréquence, à celle de la pneumonie, d'autant qu'elle procède par petits foyers (RICHARDIÈRE), à l'instar de celle-ci. L'analogie peut être poussée plus loin, car l'angine est une maladie à répétition, qui récidive facilement après une première atteinte, avec plus de facilité encore que la pneumonie, presque aussi aisément que l'érysipèle. La contagion peut s'expliquer par une virulence particulière des microorganismes pathogènes due à des conditions atmosphériques mal définies, ou par un affaiblissement du terrain qui facilite l'agression de germes peu virulents. Les épidémies se justifient par des conditions communes d'hygiène, dans une famille, dans une collectivité, école, hôpital.

Aux causes prédisposantes qui concernent le jeune âge, ajoutons l'influence de la respiration exclusivement buccale motivée par les nombreux cas d'obstruction nasale chez les jeunes sujets.

2° Symptômes. — Il n'y aurait guère à insister sur les symptômes de l'angine infantile qui ressemblent absolument à ceux de l'âge adulte, si la fréquence de l'angine diphtérique chez les enfants n'obligeait à discuter journellement le diagnostic d'une angine. C'est de ce point de vue, qu'il faut envisager la description des angines. La précision gagnée par le diagnostic, à la faveur de l'examen bactériologique, devrait dispenser de tout autre moyen d'investigation, s'il était toujours applicable, car il est acquis qu'il n'y a pas de relation absolue entre la forme anatomique et la nature de l'angine. La diphtérie, par exemple, peut figurer exceptionnellement, à côté des angines membraneuses, des aspects érythémateux ou herpétiformes. Néanmoins, c'est là l'exception, et comme le diagnostic bactériologique n'est pas toujours possible, il est utile de différencier cliniquement les formes tranchées de l'angine. Nous distinguerons des *signes physiques*, des *troubles fonctionnels*. des *symptômes généraux*.

a. *Signes physiques*. — L'angine est *érythémateuse, pultacée, herpétique, membraneuse, ulcéreuse, suppurée*.

L'*angine érythémateuse* se traduit par une rougeur diffuse avec gonflement marqué au niveau des amygdales, sécrétions muqueuses.

L'*angine pultacée* qui se combine souvent avec la précédente a, comme caractéristique, la présence d'enduits crémeux, plus ou moins vite altérés dans leur couleur, débutant au niveau des cryptes de l'amygdale, faciles à détacher et s'effritant rapidement lorsqu'on les plonge dans l'eau.

L'*angine herpétique* se traduit au début par la présence de groupes de vésicules très éphémères qu'il est difficile d'observer à temps. Elles se transforment rapidement en ulcérations qui se recouvrent de produits membraneux à contours polycycliques répartis sous forme d'éléments éruptifs d'âge différent, en plusieurs points séparés les uns des autres par des intervalles de muqueuse rouge, gonflée, sans enduit véritable ; souvent il y a coexistence d'herpès labial.

L'*angine membraneuse* non diphtérique rappelle localement celle de la diphtérie : l'examen bactériologique et l'évolution peuvent seuls les différencier. Tandis que le plus souvent ces angines membraneuses non diphtériques sont bénignes, il en est d'une certaine gravité, caractérisées localement par de fausses membranes grisâtres, peu consistantes, à tendance extensive, s'accompagnant d'un gonflement notable de la muqueuse sous-jacente, d'une propagation aux fosses nasales, qui laissent écouler par les narines une sérosité purulente, en même temps que les ganglions lymphatiques angulo-maxillaires et cervicaux augmentent de volume et forment de véritables bubons avec œdème périganglionnaire. De pareils cas ressemblent singulièrement à l'angine diphtérique maligne ; ce sont habituellement des angines à streptocoques ; elles se montrent au déclin de la scarlatine, mais sont aussi primitives. Elles ont un caractère particulier et s'accompagnent d'une fièvre élevée et continue, ce qui se voit rarement dans l'angine diphtérique. Elles ne donnent pas lieu à du croup, mais dans les cas défavorables, aboutissent à des broncho-pneumonies ou à des septicémies secondaires.

L'*angine ulcéreuse* rappelle la description de la stomatite ulcéreuse qui lui est parfois, mais non toujours, associée et qui est produite par les mêmes germes, les spirilles et les bacilles fusiformes, d'où le nom d'angine de VINCENT qui le premier a précisé cette pathogénie. Ulcération limitée à une amygdale, masquée au début par des produits pseudo-membraneux, taillée à pic avec bords gonflés, violacés, cavité anfractueuse semée de points grisâtres, retentissement ganglionnaire, salivation et haleine fétide, peu de réaction générale et locale, tendance à durer, comme la stomatite ulcéreuse en l'absence de traitement, tels sont les caractères essentiels de cette angine.

L'*angine suppurée* siège surtout dans l'amygdale. Précédée ou non d'une angine diffuse, l'amygdale devient volumineuse, saillante ; elle s'entoure d'un véritable œdème collatéral qui envahit les piliers, la partie correspondante du voile. Au bout de quelques jours, le pus s'échappe par ulcération spontanée ou après intervention, souvent aussi, l'amygdalite s'accompagne de périamygdalite suppurée, surtout dans sa région supérieure : dans ce cas le gonflement plus marqué encore au niveau des piliers est sensible extérieurement au niveau de l'angle du maxillaire. L'ouverture de l'abcès se fait généralement à la partie supérieure du pilier antérieur et l'enfant soulagé crache une certaine quantité de pus. Nous préciserons davantage l'histoire de l'angine suppurée à propos des abcès peripharyngiens dont elle représente une forme fréquente.

b. *Troubles fonctionnels*. — Les troubles fonctionnels sont les mêmes que chez l'adulte : déglutition douloureuse des aliments. des boissons, de la salive hypersécrétée ; douleurs irradiées à l'oreille, en cas de propagation au pharynx supérieur et à la trompe, voix nasonnée, reflux des liquides par le nez, contractures réflexes des masséters (surtout dans les formes suppurées) ou des muscles du cou (torticolis, principalement dans la forme rhumatismale).

c. *Symptômes généraux*. — Les symptômes généraux sont ceux d'une maladie infectieuse : frissons, courbature, céphalée. parfois chez les jeunes sujets délire et même convulsions, élévation thermique à 39° 40°, état gastrique.

Le caractère infectieux de la maladie se révèle par la participation fréquente des ganglions rétro-maxillaires, l'albuminurie assez souvent observée, et dans les cas graves, les arthropathies. les éruptions, la splénomégalie. Mais ce sont là des formes exceptionnelles. Le plus souvent tout se réduit à une fièvre cyclique qui disparaît par défervescence rapide au bout de trois à quatre jours, à de la tuméfaction ganglionnaire, de l'embarras gastrique. Habituellement, il reste de la dépression des forces et de la pâleur. L'angine herpétique donne lieu aux réactions les plus franches et les plus fébriles ; l'angine phlegmoneuse aux frissons, aux lancées qui annoncent la suppuration, à l'accalmie qui précède la collection du pus.

3° Marche. — L'angine aiguë est une affection qui évolue en quelques jours. Les phénomènes généraux et locaux cèdent rapidement, les produits pultacés ou membraneux se détergent, n'ont aucune tendance à se reproduire.

Parfois, il y a rechute, la maladie reprenant avec le même cortège de symptômes, sur les parties intactes du pharynx, en général sur l'amygdale saine. Dans de rares cas (NICOLAS, *Arch. de méd. expér.*, 1898), on a vu de fausses membranes non diphtériques se reproduire pendant plusieurs mois.

4° Pronostic. — Le pronostic est le plus souvent bénin. Les complications des angines simples se bornent à de l'otite simple ou suppurée, des tuméfactions ganglionnaires plus ou moins persistantes de la région cervicale, exceptionnellement de l'albuminurie durable. L'angine se reproduit avec une certaine facilité, et chaque poussée contribue à créer une hypertrophie chronique de l'amygdale.

Les formes suppurées peuvent aboutir exceptionnellement à des fusées purulentes étendues et à de la pyohémie, plus rarement encore voit-on se produire la gangrène du pharynx.

5° Diagnostic. — Il importe de distinguer les différentes angines membraneuses de celle de la diphtérie, (voy. au chapitre de la diphtérie) et les angines simples d'avec les localisations pharyngées des maladies éruptives ou générales. Ce point a déjà été traité à propos de chacune de celles-ci.

Il convient cependant de redire encore que les apparences cliniques des angines et particulièrement des angines pseudo-membraneuses ne peuvent suffire à en assurer le diagnostic. L'examen bactériologique est indispensable. La diphtérie peut prendre le masque d'une angine herpétique et en sens inverse, une infection à streptocoques, à coccus Brisou ou à d'autres germes peut prendre l'apparence de la diphtérie.

6° Pathogénie. — La nature infectieuse des angines qui ressort de leur évolution cyclique, de leur contagiosité observée de temps à autre, a reçu une confirmation de par les recherches bactériologiques. Les enduits, les produits pultacés, les fausses membranes, le pus, sont riches en microorganismes, dont les plus fréquemment observés sont les différentes variétés de streptocoques. Les fausses membranes en particulier sont provoquées par le streptocoque (WURTZ et BOURGES), plus rarement par le staphylocoque, le bactérium coli, le pneumocoque (JACCOUD ét MÉNÉTRIER), le coccus Brisou, etc. La plupart de ces microorganismes préexistent dans la cavité bucco-pharyngée et ne deviennent pathogènes que dans certaines conditions. D'après MARTIN et CHAILLOU, sur 29 cas d'angine blanche non diphtérique, 11 sont dus à des streptocoques, 11 à des cocci, 4 à des staphylocoques, 2 à des bacilles coliformes, 1 au pneumocoque. Ajoutons le bacille de NICOLAS qui diffère des organismes décrits jusqu'ici et qui a été observé par lui dans un cas d'angine pseudo-membraneuse chronique, chez un adulte (Arch. de méd. expérim. 1898). On a signalé des tétragènes (CARRIÈRE) des bacilles de FRIEDLANDER (NICOLLE et HEBERT). Tous ces microorganismes produisent des angines simples ou membraneuses. Signalons encore les bacilles fusiformes et les spirilles dont la symbiose provoque l'angine ulcéreuse de VINCENT.

7° **Traitement**. — Le traitement comprend la prophylaxie, le traitement local, le traitement général.

a. *Prophylaxie*. — Dans les cas qui semblent se propager par contagion, isoler le malade. Dans ceux qui récidivent fréquemment, détruire les foyers chroniques d'où partent les germes infectieux (hypertrophie de l'amygdale, végétations adénoïdes).

b. *Traitement local*. — Localement, combattre la douleur au moyen de gargarismes émollients, de pulvérisations chaudes. Les compresses froides ou les cravates de glace soulagent et parfois abrègent la durée de l'inflammation.

Il est inutile de faire souffrir les enfants, en essayant de déterger les produits pultacés ou pseudo-membraneux qui disparaissent spontanément.

On fera quelques lavages aseptiques avec de l'eau boriquée tiède, s'il y a de la fétidité de l'haleine.

Pour l'angine ulcéreuse, la thérapeutique doit être celle de la stomatite, potion au chlorate de potasse, attouchements à la teinture d'iode, au chlorure de chaux, au bleu de méthylène.

Dans l'abcès amygdalien ou périamygdalien, l'évacuation se fait souvent spontanément au bout d'un septénaire. Si les douleurs sont vives, on peut inciser.

c. *Traitement général.* — Les lavages et l'asepsie bucco-pharyngée modèrent les processus toxi-infectieux de la gorge ; on les fera difficilement accepter aux jeunes enfants.

On traitera les différents symptômes, céphalée, frissons, fièvre, phénomènes nerveux par les moyens appropriés : quinine, antipyrine, salicylate de soude, bains tièdes. Dans les angines graves à streptocoques, on aura recours aux injections de sérum antistreptococcique polyvalent, renouvelées chaque jour, jusqu'à ce que l'amélioration se dessine.

Pendant la convalescence, traitement tonique.

ARTICLE II

ABCÈS PÉRIPHARYNGIENS [1]

Dans les éditions précédentes de ce précis, nous avons intitulé cet article abcès rétro-pharyngiens et nous avons limité notre description aux abcès de la paroi postérieure du pharynx. Or l'étude des suppurations de la région pharyngienne a été remaniée depuis quelques années grâce surtout aux travaux de Broca et à ceux plus récents de Hutinel et Moy, Arsimoles, Gilis, Calas, Nové-Josserand.

A côté des abcès rétro-pharyngiens connus depuis longtemps, on a individualisé les abcès latéro-pharyngiens qui forment eux-mêmes deux variétés, les abcès préstyliens et les abcès rétro-styliens.

Pour bien comprendre le siège et l'évolution particulière de chacune de ces collections, il est indispensable de rappeler quelques notions anatomiques. Elles sont faciles à saisir dans la figure 45 que j'emprunte à Nové-Josserand [2]. Si on examine

---

[1] Cet article est dû à la collaboration de M. Nové-Josserand.
[2] Nové-Josserand, *Abcès latéro-pharyngien*, Province médicale 1909.

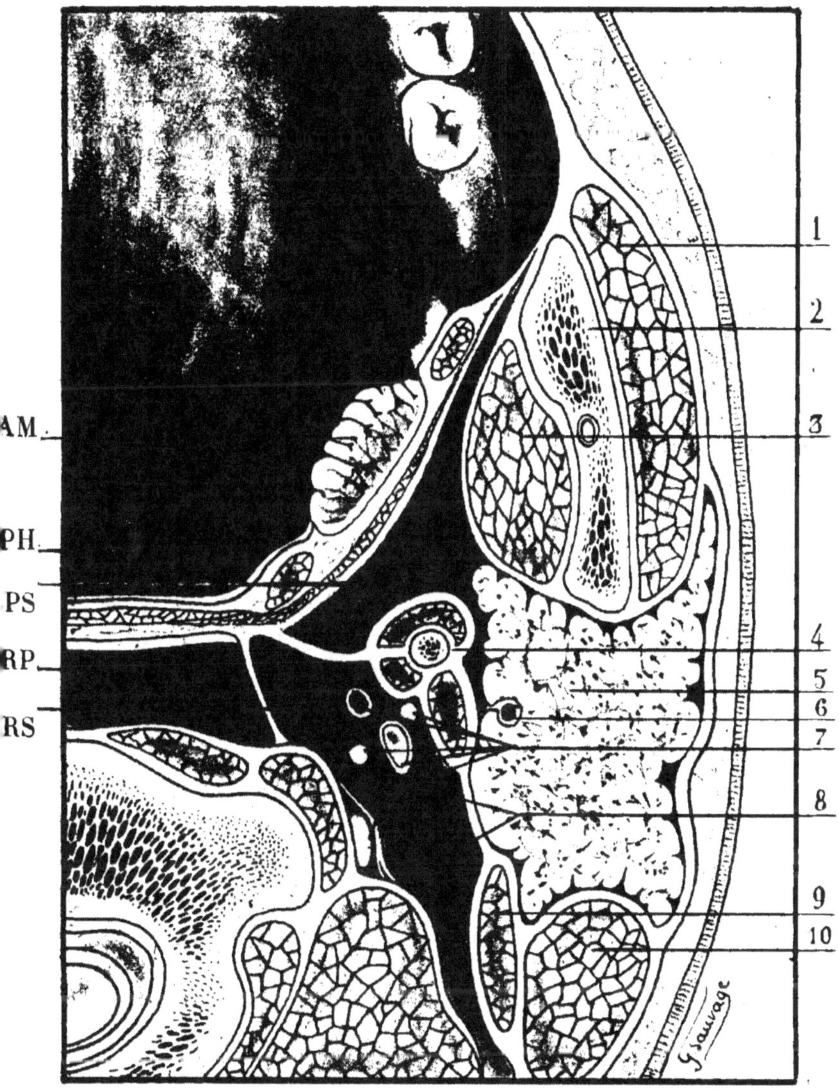

Fig. 45.

Coupe horizontale de la tête passant par la partie moyenne de l'amygdale.

AM, amygdale ; PH, pharynx ; EPS, loge antérieure prestylienne ; ERP, espace retro-pharyngien ; ERS, loge postérieure rétro-stylienne. 1, masséter. 2, maxillaire inférieur. 3, ptérygoïdien interne. 4, apophyse styloïde. 5, parotide. 6, carotide externe. 7, 8, vaisseaux, nerfs et ganglions lymphatiques de la loge rétro-stylienne. 9, digastrique. 10, sterno-cleido-mastoïdien.

une coupe horizontale de la tête passant par la partie moyenne
de l'amygdale, on voit que l'espace celluleux péripharyngien est
cloisonné par des feuillets aponévrotiques de manière à former
trois loges.

La première E R P (espace rétro-pharyngien) se trouve en
arrière du pharynx, entre ce dernier et l'aponévrose préverté-
brale. Elle est limitée de chaque côté par le feuillet sagittal de
CHARPY étendu de l'aponévrose pharyngienne postérieure au
sommet de l'apophyre transverse des vertèbres cervicales. Cette
loge rétropharyngienne contient du tissu cellulaire et les ganglions lymphatiques décrits par GAUTHIER et par GILLETTE.

Sur les côtés du pharynx, se trouve l'espace maxillo-pharyn-
gien, limité en dehors par le sterno mastoïdien et le digastrique
en arrière (9 et 10), l'apophyse styloïde et les muscles styliens
au milieu (4), le maxillaire inférieur et le ptérygoïdien interne
(2 et 3), en avant. Ce vaste espace est divisé en deux loges par
un feuillet aponévrotique qui s'étend de l'aponévrose des muscles
styliens à la paroi pharyngienne et a été bien décrit par SÉBILEAU.
La loge antérieure préstylienne E P S répond à la face profonde
de l'amygdale ; elle est fermée de toute part, sauf en avant où
elle se prolonge vers le pilier antérieur du voile du palais. Son
contenu est formé exclusivement par du tissu conjonctif ; elle
ne renferme aucun ganglion lymphatique.

La loge postérieure rétrostylienne E R S, limitée en avant par
le feuillet de SÉBILEAU, en arrière par celui de CHARPY n'est en
rapport avec le pharynx que sur une faible étendue, mais elle
se prolonge en dehors jusque dans le digastrique ; elle contient
les gros vaisseaux du cou, carotide interne et jugulaire interne, et
des ganglions lymphatiques qui appartiennent au groupe
carotidien supérieur.

C'est dans ces trois loges que se développent les abcès péripharyngiens. Ceux-ci sont encore aujourd'hui considérés par
beaucoup d'auteurs comme étant des adénophelgmons développés dans les ganglions rétropharyngiens ou carotidiens
supérieurs. Mais il n'est pas douteux que cette conception est
trop restrictive et que l'infection des espaces péripharyngiens
peut se faire directement par les voies lymphatiques sans l'in-

tervention des ganglions. Comment expliquer autrement les abcès de l'espace préstylien qui est dépourvu de ganglions ?

Strazza a même soutenu que certains abcès rétropharyngiens se développent dans l'épaisseur même de la muqueuse dont le tissu lymphoïde peut acquérir une épaisseur considérable lorsqu'il est hyperplasié par une inflammation chronique antérieure. Mais ces faits, s'ils existent, sont exceptionnels; il est certain que les abcès sont généralement profonds, ,sous-muqueux ; d'ailleurs leur description clinique s'accorde très bien avec la classification anatomique que nous venons d'établir.

Nous allons décrire successivement : 1º les *abcès rétro-pharyngiens ;* 2º les *abcès latéro-pharyngiens rétro-styliens ;* 3º les *abcès latéro-pharyngiens préstyliens.*

§ 1. — Abcès rétropharyngiens

Les abcès rétro-pharyngiens ont un peu perdu de leur importance depuis qu'on les a séparés des abcès latéro-pharyngiens ; ils paraissent être actuellement relativement rares.

1º **Étiologie.** — Ces abcès sont l'apanage à peu près exclusif des jeunes enfants. On les observe surtout dans le cours de la première année ; ils deviennent plus tard tout à fait exceptionnels et ne se rencontrent plus après trois ans.

Broca a montré qu'ils résultent presque toujours d'une infection nasale. La grippe en est la cause la plus fréquente ; viennent ensuite les fièvres éruptives, l'impétigo, les végétations adénoïdes, les ulcérations syphilitiques. Ces causes peuvent agir seules et faire naître l'abcès même chez des enfants robustes ; mais il faut accorder une part importante à la prédisposition créée par toutes les causes de débilité, hérédo syphilis, tuberculose, rachitisme, troubles digestifs, etc...

2º **Symptômes.** — Nous distinguerons : 1º des *symptômes généraux ;* 2º dés *symptômes fonctionnels ;* 3º les *signes physiques.*

a. *Symptômes généraux.* — L'abcès rétro-pharyngien est généralement précédé d'un coryza dont l'importance est d'ailleurs variable ; souvent il s'agit d'un enchiffrénement **léger** auquel les parents n'accordent aucune attention.

La symptomatologie de l'abcès lui-même peut rester tout à fait latente. On connaît l'exemple d'enfants qui ont succombé brsuquement à l'ouverture d'un abcès rétro-pharyngien, sans avoir présenté auparavant d'autre signe qu'un coryza accompagné d'un léger trouble de l'état général, et d'un peu d'obstruction nasale.

Mais habituellement les troubles occasionnés par l'abcès sont bien nets ; ils ont même parfois une véritable acuité.

Ces symptômes consistent d'abord en une altération de l'état général qui varie beaucoup suivant les cas. Tantôt c'est une fièvre élevée, accompagnée d'agitation, d'insomnie ou d'abattement ; tantôt au contraire la fièvre est modérée ; mais l'enfant est grognon, il dépérit, son teint devient gris ou jaunâtre, et souvent il se cachectise rapidement lorsque les troubles locaux l'empêchent de l'alimenter.

b. *Symptômes fonctionnels.* — Dans les abcès rétro-pharyngiens, les troubles respiratoires sont presque toujours prédominants.

L'enchiffrènement au début s'accompagne bientôt d'une obstruction nasale qui est marquée surtout pendant le sommeil ; l'enfant dort la bouche ouverte et en ronflant. Lorsque l'obstruction devient plus complète, elle se manifeste aussi pendant la têtée ; l'enfant prend le sein avec avidité, mais on le voit bientôt se rejeter en arrière en criant parce qu'il asphyxie ; après quelques essais infructueux, il refuse obstinément de prendre le sein.

Mais souvent les choses vont plus loin : la dyspnée devient continue, accompagnée de tirage et parfois de cornage ; il se produit en outre des accès de suffocation qui surviennent surtout lorsque l'enfant s'endort, et peuvent revêtir l'aspect le plus effrayant.

La voix est presque toujours altérée dans son timbre, nasillarde et plus ou moins étouffée.

La déglutition est généralement peu troublée ; l'enfant ne peut pas têter par suite de l'oblitération des fosses nasales, mais à la cuiller on parvient assez facilement à lui faire prendre des liquides par petites quantités. Quelquefois les aliments reviennent par les fosses nasales, l'abcès s'opposant au jeu du voile du palais.

c. *Signes physiques*. — A l'inspection on voit que le fond du pharynx bombe, formant une tuméfaction phlegmoneuse rouge qui repousse le voile du palais en avant.

Le toucher doit compléter cet examen. Pour le pratiquer on prend l'enfant sur ses genoux, le dos appuyé contre la poitrine de celui qui fait l'examen. Avec la main gauche, on fixe la tête serrée contre sa poitrine, tandis que l'index de cette main déprime la joue et se glisse entre les maxillaires pour les tenir écartés. L'index droit peut alors explorer le pharynx ; il reconnaît le siège de la tumeur et sa consistance. Celle-ci est au début élastique, presque dure, mais bientôt il se fait un ramollissement qui d'abord limité, ne tarde pas à s'étendre à la masse toute entière. Cette sensation est caractéristique de la présence du pus. La fluctuation est difficile à sentir, quelquefois cependant on pourra, en percutant le sommet de l'abcès avec le bout du doigt, sentir un choc en retour caractéristique. Mais il ne faut pas s'appesantir sur une semblable recherche. L'examen doit se faire au contraire avec promptitude et prudence, car il produit toujours de la suffocation, et il pourrait causer la mort par syncope.

3° Évolution, pronostic. — Les abcès rétro-pharyngiens peuvent s'ouvrir spontanément. Cette terminaison se produit quelquefois sous les yeux du médecin à l'occasion d'un effort de vomissement, de toux ou de cris provoqués par l'examen. Elle peut aussi se faire sans aucune cause et même pendant le sommeil ; alors le pus risque de glisser dans le larynx et de produire une syncope ou une asphyxie mortelle.

L'évacuation de l'abcès est généralement suivie d'une guérison rapide ; cependant lorsque la perforation est trop étroite ou bien siège trop haut, il arrive que le pus s'accumule de nouveau, les accidents reprennent, compliqués par un état septicémique plus ou moins grave.

Mais cette évolution spontanée n'est pas la règle. Lorsque l'abcès est laissé à lui-même, souvent l'enfant succombe à l'inanition, à l'asphyxie ou à une complication de broncho-pneumonie, de gastro-entérite ou de septicémie. L'abcès peut aussi fuser dans diverses directions, soit vers le médiastin dont il n'est séparé par aucune barrière résistante, soit vers l'espace latéro-pharyngien ; les grands décollements sont extrêmement graves même avec l'aide de la chirurgie, car il est difficile de les ouvrir largement et surtout de les bien drainer.

Le pronostic des abcès rétro-pharyngiens est donc grave si une intervention faite en temps opportun ne vient pas donner issue au pus. Malgré l'opération, il reste réservé s'il s'agit d'un enfant débile et présentant des tares de syphilis ou de tuberculose.

La plupart des cas non traités meurent. GAUTIER, sur 91 cas en a relevé 25 non reconnus et tous terminés par la mort. Sur 66 cas diagnostiqués, il y eut 16 morts, dont 8 dus à l'abstention, 4 à une ouverture incomplète, 4 à une complication gangréneuse. SCHMITZ, sur 16 cas traités, a eu 13 guérisons. BOKAI, sur 317 cas n'a eu que 14 morts, soit 4,4 pour 100. L'ouverture spontanée n'est signalée par cet auteur que 13 fois sur 100. La mort survient subitement ou progressivement par asphyxie, par septicémie. Elle est d'autant plus à redouter que l'enfant est plus jeune.

4° Diagnostic. — Le diagnostic des abcès rétro-pharyngiens est facile si l'on pense à faire l'exploration complète du pharynx. L'intensité des troubles respiratoires fait quelquefois penser au croup, à la laryngite striduleuse ou aux corps étrangers des voies aériennes ; mais l'erreur est évitée dès qu'on a vu ou senti l'abcès. Il faut penser aussi aux abcès latents, et les rechercher. par un examen systématique lorsqu'on trouve chez un nourrisson des signes d'infection sans localisation définie, avec un peu de coryza et d'obstruction nasale.

5° Traitement. — Il faut poser en principe que l'intervention est obligatoire dans presque tous les cas, car l'expectation fait courir des risques réels, et la guérison spontanée est problématique. Mais l'incision doit se faire en temps opportun ; trop

précoce elle ne soulage pas et reste dangereuse. Il faut la faire
dès que le pus est formé, c'est-à-dire dès que la masse de l'abcès
est ramolli dans son ensemble ; c'est d'ailleurs à ce moment que
les symptômes fonctionnels deviennent graves.

Tout le monde est d'accord pour intervenir par la voie buccale ; le procédé très simple que voici suffit presque toujours.

L'anesthésie est inutile ; elle doit même être évitée à cause du
danger de syncope. L'enfant est couché sur une table, la tête
tombante en dehors de la table, en position de Rose, un écarteur
maintient la bouche ouverte. Avec l'index gauche, on repère le
point le plus saillant et le plus mou de la surface de l'abcès ; en
se guidant sur lui, on porte à ce niveau l'extrémité d'un dilatateur de Tripier de petit modèle ; avec cet instrument, on
ponctionne prudemment la muqueuse, puis en ouvrant ses
branches, on déchire largement la poche de l'abcès.

Le pus remplit la bouche de l'enfant, on l'éponge aussitôt et
on tourne l'enfant de côté pour dégager ses voies aériennes.
Toutes ces manœuvres doivent se faire extrêmement vite, car
l'enfant suffoque souvent dès qu'il a la tête basse.

L'hémorragie est insignifiante et s'arrête spontanément. Les
suites sont généralement très simples, et quand l'ouverture a été
assez large, l'abcès se tarit vite, sans qu'on ait à faire aucune
manœuvre d'expression.

§ 2. — Abcès-latéro pharyngiens rétro-styliens

Cette variété est de beaucoup la plus fréquemment observée
dans l'enfance ; elle est aussi importante à étudier parce que les
difficultés de son traitement engagent souvent d'une façon
sérieuse la responsabilité du médecin.

1° Étiologie. — Broca a bien montré que les abcès rétro-
styliens sont surtout une affection de la seconde enfance dont la
plus grande fréquence se trouve de trois à dix ans. Cependant,
on peut les observer plus tôt et même chez le nourrisson ; Nové-
Josserand en a vu des exemples typiques chez des enfants de
trois, six et huit mois. Ils existent aussi à l'âge adulte, mais ils
sont alors plus rares que les abcès préstyliens.

Ces abcès succèdent presque toujours à des infections bucco-pharyngées ; l'angine est pour eux ce que le coryza est pour les abcès rétro-pharyngiens. La nature de ces infections est le plus souvent banale ; la grippe ou les fièvres éruptives et en particulier la scarlatine, sont le plus souvent en cause ; d'autres fois il s'agit d'une infection secondaire greffée sur le muguet, sur des ulcérations dentaires ou des stomatites de toute sorte. Enfin ici encore la tuberculose, la syphilis et tous les états de débilité et de cachexie exercent une influence prédisposante importante.

2° Symptômes. — Le début des abcès rétro-styliens se confond généralement avec les signes de l'angine qui les précède presque toujours. Celle-ci peut être grave, accompagnée de fièvre élevée avec tout son cortège de troubles nerveux, et d'une dysphagie accentuée ; elle peut aussi rester légère et ne pas dépasser l'acuité d'une angine simple.

Parfois celle-ci fait complètement défaut, du moins en apparence, et ce sont alors les signes propres à l'abcès qui se montrent les premiers.

Ces signes sont très variables dans leur modalité et dans leur intensité, suivant l'âge des enfants, le volume de l'abcès, la qualité de l'infection. Nous les diviserons en symptômes généraux, symptômes fonctionnels et signes physiques.

A. SYMPTÔMES GÉNÉRAUX. — Souvent l'état général n'est pas très altéré, une fois passée l'angine du début ; la fièvre persiste modérée avec de l'inappétence, la dépression des forces ; l'enfant est triste, pâle. La symptomatologie se résume donc le plus souvent dans les signes fonctionnels et physiques déterminés par l'abcès.

B. SIGNES FONCTIONNELS. — Il se peut que l'abcès rétro-stylien se développe sans gêner aucune des fonctions du pharynx. Ces abcès latents sont rares, ils ne s'observent que chez des enfants déjà grands. Habituellement la respiration, la déglutition et la phonation sont troublées, mais dans des proportions variables.

a) *Troubles respiratoires.* — La dyspnée est en rapport surtout avec l'âge des enfants. Chez les jeunes sujets, elle se présente avec la même intensité et les mêmes caractères que dans les abcès rétro-pharyngiens. On retrouve donc ici le ronflement pendant le sommeil, l'impossibilité de téter, la dyspnée continue qui oblige à tenir l'enfant levé et à pencher sa tête du côté opposé à l'abcès, et enfin les accès de suffocation pouvant aller jusqu'à l'asphyxie.

Chez les enfants âgés de plus de trois ou quatre ans, les troubles respiratoires sont beaucoup moins accentués. La respiration est bruyante, ronflante, mais il n'y a pas de tirage et les crises de suffocation sont rares. Cependant les abcès abandonnés à eux-mêmes et qui deviennent très volumineux peuvent à leur période ultime causer de l'asphyxie.

b) *Troubles de la déglutition.* — Ces troubles sont de tous les âges. Après la dysphagie de l'angine, la déglutition est gênée surtout d'une façon mécanique. Les malades s'étranglent, une partie des liquides ingérés passe dans les fosses nasales. Il en résulte des efforts pénibles et douloureux, parfois compliqués de suffocations ; aussi voit-on souvent les enfants refuser toute boisson, ce qui à la longue produit un véritable état d'inanition.

c) *Troubles de la phonation.* — La voix présente dans la plupart des cas un timbre particulier, guttural, qui ne ressemble ni à la raucité du croup, ni à l'aboiement de la laryngite striduleuse. On l'a appelée quelquefois voix de canard, mais elle ressemblerait davantage au croassement de la grenouille. Elle se reconnaît en tout cas facilement, lorsqu'on l'a entendue une fois, et permet souvent de faire le diagnostic avant tout examen.

C. SIGNES PHYSIQUES. — Les signes physiques des abcès rétrostyliens sont au nombre de trois : la tuméfaction du cou, le torticolis et enfin la constatation directe de l'abcès.

a) *Tuméfaction du cou.* — L'examen du cou montre constamment une tuméfaction dont le siège et le volume sont variables. En général, la région cervicale n'est nullement déformée ; on trouve seulement par l'inspection et le palper au-dessous de l'angle de la mâchoire, un ou deux ganglions du volume d'une noisette, qui sont mobiles, indolores et dépourvus de tout caractère inflammatoire. Plus rarement, on sent au même endroit une collection du volume d'une petite noix, arrondie, lisse et fluctuante. Enfin, exceptionnellement on constate une véritable tumeur apparente à la vue, formée par un œdème localisé de la peau, recouvrant une masse plus ou moins bien délimitée et fluctuante.

Ces mêmes signes peuvent se trouver aussi mais plus rarement dans une autre région. C'est alors à la partie supérieure de la région cervicale latérale, au niveau du bord postérieur du sterno-mastoïdien et à peu de distance au-dessous de la mastoïde, que l'on sent les ganglions crus, ou la masse plus ou moins fluctuante.

b) *Torticolis.* — Les malades atteints d'abcès rétro-stylien ont souvent une tendance à porter la tête de côté. Mais le véritable torticolis avec attitude vicieuse fixe de la tête est assez rare. La tête s'incline alors du côté de l'abcès et la face se tourne du côté opposé. Les mouvements sont limités et douloureux, comme dans le torticolis rhumatismal.

c) *Examen du pharynx.* — L'inspection montre toujours une certaine dissymétrie du pharynx, mais l'abcès ne se voit bien que lorsqu'il est gros et bombe dans la cavité pharyngienne. On le voit alors appliqué contre la paroi latérale du pharynx aussitôt en arrière de l'amygdale, sous la forme d'une tumeur œdémateuse rouge, arrondie ou oblongue.

Le toucher pharyngien donne des renseignements beaucoup plus exacts. On le fait de la même façon que dans les abcès rétro-pharyngiens. Le doigt explorateur reconnaît d'abord l'amygdale ; puis il sent en arrière d'elle la masse de l'abcès qui peut se présenter sous deux formes. Dans les cas ordinaires, c'est une saillie bien en relief que l'on peut facilement circonscrire. Quelquefois au contraire, il n'y a pas de vraie tumeur : la collection bridée à sa surface par une muqueuse résistante, s'étale et tend à fuser en bas vers le vestibule du larynx.

Au début la consistance est dure, élastique, comparable à celle d'un ganglion cru ; mais bien vite, au bout de deux ou trois jours, on sent un point ramolli qui s'étend rapidement et envahit assez vite toute l'étendue de la masse inflammatoire. Cette mollesse est caractéristique de l'existence du pus ; elle est d'ailleurs un peu variable suivant la tension de ce dernier ; par exemple elle est beaucoup moins nette lorsqu'il est bridé par une muqueuse résistante tendue au devant de lui. La fluctuation est difficile à obtenir ; on peut la rechercher en percutant la surface de l'abcès pour avoir le choc en retour, ou bien, si le sujet est assez grand, en mettant deux doigts à la surface de l'abcès. Mais il ne faut pas beaucoup compter sur ce signe tant que la collection est uniquement pharyngienne. Dans les cas peu fréquents où il y a une collection perceptible sous l'angle du maxillaire, ou derrière le sterno-mastoïdien, il est par contre facile d'avoir de la fluctuation en plaçant un doigt sur la tumeur pharyngienne, et l'autre main à la surface du cou.

3° Évolution, pronostic. — Les abcès rétro-styliens ont peu de tendance à s'ouvrir dans le pharynx. Lorsqu'ils sont abandonnés à eux-mêmes et que le malade résiste à la septicémie et à l'inanition, ils tendent plutôt à se porter vers l'extérieur.

L'anatomie montre en effet que la loge rétro-stylienne bien fermée en avant, en dedans et en arrière, est moins bien limitée en dehors. Le pus peut donc fuser le long des vaisseaux ou des muscles, et il se porte ainsi suivant le cas dans deux directions : la première le conduit vers l'angle de la mâchoire en suivant les gros vaisseaux ; la seconde plus courte, va directement en dehors vers le bord postérieur du sterno-mastoïdien. Mais ces fusées secondaires n'arrivent que bien rarement à s'ouvrir à la peau.

L'abcès peut encore faire d'autres migrations, mais elles sont exceptionnelles. C'est ainsi que MOURE et STRAZZA l'ont vu envahir la loge rétro-pharyngienne ; il peut de même pénétrer dans la loge préstylienne et venir comme les collections de cette région, s'ouvrir dans l'épaisseur du pilier antérieur du voile.

Enfin, SMURZOLO l'a vu pénétrer par la trompe dans l'oreille moyenne, et s'évacuer par cette voie.

Pendant qu'il cherche ainsi un chemin vers l'extérieur, le pus se trouve en contact des gros vaisseaux du cou et il peut à la longue les ulcérer. Cette complication que redoutaient beaucoup les anciens chirurgiens paraît beaucoup plus rare aujourd'hui, grâce sans doute aux interventions plus précoces. C'est la carotide interne qui paraît atteinte le plus souvent. Il en résulte un anévrisme diffus ; tous les symptômes s'aggravent brusquement, et la mort se produit vite par asphyxie ou par hémorragie.

Le pronostic de l'abcès rétro-stylien abandonné à lui-même est donc grave ; plus encore que dans l'abcès rétro-pharyngien, l'intervention du chirurgien est nécessaire. Heureusement on peut, grâce à elle, améliorer beaucoup ce pronostic.

4° **Diagnostic**. — Le diagnostic de l'abcès rétro-stylien est facile. La confusion avec le croup, la laryngite striduleuse, les corps étrangers des voies aériennes, l'adénopathie trachéo-bronchique, sera aisément évité par l'examen direct de la gorge. Celui-ci doit être pratiqué systématiquement toutes les fois que l'on trouve chez un enfant en état d'infection, les petits ganglions sous angulo-maxillaires qui sont la satellite ordinaire de l'abcès. On pourra ainsi dépister les abcès latents.

Le seul diagnostic vraiment difficile parfois est avec le mal de Pott cervical accompagné d'abcès prévertébral. On a dans les deux cas du torticolis, des douleurs et les signes physiques et fonctionnels d'une collection péri-pharyngienne. Or la confusion a des conséquences graves car l'ouverture de l'abcès pottique est aussi contre-indiquée que celle de l'abcès simple est nécessaire. Ce sont les anamestiques qui pourront seuls donner la solution du problème dans les cas douteux. Ils apprendront en effet que dans le mal de Pott, la gêne des mouvements de la tête et le torticolis ont précédé les symptômes de l'abcès et se sont développés lentement. Au contraire l'abcès rétro-stylien évolue en quelques jours et la déformation du cou se produit seulement après l'apparition des signes révélateurs de l'abcès.

5° **Traitement**. — Nous avons montré plus haut qu'il ne faut pas compter sur l'ouverture spontanée de l'abcès, et que l'expectation expose le malade à des complications graves. Il faut donc intervenir dès que le ramollissement de l'abcès indique que la collection du pus s'est faite.

Pour aborder l'abcès, deux voies s'offrent au chirurgien, la voie bucco-pharyngée et la voie cervicale.

La première convient à la plupart des cas. On procède comme il a été dit plus haut pour les abcès rétro-pharyngiens. Le malade étant en position de ROSE, la bouche ouverte par un écarteur, on repère avec l'index gauche le point culminant de l'abcès et on s'assure qu'il n'existe pas à niveau des battements artériels perceptibles. Alors, avec l'extrémité du dilatateur de TRIPIER, on pénètre dans l'abcès, puis, ouvrant les branches de l'instrument, on déchire largement les tissus. Un flot de pus vient dans la bouche : rapidement, on tourne de côté la tête du malade et on nettoie la bouche avec un tampon. L'hémorragie toujours peu abondante s'arrête d'elle-même et la guérison se fait le plus souvent d'une façon très simple.

Cette opération a le très grand avantage de se faire sans anesthésie et d'être simple, facile. Cependant elle n'est pas acceptée par tous les chirurgiens, et BROCA notamment ne lui reconnaît que des indications exceptionnelles.

Les principaux reproches qu'on lui fait. sont d'exposer à la blessure des vaisseaux et de donner un drainage insuffisant. Mais ces inconvénients sont plus théoriques que réels (NOVÉ-JOSSERAND). La blessure des vaisseaux n'est pas à craindre si l'on procède comme nous l'avons indiqué : attendre que l'abcès soit mûr et opérer dès que le pus est formé, ouvrir l'abcès avec un instrument mousse qui n'a pas à pénétrer profondément et après s'être assuré qu'il n'existe pas de battements artériels au point où l'on va pratiquer l'ouverture.

L'insuffisance du drainage est aussi facile à éviter par la déchirure large de la paroi interne de l'abcès. Elle n'apparaît que dans les cas où il existe une fusée secondaire de l'abcès dans le cou ; alors il est évident que l'ouverture cervicale s'impose, mais ce sont là des faits exceptionnels.

L'incision cervicale a été faite par deux voies : la voie pré-sterno-mastoïdienne (BURCKHARDT), et la voie rétrosterno-mastoïdienne (MASSON, CHEYNE, PHOCAS).

Pour suivre la voie antérieure, on fait l'incision de la ligature de la carotide externe, à son origine. Après avoir enlevé les ganglions enflammés on reconnaît les vaisseaux, puis, mettant un doigt dans le pharynx, pour faire bomber l'abcès dans l'incision, on va rechercher celui-ci en décollant prudemment les tissus avec la sonde cannelée.

Par la voie postérieure, la technique est à peu près semblable. On incise verticalement suivant le bord postérieur du sterno-mastoïdien, puis on va profondément à la recherche du pus en se guidant sur le doigt pharyngien.

Ces opérations présentent des difficultés réelles et même des dangers (Nové-Josserand). L'abcès est toujours profond ; il faut le rechercher par une opération délicate chez un enfant qui suffoque et dont l'anesthésie est des plus difficiles. Elles ne conviennent donc qu'aux cas exceptionnels où l'ouverture pharyngée est contre-indiquée, c'est-à-dire dans les abcès très volumineux avec fusée cervicale, et dans les abcès que l'on ouvre tardivement chez les sujets âgés, et où on aurait par conséquent des raisons de craindre une complication vasculaire.

§ 3. — Abcès latéro-pharyngiens prè-styliens

Ces abcès sont rares chez l'enfant. Nous n'en ferons donc qu'une courte mention, d'autant que nous en avons déjà parlé à propos de la périamygdalite suppurée avec laquelle ils se confondent.

1° **Étiologie.** — Ils succèdent comme les précédents à une infection bucco-pharyngée, et plus particulièrement à une amygdalite. On les a du reste souvent confondus avec l'amygdalite phlegmoneuse.

2° **Symptômes.** — Le début se fait toujours avec la symptomatologie d'une angine. L'existence propre de l'abcès ne s'accuse qu'au bout de deux ou trois jours, lorsque l'angine proprement dite commence à décroître.

La douleur est alors le symptôme dominant. C'est une douleur lancinante vive, pénible qui empêche le sommeil ; elle s'exaspère par les mouvements du voile du palais de sorte qu'elle empêche bientôt les malades d'avaler et de parler. La salive s'écoule alors par la bouche, la gorge se dessèche, il y a souvent du trismus, et cet ensemble de symptômes crée une situation très pénible.

La fièvre n'est pas généralement très élevée, ni l'état général très troublé ; mais au bout de quelques jours, l'insomnie, l'inanition finissent par causer une dépression importante des forces.

L'examen de la gorge montre une tuméfaction diffuse qui occupe la loge amygdalienne et le pilier antérieur du voile du palais. L'amygdale est repoussée en dedans, la luette déviée est rouge et œdémateuse. Le pilier antérieur est élargi, infiltré, immobile ; il déforme le vestibule de la gorge.

A mesure que l'affection se développe, les signes s'accentuent davantage du côté du pilier antérieur qui atteint son maximum de rougeur et de gonflement du 5ᵉ au 8ᵉ jour après le début des accidents.

A ce moment, le pus est généralement collecté et il commence à chercher une issue vers l'extérieur. La loge préstylienne n'est pas fermée en avant ; le pus bridé de toute part tend donc à se porter de ce côté où il trouve peu de résistance, et il arrive le plus souvent à s'évacuer spontanément. Dans ce cas l'ouverture se fait presque toujours vers la base du pilier antérieur : le pus dissocie les fibres du glosso staphylin et se fait dans ce muscle une boutonnière bien décrite par LEMAISTRE ; on sent à ce moment à la partie la plus élevée du pilier, une dépression allongée transversalement, bientôt la muqueuse cède et le pus s'écoule.

Il arrive quelquefois que la migration se fait vers la joue, en suivant le bord extérieur du pilier. L'abcès vient alors s'ouvrir au niveau des dernières molaires.

L'ouverture spontanée de l'abcès préstylien est généralement suivie d'un soulagement rapide et la guérison se fait alors un peu de jours.

3° Traitement. — La guérison spontanée étant la règle, on se borne généralement à l'attendre en soulageant le malade par des gargarismes émollients, des fumigations, des cataplasmes chauds appliqués sur la région cervicale, et par l'usage des analgésiques locaux et généraux.

L'intervention devient cependant nécessaire lorsque l'ouverture se fait attendre, laissant le malade dans une situation très pénible. Elle est possible dès que l'on sent nettement le ramollissement au niveau de la boutonnière de Lemaistre. Une anesthésie de courte durée au chlorure d'éthyle est souvent rendue utile par la nécessité de vaincre le trismus. Après avoir bien repéré le point ramolli, on ponctionne avec la pointe d'un bistouri, et on débride un peu largement la muqueuse de façon à faire une incision transversale longue d'environ 1 cm. Le pus s'écoule aussitôt, le soulagement est instantané et la guérison se fait généralement très vite.

ARTICLE III

ANGINES CHRONIQUES

VÉGÉTATIONS ADÉNOÏDES DU PHARYNX NASAL,
HYPERTROPHIE DE L'AMYGDALE, ANGINE GRANULEUSE

L'étude des angines chroniques démontre encore mieux que celle des angines aiguës le rôle prépondérant du tissu adénoïde sous-muqueux dans la pathologie du pharynx. La participation de la muqueuse, de ses glandes au processus est en effet insignifiante comparée à l'importance que prennent les lésions lymphatiques proprement dites. Celles-ci affectent trois formes symptomatiques, souvent associées, parfois pures : 1° *hypertrophie de l'amygdale pharyngée, ou végétations adénoïdes du pharynx nasal ; 2° hypertrophie de l'amygdale palatine ; 3° hypertrophie des follicules clos ou angine granuleuse.*

1° **Étiologie.** — Ce sont les mêmes causes qu'on retrouve dans ces différentes localisations d'une même affection : Rares chez les nourrissons, elles se montrent surtout dans la seconde enfance. Elles peuvent être congénitales, héréditaires, familiales, affectent surtout les enfants lymphatiques, scrofuleux, issus d'arthritiques. Elles sont souvent précédées de poussées aiguës du côté du pharynx, du nez, et semblent mises en train par des infections successives, spécifiques ou banales, dont à leur tour elles favorisent la répétition. Elles subissent une loi commune de régression à partir de l'adolescence, et on les voit en effet disparaître peu à peu chez le jeune homme ou l'adulte, exception faite pour l'hypertrophie des follicules clos qui représentent l'ultimum moriens des appareils lymphatiques du pharynx.

Parmi les causes un peu spéciales qui provoquent l'inflammation hypertrophique du tissu adénoïde pharyngien, j'en signalerai trois : 1° les lésions cérébrales congénitales ou précoces, accompagnées d'arrêt de développement de l'intelligence et d'inocclusion de la bouche. De pareils sujets ont habituellement une langue volumineuse qui déborde les arcades dentaires et des végétations adénoïdes du pharynx nasal ; souvent on les opère avec l'espoir toujours déçu d'améliorer leurs facultés psychiques. Les végétations relèvent dans ces cas de l'infection facilitée par la béance de la bouche et les troubles de la déglutition. 2° Le rachitisme est un second facteur étudié par MARFAN qui considère que dans nombre de cas les déformations nasales attribuées ordinairement aux végétations adénoïdes sont le fait du rachitisme lui-même. Quant aux végétations, elles traduisent la réaction du tissu lymphatique vis-à-vis des agents toxiques ou infectieux qui provoquent la lésion osseuse rachitique. 3° La tuberculose latente de l'amygdale et des végétations adénoïdes, bien que reconnue déjà par un certain nombre d'auteurs a été surtout mise en lumière par DIEULAFOY qui inoculant au cobaye des fragments d'amygdale palatine et d'amygdale pharyngée hypertrophiées, reconnut la tuberculose 13 fois sur 100 pour la première et 20 fois sur 100 pour la seconde. On objecta la présence de bacilles dans les fosses nasales constatées par STRAUSS chez les sujets sains et on admit l'existence de végétations bacillifères. LERMOYEZ et PILLIET ont montré histologiquement la présence de lésions tuberculeuses dans les végétations. On n'est pas d'accord actuellement sur la fréquence de ces tuberculoses latentes, les statistiques donnant des chiffres variables sur leurs rapports avec l'hypertrophie amygdalienne.

d'autant plus que des lésions tuberculeuses ont été observées sur des amygdales non hypertrophiées. D'autre part, les auteurs sont divisés sur le caractère primitif ou secondaire des tuberculoses amygdaliennes ; les plus nombreux croient que la tuberculose amygdalienne est secondaire à d'autres localisations tuberculeuses, quelques-uns avec DIEULAFOY admettent qu'elle est primitive et que le tissu adénoïde pharyngé sert de porte d'entrée à l'infection tuberculeuse. Quoi qu'il en soit de ces questions que nous ne pouvons qu'indiquer, on peut admettre l'existence d'une hypertrophie amygdalienne et pharyngée associée à de la tuberculose latente. Les bacilles de Koch sont combinés à une foule de microorganismes, cocci, bacilles, champignons, particulièrement dans les cryptes amygdaliennes. Le rôle de la tuberculose latente dans le mécanisme de l'hypertrophie amygdalienne est mal défini. Il est cependant d'un grand intérêt de connaître l'existence de cette tuberculose latente, car elle rend peut-être compte des faits qui commencent à se multiplier, relatifs aux modifications de l'état général qui suivent l'extirpation des végétations. Et, en effet, l'intervention chirurgicale provoque parfois chez l'enfant de la pâleur persistante, de l'amaigrissement (LERMOYEZ), parfois une évolution tuberculeuse viscérale, tous phénomènes qui doivent tout au moins être pris en considération lorsqu'il s'agit de discuter une extirpation amygdalienne. Aussi sera-t-il indiqué avant toute opération de rechercher par les procédés de laboratoire mentionnés à l'article tuberculose, l'existence d'une tuberculose latente de façon à faire suivre l'opération d'un traitement général approprié.

2º Anatomie pathologique. — Le tissu lymphoïde du pharynx dessine une sorte d'anneau (WALDEYER) dont le plan serait rempli par les *follicules clos isolés* de la paroi postérieure du pharynx, et dont les extrémités seraient occupées, la supérieure par l'*amygdale pharyngée de Luschka*, l'inférieure par l'*amygdale palatine*. L'amygdale pharyngée est une amygdale étalée, située à la voûte du pharynx, entre les orifices des trompes d'Eustache auxquels elle envoie un prolongement(*amygdale* *tubaire*). Elle correspond à la partie supérieure de l'orifice postérieur des fosses nasales.

L'amygdale palatine est un tissu adénoïde ramassé en forme de pelote. Elle est unie à sa congénère par un amas de follicules qui tapissent la base de la langue (*amygdale linguale*). Chaque amygdale est recouverte de la muqueuse pharyngée, qui décrit à son niveau des plis et de petites anfractuosités rudimentaires dans l'amygdale pharyngée, très marquées dans l'amygdale palatine où elles prennent le nom de lacunes. Des glandes nombreuses prennent part à la constitution de ces tissus.

Les lésions inflammatoires sont identiques dans les divers groupements lymphoïdes que nous venons d'énumérer : hypertrophie des follicules clos, infiltration embryonnaire entre les follicules,

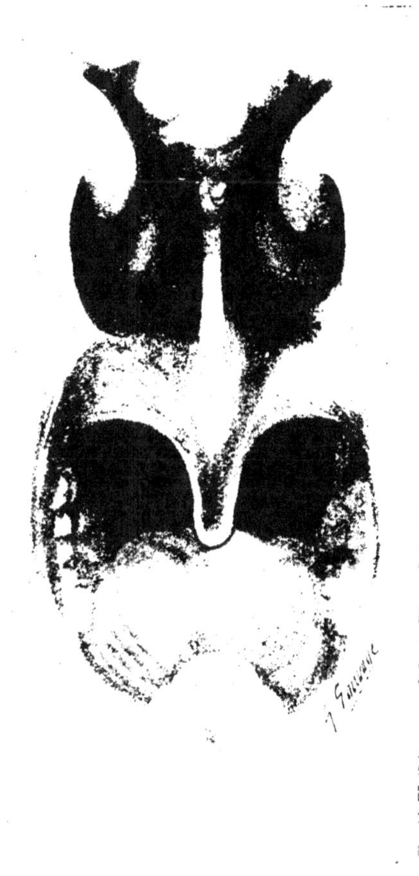

Fig. 46.

Végétations adénoïdes du pharynx nasal.

prolifération des glandes muqueuses, vascularisation plus ou moins marquée, de temps à autre poussée aiguë avec gonflement (adénoïdite, amygdalite aiguë). Les lacunes plus développées de l'amygdale palatine se remplissent souvent de petites masses concrètes, blanc grisâtre, caséeuses, produits de sécrétion accumulés et altérés des glandes muqueuses périlacunaires. On y trouve des microorganismes nombreux et des champignons mélangés aux cellules épithéliales, aux leucocytes, à des granulations. Les rapports anatomiques seuls établissent quelque différence. L'amygdale palatine se développe surtout latéralement, de dehors en dedans, elle ne peut guère s'accroître dans d'autres directions : elle acquiert le volume d'une noisette, parfois d'une cerise. L'amygdale pharyngée se développe de haut en bas, et trouvant devant elle une cavité spacieuse, elle flotte en quelque sorte librement dans celle-ci, poussant des végétations qui lui donnent l'aspect lobé. Suivant les cas, l'hypertrophie des amygdales varie, comme volume, d'une simple intumescence à une tumeur volumineuse qui remplit l'espace qui sépare les piliers (amygdales palatines), qui remplit le cavum, oblitère l'orifice postérieur des fosses nasales, l'orifice tubaire, comprime les veines pariétales et produit la congestion chronique de la pituitaire (amygdales pharyngées). Les poussées aiguës rayonnent sur les tissus du voisinage, trompe d'Eustache, fosses nasales, pharynx buccal, suivant le point de départ de l'inflammation.

Peu à peu avec les progrès de l'âge, les tissus enflammés, d'abord mous, congestionnés, deviennent durs, la sclérose se substituant à l'infiltration embryonnaire du début.

De là la distinction des amygdales *molles* et *dures*. Les premières sont spéciales aux jeunes enfants et se traduisent par une hyperplasie avec congestion du tissu adénoïdien. L'amygdale dure se voit chez les enfants déjà grands et se caractérise par une rétraction scléreuse du tissu adénoïdien.

On ne peut pas reconnaître anatomiquement si la végétation ou l'hypertrophie amygdalienne relèvent d'une espèce microbienne particulière.

Au surplus, il n'est pas rare de voir l'association des diverses amygdalites. CUVILLIER sur 885 enfants ayant des lésions du tissu lymphatique pharyngien, a trouvé 334 cas dans lesquels il

y avait hypertrophie simultanée des amygdales supérieure et inférieure, *c'est-à-dire une pharyngite diffuse hypertrophique.*

3° Symptômes. — Le siège de l'hypertrophie amygdalienne exerce une telle influence sur le tableau clinique que nous ferons une description séparée de chaque localisation :

A. HYPERTROPHIE DE L'AMYGDALE PHARYNGÉE. — Cette affection, décrite par MEYER de Copenhague, constitue un des points les plus importants de la médecine infantile.

Elle est commandée dans ses traits principaux par la suppression fonctionnelle des fosses nasales. Nous distinguerons à côté de celle-ci les phénomènes auriculaires, les phénomènes à distance, les phénomènes de voisinage, les signes physiques.

a. *Troubles de la respiration nasale.* — La gêne de la respiration nasale entraîne un véritable *arrêt de développement du squelette des fosses nasales et des parties molles correspondantes* pendant que les autres régions faciales, bouche, maxillaire inférieur, continuent à croître. De là un contraste entre les parties supérieure et inférieure de la face. Le *nez* est aplati, en lame de couteau, les pommettes non saillantes, la *route palatine* qui s'élargit par le développement de la bouche,

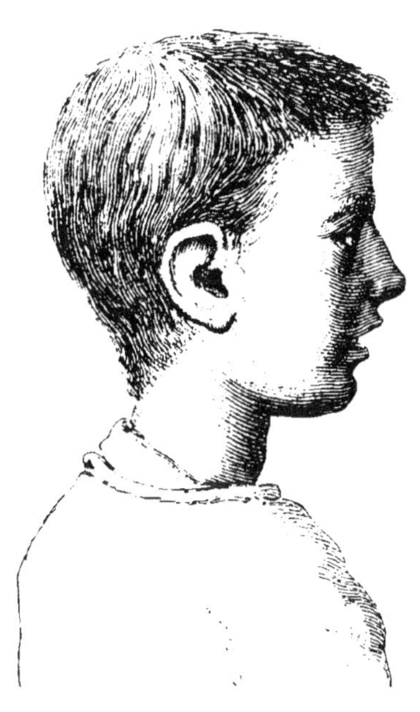

Fig. 47.

Végétations adénoïdes du pharynx nasal ; aspect de la figure.

est gênée par la résistance du maxillaire supérieur, et s'infléchit en son milieu du côté des fosses nasales, dessinant ainsi une ogive souvent très élevée. Le *maxillaire inférieur* déborde de tous côtés e supérieur, les dents de chaque mâchoire sont ainsi sur des plans différents, l'enfant ressemble à un animal prêt à mordre. Les dents supérieures très gênées par l'étroitesse du rebord alvéolaire chevauchent souvent les unes sur les autres ; elles s'allongent comme celles des rongeurs pour aller à la rencontre des infé-rieures, la lèvre supérieure ne suit pas le mouvement, elle paraît retroussée. Ajoutons que l'enfant, pour mieux respirer tient la *bouche entr'ouverte*, ce qui lui donne un masque rappelant celui de l'idiot. La confusion est encore plus facile quand il existe en même temps des troubles de l'audition.

Le *thorax* est étroit, aplati et même déprimé dans la zone qui correspond aux attaches du diaphragme, partie inférieure du sternum, latéralement à l'union des deux tiers supérieurs et du tiers inférieur du thorax. Ce phénomène est dû à une sorte de tirage chronique, par insuffisance de la circulation aérienne. Je rappelle que la plupart des déformations attribuées aux végétations adénoïdes ont été mises au compte du rachitisme précoce par MARFAN.

La *dyspnée* est en général constante. Peu marquée au repos, elle s'exagère sous l'influence de la course ou de l'ascension ; les adénoïdiens ont peu d'entrain. La dyspnée prend parfois la forme *paroxystique*, surtout la nuit chez les jeunes sujets, et produit de véritables accès de suffocation qui rappellent les spasmes de la glotte ou la laryngite striduleuse. Cette dyspnée est provoquée par une action réflexe ou par un jetage intermit-tent de mucosités qui tombent dans le larynx.

L'obstruction de l'orifice postérieur des foses nasales supprime le rôle de ces cavités dans l'*articulation* et la *phonation :* les *m* et *n* sont prononcés *b* et *d*, le *p* et le *t* sont prononcés *b* et *d*, les voyelles suivies d'un N, *an, on, un,* sont prononcées comme voyelles simples : *a, o, u :* la voix est souvent faible et sourde.

Enfin, pendant le sommeil, le voile du palais inerte est balancé régulièrement par le courant de la respiration buccale, d'où le *ronflement*.

Chez le *nourrison*, les végétations adénoïdes sont bien plus oblitérantes que dans la seconde enfance. Aussi tous les phénomènes précédemment décrits sont-ils plus accusés, particulièrement la dyspnée et le ronflement, L'alimentation est gênée comme dans le coryza, mais d'une façon prolongée, et tous ces troubles survenant dans une période de nutrition très active provoquent de véritables arrêts de développement général et comme une sorte d'*athrepsie* (LUBET-BARBON).

b. *Phénomènes auriculaires*. — A côté des troubles relevant de la suppression fonctionnelle des fosses nasales, s'en montrent d'autres commandés par l'*obstruction de l'orifice de la trompe d'Eustache*. Il se peut même que l'amygdale tubaire soit lésée d'une façon prédominante. Dans ce cas, l'adénoïdien présente surtout des troubles de l'audition. La plupart des *surdités acquises* dans l'enfance doivent faire songer aux végétations adénoïdiennes. La surdité varie comme degrés, un de ses caractères est d'être intermittente, l'intermittence étant réglée par les poussées aiguës qui viennent de temps à autre déterminer un gonflement brusque des produits adénoïdiens.

Si la surdité se montre de bonne heure, elle peut engendrer la *mutité*. Les lésions auriculaires sont tantôt scléreuses, tantôt suppurées.

c. *Phénomènes à distance*. — Les adénoïdiens sont sujets à des phénomènes nerveux : toux quinteuse, nocturne, périodique se reproduisant aux mêmes heures, deux ou trois fois la nuit, s'effaçant ou diminuant le jour, accès de laryngisme, d'asthme, agitation, sommanbulisme, terreurs nocturnes. La plupart de ces phénomènes, surtout observés la nuit, sont dus à des actions réflexes, à un commencement d'asphyxie, à des sécrétions qui excitent le pharynx ou la glotte. Exceptionnellement on a noté de l'épilepsie, des convulsions, de l'incontinence urinaire. La nutrition générale est modifiée, les adénoïdiens sont débiles, pâles, en retard.

J'ai observé à plusieurs reprises chez le nourrisson des accès de laryngo-spasme, en rapport avec la présence de végétations adénoïdes et s'atténuant avec l'ablation de celles-ci (voir la thèse de Liberge, 1903, Lyon, sur le *Spasme glottique*).

Les végétations de cette catégorie sont souvent méconnues, parce qu'elles ne sont pas oblitérantes, ne gênent pas la têtée et ne provoquent pas de ronflement pendant le sommeil. Leur seule expression symptomatique est le spasme de la glotte, et chaque fois que dans cette affection, lorsqu'elle paraît *primitive*, j'ai recherché l'existence de végétations, je les ai ramenées avec la pince et modifié rapidement le laryngo-spasme.

Enfin beaucoup d'adénoïdiens présentent une sorte d'obtusion intellectuelle qui tient en partie aux troubles de l'ouïe, mais aussi à une action à distance, exercée sur les centres nerveux. On a distingué l'*aprosexie* (GUYE, d'Amsterdam), caractérisée par la douleur dans l'attention, l'*apraxie* de la pensée (ROYET, *Arch. int. de laryngologie*, 1903) ou instabilité mentale. Les enfants passent d'une idée à l'autre, dans l'impossibilité de fixer leur attention ; ils ont un mélange d'apathie et d'agitation ; ces troubles joints au masque sans expression de la physionomie, à la béance de la bouche, à la difficulté du travail intellectuel, ont fait désigner ces sujets du nom de *cancre nasal* (RAULIN). En fait ce sont des enfants diminués, leurs acquisitions mentales sont très difficiles, et comme d'autre part, leurs tares physiques provoquent souvent les railleries de leurs camarades, ils deviennent timides, sauvages, et ont un véritable sentiment de leur infériorité. Tous ces troubles disparaissent d'ailleurs avec la lésion nasale. Parfois on a constaté une *céphalée tenace* qui se montre aussi dans d'autres affections des fosses nasales.

d. *Phénomènes de voisinage.* — La tumeur adénoïdienne détermine dans les régions voisines des lésions secondaires, coryza chronique, hypertrophie de la muqueuse des cornets, pharyngite, laryngite, bronchites à répétition, pouvant être attribuées à une propagation inflammatoire, mais relevant surtout de la respiration buccale. L'adénoïdien peut être comparé, au point de vue de sa fonction respiratoire, à un trachéotomisé. Enfin, la tumeur adénoïdienne est un lieu d'appel constant pour les infections, et des inflammations aiguës s'y produisent par moments comme au niveau de l'amygdale palatine.

e. *Signes physiques.* — Les végétations adénoïdiennes sont constatées au moyen de la rhinoscopie antérieure et postérieure, cette dernière difficile à appliquer chez les jeunes sujets. **Mais** c'est surtout le toucher digital pratiqué au-dessus du voile du palais qui permettra de percevoir les masses molles, comme fongueuses, du pharynx, et d'en ramener quelques parcelles.

B. HYPERTROPHIE DE L'AMYGDALE PALATINE. — Les signes physiques tiennent la première place. La bouche ouverte laisse voir deux saillies rouges ou pâles, lisses, ovalaires, de la grosseur d'une noisette, tendant à se rejoindre sur la ligne médiane de l'isthme guttural et séparées par un petit intervalle, suffisant pour ménager les fonctions de l'isthme. La respiration n'est pas gênée, la déglutition s'opère convenablement. Les seuls inconvénients de l'hypertrophie amygdalienne, sont de donner une sensation de corps étranger, qui provoque une certaine gêne, parfois des nausées, parfois une toux quinteuse, due à l'irritation réflexe ou à l'action des sécrétions muqueuses dont elle est le siège. Ces sécrétions sont dans certains cas accumulées dans les cryptes et forment des points ou des taches blanchâtres, qui s'altèrent et peuvent donner une certaine fétidité à l'haleine. On a attribué pendant longtemps (DUPUYTREN, ROBERT) à l'hypertrophie amygdalienne la plupart des symptômes fonctionnels et généraux qui appartiennent aux végétations adénoïdiennes du pharynx nasal. Aujourd'hui, le symptomalogie de la première se réduit à bien peu de chose. Exceptionnellement, on a signalé des accès de suffocation, des troubles de l'audition. Plus souvent, on constate des modifications dans l'articulation : la voix est sourde, facilement enrouée, les mots ont une consonnance nasale due à la gêne du voile du palais.

L'amygdale palatine, comme celle du pharynx, se prête volontiers aux inflammations récurrentes, et c'est là son vrai danger, en raison de leur nature souvent infectieuse.

C. ANGINE FOLLICULAIRE. — L'angine folliculaire coexiste souvent avec les formes précédentes. Le pharynx présente de petites saillies visibles surtout sur sa face postérieure, grosses comme des têtes d'épingles, grises, rouges dans les poussées inflammatoires. Souvent il y a aussi quelques mucosités provenant d'un cararrhe concomitant. Il y a une sensation de sécheresse ou de corps étrangers du gosier, un besoin de rejeter qu'on satisfait par une sorte d'expiration raclante (hem), ou bien, si les lésions siègent plus haut, par une inspiration exécutée avec rapprochement du voile du palais et de la paroi postérieure du pharynx, de façon que le courant d'air agisse en couche mince, lancée avec force contre la paroi pharyngée. Il n'y a rien là de spécial à l'enfant.

4° Marche. — L'angine chronique, quelle que soit sa localisation, a une marche lente, insidieuse, soumise à des exacerbations aiguës qui aggravent chaque fois la maladie initiale.

Elle provoque facilement des lésions sur les muqueuses voisines. Elle tend à disparaître après la puberté : cela est surtout vrai des amygdalites palatines ou pharyngées, l'angine granuleuse persistant chez l'adulte et se compliquant chez lui de varices pharyngées et de catarrhe.

5° Diagnostic. — On croit que les sujets atteints d'angine chronique, quelle que soit la localisation, souffrent de la *coqueluche*, de la *tuberculose*, en raison de la toux quinteuse ou de l'expectoration striée de sang.

Les adénoïdiens sont souvent pris pour des patients atteints d'*affection primitive de l'oreille*.

Parfois ils sont traités comme purement nerveux : *terreurs nocturnes, énurésis nocturne*. Chaque fois que chez un jeune sujet, on se trouvera en présence d'un phénomène paroxystique, *asthme, spasme glottique*, il faudra songer à l'influence possible de l'amygdalite pharyngée, plus rarement de l'amygdalite palatine. Si celle-ci est observée par l'examen, on ne doit admettre son rôle pathogène, qu'après l'exclusion complète des végétations adénoïdes, lesquelles en effet, commandent la plupart des troubles attribués autrefois aux autres localisations.

Il est actuellement impossible de distinguer les espèces de végétations, en particulier les végétations avec tuberculose latente et les végétations syphilitiques. GAREL a signalé deux cas de ces dernières suivies promptement de perforation du voile du palais (*Soc. franc. de laryngologie*, 1896). Le même auteur recommande de se méfier des végétations qui donnent lieu à des hémorragies spontanées fréquentes. Dans deux faits de ce genre, il a vu la tumeur adénoïde évoluer dans le sens d'un sarcome. Enfin, le type adénoïdien peut être reproduit en l'absence de tout végétation par une obstruction nasale.

On doit distinguer les végétations adénoïdes de l'*adénoïdite aigue* qui produit les mêmes symptômes fonctionnels, mais évolue d'une façon aiguë avec fièvre, céphalée, adénopathie et dure peu. Elle peut exister en même temps que l'angine et le coryza aigu. Le traitement médical suffit dans ces cas.

6° Pronostic. — Toutes les hypertrophies lymphoïdes du gosier ont comme caractères communs d'exposer aux poussées aiguës infectieuses et de propager l'inflammation aux muqueuses voisines. Toutes ont une durée très longue et produisent des malaises pendant la période infantile. Les végétations adénoïdes seules comportent un pronostic sérieux : chez le nourrisson elles disposent à l'athrepsie et à la surdi-mutité. Plus tard, elles arrêtent le développement des voies respiratoires et par là même celui de l'organisme tout entier. Le traitement est tout puissant pour prévenir ces désordres.

7° Traitement. — Les angineux chroniques sont des lymphatiques, des scrofuleux, des arthritiques, d'où l'indication d'un traitement général : huile de foie de morue, iodure de fer, cures marines, cures salines,

La lésion une fois formée ne se prête à un traitement médical qu'à ses débuts : lavages du pharynx, des cavités nasales avec de l'eau boriquée, salée, suivies d'applications topiques (glycérine iodée à 1 p. 50, à 1 p. 20) sur les amygdales, les granulations pharyngées, les végétations du pharynx que l'on atteint au moyen d'un porte-tampon recourbé. On peut employer le chlorure de zinc, 1 p. 20, la résorcine, etc. Pour les végétations on a recours à des instillations d'huile mentholée à 2 à 4 p. 100 dans chaque narine, à des instillations d'huile résorcinée à 5 p. 100, à des préparations antiseptiques (parties égales de talc et d'acide borique, avec un peu de menthol, aristol, salol, etc.).

Lorsque la lésion est développée, le traitement topique devient insuffisant. Cependant MARAGE prétend guérir les végétations au moyen d'attouchements répétés cinq ou six fois avec une solution de résorcine à 50 ou 100 p. 100. En général, on a recours pour les granulations à la galvano-puncture ; pour l'hypertrophie de l'amygdale palatine à l'amygdalotomie ou à la cautérisation galvanique ou au thermocautère. Dans les cas d'amygdalite lacunaire il faut faire la discission du tissu et ouvrir toutes les loges. Dans les végétations adénoïdes, la pratique aujourd'hui courante est d'enlever la plus grande partie de la tumeur avec une pince recourbée à cuillers coupantes (pinces de LŒWENBERG, de CHATELIER, de RUAULT). On termine par un curettage avec des couteau spéciaux (couteau de SCHMIDT). GAREL se sert d'un adénotome électrique. On a aussi proposé l'ablation à l'aide de l'ongle. L'intervention se fait par la bouche, après anesthésie locale ou générale, et en s'entourant de précautions aseptiques. On peut se passer d'anesthésie d'après GAREL.

Après l'opération, on pousse de l'air dans les fosses nasales avec la poire de POLITZER pour chasser les caillots et les débris de tumeur. GAREL fait une insufflation d'europhène qui achève l'hémostase. L'hémorragie immédiate est rare. Elle se produit deux heures environ après l'intervention. On l'arrêtera en versant dans les fosses nasales un peu d'eau de PAGLIARI ou en faisant une irrigation chaude. L'enfant après l'opération doit garder la chambre deux ou trois jours et priser de temps à autre une poudre antiseptique, aristol, acide borique. Les résultats, sont en général rapides, il y a une véritable transformation du malade, dont le développement se fait normalement, à partir de l'intervention.

Après celle-ci, il faut souvent refaire l'éducation de l'enfant au point de vue de la respiration nasale (LERMOYEZ). Il continue, en effet, à respirer par la bouche, si on ne lui impose pas des séances méthodiques et surveillées de respiration avec la bouche fermée.

Les récidives sont assez fréquentes chez les sujets jeunes. Parfois l'intervention est suivie, comme nous l'avons signalé, d'anémie, d'amaigrissement, de dépression des forces. On a même noté ultérieurement des adénopathies et des suppurations ganglionnaires.

Chez les nourrissons, l'ablation des végétations peut déterminer des réflexes laryngés notables. Dans un cas, j'ai vu se produire un spasme du larynx avec apnée, cyanose totale, mort apparente qui a duré, montre en main, sept minutes et qui a cédé néanmoins à la respiration artificielle et aux tractions rythmées de la langue.

CHAPITRE III

MALADIES DE L'ŒSOPHAGE

Le seul intérêt des maladies œsophagiennes dans l'enfant se rapporte aux rétrécissements de l'œsophage qu'il faut distinguer en rétrécissements congénitaux et acquis.

1° Rétrécissements congénitaux. — Les rétrécissements congénitaux de l'œsophage sont d'un diagnostic facile. Le nouveau-né rejette très rapidement la cuiller de lait qu'on lui a fait absorber. Le vomissement est précédé et accompagné d'un accès de suffocation qui s'atténue peu à peu. L'enfant maigrit, tombe dans l'hypothermie et meurt en quelques jours.

Les lésions observées varient depuis l'absence complète d'œsophage jusqu'à un simple cloisonnement transversal, formant rétrécissement. La disposition la plus fréquente est celle qui a été signalée par HARTMANN, MORELL-MACKENSIE, RENAULT et SEBILEAU, VIEILLARD et LEMÉE. L'œsophage est interrompu dans son trajet. Le bout supérieur se termine en cul de sac à une distance variable de l'orifice œsophagien, le bout inférieur en communication avec l'estomac vient s'ouvrir par son extrémité supérieure dans la trachée, plus rarement dans une bronche.

L'accès de suffocation, au moment de l'ingestion du lait est dû, par conséquent, à la compression de la trachée par le bout supérieur, et non à la pénétration du liquide dans les voies respiratoires. Cette pénétration a lieu dans les cas exceptionnels où le bout supérieur s'abouche avec la trachée ou encore dans la *fistule trachéo-œsophagienne*, sans rétrécissement de l'œsophage, signalée par TARNIER et qu'on reconnaît à ce que la sonde molle introduite dans l'œsophage pénètre jusque dans l'estomac.

Le traitement tenté jusqu'ici a été la gastrostomie qui a toujours échoué, en raison de la communication du bout inférieur et par conséquent de la cavité gastrique avec la trachée. Le seul traitement rationnel est celui qui a été proposé par VILLEMIN : lier l'œsophage au-dessus du cardia et aboucher le cardia à la peau.

2° Rétrécissements acquis. — Nous distinguerons les rétrécissements organiques et les rétrécissements spasmodiques :

a. *Rétrécissements organiques*. — De ceux-ci, nous ne ferons qu'une courte mention. Ils sont constitués généralement par des *cicatrices* dues à l'ingestion de *liquides brûlants ou caustiques*, et ne diffèrent pas de ceux de l'adulte au point de vue des symptômes ou des indications thérapeutiques.

Les *corps étrangers* de l'œsophage, fréquemment observés chez l'enfant, ne créent pas de véritable rétrécissement, mais un obstacle variable dans lequel le spasme joue un grand rôle. Le cathétérisme et la radioscopie permettront de les reconnaître.

b. *Rétrécissements spasmodiques*. — J'entends sous ce nom, non pas l'œsophagisme névropathique qui existe chez l'adolescent ou l'adulte, mais un syndrome particulier auquel conviendrait mieux le nom de *pharyngo-œsophagisme* et que j'ai observé quelquefois chez l'enfant. C'est ainsi que j'ai noté plusieurs fois à l'occasion de maladies aiguës et en particulier dans le cours de la fièvre typhoïde chez des enfants grandets, une difficulté très grande à déglutir des liquides.

Il semble qu'il s'agisse dans ces cas d'un véritable spasme du pharynx ou de l'orifice supérieur de l'œsophage, spasme très douloureux et qui entraîne le refus volontaire des boissons. En insistant, en surveillant l'ingestion de celles-ci, on arrive à faire opérer la déglutition. Ce sont des faits très intéressants, dont j'ai déjà fait mention à propos de la fièvre typhoïde, et qui ont des conséquences très inattendues. En effet, par le fait de la déshydratation progressive, le sujet tombe dans un état de dépression profonde avec abaissement de la température qui descend à 37° ou même au-dessous. J'ai vu attribuer cet état à une complication de myocardite, le cœur présentant un rythme fœtal ; or dans deux cas de ce genre, il a suffi de faire boire abondamment les malades, en exerçant une surveillance rigoureuse, pour voir disparaître le collapsus, en même temps que la température remontait et que la fièvre typhoïde évoluait suivant son type classique. Dans les deux cas, j'ai pu observer tardivement des petites érosions au niveau de la paroi pharyngée.

En dehors de ces cas à évolution aiguë, j'ai noté à plusieurs reprises chez des enfants très jeunes, 2 à 3 ans, un refus complet de tout aliment solide. Ces enfants étaient d'ailleurs bien portants et ne présentaient ni douleur pharyngée, ni fièvre : l'un d'eux était géophage. En les faisant manger devant moi, j'observai qu'ils mâchaient très longtemps un petit fragment de gâteau sec que je leur avais donné. Quand on leur commandait de déglutir, ils étaient pris d'une véritable angoisse et rejetaient le bol alimentaire. Dans tous ces cas, il a suffi d'une séance de cathétérisme pour voir s'améliorer la déglutition. Après 3 ou 4 séances, celle-ci se faisait d'une façon normale. L'examen le plus minutieux ne m'a pas permis d'observer la moindre trace d'ulcération ou d'érosion.

Il faut distinguer ces cas de ceux beaucoup plus fréquents de troubles de la déglutition chez les enfants atteints de lésions chroniques des centres nerveux. Il n'est pas rare de voir des arriérés, des sujets atteints de maladie de Little, réduits à une alimentation lactée et à des potages à un âge relativement avancé, 5, 6, 7 ans. Ces troubles coïncident souvent avec des troubles parallèles de l'articulation et sont dus à des désordres fonctionnels d'origine centrale portant sur les muscles du pharynx et de l'œsophage, parésie, contractures, raideurs à l'occasion du mouvement volontaire. Le cathétérisme n'exerce aucune influence dans ce cas. C'est une affaire d'éducation et j'ai pu ainsi améliorer notablement la déglutition chez une fille de 7 ans qui présentait d'ailleurs de très minimes désordres cérébraux.

CHAPITRE IV

MALADIES DU TUBE GASTRO-INTESTINAL

Dans ce chapitre nous étudierons successivement les troubles digestifs des nourrissons, ceux de la seconde enfance, l'appendicite, la dysenterie, l'invagination intestinale, la tuberculose gastro-intestinale, les vers intestinaux, les malformations intestinales, le prolapsus du rectum et deux articles de séméiologie, le vomissement et la constipation qui empruntent au jeune âge quelques caractères particuliers.

ARTICLE PREMIER

TROUBLES DIGESTIFS DES NOURRISSONS

Les troubles digestifs des nourrissons constituent un chapitre très spécial de la pathologie infantile. Le tube digestif du nourrisson est d'une vulnérabilité extrême. Qu'on compare les conséquences de l'ingestion d'un lait altéré chez un adulte et un bébé : le premier se débarrassera des toxines apportées à l'estomac au prix de quelques coliques, d'une diarrhée passagère sans suite ; le second pourra éprouver les accidents les plus graves de la gastro-entérite infectieuse. C'est que la defense du tube digestif, si bien mise en lumière par CHARRIN n'est que faiblement développée ; le mucus intestinal, moyen de protection physique et chimique est discontinu à la surface de l'intestin (CHARRIN et DELAMARE) ; les ferments eux-mêmes sont sécrétés avec une certaine parcimonie ; il est vraisemblable que l'épithélium intestinal n'exerce pas la même neutralisation des substances toxiques chez que l'adulte. En fait l'intestin s'infecte, comme les bronches et la peau, avec une facilité remarquable et, dans le cas particulier de l'intestin, l'infection est d'autant plus aisée, que la paroi digestive est en contact permanent avec un milieu normalement infecté. L'infection du tube digestif se diffuse volontiers d'un segment à l'autre, et, bien qu'il y ait des prédominances symptomatiques qui accusent la part prépondérante prise dans le tableau clinique tantôt par l'estomac, tantôt par l'intestin grêle, tantôt par le côlon, il convient, au point de vue pratique, de ne pas faire de dissociation artificielle et de présenter une description d'ensemble des processus toxi-infectieux qui frappent le tube digestif.

Ces processus varient, comme expression clinique, suivant une foule de circonstances, depuis la simple indigestion jusqu'au choléra infantile, en passant par une série d'états intermédiaires.

Leur classification est des plus difficiles. Elle ne peut s'accorder ni avec les notions anatomo-pathologiques, ni avec les données de l'étiologie, ni avec celles de la pathogénie.

Les lésions sont sans rapport avec les désordres observés. Les formes les plus graves de la diarrhée infantile peuvent s'allier à des lésions minimes.

Tout en reconnaissant que suivant le mode d'alimentation, allaitement naturel, mixte, artificiel avec lait stérilisé ou non stérilisé, les maladies digestives varient de forme ou de fréquence, on ne peut admettre que cette seule influence domine l'affection. Deux enfants, nourris dans des conditions d'hygiène très différentes, peuvent présenter les mêmes symptômes.

La pathogénie elle-même qui a contribué si efficacement à la connaissance des affections digestives et de leur traitement, ne paraît pas suffisamment avancée, pour qu'on puisse rattacher à un germe donné, seul ou associé, un ensemble de symptômes constants. Si la flore microbienne des selles normales des nourrissons répond à un type nettement caractérisé, il n'en est pas de même de celle du chyme qui varie suivant le point de l'intestin dans lequel on l'étudie. Ces variations sont encore plus accusées à l'état pathologique. Ce fait important, trop peu connu, a été établi par HAWTHORN [1], de Marseille, qui a pu faire ses recher-

---

[1] HAWTHORN, *Recherches sur les infections digestives du nourrisson*, Thèse de Lyon, 1902.

ches sur des nourrissons autopsiés de suite après la mort. La flore correspond dans une certaine mesure à la composition chimique du milieu intestinal, qui représente un véritable bouillon de culture, de nature variable, suivant la forme du trouble digestif. Bien que les germes, même en les tenant pour subordonnés le plus souvent à la perturbation sécrétoire et chimique de la digestion, soient capables d'ajouter un effet personnel à celui de la dyspepsie proprement dite et qu'on puisse admettre avec Escherich une véritable infection du chyme, il n'en est pas moins vrai que cette dernière ne représente pas l'ensemble du processus. Même en la plaçant au premier rang des facteurs pathogéniques, il serait difficile de préciser l'espèce ou les espèces microbiennes en jeu, aucun rapport bien net n'ayant pu être établi entre les symptômes et les agents tirés du milieu intestinal.

Il faut s'attacher à la notion générale de l'infection, de la toxi-infection, qui a si profondément modifié la conception des troubles digestifs des nourrissons et inspiré une hygiène et une thérapeutique rationnelles, sans vouloir mettre sur chaque cas individuel une étiquette pathogénique. Il est à craindre que de longtemps encore on ne soit réduit à présenter les troubles digestifs des nourrissons sous forme de tableaux cliniques, dont quelques-uns comme le choléra infantile présentent des traits véritablement saisissants.

Nous distinguerons des troubles digestifs *aigus* et *chroniques* entre lesquels viennent se placer des *cas subaigus* ou des *formes récidivantes.*

Dans les *formes aiguës,* nous rangerons à part les cas à symptômes exclusivement locaux sous le nom de *dyspepsie aiguë* ou d'*indigestion gastro-intestinale,* et dans une autre catégorie ceux qui s'accompagnent de désordres généraux et que l'on désigne sous le nom de *gastro-entérite aiguë fébrile, infection aiguë gastro-intestinale, maladie toxi-infectieuse du tube digestif.* Celle-ci affecte plusieurs types : *typhique, cholérique, dysentériforme.*

Nous décrirons l'ensemble des troubles chroniques sous le nom de *dyspepsie gastro-intestinale chronique.*

Un court chapitre sera consacré aux *troubles digestifs de la seconde enfance* et à l'*athrepsie*.

§ 1. — TROUBLES DIGESTIFS AIGUS

Les troubles digestifs aigus des nourrissons ont comme caractéristique de créer dans le milieu gastro-intestinal de véritables foyers d'infection dont les produits, germes et toxines, ne se contentent pas d'agir sur les parois digestives, mais ont une tendance marquée à l'envahissement de tout l'organisme.

1° Étiologie. — L'étiologie comprend l'étude des causes prédisposantes et des causes déterminantes.

A. CAUSES PRÉDISPOSANTES. — Les troubles digestifs se montrent de préférence chez le *nouveau-né*, dans les premiers mois de la vie et à l'époque du *sevrage*, surtout si ce dernier est *prématuré*. Chaque *poussée dentaire* favorise également l'apparition de la diarrhée ou des vomissements, les molaires et les canines présentent à cet égard une influence très nette. La *débilité congénitale*, la *naissance avant terme*, les *affections congénitales* (syphilis, etc.) favorisent la dyspepsie.

L'action de la *chaleur* est une des plus importantes. Tous les auteurs s'accordent à reconnaître le grand nombre de diarrhées, leur développement épidémique en été. La chaleur agit sans doute en favorisant les altérations du lait, mais elle semble modifier aussi directement les fonctions intestinales (LESAGE). Les diarrhées augmentent de nombre en juin et diminuent en septembre. La continuité de la chaleur est, d'après SEIFERT, le facteur pathogène le plus important.

Il est plus rare de voir le froid à l'origine des troubles digestifs. Cependant j'ai observé des faits non douteux à ce point de vue ; en particulier, deux nourrissons âgés d'environ dix mois, qui depuis leur naissance, dormaient la fenêtre ouverte même en hiver, et qu'on tenait à l'air toute la journée. Ces enfants étaient pâles, leur température rectale était de 35°2 ou 35°4, l'appétit faisait défaut et l'absorption du lait provoquait des selles diarrhéiques. Il suffit de les réchauffer pour les faire sortir de cet état de débilité artificielle avec insuffisance des sécrétions intestinales que créait l'engourdissement dû au froid.

Les maladies générales, en diminuant la résistance de l'organisme, l'encombrement, la simple vie en commun (hôpitaux, crèches), en favorisant la *contagion* prouvée par des épidémies nombreuses, doivent être citées au nombre des causes prédisposantes.

B. CAUSES DÉTERMINANTES. — On peut les grouper sous quatre chefs : causes biologiques, chimiques, toxi-infectieuses, mécaniques.

a. *Causes biologiques.* — Une grande partie des troubles gastro-intestinaux du premier âge relèvent de fautes alimentaires. Celles-ci sont réalisées le plus souvent par une ingestion excessive de lait, plus rarement par une insuffisance de la ration quotidienne. Nous avons déjà indiqué que les têtées devaient être espacées de 3 heures en moyenne, et ces chiffres ont été confirmés par les recherches radioscopiques de LEVEN et BARRET qui ont montré que l'estomac mettait au moins 2 heures à se vider. Les têtées trop rapprochées peuvent être tolérées pendant un certain temps ; mais à la longue, le surmenage gastro-intestinal détermine une dyspepsie latente qui se révèle souvent à l'occasion d'une indigestion ou d'une infection accidentelle, sous la forme de troubles digestifs aigus d'un caractère sérieux. Il en est de même des têtées trop abondantes accordées à certains enfants boulimiques, qui ne peuvent être rassasiés, et que l'entourage tend naturellement à gaver. J'ai vu un enfant de cette catégorie qui dès le premier mois de sa naissance absorbait sans s'arrêter 200 gr. de lait de vache à chaque têtée. Il est difficile de dire si cette boulimie est un effet de la soif ou de la faim. Elle s'accompagne de selles fréquentes, relativement bien digérées dans les premiers temps et d'émission incessante d'urine. Elle aboutit, en un temps plus ou moins long, à la dyspepsie et aux épisodes aigus qui accompagnent celle-ci.

Plus rarement, on observe des troubles digestifs par insuffisance alimentaire. VARIOT a signalé des vomissements par inanition. Il existe en effet des parents atteints de phobie de la quantité, qui pèsent leur bébé toute la journée, avant, après la tétée, après une selle. Dans un cas de ce genre que j'ai pu observer, l'enfant était pâle, froid, languissant, sans appétit et avec des selles muqueuses ou liquides. On lui donnait du lait toutes les 4 heures et en très petite quantité. Le rapprochement et l'augmentation des tétées firent disparaître ces troubles. Nous avons donné sur la quantité de lait à fournir au nourrisson les chiffres suivants d'après la formule de HEUBNER : par 24 heures, 1/6 du poids du corps pour un enfant de 3 à 5 kilog; 1/7 pour un enfant de 5 à 7 kilog ; 1/8 pour un enfant de 7 à 9 kilog.

Le lait peut pécher par la qualité comme par la quantité. Tout le monde est d'accord pour proclamer la supériorité de l'allaitement naturel sur l'allaitement artificiel. Et cependant l'allaitement naturel, même bien réglé, provoque parfois des troubles chroniques ou aigus de la digestion. Ces troubles digestifs affectent rarement la gravité de ceux qui sont liés à l'allaitement artificiel, en ce sens que les phénomènes infectieux proprement dits, fièvre, syndromes typhique ou cholériforme, font ordinairement défaut. Néanmoins les indigestions peuvent être aussi sérieuses et se renouveler assez souvent pour commander la suppression du sein. Parfois on arrive à découvrir la cause de cette intolérance. La mère ou la nourrice présentent une galactophorite latente, ou bien elles absorbent des aliments comprenant des principes qui s'éliminent par le lait et le rendent plus ou moins toxique, comme nous le verrons plus loin. Parfois, c'est un trouble digestif de la nourrice qu'il faut incriminer. Mais il est des cas dans lesquels le lait humain n'est véritablement pas toléré, sans que la nourrice présente aucune anomalie apparente. Dans les faits de ce genre, on a incriminé successivement l'excès des matières grasses (60 à 80 gr. de beurre par litre au lieu de 35 à 40), l'excès de caséine. BARBIER et BOINOT ont montré l'influence de l'alimentation de la nourrice sur la richesse de son lait en graisse ou en caséine ; d'autre part NOBÉCOURT,

P. MERKLEN et CHAHUET ont reconnu la grande variation de la capacité digestive des nourrissons pour les graisses, en étudiant le rapport de la graisse ingérée avec la graisse éliminée par les fèces. Il y a dans le problème de la digestion du lait une série de facteurs complexes qui ne permettent pas toujours de reconnaître le mécanisme précis de l'intolérance. Aussi voit-on souvent une nourrice convenir à un enfant et non à un autre. L'élément nerveux joue également un rôle, on sait que les femmes timorées, émotives, font de mauvaises nourrices.

Enfin, les albumines et le sérum du lait peuvent posséder des propriétés spécifiques que n'explique pas leur composition chimique. BORDET a montré que le sérum sanguin d'un animal acquiert des ferments de coagulation pour le lait d'un autre animal qui lui a été injecté à plusieurs reprises. L. MEYER a reconnu qu'en remplaçant le sérum du lait humain par le sérum du lait de vache, alors qu'on laisse subsister les autres éléments du lait, on le rend semblable au lait de vache, dans ses effets sur l'intestin humain.

Tous ces facteurs peuvent agir isolément ou simultanément. La résultante de leur action est une intolérance parfois absolue. du nourrisson pour le lait humain. Cette intolérance peut provoquer des indigestions graves, de véritables intoxications dont tous les auteurs ont cité des exemples (BUDIN, BAR HUTINEL, VARIOT, etc.). J'en ai observé plusieurs cas, entre autre celui d'une jeune femme, de santé florissante dont le lait avait une composition normale, qui avait nourri avec succès 4 enfants et qui dut renoncer à nourrir le 5e, car chaque tentative aboutissait à des désordres graves.

La menstruation de la nourrice est parfois une cause de dyspepsie aiguë, et j'ai montré que même chez les nourrissons qui supportaient le lait d'une nourrice en état de menstruation, il y avait à ce moment une élévation thermique de 1° ou davantage, qui témoignait d'un processus d'intoxication, mal défini d'ailleurs.

On peut répéter pour le lait de vache ce qui a été dit pour le lait de femme. La santé de l'animal, sa race, son alimentation sont d'une grande importance, mais de plus, sa composition, différente de celle du lait de femme, la spécificité de ses albumines et de son sérum le rendent indigeste. Leur action se traduit d'une façon synthétique par un régime thermique spécial, ainsi que je l'ai déjà indiqué pages 9 à 11. J'ai montré, en effet, que tandis que l'enfant allaité naturellement a un tracé sans oscillations, l'enfant nourri au lait de vache a un tracé analogue à celui de l'adulte, avec des écarts de quelques dixièmes de degré du matin au soir, ce qui indique un travail digestif plus laborieux et une suralimentation relative. D'autre part, le lait de la femme, sauf les cas d'abcès mammaire ou de galactophorite, est aseptique ; celui de la vache, consommé plus ou moins tardivement après la traite, acquiert des germes, susceptibles de l'altérer ; d'où la nécessité de soumettre le lait de vache à des actions désinfectantes, en particulier à la chaleur. Or la stérilisation du lait n'est pas sans inconvénient pour l'organisme. D'ailleurs, l'intolérance que nous avons signalée chez quelques nourrissons pour le lait humain existe pour le lait de vache. HUTINEL a réuni quelques cas de cette catégorie dont un observé par FINKELSTEIN s'est terminé par la mort, et a même admis que l'intolérance s'aggravait par la répétition des têtées, en vertu d'une sorte d'anaphylaxie.

b. *Causes chimiques.* — Le lait tant de la femme que de la vache peut être altéré par la présence de substances chimiques plus ou moins bien définies. On a observé des diarrhées chez le nourrisson, lorsque la nourrice est réglée, à l'époque de la menstruation, ou même si elle n'est pas réglée, à l'époque présumée (LESAGE). Agissent dans le même sens, un changement de régime trop brusque de la nourrice, la substitution d'une alimentation carnée au régime végétarien, l'ingestion de choux, de fromages fermentés, de moules, de vin en grande quantité ou d'eau-de-vie, de substances médicamenteuses. BUCURA a reconnu dans le lait un certain nombre de médicaments ingérés par la nourrice : iode, acide salicylique, éther, antipyrine, calomel, etc.

Le lait de vache, indépendamment de ses altérations fermentatives, peut également devenir toxique sous l'influence d'une alimentation vicieuse. ROSKAM [1] a montré le danger des drèches, des résidus de brasserie qui renferment une certaine proportion d'acide acétique. Parfois dans la nourriture de l'animal se trouvent des plantes vénéneuses, colchiques, euphorbes, renoncules, etc. DERCHEF a insisté sur l'alimentation par les feuilles de betterave. On sait combien le lait de vaches nourries avec du fourrage sec est préférable au lait des vaches qui sont au vert.

c. *Causes toxi-infectieuses.* — Le lait de vache, beaucoup plus rarement le lait humain peuvent transmettre des maladies qu'ils empruntent à l'organisme d'origine (tuberculose). Nous laisserons de côté les contaminations de cette nature qui ne concernent pas spécialement le tube digestif et nous étudierons les altérations fermentatives du lait indépendantes de l'état de santé de la bête nourricière. Nous ne mettrons d'ailleurs en cause que le lait de vache, car c'est lui qui est le plus souvent, par ses altérations, le point de départ de maladies digestives du nourrisson. Nous avons vu en effet que le lait de femme pouvait être considéré comme aseptique. Il en est de même du lait de vache au sortir de la mamelle ; mais on le présente à l'enfant, un temps souvent assez long après la traite, à l'état de *cadavre* et suivant le temps écoulé, la température, les conditions de septicité dans lesquelles se sont trouvés les objets avec lesquels il a été en contact, surface extérieure du pis de la vache, main du trayeur, réservoirs dans lesquels il a été récolté et depuis transvasé, qualité de l'eau dont on l'a additionné, il subira un certain nombre de fermentations très importantes dans la pathogénie des troubles digestifs.

Ces fermentations sont *primitives, secondaires* ou *accidentelles.* Les *fermentations primitives* sont très nombreuses ; nous n'en retiendrons que deux: 1° la *fermentation lactique* (PASTEUR) due à l'action du *bacillus lacticus* de Pasteur, du *bacterium aérogènes* d'Escherich et du *coli communis*: elle consiste dans la transformation partielle ou totale de la lactose en acide lactique et en précipitation de la caséine, si la proportion d'acide lactique est

[1] ROSKAM, *Ann. de la Soc. méd. chir. de Liège*, 1895.

suffisamment élevée. 2° La *fermentation de la caséine* (DUCLAUX) est réalisée par les *tyrothrix*, le *bacillus subtilis* qui secrètent des diastases dont les unes précipitent la caséine, dont les autres la peptonisent.

Les ferments sont en général des saprophytes peu nocifs pour l'intestin ; cependant ils comprennent des espèces susceptibles de devenir virulentes dans certaines conditions (bacillus coli communis, streptocoques). L'association des deux espèces peut créer expérimentalement des lésions qui ne se seraient produites ni avec l'une, ni avec l'autre prise isolément (NOBÉCOURT). Même à l'état de saprophytes, ces ferments créent dans le lait l'apparition de substances toxiques, leucine, tyrosine, ammoniaque, dérivées de la peptone caséine, acides organiques dérivés de la fermentation lactique. VAUGHAN [1] a isolé une substance cristallisée, le *tyrotoxicon*, auquel quelques auteurs ont attribué la production du choléra infantile.

La pratique de la stérilisation conjure les dangers dus aux fermentations du lait. Toutefois il existe des *fermentations secondaires*, c'est-à-dire s'opérant sur un lait stérilisé par la régénération d'un germe. FLUGGE et MARFAN ont cité des faits d'infection digestive dus au développement de spores des ferments de la caséine qui avaient résisté à une chaleur de 100° et avaient germé ultérieurement dans un lait stérilisé à 100° et bouché.

Enfin un lait stérilisé à 115° peut, exposé à l'air, dans un milieu contaminé, se *réinfecter*. C'est ce qu'a observé LESAGE [2] dans une salle où se trouvaient plusieurs cas de diarrhée.

Les *épidémies* de diarrhée infantile, devenues beaucoup plus rares depuis la pratique de la stérilisation du lait, subsistent cependant encore. Elles s'expliquent par l'ingestion d'un lait en fermentation, ou si le lait a été stérilisé, par la fermentation secondaire ou enfin, comme l'a indiqué LESAGE, par une réinfection accidentelle du lait.

Toutefois, on doit faire intervenir encore l'*infection endogène*

---

[1] VAUGHAN, Congrès de Washington, 1887.
[2] LESAGE, *Soc. méd. des hôp.*, 1892.

provenant de la pullulation des germes contenus à l'état normal dans le tube digestif, indépendamment des qualités du lait ingéré.

Au surplus, il faut tenir compte dans l'appréciation des causes pathogènes, des propriétés toxiques de certains laits stérilisés. On sait, en effet, que si la stérilisation est pratiquée sur un lait déjà infecté, et le fait est fréquent en été, quand la stérilisation ne suit pas immédiatement la traite, le lait, quoique dépourvu de germes, renferme des produits de fermentation susceptibles d'agir par eux-mêmes ou de mettre en train des processus d'infection endogènes.

En dehors de l'alimentation, il existe d'autres causes d'infection agissant plus rarement : les *maladies générales* à localisation intestinale, les *infections bucco-pharyngées* et *bronchiques* qui atteignent secondairement le tube digestif ainsi que l'ont montré AVIRAGNET et TRIBOULET ; enfin la *contagion* qui se traduit parfois par des épidémies et qui est démontrée par l'apparition de diarrhées multiples consécutives à l'entrée dans une crèche d'un enfant infecté.

Parmi les entérites infectieuses, je signale l'entérite syphilitique, démontrée par une observation inédite de NICOLAS qui traitant spécifiquement un enfant atteint de syphilis héréditaire vit céder rapidement des troubles digestifs graves, associés aux manifestations cutanées et muqueuses.

d. *Causes mécaniques.* — L'ingestion de substances autres que le lait, féculents, œufs, viande, dans les premiers mois de la naissance, aboutit à une indigestion vraie, qui peut entraîner à son tour des infections secondaires. Il en est de même pour le lait le mieux garanti au point de vue de son asepsie, lorsqu'il est administré en trop grande quantité et surtout à des intervalles trop rapprochés.

Dans ces conditions, le surmenage mécanique provoque à la longue des perturbations digestives de nature chimique ou infectieuse.

2° **Symptômes.** — Nous décrirons la dyspepsie gastro-intestinale aiguë et l'infection aiguë gastro-intestinale, cette dernière affectant trois formes, la forme typhique, la forme cholérique, la forme dysentérique.

A. Dyspepsie gastro-intestinale aigue. — Il s'agit d'une simple indigestion qui dure de un à quelques jours. L'enfant rend au bout qu'un quart d'heure, d'une demi-heure, après l'ingestion du lait, des grumeaux blanc grisâtres de caséine nageant dans un liquide séreux, louche, mélangé de mucosités ou teinté de bile. Plus souvent, c'est la diarrhée qui paraît, jaune, mélangée de grumeaux ou verte. Les évacuations peuvent atteindre le chiffre de 4 à 5 par jour.

Les troubles fonctionnels sont variables : douleur épigastrique, efforts, contorsions avant le vomissement, coliques précédant la selle, dans les cas intenses, nausées avec pâleur, abattement, ou bien cris avec agitation. L'état général n'est pas touché. Pas ou peu de fièvre, pas d'amaigrissement. Cessation rapide des accidents par le traitement.

B. Infection aigue gastro-intestinale. — Elle présente trois types distincts, la forme typhique, la forme cholérique, la forme dysentérique.

a. *Infection à forme typhique.* — L'infection à forme typhique se développe d'emblée ou consécutivement à des troubles légers. On note encore des vomissements et de la diarrhée, mais celle-ci plus fréquente, 6 à 10 fois par jour, fétide, jaune ou verte, si l'enfant n'a pris que du lait, brunâtre s'il a consommé d'autres aliments, liquide ou mélangée de grumeaux, de mucosités, parfois striée de sang. L'abdomen est ballonné, les cuisses repliées sur le ventre, la palpation de celui-ci est douloureuse, les coliques fréquentes.

La diarrhée est acide, parfois alcaline. Elle irrite au passage les téguments des fesses, des bourses, des membres inférieurs qui rougissent et s'excorient. L'urine devient rare, albumineuse ; le foie, la rate augmentent de volume.

Cependant l'enfant maigrit rapidement, sa figure s'altère, les yeux sont cernés, la langue saburrale, rouge sur les bords, se sèche, la soif est intense, augmentée par les vomissements qui

suivent facilement l'ingestion des boissons. La peau est chaude,
le pouls petit à 100, 110, 120, la température s'élève à 39-40°. Elle n'est pas continue comme dans la dothiénentérie, mais décrit des oscillations de 1 à 2 degrés. L'enfant, d'abord agité, devient abattu, sommolent. L'évolution qui n'a rien de régulier se fait en quelques jours. La mort est fréquente, mais la guérison n'est pas exceptionnelle. Parfois, la rechute se reproduit au bout de quelques jours, ou bien il persiste de la dyspepsie chronique.

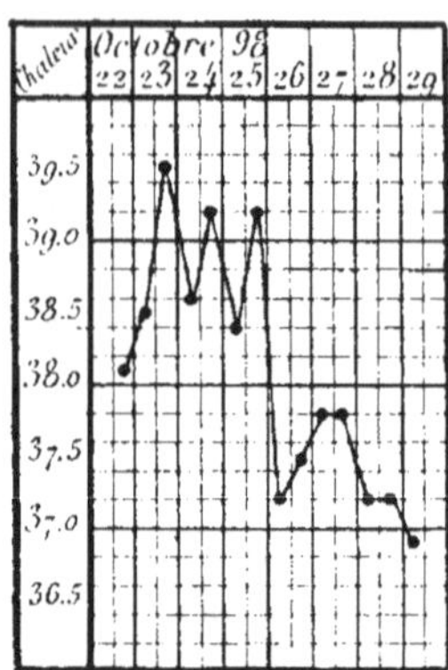

Fig. 48.

Température dans l'infection gastro-intestinale aiguë à forme typhoïde.

b. *Infection à forme cholérique.* — Elle survient primitivement ou bien dans le cours d'une diarrhée ordinaire ou même à la suite d'une infection à forme typhique. Elle s'annonce par un changement brusque dans le caractère des déjections ou des vomissements. Ceux-ci deviennent séreux, aqueux, abondants, plus souvent, c'est la diarrhée qui prend ces caractères. Le liquide sort par un jet de l'anus comme s'il y avait une miction. Elle se répète un grand nombre de fois. Ce liquide séreux, souvent incolore ou simplement trouble, n'est pas fétide et ne contient pas de grains riziformes comme dans le choléra vrai.

Très rapidement, s'opère une rétraction générale des tissus, surtout sensible à la face et à l'abdomen. L'enfant maigrit en quelques heures, les yeux se rétractent, le nez se

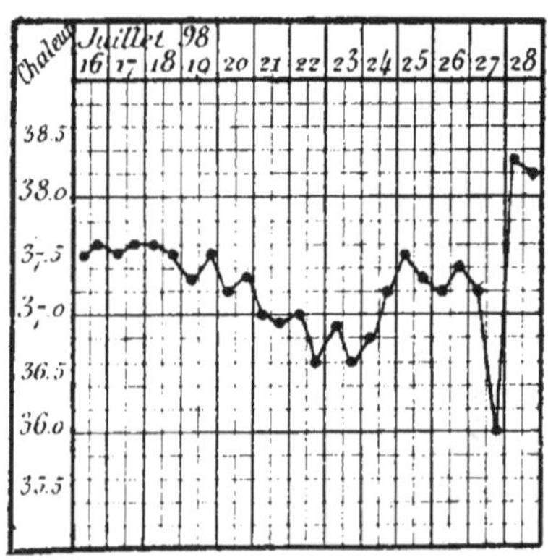

Fig. 49.

Entérite simple ;
choléra infantile terminal.

pince, les lèvres se collent contre les arcades dentaires, les commissures tirées en arrière donnent à la physionomie une expression angoissée. L'abdomen s'aplatit et s'excave même s'il était tympanisé. L'élasticité des téguments disparaît et la peau du ventre se laisse pincer comme un chiffon (RILLIET et BARTHEZ).

La déshydratation fait sentir ses effets sur le cœur dont les battements s'affaiblissent et tombe de 80 ou 100 à 60, 50 par minute. Le pouls est filiforme. Les extrémités, les oreilles, les paupières se cyanosent, il se dessine autour des yeux un cercle violacé. Une pâleur de cire envahit le tronc, la racine des membres, le cou, la face.

Bientôt la dessication donne de la rigidité aux muscles. La raideur envahit ceux-ci de la périphérie au centre, l'enfant est comme soudé. Les paupières immobilisées ne recouvrent plus les globes oculaires qui sont noyés par une sécrétion muco-purulente. La langue rétractée, desséchée, parfois recouverte de muguet, perd de sa mobilité ; les mouvements respiratoires deviennent difficiles, se font avec effort, la voix s'enroue et s'éteint ; enfin la peau elle-même devient le siège d'un sclérème dur.

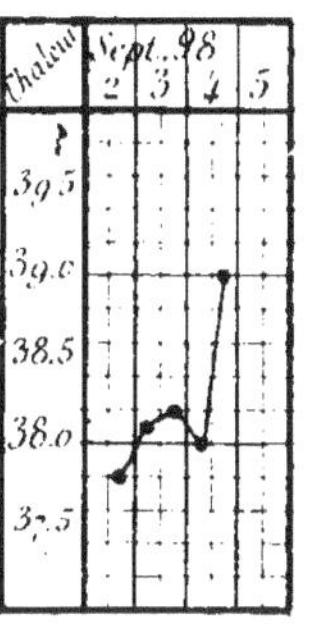

Fig. 50.

Diarrhée terminée par un choléra infantile mortel.

La température centrale d'abord fébrile ou subfébrile s'abaisse progressivement sans aller au-dessous de la normale ; souvent aussi elle s'élève au moment de l'apparition des phénomènes cholériformes. La température périphérique, au contraire, diminue brusquement pour tomber à 36°, 35° et en deçà.

L'enfant d'abord agité, plaignant, imprimant à sa tête, à ses membres des mouvements plus ou moins automatiques, tombe dans le collapsus et l'immobilité.

La vie s'éteint peu à peu et la mort survient au bout de deux à trois jours, parfois davantage.

Dans quelques cas, on a observé une élévation de la température centrale préagonique qui se continue *post mortem* (LESAGE).

Parfois, l'algidité cesse, la réaction se fait, les selles perdent leur caractère séreux pour redevenir jaunes ou vertes, les vomissements s'arrêtent, l'urine qui était rare et sédimenteuse, renfermant de l'albumine, redevient claire, la diarrhée dure quelques jours encore, puis le rétablissement est complet. Les rechutes sont à redouter.

c. *Infection à forme dysentérique.* — On la désigne encore sous le nom d'entéro-colite aiguë (Hutinel) de *colite aiguë grave* (Guinon), d'*entérite folliculaire* (auteurs allemands).

Elle participe, dans son expression générale, des deux formes précédentes, dont elle se distingue par l'adjonction de troubles fonctionnels qui rappellent ceux de la dysenterie.

Débutant d'une façon banale par des vomissements, de l'embarras gastrique, de la diarrhée putride, elle aboutit plus ou moins rapidement à dessiner une scène dysentériforme : coliques fréquentes, faux besoins, expulsion de glaires mêlées ou teintées de sang, douleur à la palpation le long du côlon et de l'S iliaque qui donne l'impression d'un tube de caoutchouc. Cette prédominance des symptômes coliques tient à certaines conditions, dont la principale est l'âge du sujet. Ce n'est guère qu'à l'époque du sevrage, ou plus tard dans la seconde enfance, à une période où déjà la solidarité des différents segments du tube digestif se relâche, qu'apparaît l'entéro-colite. Elle est d'ailleurs préparée de longue main par d'autres circonstances locales : constipation, suralimentation, usage prématuré de la viande ; elle se rattache aussi à des causes d'ordre plus général, telles que les antécédents goutteux ou arthritiques.

Quoi qu'il en soit, l'entéro-colite aiguë est précédée habituellement de dyspepsie ou de quelques atteintes de catarrhe léger.

Dès qu'elle a éclaté, elle provoque rapidement des phénomènes généraux, soit un état cholériforme, soit des troubles nerveux, convulsions, syndrome méningé.

On voit survenir aussi (Hutinel) des érythèmes cutanés, du purpura, des ulcérations buccales. L'albuminurie est habituelle ; le foie est gonflé.

Il y a parfois un véritable contraste entre la gravité de l'état général et la note discrète des symptômes locaux. Hutinel applique à ces cas le nom de *choléra sec*. Dans d'autres faits, c'est au contraire l'état local qui l'emporte comme intensité d'expression sur les phénomènes généraux : ce sont les formes lentes, subaiguës. L'infection dysentériforme aboutit à la mort, ou bien se transforme en colite subaiguë. Quand elle guérit, elle laisse une susceptibilité très grande de l'intestin et les rechutes se produisent volontiers à l'occasion de la réalimentation.

3° Analyse des symptômes, complications. — L'étude des symptômes et des complications s'applique à toutes les formes de gastro-entérite infectieuse.

a. *Symptômes digestifs*. — Du côté de la *bouche*, on observe du muguet, des aphtes, des ulcérations de la commissure des lèvres, parfois une rougeur diffuse, indice d'une *stomatite érythémateuse*. La langue est saburrale ou dépouillée. L'appétit fait défaut, l'enfant refuse le sein, ou présente au contraire, dans les formes à diarrhée intense, une soif vive qui en impose souvent pour de l'appétit.

Le *vomissement* n'acquiert un grand développement que dans le choléra. Dans les autres formes de l'infection, il ne constitue qu'un épisode initial qui ouvre la scène. Cependant l'estomac secrète parfois des mucosités abondantes qui contribuent à entretenir le vomissement ; les matières rejetées sont alors purement glaireuses. Dans le choléra, au contraire les vomissements sont séreux.

La *diarrhée* est séreuse, grisâtre, neutre ou alcaline, sans odeur, dans le choléra infantile. Dans les formes typhiques ou subaiguës de l'infection, elle est liquide, mélangée de grumeaux, de filaments, parfois de bulles gazeuses qui la rendent mousseuse ; sa coloration est jaune pure, ou jaune panachée de vert ou verdâtre uniformément. C'est dans les premiers mois de la vie que cette teinte se montre le plus communément. Elle est due à une hypersécrétion biliaire ; les selles vertes présentent en effet, sauf dans quelques cas particuliers de diarrhée verte bacillaire, les réactions de la biliverdine. La présence de mucosités abondantes dans les selles témoigne de l'atteinte du gros intestin ; lorsqu'elles sont en petite quantité, elles peuvent provenir de l'intestin grêle. Les selles diarrhéiques jaunes et vertes sont habituellement fétides, moins cependant que les selles muqueuses. L'ingestion de substances albuminoïdes, blanc d'œuf, caséine du lait, favorise l'odeur putride.

Les selles, abstraction faite du choléra, sont en général, acides ; l'ingestion des matières protéiques peut fournir des selles neutres ou alcalines. En général il faut se méfier des selles sans odeur et sans couleur. L'examen histologique des selles indique de véritables altérations inflammatoires, qui se traduisent par l'élimination de cellules épithéliales, de cellules muqueuses, de globules rouges, de leucocytes surtout polynucléaires. Ces derniers sont abondants dans l'infection gastro-intestinale, surtout dans sa forme dysentérique (NOBÉCOURT et RIVET). On note aussi des blocs de mucus, qui témoignent de l'irritation sécrétoire. La bile est en quantité notable, et avec elle on trouve les cristaux provenant des sécrétions glandulaires du tube digestif ou des glandes annexes, sécrétions non résorbées comme à l'état physiologique et vraisemblablement accrues pendant la période aiguë. De là la présence de cholestérine, de phosphates et d'oxalates de chaux. Enfin, les corps gras sont nombreux dans les selles des infections aiguës et même chroniques de l'intestin sous forme de globules graisseux ou de cristaux aciculés. La graisse se résorbe mal, ce qui provoque les diarrhées dites graisseuses (BIEDERT). Le défaut de résorption des graisses, bien étudié par NOBECOURT et P. MERKLEN, contribue à l'amaigrissement, et explique les difficultés de la digestion du lait au moment de la réalimentation. Les selles renferment encore des microbes divers qui seront étudiés à la pathogénie.

L'abdomen est *tympanisé*, de *volume normal* ou *rétracté*. La rétraction correspond aux formes les plus graves avec déperdition de liquides et amaigrissement rapide. Dans ces cas, l'abdomen est dur ou au contraire mou, pâteux. Le *tympanisme* se voit surtout dans les poussées aiguës qui viennent se greffer sur les dyspepsies chroniques, ou relève de fermentations intenses, dues surtout à des fautes alimentaires. L'enfant a des *coliques paroxystiques* qui provoquent des cris, de l'agitation, la flexion des cuisses sur l'abdomen ; elles sont soulagées par l'évacuation des selles ou par des émissions gazeuses, très fréquentes dans quelques cas.

b. *Symptômes hépatiques.* — La bile est souvent sécrétée en abondance et donne une coloration verte aux selles (poussée biliaire).

Le foie est augmenté de volume ; on constate une simple congestion dans les formes très aiguës ; cette congestion s'accompagne d'altérations telles qu'une dégénérescence graisseuse commençante des cellules hépatiques avec infiltration de leucocytes dans les espaces portes sous forme de nodules infectieux, lorsqu'il s'agit de gastro-entérites aiguës ; enfin dans les formes subaiguës ou chroniques, la dégénérescence graisseuse est plus étendue et les nodules infectieux sont remplacés par des îlots de sclérose.

A ce moment apparaissent l'hypocholie et avec elle les selles grisâtres. L'ictère est rare. On a signalé quelques cas d'ictère infectieux, mortels au bout de quelques jours.

c. *Symptômes rénaux.* — Dans les formes aiguës, l'urine est rare, foncée, dense, souvent albumineuse : l'urée est diminuée, il y a des signes de stase ou d'imperméabilité rénale qui se traduit par un retard de l'élimination du bleu de méthylène injectée sous la peau.

Czerny et Keller ont insisté sur l'augmentation de l'ammoniaque éliminée par l'urine, que ces auteurs interprètent comme le témoin d'une intoxication acide de l'économie.

Parfois l'urine renferme du pus, ce qui indique l'infection de la vessie et une cystite dont les symptômes échappent souvent. Le rein est congestionné, parfois semé de petites hémorragies. On observe dans les cas suraigus la nécrose de coagulation des cellules des tubes contournés (Lesné et P. Merklen), dans les cas aigus ou subaigus, leur dégénérescence granuleuse avec noyaux non colorables. On a signalé aussi des thromboses de la veine rénale avec apoplexie du rein (Hutinel).

d. *Symptômes spléniques.* — La rate est tantôt normale, tantôt hypertrophiée avec congestion et ramollissement.

e. *Symptômes respiratoires.* — La gastro-entérite, tout en gardant le premier rang, dans le tableau symptomatique, retentit sur les voies respiratoires. Dans les formes aiguës, on observe surtout la *congestion pulmonaire*, bien mise en lumière par SEVESTRE. Elle se signale par des râles fins avec diminution du murmure associés à de la dyspnée, de la toux, une exacerbation fébrile, Ces derniers symptômes peuvent faire défaut. L'évolution de la congestion pulmonaire est liée à celle de la gastro-entérite.

Dans les formes subaiguës ou chroniques, c'est l'affaiblissement général de l'organisme et aussi le milieu nosocomial qui provoquent parfois des broncho-pneumonies plus ou moins bâtardes, quelquefois latentes.

La *thrombose de l'artère pulmonaire* (PARROT et HUTINEL) détermine une véritable apoplexie pulmonaire.

La gastro-entérite peut provoquer dans les voies respiratoires de simples troubles fonctionnels sans lésion bien nette. C'est ainsi qu'on observe parfois une respiration suspirieuse, ralentie, rappelant celle du coma diabétique ; ailleurs une dyspnée avec accélération de la respiration sans signes physiques, et qu'on peut rapporter à l'urémie. Parfois on note des pauses respiratoires ou du CHEYNE-STOKES qui témoignent de la participation des méninges.

Dans d'autres cas, il s'agit de véritables accès d'asthme, signalés par HEUBNER et SILBERMANN.

Enfin, on a observé (DESPINE et PICOT, LESAGE), de véritables accès de toux coqueluchoïde, coïncidant avec des diarrhées légères estivales, et qui l'emportent, comme importance symtomatique sur les troubles digestifs eux-mêmes. Ces cas sont d'un grand intérêt, parce que le traitement de la gastro-entérite amène une sédation rapide des troubles respiratoires.

f. *Symptômes nerveux.* — La ponction lombaire a permis de préciser l'influence de la gastro-entérite sur le système nerveux. Généralement, il y a une irritation méningée se traduisant par une augmentation du liquide céphalo-rachidien et la présence de quelques lymphocytes. Il est rare que l'infection gagne les méninges, car le liquide céphalo-rachidien est habituellement stérile. Dans d'autres cas, au contraire, on y trouve des micro-organismes (coli-bacille) et dans ce cas, la méningite peut rester purement séreuse ou devenir purulente. Ces faits sont d'une grande importance pratique en ce sens que les irritations méningées d'origine gastro-intestinale laissent souvent, à la suite de leur guérison, des traces plus ou moins durables. Exceptionnellement, il s'agit de phénomènes grossiers, tels que l'*hydrocéphalie* signalée par Marfan, ou d'arrêt de développement intellectuel, comme j'en ai observé. Mais souvent, il subsiste une tare, strabisme, tic, tendance aux convulsions, parfois épilepsie. L'enfant par le fait de son infection intestinale, est devenu un cérébral. Parfois c'est une paralysie par polynévrite qui succède à l'infection digestive (Hutinel, Bézy).

Pendant la période aiguë des symptômes nerveux, on observe soit des convulsions partielles, soit des convulsions généralisées, en petit nombre ou se répétant souvent, soit un syndrome méningé qui peut revêtir des apparences variées. Tantôt il s'agit d'une simple ébauche de méningite : légère raideur de la nuque, signe de Kernig, somnolence, tous phénomènes qui passent rapidement : tantôt le tableau est plus net et rappelle plus ou moins celui des méningites classiques.

On a signalé exceptionnellement la *tétanie* dans les infections aiguës gastro-intestinales.

g. *Symptômes cutanés.* — En dehors de l'*érythème simple ou érosif* qui existe dans les régions en contact avec l'urine et les matières fécales, on a signalé des érythèmes diffus de type varié, morbilliforme, scarlatiniforme, du purpura. Il est difficile de préciser leur pathogénie, car ces manifestations peuvent être attribuées aux toxines intestinales, mais aussi à des infections secondaires d'origine exogène au même titre que les abcès, le pemphigus, etc.

La peau déshydratée, durcie, prend parfois l'aspect d'un véritable sclérème, surtout chez les enfants très jeunes, atteints de diarrhée abondante.

Ailleurs, on observe des œdèmes de la face, des extrémités, même du tronc, à la fin de l'évolution de l'infection gastro-intestinale. Ces œdèmes, qui se rattachent parfois à l'existence d'une néphrite, sont plus habituellement provoqués par les injections de sérum artificiel ou par les boissons salées (Hutinel),

Ces œdèmes n'ont pas de signification fâcheuse, il suffit de donner des boissons ou un régime déchloruré pour les faire disparaître. Au contraire, le sclérème indique plutôt l'emploi des solutions salines.

h. *Symptômes généraux*. — Les infections gastro-intestinales aiguës déterminent une réaction fébrile relativement modérée. Si dans les formes aiguës, typhiques, elle atteint souvent 39°5, 40°, elle ne présente cependant pas la ténacité de la température dothiénentérique vraie ; elle oscille volontiers, cède facilement aux moyens antithermiques, et ne dure que quelques jours. Dès que les évacuations sont abondantes, elle tend à baisser. Elle est peu élevée aussi dans les formes cholériques, même avec peu de déjections. Sans aller à l'hypothermie, elle tombe à 38° et au-dessous, alors que le refroidissement périphérique s'accuse.

La tendance modérée de la fièvre s'accentue encore davantage dans les formes subaiguës. Au reste dans les troubles chroniques du tube digestif, on observe souvent à certaines heures du jour et surtout de la nuit des températures de 36° et au-dessous. Il semble qu'un grand nombre d'infections digestives s'accompagnent de produits toxiques hypothermisants qui masquent en partie les effets des autres produits de l'infection.

Dans l'explication de cette tendance hypothermisante, doit entrer en ligne de compte la débilité congénitale ou acquise de certains nourrissons, chez lesquels évoluent à froid toutes les infections aussi bien cutanées ou broncho-pulmonaires qu'intestinales. La vitalité amoindrie atténue les réactions.

Les infections digestives aiguës aboutissent volontiers à un amaigrissement rapide de l'organisme. Même après l'amélioration des troubles digestifs, il y a souvent de grandes difficultés à revenir à l'alimentation normale. Dans certains cas, surtout cher les enfants jeunes et débiles, il faut procéder avec une grande lenteur à l'ingestion des aliments, et l'enfant tombe dans un véritable état cachectique.

La perte de poids modérée ou le défaut d'accroissement du poids n'ont pas une signification très fâcheuse. Ces phénomènes se rattachent à la diminution ou à la suppression de l'alimentation, à l'infection, aux déperditions de liquides par les selles ou les vomissements. Cependant, lorsqu'ils se prolongent après la disparition de l'infection aiguë, ils indiquent un défaut d'assimilation qui porte surtout sur les matières grasses et font craindre un retour de l'infection digestive. La perte massive de poids réalisée par l'infection cholériforme, est plus redoutable : elle indique en effet une déshydratation aiguë de l'économie, qui est un des facteurs les plus importants de la diminution de la vie cellulaire et commande d'urgence l'emploi des solutions chlorurées.

4º Marche et pronostic. — La *dyspepsie aiguë* a une évolution très variable, suivant la rapidité de l'intervention thérapeutique. Elle n'est dangereuse qu'en été et dans les milieux contaminés, crèches, hospices, car elle conduit facilement aux formes infectieuses.

L'*infection à forme typhique* guérit souvent. Elle est plus grave dans les premiers mois de la vie, en été, elle peut aboutir à l'infection cholérique ou à la dyspepsie chronique. Sa durée est de quelques jours. Comme signes de gravité, indiquons par ordre croissant : la fièvre, l'albuminurie, les râles fins de la base des poumons, l'agitation nerveuse, l'éclampsie, le coma.

L'*infection cholérique* est très grave. La mortalité est dans les statistiques les plus heureuses (WIDERHOFER) de 50 p. 100. La mort arrive d'une façon foudroyante, ou au bout de deux ou trois jours. On a observé comme dans le choléra de l'adulte des *formes sèches*, sans déjections, qui aboutissent d'emblée à l'algidité.

Même quand les diarrhées infectieuses ne tuent pas rapidement par la toxémie ou les complications, elles aboutissent souvent dans les quatre premiers mois de la vie à une dépression des forces et à une *cachexie athrepsique* qui conduit à la mort après quelques semaines.

5º Diagnostic. — Quoique facile dans les formes aiguës, tranchées, le diagnostic peut errer. Le syndrome cholérique coexiste parfois avec la colite aiguë ; le *choléra* sec ne provoque souvent que des troubles digestifs modérés. Certaines diarrhées sont dues au bacille dysentérique (AUCHÉ). Les formes fébriles d'une certaine durée se distinguent d'autant plus difficilement de la dothiénentérie que celle-ci revêt parfois l'aspect d'une simple entérite avec diarrhée verte, glaireuse, amaigrissement (NOBÉCOURT et VOISIN) ; la séro-réaction résoudra la question. La prédominance des symptômes méningés ou pulmonaires, l'apparition d'efflorescences cutanées, pourra amener une certaine confusion avec la méningite, la broncho-pneumonie, les maladies éruptives. On aura soin chez les nourrissons de s'enquérir toujours de l'état de la digestion, et en cas de selles diarrhéiques ou fétides, de tenter d'abord le traitement de la gastro-entérite.

Parfois l'état cachectique dans lequel tombent les enfants dans les formes traînantes ou récidivantes, évoquera l'idée d'une tuberculose ou d'un syphilis.

6° **Pathogénie.** — Les travaux contemporains ont mis en lumière l'influence prépondérante des processus toxi-infectieux qui se développent dans le tube digestif. Tantôt les germes pathogènes sont apportés par un lait plus ou moins altéré (*origine exogène*), tantôt ce sont les microorganismes habituels de l'intestin qui, à la faveur d'un trouble digestif, pullulent et deviennent virulents (*origine endogène*). ESCHERICH explique par ce dernier mode les diarrhées graves survenues malgré l'emploi d'un lait aseptique.

Il n'existe aucun microorganisme spécifique qu'on puisse incriminer et rattacher à l'une quelconque des formes cliniques que nous avons mentionnées. On a trouvé dans les matières fécales un développement exclusif ou prédominant du bacillus coli communis, de streptocoques, de staphylocoques, de bacilles pyocyaniques, de tyrothrix, de proteus, des associations coli-streptococciennes (NOBÉCOURT). Le bacille dysentérique a été observé surtout en Amérique dans les selles des diarrhées infantiles. Les plus fréquemment observés parmi ces germes sont le coli communis (LESAGE), le streptocoque (ESCHERICH). Ils agissent par intoxication et infection. On a pu expérimentalement isoler de leurs cultures des produits toxiques pyrétogènes ou hypothermisants. Leur action infectieuse est démontrée par les septicémies qu'ils engendrent et par leur colonisation en foyers dans la rate, les poumons (SEVESTRE, LESAGE), les méninges (SEVESTRE et GASTOU). On tend de plus en plus à incriminer l'action du streptocoque dans la pathogénie de l'entéro-colite muqueuse.

On a pensé trouver dans le phénomène de l'*agglutination* produit par le sérum d'un enfant malade sur une culture de microbes retirés de ses propres selles, un caractère de différenciation des diverses espèces bactériennes et comme une preuve de leur action spécifique dans un cas donné (LESAGE. TEMPLIER). Les recherches d'ESCHERICH, de WIDAL, NOBÉCOURT, HUTINEL ont montré que l'agglutination était un phénomène inconstant et variable.

AUCHÉ et Mlle CAMPANA à Bordeaux ont obtenu l'agglutination par le sang d'enfants atteints de troubles aigus de l'intestin du bacille dysentérique de CHANTEMESSE et WIDAL. Ces résultats n'ont pas été obtenus à Paris (HUTINEL) et à Lyon (WEILL et DAUVERGNE).

Ajoutons que les produits toxiques peuvent être absorbés tout préparés, par exemple dans un lait altéré ou stérilisé tardivement, ou naître des fermentations subies dans l'intestin par le lait et les sécrétions des parois ; la fermentation du sucre de lait est peu redoutable, mais la putréfaction des matières albuminoïdes crée des poisons plus nocifs (FLUGGE).

CZERNY et ses élèves ont admis l'existence d'une intoxication acide dans le cours des troubles digestifs graves, chroniques et même aigus. L'acidose des humeurs est neutralisée par une production exagérée d'ammoniaque qui sature les acides dans la proportion de 1 gr. d'ammoniaque pour 6 gr. 12 d'acide, et le sel ammoniacal s'élimine par l'urine. C'est, en effet, l'augmentation de l'ammoniaque urinaire qui est considérée comme la preuve de l'acidose. Celle-ci explique les troubles généraux, les symptômes nerveux, l'odeur d'acétone émise par certains nourrissons, la diminution de la résistance aux infections. La théorie de CZERNY est trop discutée pour être acceptée définitivement.

On a essayé de préciser la pathogénie de certains symptômes. LESAGE attribue *certaines diarrhées vertes* à l'action d'une variété de coli bacille qui sécrète un pigment vert. L'*algidité* a été attribuée au tyrotoxicon de VAUGHAN ou à des produits mal définis contenus dans les cultures de différents microorganismes et exerçant une action hypothermisante. En fait, on ne peut donner actuellement qu'un aperçu pathogénique des diarrhées infectieuses. Tel quel, il suffit à expliquer les phénomènes généraux, fièvre, algidité, les complications de toutes sortes ; il suffit à faire comprendre les résultats variables et contradictoires fournis par l'examen des lésions et surtout à guider la thérapeutique dans une voie rationnelle.

7° Anatomie pathologique. — Plus la marche de la maladie est rapide, moins les lésions sont intenses. Dans le *choléra infantile*, l'intestin est souvent pâle, comme lavé. La muqueuse est friable, desquamée en certains points, avec quelques arborisations vasculaires en d'autres. En général, j'ai toujours observé une décoloration plus marquée dans la dernière portion de l'intestin grêle.

Dans l'*infection à forme typhique*, la congestion est habituellement plus marquée, accompagnée parfois de pointillé hémorragique et aussi d'érosions au niveau de la muqueuse et des organes lymphoïdes. Ceux-ci sont tantôt augmentés de volume, tantôt sans modification apparente, sans qu'on puisse saisir de lien entre l'état des plaques de Peyer, des follicules clos et les symptômes. Les ganglions mésentériques sont augmentés de volume, congestionnés ou pâles.

Dans l'*infection dysentériforme* la portion inférieure de l'intestin grêle et le gros intestin sont congestionnés, tuméfiés, on note une hypertrophie des plaques de Peyer et des follicules clos ; ces derniers sont parfois le siège de petites ulcérations. Ces lésions correspondent à l'entérite folliculaire des auteurs allemands.

Histologiquement, le tube digestif présente une transformation muqueuse ou vitreuse des cellules épithéliales ou des cellules glandulaires superficielles (MARFAN et BERNARD) et une infiltration plus ou moins marquée, généralement légère, des espaces interglandulaires et de la sous-muqueuse par des lymphocytes (HEUBNER). On trouve des microorganismes dans la paroi intestinale (ESCHERICH), les organes internes et surtout dans les foyers de congestion pulmonaire (SEVESTRE).

Le *foie* a l'aspect du foie infectieux, présente les taches de HANOT, il est congestionné ; les cellules hépatiques sont parfois vitreuses, le plus souvent infiltrées de graisse ; enfin on note des points d'infiltration embryonnaire dans les espaces portes. La lésion hépatique peut être d'ailleurs très discrète.

Les *reins* sont congestionnés ou pâles. Les cellules des tubes contournées sont stéatosées dans le choléra infantile (BERNHARDT). Parfois on a noté un début d'infiltration interstitielle par des éléments embryonnaires. Il y a certainement des cas de néphrite aiguë, se traduisant pendant la vie par des urines albumineuses, mélangées de cylindres granuleux et de globules rouges. Il est difficile de savoir si elles ne laissent pas après guérison une susceptibilité du rein.

Dans le *pancréas* on a décrit à l'état aigu de la congestion avec dégénérescence des cellules glandulaires, plus tard de la sclérose. Ce sont d'ailleurs des lésions peu fréquentes.

On retrouve les mêmes processus, congestion avec dégénérescence cellulaire dans les *ganglions lymphatiques*, la *rate*. Au niveau des *poumons*, on observe de la bronchite, de la congestion, de l'atélectasie, de la broncho-pneumonie.

8° Traitement. — Le traitement comprend : 1° la *prophylaxie* ; 2° le *traitement des phénomènes locaux* ; 3° le *traitement des phénomènes généraux*.

A. PROPHYLAXIE. — Il convient de prescrire dans tous les cas les règles de la diététique, telles qu'elles sont établies dans l'allaitement naturel et artificiel : hygiène générale de la mère et de la nourrice, suppression chez elles de l'alcool, des mets fermentés, de l'abus des viandes, de la suralimentation ; surveillance du sein ; dans certains cas, le lait de la mère ou de la nourrice est mal toléré et provoque chaque fois des coliques ou de la diarrhée ; il faut changer de nourrice et si l'épreuve continue à être mauvaise, avoir recours à l'allaitement artificiel.

Dans tous les cas, pendant que dure l'allaitement au sein, il faut régler la quantité et le nombre des tétées, d'après les indications générales que nous avons données.

L'allaitement artificiel comporte l'emploi habituel du lait de vache stérilisé industriellement ou traité à domicile au moyen de l'appareil de Soxhlet. Rappelons que dans ce dernier cas, le lait doit être manipulé de suite après la traite et que celle-ci doit être opérée d'une façon très propre, sinon aseptique.

De même, il faut veiller rigoureusement à la propreté minutieuse des biberons.

Quand le lait stérilisé ou soxhletisé est mal toléré, on peut avoir recours au lait bouilli pendant quelques minutes seulement (dans la soxhletisation, le lait est mis au bain-marie pendant quarante minutes) ; ou bien on aura recours au lait cru. Ce dernier est plus facile à emprunter à l'ânesse et à la chèvre qu'à la vache. Le lait d'ânesse exige un travail digestif et d'assimilation moindre que le lait de vache, ainsi qu'en témoignent les tracés thermiques que j'ai observés dans la comparaison de l'allaitement au sein, avec le lait de vache et le lait d'ânesse. Il est en général bien toléré et constitue un excellent topique pour le tube digestif. L'objection qu'on peut lui faire, c'est qu'il ne produit pas d'augmentation de poids, sa valeur nutritive est très relative. Je me suis bien trouvé dans maintes occasions d'un mélange de lait de vache et de lait d'ânesse, en commençant par un tiers du premier pour deux tiers du second, puis, en pratiquant le mélange à moitié, et enfin en donnant un tiers de lait d'ânesse pour deux tiers de lait de vache. Tous les auteurs sont unanimes à dire que le lait d'ânesse ne supporte ni l'ébullition ni la stérilisation. Je me sers depuis trois ans quotidiennement de lait d'ânesse soxhletisé, sans avoir pu reconnaître la cause de cette exception à la loi établie. Il est probable que cette dernière est moins absolue qu'on ne le croit généralement, et il convient, pendant les fortes chaleurs au moins, si on veut employer le lait d'ânesse, d'essayer de le soumettre à l'ébullition ou à la soxhletisation.

Le lait de chèvre, malgré sa richesse en caséine, a été recommandé par différents auteurs. On sera toujours autorisé à en tenter l'emploi, si on a des mécomptes incessants avec les autres laits. Il est entendu que si on veut employer le lait de vache cru, la bête doit être soumise au préalable à l'épreuve de la tuberculine et de la malléine.

Chaque fois qu'on aura recours à un lait cru, vache, ânesse, chèvre, dont il faudra faire une provision pour la journée ou pour quelques heures, il y aura lieu de recevoir le lait dans un réservoir aseptique, par exemple, une carafe passée à l'eau bouillante, bouchée avec du coton aseptique, et qu'on placera soit dans une cave fraîche, soit dans un seau de glace, soit dans la glacière.

Malgré la défaveur dans laquelle sont tombés les laits modifiés, depuis les recherches faites sur le scorbut infantile, je conseille dans quelques cas de troubles digestifs prémonitoires de la gastro-entérite, le lait humanisé qui dans plusieurs circonstances m'a rendu de réels services. Il suffit, pour échapper aux inconvénients qu'on prête à ce genre d'aliment, d'en éviter l'usage prolongé au delà de quelques semaines.

Le sevrage est souvent l'occasion de perturbations digestives qu'on pourra pallier en procédant progressivement par la substitution fragmentaire de nouveaux aliments au lait.

Il est de règle générale de ne pas se hâter de prescrire les albumines animales, et d'adjoindre au lait des féculents, puis d'ordonner le régime féculent pur ou prédominant avec addition d'œufs, et de n'arriver qu'après deux ans à l'usage du poisson, de la cervelle et de la viande.

B. TRAITEMENT DES PHÉNOMÈNES LOCAUX. — Il n'existe pas actuellement de médication spécifique des infections aiguës du tube digestif. Les quelques succès obtenus par le sérum antidysentérique (AUCHÉ) sont restés à l'état d'exception. Il convient donc de faire une médication symptomatique. La première indication est de prescrire la *diète*. Celle-ci sera relative en cas d'accidents légers, transitoires. Si l'enfant est au sein, on espacera les tétées de 3 heures, de 4 heures, et on en abrègera la durée. Le lait de vache sera soumis aux mêmes règles, en plus on lui fera subir des coupages avec de l'eau bouillie.

Si la gastro-entérite est sérieuse, on instituera la *diète hydrique* pendant une durée qui variera de douze heures à quarante-huit heures et même au delà. On peut user d'eau bouillie, d'eau d'Evian, d'eau de Pougues, de thé léger par intervalles, on peut aussi ajouter parfois une petite quantité d'alcool. Le liquide sera ingéré par petites doses répétées, si l'estomac est intolérant (HUTINEL) ou en quantités équivalentes aux tétées et espacées comme celles-ci, s'il n'y a pas de vomissements (MARFAN).

Suivant les cas, l'eau sera donnée, glacée, froide, tempérée ou même un peu chaude, s'il y a de l'algidité.

NOBÉCOURT a proposé de remplacer l'eau pure par la solution physiologique de chlorure de sodium et l'a employée avec succès dans 3 cas. HEIM et JOHN (*Monatschr. f. Kindh.* 1902) ont administré par jour un litre d'une solution d'eau distillée contenant 5 gr. de chlorure de sodium et 5 gr. de bicarbonate de soude. Cette solution saline peut être maintenue plus long-temps que la diète hydrique. Elle produit une augmentation de poids de 100 à 600 gr. dans les 24 heures alors que l'eau pure amène un amaigrissement de 500 à 600 gr. dans la première journée. La méthode de HEIM et JOHN a été employée dans 59 cas. Elle arrête rapidement les phénomènes de déshydratation et les troubles digestifs, crée une rétention chlorurée et aqueuse qui dilue les poisons d'origine intestinale ; HEIM et JOHN attribuent les bons effets du bouillon des légumes de MÉRY aux 5 gr. de chlorure de sodium qu'il renferme par litre. La solution saline et le bouillon de légumes sont tous deux aptes à provoquer des œdèmes et des anasarques, sans danger d'ailleurs, mais qui indiquent la suspension du traitement.

La diète hydrique a pour effet de modifier rapidement le bouillon de culture intestinal, de réaliser un des modes de l'antisepsie intestinale, d'hydrater les tissus, de favoriser les sécrétions glandulaires et surtout la diurèse, et de mettre au repos le tube digestif.

Ce premier mode de désinfection doit être complété par d'autres procédés ; les uns agissant sur une grande étendue du tube digestif, les autres limitant leur action à un de ses segments.

Parmi les premiers, nous citerons les *purgatifs :*

L'*huile de ricin* à la dose de 2 à 5 grammes.

Le *calomel* à dose massive : 0,05 à 0,10 centigrammes dans la première année, 0,20 centigrammes à 2 ans, si les évacuations sont peu abondantes ; à dose fractionnée : 0,01 centigramme renouvelé de 2 en 2 heures jusqu'à concurrence de 0,04 à 0,05 centigrammes, s'il y a une diarrhée fétide, ou si l'enfant est débile.

Le *sulfate de soude* préconisé spécialement dans la colite par AVIRAGNET à la dose de 5 à 10 grammes le premier jour, de 1 à 2 grammes les jours suivants pendant un septénaire, à prendre dans de l'eau sucrée en 3 ou 4 fois.

Parmi les désinfectants, signalons des substances solubles, qui agissent sur les premières portions de l'intestin : *acide lactique* (HAYEM, LESAGE) 2 à 4 grammes par jour, dans une potion de 200 grammes à prendre par cuillers ; *acide chlorhydrique*. 1 gramme pour 300 à 400 grammes d'eau.

Lorsqu'on veut exercer une action sur la portion inférieure du tube digestif, il convient de s'adresser aux désinfectants insolubles : benzonaphtol, 0,25 centigrammes à 1 gramme, salol, 0,20 à 0,50 centigrammes, salicylate de bismuth, 0,50 à 1 gr.

Toutes ces substances ont l'inconvénient de n'exercer qu'une action partielle, et pour les derniers en particulier, de n'agir que lentement. Leur emploi doit être réservé pour les formes lentes, subaiguës ou chroniques. L'acide lactique est indiqué à titre de spécifique dans certaines variétés de diarrhée verte bacillaire (HAYEM, LESAGE).

Lorsqu'on veut exercer une action désinfectante locale, il est préférable de recourir aux moyens mécaniques, lavage de l'estomac et de l'intestin.

Le *lavage de l'estomac* se fera avec de l'eau bouillie, une eau alcaline, à une température tiède, 30 à 33º, ou chaude, 36 à 37º. Il est inutile d'employer l'eau froide, le lavage constituant un excellent moyen antiémétisant. On y aura recours surtout s'il y a des signes d'embarras gastrique prédominant : haleine forte, nausées, vomissements, intolérance gatrique.

Il sera indiqué à deux périodes, au début, pour évacuer les résidus alimentaires fermentés, dans la suite pour favoriser la tolérance de l'estomac, à la reprise de l'alimentation. La quantité de liquide ne devra pas dépasser celle de la tétée correspondante à l'âge, et on renouvellera dans la même séance cette quantité, après évacuation de la précédente, jusqu'à ce que le liquide ressorte clair. Si l'enfant a de la tendance au collapsus, si pendant la manœuvre, il fait des efforts répétés de vomissement, le lavage devra être abandonné. De même aussi, s'il existe des signes d'irritation nerveuse, raideur de la nuque, somnolence, signe de Kernig, signe de Babinski, exagération des réflexes rotuliens, le lavage dans ces cas menace de favoriser les convulsions. Ajoutons qu'en été, nous avons vu survenir à plusieurs reprises, des poussées fébriles à la suite des lavages de l'estomac.

Le *larage de l'intestin* rencontre moins de préventions que celui de l'estomac, il ne provoque guère d'actions réflexes, pas de collapsus et d'ailleurs, se pratique sur l'enfant couché. On se servira surtout d'eau bouillie, à la température de 37 à 38°, ou bien de solution physiologique de sel. Dans la colite, on peut avoir recours à une décoction de 2 à 4 grammes de racines d'ipéca pour 1 litre d'eau.

La quantité à employer varie de 1/2 litre à 1 litre. La pénétration doit être assez lente les premières fois ; aussi ne faut-il pas élever le réservoir au-dessus de 0,50 centimètres.

Parfois l'intestin se contracture, et le liquide ne pénètre pas. Dans ce cas, on emploiera de l'eau un peu plus chaude ou bien on fera au préalable une injection de quelques cuillers d'huile. Le lavage sera surtout réservé aux entérites glaireuses et putrides, à prédominance colique.

On a proposé de compléter l'action mécanique du lavage par l'addition d'un antiseptique. Il convient d'être prudent à cet égard, et de n'employer que des solutions faibles, borate de soude à 2 p. 100, eau oxygénée diluée dans 10 ou 20 fois son volume d'eau bouillie. Parfois les lavages trop répétés provoquent une irritation du côlon, des sécrétions glaireuses, des besoins fréquents. Il conviendra de les espacer ou de les supprimer. D'ailleurs, le lavage de l'intestin s'applique surtout aux formes subaiguës ou chroniques, plutôt qu'aux diarrhées fébriles à évolution rapide.

La désinfection du tube digestif, pour importante qu'elle soit, ne remplit pas toutes les indications thérapeutiques. Il reste à combattre un certain nombre de troubles fonctionnels et à alimenter l'enfant.

Au vomissement, on opposera la glace pilée, les boissons glacées, le lavage de l'estomac, la potion de Rivière, l'eau chloroformée à la dose de quelques cuillers à café. Parfois une forte dose de bicarbonate de soude, 1 à 2 grammes réussit bien VARIOT a proposé le citrate de soude aux mêmes doses.

La diarrhée a été traitée par de nombreux agents : le *sous-nitrate de bismuth* et ses succédanés, *salicylate de bismuth* doses 0,50 centigrammes à 2 grammes par jour, le *bismuthose*, combinaison albumineuse du bismuth (10 à 15 grammes) par jour, que les enfants acceptent difficilement, le *tannigène*, *la tannalbine*, doses 0,25 centigrammes répétés deux à quatre fois par jour ; ces dernières substances ont l'avantage de ne se décomposer que dans l'intestin.

J'ai préconisé avec MM. LUMIÈRE et PÉHU la gélatine [1] dans le traitement des diarrhées infantiles. La gélatine choisie pure, blanche, est dissoute dans dix fois son poids d'eau distillée à chaud. On répartit dans des tubes à essai 10 à 20 centimètres cubes de la solution, ils renferment par conséquent chacun 1 à 2 grammes de gélatine. Les tubes sont bouchés à la ouate, placés dix minutes à l'autoclave à 110 à 120°. Après refroidissement, la solution se prend en une gelée transparente, adhérente aux parois, facilement transportable. Pour l'utiliser, on trempe le tube dans de l'eau chaude, la gelée se liquéfie, est versée soit dans le lait, soit dans la boisson qu'on donne à l'enfant et dont elle ne modifie en rien le goût. Aussi n'avons-nous

---

[1] WEILL, LUMIÈRE et PÉHU, *Traitement des diarrhées infantiles par les solutions de gélatine*, Lyon médical, 23 août 1903. Voy. aussi *La clinique infantile*, 1903, n° 4 et PATRICOT, Thèse de Lyon, 1903.

jamais rencontré de résistance dans l'administration de ce médicament, qui est d'ailleurs parfaitement toléré. Dans les formes légères, on ajoute un tube d'un gramme de gélatine à chaque biberon ; dans les formes intenses, il faut procéder par doses plus fortes (2 grammes). Un point important dans l'administration de la gélatine, c'est la nécessité de répéter les doses à intervalles rapprochés : trois heures dans les formes légères, deux heures et moins dans les formes intenses. Sauf dans le choléra infantile, la diarrhée, même s'il s'agit d'une gastro-entérite aiguë, cède au bout de deux à quatre jours. Nous avons constaté ce résultat chez des enfants atteints d'infection générale, présentant de la fièvre, de la bronchopneumonie, des abcès multiples, chez les athrepsiques. Dans tous ces cas, la diarrhée se supprime, bien que les autres localisations infectieuses continuent à évoluer. La gélatine semble agir en neutralisant les toxines irritantes contenues dans le tube digestif et en rétablissant les sécrétions normales. Mélangée à un purgatif ou donnée une heure avant ce dernier à un chien, elle en atténue notablement les effets. Son action d'ensemble est d'ailleurs difficile à saisir et n'est pas encore élucidée. Elle est incontestable dans ses résultats cliniques, et jusqu'ici je l'ai trouvée de beaucoup supérieure aux autres procédés médicamenteux.

Les *coliques*, cèdent aux applications chaudes sur l'abdomen, cataplasmes, compresses chaudes ; on peut aussi avoir recours au laudanum : on diluera une goutte dans une potion de 100 grammes administrée par cuillers à café, cinq culllers représentent un quart de goutte.

Les *faux besoins* sont combattus avec succès par des lavements d'eau à 48°, 50°.

Si les selles *sont acides* et irritent la région fessière, on aura recours aux *alcalins*, une cuiller d'eau de Vichy, toutes les heures.

En même temps, changer souvent l'enfant, poudrer abondamment et appliquer des linges stérilisés.

Les alcalins ont encore leur indication dans les cas où l'enfant présente l'*odeur d'acétone* connue du public sous le nom d'odeur des vers.

Le *tympanisme* qui existe surtout dans les formes subaiguës, avec selles peu abondantes, glaireuses, sera combattu par des applications de compresses d'eau froide, renouvelées souvent, et par le *massage*. On voit quelquefois, après de courtes manipulations, le ventre tomber.

C. **Traitement des phénomènes généraux.** — La *fièvre* comporte l'emploi de bains tièdes à 33° ou frais à 30°, 28° ; il est inutile de les donner froids, l'action antithermique observée une heure après le bain étant égale avec le bain frais et le bain froid, ce dernier peut provoquer le collapsus. La durée du bain sera de cinq à dix minutes. On le renouvellera trois, quatre fois par jour ; il est exagéré d'appliquer en dehors de la dothiénentérie, le système de Brand (huit bains par jour) avec rigueur.

Pendant le bain, on pratique des frictions et des massages sur les membres ; après le bain, on sèche l'enfant et si les extrémités sont froides, on place des bouillottes.

En général, il vaut mieux s'abstenir de substances médicamenteuses. A défaut de bain, on peut cependant employer à petites doses la quinine, l'antipyrine et ses équivalents.

L'*algidité* sera combattue par des enveloppements chauds, des frictions, des boissons chaudes. La solution physiologique de sel marin à 7 ou 8 p. 1 000, convient particulièrement soit en ingestion, soit en lavements, soit en injections sous-cutanées. Hutinel et Nobécourt prescrivent deux ou trois fois par jour, des injections de sérum physiologique en cas de choléra infantile : 10 à 20 centimètres cubes dans les deux premiers mois, 50 à 100 centimètres cubes de deux à six mois : 150 à 200 centimètres cubes après six mois. Dans les troubles digestifs chroniques ils utilisent de petites doses (10 à 20 centimètres cubes par jour) en une ou deux fois.

Si l'enfant ne vomit pas, on peut se contenter de faire absorber par la bouche soit la solution physiologique, soit la solution de John et Heim (5 gr. de chlorure de sodium et 5 gr. de bicarbonate de soude pour 1 litre d'eau). Cette dernière est mieux acceptée. On peut aussi utiliser la voie rectale, si le lavement est gardé.

32.

La voie buccale me paraît préférable en général, car l'ingestion de la solution saline produit, quoique moins rapidement,
des effets analogues à l'injection sous-cutanée. C'est, en effet, le
sel et aussi le bicarbonate de soude comme l'a montré CLÉMENT
qui fixent l'eau dans les tissus et combattent la déshydratation,
si fréquente dans les diarrhées intenses. La déshydratation prend
une part importante dans la production du collapsus et de
l'algidité. Il m'est arrivé à plusieurs reprises de voir chez des
enfants déjà grands, se produire dans le cours d'une fièvre
typhoïde, compliquée d'aphtes du pharynx avec pharyngisme
et refus des liquides, une dépression générale des forces avec
abaissement thermique, la température tombant à 37° ou au-
dessous. Or il a suffi de faire boire par force ces malades, pour
voir la température remonter et la fièvre typhoïde évoluer
suivant son type classique. Les cellules privées d'eau sont dans
un état de vitalité moindre qui crée une langueur analogue à
celle des plantes non arrosées. Un des premiers effets de l'hydra-
tation, c'est une réaction thermique qui témoigne d'une reprise
des combustions organiques, et cette élévation de la température se produit chez des sujets sans fièvre ou déjà fébriles.
Le seul inconvénient de l'absorption des solutions salées, c'est
la surhydratation qui provoque des œdèmes (HUTINEL) ; on
peut les prévenir en surveillant les doses et en arrêtant la
médication au moindre signe de bouffissure.

L'administration des solutions salines, par quelque procédé
que ce soit, hydrate les tissus, augmente la masse du sang,
favorise le jeu des sécrétions et des excrétions, augmente la
tension du pouls, provoque la diurèse, combat l'amaigrissement.
Cependant, il faut savoir que la réaction fébrile est plus fréquente
et plus marquée avec l'injection sous-cutanée, surtout dans un
organisme infecté. On peut l'obtenir, en effet, avec des quantités
très faibles de sérum qui n'auraient pas d'effet par ingestion.
Elle est est particulièrement marquée chez les tuberculeux
(HUTINEL).

En dehors des solutions salines, le *collapsus* se traite par les
procédés habituels : injections sous-cutanées d'éther, d'huile
camphrée à 1 p. 10, de caféine à la dose de 0,03 à 0,10 centi-

grammes au maximum, administration de stimulants diffusibles, alcool, éther, acétate d'ammoniaque.

D. SOINS CONSÉCUTIFS. — La première indication dans le traitement des toxi-infections intestinales est le repos du tube digestif réalisé par la diète hydrique ou mieux par la diète hydro-saline dont les effets hydratants sont plus marqués et qui peut être maintenue plus longtemps que la première, car elle ne s'accompagne pas d'un amaigrissement aussi notable. La réalimentation du malade est un problème des plus difficiles, d'une part, parce que les sécrétions digestives font défaut ou sont déviées ; d'autre part, parce que l'ingestion de l'aliment physiologique, le lait, fournit aux microorganismes encore présents dans les voies digestives, un milieu de culture favorable à leur développement et qu'en particulier la caséine semble multiplier les microbes de la putréfaction. De là des rechutes qui ramènent l'indication de la diète. Pour parer à ces inconvénients, on a recours pendant la période aiguë de l'infection et surtout au moment de la convalescence, au régime féculent, qui est généralement mieux toléré et qui arrête ou diminue les fermentations digestives ainsi que l'ont montré HEUBNER, COMBE, etc. Parmi les agents de la diète féculente, nous citerons les divers bouillons. MÉRY a préconisé le bouillon de légumes [1].

On peut l'employer pur par biberons de 60 à 100 gr. ou l'additionner d'un féculent tel qu'une farine de riz, d'orge, d'avoine,

---

[1] *Bouillon de légumes* (MÉRY).

Carottes	400 gr.
Pomme de terre	300 —
Navets	100 —
Pois et haricots secs	80 —
Sel marin	35 —
Eau	7 litres.

On laisse bouillir quatre heures ; on recueille le bouillon et on jette les légumes. Le bouillon doit être frais et préparé tous les jours.

de blé, etc. COMBY [1] a proposé un bouillon fait avec des céréales et des légumes. Il renferme par litre, 8 gr. d'albuminoïdes et 8 gr. de sucres hydrolysables. On peut également ajouter un féculent. VARIOT [2] se sert d'une simple décoction de riz, salée, additionnée peu à peu de lait. Le riz a l'avantage d'exercer une action antidiarrhéique. J'use souvent de bouillon de jarret de veau additionné d'un féculent ; le bouillon renferme une certaine quantité de gélatine dont nous avons exposé les effets précédemment. Peut-être ne faut-il pas accorder une importance exagérée aux bouillons de légumes et de céréales, qui ont l'avantage d'être plus sapides que les bouillons ordinaires, mais qui agissent surtout par le sel qu'ils renferment et sont susceptibles de produire des œdèmes au même titre que les solutions salines ordinaires.

L'alimentation féculente peut être heureusement complétée par le maltosage, qui rend les farines d'une digestion plus aisée. Les bouillies maltosées sont ordinairement additionnées de lait. Les principales formules des bouillies maltosées sont celles de KELLER [3], SEVESTRE [4], TERRIEN. Ce dernier a montré qu'en

---

[1] *Bouillon de Comby.*

Blé	
Orge perlé.	30 grammes
Maïs concassé.	ou une
Haricots blancs secs. . . . aa :	cuillerée à
Pois secs	soupe
Lentilles	de chaque

Faire bouillir pendant 3 heures dans 3 litres d'eau ; réduire à 1 litre qu'on filtre ; ajouter 5 gr. de sel.

[2] *Bouillon de Variot* : 50 gr. de riz ordinaire cuits pendant une heure dans un litre d'eau. On filtre et on ajoute 4 gr. de sel.

[3] *Soupe de Keller* : Délayer la farine dans du lait froid ; ajouter, pour 1 litre de lait, 2 litres d'eau tiède ; faire cuire le mélange et au moment où il arrive à l'ébullition, ajouter l'extrait de malt. Ce bouillon est donné aux mêmes doses que le lait.

[4] *Soupe de Sevestre* : Mêler 1/3 de litre de lait à 2/3 de litre d'eau ; délayer 120 gr. de farine dans une partie du mélange ; ajouter peu à peu le restant du liquide en délayant ; ajouter encore 25 gr. de sucre. Faire

faisant agir le malt à une température de 80° on produit la liquéfaction de l'amidon ; à une température plus basse, c'est la sac-
charification qui apparaît ; or, celle-ci amène facilement la
diarrhée [1]. L'avantage des soupes maltosées est de fournir une
ration alimentaire douée d'un pouvoir calorimétrique égal à
celui du lait, et de permettre une assimilation plus facile des
féculents. De plus, leur goût sucré les fait facilement accepter
des enfants. L'addition de lait n'est pas forcée, surtout dans les
premiers temps de la réalimentation. L'inconvénient des bouillies
maltosées est la longueur et la difficulté de leur préparation.
Aussi a-t-on fabriqué, industriellement, des bouillies maltosées
vendues en flacon stérilisé. On peut d'ailleurs simplifier beaucoup cette préparation. Nous procédons habituellement de la
façon suivante. Une bouillie féculente étant préparée, on la
laisse refroidir un peu et on ajoute une cuiller à café de farine
de malt fraîchement moulu. On remue, et la liquéfaction se
produit au bout de quelques minutes. Bien que cette soupe
renferme des éléments saccharifiés, en petite quantité d'ailleurs,
elle est bien tolérée en général, et remplit les indications des
bouillies maltosées. Nous avons même pu substituer avec IMBERT
à la farine de malt, la maltine qui à la dose de 0,25 à 0,50 cgr.
agit de la même façon.

A côté des féculents purs ou additionnés de faibles proportions
de lait, on a utilisé des laits fermentés et parmi ceux-ci, au premier rang, le *babeurre*, c'est-à-dire, la partie du lait qui reste
après la soustraction du beurre par le barattage ou la centrifugation.

cuire jusqu'à ébullition. Laisser refroidir à 70°. La bouillie obtenue ressemble à une colle de pâte ; ajouter une cuiller à café de malt qui liquifie
lesmélange.

[1] *Soupe de Terrien* : Faire une infusion de 20 gr. d'orge fraîche con-
cassée dans 150 gr. d'eau à 60° ; l'orge cède ainsi sa diastase ; filtrer,
ajouter cette solution filtrée à un bouillon de farine de riz (70 gr.)
dans un demi litre d'eau ; on remue constamment pendant l'ébullition
la soupe de farine ; on n'ajoute la solution de diastase que quand la
température de la soupe a atteint 80°. La liquéfaction se produit à ce
moment. On peut aussi dans le cours de l'opération ajouter au bouillon
50 gr. de sucre.

Le babeurre présente spontanément la fermentation lactique, à moins que le barattage n'ait été opéré sur un lait pasteurisé, auquel cas on ajoutera une culture de bacilles lactiques qu'on laissera agir jusqu'à ce que l'acidité obtenue soit de 7 gr. par litre. En fait le babeurre est un lait dépourvu de sa matière grasse et chargé de 7 gr. d'acide lactique par litre. Non stérilisé, il renferme en plus, des bacilles lactiques, qui peuvent agir directement. En général, on donne la soupe de babeurre[1] (BAGINSKY) composée d'après PÉHU[2], pour un litre de :

Matières albuminoïdes.	32 gr. 40
Graisses	6 gr. 60
Lactose	32 gr.
Acide lactique	4 gr. 54

Cette composition explique les propriétés nutritives du babeurre ; d'autre part, la caséine y a été modifiée et est d'une digestion plus facile ; enfin la présence d'une forte proportion d'acide lactique constitue un véritable médicament qui double l'aliment. On donnera le babeurre aux mêmes doses que le lait ; d'ailleurs on peut, pour établir des transitions, le mélanger au lait ou aux bouillies féculentes.

Le babeurre ne doit être employé, d'après PÉHU, que quand l'infection digestive est refroidie, à la période de convalescence. Le babeurre provoque souvent une réaction fébrile parfois très vive (TUGENDREICH) qui serait due à l'action d'une hétéro-albumine ou du sucre (SCHAPS). On suspend l'alimentation dans ce cas, pour la reprendre plus tard. En général, la soupe de babeurre est bien tolérée, arrête les vomissements, modifie les selles dont la flore bactérienne se rapproche de celle d'enfants élevés au sein. (NOBÉCOURT et RIVET) : de même la température devient homéotherme ; l'état général s'améliore.

---

[1] *Soupe de babeurre* : On filtre le babeurre ; on le cuit lentement, on ajoute 10 à 20 gr. de farines diverses, farines de riz, de salep ; il est bon que la farine soit très fine pour ne pas faire de grumeaux ; on ajoute aussi 80 gr. de sucre. Il faut remuer constamment pour délayer la farine et empêcher la précipitation de la caséine. Après cuisson on répartit en flacons et on stérilise.

[2] PÉHU, *L'alimentation des enfants malades.*

Au lieu de soupe de babeurre, H. DE ROTSCHILD emploie le lait écrémé par centrifugation et acidifié par des cultures pures de ferment lactique. C'est un babeurre frais, auquel on ajoute du sucre, mais non des farines.

Le *Yéphir* est un autre lait modifié par un ferment spécial très complexe, le ferment caucasique; comme le babeurre, il renferme de l'acide lactique et une caséine facilement digestible, mais de plus, il contient des ferments vivants, de l'alcool, de l'acide carbonique et des matières grasses. Il est vrai qu'on peut faire fermenter un lait maigre.

On distingue suivant la durée de la fermentation un képhir n° 1 qui est constipant, un képhir n° 2, indifférent et un képhir n° 3 laxatif. Le képhir est moins employé que le babeurre, il est surtout indiqué dans les troubles digestifs à forme émétisante.

Le *Voghourt* est un lait caillé par un levain spécial, le maya bulgare. Il est remarquable par la proportion d'acide lactique qui s'élève à 14 gr. La caséine y est également en partie peptonisée. Il est difficilement accepté par les nourrissons. Les indications sont celles du babeurre.

Mentionnons enfin, comme mode d'alimentation non fermentescible, le *régime sec* proposé par Gallois, pour lequel l'ingestion des liquides favorise les fermentations intestinales. Le régime sec est réalisé par l'ingestion d'un fromage, petit suisse, additionné d'un peu de lait et sucré, une cuiller équivaut à une ration de lait.

On peut être amené, si les aliments précédents échouent ou ne peuvent être administrés, à employer comme chez l'adulte, les albuminoïdes, sous forme de mousse de blanc d'œuf battu, d'eau albumineuse, de viande crue pulpée (TROUSSEAU). Ce régime convient plutôt aux diarrhées persistantes; encore faut-il s'en abstenir si le diarrhée est putride.

Le régime féculent pas plus que les laits fermentés ne peuvent être employés indéfiniment ; il faut revenir peu à peu à l'allaitement. Avant de revenir au lait normal, on pourra tenter le lait écrémé, le lait d'anesse qui est facilement toléré, les laits modifiés, que nous avons cités à propos de l'alimentation du nourrisson, laits maternisés, humanisés, homogénéisés. Parfois, c'est le lait cru qui conviendra le mieux.

On pourra contribuer à la digestion du lait par l'emploi de ferments. Le *lab ferment* ou présure mélangé au lait à une température de 35 à 40°, provoque une fine coagulation de la caséine. En remuant, on redissout les caillots, et à ce moment le lait ingéré est habituellement bien toléré. Le lab ferment agit surtout contre les vomissements. On a préconisé tous les ferments digestifs, pepsine ou suc gastrique du porc, pancréatine, extrait de bile. Le suc gastrique de porc à la dose de 3 à 4 cuillers à café par jour a donné des succès à HEPP.

§ 2. — TROUBLES DIGESTIFS CHRONIQUES, DYSPEPSIE GASTRO-INTESTINALE CHRONIQUE

La dyspepsie gastro-intestinale chronique se relie à la forme aiguë parce qu'elle est souvent le point de départ d'accidents à marche rapide ou subaiguë qui se répètent avec une grande facilité.

1° **Étiologie**. — L'étiologie est à peu près analogue à celle des troubles digestifs aigus, ou distingue des causes prédisposantes et déterminantes.

a. *Causes prédisposantes*. — Celles-ci comprennent : la débilité du sujet, (débilité congénitale, naissance avant terme) qui s'accompagne parfois d'un développement incomplet des glandes gastro-intestinales. Les infections congénitales durables, syphilis, tuberculose, paludisme, troublent également les sécrétions glandulaires. L'hérédité joue un rôle évident. On relève chez les parents le nervosisme, l'arthritisme, des troubles digestifs chroniques, l'entéro-colite muco-membraneuse, surtout la dyspepsie de la grossesse. CHARRIN a bien fait comprendre ces faits en provoquant des lésions d'organe chez la femelle grosse, lésions qui se répercutent sur les tissus similaires du fœtus. La constipation d'un côté, les affections pharyngo-nasales de l'autre, surtout lorsqu'elles s'accompagnent de sécrétions purulentes qui sont avalées (AVIRAGNET) entretiennent parfois une véritable infection du tube digestif. On a aussi incriminé les vers intestinaux.

b. *Causes déterminantes.* — Un tube digestif ainsi modifié, se ressent vivement de l'action passagère exercée par une fatigue, un effort, un coup de froid, un écart afimentaire ; à plus forte raison subira-t-il le contre-coup de fautes de diététique durables, surtout à l'époque du sevrage, et de maladies infectieuses agissant à distance ou directement par une localisation digestive, grippe, fièvre typhoïde, etc... L'atteinte intestinale revêt souvent la forme d'une véritable poussée aigue.

2º Symptômes. — Les troubles digestifs chroniques n'ont pas la diffusion absolue des troubles aigus. Bien que leur tendance soit extensive, ils n'en ont pas moins des localisations ou des prédominances symptomatiques dans les différents segments du tube digestif, estomac, intestin grêle, gros intestin. Les enfants élevés au sein débutent plus volontiers par les troubles intestinaux, les allaités artificiellement par les troubles gastriques (HUTINEL).

Nous décrirons des symptômes locaux, des troubles fonctionnels, des signes physiques, des symptômes généraux :

a. *Symptômes locaux.* — Ce sont des *vomissements* d'abord espacés, puis se produisant régulièrement, entraînant des fragments de lait caillé au milieu d'un liquide grisâtre, mêlé de bile et de mucosités, de réaction acide. L'appétit fait défaut, ou est au contraire exagéré. Souvent il est irrégulier.

Les *selles* augmentent de fréquence. Elles sont liquides, jaunes ou vertes, brunes ou panachées. On y trouve des mucosités, des grumeaux blancs. Leur réaction généralement acide peut être neutre ou alcaline. Dans les cas d'allaitement artificiel, avec surcharge alimentaire, elles sont parfois blanches, graisseuses. Cette apparence ne doit pas être attribuée à l'hypocholie (GILLET, MARFAN), mais à un excès de matières grasses. Cependant il y a de véritables cas d'hypocholie avec subictère continu.

Dans les cas de sevrage prématuré, les selles sont particulièrement putrides, brunes, et renferment des débris alimentaires non digérés.

La diarrhée est d'abondance variable. Au lieu de deux selles jaunes par jour, l'enfant en présente 4, 5 ou 6, qui se répètent régulièrement pendant des semaines ; elles sont mal liées, en purée, liquides, panachées, parfois vertes. Parfois, surtout dans l'allaitement artificiel et après le sevrage, il y a des alternatives de constipation et de diarrhée : les selles, dans ces cas, renferment souvent des mucosités et même des pseudo-membranes (*entérite muqueuse*).

b. *Troubles fonctionnels.* — Les vomissements s'accompagnent de perte d'appétit, parfois de nausées avec pâleur du visage, de douleurs.

Les coliques sont plus fréquentes, précédant la selle diarrhéique. Parfois, comme dans les colites, il y a des faux besoins aboutissant à l'expulsion de quelques mucosités et des brûlures consécutives. C'est dans ces cas qu'on voit se produire le plus volontiers la chute du rectum.

c. *Signes physiques.* — L'abdomen devient volumineux, mou, flasque (*ventre de batracien*). Il est par moment dur, tympanisé. L'enfant a des éructations ou des émissions gazeuses. L'ampliation de l'abdomen produit l'*éventration médiane* (écartement des deux droits), favorise les hernies, la chute du rectum.

Le développement abdominal est dû à la distension, soit du gros intestin, soit de l'intestin grêle. (ANGERANT). MARFAN a observé un *allongement total de l'intestin* qui peut égaler 9 à 12 fois la longueur de la taille, au lieu de 7 à 8 fois, chiffre normal.

L'augmentation de volume du foie, la flaccidité de la paroi abdominale, l'hypotension abdominale contribuent à produire le développement du ventre. La *dilatation de l'estomac*, bien qu'existant chez le nourrisson, se montre surtout après le sevrage et dans la seconde enfance. Elle se produit lentement, progressivement dans la surcharge alimentaire. Elle se traduit comme chez l'adulte par un bruit de clapotage perçu au-dessous de la limite normale de l'estomac, l'enfant étant à jeun et après absorption de liquide. On peut confondre ce bruit avec le clapotage colique (MALIBRAN, LESAGE).

Un autre signe, c'est la persistance dans l'estomac de résidus alimentaires quelques heures après le repas (THIERCELIN). Le liquide gastrique est acide, l'acidité est due aux *acides organiques*, avec ou sans acide chlorhydrique libre.

d. *Symptômes généraux.* — La *nutrition* est généralement troublée. Dans les formes légères, chez les enfants nourris au sein, le développement continue à se faire, malgré les troubles digestifs ; plus souvent, et surtout en cas d'allaitement artificiel l'enfant maigrit ; il devient pâle, bouffi, ou bien la peau se ride, l'enfant a l'aspect sénile. L'amaigrissement contraste avec l'appétit souvent exagéré, boulimique du sujet et avec le développement du ventre. Si l'enfant est très jeune, il tourne à l'athrepsie, plus tard il devient rachitique. C'est surtout ce qui se voit après le sevrage.

VARIOT en se servant systématiquement de la toise et de la balance a montré qu'il existait chez les enfants mal nourris, souffrant de troubles digestifs chroniques, un véritable arrêt de la croissance qui se manifeste par une diminution du poids et de la taille, lorsqu'on les compare à d'autres enfants du même âge, bien portants. Ce trouble nutritif qu'il qualifie d'*atrophie pondérale*, doit être distingué de l'athrepsie, qui ne s'observe que dans les quatre premiers mois. Au delà de ce terme, l'enfant résiste plus ou moins aux troubles digestifs, et traduit leur action sur la nutrition par un arrêt de développement général. Le poids peut être diminué d'un quart, d'un tiers, mais si on les place dans de bonnes conditions alimentaires, les enfants peuvent reprendre rapidement leur poids normal. Cependant, il en est chez qui le retard persiste, ils s'accroissent lentement et ne regagnent le terrain perdu qu'entre deux ou trois ans. Lorsque l'atrophie persiste au delà de la période du nourrisson, VARIOT propose de lui donner le nom d'*hypotrophie*. Nous l'étudierons à propos des troubles digestifs des enfants proprement dits.

Beaucoup de tissus ou d'organes sont intéressés dans le cours de la dyspepsie chronique.

La *peau* présente deux ordres de lésions : d'une part, des érythèmes par contact des selles ou de l'urine au niveau des fesses, des cuisses, des talons, avec tendance ulcéreuse favorisée par le frottement mécanique des membres ; d'autre part, des éruptions à distance : eczéma, strophulus, suppurations miliaires disséminées, furoncles.

Les *muqueuses* témoignent leur participation par l'apparition du muguet, d'aphtes, d'ulcérations buccales, de plaques ptérygoïdiennes, de coryzas, de conjonctivites, de bronchites chroniques. L'enfant a la langue chargée, une haleine forte, la poitrine grasse. Tous ces phénomènes sont dus à des infections secondaires provoqués par l'abaissement de la vitalité des tissus.

Parmi les *viscères*, les poumons sont le plus souvent atteints et la mort arrive assez fréquemment à la suite d'une bronchopneumonie (MARFAN et MAROT), ou d'une tuberculose.

La *température* n'est pas en général influencée par la dyspepsie chronique. De temps à autre, il y a une poussée subfébrile. D'ailleurs, il faut savoir qu'elle s'élève difficilement chez les nourrissons débiles dans les premiers mois de la vie. Souvent aussi on constate de l'hypothermie constante ou à certaines heures de la journée. Ailleurs, le tracé indique des écarts assez grands entre la température du matin et du soir ; parfois aussi, il y a des irrégularités thermiques, la température restant basse ou normale quelques jours, s'élevant légèrement les jours suivants.

3° Marche, pronostic. — Dans les trois premiers mois de la vie, la dyspepsie chronique aboutit le plus souvent à une *cachexie athrepsique*.

Plus tard, l'enfant résiste mieux, il présente des alternatives d'amélioration et d'aggravation.

Parfois, la maladie revêt une allure aiguë (surtout en été) et aboutit aux diarrhées infectieuses fébriles ou algides.

Dans d'autres circonstances, c'est une broncho-pneumonie qui juge la maladie digestive.

Ailleurs, ce sont des suppurations qui se répètent indéfiniment au niveau des téguments, abcès, furoncles, et aboutissent à une sorte de pyohémie.

Quelquefois la mort se produit d'une façon inattendue (MARFAN et MAROT), sans que l'autopsie l'explique.

Lorsque le dyspeptique échappe aux complications, il peut se remettre sous l'influence d'un régime et d'une hygiène sévère, mais il est rare qu'il ne devienne pas rachitique. Ailleurs, on observe avec ou sans rachitisme, une anémie intense qui peut aboutir à la forme pseudo-leucémique. Parfois, le dyspeptique gastro-intestinal est de corpulence normale ou exagérée : mais il est pâle, bouffi, sujet aux manifestations cutanées ou aux bronchites sibilantes. On a même signalé des cas d'obésité. Mais le plus souvent, il est arrêté dans son développement et atteint d'atrophie pondérale.

4º Diagnostic. — Suivant les cas, les troubles fonctionnels ou les lésions dominent dans l'estomac, l'intestin grêle, le côlon. Nous avons déjà parlé de la *dilatation de l'estomac*. La *colite*[1] se voit surtout après deux ans. Elle se traduit par des alternatives de diarrhée et de constipation, la présence dans les selles de mucosités qui peuvent se concréter au point de constituer de fausses membranes. Le gros intestin, surtout l'S iliaque sont ballonnés, indolores ou sensibles à la pression. L'état général est mauvais, le sujet maigrit, pâlit, est nerveux.

Toutes les formes de dyspepsie chronique aboutissent, en dehors de leurs épisodes aigus, à deux syndromes: la *cachexie maigre* ou la *cachexie grasse* (MARFAN). La première se confond volontiers avec la *tuberculose progressive des nourrissons* ou avec une *tuberculose intestinale*. La seconde frappe surtout par le développement de l'abdomen et fait croire à un *carreau* ou à une *péritonite tuberculeuse*. D'une façon générale, la diarrhée chronique liée à de simples troubles digestifs doit être distinguée des diarrhées sous la dépendance d'affections congénitales, telles que tuberculose, syphilis, impaludisme.

5º Anatomie pathologique. — Les affections aiguës du tube digestif laissent d'autant moins de traces, qu'elles ont évolué plus rapidement. Aussi les lésions sont-elles d'une observation plus fréquente dans le cours des dyspepsies chro-

---

[1] GUINON, *Les colites de l'enfant*, Congrès de Pédiatrie, Marseille, 1898.

niques, bien qu'elles puissent, même dans ces conditions, faire défaut (LEGENDRE, RILLIET et BARTHEZ). En général, le tube digestif présente une *dilatation avec allongement de tous ses segments*. Suivant l'âge, l'allongement prédomine au niveau de l'intestin ou de l'estomac. Chez le nourrisson c'est l'intestin qui s'allonge (MARFAN), de façon à représenter 9 à 12 fois la taille de l'enfant au lieu de 7 à 8 fois (chiffre normal). La distension peut porter sur l'intestin grêle, plus souvent sur le gros intestin. Ce dernier présente souvent une dilatation de sa portion ascendante et transversale avec une rétraction de sa portion descendante. Lorsque la dilatation porte sur l'intestin grêle, on note aussi de la rétraction du côlon ascendant.

L'*estomac* se dilate plutôt après le sevrage, la plupart des autopsies où on a rencontré l'ectasie gastrique concernent des enfants de plus de deux ans. La muqueuse gastrique est pâle, gonflée, parfois avec quelques ecchymoses ou des érosions. Dans une période initiale, il y a inflammation, multiplication des cellules glandulaires qui reviennent à l'état embryonnaire et infiltration par des lymphocites des espaces interglandulaires. A une période plus avancée, l'infiltration embryonnaire a abouti à la formation d'une nappe fibreuse avec atrophie de la muqueuse, des glandes, productions kystiques, etc. (MARFAN).

L'*intestin* présente une muqueuse, tantôt pâle, tantôt semée de plaques congestives ou même d'ecchymoses. Elle est boursouflée ou amincie. Les follicules clos isolés et les plaques de Peyer sont tantôt de dimensions normales, tantôt augmentés de volume. On a attribué une importance excessive au gonflement de follicules qui, pour certains auteurs, suffirait à désigner une forme clinique spéciale de la dyspepsie, l'*entérite folliculaire* (BAGINSKY, UNGER). Il est vrai qu'elle s'associe souvent à une infiltration des espaces interglandulaires, de la sous-muqueuse et à un catarrhe muqueux des glandes. Quand la folliculite prédomine dans le gros intestin, on donne à l'affection le nom de *colite*. Les follicules sont gris, rosés, parfois ulcérés. L'entérite folliculaire peut être aiguë, le plus souvent elle constitue un syndrôme subaigu qui se répète un certain nombre de fois. Le *foie* est augmenté de volume, pâle, mou, avec décoloration du centre des lobules. On y observe quelques infiltrations embryonnaires, de l'épaississement des capillaires, de la surcharge graisseuse des cellules hépatiques, rarement de la stéatose vraie. Le *pancréas* présente, d'après ARRAGA et VINAS une sclérose des conduits pancréatiques due à la propagation des lésions intestinales. La *rate* est dure, souvent augmentée de volume, de même que les *ganglions mésentériques*. Parfois il existe de la *micropolyadénite*. Les *poumons et le système nerveux* sont surtout le siège d'altérations accidentelles, dues à des infections associées.

6° Traitement. — La plupart des dyspepsies gastro-intestinales chroniques sont le fait d'une alimentation défectueuse, et des altérations progressives engendrées au niveau du tube digestif.

La première indication est le repos de l'intestin. On n'emploiera qu'exceptionnellement la diète hydrique, si ce n'est à l'occasion des poussées aiguës, mais on réduira la proportion des aliments, en la calculant, non d'après l'âge, mais d'après le poids. (LESAGE).

Cependant pour remédier à l'atrophie pondérale, VARIOT conseille de dépasser un peu cette proportion. Tout cela est affaire de tolérance. On choisira les aliments en tatonant. [1] On aura recours au lait humain, au lait d'anesse, aux laits humanisés, au lait cru, en favorisant leur digestion par l'adjonction de ferments : lab, pepsine, suc gastrique de porc, pancréatine, etc. Le régime féculent convient surtout à partir de 4 ou 5 mois ; on l'utilisera suivant les règles que nous avons tracées en s'adressant successivement aux bouillons additionnés de farine,

[1] Pour apprécier plus exactement fa valeur relative des différents aliments à l'usage des nourrissons et des enfants dyspeptiques, nous avons représenté dans les figures 51 à 55 des tableaux qui donnent la valeur en calories utilisables pour 100 gr. de différentes substances : laits, farines, pâtes, babeurre, képhirs, bouillons divers, bouillies maltosées. Les chiffres ont été empruntés en grande partie à ALQUIER. Les tableaux ont été dressés par notre collaborateur et ami PÉHU et par M. SAUVAGE.

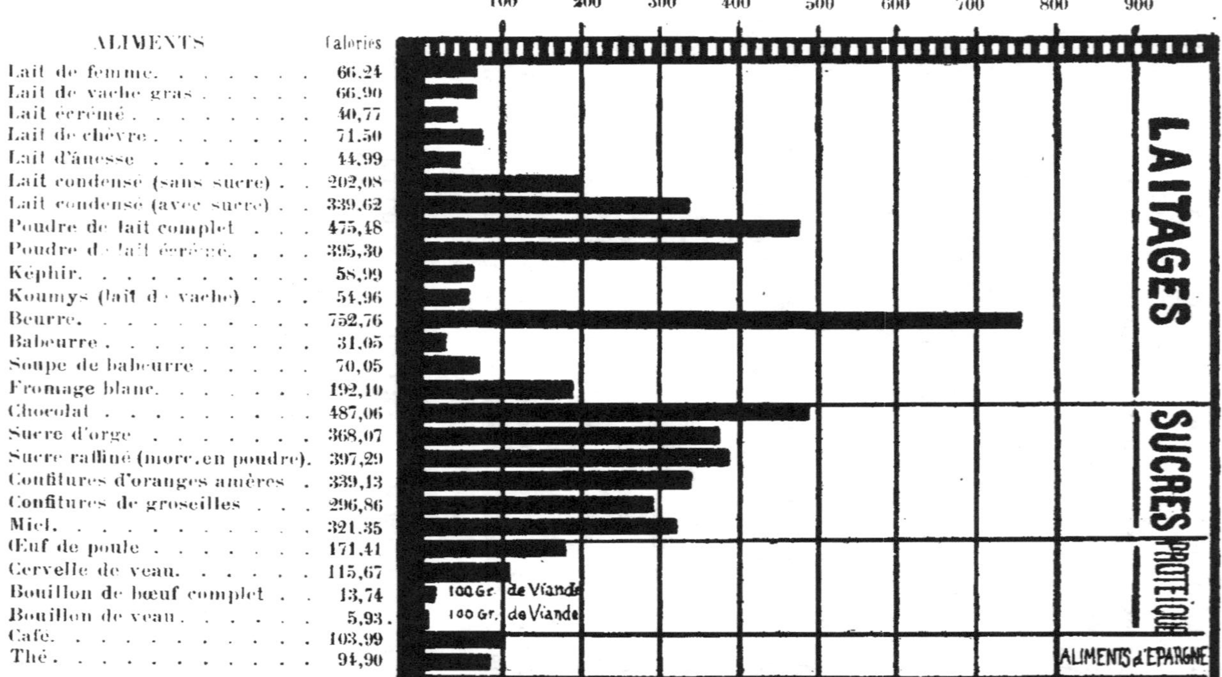

ALIMENTS	Calories
Lait de femme	66,24
Lait de vache gras	66,90
Lait écrémé	40,77
Lait de chèvre	71,50
Lait d'ânesse	44,99
Lait condensé (sans sucre)	202,08
Lait condensé (avec sucre)	339,62
Poudre de lait complet	475,48
Poudre de lait écrémé	395,30
Képhir	58,99
Koumys (lait de vache)	54,96
Beurre	752,76
Babeurre	31,05
Soupe de babeurre	70,05
Fromage blanc	192,10
Chocolat	487,06
Sucre d'orge	368,07
Sucre raffiné (morc. en poudre)	397,29
Confitures d'oranges amères	339,13
Confitures de groseilles	296,86
Miel	321,35
Œuf de poule	171,41
Cervelle de veau	115,67
Bouillon de bœuf complet	13,74
Bouillon de veau	5,93
Café	103,99
Thé	94,90

Fig. 51. — Valeur moyenne en calories totales utilisables pour 100 grammes de différents aliments : laitages, sucres, matières protéiques. (d'après ALQUIER.)

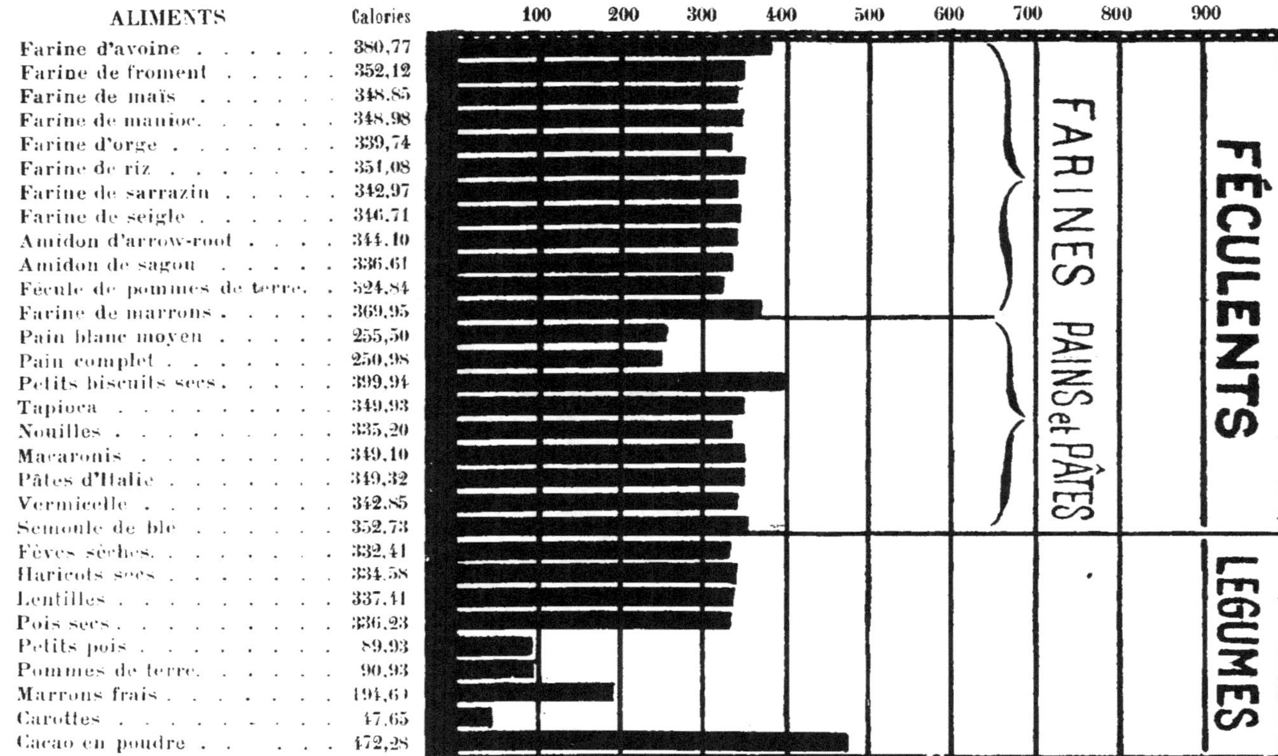

Fig. 52. — Valeur moyenne en calories totales utilisables pour 100 grammes de différentes farines, pains et pâtes. (d'après ALQUIER.)

33.

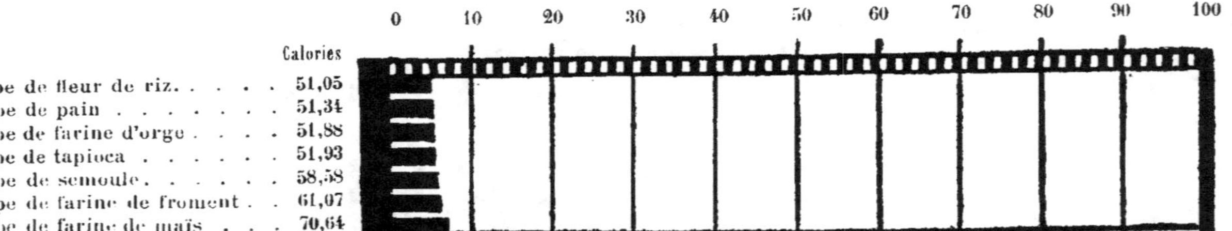

Fig. 53. — Valeur en calories des quelques soupes (100 gr.) à l'usage des nourrissons.

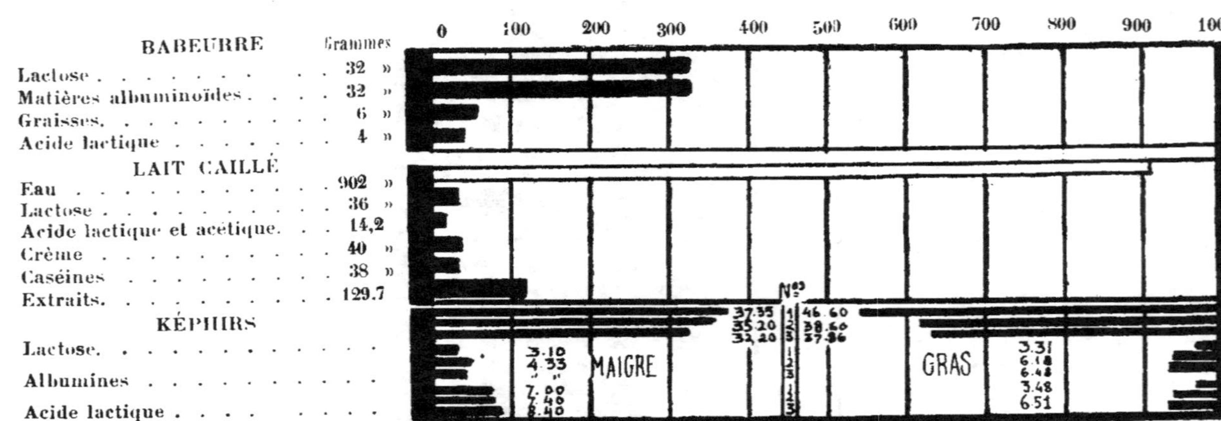

Fig. 54. — Composition d'un litre de babeurre, de lait caillé, de képhir. (Voir note 1 au bas de la page 588).

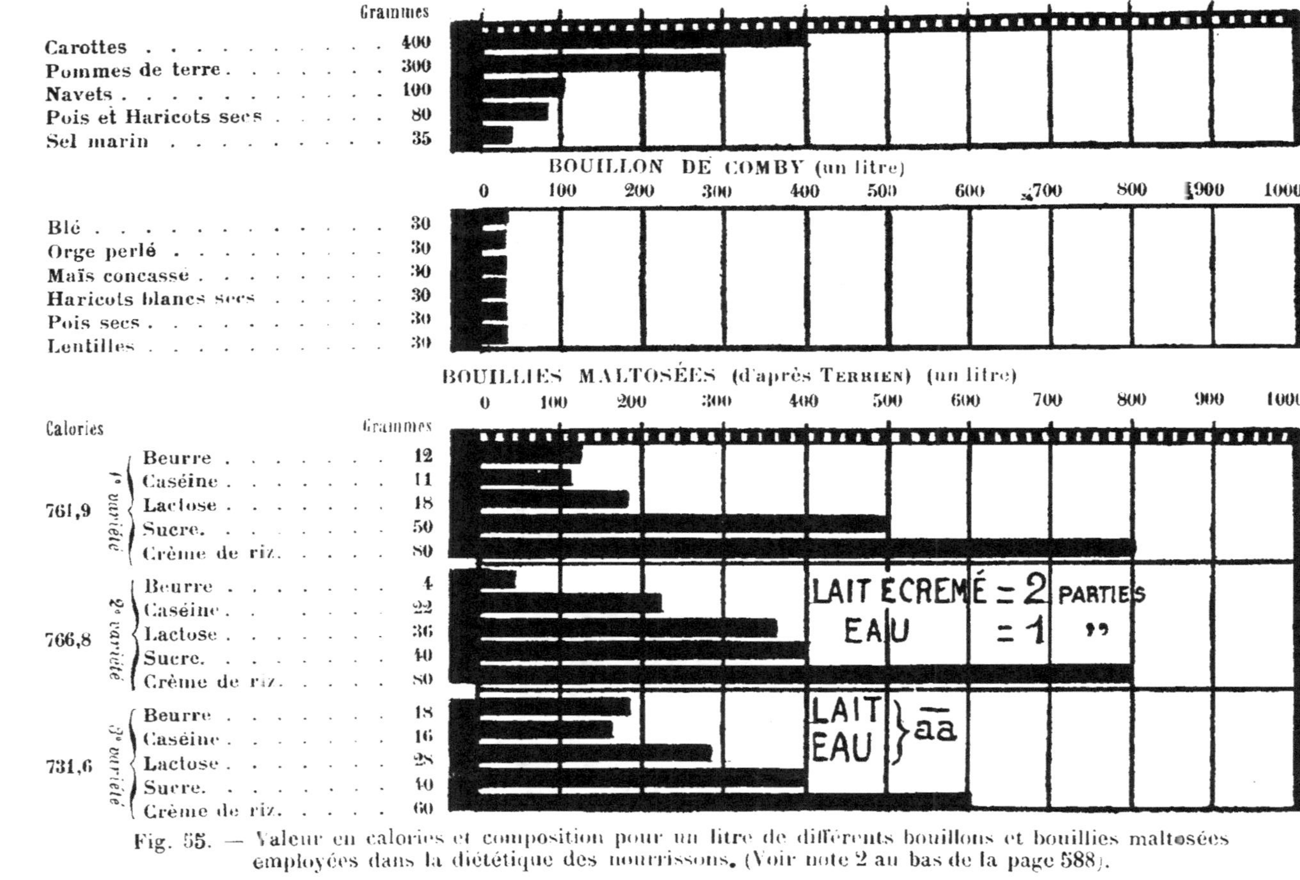

Fig. 55. — Valeur en calories et composition pour un litre de différents bouillons et bouillies maltosées employées dans la diététique des nourrissons. (Voir note 2 au bas de la page 588).

aux bouillies maltosées. De même encore on prescrira le babeurre, le képhir, etc., et dès que la digestion paraîtra améliorée, on reviendra au lait d'abord partiellement, en le mêlant aux féculents ou au babeurre, puis intégralement.

Nous avons déjà exposé les différentes indications symptomatiques qui peuvent convenir à l'occasion de poussées aiguës. On n'aura qu'à se reporter à l'article des infections digestives aiguës.

Certains symptômes méritent cependant une attention spéciale. La putridité des selles, si elle est persistante, pourra être combattue par les préparations de lacto-bacilline. Cette méthode proposée par METCHNIKOFF a été surtout appliquée en France par TISSIER. Il fait ingérer une culture de bacillus acidi paralactici associé au bacillus bifidus, en supprimant tout aliment albuminoïde et en donnant des hydrates de carbone. Les bacilles lactiques se développent, rendent le milieu intestinal acide, annihilent les microbes de la putréfaction et rétablissent la flore normale de l'intestin. Il est vraisemblable que le képhir et le yogourth exercent une action semblable.

THIERCELIN et CHEVREY ont employé dans le même but la levure de bière.

Un autre symptôme, la *lientérie*, sera combattu par l'immobilité pendant le repas, des applications chaudes sur l'abdomen, des boissons chaudes et une faible dose de laudanum avant le repas.

On surveillera l'hygiène générale du malade qui est exposé à des infections incessantes, en lui assurant une aération convenable, et à l'hôpital en le préservant des contacts suspects. Les

---

[1] La figure 54 donne la composition pour un litre du babeurre, du lait caillé et des différents képhirs, sans exprimer leur valeur calorimétrique. Il en est de même des tableaux de la figure 55, dont le dernier seul donne en même temps la composition et la valeur calorimétrique des bouillies maltosées.

[2] Le bouillon de MÉRY est représenté par un tableau qui donne sa composition pour *sept* litres et non pour un litre. Le tableau qui donne la composition du bouillon de COMBY correspond à un litre. Dans ces deux tableaux il n'y a pas de valeur calorimétrique exprimée. Les tableaux des bouillies maltosées donnent leur composition et leur valeur calorimétrique pour un litre et non pour 100 grammes ; elle se rapproche sensiblement de celle du lait de vache.

troubles digestifs provoquent souvent un refroidissement des extrémités et même de l'hypothermie centrale qui commanderont des précautions relatives aux vêtements et au chauffage.

Enfin dans les atrophies pondérales, on aura recours à la médication phosphorée, aux phosphates, à la lécithine pour favoriser la reprise de la croissance.

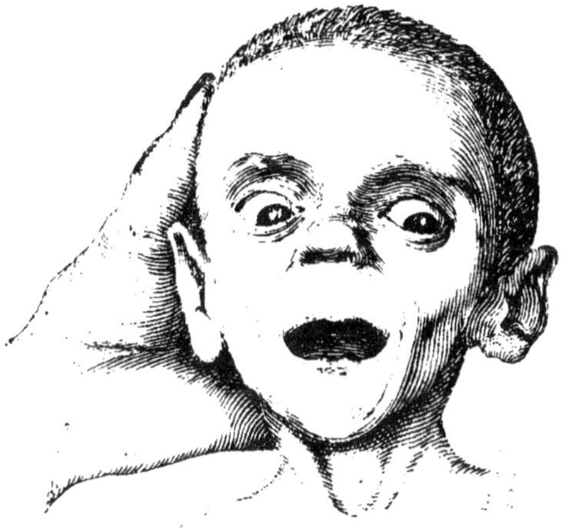

§ 3. — ATHREPSIE

L'athrepsie est une cachexie spéciale, survenant à la suite de troubles digestifs, dans les trois ou quatre premiers mois de la vie. A

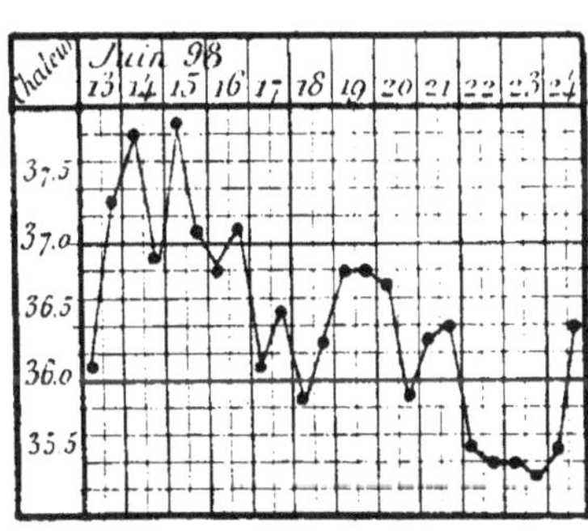

Fig. 56.
Athrepsie.

cette époque comme plus tard, les processus toxi-infectieux développés dans le tube digestif déterminent des lésions multiples sur la muqueuse gastro-intestinale, sur le foie qui présente des tâches infectieuses, sur les reins qui sont dégénérés. Ces lésions en raison de l'âge du sujet, de leur intensité, troublent profondément la nutrition, de sorte qu'elles constituent même après la guérison des symptômes digestifs proprement dits, une cause persistante de cachexie.

Fig. 57.
Température dans l'athrepsie ;
hypothermie.

1° **Symptômes**. — La peau se sèche, devient écailleuse, le panmicule adipeux fond, l'abdomen devient flasque, pâteux, les fontanelles s'affaissent, les os du crâne chevauchent les uns sur les autres, la figure est ridée, l'enfant a l'aspect d'un singe ou d'un vieillard. Sa vitalité s'abaisse peu à peu, son poids au lieu d'augmenter diminue, la circulation se ralentit, les extrémités se refroidissent, se cyanosent, l'intolérance de l'estomac devient absolue, les urines diminuent, l'enfant tombe dans une sorte de coma entrecoupé de crises de rigidité ou de convulsions, la température centrale tombe au-dessous de 37º, de 36º et l'enfant s'éteint peu à peu.

Pendant l'évolution de la maladie surgissent un certain nombre de symptômes : érythème et ulcérations de la fesse, des talons, abcès multiples, pemphigus, muguet, raideur des membres, sclérème qui, malgré leur fréquence, ne sont que de banales additions pathologiques, communes à toutes les cachexies de l'enfance.

Parfois les troubles digestifs disparaissent, mais la cachexie ne s'arrête pas.

2º Anatomie pathologique. — Comme pour les affections digestives mieux définies décrites précédemment, il n'y a pas de rapport entre les troubles symptomatiques et les lésions du tube digestif.

PARROT décrivait des gastropathies ulcéreuses ou diphtéroïdes ; BAGINSKI a signalé l'atrophie de la muqueuse ; JURGENS, BLASCHKO la dégénérescence des plexus de MEISSNER : MARFAN, des lésions irritatives à des degrés variables ; BLOCH a noté des lésions des glandes de LIEBERKUHN et du pancréas qui annulent leurs sécrétions. FEDE a reconnu également l'atrophie des glandes. La plupart des auteurs ont signalé l'existence d'une infiltration de la muqueuse et de la sous-muqueuse par des cellules embryonnaires, témoignant d'une réaction inflammatoire. Quant aux viscères, leurs lésions sont inconstantes ; le foie peut n'être pas altéré (LUCIEN), les reins offrent parfois un début de sclérose glomérulaire, de même que les capsules surrénales (LUCIEN). On retrouve d'ailleurs dans la rate, les poumons, le système nerveux, les congestions ou les infections associées, les thromboses que nous avons décrites à propos des infections aiguës. Parfois, les altérations constatées sont insignifiantes (FEEL).

3° Étiologie et pathogénie. — En réalité, c'est le facteur toxi-infection qui met en train par son retentissement plus ou moins lointain le trouble profond de la nutrition, que l'intestin soit ou non lésé au passage. L'athrepsique subit à un haut degré les infections secondaires que nous avons déjà décrites dans les gastro-entérites : muguet, pyodermies, broncho-pneumonies, thromboses, etc. L'athrepsie mériterait à peine une mention spéciale, si elle n'avait été entourée d'un grand prestige par les remarquables travaux de PARROT qui en a fait une description clinique très saisissante, mais qui a eu le tort de lui attribuer le rang d'une maladie autonome. En réalité, l'athrepsie n'est que la conséquence d'une infection digestive. Ce sont les mêmes causes qui président à son développement ; débilité congénitale, alimentation vicieuse, etc. C'est le même traitement qu'il faut lui opposer au début. Le seul trait saillant de ce syndrome, c'est qu'il ne survient que dans les premiers mois de la vie. Il se reconnaît à son début, à l'état stationnaire, puis à la diminution du poids, et surtout à ce que, malgré la suppression de la diarrhée et des vomissements, l'enfant continue à maigrir et à pâlir. Le trouble nutritif est d'origine très complexe à ce moment, car il relève d'altérations sanguines, hépatiques, nerveuses ; il est émancipé de sa cause première et continue à évoluer pour son propre compte. L'enfant arrive en l'espace de trois semaines à trois mois à un état de décrépitude extrême.

4° Diagnostic. — Il importe de distinguer l'athrepsie des autres cachexies infantiles. Dans la *tuberculose chronique progressive*, on observe de la micropolyadénite. Les fonctions digestives peuvent persister, l'enfant garde de l'appétit, se nourrit et cependant son poids reste stationnaire. La *cachexie syphilitique* a été annoncée en général par des lésions cutanées et muqueuses. Parfois elle se borne à de l'anémie avec gonflement du foie, de la rate et troubles intestinaux qui ont comme caractères particuliers de résister au traitement classique. HEUBNER, KATZENSTEIN, attribuent à la syphilis un certain nombre de cas qualifiés d'athrepsie.

Le *paludisme congénital* sera rarement confondu avec l'athrepsie, en raison des conditions particulières dans lesquelles on l'observe, du gonflement précoce de la rate. Dans toutes les cachexies que nous venons de citer, le trouble digestif peut manquer ou ne se montrer qu'au second plan, alors que dans l'athrepsie, il domine chronologiquement et symptomatiquement la scène pathologique.

5° Traitement. — De là des indications thérapeutiques, spécifiques, lorsqu'il y a des antécédents soit chez les parents, soit même chez les grands parents (KATZENSTEIN). En dehors de ce cas, on traitera l'athrepsique d'après les règles posées à propos des infections digestives du nourrisson : régime, antisepsie intestinale, réchauffement par les enveloppements, par la couveuse si l'enfant est débile à la naissance, injections salines, à petites doses (10 centimètres cubes *pro die*), répétées quotidiennement (HUTINEL) : injections de lécithine (0,05 centigrammes en solution huileuse) (COMBE et MARBEL), asepsie de la peau, etc.

ARTICLE II

TROUBLES DIGESTIFS DE LA SECONDE ENFANCE

Parmi ces troubles, les uns ne sont que de la continuation de ceux que nous avons signalés dans la première enfance, dilatation de l'estomac, colite chronique. A partir d'un certain âge, ils n'ont plus les mêmes conséquences immédiates sur l'économie, les fermentations perdent de leur virulence ou se heurtent à un organisme plus résistant. Néanmoins ils peuvent poursuivre leur œuvre sourde à travers l'enfance entière et préparer pour la vie de l'adulte les futures dyspepsies, les entérites muco-membraneuses, les dilatations de l'estomac.

D'autres troubles digestifs naissent dans la seconde enfance et particulièrement pendant la vie scolaire. Il y a une pathologie spéciale du tube digestif dans la période des études.

Les troubles digestifs de la seconde enfance ont des localisations plus précises que chez le nourrisson. Nous admettrons des *troubles gastriques* et des *troubles intestinaux*.

§ 1. — TROUBLES GASTRIQUES

Les troubles gastriques dans la seconde enfance comprennent : l'indigestion, l'embarras gastrique, la dyspepsie chronique.

A) INDIGESTION

1° Étiologie. — L'indigestion est fréquente, due à l'ingestion de crudités, de fruits verts en grande quantité, de pâtisseries, à l'usage accidentel de boissons alcooliques ou de tabac. Les autres causes d'indigestion sont celles que l'on retrouve chez l'adulte. L'indigestion est d'autant plus facile, que l'estomac aura déjà souffert dans le premier âge.

2° Symptômes. — Les symptômes sont locaux ou généraux :

α) Les *symptômes locaux* n'ont rien de spécial, état nauséeux, douleur épigastrique, vomissements avec rejet d'alibiles non digérés, suivis de coliques avec diarrhée fétide, parfois diarrhée sans vomissements. L'indigestion disparaît rapidement ou est suivie d'un embarras gastrique avec ou sans fièvre.

β) Les *symptômes généraux* diffèrent chez l'enfant et l'adulte. Chez l'enfant, il y a parfois des *convulsions*, du *délire*, de la *somnolence*, qui signalent l'arrêt de la digestion. Dans ces cas, l'indigestion est larvée et peut donner lieu à des confusions avec des maladies cérébrales. L'exonération de l'estomac ou de l'intestin juge ordinairement ces phénomènes inquiétants.

3° Diagnostic. — L'indigestion doit être distinguée des *vomissements* qui surviennent si volontiers chez les enfants au début des affections fébriles, au point qu'ils semblent remplacer le frisson (pneumonie, scarlatine, érysipèle, fièvre intermittente). Il s'agit souvent d'un véritable arrêt de la digestion provoqué par l'affection générale et qui ne décèle son origine que par la suite, lorsque d'autres symptômes sont venus éclairer le médecin.

4° Pronostic. — L'indigestion simple est un accident sans gravité, qui ne devient intéressant que par sa répétition, auquel cas il implique une dyspepsie chronique ou des écarts de régime continuels.

5° Traitement. — Le traitement, analogue à celui de l'adulte, comprendra la diète, les boissons alcalines et froides. l'emploi d'un purgatif, huile de ricin, calomel.

B) Embarras gastrique

L'embarras gastrique n'a rien de spécial à l'enfant si ce n'est sa fréquence qui est en rapport avec celle des écarts alimentaires et des indigestions proprement dites.

Les *causes* sont celles qu'on rencontre chez l'adulte. Il y a aussi analogie des *symptômes,* sauf les réactions nerveuses plus intenses, plus fréquentes : somnolence, délire, agitation, parfois éclampsie.

De là certaines *difficultés diagnostiques,* en particulier avec la *méningite tuberculeuse.* Il est surtout malaisé de distinguer l'embarras gastrique de la *fièvre typhoïde.* J'ai observé plusieurs cas de fièvre typhoïde bénigne apyrétique [1] chez les enfants. Depuis, j'ai rencontré des faits relativement fréquents de fièvre thyphoïde se traduisant par une fièvre oscillante de quelques jours et des symptômes d'embarras gastrique. Ces deux ordres de faits se rapportent à des enfants âgés de trois à huit ans, venus d'un milieu dans lequel il y avait une véritable épidémie de dothiénentérie. Le diagnostic repose sur les conditions d'épidémicité et sur la séro-réaction. On peut faire la même remarque pour les *affections paratyphoïdes.*

Le *traitement* est le même que chez l'adulte. En plus, il est indiqué d'agir contre les phénomènes nerveux par l'hydrothérapie, bains tièdes ou frais, draps mouillés.

C) Dyspepsie chronique

La dyspepsie chronique de l'enfant se distingue de celle de

[1] Weill et Piéry, Prov. méd., 1897.

l'adulte par son caractère parfois latent, par ses expressions symptomatiques très spéciales, par l'influence qu'elle exerce sur le développement.

1° Étiologie. — *Prédisposent* à la dyspepsie, les maladies du tube digestif, l'arthritisme, la goutte, la gravelle, les névropathies des parents.

Une autre prédisposition résulte de troubles antérieurs, de l'allaitement artificiel, de maladies telles que la fièvre typhoïde qui ont touché le tube gastro-intestinal.

Les *causes déterminantes* sont particulières à cette période de la vie. L'enfant mange goulûment, soit pour satisfaire un appétit impérieux, soit parce qu'il est pressé de jouer. Il mastique mal. A l'occasion, il se bourre de pâtisseries, de sucreries. S'il est pensionnaire, il ingère des aliments plus ou moins grossiers ; il fait abus de pain et souvent de pain frais qui fermente dans l'estomac. A ces influences s'ajoutent aussi celles de la claustration, du surmenage intellectuel à propos des examens, des concours, celle de la sédentarité interrompue parfois par des exercices physiques exagérés. Il n'est pas rare que l'estomac subisse le contre-coup de pressions fréquemment répétées sur la région épigastrique par le bord des tables de travail, en raison de l'attitude vicieuse du sujet qu'entraînent les défectuosités du mobilier scolaire, la myopie, les éclairages insuffisants. L'influence prépondérante de la vie scolaire a permis de donner à la plupart de ces manifestations le nom de *dyspepsie des collégiens* (LEGENDRE) [1].

2° Symptômes. — Parfois, ce sont des troubles gastriques qu'accuse le malade, revêtant la forme *hypochlorhydrique* ou *hyperchlorhydrique.*

Dans le premier cas, l'appétit diminue, la langue est chargée, la bouche pâteuse, amère, les repas sont suivis au bout d'une demi-heure, d'une heure, d'une gène épigastrique avec tension, ballonnement de l'estomac, d'éructations insipides ou nido-

---

[1] LECENDRE, *Dyspepsie chez les collégiens*, Congrès de Marseille, 1898.

reuses, d'inaptitude au travail ; le tout dure une ou deux heures. Les selles sont irrégulières, fétides, la constipation alterne avec la diarrhée.

Dans d'autres circonstances, surtout à la veille des examens, ce sont des douleurs tardives, assez intenses, qui se réveillent à l'épigastre, trois ou quatre heures après les repas. L'appétit est exagéré, la soif est vive, la langue rouge, l'ingestion des aliments calme les douleurs, la constipation est opiniâtre : il s'agit d'hyperchlorydrie.

Le plus souvent, les troubles digestifs sont *latents*. Ce sont les phénomènes ectopiques qui dominent, affectant des types variés : *anémique, neurasthénique, céphalalgique, cardiaque, cutané*.

Parmi les enfants, les uns sont pâles, bouffis ou amaigris ; d'autres ont de la fatigue rapide, traînent, se font traiter d'indolents ou de paresseux ; un certain nombre de *céphalées* et d'*hypertrophies cardiaques* dites *de croissance* relèvent de l'élaboration vicieuse des aliments. A la même cause se rattachent chez les enfants plus jeunes les cauchemars, les terreurs nocturnes, chez les plus âgés l'insomnie. Les acnés tenaces, l'eczéma, l'urticaire, les furoncles s'associent fréquemment à la dilatation de l'estomac.

Plus rarement, on observe le soir, soit d'une façon irrégulière, soit par intermittence, un léger mouvement fébrile (fièvre de digestion de Charrin), avec agitation et sueurs, qui rappelle la fièvre des tuberculoses latentes.

Les *signes physiques* sont insignifiants, ou traduisent la dilatation gastrique. Le chimisme révèle le plus souvent l'hypochlorhydrie, parfois l'hyperchlorhydrie (Comby). Le gros ventre du rachitique a en général disparu ainsi que les déformations rachitiques elles-mêmes.

Les complications les plus fréquemment observées sont les poussées de fermentation intestinale avec embarras gastrique, les indigestions, l'ictère.

3° **Marche, pronostic.** — La dyspepsie chronique a une durée indéfinie, si le traitement n'intervient pas. Elle se poursuit jusqu'à l'âge adulte. Elle est en général bien tolérée, est compatible avec une activité suffisante. Elle constitue néanmoins un état fâcheux, en ce sens qu'elle contrarie le développement physiologique et qu'elle enlève à un organisme en croissance une partie des matériaux nécessaires à sa nutrition si active.

Il y aurait à chercher si on ne pourrait pas rattacher à la dyspepsie chronique un certain nombre de *scolioses* dites *essentielles* de l'adolescent. La dyspepsie prédispose aux maladies infectieuses, en particulier à la fièvre typhoïde, et prépare le terrain pour l'évolution des futures maladies de l'estomac chez l'adulte.

4° Diagnostic. — La grande difficulté consiste à rattacher aux troubles digestifs les divers symptômes, anémie, céphalalgie, palpitations, que nous avons signalés. On observe assez souvent chez des enfants déjà grands ou adolescents, des *vomissements* nerveux qui durent quelques jours, quelques semaines, récidivent facilement et ne s'accompagnent d'aucun trouble de la santé générale. Ces vomissements n'ont aucun rapport avec la dyspepsie, ils sont le fait d'une véritable névrose de l'estomac.

5° Traitement. — Le régime en est l'élément principal. Espacer convenablement les repas, leur accorder un temps suffisant, faire mastiquer les sujets, éviter dans l'alimentaton les crudités, les graisses, les fritures, les fromages forts, le gibier, le pain en excès. Réduire la quantité de boissons.

La vie de pension nuit aux dyspeptiques.

On diminuera les heures d'étude, on multipliera les marches, les promenades.

En cas d'hypochlorhydrie, on a recours à la solution d'acide chlorydrique (2 à 4 p. 1000), quelques cuillers après les repas, aux ferments digestifs, maltine, pepsine. Contre l'hyperchlorydrie on usera des alcalins, eau de Vichy, bicarbonate de soude, bismuth à haute dose.

On instituera la diète féculente, et on combattra par les

moyens habituels la constipation ou la diarrhée, la céphalée, les palpitations, etc...

§ 2. — TROUBLES INTESTINAUX DE LA SECONDE ENFANCE

1° Diarrhées aiguës et chroniques. — On trouve, dans la seconde enfance, quelques-uns des syndromes que nous avons décrits chez les nourrissons, entérite cholériforme, diarrhée chronique sans fièvre ou avec paroxysmes aigus. La seule différence à signaler, c'est que ces troubles intestinaux, pas plus que les phénomènes gastriques qui leur sont souvent associés, n'aboutissent au rachitisme. Ordinairement, l'enfant est cependant un ancien rachitique, car ces diarrhées chroniques de la seconde enfance se voient surtout chez les sujets allaités au biberon et qui ont souffert de la digestion dans les premières années.

2° Hypotrophie.— Au sortir de la première enfance l'atrophie pondérale signalée par VARIOT persiste ; certains enfants de deux ou trois ans ont le poids et la taille d'enfants de un ou deux ans. Dans cet arrêt de développement général que VARIOT désigne sous le nom d'*hypotrophie*, le même auteur a montré que les points d'ossification des os de la main, constatés à l'épreuve radiographique, apparaissaient en retard, de osrte qu'il a pu dire que de pareils sujets avaient l'âge de leur taille. Et, en effet, leur vulnérabilité est accrue, comme chez les enfants plus jeunes, leur nutrition est accélérée; car, quand on les place dans de bonnes conditions d'hygiène et d'alimentation, la courbe du poids s'élève rapidement, au delà des limites correspondant à l'âge réel du sujet. Les arrêtsde développement, l'hypotrophie dus aux troubles digestifs chroniques, sont indépendants du rachitisme auquel ils peuvent s'associer. Ils présentent ce caractère intéressant de se modifier plus ou moins rapidement par une bonne hygiène alimentaire alors qu'ils persistent indéfiniment quand ils relèvent d'une infection chronique, tuberculeuse ou syphilitique.

3° Colite. — Il est une forme d'entérite plus particulière à la seconde enfance, c'est l'*entérite folliculaire* des auteurs allemands, l'*entéro-colite muco-membraneuse* (COMBY). la *colite* (GUINON).

A. SYMPTÔMES — Cette affection se montre à l'état *aigu* ou *chronique.*

a. *Colite aiguë.* — Elle existe parfois chez le nourrisson. Elle diffère des autres diarrhées infectieuses de cet âge, par les caractères des selles, qui, à côté de matières liquides, montrent des mucosités plus ou moins striées de sang, dont l'expulsion est précédée de coliques, de faux besoins et suivie de ténesme.

Le *tableau* se rapproche souvent de celui de la dysenterie sporadique. Il y a de la fièvre, de l'abattement, de la soif, un état général qui rappelle celui des diarrhées toxi-infectieuses.

Dans la seconde enfance, la maladie est ordinairement *sub-aiguë,* sans grande réaction générale. Parfois cependant, comme l'a montré HUTINEL, elle expose à des épisodes aigus très graves rappelant les uns la gastro-entérite fébrile des nourrissons, les autres le choléra infantile.

b. *Colite chronique.* — La colite aiguë se répète volontiers et aboutit à la *colite chronique.* Celle-ci peut naître d'emblée, elle n'existe qu'à partir de deux ans. Ses causes sont celles de la dyspepsie chronique agissant chez des sujets nerveux, issus d'arthritiques ou de dyspeptiques.

En général, il s'agit de constipation opiniâtre interrompue de temps à autre par des crises diarrhéiques ou des débâcles de glaires et de membranes, quelquefois on trouve dans les selles du sable intestinal. Tantôt c'est une diarrhée glaireuse, continue, tantôt ce sont les fausses membranes qui dominent, faisant croire à la présence d'un tœnia. J'ai vu une fille de quatorze ans qui, depuis plusieurs années, évacuait toutes les semaines de gros paquets de fausses membranes, sans présenter d'ailleurs des symptômes généraux inquiétants. De temps à autre, il s'a-joute à ces troubles locaux des épisodes d'embarras gastro-intestinal avec redoublement des coliques, apparition de stries sanguines dans les selles, ou même d'hémorragies véritables.

D'après Guinon, les enfants atteints de colite chronique sont pâles et se développent mal. Ils présentent la plupart des troubles nerveux ou cutanés observés dans la dyspepsie chronique. Une des complications les plus fréquentes est l'appendicite (J. Simon, Comby, Marfan, Guinon). On a signalé la cystite (Escherich, Trump, Hutinel).

La colite chronique est une affection sérieuse, car son évolution est longue, elle expose à des infections d'autant plus faciles et à redouter que l'enfant est plus jeune. Elle conduit plus tard à la neurasthénie, à l'hypochondrie. Enfin, elle s'associe à une altération plus ou moins durable de la paroi intestinale.

B. Traitement. — Le traitement des colites se confond avec celui des dyspepsies aiguës ou chroniques : régime, désinfection intestinale, eupeptiques. Le régime des féculents plus ou moins mitigé convient particulièrement ici. On s'adressera aussi aux antiseptiques piologiques, képhir, yogourth, lacto-bacilline, etc. Toutefois, pendant les poussées aiguës, on combattra plus spécialement la douleur au moyen de compresses chaudes, de cataplasmes, d'opiacés à petites doses. Le lavement d'eau de 45 à 48° calme d'une façon remarquable les faux besoins et le ténesme (Tripier). J'ai fait céder un ténesme atroce chez un enfant de trois ans par le toucher rectal qui fut très douloureux, mais amena séance tenante la cessation définitive de la souffrance par le mécanisme de la dilatation. La constipation sera combattue par les laxatifs, l'huile de ricin, une cuiller à café tous les matins. J'ai obtenu de bons résultats dans un cas qui avait résisté jusque-là en faisant ingérer tous les soirs un verre à Bordeaux d'huile d'olive chez une fille de quatorze ans. L'huile employée de temps en temps pendant un septénaire à la dose de 2 à 4 cuillerées par jour, constitue un des meilleurs traitements des formes constipées ; non seulement, la selle se produit, mais en général, le teint jaune, subictérique que présentent beaucoup de ces sujets s'éclaircit et des troubles tels que pesanteur de l'estomac, douleurs gastriques, coliques, disparaissent.

Il y a enfin indication à combattre l'inflammation locale, au moyen de révulsifs, teinture d'iode, pointes de feu, appliqués sur le trajet du côlon ou dans la fosse iliaque gauche, si l'inflammation prédomine au niveau de l'S Iliaque. On alternera la révulsion avec l'enveloppement du ventre par une couche d'ouate recouverte de toile cirée. On établit ainsi une sudation continue et on prévient le refroidissement local.

On peut aussi user de lavements exerçant une action topique, avec le ratanhia, ou le nitrate d'argent (1 p. 1.000). Les lavages de l'intestin, indiqués lors des poussées aiguës, à titre de désinfectants mécaniques, ont moins d'efficacité dans les formes chroniques. Leur répétition provoque parfois des sécrétions muqueuses.

Enfin, on peut recommander les cures de Plombières, de Châtel-Guyon.

ARTICLE III

APPENDICITE

Appendicite, péri-appendicite, ont détrôné les termes de *typhlite* et de *pérityphlite* qu'ALBERT DE BONN avait fait passer dans l'usage, par une interprétation inexacte des faits. Les interventions précoces des chirurgiens américains ont permis d'accorder un rôle prépondérant à l'appendice, dans les lésions de la région iléo-cæcale.

L'appendice se trouve placé à la partie déclive et interne du cæcum, c'est-à-dire dans une région où les matières alibiles ayant abandonné à l'absorption par l'intestin grêle tous les éléments nutritifs qu'ils renferment, commencent à présenter le caractère fécaloïde et à subir les processus de putréfaction physiologique. La situation déclive de l'appendice, sa terminaison en cul-de-sac, l'étroitesse de son calibre l'exposent au contact prolongé de parcelles provenant du résidu de la digestion, de corps étrangers, de produits septiques de toute nature. Sa défense est assurée comme celle du cæcum, par le développement de son système lymphatique. La muqueuse appendiculaire représente en effet une grande plaque de Peyer enroulée sur elle-même en forme de tube. De là des inflammations fréquentes dont on retrouve les analogues dans tous les points où le tissu adénoïde occupe les plans superficiels des muqueuses : amygdale palatine, pharyngée, etc. BLAUD SUTTON appelle l'appendice une amygdale abdominale. Aussi a-t-on pu comparer l'appendicite à l'amygdalite, non seulement au point de vue de la pathogénie de ses lésions, mais encore à celui de leur évolution et de leurs complications : l'appendicite aiguë, la péri-appendicite chronique avec ses poussées aiguës récidivantes et sa terminaison par l'hypertrophie de l'appendice, rappellent exactement l'amygdalite, la péri-amygdalite aiguë, l'amygdalite chronique, l'hypertrophie de l'amygdale.

1° Anatomie pathologique.— Il faut distinguer les lésions de l'appendice lui-même, et celles des tissus environnants.

A. LÉSIONS DE L'APPENDICE. — Les lésions peuvent se trouver à tous les degrés, depuis l'inflammation simple de l'organe, jusqu'à sa destruction complète par gangrène. Nous décrirons l'appendicite simple, l'appendicite perforante et l'appendicite gangréneuse.

a. APPENDICITE SIMPLE. — Les lésions diffèrent beaucoup suivant que l'inflammation est à l'état aigu ou à l'état chronique.

α) *Appendicite aiguë.* — Au moment de la crise appendiculaire, l'appendice se montre turgescent, en érection. Son volume est doublé ou triplé, sa consistance ferme, sa couleur rouge vif. Sur une coupe, on trouve sa cavité dilatée, remplie de pus ou de muco-pus ; elle contient souvent un calcul stercoral, concrétion ovoïde, du volume d'un pois, de couleur brune qui ressemble à une petite masse de matières fécales. Ses parois sont épaisses au microscope ; on constate une dilatation marquée des vaisseaux et des glandes, avec une infiltration inflammatoire du tissu interstitiel.

β) *Appendicite chronique.* — Dans les cas d'appendicite simple chronique, l'appendice est induré et augmenté de volume, mais il garde sa coloration pâle. Souvent il est replié sur lui-même, flexueux, et fixé par des adhérences minces, lamelleuses, qui l'appliquent contre le cæcum. Dans d'autres cas, sa séreuse épaissie et fusionnée avec des épaississements analogues du péritoine ambiant le dissimule aux regards. Il faut inciser cette gangue péritonéale pour découvrir l'appendice et l'énucléer.

La cavité de l'appendice, généralement dilatée, est souvent irrégulière, cloisonnée par des diaphragmes incomplets qui sont autant de rétrécissements. Elle contient du muco-pus et parfois même du pus. Les parois sont épaisses, scléreuses. Dans les cas extrêmes, l'appendice peut se trouver réduit à l'état d'un cordon fibreux, difficile à reconnaître.

b. Appendicite perforante. — Lorsque l'inflammation atteint un degré plus élevé, il se fait en quelque endroit du sphacèle limité qui aboutit à la perforation. Le siège de cette dernière est variable ; elle peut se trouver aussi bien à l'extrémité de l'appendice que sur son corps ou à son origine. Elle mesure généralement 1 à 2 cm. de longueur, ses bords sont formés du tissu sphacelé, et le reste de l'appendice montre les lésions de l'appendicite simple.

c. Appendicite gangréneuse. — Ici le sphacèle au lieu de se limiter sur un point. envahit l'organe sur une grande étendue : parfois il est pris en totalité, dans d'autres cas, il reste un segment relativement sain, le plus souvent du côté de la pointe. Il est probable que ce sphacèle est dû à la virulence des agents microbiens, mais aussi à leur pénétration rapide dans les deux veines entraînant la thrombose de ces vaisseaux. La mortification serait donc en partie causée par l'action directe des microbes sur les tissus, et en partie par les troubles circulatoires.

B. Périappendicite. — On peut décrire sous ce nom l'ensemble des lésions inflammatoires que l'appendice malade fait naître autour de lui ou à distance. Le péritoine qui entoure immédiatement l'appendice est naturellement le premier à réagir.

L'inflammation peut aussi s'étendre au tissu cellulaire sous-péritonéal et faire par cette voie des migrations lointaines. Enfin, elle peut se disséminer par la voie sanguine pour former des foyers à distance dans les veines, le foie, etc. Il faut donc distinguer les lésions du péritoine, du tissu cellulaire sous-péritonéal, et les lésions à distance.

a. Lésions du péritoine. — Au moment de la crise d'appendicite, le péritoine réagit toujours, même dans les formes les plus légères ; il se congestionne, devient rouge, dépoli, et produit parfois un peu d'exsudation séreuse. Les lésions sont ensuite variable suivant que l'évolution se fait vers l'appendicite chronique, vers l'abcès circonscrit ou vers la péritonite généralisée.

1. *Appendicite chronique.* — Dans les cas récents, on trouve seulement dans la région cæcale des adhérences lamelleuses ou filamenteuses laches : le péritoine est épaissi, un peu irrégulier. Ces lésions peuvent disparaître si l'appendicite guérit.

Dans les cas anciens, ces adhérences sans cesse renouvelées deviennent beaucoup plus importantes. Le cœcum et l'appendice sont alors entourés d'une gangue épaisse, dans laquelle il est parfois difficile de reconnaître l'appendice et qui adhère fortement à l'intestin, exposant à des déchirures lorsqu'on veut le libérer. Ces adhérences peuvent s'étendre à une certaine distance, et devenir la cause de coudure et d'étranglements de l'intestin grêle.

2. *Péritonite suppurée circonscrite.* — Cette forme est presque toujours la conséquence d'une perforation de l'appendice. Cependant l'appendicite non perforante peut à la rigueur causer aussi un abcès.

La suppuration est précoce. Les opérations faites dans les premières heures ont montré très souvent du pus déjà formé autour de l'appendice. Mais cette collection est très vite enkystée par la réaction du péritoine voisin qui forme des adhérences unissant les anses intestinales entre elles, et avec l'épiploon et le péritoine pariétal. Ainsi se délimite un abcès dont le siège varie beaucoup suivant la situation de l'appendice et le siège de la perforation. Ses principales variétés sont les suivantes :

α) *Abcès iliaque.* — C'est celui qu'on observe le plus souvent. Il occupe la partie déclive de la fosse iliaque droite et se trouve limité en avant par la paroi abdominale antérieure, en dehors par le péritoine pariétal, et sur toutes ses autres faces, par les anses intestinales agglutinées.

β) *L'abcès rétro-cæcal* : celui-ci se produit lorsque l'appendice se trouve replié en haut et en arrière du cæcum. Il a donc pour caractéristique de se développer en arrière du cæcum, et d'être aussi séparé de la paroi abdominale antérieure par une portion du péritoine qui est presque toujours libre d'adhérences. En arrière et en dehors il répond à la fosse iliaque interne ; en dedans il est limité par les adhérences péritonéales. Il est souvent difficile en clinique de distinguer cette variété d'abcès intra-péritonéal de l'abcès extrapéritonéal dont nous parlerons plus loin, mais il n'est pas douteux que ces deux variétés existent et ne doivent pas être confondues. L'abcès rétro-cæcal est assez fréquent chez l'enfant ; d'après notre observation, il se rencontrerait dans 1/4 ou 1/5 des cas.

γ) *L'abcès pelvien* : le faible développement du pelvis avant la puberté fait que l'abcès pelvien est rare chez l'enfant et surtout chez le jeune enfant. La collection se fait dans le petit bassin, au contact du plancher pelvien : elle est en rapport en dedans avec la vessie, l'utérus, et surtout avec le rectum. Cette voie est en effet celle que ces abcès empruntent le plus fréquemment pour s'ouvrir à l'extérieur.

δ) *L'abcès mésocœliaque* : dans cette variété la collection se fait au milieu des anses intestinales unies entre elles par des adhérences. Elle n'a donc, primitivement du moins, aucun rapport avec la paroi abdominale ; mais il est rare d'observer cette collection ainsi à l'état de pureté ; presque toujours dans son développement ultérieur l'abcès émet un prolongement vers la fosse iliaque et vient adhérer au péritoine pariétal sur une petite surface.

ε) *L'abcès à gauche* : l'abcès appendiculaire à gauche est très exceptionnel du moins en tant qu'abcès primitif. On le rencontre un peu plus souvent comme complication tardive d'une appendicite vulgaire. Il se produit dans les cas où l'appendice est dirigé presque directement en arrière, suivant la direction du détroit supérieur. L'abcès prend naissance dans la partie profonde de la fosse iliaque droite, en avant de l'articulation sacro-iliaque. Il suit de là, en remontant, la face droite du meso de l'S iliaque, et vient se collecter à gauche, à la hauteur de l'ombilic, et au niveau du bord externe du grand droit.

3. *Péritonite généralisée*. — Lorsque l'acuité de l'infection ou le défaut de résistance du sujet n'ont pas permis la formation d'adhérences limitant la lésion inflammatoire dans la fosse iliaque droite, l'inflammation se diffuse dans le grand péritoine. Cette diffusion n'atteint pas toujours toute l'étendue de la séreuse péritonéale ; entre la péritonite localisée de la fosse iliaque, et la péritonite diffuse, il y a toute une gamme de lésions que l'on ne peut pas classer parce qu'elles varient d'un cas à l'autre. On peut avoir d'abord des abcès multiples encore limités dans le flanc droit ou dans la partie pelvienne de l'abdomen ; un degré de plus, et c'est une péritonite à poches unique ou multiples qui occupe toute la portion sous ombilicale, laissant intact seulement l'étage supérieur. La vraie péritonite diffuse se présente sous deux formes principales : dans la première il n'y a pas d'adhérences : les anses intestinales rouges et plus ou moins distendues baignent dans du pus fétide. La seconde forme est caractérisée au contraire, par des exsudats fibrineux ou fibrino-purulents ou franchement purulents qui se répandent sur les points les plus divers du péritoine pariétal et viscéral. L'exsudat liquide, sero-purulent ou purulent est très peu abondant, parfois on en trouve à peine une petite quantité dans le petit bassin. Les anses intestinales sont adhérentes entre elles, coudées, immobilisées d'où les accidents d'obstruction qui compliquent souvent la symptomatologie de cette variété de péritonite.

b. Lésions du tissu cellulaire sous-péritonéal. — Le tissu cellulaire sous-péritonéal peut être infecté directement par l'appendice, dans les cas où le meso-appendice fait défaut. Mais c'est là une éventualité assez rare. Plus souvent, l'infection est transmise indirectement par la voie veineuse et surtout par la voie lymphatique. L'abcès se développe dans le tissu cellulaire rétrocæcal et rétrocolique, et il tend à fuser en remontant du côté de la fosse rénale, il peut atteindre la concavité du diaphragme et même la plèvre, le tissu cellulaire sous-pleural étant en communication directe avec le tissu sous-péritonéal au niveau de l'hiatus costo-lombaire.

Il peut donc se développer ainsi toute une série de lésions que nous citerons seulement, ne pouvant les décrire ici en détail et qui sont : l'abcès rétrocæcal simple, l'abcès périnéphrétique, l'abcès sous phrénique et enfin l'empyéme.

La propagation de la suppuration du tissu cellulaire rétropéritonéal peut aussi se faire en descendant dans la gaine du psoas. En effet, le fascia iliaca qui ferme cette gaine étant réduit en arrière et en haut à l'état d'une lame celluleuse peu résistante, l'infection peut facilement franchir cette barrière.

c. Lésions a distance. — Enfin, l'appendicite agissant comme peut le faire tout foyer d'infection, détermine quelquefois des accidents infectieux à distance qui se transmettent par la voie sanguine. Ce sont la veine porte et le foie qui sont naturellement les plus exposés, on peut donc observer la pyléphlébite, l'abcès du foie, l'ictère grave. On peut avoir aussi des lésions veineuses sur le territoire cave : la phlébite des membres inférieurs n'est pas une complication très rare de l'appendicite. On peut avoir enfin un véritable état septicémique. Ces diverses lésions sont toutefois beaucoup plus rares chez l'enfant que chez l'adulte.

2° **Pathogénie**. — L'appendicite, comme la plupart des inflammations portant sur les organes lymphoïdes, est le produit d'une infection. Dans le pus de la cavité appendiculaire, dans la paroi de l'appendice, dans les péritonites ou les abcès qui s'y rattachent, on trouve toujours un ou plusieurs microorganismes virulents, coli-bacille, streptocoque et autres agents. Ces germes pathogènes habitent, à l'état normal, la cavité intestinale, à l'état de saprophytes. Pour qu'ils deviennent virulents, il faut des conditions spéciales, dont quelques-unes ont été précisées. Talamon, et surtout Dieulafoy ont insisté sur la théorie du *vase clos*. Lorsqu'un corps étranger, qu'il vienne du cæcum (Talamon), qu'il se forme sur place (Dieulafoy) oblitère la lumière de l'appendice, il se forme dans la cavité close qu'il détermine dans le fond de l'appendice une exaltation dans la virulence des germes présents. Ce fait démontré expérimentalement rend compte de l'envahissement des parois et des régions voisines par les saprophytes devenus pathogènes. Souvent aussi le corps étranger manque et c'est un bouchon muqueux ou une coudure de l'appendice qui réalise le vase clos. Mais il existe aussi des faits d'appendicite infectieuse, dans lesquels un pareil mécanisme ne semble pas devoir être réalisé (LAVERAN, PONCET, BRUN). Nous admettons avec LE-GUEU[1], que l'extension d'une inflammation de voisinage (typhlite, colite), avec TRIPIER et PAVIOT qu'une infection générale se localisant sur l'appendice arrivent au même résultat. C'est ainsi qu'on voit des appendicites tuberculeuses, typhiques, grippales.

Au reste, la nécessité absolue d'une lésion de la paroi ressort encore bien mieux de ce fait que dans les diarrhées les plus infectieuses des nourrissons, malgré l'exaltation de la virulence des germes contenus dans l'intestin, la péritonite septique ne se voit pas, tandis qu'au contraire elle se développe à la suite d'une contusion de l'intestin, sans effraction des tuniques, alors qu'il ne peut s'agir de modifications dans les propriétés pathogènes de la flore intestinale. Ajoutons que TRIPIER et PAVIOT ont émis une nouvelle interprétation de la pathogénie de l'appendicite. Ils la considèrent comme dépendant de la propagation d'une *péritonite sous-hépatique*, partie de la vésicule biliaire et rayonnant autour d'elle de façon à provoquer des adhérences périgastriques, périduodénales, péricoliques et surtout de la péritonite péricæcale et périappendiculaire qui précéderait les lésions, très contingentes pour eux, de l'appendice.

3° **Étiologie**. — L'étiologie comprend des causes prédisposantes et déterminantes.

a. *Causes prédisposantes*. — L'appendicite est surtout fréquente de 10 à 30 ans. Elle est rare au-dessous de 5 ans. Sur 306 cas réunis par COMBE et GYR[2] de la naissance à 15 ans, ils

---

[1] LEGUEU, *De l'appendicite*, Œuvre médico-chirurgicale.
[2] GYR, *De l'appendicite chez les enfants en bas âge*, Thèse de Lausanne, 1903.

comptent 24 cas de 1 à 5 ans, 120 de 5 à 10 ans, 162 de 10 à 15.

GYR a colligé tous les cas de la naissance à 2 ans 1/2 et a trouvé 19 cas dont 6 pour la première année, 8 pour la seconde, 5 pour la première moitié de la troisième. KIRMISSON et GUIM-BELLOT (*Rev. de chir.*, 1906) ont réuni 26 cas d'appendicite au dessous de deux ans, dont 9 dans la première année. Cette appendicite se distingue par la fréquence des troubles digestifs antérieurs (10 cas sur 18), par la fréquence de la péritonite généralisée qui est constante au dessous d'un an, par les difficultés du diagnostic.

Les garçons sont plus prédisposés que les filles. On compte en moyenne sept garçons pour trois filles. L'hérédité joue un rôle certain. TALAMON l'explique par les malformations de l'appendice, DIEULAFOY par la diathèse calculeuse, TRIPIER et PAVIOT par la lithiase biliaire et la péritonite sous-hépatique consécutive.

b. *Causes occasionnelles.* — Les maladies infectieuses créent fréquemment l'appendicite (TRIPIER et PAVIOT) qu'il s'agisse de tuberculose, de fièvre typhoïde, ou d'affections à déterminations intestinales moins courantes : grippe, pneumonie, oreillons, rougeole, etc. D'après BROCA l'augmentation rapide du nombre des appendicites tient peut-être à la fréquence de la grippe. La péritonite typhique n'est parfois que la suite de l'appendicite (DIEU-LAFOY); j'ai observé un fait qui confirme nettement cette opinion. On a invoqué les troubles digestifs, diarrhée, constipation, dilatation gastrique, surtout la *colite chronique muco-membraneuse*, encore plus la pénétration de corps étrangers : pépins de raisin, noyaux de cerise, fragments d'émail. On a noté aussi (GUINON, COMBY), la coïncidence avec les rhino-pharyngites chroniques, les végétations adénoïdes. METSCHNIKOFF a attiré l'attention sur la fréquence dans les selles d'œufs provenant d'helminthes, la présence dans la cavité appendiculaire de fragments d'ascaris ou de trichocéphales et la nécessité d'un traitement anti-helminthique. Cette opinion a été défendue et développée avec une grande conviction par GUIART qui recommande de faire précéder toute intervention, à moins d'accidents menaçants, par le traitement anthelmintique et en particulier par l'administration du thymol.

4° Symptômes. — L'appendicite débute par une crise après laquelle l'évolution est variable. Quelquefois, la crise passée, tout rentre dans l'ordre, ou bien le malade conserve seulement les accidents de l'appendicite chronique ou de l'appendicite à rechute. Dans d'autres cas, la crise se prolonge et se confond peu à peu avec la symptomatologie d'une péritonite généralisée. Enfin, le plus souvent, la crise cesse pour faire place à un abcès périappendiculaire.

Nous avons donc à étudier : 1° la crise d'appendicite ; 2° l'appendicite chronique ; 3° la péritonite généralisée appendiculaire ; 4° l'appendicite suppurée.

A. Crise d'appendicite. — La crise d'appendicite survient brusquement, sans prodrome ; elle se manifeste le plus souvent par une douleur vive localisée dans la fosse iliaque droite, accompagnée de vomissements.

L'acuité de ces symptômes est parfois telle qu'on les a comparés à ceux que produirait un coup de pistolet ou un coup de couteau reçu dans le côté droit du ventre.

Mais souvent aussi, ils sont moins accentués et on croit tout d'abord à une indigestion vulgaire.

Le malade est à peu près toujours obligé de s'immobiliser dans son lit. En l'examinant à cette période, on trouve les signes suivants :

L'abdomen est tantôt légèrement ballonné, tantôt, au contraire, rétracté, avec sa paroi contracturée sous l'influence de la douleur. Le palper ne peut être alors que superficiel ; il révèle une douleur vive localisée à droite, avec un maximum bien délimité au point de Mac Burney, sur le milieu d'une ligne allant de l'épine iliaque antéro-supérieure à l'ombilic.

Les vomissements sont à peu près constants ; ils se bornent quelquefois à une ou deux évacuations alimentaires ; plus souvent, ils se répètent davantage, et deviennent bilieux. La constipation est la règle ; on observe parfois aussi de la dysurie.

La température s'élève toujours au dessus de la normale. Cette ascension peut rester limitée à quelques dixièmes, et ne pas durer plus de quelques heures lorsque la crise est légère ;

en général, la fièvre atteint rapidement 38,5, 39, et même davantage.

Le pouls est un réactif encore plus sûr ; il s'accélère toujours, atteint 100, 110, 120, et même dans les formes les plus légères, son accélération persiste quelques jours.

La durée de la crise peut être très courte, ne dépassant pas quelques heures ; en général, elle dure deux à trois jours. Lorsqu'elle doit se terminer par résolution, on voit les symptômes s'amender peu à peu ; la douleur et l'angoisse deviennent moins vives, les vomissements s'arrêtent, il persiste seulement un endolorissement du flanc droit qui s'atténue de plus en plus pour disparaître après quelques jours. Si l'on fait alors le palper profond, on peut souvent sentir dans la région de l'appendice une petite masse indurée qui finit par disparaître lorsque la guérison se fait.

B. **Appendicite chronique.** — Nous avons dit que l'appendicite chronique peut exister sous deux formes : la forme prolongée et la forme à rechute.

a. *Appendicite chronique prolongée.* — Dans le premier cas, après la fin de la crise aiguë, on voit quelques symptômes persister dans la fosse iliaque droite. Le malade ressent encore quelques douleurs spontanées, ou provoquées par le retour à l'alimentation normale, par la station assise ou la marche. En palpant profondément la région, on sent distinctement un noyau dur, allongé qui paraît bien être l'appendice, ou bien un empâtement plus diffus, bien que limité au volume d'une noix, siégeant au niveau de la base du cæcum. La pression dans cette région est douloureuse.

Le malade ne se remet pas ; il présente de temps en temps une légère élévation thermique.

b. *Appendicite chronique, à rechute.* — Cette forme est plus fréquente que la précédente. Le malade paraît bien guéri de sa première crise, mais celle-ci se reproduit au bout de quelques semaines, ou de quelques mois. La rechute peut se faire sous une forme différente de la première crise, c'est-à-dire qu'au lieu d'être bénigne, elle peut s'accompagner d'abcès, et même de péritonite généralisée rapidement mortelle.

Mais assez souvent, la rechute se fait sous la forme d'une nou-velle crise légère qui peut se renouveler ainsi à des intervalles variables, de quelques semaines ou de quelques mois. Dans ces cas qui sont les vraies appendicites à rechute, chaque crise repro-duit assez exactement le même tableau clinique que la précé-dente.

Dans l'intervalle des crises, les malades n'éprouvent parfois aucun malaise. Mais le plus souvent ils accusent des troubles variés : douleur dans la fosse iliaque droite, troubles digestifs, constipation. Ces phénomènes s'ajoutent à la préoccupation qui résulte de la crainte continuelle de la crise pour mettre les ma-lades dans un état de nervosisme sérieux. Chez les sujets pré-disposés, on voit quelquefois l'hystérie, la neurasthénie se déve-lopper ainsi à la faveur d'une appendicite chronique.

C. PÉRITONITE GÉNÉRALISÉE APPENDICULAIRE. — La périto-nite généralisée appendiculaire peut revêtir des formes nom-breuses et variées qui dépendent de la qualité de l'infection, de l'étendue de l'ensemencement péritonéal, et des réactions du malade. Nous en distinguerons trois formes principales, la forme suraiguë, la forme aiguë et la forme insidieuse.

a. *Forme suraiguë.* — La péritonite s'installe d'emblée, confondant ses symptômes avec ceux de la crise d'appendicite. La douleur n'est pas toujours très vive et l'examen du ventre ne montre rien de particulier, mais l'état paraît de suite grave, en raison des symptômes généraux qui indiquent une intoxi-cation septique très accentuée. Les vomissements sont incessants, parfois fécaloïdes ou hématiques ; le pouls s'accélère vite au point d'atteindre 160, 180, et de devenir incomptable ; il est petit, irrégulier ; la respiration est fréquente, superficielle ; souvent il y a de l'anurie ; le faciès s'altère de suite et les extrémités se refroidissent. La température n'est souvent pas très élevée ; parfois elle s'abaisse même au dessous de la normale.

Cette forme de péritonite est toujours rapidement mortelle ; le dénoument se fait quelquefois en 24 ou 48 heures ; il est rare de le voir tarder au delà de 3 à 5 jours. Elle s'observe à tous les âges, mais paraît plus fréquente chez les petits enfants.

Tous les cas d'appendicite observés dans la première année par
KIRMISSON et GUIMBELLOT appartenaient à cette variété.

b. *Forme aiguë.* — La crise du début se fait ici d'une façon
normale, et souvent on voit même une sédation se faire au bout
de 24 ou 48 heures ; mais elle est toujours de courte durée
et on voit bientôt se développer le tableau d'une péritonite
généralisée.

La persistance des vomissements est généralement le symptôme révélateur le plus important de la péritonite. Les vomissements sont tantôt fréquents, répétés jusqu'à plusieurs fois
par heure, parfois même incessants ; tantôt au contraire, ils
sont rares, au nombre d'un ou deux par 24 heures. Bilieux
au début, ils deviennent fécaloïdes au bout de quelques jours ;
parfois ils présentent une teinte marc de café (vomito negro
appendiculaire de DIEULAFOY).

L'enfant reste inquiet, angoissé, son faciès s'altère. Il se
plaint du ventre, mais l'intensité de douleurs est très variable.
Parfois presque nulle, elle atteint le plus souvent un degré élevé.
L'enfant ressent des crises douloureuses spontanées qui le font
crier et qui se reproduisent à des intervalles assez rapprochés, rappelant tout à fait les coliques de l'occlusion intestinale. Le pouls
s'accélère peu à peu montant à 140, 160, 180. La température
est parfois élevée ; souvent elle ne dépasse pas 38,5 à 39 ; quelquefois même elle reste normale ou s'abaisse au dessous de 37,
dans les dernières phases de la maladie. Les urines sont rares,
la constipation généralement complète : parfois cependant on
note une diarrhée profuse.

L'examen du ventre montre que le ballonnement léger au
moment de la crise du début, augmente peu à peu. D'abord,
limité à la région sous-ombilicale, il gagne bientôt l'épigastre
et s'étend à tout l'abdomen. Lorsqu'il est accentué, on voit
les anses intestinales distendues se dessiner sous la paroi.
Dans d'autres cas, il se fait de l'infiltration des tissus sous
péritonéaux et la paroi abdominale paraît au contraire lisse
et un peu œdemateuse. Le diaphragme s'immobilise de bonne
heure.

Le palper provoque une douleur généralement assez vive

et diffuse dans tout le ventre. Il ne donne d'ailleurs pas grand renseignement. On sent la tension intestinale exagérée, mais on ne peut percevoir dans la région du flanc droit aucune sensation particulière. Il est rare de pouvoir déceler par la percussion ou par la palpation une épanchement liquide dans la partie déclive de l'abdomen.

Cette forme de péritonite aboutit à la mort huit à dix jours après le début de l'affection, si une intervention faite à temps ne vient pas arrêter ses progrès. Opérée, elle guérit dans un assez grand nombre de cas.

c. Forme insidieuse. — Dans cette forme, la crise du début, se fait normalement et elle est suivie d'une sédation assez grande pour permettre de penser que la guérison va se faire ou que la situation se jugera par la formation d'un abcès. Il s'écoule ainsi une période qui peut durer 6 à 8 jours, pendant laquelle on n'observe aucun symptôme bien alarmant. Souvent la température est près de la normale, en tout cas peu élevée, le pouls lui-même diminue parfois de fréquence jusqu'à 110 ou 120 pulsations. Cependant les vomissements persistent, rares il est vrai, mais tenaces ; les fonctions de l'intestin ne se rétablissent pas d'une façon régulière, enfin le ventre est toujours volumineux, et le ballonnement au lieu de diminuer augmente peu à peu. Le malade reste anxieux, inquiet.

Vers le huitième ou dixième jour, brusquement l'état s'aggrave, comme si une complicaton soudaine venait de se produire, et les malades meurent rapidement avec le refroidissement, la cyanose et les symptômes d'intoxication que l'on voit dans les péritonites suraiguës.

Cette forme est celle qui cause dans la pratique les plus grandes difficultés au point de vue des indications opératoires ; elle est heueusement exceptionnelle.

D. Appendicite suppurée. — La formation du pus autour de l'appendice est rapide ; les opérations faites dans les premières heures l'ont montré. Cependant les signes cliniques de la suppuration ne se montrent souvent que vers le 2e, 3e ou 4e jour après le début de la maladie.

Dans les formes aiguës, à marche rapide, les symptômes de l'abcès succèdent immédiatement à la crise initiale. Les vomissements s'arrêtent, le ballonnement diminue, le facies s'améliore, mais la fièvre persiste, l'enfant souffre et l'on perçoit au palper les signes de la collection qui se forme rapidement.

Il est plus fréquent de voir les accidents évoluer moins vite. La crise du début se calme, et vers le troisième jour, on a une sédation assez complète parfois, pour faire croire à la guérison. La fièvre elle-même peut disparaître complètement. Cependant on sent dans la fosse iliaque droite un empâtement qui devient de plus en plus net. Bientôt, la température remonte et l'abcès est constitué.

Les symptômes que l'on observe alors sont de deux sortes : des signes généraux de suppuration et des signes locaux qui varient suivant le siège de la collection.

a. *Signes généraux*. — Ils sont très variables d'intensité. Quelquefois, la fièvre est élevée à grandes oscillations, s'accompagnant de petits frissons et de sueurs. Plus souvent, elle reste modérée, oscillant entre 38° le matin et 39 ou 39,5 le soir, et sans grand retentissement sur l'état général.

Quelquefois elle est presque absente, ne s'élevant pas au-dessus de 38°, le malade ne souffre pas, n'éprouve aucun malaise et il semblerait guéri, si les symptômes locaux n'étaient pas là pour témoigner de la présence de l'abcès.

b. *Signes locaux*. — Ils varient naturellement suivant la localisation de l'abcès, nous allons indiquer les variétés les plus fréquentes.

α) *Abcès iliaque* : la collection occupe la fosse iliaque droite, au-dessous d'une ligne allant de l'épine iliaque antéro-supérieure à l'ombilic, et vient généralement jusqu'au contact de l'arcade crurale. Elle se présente au palper sous deux formes. Le plus souvent, c'est le plateau classique. On sent une masse compacte faisant corps avec la paroi, dont la consistance d'abord ferme, devient ensuite plus molle, comparable à celle du carton mouillé. Dans la seconde forme, les signes sont moins évidents. Au premier abord, la fosse iliaque paraît souple et il faut un palper délicat pour sentir d'abord une résistance profonde anormale, et pour délimiter ensuite une collection qui semble formée par une poche mince contenant du liquide. Il est rare de sentir de la fluctuation ; cette recherche, d'ailleurs superflue, ne doit être faite qu'avec prudence, une pression trop forte pouvant rompre la poche dans le grand péritoine.

β) *Abcès rétro-cæcal* : l'abcès rétro-cæcal se trouve plus haut et plus en dehors que l'abcès iliaque. On le sent généralement sur la ligne qui va de l'épine iliaque à l'ombilic, et quelquefois même plus haut et plus en dehors, vers la crête iliaque. Il a généralement une forme allongée verticalement. Il est rare d'avoir la perception du cæcum en avant de la collection. Presque toujours l'intestin est aplati au point qu'on ne le sent pas, et que l'abcès paraît superficiel, en rapport direct avec la paroi abdominale antérieure.

γ) *Abcès pelvien* : l'abcès pelvien n'est généralement perceptible que par le toucher rectal. Celui-ci révèle sur la face antérieure du rectum et parfois un peu de côté, une masse arrondie du volume d'une noix, d'un œuf et parfois d'une orange. Au début, la consistance est dure, la tumeur indépendante du rectum. Mais bientôt le ramollissement se fait en même temps que la tumeur se fond de plus en plus avec les tuniques du rectum. La muqueuse se prend à son tour et généralement l'abcès finit par s'ouvrir dans la cavité de l'intestin.

Les rapports étroits de l'abcès avec le rectum déterminent une réaction assez vive de ce dernier qui se traduit par des faux besoins d'aller à la selle, et par une sécrétion glaireuse plus ou moins abondante.

Il est assez fréquent chez l'enfant, de voir les abcès pelviens se prolonger dans le grand bassin et venir tardivement se mettre en rapport avec la paroi abdominale immédiatement au-dessus de l'arcade crurale.

δ) *Abcès méso-cœliaque* : cette variété rare n'a pas de symptomatologie définie, la collection pouvant varier indéfiniment dans son siège, sa forme et son volume.

ε) *Abcès à gauche* : l'abcès à gauche est le plus souvent secondaire à une collection droite ou à un abcès pelvien. On le sent le long du bord externe du grand droit et au niveau de l'ombilic ou un peu au-dessous.

ζ) *Abcès du tissu cellulaire rétro-péritonéal* : en clinique il n'est généralement pas possible de différencier l'abcès rétro-cæcal intrapéritonéal de l'abcès rétro-péritonial. Mais lorsque l'infection remonte plus haut, on observe une symptomatologie un peu différente.

Sa localisation se fait tantôt dans la fosse rénale, tantôt dans la région sous-hépatique, et tantôt enfin dans la région sous-phrénique. Les accidents sont plus tardifs et évoluent plus lentement que les infections intrapéritonéales. On observe d'abord une tuméfaction diffuse souvent fort étendue, peu douloureuse à la pression, donnant au palper l'impression d'un œdème profond plutôt que d'un empâtement vrai. Souvent les choses restent pendant plusieurs jours dans cet état, et parfois la résorption se fait spontanément. Lorsque la suppuration se produit, on voit se développer sous une forme typique, la symptomatologie de l'abcès périnéphrétique, sous-hépatique ou sous-phrénique.

5° Evolution, pronostic. — Le pronostic de l'appendicite est éminemment variable suivant les formes que revêt l'affection et suivant le traitement.

L'appendicite simple peut guérir spontanément d'une façon définitive. Mais rien ne permet de prévoir quels seront les cas dans lesquels la récidive se fera, ni sous quelle forme elle se produira.

La péritonite généralisée appendiculaire est souvent mortelle. Les formes suraiguës sont au-dessus de nos ressources thérapeutiques. Les formes aiguës guérissent dans la proportion de 50 à 60 pour cent, lorsqu'elles sont opérées à temps. Les formes torpides sont graves parce que le peu d'acuité des symptômes engage souvent à retarder l'intervention et que celle-ci reste impuissante lorsqu'elle est pratiquée trop tard.

L'appendicite suppurée peut guérir spontanément. Il est douteux que le pus se résorbe ; lorsqu'on voit disparaître un gros plastron péritonéal, c'est généralement que le petit abcès qui en formait le centre s'est ouvert dans l'intestin. Cette ouverture dans l'intestin est aussi la terminaison fréquente des collections pelviennes qui se développent au contact du rectum. L'ouverture vaginale ou vésicale est beaucoup plus rare. Les abcès iliaques et rétro-cæliques peuvent aussi s'ouvrir dans le cœcum ou dans le côlon ascendant. Mais si la collection est un peu grande, cette ouverture n'est pas un événement favorable. Elle occasionne en effet l'infection secondaire de la cavité suppurée et peut être suivie d'accidents graves de septicémie.

Mais l'ouverture dans l'intestin n'est pas la seule évolution des abcès appendiculaires. Assez souvent aussi, ils s'ouvrent dans la cavité péritonéale, déterminant ainsi une péritonite secondaire rapidement mortelle. Cette ouverture se fait généralement du 10e au 15e jour après le début de l'affection, et elle est parfois si soudaine qu'on a vu des malades succomber en quelques heures au moment où ils se croyaient guéris.

Enfin les collections d'appendicite laissées à leur évolution naturelle peuvent émigrer à distance. C'est ainsi qu'on les a vues fuser dans le canal inguinal et jusque dans des sacs herniaires, ou bien venir par la voie sous-cutanée plus ou moins bas le long de la cuisse, pour finir par s'ouvrir à l'extérieur.

Le pronostic de l'appendicite suppurée abandonnée à son évolution naturelle est donc sérieux. La guérison spontanée ne paraît possible que dans les cas de très petits abcès, et dans les collections prérectales. Dans toutes les autres formes, on doit craindre la péritonite secondaire, et les accidents consécutifs à l'ouverture dans l'intestin. Enfin, il paraît bien établi aujourd'hui, que même après le développement d'un abcès, l'appendice peut persister malade et susceptible de causer de nouveaux accidents.

L'intervention chirurgicale améliore beaucoup le pronostic et grâce à elle, la guérison est devenue la règle, lorsqu'on peut la pratiquer à temps,

6° Diagnostic. — Le diagnostic de l'appendicite est surtout difficile au moment de la crise initiale. Il faut un examen attentif pour écarter les autres causes de douleurs abdominales, telles

qu'une simple indigestion, les coliques hépatiques, néphrétiques,
l'étranglement interne, la coprostase, les colites, la pneumonie
avec point douloureux abdominal. L'acuité du début, la localisation de la douleur dans la fosse iliaque droite, avec maximum
au point de Mac Burney, l'existence des vomissements, de la
fièvre sont les signes les plus importants et leur concordance
permettra souvent de poser le diagnostic d'une façon précoce.
Mais lorsque ces signes ne sont pas d'une netteté absolue, il est
prudent d'attendre quelques heures avant de se prononcer, car
à ce moment, les erreurs de diagnostic sont loin d'être rares.

Et en effet, on méconnaît facilement la pneumonie droite
avec point de côté abdominal, vomissements, qui peut être
diagnostiquée de bonne heure au moyen du signe que j'ai
indiqué : défaut d'expansion de la région sous-claviculaire.
De même, on confond avec l'appendicite une affection que j'ai
fréquemment observée chez l'enfant, et qui est constituée par
une cholécystite latente accompagnée de poussées aiguës. C'est
lors de ces dernières que le syndrome rappelant la crise appendiculaire se dessine, mais rapidement les phénomènes aigus
cèdent et à ce moment la palpation de l'abdomen révèle un point
sensible au niveau de la vésicule biliaire, à l'exclusion de toute
autre région de l'abdomen. D'ailleurs, je puis citer plusieurs
cas de ce genre avec interventions, dans lesquels l'appendice
était indemne ; les crises pseudo-appendiculaires ont reparu
après l'intervention. L'étiologie de cette cholécystite est encore
imprécise. Dans quelques cas cependant, une colique hépatique
franche survenue ultérieurement a paru donner à ces accidents une origine lithiasique. Dans un cas, l'apparition d'une
hématurie démontra la présence d'une colique néphrétique
chez un enfant de sept ans, affecté de syndrome appendiculaire ; il serait peut-être prudent de rechercher dans tous les
cas la présence de globules rouges de l'urine.

Lorsque l'évolution se fait dans le sens de la péritonite
généralisée, on a à différencier l'appendicite des autres péritonites infantiles. La péritonite à pneumocoques se caractérise
par l'élévation brusque de la température, l'existence fréquente
de la diarrhée et son évolution particulière, La péritonite

blennorrhagique est soupçonnée par la coexistence d'une vulvo-vaginite. C'est la péritonite tuberculeuse qui cause le plus souvent des difficultés pour le diagnostic, lorsqu'elle se présente sous une forme aiguë. Il est cependant possible dans bien des cas de différencier ces deux maladies en tenant compte des signes suivants.

Dans la tuberculose, il y a souvent des troubles digestifs antérieurs, notamment de la diarrhée, ou bien le malade a maigri et présente une autre localisation bacillaire. L'appendicite au contraire frappe généralement des sujets en pleine santé. Son début est plus franc, plus aigu que celui de la péritonite tuberculeuse. Dans cette dernière, on trouve souvent des discordances dans les symptômes. Ainsi il n'est pas rare de voir avec un ensemble clinique très alarmant, le facies rester bon et le pouls ne pas dépasser 100 ou 110 pulsations. La diarrhée existe fréquemment, et plus souvent encore la dysurie qui atteint parfois un degré accentué.

Dans les formes avec abcès localisés, le diagnostic de l'appendicite est généralement facile, sauf dans les cas où il s'agit d'une collection profondément cachée dans le pelvis ou au milieu des anses intestinales. C'est alors que la recherche de la leucocytose peut rendre des services.

Nous avons contribué à distinguer du vomito-negro appendiculaire un syndrome qui survient le lendemain ou le surlendemain de l'intervention, s'accompagne d'adynamie profonde avec ou sans ictère, avec ou sans hématémèse, et se termine par la mort au bout de deux à trois jours. On trouve dans ces cas, une nécrose totale de la cellule hépatique sans réaction inflammatoire, et cette lésion est due à l'intoxication chloroformique. Il ne s'agit pas du foie appendiculaire, mais du foie chloroformique. Les conditions précises de cette action toxique du chloroforme sur le foie ne sont pas encore bien connues [1].

7° **Traitement**. — Les indications thérapeutiques varient beaucoup suivant les formes de la maladie, le moment où leur

---

[1] WEILL, MOURIQUAND et VIGNARD, *Les lésions du foie d'origine chloroformique*, Lyon chirurgical, 1908.

discussion se pose, et les conditions matérielles dans lesquelles se trouve le malade. Il faut distinguer le traitement suivant qu'il s'agit d'une crise d'appendicite, d'une appendicite chronique, d'une péritonite appendiculaire ou d'un abcès.

A. Traitement de la crise d'appendicite. — Le traitement médical convient à la très grande majorité des cas. Il consiste dans l'immobilisation de l'intestin pour prévenir la perforation, et le cas échéant, favoriser la limitation de l'inflammation. Les moyens d'obtenir ces résultats sont les suivants :

1° Immobilisation absolue du malade dans le lit, les jambes légèrement relevées par un coussin, et en évitant tout mouvement.

2° Diète absolue; faire seulement des lavages de la bouche et calmer la soif par de très petites quantités d'eau glacée.

3° Administrer de l'opium à petites doses. Le purgatif précoce qui a été conseillé par quelques médecins, nous a paru plus nuisible qu'utile, et il faut s'en abstenir.

4° Il est nécessaire autant que les circonstances le permettent, que le malade soit soumis dès le début à la surveillance d'un chirurgien, certaines formes d'appendicite nécessitant une intervention précoce et urgente.

On a souvent discuté la question d'une intervention systématique dans les 24 ou 36 heures qui suivent le début de la crise appendiculaire. A priori, cette conduite paraît très logique, car la suppression précoce de l'appendice guérit définitivement le malade, prévient la perforation ou si elle existe d'emblée réduit au minimum les risques de péritonite et de déssémination à distance de l'infection. Une statistique récente de WALTHER (*Journ. de méd. int.* 30 *sept.* 1909), montre que cette intervention n'est pas très grave si elle est faite dans les trente six heures qui suivent le début.

En pratique, cette opération radicale demeure une rare exception, pour les raisons suivantes. D'abord, il est souvent difficile de poser avec certitude le diagnostic d'appendicite dès le début de la crise. Si l'on opérait systématiquement tous les malades qui ont un syndrome rappelant l'appendicite, il est sûr que dans

35.

bien des cas, l'intervention porterait à faux. En second lieu, les circonstances permettent rarement au chirurgien, de voir le malade, de l'observer, et de préparer l'opération dans un temps aussi court. Or, une fois le délai de 24 à 36 heures passé l'intervention précoce perd une grande partie de son utilité, car la réaction péritonéale qui limite l'infection est déjà établie ; cette intervention est en outre beaucoup plus grave que l'opération retardée, la statistique de WALTHER vient en effet s'ajouter aux observations déjà anciennes de BROCA et de JALAGUIER, pour le démontrer.

Il faut donc poser en principe que l'intervention précoce peut se faire dans les trente-six premières heures, si le diagnostic est sûr, si l'on peut opérer dans de bonnes conditions matérielles, et s'il s'agit manifestement d'une forme grave d'appendicite. Passé ce délai, il est préférable d'attendre les indications qui seront tirées de l'évolution ultérieure de la lésion.

Lorsque la crise se calme, on prolonge le traitement médical jusqu'à la disparition complète de la douleur et de la fièvre. A ce moment, on cherche à rétablir le fonctionnement de l'intestin par des lavements donnés avec prudence, et on n'autorise l'alimentation qu'après avoir obtenu ce résultat. Alors, se pose la question de l'opération à froid qui sera discutée plus loin.

Si l'évolution se fait vers l'état chronique, vers la péritonite généralisée ou vers un abcès, il en résulte de nouvelles indications. Rappelons que le traitement anthelminthique par le thymol doit être tenté, d'après GUIART, dans tous les cas d'appendicite pourvu qu'il n'y ait pas d'indication urgente à l'intervention. La recherche des œufs de nématodes dans les selles, s'impose toujours, mais même en l'absence d'œufs, GUIART conseille l'administration du thymol.

B. TRAITEMENT DE L'APPENDICITE CHRONIQUE. — L'appendicite chronique a aussi un traitement médical et un traitement chirurgical. Le premier consiste dans le repos, un régime alimentaire composé de potages, légumes en purées, pâtes, fruits cuits, la révulsion appliquée sur la région iléocæcale. Ce traitement ne semble capable d'obtenir la guérison que dans un nombre de cas très restreints. Il a surtout son indication après la crise aiguë, lorsque la guérison semble se faire, ou qu'on prépare le malade en vue de l'opération à froid.

L'ablation de l'appendice est le vrai traitement de l'appendicite chronique. Elle est formellement indiquée dans les cas où il persiste après la crise aiguë un empâtement de la région iléo-cæcale, ou bien une douleur spontanée ou provoquée par l'alimentation, le mouvement, la marche.

L'appendicictomie à froid est aussi indiquée dans les appendicites à rechute.

L'indication est plus discutable chez les malades qui n'ont eu qu'une seule crise et en sont parfaitement remis.

Dans les appendicites non suppurées, l'incertitude du pronostic doit faire considérer l'opération comme une mesure de prudence. En effet, s'il est vrai que la guérison définitive soit possible, il est par contre fréquent de voir la première crise être suivie de nouveaux accidents qui peuvent se présenter sous la forme d'appendicites graves, parfois rapidement mortelles. La première crise est ici un avertissement qu'il faut savoir écouter.

Dans les appendicites suppurées, la récidive est moins fréquente. La thèse de PALIARD montre que chez l'enfant des accidents secondaires ne se sont produits que dans 20 % des cas, et presque toujours sous une forme bénigne. Cependant, il existe des faits nombreux, montrant que l'appendice n'est pas toujours détruit par la suppuration et qu'il peut constituer un danger. Aussi son ablation secondaire est-elle encore dans ce cas une mesure de sage prudence.

C. TRAITEMENT DE LA PÉRITONITE GÉNÉRALISÉE APPENDICULAIRE. — L'intervention immédiate s'impose dès qu'on a la certitude ou seulement la présomption grave d'une généralisation de l'infection. Les chances de guérison étant d'autant plus grandes que l'opération est plus précoce, toute la question se résume à découvrir le plus tôt possible les signes de la péritonite.

C'est surtout pendant la crise initiale que la surveillance doit être à ce point de vue particulièrement attentive. Lorsque les symptômes ont une certaine acuité, il faut observer les malades de très près, d'heure en heure. Le pouls est le guide le plus sûr : lorsqu'il s'accélère, d'une façon progressive avec tendance à devenir petit, irrégulier, il faut intervenir de suite. La persistance des vomissements, l'altération rapide du facies, l'augmentation progressive du ballonnement du ventre avec diffusion de la douleur, sont autant de symptômes importants dont il faut chercher la concordance avec l'état du pouls.

Lorsque les symptômes s'amendent et que l'évolution se fait vers la résolution ou vers la formation d'un abcès, le danger diminue beaucoup. Il faut pourtant se rappeler l'existence de péritonites insidieuses qui évoluent sans symptômes alarmants, se manifestant seulement par la persistance de quelques rares vomissements, l'inquiétude des malades, et l'extension progressive du ballonnement. Enfin, il y a les péritonites tardives, résultant de l'ouverture dans le péritoine, d'une collection d'abord limitée.

L'intervention dans la péritonite appendiculaire consiste généralement dans une laparotomie sous-ombilicale médiane.

Après ouverture du péritoine, une main est introduite dans le petit bassin, pour relever en masse les anses intestinales. On évacue le pus, on détruit les cloisonnements, puis on draine sans faire de lavage, avec des drains entourés de gaze. L'ablation de l'appendice doit se faire dans le cas où il est facile à découvrir ; mais il faut éviter de se livrer à une recherche longue et difficile qui allongerait la durée de l'opération et diminuerait ses chances de succès.

D. Traitement des abcès appendiculaires. — On peut laisser évoluer spontanément les abcès peu volumineux qui se portent manifestement vers le rectum, et n'ont aucun rapport avec la paroi abdominale antérieure. Leur ouverture se fait généralement bien, et la guérison est presque toujours rapide. Les faibles dimensions du bassin chez les enfants ne sont pas favorables à l'ouverture opératoire des abcès par 'a voie rectale.

Dans tous les autres cas, l'intervention s'impose. L'ouverture spontanée dans le cæcum ou dans le côlon n'est pas une issue favorable, et en l'attendant on risque de voir se développer une péritonite secondaire ou des accidents infectieux à distance.

En général, il est préférable d'attendre, pour opérer, que l'abcès se soit bien collecté et qu'une barrière solide se soit formée pour l'isoler du grand péritoine. C'est vers le sixième ou septième jour que cette maturation de l'abcès est faite. Il faut cependant opérer plus tôt, dès le quatrième ou le cinquième jour, les abcès qui s'accompagnent de douleurs vives dues à la tension du liquide qu'ils contiennent.

Le siège de l'incision varie suivant la situation de l'abcès. Dans les collections iliaques, l'incision de Roux est la plus commode. Elle se fait à un travers de doigt en avant de l'épine iliaque antéro-supérieure, et s'étend en haut parallèlement à la crête iliaque, et en bas, parallèlement à l'arcade de Fallope. Après avoir ouvert le péritoine, et évacué le pus au moyen d'un appareil aspirateur, on recherche l'appendice. Celui-ci est génégénéralement senti avec le doigt sous la forme d'un cordon dur : on le décortique de ses adhérences et on le resèque après ligature. Dans les cas où on ne le trouve pas facilement, il est préférable de le laisser, sa persistance étant moins dangereuse que les manœuvres complexes qu'exigerait sa recherche, qui expose alors à la déchirure de l'intestin et à la diffusion de la péritonite. On termine par un drainage et par une réunion aussi complète que possible de la paroi.

Les abcès rétro-cæcaux, doivent être abordés à travers la cavité péritonéale, dans la plupart des cas. On peut faire un tamponnement protecteur grâce auquel on peut atteindre l'abcès et le traiter comme il vient d'être dit. La voie lombaire et la voie parapéritonéale conviennent seulement à des cas exceptionnels, d'abcès du tissu cellulaire.

ARTICLE IV

DYSENTERIE

La dysenterie est une inflammation spécifique, contagieuse, tendance ulcéreuse du gros intestin. Ses causes et sa pathogénie ont été précisées, au moins en partie, par les travaux contemporains, qui ont profondément modifié les notions anciennes.

1° Étiologie. — La dysenterie comprend à l'heure actuelle, deux formes très distinctes : la dysenterie bacillaire et la dysenterie amibienne. Nous parlerons surtout de la *dysenterie bacillaire* qui est à peu près seule observée dans les climats tempérés.

L'agent de la dysenterie bacillaire a été vu pour la première fois par CHANTEMESSE et WIDAL, mais c'est surtout SHIGA, au Japon, qui l'a isolé, cultivé et agglutiné avec le sang des sujets atteints de dysenterie.

La bacille de SHIGA reste dans l'intestin, ne pénètre pas dans les organes et sécrète des toxines qui produisent une toxémie. A ce point de vue la dysenterie se rapproche du choléra. Le bacille dysentérique existe dans les selles des malades, mais il peut persister dans l'intestin chez les convalescents et même après la guérison. Il peut même exister dans l'intestin des sujets indemmes, et on a signalé des porteurs de bacilles à longue durée analogues à ceux de la fièvre typhoïde. De plus, VAILLARD et DOPTER, BRAUN, ROUSSEL et JOB ont montré que certaines diarrhées banales qui précèdent ou qui accompagnent les épidémies de dysenterie, sont dues au bacille de SHIGA.

C'est généralement au contact du dysentérique ou du porteur de bacilles que se contracte la maladie et c'est cette contagion immédiate qui paraît être la forme la plus fréquente de la transmission. Les bacilles déposés par le dysentérique dans les cabinets, les vases, les objets de toilette, les draps, les verres, etc., passent immédiatement dans le tube digestif du contaminé. La contagion indirecte est beaucoup plus rare. Le bacille de SHIGA se conserve peu de temps dans l'eau ; on a cependant cité des épidémies d'origine hydrique ; elles paraissent et disparaissent brusquement.

Le bacille dysentérique vit mieux dans le sol, sur les fumiers. On a cité des transmissions par les chaussures souillées au contact du sol. WIDAL a rapporté un cas de transmission par un tapis. FICKER, HAMILTON, AUCHÉ ont incriminé les mouches stercoraires qui viennent souiller les aliments. Ce sont là des procédés exceptionnels.

Les causes prédisposantes sont peu importantes. La dysenterie se montre surtout de deux à cinq ans (BARTHEZ et SANNÉ), plus souvent chez les garçons que chez les filles ; elle est favorisée par les grandes chaleurs ; en hiver elle donne des cas sporadiques, en été des épidémies. Dans les zones tropicales, elle règne à l'état endémo-épidermique.

Elle survient de préférence chez les enfants débilités, les paludéens, chez ceux qui ont eu des troubles digestifs ou encore à la suite des maladies aiguës.

Parfois, on note une cause occasionnelle : indigestion, diarrhée provoquée par l'ingestion de fruits verts, d'aliments grossiers, d'eau glacée, refroidissement de l'abdomen resté découvert la nuit

La *dysenterie amibienne* produite par l'entamœba hystolytica de SCHAUDINN appartient aux régions tropicales ; elle a été observée exceptionnellement en Europe et peut d'ailleurs se transmettre par contagion loin de son foyer d'origine (DOPTER) L'amibe vit dans l'instestin du malade, mais contrairement au bacille de SHIGA, il pénètre profondément et provoque les abcès du foie. L'amibe dysentérique peut être inoculé avec succès dans le rectum du chat qui ne cultive pas le bacille de SHIGA. La dysenterie amibienne est contagieuse, mais elle affecte souvent une origine hydrique, ce qui n'est pas le cas de la dysenterie bacillaire. Aussi la filtration ou l'ébullition de l'eau jouent-elles un grand rôle dans la prophylaxie de la dysenterie amibienne [1].

2° Anatomie pathologique. — Les lésions siègent dans le côlon, s'étendent parfois à l'extrémité inférieure de l'intestin grêle. Dans la *dysenterie bacillaire*, d'après DOPTER, il s'agit d'un catarrhe diffus avec congestion et hémorragies de la muqueuse, suivi d'une nécrose progressive en masse, avec infiltration embryonnaire de la sous-muqueuse ; puis paraissent des ulcérations larges, superficielles, à bords aplatis, non décollés, formés d'un tissu nécrosé, friable. L'ulcération ne gagne

[1] Voir planche XIV, fig. 1.

les couches profondes que dans les cas très intenses. On trouve de nombreux bacilles de SHIGA au niveau de ces lésions.

Dans la *dysenterie amibienne*, la nécrose creuse en profondeur et s'étale sous la muqueuse, de façon à former des ulcérations en bouton de chemise avec bords surplombants et décollés. On y trouve des amibes qui creusent très profondément, alors que les lésions de la muqueuse proprement dite sont très réduites. La dysenterie amibienne seule donne des abcès du foie, qui renferment des amibes. La dysenterie bacillaire n'agit à distance que par des toxines nécrosantes (VAILLARD et DOPTER). La dysenterie amibienne a une évolution plus lente que la dysenterie bacillaire, et aboutit plus facilement aux formes chroniques et à la cachexie.

3° Symptômes. — Dans les cas légers, l'enfant a d'abord de la diarrhée, des selles liquides mêlées de résidus fécaloïdes anciens. Rapidement elles diminuent de quantité, se transforment, deviennent muqueuses, sanguinolentes. Chaque selle est précédée de coliques, de besoins douloureux dont le siège est localisé au niveau du rectum (épreintes) et suivie d'une brûlure avec resserrement à la région anale (ténesme). Les selles se répètent toutes les heures, plus ou moins souvent : elles sont peu copieuses et contrastent par leur petit volume avec les avertissements douloureux qui les précèdent et les efforts qui accompagnent leur expulsion. Au bout de deux ou trois jours, les mucosités sont mêlées à des débris de la muqueuse, plus tard à des parcelles grisâtres, purulentes. L'état général reste assez bon. La température est très peu élevée le matin, monte le soir à 38°,5, 39°. Il y a de l'anorexie, de la soif, une bouche pâteuse, de l'agitation, de l'inquiétude. Au bout de huit à dix jours, l'amélioration se déclare et la guérison survient peu à peu, toujours avec une certaine lenteur, laissant après elle une grande susceptibilité de l'intestin. La détente est souvent annoncée par le retour de la coloration bilieuse des selles qui jusque-là étaient grises ou verdâtres. La maladie peut se prolonger plusieurs semaines et se terminer par la mort. Le début, même dans les formes peu intenses, peut se faire avec brusquerie, au moins chez les enfants jeunes, avec des symptômes graves, des convulsions, une température au delà de 40°. Ce n'est que le lendemain que les symptômes intestinaux paraissent.

Dans les cas graves, les selles se répètent toutes les demi-heures, tous les quarts d'heure ; les débris membraneux, les parcelles solides, le pus se montrent en quantité plus notable, les selles deviennent fétides, gangréneuses, la température s'élève, il y a des vomissemeats. Rapidement, l'enfant prend le teint altéré, s'émacie, son ventre se rétracte, les extrémités se refroidissent, le pouls devient filiforme, le rectum se paralyse, l'anus béant laisse voir sans spéculum une partie de la muqueuse rectale (HENOCH) et la mort survient dans l'hypothermie au bout de quelques jours, d'une semaine.

Il existe chez l'enfant comme chez l'adulte des *troubles chroniques* qui survivent à la dysenterie aiguë ; de temps à autre, il y a des évacuations muqueuses ou pseudo-membraneuses, le tableau est celui de la colite chronique simple. Cependant, l'état général se modifie à la longue.

Dans la dysenterie amibienne, les symptômes sont les mêmes. Toutefois le début est lent, insidieux, la maladie a une tendance marquée à la chronicité, aux rechutes, elle aboutit parfois à un état cachectique. Elle se complique d'abcès du foie qui n'existent pas dans la dysenterie bacillaire.

4° Pronostic. — Le pronostic est très redoutable dans les formes intenses et surtout dans la dysenterie épidémique. Les complications sont comme chez l'adulte, les arthropathies, les péritonites, les perforations intestinales, les paralysies, plus tard les rétrécissements intestinaux.

Les rechutes sont fréquentes.

5° Diagnostic. — La dysenterie ressemble tellement à la *colite aiguë simple,* que pour admettre la maladie spécifique chez un enfant, il faut s'appuyer sur l'intensité exceptionnelle des symptômes ou la coexistence des mêmes phénomènes chez l'adulte.

L'examen des selles, la recherche des bacilles, et surtout

l'agglutination d'une culture de bacilles de SHIGA par le sang du malade établiront le diagnostic. Il faut savoir d'ailleurs qu'elle n'apparaît guère avant le huitième jour. Elle se fait à 1 pour 50.

KRUSE a décrit une pseudo-dysenterie, analogue comme symptômes à l'entérite folliculaire de WIDERHOFER. Elle représente l'équivalent des affections paratyphoïdes par rapport à la fièvre typhoïde. Elle a été observée surtout chez les aliénés et les enfants. Elle n'agglutine pas le bacille de SHIGA, se montre par cas sporadiques, est plus bénigne que la dysenterie vraie.

Le diagnostic est facile entre la dysenterie et l'invagination intestinale.

6° Prophylaxie. — La prophylaxie de la dysenterie est la même que chez l'adulte. Elle consiste essentiellement dans la désinfection des selles. SHIGA, au Japon, a fait des vaccinations préventives.

7° Traitement. — La dysenterie bacillaire comporte actuellement un traitement spécifique par le sérum antidysentérique. On se sert habituellement du sérum de cheval immunisé par le bacille de SHIGA, préparé à l'Institut PASTEUR par VAILLARD et DOPTER. Un sérum polyvalent préparé avec les bacilles de SHIGA et FLEXNER a été ulitisé surtout chez les enfants par AUCHÉ et COYNE.

Voici les doses indiquées par VAILLARD et DOPTER chez l'enfant ; elles représentent à peu près la moitié des doses de l'adulte.

Dans les formes moyennes, injections de 10 centimètres cubes. Dans les formes graves, 20 à 30 centimètres cubes. Dans les formes graves traitées tardivement, 40 à 50 centimètres cubes.

Il y a en effet, une différence dans les résultats suivant que l'on injecte au début ou à une période avancée.

Il y a intérêt capital à intervenir de bonne heure, et dans les colites aiguës graves, on est autorisé à faire l'injection avant de connaître les résultats de l'agglutination, d'autant plus que celle-ci ne se manifeste que vers le huitième jour. Dans toutes

les formes de dysenterie, il faut renouveler l'injection les jours
suivants, tant qu'on constate quelques symptômes, selles fréquentes, glaireuses, etc. On peut d'ailleurs réduire peu à peu
la quantité de sérum injecté.

Les rechutes sont rares et ne se produisent qu'au dixième
jour après l'injection, lorsque l'action du sérum commence à
s'épuiser. Une seule injection suffit pour arrêter la rechute.
La sérothérapie employée dès le début jugule la maladie. En
24 heures, on voit disparaître l'intoxication, les coliques, les
selles sanglantes, le nombre des évacuations tombe rapidement.
On connaît les beaux résultats obtenus chez l'adulte par VAIL-
LARD et DOPTER ; ils sont analogues chez l'enfant : j'ai employé
la sérothérapie avec un effet immédiat et définitif dans 3 cas :
chez un nourrisson de 3 mois, chez un enfant d'un an et demi[1],
chez un autre de 4 ans. HAUSHALTER a eu raison, par le sérum,
d'une dysenterie chronique qui avait résisté à tous les traitements chez un enfant de 7 ans.

Les accidents de la sérothérapie sont analogues avec le
sérum antidysentérique qu'avec le sérum antidiphtérique.
En cas de petite épidémie familiale, on peut faire des injections
préventives. Le sérum antidysentérique n'a aucune action sur
la dysenterie amibienne.

La sérothérapie doit être employée dans la dysenterie aussi
systématiquement que dans la diphtérie. Il y a des cas où le
sérum fait défaut, d'autres où il échoue, tels la dysenterie
amibienne qui est exceptionnelle, et les pseudo-dysenteries
dues à un bacille autre que celui de SHIGA. C'est pour ces faits
qu'il faut revenir aux traitements anciens : ipéca à la brési-
lienne ; calomel à doses filées, sulfate de soude. Si l'ipéca n'est
pas toléré en ingestion, on le donnera en lavage intestinal
(2 à 4 gr. infusés dans 1 litre d'eau) ou en lavement (0,25 à
0 gr. 50) pour 1 litre d'eau ; on peut renouveler tous les jours.
De même, on donnera le calomel 1 centigramme, 3 à 4 fois par
jour, le sulfate de soude (2 à 4 gr.) 3 à 4 fois par jour, et on
répètera quotidiennement jusqu'à transformation des selles. On

[1] Voir KARIM-KHAN, *La dysenterie*, Th. de Lyon, 1908.

a eu recours aussi aux lavements d'eau oxygénée (ROCAZ, ROGER, HUTINEL) Voici la formule de Roger :

Eau oxygénée.	50 à 100 gr.
Chlorure de sodium	5 gr.
Phosphate de soude	3 —
Bicarbonate de soude.	0.50 cg.
Eau bouillie	q. s. pour 1 litre

Chaque jour 2 ou 3 lavements de 150 à 250 grammes.

La médication symptomatique comprendra les applications chaudes sur l'abdomen, les préparations opiacées (laudanum ou morphine) et les lavements d'eau très chaude (45 à 50°) qui combattent assez bien les faux besoins.

Le régime comprendra surtout des féculents, eau de riz, potages avec farines de riz, d'orge, d'avoine, etc. Il ne faut donner les matières protéiques qu'avec prudence. Cependant, beaucoup d'auteurs conseillent le lait. Lors de la convalescence, s'il persiste de la diarrhée, on aura recours au bismuth, au tannigène ; s'il y a de la constipation, on prescrira un lavement ou un purgatif léger, une cuiller à café d'huile de ricin. Parfois, si la dysenterie laisse derrière elle une diarrhée tenace, on aura recours aux lavements de ratanhia ou de nitrate d'argent (solution à 0,50-1 p. 1.000). Mais je rappelle que le meilleur traitement dans ces cas est encore la sérothérapie.

La reprise de l'alimentation doit se faire avec prudence, comme dans les infections digestives banales.

ARTICLE V

INVAGINATION INTESTINALE

L'invagination intestinale est constituée par la pénétration d'un segment de l'intestin dans le segment voisin.

1° Anatomie pathologique. — L'invagination se fait dans le sens du courant fécal (*descendante*), plus rarement en sens inverse (*ascendante*). Elle est *simple*, exceptionnellement *double*

ou même *triple*, la partie qui est le siège de l'invagination s'en-
fonçant tout entière dans un autre segment de l'intestin. On
comprend la difficulté de la réduction dans ces cas.

L'invagination chez les enfants est le plus souvent *iléo-cæcale*
(LEICHTENSTERN), l'iléon et le cæcum s'invaginant dans le côlon.
L'iléon peut s'invaginer seul dans le côlon, le cæcum et la valvule
de Bauhin restant en place (*variété iléo-colique*). Elle peut
être purement *colique* ou *iléale*.

La longueur de la partie invaginée varie de quelques centimètres à un mètre et davantage. JALAGUIER cite un cas où la
valvule de Bauhin fit issue à travers l'anus.

L'invagination est constituée par l'emboîtement de deux
tubes : l'un externe, la *gaine*,
dont l'orifice porte le nom de
collier, l'autre interne, le *boudin*,
dont l'orifice situé toujours au-
dessous du collet porte le nom de
tête.

Le raccordement de la tête au
collier s'opère par un repli de
l'intestin qui fait partie du boudin
et qui est en contact par sa
séreuse avec la séreuse du tube
interne, exposé par conséquent à
contracter des adhérences avec ce
dernier sur toute sa longueur ainsi
qu'au niveau du collier, répondant par sa face muqueuse à la
muqueuse de la gaine. Avec le
boudin pénètre dans la gaine une
partie du mésentère qui limite sa
descente et par ses tiraillements
le recourbe en arrière. Toute

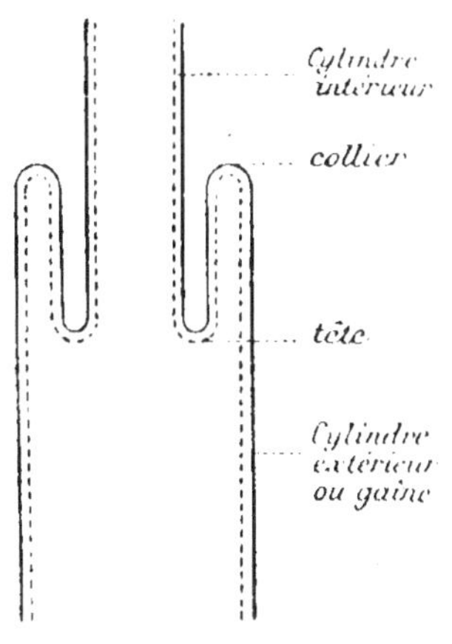

Fig. 58.

Schéma de l'invagination intestinale : on voit entre la tête
et le collier l'adossement de
deux séreuses (en lignes
continues), et des deux muqueuses (en lignes pointillées).

l'évolution de la maladie dépend de l'action qui va s'exercer
sur le boudin de la part de la gaine et particulièrement du
collier. Le collier représente, en effet, un véritable anneau de
compression et d'étranglement qui agit sur le mésentère du

boudin et sur la circulation de cette portion de l'intestin. Dans la plupart des cas, il se produit rapidement de la congestion, de la stase veineuse, de l'œdème, des lésions inflammatoires, ulcéreuses ou gangréneuses du boudin. La gangrène en masse du boudin est parfois suivie de l'élimination complète du fragment invaginé.

C'est là un procédé de guérison, à condition qu'il y ait des adhérences solides entre le boudin et le collier, mais il se fait presque toujours ultérieurement un rétrécissement grave de l'intestin par suite de la rétraction du tissu cicatriciel formé par ces adhérences. Dans la plupart des cas, la gangrène se propage à la gaine, et elle s'étend plus ou moins loin en amont de l'invagination sur le cylindre intérieur. Il se produit alors une péritonite rapidement mortelle. Au-dessous de l'invagination, l'intestin est sain, affaissé, contient souvent du mucus et du sang, lequel provient des transsudations ou des ulcérations du boudin. Au-dessus, l'intestin est souvent enflammé, rarement dilaté comme dans l'étranglement vrai, car la lumière du boudin n'est pas absolument oblitérée comme celle d'une anse intestinale étranglée.

Le temps qui s'écoule entre le début de l'invagination et l'apparition de la gangrène est très variable suivant les cas. JALAGUIER considère la gangrène comme probable au bout de quatre jours ; BROCA a vu l'intestin sphacélé trente heures, FOCHIER deux jours après le début des accidents. Il ne peut y avoir aucune règle fixe à ce sujet. La rapidité de la gangrène dépend du degré de constriction, de la longueur de l'invagination et du degré de virulence des germes contenus dans l'intestin. Par contre, RAFINESQUE a décrit des cas d'invagination susceptibles de durer plusieurs semaines et dont le boudin ne s'enflammait ou ne se gangrénait que tardivement.

2° Etiologie. — L'invagination est due à la propulsion d'une partie de l'intestin dans une autre partie relativement plus large et plus immobile.

Cette propulsion peut être réalisée par l'action de la pesanteur sous l'influence d'un bol fécal oblitérant, d'un polype, d'un gonflement de la muqueuse. Le plus souvent, c'est une action brusque exercée sur un segment de l'intestin, qui détermine l'invagination · ainsi agissent l'augmentation soudaine de la tension abdominale dans les secousses de toux, les efforts ; ainsi agissent encore les pressions localisées, comme dans les chutes sur l'abdomen, la position couchée, le ventre de l'enfant reposant sur les bras des parents.

Parfois l'invagination est due à des contractions péristaltiques violentes, provoquées par les secousses verticales imprimées à l'enfant (LEICHTENSTERN), ou encore par les coliques, l'entérocolite, les purgations.

On a signalé chez l'enfant, comme causes prédisposantes, une laxité plus grande du tissu péricæcal, une mobilité plus marquée de cæcum, la faiblesse des fibres musculaires de l'intestin, le relâchement fréquent du gros intestin chez les enfants nourris au biberon.

CAVAILLON et ANCEL [1], dans leurs recherches anatomiques, ont montré qu'il existe pour le fœtus et le jeune enfant une disposition physiologique des attaches du cæcum qui explique la mobilité de ce dernier. En effet, 48 % des fœtus ont le cæcum flottant au bout du mésentère commun, 83 % des adultes ont au contraire le cæcum plus ou moins fixé dans la fosse iliaque. CAVAILLON et LERICHE [2] ont invoqué ce type fœtal ou infantile du cæcum flottant comme la cause prédominante des invaginations iléo-cæcales, les autres causes mentionnées n'ayant qu'un rôle accessoire. Toutes ces conditions expliquent la prédilection de l'invagination, surtout dans la variété iléo-cæcale, pour le nourrisson (LEICHTENSTERN, TRÈVES). On a cité des cas congénitaux, à quinze jours, mais c'est surtout dans les six premiers mois qu'on observe l'invagination. Elle se montre assez souvent jusqu'à cinq ans. Elle est plus fréquente chez les garçons que chez les filles. Certaines races y sont plus prédisposées, elle est plus commune en Amérique qu'en Europe.

[1] CAVAILLON et ANCEL, *Sur le cæcum flottant et le processus d'accolement du péritoine cœcal*, Lyon méd. 1907.

[2] CAVAILLON et LERICHE, *Des conditions anatomiques nécessaires à la production des invaginations iléo-cœcales*, Sem. méd. 1907.

3º Symptômes. — L'invagination intestinale se présente en clinique sous une forme aiguë et sous une forme chronique. La première est la règle chez le nourrisson. Dans la seconde enfance, la crise aiguë terminale est souvent précédée d'une période plus ou moins longue pendant laquelle l'enfant souffre d'accidents en apparence bénins qui rentrent dans la forme chronique. Mais il est rare d'observer la maladie à ce moment, et l'on peut dire que l'invagination chronique, telle qu'on la rencontre chez l'adulte, est exceptionnelle chez l'enfant..

a. *Forme aiguë*. — Le début se fait brusquement, en pleine santé, ou à la suite de quelques troubles gastro-intestinaux.

La *douleur* est le premier symptôme. Elle est généralement paroxystique, ayant le caractère de coliques qui se renouvellent à des intervalles de quelques minutes, et durent également peu. Il est plus rare d'observer une douleur continue tant que l'invagination n'est pas compliquée de péritonite.

Le siège de cette douleur ne peut être précisé que chez les enfants âgés, ils la localisent alors ordinairement dans la fosse iliaque droite ou dans la région du flanc droit ; lorsque l'invagination s'étend loin, la douleur peut aussi être ressentie à gauche.

Les *vomissements* apparaissent généralement dès le début. D'abord alimentaires, ils deviennent bientôt bilieux ; parfois ils sont plus ou moins teintés de sang ; ils sont rarement fécaloïdes. Les vomissements sont généralement fréquents, dans l'occlusion aigue des nourrissons. Dans la seconde enfance ils s'espacent davantage, ne se reproduisant qu'une fois ou deux par 24 heures. Ils deviennent plus fréquents à la période tardive où la péritonite est constituée.

Les *selles sanglantes* sont le troisième symptôme capital de l'invagination aiguë. Habituellement, l'enfant a des épreintes, du ténesme, et il rend des selles peu abondantes composées presque exclusivement de sang rouge ou de glaires sanguinolentes. Parfois, surtout dans la seconde enfance, les selles renferment aussi des matières plus ou moins diarrhéiques. En tout cas il faut bien noter que l'invagination ne produit généralement pas une occlusion complète de l'intestin : l'émission des gaz reste possible.

L'*examen du ventre* montre que celui-ci est ordinairement peu ou pas météorisé tant que l'invagination n'a pas produit de péritonite. Au moment des douleurs, la paroi abdominale se rétracte et le ventre devient dur, mais lorsque vient l'accalmie, le ventre s'assouplit et le palper devient possible. Celui-ci permet de sentir dans la moitié des cas environ, une tumeur abdominale qui occupe la région du flanc droit. Souvent cette tumeur reproduit assez bien la forme allongée du côlon ascendant; mais parfois en raison de la grande mobilité du cæcum chez certains enfants, on voit la tumeur se rapprocher plus ou moins de l'ombilic, présenter une forme plus ou moins régulièrement arrondie, et avoir une mobilité surprenante.

Le *toucher rectal* qu'il ne faut jamais négliger lorsqu'on soupçonne une invagination, permet d'atteindre la tête de l'invagination lorsque celle-ci se rapproche assez de l'anus. Elle donne au doigt la sensation d'une tumeur conique ressemblant un peu à un col utérin; sa consistance est assez résistante, mais sa surface est fougueuse; l'orifice de l'intestin est généralement dévié du côté du mésentère au point qu'il est parfois difficile de l'atteindre. A la période ultime où le boudin est sphacélé, il donne alors une sensation toute différente de masse molle, flasque, ressemblant à des membranes.

b. *Forme chronique.* — Dans cette variété, l'invagination se développe lentement et insidieusement. Elle est caractérisée par des douleurs qui surviennent à des intervalles irréguliers, parfois assez éloignés, sous la forme de coliques généralement localisées dans le côté droit. Ces douleurs sont accompagnées assez souvent de vomissements. Dans l'intervalle des crises, le malade ne ressent rien, mais il présente souvent des troubles intestinaux, de la constipation alternant avec des crises de diarrhée fétide.

L'examen du ventre montre dans la plupart des cas une tumeur qui siège généralement dans le flanc droit. C'est une masse plus ou moins cylindrique, allongée dans la direction du gros intestin, mobile, de consistance assez dure. On sent parfois cette tumeur changer de forme et de consistance pendant les contractions intestinales.

Dans le tiers des cas environ, l'invagination vient jusque dans le rectum ; on peut alors la sentir par le toucher rectal, ou même la voir prolaber à travers l'orifice anal.

4° Evolution, pronostic. — L'évolution presque constante de l'invagination intestinale se fait vers la péritonite par perforation qui entraîne bientôt la mort. Il y a des cas suraigus, dans lesquels la terminaison se fait en quelques heures ; ils se rencontrent surtout chez les nourrissons.

Dans les formes aiguës de la seconde enfance la maladie dure environ 8 jours, mais à partir du 4e ou 5e jour, les signes de la péritonite prennent le pas sur ceux de l'invagination.

Les variétés subaiguës et chroniques sont rares chez l'enfant; elles aboutissent généralement à un épisode aigu au bout de 1 mois à 1 an, après les premiers symptômes.

La guérison spontanée par désinvagination de l'intestin ne semble pas impossible dans les premières périodes de l'affection ; mais il est difficile d'établir sa fréquence. En effet, les simples colites peuvent donner des symptômes ayant une grande analogie avec ceux de l'invagination, et comme la guérison spontanée n'est possible qu'au début, avant l'établissement de symptômes bien caractérisés, on peut toujours garder un doute sur la réalité de l'invagination.

L'élimination spontanée du boudin invaginé, suivie de guérison, est aussi très exceptionnelle (2 fois sur 103 cas, WIGGIN); elle ne met pas fin d'ailleurs à tous les accidents, car elle est suivie presque toujours d'un rétrécissement cicatriciel grave de l'intestin.

Le pronostic de l'invagination est donc des plus sombres lorsque l'affection est à la période d'état. Nous allons voir de plus que le traitement n'a des chances sérieuses de succès que s'il est appliqué d'une façon précoce, avant l'établissement de la péritonite. Il est donc de toute importance de faire de bonne heure le diagnostic de l'invagination intestinale.

5° Diagnostic. — A la période aiguë, ce diagnostic est facile, lorsque le tableau clinique est complet, et particulièrement lorsqu'on sent le boudin par le palper abdominal ou le toucher rectal et qu'on a pu constater des selles sanglantes bien nettes. Chez les nourrissons, une seule affection pourrait prêter à la confusion, c'est la *colite* dans les formes où elle s'accompagne de crises douloureuses et de selles sanguinolentes. Celles-ci n'ont pas toutefois la même abondance ni la même continuité que dans l'invagination ; les crises douloureuses sont plus espacées, enfin l'altération de l'état général est moins rapide. En cas de doute, il convient d'attendre quelques heures en surveillant l'enfant de près : s'il s'agit d'une invagination, l'aggravation progressive des symptômes ne tarde pas à établir le diagnostic.

Celui-ci devient très difficile lorsqu'il n'y a pas de selles sanglantes. Il faut éliminer d'abord la *simple coprostase* qui provoque parfois des coliques expulsives violentes, mais dans ce cas, on sent toujours par le palper abdominal ou par le toucher rectal une masse volumineuse, dépressible, dont il est facile de reconnaître la nature stercorale. Il faut penser ensuite à toutes les causes d'occlusion intestinale chez l'enfant : *diverticule de* MECKEL, *brides péritonéales, hernies internes*, etc. On peut remarquer à ce point de vue que l'invagination ne produit généralement pas une occlusion complète, et que le ballonnement du ventre ne s'établit que tardivement, lorsqu'il y a de la péritonite. Mais dans la plupart des cas le diagnostic ne peut être tranché que par la laparotomie qui s'impose dès que le diagnostic d'occlusion est posé.

Lorsque la *péritonite* est déclarée, les signes propres à l'invagination disparaissent ; on peut les retrouver dans les anamnestiques, mais cette recherche n'a pas grande importance pratique, car c'est alors la péritonite qui dicte les indications du traitement.

Le diagnostic de l'*invagination chronique* est le plus souvent difficile. Les symptômes sont ceux d'un rétrécissement quelconque de l'intestin, et la tumeur ressemble beaucoup à celle que donnent les *formes localisées* et *hyperplasiantes* de la *tuberculose intestinale*. Là encore c'est souvent la laparotomie qui seule permet d'obtenir une certitude.

6° Traitement. — Le traitement est médical et chirurgical :

a. *Traitement médical.* — Le traitement médical peut être tenté dans les premières heures après le début des accidents, à la condition de l'appliquer avec douceur, et de ne pas prolonger son emploi au delà de 6 à 8 heures. Il ne réussit en effet que dans des cas relativement rares ; or l'intervention chirurgicale n'a des chances sérieuses de succès que si elle est faite de bonne heure, avant l'établissement des adhérences et de lésions graves de l'intestin ; de plus les manœuvres du traitement médical choquent et affaiblissent l'enfant qui se trouve ensuite dans des conditions défavorables pour supporter l'intervention.

Le traitement médical comprend l'emploi de l'opium, du massage, des injections rectales :

1° L'*opium* calme la douleur, immobilise l'intestin, arrête par là même les progrès de l'invagination et sert de prélude aux moyens mécaniques, qui tous agissent en sens inverse des contractions péristaltiques.

2° Le *massage* consiste à saisir la tumeur, à l'immobiliser, à essayer de la réduire par des effleurages et des pressions pratiquées en sens inverse de l'invagination. Il faut procéder doucement, comme dans une hernie étranglée. MAISS de BRIEG, HARDER [1] ont cité trois cas de guérison par cette méthode. Le massage est souvent combiné aux procédés suivants :

3° Les *injections rectales* sont pratiquées au moyen de gaz, de liquides, ou sous forme de lavements électriques.

α) Dans les *injections gazeuses,* on injecte lentement de l'air ou de l'hydrogène (SENN) avec un soufflet ou des appareils qui permettent de graduer la pression. On s'est servi aussi de liquides effervescents, eau de seltz, potion de Rivière (WILLIAMS).

β) Les *injections liquides* se font avec de l'eau salée (FOREST), glacée (MONTI), tiède (WIDERHOFER), au moyen d'une seringue ou d'un bock tenu à une certaine hauteur. L'injection est poussée lentement. Sa quantité a beaucoup varié. HERZ introduisait 3 à 5 litres. JALAGUIER conseille avec WIGIN de ne pas dépasser un mètre de pression et 3/4 de litre comme quantité.

---

[1] HARDER, *Rev. des mal. de l'Enfance*, 1894.

γ) Dans l'administration des *lavements électriques,* on a employé le faradisme et le galvanisme. Boudet de Paris recommande de remplir le rectum d'eau salée mise en communication par un mandrin recouvert d'une sonde isolante avec le pôle positif, le pôle négatif de la pile étant placé sur l'abdomen. Barthez et Sanné rapportent quatre cas de guérison par ce procédé.

Le traitement médical ne peut être employé que dans les premières heures qui suivent l'invagination.

Les manœuvres qu'il comporte doivent être faites sous-anesthésie, le patient étant inversé, c'est-à-dire placé de façon que l'abdomen ait une position élevée par rapport aux épaules et à la tête. Elles sont pratiquées sans brusquerie, sans violence. On a signalé, à leur sujet, des déchirures de l'intestin, des succès apparents avec persistance des phénomènes. Le traitement médical est impuissant contre les invaginations élevées et contre celles qui présentent des adhérences. Si on ne réussit pas rapidement, il fait perdre un temps précieux, car la gangrène du boudin est parfois rapide, trente heures (Broca). S'il n'y a pas amélioration rapide, mieux vaut recourir d'emblée à l'intervention chirurgicale.

b. *Traitement chirurgical.* — Nous avons dit qu'il doit être précoce ; en effet, il a pour but de désinvaginer l'intestin avant que les adhérences soient formées. Plus tard, on est obligé de faire des résections intestinales étendues dans un péritoine infecté, aussi la guérison devient-elle tout à fait rare.

Il faut faire une laparotomie médiane, même si l'on sent nettement un boudin dans le flanc droit : on ignore en effet l'étendue de l'invagination et les manœuvres commencées à droite doivent quelquefois se poursuivre jusque dans le flanc gauche. Chez les nourrissons, l'incision de la paroi doit être courte, juste suffisante pour passer deux doigts. On évite ainsi l'éviscération qui complique beaucoup l'opération. Après avoir reconnu la masse de l'invagination, on tâche de l'amener au dehors, on examine soigneusement l'intestin, et, s'il paraît suffisamment sain, on essaie de désinvaginer. Cette opération doit se faire par pression et jamais par traction. On saisit l'intestin à pleine main et on repousse peu à peu la tête de l'invagination vers le collet. Si celui-ci n'est pas trop serré, et s'il n'y a pas d'adhérences, on parvient sans trop de peine à rétablir les choses dans un état normal. Il faut alors s'assurer qu'il n'y a pas sur l'intestin invaginé une lésion anatomique, polype ou rétrécissement pouvant occasionner une récidive.

Lorsque la désinvagination n'est pas possible par suite des adhérences ou du sphacèle de l'intestin, la résection reste la seule ressource. Il faut ici distinguer le cas suivant que le cylindre engainant est encore intact, ou bien qu'il est lui-même sphacélé ou perforé. Dans le premier cas, on peut employer le procédé de MAUNSELL, qui consiste à inciser le cylindre engainant pour atteindre le boudin invaginé par une véritable taille : celui-ci est alors sectionné, on fait l'hémostase du mésentère et une suture des deux tranches de section intestinale accollées, puis on suture l'incision du cylindre engainant. Cette opération relativement simple et rapide a donnée des succès ; elle est malheureusement rarement applicable dans les invaginations aiguës de l'enfance, où le sphacèle s'étend rapidement au cylindre engainant, et parfois même à la partie de l'intestin située en amont de l'invagination. On est alors contraint de faire une résection totale et étendue, suivie d'entérorraphie circulaire, opération très grave, dont les suites sont presque toujours fatales. C'est pourquoi il faut insister sur l'utilité d'un diagnostic rapide et d'une intervention précoce, car c'est là, dans la plupart des cas, la seule planche de salut.

WIGIN a noté une mortalité de 84 % avant 1889 et de 22 % depuis cette époque, grâce à l'intervention précoce et aux progrès généraux de la chirurgie.

ARTICLE VI

TUBERCULOSE GASTRO-INTESTINALE

ET DES GANGLIONS MÉSENTÉRIQUES

Nous réunissons dans une description commune la tuberculose gastro-intestinale et celle des ganglions mésentériques, en faisant remarquer que les adénopathies caséeuses du mésentère peuvent être associées à des lésions minimes de l'intestin, de façon à constituer une forme presque indépendante de la tuberculose abdominale. Nous ne parlerons pas de la tuberculose de l'estomac dont on a cité quelques faits exceptionnels. Le seul point intéressant à ce sujet résulte des travaux de FERNAND ARLOING qui a montré que l'estomac ne s'infecte que par la voie sanguine et non par un contact direct des bacilles de KOCH.

1° Anatomie pathologique. — On retrouve dans le tube digestif les trois formes de tuberculose que nous avons signalées à propos des voies respiratoires : la forme granulique, la forme ulcéreuse et la forme ganglionnaire.

a. *Forme granulique.* — La forme granulique est caractérisée par la dissémination de granulations grises dans les méninges, les poumons, la rate, les reins, le foie, plus rarement sur la muqueuse digestive.

b. *Forme ulcéreuse.* — La forme ulcéreuse rappelle la phtisie commune des poumons ; elle se traduit par les ulcérations classiques situées dans la région de l'intestin qui correspond au bord opposé à l'insertion du mésentère ; ces ulcérations sont à direction transversale, à bords décollés, à fond grisâtre semé de granulations ou de tubercules crus ; elles s'associent à une lymphangite sous-séreuse qui dessine de minces cordons blanchâtres, à la surface péritonéale, et à une adénopathie mésentérique. Ces ulcérations sont rares dans l'estomac, la partie supérieure de l'intestin, elles se montrent surtout dans les derniers segments de l'iléon. Les ulcérations sont précédées de l'apparition de tubercules qui se ramollissent et occupent tantôt les follicules lymphatiques, tantôt la muqueuse. Les ulcérations tuberculeuses de l'intestin coexistent souvent avec des lésions banales de l'intestin, catarrhe, et de la péritonite tuberculeuse.

Chez l'enfant, plus rarement que chez l'adulte, la tuberculose intestinale peut être atténuée et créer des lésions locales qui se traduisent par des syndromes spéciaux. C'est ainsi qu'on a décrit des *appendicites tuberculeuses* avec ou sans suppuration périappendiculaire, de la *tuberculose hypertrophique du cæcum* et de la fin de l'iléon, caractérisée par une sclérolipomatose des parois, des adhérences péritonéales et la caséification des ganglions péricœcaux, le tout formant une véritable tumeur. Les ulcérations intestinales peuvent se cicatriser, se rétracter, ou donner lieu à une cicatrice exubérante chéloïdienne ; ainsi se constituent des sténoses qui sont souvent multiples et dont BÉRARD et PATEL ont rapporté plusieurs cas chez l'enfant. La sténose peut aussi être le fait d'une tuberculose hypertrophique, ou d'une sclérose pariétale formant virole. Dans tous les cas de sténose, le segment sus-jacent est dilaté, congestionné, hypertrophié (CAVAILLON et LERICHE) [1], le segment sous-jacent est atrophié et blanchâtre ; il y a souvent des ulcérations multiples à différentes stades de développement et une réaction du péritoine et des ganglions. Parfois, l'intestin se perfore, crée une fistule pyo-stercorale *(forme entéro-péritonéale)*.

c. *Forme ganglionnaire.* — Dans la forme ganglionnaire pure, analogue à l'adénopathie trachéo-bronchique, les ganglions mésentériques semés ou infiltrés de granulations se transforment ultérieurement en une masse blanc jaunâtre, caséeuse, homogène, opaque, qui arrive à s'infiltrer de sels calcaires. Les lésions intestinales sont peu marquées ou même font défaut. Souvent on constate des lésions péritonéales.

2° **Étiologie.** — La tuberculose intestinale est habituellement secondaire. BAGINSKY ne l'a observée dans sa forme primitive que 14 fois sur 5.448 vérifications anatomiques. Elle coexiste avec les tuberculoses avancées d'autres organes dans plus du tiers des cas (HAMBURGER et SLUKA). Sa fréquence augmente surtout à partir de la troisième année. (WIDERHOFER). La tuberculose intestinale du nourrisson est une rareté. Pour les ganglions mésentériques, leurs lésions accompagnent celles de l'intestin, du péritoine, mais elles peuvent exister indépendamment des précédentes. Nous avons déjà dit à propos de la tuberculose en général, qu'elles étaient incomparablement moins fréquentes

---

[1] CAVAILLON et LERICHE, *Etude du segment sous-jacent à une sténose intestinale*, Rev. de gynécol. 1907

que les adénopathies tuberculeuses médiastinales. On a même
voulu faire de cette constatation une objection à la théorie de
BEHRING qui croit que la tuberculose pénètre dans l'organisme
par la voie digestive, chez l'enfant nourri d'un lait provenant
de vaches tuberculeuses. Nous avons vu au chapitre de la tuberculose, que de nombreux travaux ont démontré que les bacilles
tuberculeux traversaient l'intestin et même les ganglions mésentériques sans créer de lésions apparentes et se fixaient définitivement dans les ganglions bronchiques que WELEMINSKI
considère comme un cœur lymphatique.

La forme granulique est due à une infection aiguë du sang
déterminée par l'absorption de bacilles virulents au niveau d'un
vieux foyer (ganglions trachéo-bronchiques, tuberculose osseuse), etc. Elle est rare chez le nourrisson, se montre surtout
à l'âge de la méningite ou de la granulie à forme typhoïde.

La tuberculose ulcéreuse est due habituellement à une auto-
infection provenant de la déglutition de crachats contenant des
bacilles de Koch. Elle est dans ces cas consécutive à la phtisie
pulmonaire et ne se montre guère que dans la seconde enfance.
Parfois, c'est un lait provenant d'une vache tuberculeuse, avec
mammite spécifique, qui produit l'inoculation de l'intestin
(voir à ce sujet la tuberculose en général). Cependant des vaches
tuberculeuses, sans lésion mammaire, peuvent donner un lait
bacillifère (MOHLER, MOUSSU). Dans ces cas, pour que la tuberculose se greffe sur l'intestin, il faut des conditions locales
favorisantes : constipation, lésions antérieures de l'intestin.
C'est l'analogue de ce qui se passe dans le poumon qui ne manifeste sa réceptivité qu'à la suite d'une rougeole ou d'une coqueluche. KOCH prétend que la tuberculose bovine, distincte de la
tuberculose humaine, ne peut conférer cette dernière. Cette
opinion a été rejetée par la plupart des expérimentateurs ;
d'où la nécessité de ne donner que du lait bouilli. La crème, le
beurre, le fromage, sont plus rarement les véhicules du contage.

La femme tuberculeuse ne doit pas nourrir, bien que l'action
contagionnante de son lait ne soit pas démontrée. Le simple
contact répété avec l'enfant suffit d'ailleurs à tuberculiser ce
dernier. L'ingestion de bacilles provenant d'une lésion tuber-

culeuse de la bouche chez la nourrice, provoque directement
la tuberculose intestinale du nourrisson (DEMME, MARFAN).

Lorsque l'apport des germes tuberculeux ne se fait pas d'une
façon continue ou en trop grande abondance, les bacilles sont
absorbés par les lymphatiques et s'arrêtent dans les ganglions
mésentériques (WEIGERT, CORNET). Nous avons vu un phénomène semblable se produire au niveau des bronches. La tuberculose ganglionnaire se montre aussi bien chez le nourrisson
que chez l'enfant sevré, elle est toutefois plus rare chez le
premier.

3° Symptômes. — Nous les étudierons dans les trois formes
anatomiques que nous venons d'établir.

a. *Tuberculose granulique*. — La tuberculose granulique n'a
pas de symptômes propres, elle fait partie du syndrome granulique ou méningitique.

b. *Tuberculose ulcéreuse*. — La tuberculose ulcéreuse survient
chez un phtisique ou constitue la première localisation de la
tuberculose. Secondaire, elle ajoute aux symptômes de la phtisie
quelques troubles digestifs, diarrhée mêlée de pus, parfois
striée de sang, coliques, intolérance des médicaments, amaigrissement plus rapide.

Primitive, elle est rare, se voit surtout chez le nourrisson.
Elle prend l'aspect d'une entérite chronique, rebelle à toute
médication et aboutit à une cachexie rapide. Elle se complique
comme toute entérite chronique, de poussées aiguës. En l'absence de toute autre localisation tuberculeuse, on se basera,
pour la reconnaître, sur le caractère des selles mêlées de pus et
de sang, fétides, grisâtres, parfois noirâtres, sur la présence des
bacilles de KOCH (bien que ceux-ci puissent se montrer dans les
selles par la déglutition de crachats bacillifères), sur la température irrégulière, l'émaciation extrême, les réactions à la tuberculine. Les formes localisées, appendicite, tuberculose hypertrophique du cæcum sont rarement observées chez l'enfant.
Quant aux sténoses, elles se traduisent par le syndrome de
KOENIG : léger météorisme persistant qui laisse apercevoir un
péristaltisme violent toujours dirigé dans le même sens, naissant

et mourant aux mêmes endroits, le tout accompagné de douleurs et de bruits musicaux. Après quelques phases de répit, si on n'intervient pas, la mort arrive par occlusion intestinale ou par rupture de l'intestin.

En dehors des sténoses on a signalé le spasme simple (BARD) et l'invagination (BÉRARD), un segment intestinal contracturé au niveau d'un ulcère irritable se télescopant dans une zone dilatée sous-jacente.

c. *Tuberculose ganglionnaire*. — La forme ganglionnaire est souvent latente. Les voies lymphatiques ne sont pas oblitérées (CRUVEILHIER) et les bacilles restent souvent murés dans la coque fibreuse périganglionnaire. Il va de soi que les ganglions du mésentère aussi bien que ceux des bronches peuvent, à un moment donné, provoquer l'explosion d'une granulie. L'adénopathie mésentérique primitive donne habituellement lieu aux symptômes des tuberculoses latentes : pâleur, émaciation, poussées fébriles, etc... On a cependant signalé des cas sans modification de la sante générale.

Les troubles fonctionnels sont beaucoup moins marqués que dans l'anénopathie trachéo-bronchique, car les ganglions mésentériques disposant de larges espaces et contigus à des organes mobiles, n'ont aucune tendance à comprimer les tissus voisins. Parfois cependant le ramollissement des ganglions peut donner lieu à des communications avec l'intestin ou avec le péritoine.

Les signes physiques sont également très effacés. A moins que la masse des ganglions n'atteigne un grand volume, on la sent difficilement à travers la paroi abdominale. On arrive quelquefois à la reconnaître par le toucher rectal.

CARRIÈRE a de nouveau appelé l'attention sur les résultats obtenus par une palpation méthodique.

L'adénopathie mésentérique, décrite autrefois sous le nom de *carreau*, était très largement dotée au point de vue symptomatique, car on rapportait à cette affection, la tuberculose ulcéreuse de l'intestin, la péritonite tuberculeuse, le gros ventre des dyspeptiques rachitiques.

4° Diagnostic. — Le signe certain dans la tuberculose ulcéreuse est la constatation des bacilles de Koch dans les selles. Dans sa forme primitive, elle se confond souvent avec la *colite ulcéreuse du nourrisson.*

La localisation de la tuberculose au niveau de l'appendice crée une variété de cette affection, l'*appendicite spécifique* qui est associée souvent à la péritonite localisée de même nature, et susceptible de débuter d'une façon aiguë comme une appendicite simple.

La tuberculose des ganglions mésentériques doit être distinguée de la *péritonite tuberculeuse,* dont les indurations sont plus superficielles, plus étalées, et qui s'accompagne d'ailleurs d'autres phénomènes caractéristiques. Toutes les tumeurs abdominales, *sarcomes du rein, tumeurs stercorales,* etc., s'en différencient très aisément.

5° **Pronostic**. — Le pronostic est fatal, dans la forme granulique, très grave dans la forme ulcéreuse secondaire à la tuberculose pulmonaire ; grave, mais susceptible d'amélioration dans la forme primitive. Le pronostic, tout en étant relativement moins sérieux dans l'adénopathie mésentérique, doit toujours être réservé, en raison de la généralisation possible de l'infection.

6° **Traitement**. — C'est celui de la tuberculose en général, aussi bien au point de vue prophylactique qu'au point de vue thérapeutique proprement dit : toniques généraux, séjour au bord de la mer, à la montagne, médication iodo-tannique, arsenicale, phosphatée, huile de foie de morue, s'il n'y a pas de diarrhée.

Si celle-ci existe, on aura recours au sous-nitrate de bismuth, au tannigène, à la poudre de talc à dose massive suivant la méthode de DEBOVE. L'alimentation comprendra l'usage de viande crue, de blancs d'œuf, de riz ou de crème de riz.

On insistera sur la révulsion sous forme de badigeonnages iodés sur l'abdomen, de pointes de feu, de vésicatoires volants. Les sténoses sont justiciables d'un traitement chirurgical : laparotomie exploratrice suivie, d'après les lésions reconnues et

la résistance du sujet d'entéroplastie, d'entéro-anastomose,
sur l'intestin grêle, d'exclusion par iléo-sigmoïdestomie pour le
gros intestin.

ARTICLE VII

VERS INTESTINAUX

On a rencontré chez les enfants les différents helminthes
observés chez l'adulte, tels que les ténias, les bothriocéphales,
les ankylostomes, les trichocéphales. De plus, on observe chez
eux de préférence les ascaris et les oxyures. Nous donnerons une
brève description des parasites communs à tous les âges et nous
insisterons surtout sur les ascaris et les oxyures.

§ 1. — Ténias et bothriocéphales

1º Histoire naturelle. — Les divers ténias et le bothriocéphale large (seule espèce que nous retiendrons des bothriocé-
phalidés) sont des parasites qui ont une double existence :
larvaire, dans les tissus d'un animal variable avec l'espèce,
(porc pour le tænia solium, bœuf pour le tænia saginata, souris
pour le tænia nana, poisson pour le bothriocéphale), *sexuée*
dans l'intestin de l'homme. Sous cette dernière forme, ils émettent
des œufs, tantôt libres dans les selles (bothriocéphale), tantôt
rassemblés en grand nombre dans un sac, le cucurbitain, qui
se déchire après la sortie de l'intestin (téniadés). A la phase
sexuée, qui correspond au parasitisme chez l'homme, les tænias
et le bothriocéphale sont des vers plats, rubanaires, très longs,
sauf le tænia nana. La tête grosse comme celle d'une épingle,
est munie de quatre ventouses au moyen desquelles ils se fixent
fortement à la paroi intestinale, et parfois d'un rostre entouré
de crochets. Le cou filiforme, se continue insensiblement avec
le corps ou strobile qui est composé d'une série d'anneaux de
plus en plus volumineux. Les premiers sont asexués, les suivants
se garnissent d'organes mâles, puis femelles, deviennent her-

maphrodites, se remplissent d'œufs qui finissent par occuper toute la cavité de l'anneau. Celui-ci se détache de la chaîne pour s'échapper hors de l'intestin. On le désigne sous le nom d'anneau mûr, de proglottide, de cucurbitain.

Le cucurbitain du bothriocéphale est vide, les œufs se sont éliminés au fur et à mesure de la ponte.

Le cucurbitain des tenias se détruit et abandonne les œufs qu'il renferme et qui vont contaminer les eaux, le sol, les végétaux. L'œuf est absorbé ainsi par divers animaux, porc, bœuf, souris, etc... La coque épaisse qui l'entoure est dissoute dans le suc gastrique et ainsi est mis en liberté l'embryon qu'elle contenait. Celui-ci et muni de six crochets chitineux (d'où le nom d'embryon *hexacanthe*), qui lui permettent de perforer la paroi intestinale et de se répandre dans les tissus de l'animal, où il accomplit son cycle larvaire. Il se transforme en une vésicule dans laquelle la tête s'invagine et qu'on désigne sous le nom de *cysticerque*. C'est sous cette forme qu'il repasse dans l'intestin de l'homme avec les tissus de l'animal comestible, et à ce moment la tête du cysticerque, déjà munie de ses ventouses, se dévagine et se fixe à la paroi intestinale : elle bourgeonne alors et forme peu à peu le ver adulte. Les choses vont un peu différemment pour le bothriocéphale, nous en ferons mention à propos de l'étude de ce dernier. Nous ne décrirons que les tænias solium, saginata et nana.

a. *Tænia saginata.* — Appelé aussi *médiocanellata ou inerme*. Sa tête munie de quatre ventouses n'a ni rostre, ni crochet. Il est à l'état de cysticerque chez le bœuf. Sa longeur est de 4 à 10 mètres, il est formé de 1200 à 1500 anneaux. Il se développe en deux mois environ ; aussi après l'expulsion provoquée, faut-il attendre ce laps de temps pour retrouver les proglottides, ce qui indique que la tête est restée. Le tænia saginata habite l'intestin grêle, sa tête se fixe au pylore. Les cucurbitains sont vivaces, contractiles, et peuvent s'échapper par l'anus, en dehors de la défécation. Le tænia saginata peut vivre jusqu'à quinze et vingt ans dans l'intestin. Nous parlerons de la forme des cucurbitains et des œufs à propos du diagnostic.

b. *Tænia solium* ou *armé*. — D'après GUIART, le tænia

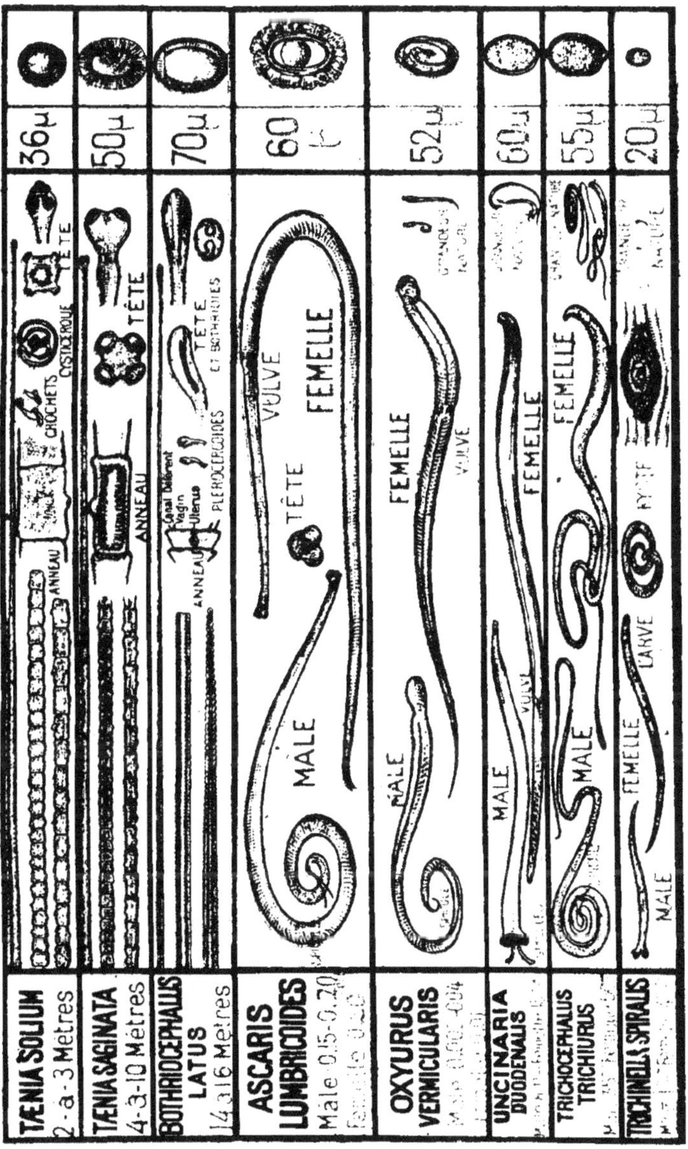
ADULTES
TABLEAU DES VERS PARASITES DE L'HOMME (Endo-Parasites)
ŒUFS
DIAMÈTRES FORMES
TÆNIA SOLIUM
2 à 3 Mètres
ANNEAU
CROCHETS
CYSTICERQUE
TÊTE
36μ
TÆNIA SAGINATA
4-3-10 Mètres
ANNEAU
TÊTE
50μ
BOTHRIOCEPHALUS LATUS
14 à 16 Mètres
ANNEAU
Canal Déférent
Vagin
Utérus
PLEROCERCOÏDES
TÊTE ET BOTHRIDIES
70μ
ASCARIS LUMBRICOIDES
Mâle 0,15-0,20
MALE
TÊTE
VULVE
FEMELLE
60
OXYURUS VERMICULARIS
MALE
FEMELLE
VULVE
52μ
UNCINARIA DUODENALIS
MALE
VULVE
FEMELLE
60μ
TRICHOCEPHALUS TRICHIURUS
MALE
FEMELLE
55μ
TRICHINELLA SPIRALIS
MALE
FEMELLE
LARVE
20μ

Fig. 59.

solium est long de 2 à 3 mètres. Sa tête plus petite que celle du tænia saginata est pourvue de quatre ventouses et d'un rostre terminal rétractile, entouré à sa base par une double couronne d'environ 25 crochets. Les anneaux sont au nombre de 800 environ. Les cucurbitains sont expulsés avec les fèces seulement et par groupes de 3 à 5. Il vit à l'état de cysticerque chez le porc (ladrerie) où il est facile à reconnaître. La ladrerie existe également chez l'homme, lorsque les œufs du tænia passent dans l'estomac par régurgitation ou par ingestion accidentelle. Ce n'est que l'absorption du cysticerque qui peut produire le ver à l'état rubanaire. Sous cette forme il se développe aussi rapidement que le tænia saginata et a la même longévité.

c. *Tænia nana*. — Le tænia nana mesure au plus 20 à 30 millimètres de long, plus souvent 15 à 20 millimètres. Il est formé de 150 à 200 anneaux. Sa tête est munie de quatre ventouses et d'un rostre rétractile, armé d'une seule couronne de crochets au nombre de 24 à 30.

Il vit à l'état de cysticerque chez le rat, la souris, le surmulot. GRASSI a montré que chez le même animal il peut affecter les deux modes de développement. Il vit dans l'intestin en troupe de centaines et de milliers d'individus (GUIART.)

d. *Bothriocéphale*. — Le bothriocéphale n'a ni ventouses, ni crochets, mais deux profondes dépressions ou bothridies, l'une à la face ventrale, l'autre à la face dorsale, qui peuvent jouer le rôle de ventouses. Les œufs sont pondus au fur et à mesure de leur formation, les cucurbitains sont vides. L'embryon hexacanthe ne possède pas de coque, mais une enveloppe ciliée qui lui permet de nager. Il vit dans l'eau, est absorbé par un poisson où il se transforme en une larve vermiforme connue sous le nom de *plérocercoïde* longue de 8 à 30 millimètres et logée dans les muscles.

Le bothriocephalus latus est long de 14 à 16 mètres, il est formé de 3.000 à 4.000 anneaux. L'hôte intermédiaire est un poisson : lotte, brochet, féra, truite, ombre, etc.

Comme il importe de distinguer d'emblée les différentes espèces que nous venons de décrire, nous allons présenter, dans un tableau que nous empruntons à GUIART (*Traité de médecine et de thérapeutique* 1906), les éléments de ce diagnostic. L'œuf du bothriocéphale est le seul qui se trouve normalement dans les selles. Les œufs du tænia solium et saginata sont renfermés dans les cucurbitains, et il faut que ceux-ci se rompent pour laisser échapper leur contenu. Ce n'est donc qu'exceptionnellement qu'il y aura lieu de rechercher les œufs de tænia dans les selles.

TÆNIA SOLIUM	TÆNIA SAGINATA	BOTHRIOCÉPHALE
Anneaux expulsés par fragments de chaînes avec les excréments.	Anneaux se détachant isolément en dehors de la défécation.	Anneaux expulsés par longs fragments.
Anneaux plus longs que larges. 12 × 6 mm.	Anneaux plus longs que larges 18 × 6 mm.	Anneaux plus larges que longs 3 × 15 mm.
Papilles génitales latérales	Papilles génitales latérales	Papilles génitales médio-ventrales.
Utérus à 13-16 branches latérales.	Utérus à 20-30 branches latérales.	Utérus en rosette.
Œuf arrondi. Diamètre = 30 μ. Constitué par une membrane épaisse et un contenu granuleux qui est l'embryon héxacanthe.	Œuf ovalaire, ayant sauf ce point, tous les caractères de l'œuf du tænia solium.	Œuf ovalaire ayant 75 μ muni d'un opercule. Membrane mince, contenu granuleux.

2° Étiologie. — Le tænia est rare chez l'enfant. Comby ne l'a observé que 70 fois sur plusieurs milliers d'enfants. Monti, de Vienne, dit que le tænia saginata est aussi commun chez l'enfant que chez l'adulte. Par contre, le tænia solium est exceptionnel, on sait d'ailleurs qu'il est moins commun qu'autrefois même chez l'adulte, et que le tænia saginata a pris peu à peu sa place, en raison de la consommation extrême, surtout à certaines périodes, de la viande de bœuf mal cuite ou crue. C'est d'ailleurs cette même cause qui provoque le tænia chez l'enfant. Le nourrisson est indemme ; ce n'est qu'à partir de deux ans que le tænia fait son apparition et sa fréquence augmente avec l'âge. Cependant le nourrisson peut être touché indirectement : tel le cas de Gagnoni[1], relatif à un enfant de 3 mois dont la mère avait un bothriocéphale. Le bébé élevé au sein, maigrissait et avait beaucoup d'éosinophiles dans son sang (17 %). La mère avait également de l'éosinophilie. L'expulsion du parasite maternel fit cesser tout trouble chez l'enfant qui était nourri par sa mère.

Le tænia nana est particulièrement fréquent chez l'enfant. Grassi, en Sicile, l'a observé chez 10 % des enfants. Il se voit surtout chez les enfants pauvres, vivant en commun, âgés de 5 à 10 ans. Il est probable qu'il se transmet par des aliments touchés par les rats.

3° Symptômes. — Les symptômes locaux : présence de cucurbitains dans les selles ou par évacuation spontanée (saginata), présence d'œufs dans les selles (bothriocéphale) n'ont rien de spécial à l'enfant. Les symptômes réflexes sont analogues à ceux produits par les nématodes et seront décrits à propos de l'ascaris. Il en est de même des symptômes généraux et toxiques, de l'éosinophilie ; on sait cependant que le bothriocéphale provoque plus volontiers une anémie pernicieuse progressive.

4° Traitement. — Drivon (*Lyon médical*, 1902) recommande de ne pas faire précéder le traitement par une purgation et la diète. Il conseille de suivre la pratique indiquée par Landouzy : la veille jusqu'à midi, manger comme à l'ordinaire ; le repas du soir sera constitué uniquement par une panade, par une soupe mitonnée aussi copieuse et aussi épaisse que possible.

La pelletiérine ne doit pas être donnée au dessous de 15 ans Drivon), l'extrait de fougère au dessous de 4 ans.

Dans les premières années, on administrera donc la graine de courge mondée, pulvérisée avec du sucre, additionnée de lait et d'eau de fleur d'oranger. La quantité de graines de courge sera d'environ 30 gr.; une heure après, donner une cuiller d'huile de ricin.

[1]. Gagnoni, Riv. di Clin. Ped. 1903

Au dessus de 4 ans, on donnera l'extrait éthéré de fougère mâle, 0 gr. 50 par année d'âge. Cette substance est fort désagréable à prendre, elle a une odeur vireuse, une saveur brûlante, M. AUBERT, pharmacien de la Charité à Lyon, a préparé pour moi le mélange suivant :

Extrait éthéré de fougère mâle . .	0 gr. 50 par année d'âge
Gomme	5 —
Eau	80 —
Emulsionner dans un mortier, puis ajouter	
Eau de fleur d'oranger.	20 —
Sirop d'orgeat	50 —

Ce mélange est assez dilué pour atténuer la saveur brûlante de l'extrait de fougère et aromatisé de façon à modifier son odeur vireuse. On le donnera en 2 ou 3 fois; une heure après, une cuiller ou deux d'huile de ricin.

Chez les enfants un peu grands, on donnera des capsules DUHOURCAU ou CRÉQUI.

Formule DOUHOURCAU :

Extrait éthéré de fougère mâle	1 gr. 50
Chloroforme.	3 à 6 gr.
Huile de ricin	4 à 5 —
Huile de croton.	1/2 goutte

Faire 12 capsules à enveloppe de gélatine. Prescrire autant de capsules que l'enfant compte d'années, plus une.

Formule CRÉQUI :

Extrait éthéré de rhizome frais de fougère mâle .	8 gr.
Calomel à la vapeur	0 80 gr.

Faites 16 capsules à enveloppe de gélatine. Les prendre le matin à jeun de 5 en 5 minutes, avec un peu d'eau ; une capsule par année d'âge.

Chez les grands enfants on peut enfin user de la pellétiérine.

Formule TANRET :

Sulfate de pelletiérine	0 gr. 30
Tannin	0 — 50
Sirop	25 à 30 gr.

C'est là la dose correspondante à un adulte de 70 Kg.; on réduira la dose en proportion du poids de l'enfant; encore ne doit-on donner la pelletiérine qu'à la fin de l'enfance. La dose est prise en une fois : on lave la bouche avec de l'eau sucrée que le malade absorbe également. Le patient se couche, les yeux bandés, évitant tout mouvement. Trois quarts d'heure après, on donne de l'huile de ricin. Quel que soit le tænifuge, le malade devra attendre d'avoir un besoin impérieux et ira à la selle dans un vase rempli aux trois quarts d'eau tiède. Enfin, si on ne trouve pas la tête du tænia, il faut attendre deux ou trois mois, le retour des cucurbitains avant de tenter un nouveau traitement. GUIART a traité les cestodes comme les nématodes par le thymol. Son élève GRAZIANI a eu de bons résultats par cette méthode que nous exposerons à propos des nématodes.

§ 2. — ASCARIDE LOMBRICOIDE

1° Histoire naturelle. — Désigné sous le nom de *lombric*, *d'ascaris lombricoïde*, c'est un ver cylindrique, effilé aux extrémités : la femelle est longue de 20 à 30 centimètres, à extrémité caudale droite, la vulve est ventrale, dans la région antérieure du corps. Le mâle a 15 à 20 centimètres de long : son extrémité caudale est recourbée, garnie de deux spicules rigides. Tous deux sont striés, ont une bouche entourée de trois valves chitineuses. Il y a 3 ou 4 fois plus de femelles que de mâles.

La femelle pond des œufs ronds, larges de 50 à 60 μ, granulés dans leur intérieur, munis d'une coque double et solide. Ils sont toujours entourés d'une enveloppe albumineuse, irrégulière, imbibée de matière colorante stercorale, qui la teint en brun ou en jaune. Les œufs sont nombreux, on en trouve toujours plusieurs dans une parcelle de fèces grosse comme une tête d'épingle (DAVAINE). L'œuf ne se développe pas dans l'intestin où il a été pondu, il est expulsé et peut résister un temps très long, plusieurs années (DAVAINE).

Généralement, s'il est dans de bonnes conditions d'humidité et de température, il donne naissance en cinq ou six mois à un embryon cylindrique, long de 1 à 4 millimètres. Cet embryon reste dans l'œuf jusqu'à ce qu'il trouve un milieu favorable à sa libération. Pour LEUKART, von LINSTOW, l'embryon ne devient libre que dans son passage à travers l'intestin d'un myriapode. Pour DAVAINE, GRASSI, cet intermédiaire est inutile. La larve se développe directement dans l'intestin humain. EPSTEIN l'a démontré par l'ingestion de ces larves à trois enfants qui ont présenté des œufs deux mois après. L'embryon libéré arrive rapidement à l'état adulte, sans qu'on connaisse bien les transformations subies.

2° Étiologie. — Les œufs pénètrent dans le tube digestif par l'eau de boisson, par les aliments crus arrosés d'eau contaminée ou en contact avec le sol contaminé, salades, navets, carottes, fraises. Parfois, les enfants portent directement à la bouche des particules de terre, accidentellement en jouant ou volontairement, en cas de géophagie. GIARRÉ a observé une lombricose grave chez une fillette de deux ans, géophage. J'ai noté un **fait** analogue chez un enfant de 13 mois. L'eau est le principal agent de transmission, elle provient souvent d'une source adultérée par la pénétration de matières fécales ou de poussières (eau des ruisseaux, des puits mal protégés contre les infiltrations des fosses d'aisances).

Ces données nous expliquent la rareté de la lombricose chez les nourrissons et chez les adultes, son maximum de fréquence de trois à douze ans, la proportion plus grande à la ville qu'à la campagne. EPSTEIN a trouvé des œufs dans les selles d'enfants 2 fois sur 100 à la campagne, 4 fois sur 100 à la ville. Ces chiffres n'ont rien d'absolu et souvent les conditions favorisantes sont mieux réalisées à la campagne qu'à la ville.

Les **troubles** digestifs favorisent le développement des œufs, surtout s'il y a de la diarrhée.

L'influence favorisante de la chaleur explique la fréquence des ascarides dans les pays chauds, de même que la transmission hydrique rend compte de certaines épidémies à la suite de grandes pluies, d'inondations (épidémie de VIENNE, en 1852).

L'âge joue un rôle incontestable, indépendamment de toute

autre influence. Il n'est pas douteux que l'intestin de l'enfant se prête beaucoup mieux que celui de l'adulte au développement de l'helminthiase.

3° Anatomie pathologique. — Les ascarides sont généralement peu nombreux : 2 à 6. Dans certains cas, on en a signalé des centaines. GIARRÉ a vu expulser par son enfant géophage 300 ascarides en quelques jours. L'enfant de 13 mois, dont j'ai parlé plus haut a expulsé 3 énormes pelotes d'ascarides. J'ai reconnu, à l'autopsie d'un vagabond mort de misère, que la cavité intestinale fourmillait d'ascarides qui avaient probablement contribué à la mort.

Les ascarides sont logés de préférence dans l'intestin grêle, mais depuis DAVAINE, on sait qu'ils peuvent émigrer, pénétrer dans le gros intestin, l'estomac, l'œsophage, d'où ils sont éliminés par la bouche, les fosses nasales, la trompe d'Eustache, les voies respiratoires. Parfois ils s'introduisent dans les canaux pancréatiques, plus souvent dans les voies biliaires, déterminant de l'angiocholite suppurée ou des abcès du foie. On a trouvé des ascarides dans les péritonites suppurées avec ou sans perforation intestinale, et dans les abcès dits *vermineux* de la paroi abdominale, particulièrement dans la région de l'ombilic. VILLEMIN (*Société de Pédiatrie*, 1904) retira un lombric d'une fistule consécutive à une laparotomie pour péritonite tuberculeuse au bout de 5 mois. BROCA a vu le même fait 2 mois 1/2 après une laparotomie pour péritonite à pneumocoques.

On a tenté d'expliquer la présence des vers intestinaux dans des foyers sans communication avec l'intestin, en admettant qu'ils cheminaient à travers les parois intestinales sans laisser trace de leur passage. DAVAINE admet qu'il y a toujours au préalable une lésion intestinale, laquelle peut disparaître après la formation de l'abcès vermineux ; il est vraisemblable que les ascarides par eux-mêmes peuvent déterminer des altérations inflammatoires ou nécrotiques de la paroi digestive, ainsi qu'en témoignent des observations récentes (CHAUFFARD, SABRAZÈS et VIDAL, VARIOT, ZOLOFF. GUIART a beaucoup insisté sur ces faits et établi que l'ascaris ne se nourrissait pas de matières fécales, mais du sang humain puisé à la paroi intestinale. C'est de la sorte qu'il favorise la pénétration des germes typhiques dans la circulation.

METSCHNIKOFF a signalé le rôle de l'ascaride dans le développement de l'appendicite.

4° Symptômes. — Nous admettrons des symptômes habituels, des accidents de migration, des accidents mécaniques, des accidents infectieux et réflexes.

a. *Symptômes habituels*. — On a chargé la symptomatologie de la lombricose, en lui rapportant tous les troubles dyspeptiques ou nerveux des enfants : inappétence, boulimie, coliques, irritabilité, insomnie, terreurs nocturnes. Le tableau classique pour le vulgaire est celui d'un enfant pâle, aux yeux cernés, aux pupilles dilatées, à l'haleine forte, qui a constamment les doigts dans le nez. En fait, les seuls signes certains sont fournis par l'examen des selles qui renferment toujours des œufs. Toutefois, certains symptômes peuvent être significatifs, en particulier, la colique. J'ai pu observer chez une fillette de 6 ans, pendant plusieurs semaines, des coliques atroces qui revenaient de temps à autre, sans diarrhée, sans fièvre, sans signes d'obstruction, et qui rappelaient la colique de plomb. La mort accidentelle de cet enfant nous permit de constater une masse d'ascaris dans son intestin. Récemment encore avec MOURIQUAND, je communiquais à la société médicale des hôpitaux de Lyon (janvier 1909) le cas d'un nourrisson de 13 mois, géophage, qui avait des crises abdominales douloureuses de plusieurs heures de durée, et qui expulsa à trois reprises, après administration de la santonine, une masse d'ascaris enchevêtrés en pelote.

b. *Accidents de migration*, — La pénétration des ascarides dans l'*estomac* détermine des vomissements avec évacuation du corps du délit, précédés de douleurs et d'efforts violents, qui en imposent pour une obstruction intestinale ou une appendicite (FASON, thèse de Paris, 1909).

La migration dans le *larynx* produit la mort par suffocation rapide (DAVAINE).

Les *suppurations, péritonite, abcès du foie, abcès de la paroi*

37.

abdominale dans lesquels on trouve des ascaris, sont rarement rapportées à leur véritable cause.

c. *Accidents mécaniques.* — BRETONNEAU a vu chez un enfant mort d'obstruction intestinale deux paquets de lombrics qui occupaient toute la lumière de l'intestin. Depuis on a signalé un certain nombre de cas semblables.

d. *Accidents infectieux.* — La présence d'ascarides en grand nombre est susceptible de produire un état rappelant la *fièvre typhoïde*, qui disparaît après l'expulsion de vers (CHAUFFARD).

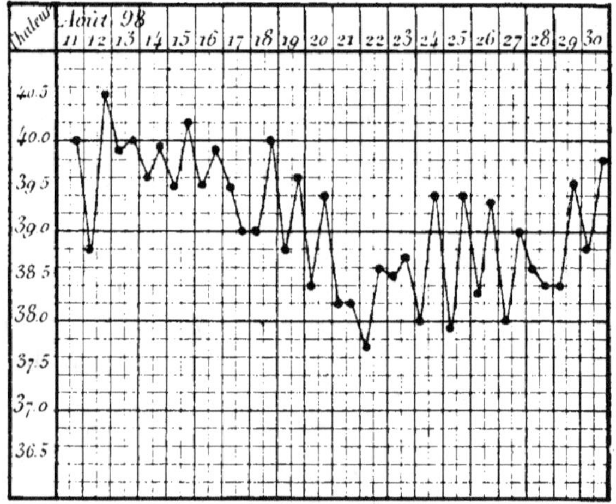

Fig. 60.
Température dans la lombricose à forme typhoïde.

J'ai vu un cas semblable, où on avait fait le diagnostic de typhoïde. Ne trouvant pas la séro-réaction typhique, j'administrai de la santonine qui amena l'expulsion de quelques lombrics. On renouvela le médicament chaque jour, tant qu'il y eut des ascaris évacués, ce qui se produisit pendant 8 jours ; le nombre des ascaris fut de 56. Dans la plupart des états fébriles sérieux, les ascarides, s'il en existe, quittent l'intestin. Il ne faut pas confondre ces faits, très fréquemment observés, avec la fièvre due à la lombricose. SABRAZÈS et VIDAL ont publié des cas d'helminthiase *à forme dysentérique*. D'autre part GUIART a signalé les rapports de la fièvre typhoïde proprement dite avec les trichocéphales et les ascaris qui auraient pour effet d'inoculer le bacille d'EBERTH à l'intestin.

e. *Accidents réflexes* — On a rapporté de nombreux faits de guérison, à la suite de l'expulsion de lombrics, d'états nerveux variables : terreurs nocturnes, convulsions, chorée, tétanie, troubles délirants ou hallucinatoires, amblyopie. Il s'agit certainement de sujets prédisposés, souvent hystériques. Peut-être faut-il faire une part à l'intoxication : CHANSON [1] a fait remarquer que les naturalistes qui manipulent les ascarides ont souvent des conjonctivites, des coryzas, des éruptions.

J'ai observé chez un garçon de 4 ans un cas de manie aiguë, avec agitation extrême et fureur, disparaissant brusquement lors de l'expulsion de quelques ascaris provoquée par la santonine.

5° Pronostic. — Le pronostic est en général très bénin, sauf en cas de complications exceptionnelles.

6° Diagnostic. — Le diagnostic repose sur la recherche des œufs dans les selles ; c'est un signe décisif. Parfois c'est l'expulsion du ver qui éclaire le médecin. On se basera aussi sur l'augmentation des éosinophiles dans le sang, leur nombre pouvant aller de 6 % à 33 % (GUIART). Cette éosinophilie est associée à la présence dans l'intestin de cristaux longs de 20 à 30 μ., dits cristaux de CHARCOT-LEYDEN.

7° Traitement. — Le *semen contra* est constitué par les capitules non épanouis de certaines variétés d'artemisia. On le donne à la dose de 1 à 6 grammes, en cachets, dans de la confiture, en dragées, en sirop. Celui du codex renferme 1 gramme de poudre pour 20 grammes de véhicule. Son goût amer et aromatique l'a fait délaisser.

On se sert aujourd'hui de son principe actif, la *santonine*

---

[1] CHANSON, J. de clin. et thér. inf., 1898.

qui s'y trouve dans la proportion de 1 à 2 p. 100. Les doses sont de 2 à 5 centigrammes au-dessous de trois ans : 5 à 20 centigrammes au-dessus. On l'a incorporée à des tablettes (CALLOUD) renfermant 25 milligrammes, à des dragées de 25 milligrammes, à des pastilles de chocolat et des biscuits qui en renferment 5 centigrammes. La santonine ne doit pas être administrée à jeun, il importe qu'elle passe dans l'intestin et qu'elle échappe à l'absorption de l'estomac. WEST la prescrit le soir et donne le lendemain matin de l'huile de ricin. En effet, la santonine étourdit l'ascaride qui passe dans le gros intestin dont l'expulse ensuite un lavement ou un purgatif.

L'emploi fréquent de la santonine, en dehors des prescriptions médicales, doit éveiller l'attention sur la possibilité d'intoxications. A dose thérapeutique, la santonine produit la xanthopsie (vision jaune), une coloration rouge ou jaune de l'urine suivant que celle-ci est acide ou alcaline. A dose plus forte, on note de la pâleur, du refroidissement, des vomissements, de la mydriase, de l'aphasie, des convulsions. DURBEC [1] a signalé plusieurs cas de mort. En général, la guérison a lieu rapidement. Le plus souvent les doses ont été excessives, soit de 20 à 30 centigrammes, mais on note des accidents avec 10 centigrammes, avec 6 centigrammes (BINZ, enfant de vingt-cinq mois), 5 centigrammes (DUCLAUX, enfant de trois ans ; LAURE, enfant de trois ans).

L'élimination de la santonine par l'urine (coloration rouge ou jaune) est lente. Aussi croyons-nous pour éviter l'accumulation ne pas donner la santonine plusieurs jours de suite, mais laisser un intervalle d'un ou deux jours entre les prises.

La santonine est le médicament de choix. Si l'enfant présente une susceptibilité particulière à son endroit, on aura recours au calomel, moins sûr.

GUIART traite les ascaris comme les téniadés par le thymol. Voici comment il procède : durant trois jours consécutifs, l'adulte prendra chaque matin, à jeun, à une heure d'intervalle, deux ou trois cachets renfermant chacun 1 gr. de thymol pulvérisé. La dose sera diminuée en proportion de l'âge.

[1] DURBEC. Th. de Lyon, 1887.

Après chaque prise, on peut boire un peu d'eau. Cinq heures après le dernier cachet, donner un léger *purgatif salin* s'il n'y a pas eu d'évacuation.

On ne doit boire dans la journée aucun liquide capable de dissoudre le thymol, vin, éther, chloroforme, huile, glycérine, acide acétique. On ne devra *prendre que de l'eau*. A cette condition seulement, on évitera les accidents toxiques assez graves qui suivent l'absorption du thymol dissous.

§ 3. — OXYURES VERMICULAIRES

1° Histoire naturelle.— Les oxyures, de la même famille que les lombrics, sont filiformes, blancs. Le mâle, long de 2 à 4 millimètres est enroulé en spirale, présente un seul spicule près de l'anus. L'extrémité caudale forme une espèce de cupule. La femelle de 1 centimètre de long, a une queue aiguë, une vulve au tiers antérieur du corps. Dans les deux sexes, la tête ailée est munie d'une bouche avec trois pièces comme l'ascaride lombricoïde. Il y a un mâle pour neuf femelles (LEUCKART). Les œufs ovoïdes, longs de 52 µ, ont un contenu granuleux entouré d'une coque; il se forme rapidement un embryon.

D'après GUIART l'oxyure habite l'extrémité de l'intestin grêle; c'est là qu'il grandit et s'accouple. Après l'accouplement les mâles meurent et sont entraînés au dehors avec les matières fécales. Les femelles fécondées seules passent dans le cæcum et parfois dans l'appendice. C'est alors surtout qu'elles pénètrent dans la paroi de l'intestin pour se nourrir. Quand les œufs sont arrivés à maturité, les femelles cheminent jusqu'au niveau du rectum, dans la muqueuse duquel elles se fixent pour effectuer leur ponte. C'est alors qu'a lieu le prurit anal. Les œufs n'éclosent pas dans le rectum. Il faut qu'ils repassent par les voies digestives supérieures, dont les sucs, surtout le suc gastrique, attaquent leur coque. Il n'y a pas besoin de passage dans un autre animal. LEUKART en avalant des œufs a retrouvé des oxyures dans ses selles.

2° Étiologie. — La transmission se fait par la terre, les crudités, plus rarement par l'eau où l'œuf embryonné ne vit pas. De plus les sujets se réinfectent eux-mêmes, car le prurit anal provoqué par les oxyures détermine des grattages, la contamination des doigts et assez souvent par leur intermédiaire, la pénétration dans la bouche.

L'infection peut se produire d'un sujet à l'autre par la cohabitation, les attouchements, la communauté des linges. On observe souvent l'helminthiase chez plusieurs enfants de la même famille.

Les oxyures existent de préférence chez l'enfant et la femme. Ils habitent le rectum, mais peuvent envahir la vulve, le vagin, le prépuce, l'urètre, exceptionnellement les voies digestives supérieures. FRŒLICH [1] a signalé un abcès vermineux de la marge de l'anus dû aux oxyures.

L'intervalle entre l'absorption des œufs et l'apparition des oxyures est de quatorze jours (LEUKART).

Les oxyures persistent quelquefois pendant des années. CRUVEILHIER en a vu durer dix ans, quinze ans. J'ai observé une femme de trente ans qui depuis son enfance souffrait d'oxyures et qui en avait des quantités énormes dans le rectum et le vagin, lequel était le siège d'une inflammation chronique. Le nombre des oxyures peut être en effet considérable.

L'oxyure coexiste souvent avec l'ascaris et le trichocéphale.

3° Symptômes. — Le symptôme plus important est un prurit qui se montre surtout le soir, lorsque l'enfant se couche, sous l'influence de la chaleur du lit. Ce prurit est toujours intermittent et périodique.

Il entraine souvent des lésions de grattage, prurigo périfessier, écorchures, furoncles ; souvent aussi il mène à l'onanisme, particulièrement chez les petites filles. On constate aussi des symptômes d'irritation de la muqueuse anale, rougeurs, érosions, avec sécrétions muqueuses, parfois striées de sang, exceptionnellement purulentes ; mêmes lésions du côté de la vulve. Ces

[1] FROELICH, Revue des mal. de l'Enf., 1887.

altérations entraînent la production de quelques troubles intestinaux : sensation de corps étranger, élancements douloureux, faux besoins. Parfois, il se produit un véritable eczéma intertrigineux dans les produits duquel se trouvent des œufs d'oxyure. Ceux-ci jouent un rôle dans la formation de certains abcès de la marge de l'anus.

Il existe des réactions nerveuses analogues à celles que nous avons signalées à propos des lombrics. De même on observe de l'anémie avec éosinophilie et des troubles digestifs chroniques, dont j'ai vu plusieurs exemples démontrés par la présence du parasite et l'efficacité du traitement, chez des enfants âgés de 2 ou 3 ans.

4° Diagnostic. — En écartant les plis de l'anus, on reconnaît souvent la présence d'un oxyure. Celui-ci se trouve aussi dans les selles, ainsi que ses œufs.

5° Pronostic. — Le pronostic est plus sérieux que celui des ascarides, à cause de la ténacité du mal, des réinfections faciles, des tendances à l'onanisme qu'il provoque.

6° Traitement. — Les oxyures occupent l'intestin grêle, le gros intestin et souvent la marge de l'anus et les téguments voisins. Il faut donc les poursuivre sur tous ces points. La désinfection de l'intestin sera réalisée par le calomel, la santonine, le thymol (GUIART), la naphtaline (SCHMITZ). Ce dernier auteur procède ainsi :

Commencer par un purgatif, puis naphtaline deux jours de suite, interruption de 8 jours ; reprise de naphtaline pendant 2 jours. Doses : chaque jour 4 paquets de 2 à 5 centigrammes suivant l'âge, entre les repas ; en tout 45 à 50 centigrammes chez les jeunes enfants, 1 gr. 20 chez les sujets plus âgés. Eviter tout corps gras qui dissout la naphtaline et la rendrait toxique.

Souvent à la désinfection descendante, il faut associer la désinfection ascendante et celle de la région périanale.

On administrera des lavements ou des lavages avec de l'eau très-sucrée, de l'eau salée, de l'eau savonneuse, sulfureuse, des solutions faibles boriquées, sublimées, d'eau oxygénée, etc. il faut renouveler jusqu'à disparition du parasite. De plus, on assainira la région périanale par des lavages antiseptiques ou par l'application d'une faible dose de pommade mercurielle.

L'oxyure récidive avec une facilité remarquable, à cause de la grande quantité d'œufs qu'il pond, et dont quelques-uns échappent aux actions désinfectantes, et aussi parce que ces œufs présentent un embryon qui ne passe pas un hôte intermédiaire et est directement amené dans le tube digestif du sujet, qui en est le porteur, par les doigts contaminés au niveau de l'anus. Une grande partie de la prophylaxie consiste à éviter le transport des œufs à la bouche ; on la réalise en mettant les enfants dans une longue chemise à coulisse enfermant les membres inférieurs, en attachant les mains la nuit, en faisant couper les ongles ras, en recommandant de ne pas porter les doigts à la bouche et en faisant avant chaque repas une toilette soigneuse de leurs mains.

§ 4. — ANKYLOSTOME DUODÉNAL

L'ankylostome duodénal se voit surtout chez les ouvriers qui travaillent la terre et donne lieu à une forme de l'anémie pernicieuse avec éosinophilie, associée à un catarrhe intestinal avec selles striées de sang. On en a observé quelques cas chez l'enfant (COZZOLINO, ADAMS, CIMA, etc.) Il faut donc savoir dans les diarrhées rebelles avec anémie extrême, explorer les selles pour rechercher l'œuf qui est régulièrement elliptique, long de 60 µ sur 40 µ de large, avec une coque mince, très réfringente. L'ankylostome lui-même est un nématode, épais de 1/2 millimètre, long de 1 centimètre (mâle) 1 centimètre 1/2 (femelle). La bouche s'ouvre dans une capsule chitineuse armée de quatre crochets et de deux arêtes tranchantes. C'est avec cet appareil qu'il se fixe à la muqueuse du duodénum et du jéjunum où il réside pour sucer le sang, L'œuf expulsé vit dans le sol humide des tunnels et des mines et c'est là qu'il est puisé

par l'homme. Le traitement par le thymol est des plus
efficaces.

§ 5. — TRICHOCÉPHALE

Le trichocéphale mérite une courte mention parce qu'on lui
a attribué un rôle assez important dans la genèse de l'appendicite
(METSCHNIKOFF), de la fièvre typhoïde (GUIART) ; il servirait
en effet à inoculer dans la paroi intestinale les germes spécifiques ou non contenus dans l'intestin. Il habite surtout le cæcum.
GUIART lui attribue des coliques brusques survenant pendant
le sommeil, une sensibilité à la pression de la région cæcale
qui rappelle le point de MAC BURNEY, des troubles nerveux
analogues à ceux dus aux autres nématodes, une anémie qui
rappelle parfois celle de l'ankylostosme et même de l'urticaire.
L'œuf long de 50 à 55 µ, large de 20 à 25 µ, est ovale, lisse, en
forme de citron par suite de la présence d'un petit bouton brillant à chaque pôle. Sa couleur est brunâtre. Il vit dans l'eau
contaminée par les matières fécales et est absorbé avec elle.
Il se dépose aussi sur les légumes et le sol.

Le trichocéphale est effilé dans sa moitié antérieure comme
un cheveu, la moitié postérieure est renflée. Chez le mâle, long
de 3 à 4 centimètres, cette partie postérieure est enroulée en
spirale. La femelle longue de 4 à 5 centimètres a sa partie postérieure simplement arquée. Le trichocéphale se fixe dans la muqueuse par sa partie effilée et se nourrit de sang (VIX, LEUKART,
ASKANAZY, GUIART). Le traitement par le thymol est habituellement employé

ARTICLE VIII

CONSTIPATION

La constipation est constituée par la rétention des matières
fécales dans l'intestin, sans obstruction de ce dernier.

1° **Étiologie.** — La constipation est *symptomatique* ou *essentielle* : la constipation essentielle relève à peu près exclusive

ment d'une erreur de régime ou d'une disposition congénitale de l'intestin.

A. CONSTIPATION SYMPTOMATIQUE. — La constipation symptomatique n'est qu'un phénomène accessoire dans un grand nombre de maladies générales ou locales.

On la voit au début des fièvres éruptives, sauf la rougeole, très marquée dans la variole, dans les affections aiguës du poumon, dans l'embarras gastrique fébrile, dans certaines formes de fièvre typhoïde dites constipées, dans les affections des centres nerveux, hydrocéphalie, mais surtout méningite tuberculeuse, dans tous les états pseudo-méningitiques qui se rencontrent parfois chez l'enfant à l'occasion des maladies aiguës.

La constipation se montre aussi dans certaines lésions qui frappent plus spécialement l'intestin. La fissure à l'anus, rare chez l'enfant, succède parfois à des diarrhées irritantes, souvent aussi elle n'est qu'un résultat de la constipation. Dans tous les cas elle aggrave et entretient ce symptôme. Ce qu'on voit plus souvent que la fissure proprement dite, c'est l'érosion anale, qui entretient une constipation volontaire. Elle se reconnaît à ce fait que l'enfant crie au moment d'aller à la selle sans avoir de coliques entre les selles. L'enfant repousse énergiquement l'introduction d'une canule ou d'un thermomètre. L'érosion anale cède rapidement à quelques légères cautérisations. La constipation est la règle dans l'appendicite, dans la péritonite simple ou tuberculeuse : dans ce dernier cas, elle alterne généralement avec de la diarrhée. On l'observe aussi dans une affection que j'ai décrite avec M. PEHU sous le nom de pylorospasme essentiel, et où la rareté des selles fait contraste avec la fréquence des vomissements. La constipation est de règle dans les tumeurs abdominales, avec compression et refoulement total de l'intestin ou compression partielle : tumeurs de l'intestin, du rein, de la rate, etc.

Nous ne faisons pas rentrer dans la constipation les cas de rétention absolue des matières, dans l'imperforation de l'anus, dans les anomalies de l'intestin avec oblitération ou scission du tube digestif, dans l'étranglement interne, tout au plus pourrait-on la signaler dans l'invagination et l'obstruction par coprostate dont elle est souvent la cause première. C'est qu'en effet, dès qu'il y a suppression de la perméabilité de l'intestin en un point de son trajet, le tableau change : à la constipation s'ajoutent des phénomènes de retentissement nerveux, paralysie des parties situées au-dessus de l'obstacle, tympanisme, péritonisme, etc..., qui n'ont rien de commun avec la constipation, telle que nous la comprenons.

B. CONSTIPATION ESSENTIELLE. — La constipation essentielle est celle qui constitue le symptôme dominant dans le tableau morbide. Ses causes ne sont pas toutes élucidées. Nous les distinguerons en causes efficientes et causes prédisposantes.

a. *Causes efficientes.* — Les plus importantes, parmi celles-ci sont l'allaitement artificiel, la dyspepsie gastro-intestinale chronique, la dilatation congénitale du côlon ou maladie de Hirschprung, l'exagération des inflexions de l'S iliaque.

Allaitement artificiel. — L'allaitement artificiel, très répandu depuis la vulgarisation du lait stérilisé, favorise la constipation. La richesse du lait de vache en caséine et en sels de chaux (HENOCH), sa pauvreté en graisse et en sucre, contribuent à ce résultat. La constipation peut exister aussi chez le nourrisson au sein. La nourrice peut être elle-même constipée dans ces cas, ou bien elle a une alimentation trop riche en albuminoïdes. L'usage précoce ds féculents favorise aussi la constipation. Peut-être faut-il aussi incriminer chez certains enfants la dentition. Au moment du sevrage, on observe plus souvent la diarrhée que la constipation. Cependant celle-ci peut exister si on supprime brusquement le lait, si on donne un régime purement féculent ou mélangé d'une trop grande quantité d'albuminoïdes.

Dyspepsie gastro-intestinale chronique.—Cette affection n'est souvent qu'une conséquence de l'allaitement artificiel et de la surcharge mécanique du tube digestif. Il s'établit une constipation entrecoupée de débâcles diarrhéiques. Souvent il y a de la colite muco-membraneuse, souvent aussi le ventre est gros, en forme de ventre de batracien, relâché, avec éventration médiane et même latérale. L'intestin est allongé (MARFAN), distendu dans sa partie colique. Et ainsi par suite de la parésie des muscles de l'expulsion, la constipation s'établit à la suite des troubles digestifs de forme variable qui ont marqué les premières étapes de la dyspepsie alimentaire. On l'observe aussi dans les cas de troubles sécrétoires de l'intestin ou des grandes annexes. C'est ainsi qu'elle s'explique chez certains prématurés ou débiles ; de même, chez des sujets plus âgés dont les selles sont peu colorées. Je l'ai souvent notée chez des enfants au delà de deux ans qui présentent un point douloureux à la palpation de la vésicule biliaire avec selles grises.

Maladie de Hirschprung. — On désigne ainsi la dilatation congénitale du côlon, *mégacolon congénital.* Le côlon a un calibre énorme par suite d'une anomalie de développement. De là coprostase, hypertrophie compensatrice des muscles de l'intestin, processus d'irritation et d'infection aboutissant à des lésions variables : colite ulcéreuse, inflammation interstitielle des parois (MYA). GAUJOUX (*Archives de médecine des Enfants,* 1908) a réuni 62 observations de mégacolon, plus ou moins authentique. CHATIN en a observé récemment un bel exemple. MARFAN considère le mégacôlon non pas comme la cause, mais comme la conséquence de la constipation congénitale [1] qui serait due exclusivement à l'exagération des inflexions de l'S iliaque. HIRSCHPRUNG en a observé un nouvel exemple à deux mois. Le caractère diagnostique essentiel consista dans l'alternance d'un ballonnement énorme du ventre et du dégonflement brusque à l'occasion des évacuations : il n'y eut ni vomissements, ni fièvre. L'autopsie démontra l'absence de toute ulcération.

Exagération des inflexions de l'S iliaque. — Les inflexions de l'S iliaque sont plus accusées chez le nourrisson que chez l'adulte (HUGUIER). Parfois les anses infléchies forment de véritables boucles. Ces trajets tortueux ont pour effet de ralentir la circulation de matières.

b. *Causes prédisposantes. âge.* — La constipation essentielle se voit chez les nourrissons. Elle est *congénitale* (inflexions de l'S iliaque, maladie de HIRCHSPRUNG), ou se montre dans les

---

[1] Cependant on l'a observée à 7 mois (HIRCHSPRUNG), à 5 mois (MYA)

premiers mois qui suivent la naissance (allaitement artificiel, dyspepsie gastro-intestinale). Elle se prolonge souvent jusqu'à la seconde enfance et parfois au delà.

On a trouvé le mégacôlon à dix ans (HIRCHSPRUNG), à douze ans (ROLLESTON, WARINGTON, HOWARD).

La constipation du nourrisson se prolonge parfois pendant toute la vie, donnant lieu plus ou moins rapidement au syndrome de la colite muco-membraneuse.

Les constipations symptomatiques n'ont pas d'âge propre et se voient à toutes les périodes de l'enfance.

2° Symptômes. — La constipation symptomatique se traduit uniquement par la stase du contenu de l'intestin. Les matières obtenues à l'aide de lavements ou de purgatifs sont dures, plus ou moins fétides. La constipation s'accompagne tantôt de ballonnement du ventre, comme dans la péritonite, l'appendicite (*constipation paralytique*), tantôt de rétraction, dans la méningite, dans le méningisme (*constipation par contracture*), tantôt le ventre reste normal (*constipation par sécheresse*) comme dans les fièvres. La constipation symptomatique n'est qu'un épisode insignifiant, qui change peu l'allure de la maladie primitive.

La *constipation essentielle* a plusieurs degrés. Dès sa naissance, le nourrisson au lieu d'avoir deux ou trois selles molles, œufs brouillés, par jour, n'en a qu'une ; souvent, il reste deux ou trois jours sans rendre de matières : celles-ci sont épaisses, compactes, ont l'aspect et la consistance du mastic (MARFAN). L'exonération s'accompagne d'efforts, de congestion du visage.

A un degré de plus, la constipation amène du ballonnement du ventre ; les anses coliques se dessinent, les veines abdominales deviennent turgescentes, l'examen révèle des tumeurs stercorales dans la fosse iliaque gauche ou dans le rectum qu'on peut atteindre par le doigt.

Enfin l'état général se prend : la coprostase entraîne des lésions intestinales (colite muco-membraneuse, ulcéreuse, etc.) et des phénomènes généraux, amaigrissement, pâleur, agitation, convulsions, éruptions cutanées, cachexie.

3° Marche. — La constipation symptomatique suit l'évolution de l'affection pathogène. La constipation essentielle diminue généralement avec l'âge. Dans quelques cas, elle disparaît au moment du sevrage : dans d'autres, elle s'atténue dans le cours de la seconde enfance, parfois elle dure toute la vie. J'ai vu deux filles de treize à seize ans souffrant encore de constipation congénitale.

4° Complications. — Les efforts répétés d'évacuation donnent lieu à des *hernies*, du *prolapsus du rectum*, des *fissures anales*. Parfois la constipation se complique d'*obstruction* avec péritonisme, vomissements fécaloïdes, collapsus, etc. Parfois ce sont des infections qui surgissent de temps à autre : j'ai vu deux enfants, le frère et la sœur, avoir plusieurs fois par an, une fièvre continue à 40° pendant quelques jours, après une constipation prolongée.

5° Pronostic. — La constipation essentielle est une affection assez sérieuse, en raison de l'intensité et de la durée de quelques-unes de ses variétés.

6° Diagnostic. — Certains nourrissons ont des selles rares, une fois par jour, ou tous les deux jours, sans que l'apparence des selles soit anormale, sans troubles de la santé générale : ce sont des *accumulateurs* et non des constipés.

D'autres ont peu de selles, parce qu'ils ont une alimentation insuffisante, ce sont des *selles d'inanition*, telles sont en particulier celles du pylorospasme essentiel.

Dans tous les cas de constipation congénitale, on doit introduire le doigt ou une sonde molle dans le rectum, pour voir s'il n'y a pas un rétrécissement, une tumeur (polype).

Le ballonnement du ventre, avec tumeur stercorale, peut être confondu avec la *péritonite tuberculeuse* ou avec des *tumeurs ganglionnaires*.

Il importe de reconnaître de bonne heure les lésions secondaires de la muqueuse colique : on se basera sur la présence de glaires, de fausses membranes, de stries sanglantes à la surface des fèces; on recherchera de bonne heure d'une façon générale les complications (obstruction, etc.).

7° Traitement. — Dans la *constipation symptomatique* il suffit de lavements ou de purgatifs (calomel, huile de ricin) pour rétablir les fonctions intestinales.

Le traitement de la *constipation essentielle* demande plus de développements.

Supprimer le lait de vache, mettre l'enfant au sein ; en cas d'impossibilité, employer un lait de vache dilué au 1/4, au 1/3 et additionné de sucre ou de lactose. On peut aussi se servir de lait *humanisé* ou *maternisé*. Eviter la surcharge du tube digestif, par un réglage soigneux des tétées.

Au moment du sevrage, donner en cas de constipation des farines riches en graisse, avoine, maïs ; ajouter aux potages un peu de crème ; donner un peu de beurre frais en nature.

S'il y a *inertie du côlon*, qu'elle soit congénitale (mégacôlon) ou consécutive à la dyspepsie, il faut rétablir sa contractilité par des frictions, du massage méthodique, l'électricité galvanique qui agit mieux sur les fibres lisses que le faradisme, les lavements d'eau à 45° qui exercent sur la fibre lisse une action tonique plus durable que le lavement froid. En même temps, on s'adresse à la paroi abdominale, dont le concours est utile dans l'acte de défécation, au moyen du massage, du faradisme, d'une ceinture serrée qui augmente la tension abdominale. Le traitement de la coprostase elle-même suffit dans les cas légers. Il comprend tous les moyens laxatifs : lavements d'eau, d'huile, de glycérine pure (une cuiller à café) ou diluée dans de l'eau ; lavages de l'intestin qui atteignent mieux le côlon, désagrègent les fèces et réalisent dans une certaine mesure l'asepsie du gros intestin ; suppositoires à la glycérine, au savon.

A l'intérieur, on donne des boissons lubréfiantes, comme la décoction de graines de lin, des substances huileuses, crème ajoutée au lait (BIEDERT), huile de foie de morue (1 à 2 cuillers à café par jour) (BOHN).

Les laxatifs proprement dits comprennent les sucres : jus d'orange, une à deux cuillers à café par jour, jus de pruneaux, tisane de pommes ; si l'enfant est assez grand, pomme crue rapée saupoudrée de sucre à jeun, *manne*, 10 à 15 grammes par jour, *lactose* (TRAUBE), *miel*, *mélasse* ; ces différents corps peuvent être ajoutés au lait ou donnés en solution ou en nature avec la tétée ; *sirop de chicorée*, une à plusieurs cuillers à café par jour, avant les tétées. On emploie encore la *magnésie*, 1 à 2 grammes par jour, le *podophyllin*, 1/2 à 1 centigramme par jour, la *cascara sagrada*, 5 à 10 centigrammes par jour : ces différentes substances sont étendues d'eau sucrée ou de thé et données en deux ou trois fois avant les tétées. CHEADLE prescrit le sulfate de soude et le sulfate de magnésie par parties égales ; 1 gr. 25 à 2 gr. 50 chaque, dans un peu d'eau sucrée. C'est un excellent laxatif surtout dans les cas de selles décolorées. J'ai souvent obtenu un effet laxatif au moyen du bicarbonate de soude, une prise de 0 gr. 50 à 1 gr., trois à quatre fois par jour. Il agit comme excitateur des sécrétions digestives.

Parfois, on a recours aux purgatifs proprement dits : *huile de ricin*, 1 à 2 cuillers à café, *calomel*, 5 à 10 centigrammes chez les nourrissons, *scammonée* (mêmes doses).

Enfin dans les cas de tumeurs stercorales, on fragmente la masse avec le doigt ou avec une sonde en caoutchouc, si elle descend assez bas. On a recours au massage de l'S iliaque avec refoulement progressif et au lavement électrique suivant la méthode de BOUDET de Paris.

ARTICLE IX

VOMISSEMENTS

Nous décrirons les vomissements particuliers à l'enfance, sans faire un chapitre de séméiologie complète. Nous distinguerons les vomissements de la première enfance et de la seconde enfance.

A) VOMISSEMENTS DE LA PREMIÈRE ENFANCE

Les vomissements de la première enfance comprennent la régurgitation, l'intolérance gastrique, le pylorospasme essentiel, la sténose congénitale, l'atrésie congénitale, le vomissement par suralimentation, les hématémèses du nouveau-né.

1° Régurgitation. — Le nourrisson *régurgite* avec une grande facilité le lait ingéré, soit de suite après la tétée pour se débarrasser du trop plein de son estomac, et en ce cas, le lait est liquide, soit au bout d'un temps qui varie de quelques minutes à une heure, spontanément ou à l'occasion d'un déplacement ; dans ce dernier cas, le lait est caillé. La non-coagulation du lait, après un séjour d'une demi-heure, indique l'absence du ferment lab et d'acide chlorhydrique.

La régurgitation est un phénomène presque physiologique, du parfois au trop plein de l'estomac, plus souvent à une aérophagie, mise en lumière, au moyen de la radioscopie par LEVEN et BARRET. Cette aérophagie est surtout marquée dans l'allaitement au biberon, avec une tétine à pertuis trop large ; elle peut acquérir un grand développement et contribuer à produire une hypertension gastrique avec vomissements.

On a attribué la facilité du rejet des aliments à la direction verticale de l'estomac. LEVEN et BARRET ont montré, au contraire, que chez le nourrisson l'estomac avait la forme d'une cornemuse.

Lorsque le vomissement, malgré le réglage méthodique des tétées, s'accentue et entraîne de grandes quantités de liquide, il faut distinguer plusieurs causes possibles :

2° Intolérance de l'estomac. — Si le contenu gastrique est altéré, répand une odeur aigre ou putride, s'il renferme des mucosités blanches ou bilieuses, il s'agit d'un trouble digestif proprement dit. Cette opinion se confirmera s'il y a en même temps de la diarrhée, des coliques, du ballonnement du ventre. On a affaire dans ce cas, à un début de gastro-entérite légère qu'il faudra traiter par les moyens prophylactiques et thérapeutiques décrits précédemment.

L'intolérance de l'estomac est rarement due à un trouble primitif des sécrétions gastriques ou de l'innervation de la paroi. Elle est provoquée habituellement par la suralimentation, par l'emploi d'un lait altéré, d'un lait stérilisé industriel préparé depuis trop longtemps ou par l'usage prématuré de bouillies féculentes ou de conserves alimentaires plus ou moins calquées sur la composition du lait. Parmi les aliments mal tolérés, il faut citer certains laits de femme, nourrice ou mère, dont l'ingestion provoque chaque fois de véritables indigestions. J'ai observé, comme beaucoup d'auteurs, des faits de ce genre. Les uns s'expliquent. En effet, dans quelques cas, l'analyse du lait dénotait une absence presque complète de beurre ; le lait centrifugé ressemblait à une décoction de riz ; de plus, la quantité de lait diminuait progressivement. Dans ces cas, la substitution du lait de vache ramenait immédiatement une digestion normale. Dans d'autres cas, le lait est au contraire trop gras. Ailleurs il est normal, la nourrice saine ayant déjà fait ses preuves pour d'autres enfants. Et cependant, chaque tentative d'allaitement provoque une indigestion grave. Je puis citer l'histoire d'une femme de 29 ans, très bien constituée, qui a nourri avec succès ses quatre premiers enfants et qui fut obligée de renoncer à nourrir le cinquième. Il est à remarquer que dans ces cas, non seulement il y a des vomissements, mais de la diarrhée glaireuse, des coliques, du tympanisme et que les troubles digestifs augmentent de gravité, si on persiste, par un véritable phénomène d'anaphylaxie, signalé par HUTINEL.

Parfois, c'est le lait de vache qui est mal toléré et qui provoque des phénomènes graves allant jusqu'à la mort (FINKELSTEIN).

3° **Pylorospasme essentiel.** — Dans certains cas, relativement fréquents, le vomissement se répète après chaque tétée, soit immédiatement, soit après un temps qui varie de quelques minutes à une heure, deux heures et davantage, entraînant chaque fois une grande quantité de l'aliment ingéré, de sorte qu'il ne reste en définitive dans l'estomac que la moitié, le tiers, le quart du lait absorbé. Ces vomissements se produisent avec le lait humain, avec le lait de vache, le lait d'ânesse, le lait humanisé. Il n'y a pas d'indigestion proprement dite, mais stagnation prolongée du chyme dans l'estomac, ainsi qu'en témoignent les cathétérismes pratiqués au bout de deux ou trois heures après la tétée. Pas de troubles intestinaux, légère constipation ou selles normales. Etat général bon. Pas de fièvre. Le tracé thermique rappelle point pour point celui que j'ai établi pour le nourrisson qui digère et assimile bien. Il représente, quand l'enfant est au sein, un plateau sans oscillations du matin au soir, ou avec des oscillations de 1 à 2 dixièmes tout au plus. Pas de signes d'infection ni d'intoxication. L'enfant maigrit lentement. En réalité, il est inanitié, l'intestin ne recevant qu'une partie seulement des liquides ingérés. Il s'agit dans ces cas d'une affection que j'ai décrite avec Pehu sous le nom de *pylorospasme essentiel de l'enfance* [1]. Elle débute près de la naissance au bout de deux, trois, quatre semaines, dure quelques semaines, d'une facon continue ou avec des rémissions courtes, récidive aussi facilement et se termine généralement par la guérison.

Voici le traitement que j'ai employé :

Avant chaque tétée, une prise de 10 à 20 centigrammes de bicarbonate de soude, dans une cuillerée d'eau sucrée ; après la tétée, placer doucement l'enfant dans la position horizontale, avec une bouillotte japonaise sur le creux de l'estomac. Si les vomissements persistent, faire avant chaque tétée, un lavage de l'estomac avec de l'eau bouillie tiède pure ou légèrement alcaline. Les lavages seront de plus en plus espacés, en cas d'amélioration. Celle-ci se produit assez rapidement, et le plus souvent la guérison s'obtient après quelques jours ou quelques semaines de traitement.

Variot a préconisé à la place du bicarbonate de soude, le citrate de soude, qui agit de la même facon. Comby recommande l'emploi de ferment lab ou pegnine, qui m'a donné dans quelques cas rebelles des effets excellents. On mélange une petite dose de ferment lab à un biberon de lait chauffé à une température de 35 à 40° ; on attend la coagulation qui se fait en quelques minutes ; on remue pour émultionner les caillots formés et on

---

[1] Weill et Pehu, Lyon médical, 1900. Voir aussi la thèse de Pariset (Lyon, 1900).

fait ingérer à ce moment. Si l'enfant est au sein, on fait prendre le ferment dans un peu d'eau sucrée après la tétée. Parfois, il suffit d'une simple changment de lait pour combattre les vomissements, mais cela est rare. On prescrira successivement les divers laits que nous avons décrits, le babeurre, etc.

A côté du spasme du pylore, LEVEN et BARRET ont décrit un spasme du cardia, qu'on reconnaît à la radioscopie à ce que la bouillie de bismuth ne franchit pas l'œsophage (BÉCLÈRE) ; c'est dans ces cas que la sonde agit le mieux.

4° Sténose congénitale du pylore. — Parfois le syndrome précédent ne cède pas, la contracture du pylore est permanente, l'estomac se dilate, des contractions sont perçues au niveau de la paroi abdominale, sous forme d'ondes, parfaitement visibles.

Quelques auteurs ont senti dans la région pylorique une petite tumeur mobile, formant sans doute l'obstacle à l'évacuation de l'estomac. Il s'agit d'une affection organique congénitale, la *sténose* étudiée surtout par les auteurs anglais, GAUTLEY, DENT, ASHBY, ROLLESTON, STILL, et qu'ils attribuent à une *hypertrophie congénitale du sphincter pylorique*. Elle diffère du pylorospasme par sa ténacité, l'intolérance absolue de l'estomac, les signes physiques précités, l'inanition extrême aboutissant à la mort. PFAUNDLER, se basant sur des recherches anatomiques, nie l'existence de l'hypertrophie du sphincter pylorique qu'il attribue à une sorte de contracture agonique ou post mortem, susceptible d'être observée en dehors de tout trouble gastrique. Cette contracture créée l'apparence de l'estomac dit *systolique* par opposition à l'estomac *diastolique*, non contracturé. Elle a été confirmée par IBRAHIM. Il n'en est pas moins vrai que la tumeur pylorique a été perçue sur le vivant, dans des tentatives opératoires, et qu'il faut maintenir à la *sténose pylorique*, sans être absolu au point de vue de son interprétation pathogénique, le rang que lui ont assigné les auteurs anglais.

Pour THOMSON, c'est un spasme remontant à la vie fœtale, à l'époque où commence la déglutition du liquide amniotique; le spasme entraîne l'hypertrophie. Pour d'autres, il s'agit d'une malformation congénitale. Mes recherches avec Péhu [1] ont montré que la sténose est due à un processus inflammatoire intéressant les différentes tuniques, d'étendue et d'acuité variable et entraînant leur hyperplasie ; c'est une gastrite pariétale dont la sténose progressive du pylore n'est que la traduction clinique. Cette conception permet de formuler la conduite thérapeutique à suivre. L'inflammation gastrique est souvent susceptible de s'atténuer et de guérir par les procédés employés contre le pylorospasme. Je ne craindrais pas de prescrire en même temps un traitement spécifique destiné à combattre la cause possible d'une inflammation lente, progressive, congénitale, dont l'allure n'a rien d'incompatible avec une syphilis, bien que la preuve fasse défaut. En cas d'échec, on aura recours à l'intervention chirurgicale, précisée par Dufour et Fredet (*Revue de chirurgie* 1908). Ces auteurs ont compté 89 interventions avec 53,9 % de guérisons. L'opération de choix est la pyloroplastie : mais en raison de la rigidité de l'anneau pylorique, on devra se résoudre à la gastro-entérostomie.

J'ai moi-même fait pratiquer par le Dr Nové-Josserand une gastro-entéro-anastomose chez un enfant de sept semaines, presque mourant, et qui guérit parfaitement. Il est bien entendu qu'avant d'opérer, on doit épuiser tous les moyens médicaux rationnels.

5° Atrésies congénitales. — Le pylorospasme et la sténose pylorique se distinguent facilement des *atrésies congénitales* de la partie supérieure du tube digestif : *atrésie pylorique, duodénale, intestinale* dans laquelle le vomissement est immédiat après la naissance.

Dans le *rétrécissement œsophagien* ou les *diverticules congénitaux de l'œsophage*, le vomissement est précédé de cyanose, d'asphyxie par communication du bout inférieur avec les voies respiratoires : c'est là un syndrome caractéristique que nous avons traité précédemment.

[1] E. Weill et Péhu. *Sur la nature inflammatoire de la sténose dite par hypertrophie congénitale du pylore.* Congr. de Buda-Pest, 1909.

6° Vomissements par suralimentation. — L'*allaitement arti-ficiel* pratiqué sans mesure, provoque parfois des vomisse-ments répétés dus à la *suralimentation*. En réalité, il y a quelques troubles digestifs, les enfants sont pâles, bouffis, ont de la boulimie. Il suffit de réduire la quantité de lait ingéré. On a signalé aussi des troubles digestifs et des vomissements dus à l'inanition (VARIOT). Il s'agit probablement de vomisse-ments par aérophagie.

7° Hématémeses du nouveau-né. — On observe encore chez le nourrisson des vomissements de sang, surtout dans les premiers temps qui suivent la naissance.

Lorsque l'hématémèse coexiste avec d'autres hémorragies, on peut conclure à une *septicémie ;* sinon à un *ulcère gastro-duodénal.* Parfois l'hématémèse est un accident insignifiant dû à la déglutition du sang provenant de la nourrice qui est atteinte de fissures du sein. Dans la seconde enfance, l'hématémèse provient parfois d'une *épistaxis.*

Tels sont les divers vomissements observés chez les nourris-sons.

B) VOMISSEMENTS DE LA SECONDE ENFANCE

Nous ne ferons mention que des vomissements spéciaux aux enfants et nous décrirons successivement les vomissements dans les pyrexies, dans les maladies des voies respiratoires, dans celles des voies digestives, dans les affections nerveuses, les vomissements toxiques, les vomissements cycliques.

1° Vomissements des pyréxies. — Le vomissement chez les jeunes enfants est l'équivalent du frisson et se montre au début de toute invasion fébrile brusque : variole, scarlatine, érysipèle, pneumonie. Dans cette dernière affection, le vomissement se répète parfois plusieurs jours de suite, de façon à constituer la forme que j'ai désignée sous le nom d'émétisante.

2° Vomissements dans les maladies des voies respiratoires. — Toute maladie des voies respiratoires qui s'accompagne d'expectoration chez les enfants, produit souvent aussi le vomissement qui dans ces cas succède à la toux ou, du moins, l'accompagne. Dans la *coqueluche*, la quinte se termine souvent par le rejet de mucosités épaisses projetées avec violence par la bouche et le nez, en même temps que l'estomac se vide. Dans la *tuberbulose des ganglions médiastinaux* la toux coqueluchoïde n'amène que peu de sécrétions bronchiques, par contre elle provoque le vomissement, surtout après le repas.

Dans la *dilatation bronchique* consécutive à la broncho-pneumonie, l'expectoration accompagnée de vomissements a lieu le matin et porte sur une grande quantité de mucosités purulentes Dans la *pleurésie purulente* terminée par vomique, le vomissement s'accompagne de toux, de suffocation, et évacue un liquide purulent, fétide, teinté de sang, ou couleur brun chocolat.

Enfin les affections sécrétoires des fosses nasales peuvent déterminer des vomissements fréquents, justiciables d'un traitement local (BRETON).

3° Vomissements dans les affections des voies digestives. — Dans les *affections des voies digestives*, sans parler des vomissements habituels de l'embarras gastrique, de la péritonite, de l'appendicite, de l'étranglement ou de l'obstruction intestinale, je signalerai spécialement ceux dus à l'helminthiase : tantôt il s'agit de pituites matutinales, tantôt de vomissements répétés avec nausées continuelles et phénomènes d'oppression : dans ce dernier cas, la crise aboutit à l'expulsion d'un ou de plusieurs lombrics, plus rarement d'un tænia par la bouche.

4° Vomissements dans les affections nerveuses. — Dans les maladies du système nerveux, signalons le *vomissement de la méningite tuberculeuse*, signe du début associé à de la constipation avec rétraction du ventre, à de la céphalée, à de la raideur de la nuque : le vomissement habituellement est facile, non nauséeux. Cependant nous avons observé des cas où la nausée était très prononcée. Ce sont aussi les caractères du vomissement dans les autres affections, méningite non spécifique, tumeurs, etc.

5° Vomissements toxiques. — Dans les *vomissements toxiques*, nous rangerons sans y insister les vomissements de la *néphrite aiguë ou chronique*, de l'*urémie*, de l'*anesthésie à l'éther, au chloroforme*, des *médicaments* (antipyrine) etc.

Une mention spéciale est due au vomissement de la diphtérie et au vomissement cyclique. Dans la convalescence de la *diphtérie*, le vomissement, quand il n'est pas dû à une indigestion, est un symptôme d'une haute valeur pronostique : il s'associe à la pâleur, l'asthénie, le ralentissement ou l'irrégularité du pouls, et doit faire craindre des accidents bulbo-cardiaques avec leurs redoutables conséquences.

6° Vomissement cyclique. — Le vomissement cyclique a été décrit par les Américains WHITNEY, GRIFFITH, en France par COMBY sous le nom de vomissement périodique et par MARFAN sous celui de vomissements avec acétonémie. Comme son nom l'indique, ce vomissement est sujet à récidive ; il éclate en pleine santé ou après quelques prodromes, nausées, faiblesse. Le vomissement se répète pendant plusieurs jours (cinq à six jour en moyenne), sans discontinuité, portant aussi bien sur les boissons que sur les aliments, et se faisant même à vide, pour évacuer des mucosités limpides, filantes, acides ; pas de diarrhée, plutôt constipation. Au bout de trois à quatre jours, l'enfant maigrit, s'affaiblit, le pouls se déprime ; la température est normale ou ne dépasse pas 38°. MARFAN a insisté sur le symptôme acétonémie qui accompagne toujours ce genre de vomissements.

La guérison se fait brusquement, les vomissements s'arrêtent, les fonctions digestives se restaurent.

Le vomissement cyclique se voit surtout chez les enfants de trois à huit ans, appartenant aux milieux aisés, de souche neuro-arthtritique. On l'observe parfois chez plusieurs enfants de la même famille.

Dans les antécédents on relève de la dyspepsie, de la constipation qui est souvent associée aux vomissements, de l'entérite muco-membraneuse, des végétations adénoïdes du pharynx nasal. BROCA et COMBY (Congrès de Budapest, 1909) ont signalé

le rôle de l'appendicite chronique qu'on trouve dans 50 %
des cas (COMBY). GILBERT et LEREBOULLET ont insisté sur la
fréquence de la cholémie familiale, LAMACQ-DORMAY sur l'hypertrophie douloureuse du foie. Dans les 10 cas mortels réunis
par COMBY, l'autopsie a surtout démontré des lésions de stéatose
hépatique. Dans les nombreux cas de vomissements cycliques
que j'ai observés, j'ai souvent trouvé une teinte subictérique
des téguments avec un point douloureux à la pression au niveau
de la vésicule biliaire. Il est vraisemblable d'ailleurs, qu'il n'y
a pas une pathogénie unique et qu'il faut rechercher la cause
dans chaque cas particulier.

Le traitement consiste dans l'administration de glace, de
lait glacé coupé d'eau, d'eau sucrée glacée. MARFAN ajoute
0,20 centigr. de magnésie répétés cinq fois par jour, et des
injections de sérum en cas d'asthénie. Le traitement entre les
accès sera commandé par l'étude de l'affection causale, hépa-
tisme, appendicite, nervosisme, entéro-colite muqueuse, végétations adénoïdes, etc.

ARTICLE X [1]

VICES DE CONFORMATION DE L'INTESTIN

Les vices de conformation de l'intestin, bien que relevant
d'une intervention chirurgicale, doivent être connus du médecin,
le diagnostic précoce étant la seule chance de salut de l'enfant.
Nous donnerons un court aperçu de leur pathogénie, puis nous
décrirons les malformations de l'intestin, de l'anus et du rectum
et les abouchements anormaux.

§ 1. — PATHOGÉNIE

Primitivement l'intestin est représenté pas une gouttière
creusée dans la partie moyenne de l'embryon,; elle est fermée
à ses deux extrémités et communique à sa partie moyenne
avec la vésicule ombilicale par le canal omphalo-mésentérique.

[1] Cet article est dû à la collaboration de M. NOVÉ-JOSSERAND.

Bientôt cette gouttière se ferme en un canal qui, d'abord rectiligne et de calibre uniforme, ne tarde pas à former un renflement qui sera l'estomac, et des sinuosités. Celles-ci sont au nombre de trois : l'*anse duodénale*, l'*anse vitelline* qui correspond au territoire de la mésentérique supérieure, et l'*anse terminale* qui deviendra le gros intestin, irrigué par la mésentérique inférieure.

Cependant, le tube intestinal s'abouche à l'extérieur par ses deux extrémités. Du côté de l'extrémité céphalique, l'œsophage se développe et vient s'ouvrir dans l'estomac. Du côté de l'extrémité caudale, les choses sont plus compliquées.

La portion terminale de l'intestin forme d'abord un cul de sac dans lequel s'ouvrent aussi l'allantoïde et les canaux de WOLFF et de MULLER ; c'est un véritable cloaque analogue à celui des oiseaux. Vers la troisième semaine un bourgeon ectodermique se forme au niveau de ce cloaque : il s'enfonce vers l'intestin et vient s'ouvrir à son intérieur, formant un *anus primitif*.

Vers la fin du deuxième mois, le cloaque est divisé en deux parties par une cloison transversale qui se forme de haut en bas, séparant la portion antérieure ou urinaire de la portion postérieure, intestinale. Cette cloison vient se souder en bas aux replis de RATHKE qui forment les organes génitaux externes, le périné et l'anus.

Cet exposé permet de comprendre les principales malformations de l'intestin. Celui-ci peut présenter sur tout son trajet des anomalies de calibre allant depuis l'occlusion complète jusqu'au simple rétrécissement, limitées à une étendue restreinte, ou frappant une grande partie de l'intestin. Ces rétrécissements et ces atrophies ne sont pas le résultat d'un défaut de soudure puisque l'intestin se fait d'une seule pièce ; ils sont probablement, ainsi que l'a montré JABOULAY, le résultat d'un développement anormal des vaisseaux. L'absence ou l'oblitération par endartérite de branches vasculaires plus ou moins importantes, détermine l'atrophie plus ou moins large et plus ou moins complète des segments correspondants de l'intestin.

Il peut y avoir aussi des anomalies dans les torsions que

subissent les anses intestinales avant d'arriver à leur situation définitive.

La complexité des phénomènes qui se passent au niveau de l'extrémité caudale de l'intestin, fait que c'est là qu'on trouve les malformations les plus fréquentes. L'anus peut rester imperforé ou bien il peut s'aboucher anormalement.

Nous aurons donc à faire trois chapitres : 1° Rétrécissements congénitaux de l'intestin ; 2° Imperforation de l'anus ; 3° Abouchements anormaux de l'intestin. Nous ne parlerons pas du rétrécissement congénital du pylore qui a fait l'objet d'un paragraphe spécial.

§ 2. — RÉTRÉCISSEMENTS ET OCCLUSION CONGÉNITAUX DE L'INTESTIN

Ces rétrécissements se divisent en deux catégories suivant qu'ils siègent au-dessus ou au-dessous de l'ampoule de Vater. Les premiers sont à rapprocher des rétrécissements congénitaux du pylore, les seconds au contraire ont un caractère bien différent, car la bile se trouve retenue au-dessus du rétrécissement, et le segment sous-jacent de l'intestin est vide de méconium. Nous nous limiterons à l'étude de ces derniers.

1° **Anatomie pathologique.** — L'occlusion peut être causée par une coudure ou par un volvulus : mais dans la plupart des cas il s'agit d'un vrai rétrécissement.

Celui-ci peut se présenter sous la forme d'une simple valvule ; plus souvent, c'est un rétrécissement canaliculé très serré, qui peut aller jusqu'à l'oblitération complète, l'intestin se trouvant réduit à l'état d'un cordon fibreux étroit. Dans d'autres cas un segment plus ou moins étendu d'intestin manque complètement : les deux bouts se terminent en cul de sac. Cette absence congénitale peut s'étendre à un segment étendu d'intestin, à tout le gros intestin par exemple, on a même vu des cas où elle se prolongeait jusqu'à l'angle duodéno-jéjunal et où le duonénum était la seule partie de l'intestin bien développée.

Le rétrécissement ou l'absence d'un segment d'intestin peut coexister avec des abouchements anormaux dans le péritoine, à l'ombilic ou au niveau d'une exstrophie vésicale.

Ces lésions siègent presque toujours sur l'intestin grêle, et plus particulièrement vers ses deux extrémités, dans la deuxième portion du duodénum et vers l'extrémité de l'iléon. Elles sont rares sur le gros intestin.

2° Symptômes. — Ordinairement, à la naissance on ne constate rien d'anormal, et les premiers accidents n'apparaissent que le second jour. L'enfant crie, s'agite, il vomit, souvent il présente une teinte subictérique, enfin, symptôme capital, il ne rend pas de méconium par l'anus.

Le ventre est d'abord peu augmenté de volume. L'exploration de l'anus montre une conformation normale : le doigt ou la sonde pénétrent parfaitement et ramènent des matières grumeleuses, gris jaunâtre provenant des sécrétions du gros intestin. Si l'on donne un lavement, on le voit revenir plus ou moins vite suivant le siège plus ou moins élevé de l'occlusion.

Les jours suivants, les vomissements se répètent : ils contiennent du méconium, les liquides ingérés par l'enfant, puis ils se teintent en brun rougeâtre lorsque des ulcérations commencent à se faire dans l'estomac. Le ventre se ballonne de plus en plus, d'abord dans sa partie médiane, puis généralement. Il n'est habituellement pas possible de faire le diagnostic du siège de l'étranglement d'après les signes fournis par le palper abdominal.

L'état reste alors stationnaire pendant quelques jours, puis on voit les enfants décliner rapidement et succomber à l'affaiblissement progressif.

3° Traitement. — Un traitement chirurgical peut seul avoir quelques chances de succès, malheureusement les circonstances très défavorables font qu'il est presque toujours sans utilité.

On a fait assez souvent l'*anus artificiel,* soit dans le flanc gauche, soit dans le flanc droit, suivant les signes donnés par le palper. Mais tous les enfants ont succombé, aussi cette méthode est-elle condamnée.

L'entéro-anastomose n'a pas donné jusqu'ici des résultats plus brillants ; c'est cependant à elle qu'il faut s'adresser car si elle réussit elle peut guérir définitivement le malade. Il n'est pas irrationnel d'espérer des résultats meilleurs si on la pratique d'une façon précoce et avec une technique bien réglée ; les succès de la gastro-entérostomie dans le rétrécissement congénital du pylore montrent en effet que l'on peut réussir chez le nouveau-né des opérations abdominales complètes et relativement longues.

§ 3. — RÉTRÉCISSEMENTS CONGÉNITAUX
ET IMPERFORATION DE L'ANUS ET DU RECTUM

Le rétrécissement congénital du rectum est rare. On a décrit des rétrécisssements valvulaires qui s'observent quelquefois chez l'adulte comme une cause de fistules rebelles, et auxquels on attribue une origine congénitale. On connaît aussi quelques exemples de rétrécissement annullaire plus ou moins serré. Pour quelques auteurs, la dilatation congénitale du côlon, ou maladie de HIRSCHPRUNG qui s'observe surtout chez l'adulte serait la conséquence d'un rétrécissement congénital du rectum.

L'imperforation est beaucoup plus fréquente et plus importante à connaître.

1º **Anatomie pathologique.**— Deux cas peuvent se présenter : ou bien l'anus existe, normalement conformé, mais il ne s'abouche pas dans le rectum ; ou bien l'anus fait complètement défaut.

a. *Imperforation avec anus normal.* — Le siège de l'oblitération se trouve à une hauteur variable de quelques millimètres, jusqu'à 3 ou 4 cm. au-dessus de l'anus. Tantôt l'anus et le rectum sont directement au contact l'un de l'autre, séparés seulement par un diaphragme mince, laissant voir le méconium par transparence. Tantôt au contraire, ils sont séparés par une épaisseur de tissus plus ou moins grande, dans lesquels on trouve quelquefois de petites dilatations ampullaires, véritables petits kystes ayant la structure de l'intestin.

b. *Imperforation avec absence de l'anus.* — C'est le cas le plus fréquent. La région anale présente quelquefois une dépression, sorte d'anus rudimentaire ; d'autres fois, c'est une petite crête qui correspond au contraire à la place normale de l'anus. Le sphincter externe manque le plus souvent ; lorsqu'il existe, il a la forme d'un faisceau musculaire antéro-postérieur. L'ampoule rectale se trouve quelquefois tout près de la peau ; mais souvent elle est située plus haut, à 2, 4, 6, 8 cm., recouverte par du tissu fibreux dans lequel on trouve parfois les petits kystes signalés plus haut. Ses rapports avec le péritoine varient suivant son développement. Lorsqu'elle est peu développée, elle est tout entière intra-péritonéale : si au contraire elle est volumineuse et descend bas, elle devient en partie extra-péritonéale, comme le rectum normal.

Enfin il est des cas où la lésion est compliquée par l'atrophie du rectum et d'une partie du côlon. Alors, le petit bassin est vide d'intestin et il faut, pour le trouver, remonter jusque dans la cavité abdominale.

2° Symptômes, diagnostic. — La symptomatologie de l'imperforation est banale. L'enfant ne rend pas son méconium : dès le second jour, il commence à s'agiter, à crier, à vomir et à présenter en somme la symptomatologie d'un étranglement interne. L'examen de la région anale donne le plus souvent l'explication de ces phénomènes. Si l'anus est bien conformé, il faut le cathétériser avec une sonde ou avec le doigt, pour rechercher une oblitération profonde.

L'intérêt du diagnostic serait de savoir à quelle profondeur se trouve l'ampoule, et de reconnaître les cas dans lesquels l'absence totale du rectum contre-indique une intervention par le périné. Mais sur ce point nous n'avons que des indications vagues, excepté dans les cas faciles où l'on voit l'ampoule bomber au périné pendant les cris de l'enfant. On a indiqué le rapprochement anormal des tubérosités ischiatiques comme significatif d'un défaut accentué de développement de l'intestin, mais c'est là un signe incertain et d'une appréciation difficile. Il est vraisemblable que l'emploi des rayons X pourra faciliter cette recherche, si on peut arriver à faire progresser la bouillie bismuthée dans les régions inférieures du gros intestin.

3° Traitement. — L'objet du traitement est, dans la plupart des cas, d'abaisser l'ampoule et de suturer la muqueuse à la peau pour obtenir une restauration anatomique et fonctionnelle aussi parfaite que possible.

Dans les cas d'*ampoule basse*, l'opération d'AMUSSAT suffit. On incise sur la ligne médiane la peau et les tissus fibreux sous-jacents, en ayant soin de repérer avec une sonde l'urètre ou le vagin. On reconnaît bientôt l'ampoule à son contour arrondi et à la coloration noire que lui donne le méconium vu par transparence à travers ses parois. Les cris de l'enfant aident cette recherche en faisant bomber l'intestin dans la plaie. On incise la muqueuse crucialement, et après avoir évacué le méconium, on la fixe à la peau par 6 ou 8 points de suture.

Lorsque l'*ampoule est élevée*, la recherche est beaucoup plus difficile : il faut poursuivre la dessection en se dirigeant en arrière vers la concavité du sacrum, et en écartant prudemment les tissus avec un instrument mousse. Pour se donner du jour, on a été amené à faire, soit une grande incision parasacrée, soit la résection du coccyx et même du sacrum. Dans ces cas il est presque toujours impossible d'amener l'intestin jusqu'à la place normale de l'anus ; on fait donc un anus sacré aussi bas que le permet la longueur de l'intestin.

Lorsque la *malformation est trop étendue* il ne reste pas d'autre ressource que d'aller chercher l'intestin par la laparotomie. On a pu quelquefois par ce moyen trouver l'ampoule et l'abaisser ensuite jusqu'au périné, mais habituellement on est obligé de se contenter de la colostomie qu'il faut faire à gauche et le plus bas possible.

La mortalité des enfants atteints d'imperforation anale est considérable ; ceux qui survivent sont presque toujours incontitents, et de plus l'anus artificiel a les plus grandes tendances à se rétrécir, de sorte qu'on est souvent obligé de compléter plus tard l'opération par une proctoplastie.

§ 3. — Abouchements anormaux

Les abouchements anormaux de l'intestin coexistent souvent avec les malformations que nous venons de décrire. Ainsi, à propos des rétrécissements congénitaux, nous avons signalé l'ouverture possible de l'intestin dans le péritoine ou à l'ombilic. Il faut signaler également ici les fistules stercorales ombilicales dues à la persistance du diverticule de Meckel, c'est-à-dire de la portion d'intestin qui pendant la vie intra-utérine établit la communication du canal intestinal avec la vésicule ombilicale.

Mais c'est au niveau de l'extrémité inférieure du tube digestif que ces malformations sont les plus fréquentes et les plus intéressantes.

1º Anatomie pathologique, symptômes. — Les abouchements anormaux résultent d'un défaut dans l'évolution de la cloison qui doit à un moment donné diviser le cloaque interne pour séparer la portion génito-urinaire de la portion intestinale. C'est donc suivant le sexe, dans les organes urinaires, ou dans les organes génitaux que se fait presque toujours l'abouchement anormal.

a. *Chez les garçons,* la fistule intestinale s'ouvre soit dans la vessie, soit dans l'urètre à sa partie prostatique ou dans sa portion membraneuse. Comme presque toujours l'anus est imperforé, les troubles qui résultent de cette malformation sont importants. La vessie supporte bien le contact des matières, mais l'issue que leur offre le canal de l'urètre est par trop étroit, les matières s'accumulent mélangées à l'urine, occasionnant des troubles mécaniques et des accidents infectieux consécutifs à la fermentation de ces matières.

On a vu aussi l'orifice anormal se faire à la peau au niveau de la verge et du scrotum (Kirmisson) par une série de petits orifices insuffisants pour permettre une évacuation régulière.

b. *Chez les filles,* l'abouchement se fait dans le vagin, à une hauteur variable ou à la vulve. Lorsque la communication est assez large, le trouble fonctionnel qui en résulte peut être assez peu accentué pour qu'on ait vu des malades atteindre un âge avancé, se marier, accoucher, sans se douter de l'existence de leur malformation. Mais souvent l'orifice anormal est trop étroit, les matières s'accumulent en amont et l'intervention du chirurgien devient nécessaire.

2° Traitement. — a. *Dans les cas d'abouchement anormal chez l'homme,* la conduite à tenir est la même que dans les imperforations. Il faut ouvrir le périné, aller à la recherche de l'ampoule, et établir un anus large et bien bordé par la suture muco-cutanée. Habituellement cette dérivation des matières est suivie de la guérison spontanée des trajets fistuleux.

b. Le *traitement des anus vulvaires et vaginaux* est un peu différent ; il consiste à faire la transplantation de l'anus.

On dissèque soigneusement l'intestin, ce qui est facilité par la faculté que l'on a d'y introduire un doigt ou des mèches de gaze. Lorsque la mobilisation est bien complète, on vient aboucher l'anus à sa place normale, et on termine en refaisant le périné postérieur.

Cette intervention délicate ne peut pas se faire avant l'âge de cinq à six ans. Il est facile d'attendre cette époque si l'anus est assez large pour bien fonctionner ; mais lorsqu'il est atrésié on doit dès la naissance l'agrandir sur place pour permettre l'issue facile des matières et remettre à plus tard la cure radicale de la malformation.

ARTICLE XI [1]

PROLAPSUS DU RECTUM

Le prolapsus du rectum est l'issue à travers l'anus d'une partie du dernier segment de l'intestin.

[1]. Dû à la collaboration de M. Nové-Josserand.

1° Anatomie pathologique. — On distingue depuis Gosselin, le prolapsus partiel ou muqueux et le prolapsus total.

a. *Prolapsus partiel.* — Il est constitué par la seule tunique muqueuse du rectum qui glissant sur la musculeuse vient faire hernie à l'orifice anal, qu'elle déborde comme la doublure déborde l'étoffe sur la manche d'un vieux vêtement, suivant la comparaison classique de Gosselin. La hauteur du prolapsus ne dépasse guère 3, 4, 5 cm. ; elle est toujours bien inférieure à ce que l'on observe dans le prolapsus complet.

b. *Prolapsus total.* — Ici, l'intestin prolabé est complet, avec

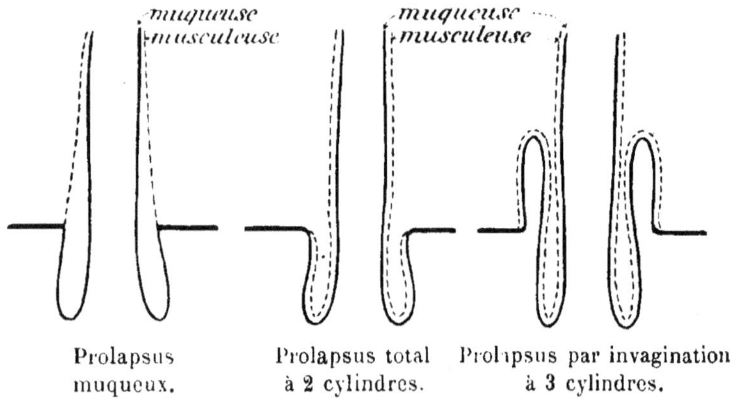

Prolapsus
muqueux.

Prolapsus total
à 2 cylindres.

Prolapsus par invagination
à 3 cylindres.

Fig. 61.

ses deux tuniques muqueuse et muculeuse, mais il faut encore distinguer deux variétés suivant l'endroit où se fait l'inflexion qui permet à l'intestin de sortir.

x) Dans *la première variété* ou *prolapsus à deux cylindres*, c'est la portion d'intestin la plus voisine de l'anus qui vient s'engager dans ce dernier, de sorte que la base du prolapsus se détache exactement de l'anus, fig. 61.

La masse prolabée contient donc deux épaisseurs d'intestin, l'une externe, l'autre interne ; entre les deux se trouve souvent en avant le cul de sac péritonéal entraîné aussi au dehors, et dans lequel se forme quelquefois une variété de hernie appelée *hydrocèle.*

β) *La seconde variété* ou *prolapsus à trois cylindres* est une véritable invagination de la partie moyenne ou supérieure du rectum à travers la partie inférieure de ce dernier et l'anus. Le prolapsus ne se détache donc pas directement de l'anus, il naît plus haut, et traverse un segment d'intestin resté en place qui forme le troisième cylindre (fig. 61). On trouve alors entre le rebord anal et la masse prolabée un sillon circulaire plus ou moins profond, mais qui ne dépasse généralement pas 5 à 6 cm.

La longueur de l'intestin prolabé est, dans cette variété, le plus souvent considérable. Elle peut atteindre 10, 20, 30 cm., et comprendre par conséquent non seulement le rectum, mais une partie de l'S iliaque.

L'intestin prolabé ne présente des lésions que dans les cas graves, où la muqueuse restant constamment à l'extérieur est exposée à l'air, au frottement des vêtements et au contact de l'urine. Alors elle s'enflamme, rougit, s'œdématie et finalement s'ulcère.

2° Etiologie, pathogénie. — Toutes ces formes de prolapsus peuvent se rencontrer chez l'enfant, mais avec une fréquence bien différente.

Le prolapsus muqueux est de beaucoup le plus commun ; on l'observe surtout dans la seconde enfance, de 2 à 7 ans. Sa production est favorisée par des causes physiologiques : dans le jeune âge, le rectum est rectiligne et remplit presque seul le petit bassin, les organes génito-urinaires étant peu développés ; il subit donc bien plus directement que chez l'adulte l'effort de la poussée abdominale pendant les cris, la toux, les efforts de défécation et de miction. D'autre part, les sphincters de l'anus sont normalement peu développés et la muqueuse rectale peu adhérente se mobilise facilement sur la musculeuse.

A ces causes physiologiques s'ajoutent presque toujours des causes pathologiques : la constipation exagère les efforts de défécation, et tend à créer directement le prolapsus, les matières volumineuses, dures, adhérentes, entraînant avec elles la muqueuse ; les rectites, le phimosis, agissent d'une façon analogue en exagérant les efforts d'expulsion. D'autre part, toutes les affections débilitantes contribuent à affaiblir la résistance du plancher pelvien. Le rachitisme vient ici en première ligne, et derrière lui, la tuberculose, les troubles gastro-intestinaux et toutes les causes de cachexie.

Le prolapsus complet est beaucoup plus rare chez l'enfant. On l'observe quelquefois chez des nourrissons athrepsiques, atteints de gastro-entérite : il paraît alors se développer sous l'influence combinée des efforts de défécation produits par l'entérite, et de l'affaiblissement des muscles et de tous les tissus du plancher pelvien.

Dans la seconde enfance, le prolapsus complet est tout à fait exceptionnel. Il s'agit en général d'enfants bien portants, même robustes, chez qui le prolapsus paraît être la conséquence d'une malformation locale. Le faible développement des sphincters qui explique bien les prolapsus muqueux, ne doit pas suffire à produire ces grands prolapsus. Il faut invoquer une malformation portant plus haut sur le plancher pelvien, et sur les moyens de fixité du rectum.

3° **Symptômes**. — L'aspect du prolapsus est bien différent suivant qu'il est partiel ou total.

a. Dans le *prolapsus partiel*, on voit autour de l'orifice anal une bordure de muqueuse flasque, rose, qui le déborde comme la doublure d'une vieille manche en dépasse l'étoffe. Sa longueur est de 2 à 6 cm.

L'issue de l'intestin se produit au moment de la défécation, avec une fréquence très variable : souvent c'est un accident rare qui survient à l'occasion de la constipation ou d'une poussée de rectite ; quelquefois, au contraire, le prolapsus se reproduit à chaque défécation. Il se réduit généralement de lui-même au bout de quelques minutes. Cependant s'il est un peu considérable, on est quelquefois obligé de le faire rentrer.

A la longue, la muqueuse s'enflamme : il se produit de la rectite avec de faux besoins, du ténesme, des selles glaireuses et les efforts qu'elle détermine aggravent le prolapsus. Dans d'autres cas la muqueuse se congestionne et donne des hémorrhagies qui se répètent d'une façon irrégulière à l'occasion des selles.

b. Le *prolapsus complet* a un aspect bien différent. Il se
produit en général très facilement sous l'influence d'une poussée
de l'enfant, et sans que la défécation soit nécessaire. On voit
se dérouler au sortir de l'anus un segment d'intestin qui atteint
10, 20, 30 cm. D'abord rectiligne, l'intestin prolabé se recourbe
en arrière lorsqu'il atteint une certaine longueur, sous l'influence de la traction du méso. Il en résulte que l'orifice au lieu
d'être à l'extrémité se trouve plus ou moins rejeté en arrière.

. La palpation de l'intestin prolabé montre une masse ferme,
presque dure. En examinant son rapport avec l'orifice anal on
voit que tantôt sa base se continue directement avec ce dernier
(*prolapsus à deux cylindres*), tantôt elles en est séparée par un
sillon profond de 2 à 6 cm. (*prolapsus à trois cylindres ou par
invagination*).

La *réductibilité* du prolapsus est généralement facile : il suffit
de repousser doucement la partie la plus saillante pour le faire
rentrer. Mais il se reproduit très facilement : le moindre effort,
les cris le font ressortir de sorte que chez les nourrissons il ne
tarde pas à devenir permanent. Alors on voit la muqueuse
exposée à l'air, au contact des vêtements et de l'urine, s'enflam-
mer. Elle s'épaissit, s'œdématie, se creuse d'ulcérations plus ou
moins profondes et ces accidents, par la douleur qu'ils occa-
sionnent rendent la réduction de plus en plus difficile et de plus
en plus instable.

4° Diagnostic. — Le diagnostic du prolapsus est facile lorsqu'on peut le constater directement. Seuls les *polypes du rectum*
pourraient prêter à la confusion, mais leur forme arrondie,
leur consistance dure permettent facilement de les distinguer.
Les *hémorrhoïdes* sont tout à fait rares chez l'enfant. L'*invagination intestinale* pourrait aussi être prise pour un prolapsus
dans les cas où le boudin invaginé vient faire issue par l'anus.
Mais ce boudin n'a pas l'aspect d'un intestin normal, il est
ecchymotique, noir, ou sphacélé, on ne peut pas le réduire, ou
sent par le toucher qu'il y a entre lui et les tuniques rectales
un sillon dont on ne peut atteindre le fond, et enfin les douleurs,
les trouble de l'état général excluent l'idée d'un simple prolapsus.

5° Evolution, pronostic. — Le *prolapsus muqueux* n'est pas grave. Il cesse de se produire lorsque l'enfant approchant de la puberté, ses sphincters se développent. Il ne paraît pouvoir entraîner un prolapsus total que dans des cas exceptionnels et chez de très jeunes enfants.

Le *prolapsus total* au contraire a un pronostic réservé. Chez les nourrissons, il est généralement causé par un ensemble des troubles intestinaux qui se terminent presque toujours par la mort. Lorsqu'il existe plus tard, comme une malformation locale, il ne menace pas la vie, mais il constitue une infirmité gênante, pénible, dont la cure est difficile.

6° Traitement. — Il convient d'examiner séparément le traitement du prolapsus muqueux et celui du prolapsus total.

a. *Traitement du prolapsus muqueux*. La plupart des prolapsus muqueux ne sont justiciables que d'une *bonne hygiène* et d'un *traitement médical*.

Faire cesser l'entérite si elle existe, combattre la constipation par une alimentation appropriée, et en habituant l'enfant à se présenter à la selle chaque jour et à des heures régulières ; faciliter l'évacuation des matières par de petits lavements huileux, et éviter de laisser les enfants assis sur leur vase s'épuiser en efforts le plus souvent inutiles et toujours dangereux.

Enfin, si le prolapsus se produit, le réduire aussitôt après avoir recouvert la muqueuse de vaseline boriquée, et en se servant d'une compresse de gaze stérilisée.

Le *traitement chirurgical* doit être réservé aux cas rebelles. Il consiste à provoquer des adhérences dans la sous-muqueuse pour diminuer la mobilité excessive de la tunique muqueuse, ou bien à rétrécir l'orifice anal.

La première indication peut être remplie par plusieurs moyens. Un des plus simples consiste à faire *avec le thermo-cautère des raies de feu longitudinales* dans l'ampoule rectale. L'enfant est endormi, la région aseptisée ; un spéculum assez largement ouvert découvre la région sus-sphinctérienne. Avec la pointe du thermo-cautére on trace 4 raies de feu longitudinales, hautes de 3 à 4 cm. à partir du bord supérieur du sphincter, et intéressant toute l'épaisseur de la muqueuse. Cette petite opération dont les suites sont très simples, donne toujours de bons résultats.

Roux a conseillé, dans le même but, d'injecter dans la sous-muqueuse anorectale 2 à 3cm³ d'alcool fort avec une seringue de Pravaz.

Le *rétrécissement de l'anus* convient aux cas plus graves où le prolapsus tend à devenir permanent et où les méthodes précédentes ont échoué. On peut réséquer un segment losangique de la muqueuse en arrière; ou bien faire le cerclage de l'anus avec un fil de soie ou d'argent passé tout autour de l'anus, en dehors du sphincter et laissé à demeure (**Lenormant, Vuilliet**). On a aussi obtenu le même résultat par des injections de paraffine (**Karewsky**).

b. *Traitement du prolapsus total.* — Le traitement du prolapsus total est beaucoup plus difficile. Il ne doit être entrepris que chez des enfants bien portants, n'ayant pas de troubles intestinaux, et âgés de plus de 3 à 4 ans. On a alors à discuter les divers procédés opératoires employés chez l'adulte, c'est-à-dire la résection, la colopexie et la rectopexie. Cette dernière paraît convenir le mieux aux enfants; on découvre la face postérieure du rectum, et on fait d'abord un rétrécissement du calibre de l'intestin. Ensuite on le fixe par des points de suture au sacrum.

LIVRE V

MALADIES DE L'ABDOMEN

Nous ferons rentrer dans les maladies de l'abdomen les affections des organes contenus dans la cavité abdominale ou de leurs annexes, à l'exclusion de celles du tube digestif. Cette étude comprendra les maladies du péritoine, du foie et des organes génito-urinaires.

CHAPITRE PREMIER

MALADIES DU PÉRITOINE

Dans ce chapitre nous ne nous occuperons que de la péritonite dont nous distinguerons deux formes, la *péritonite simple* et la *péritonite tuberculeuse*.

ARTICLE PREMIER

PÉRITONITE SIMPLE

La péritonite simple ne constitue pas une espèce bien définie de l'inflammation péritonéale : elle comprend en effet des modalités très variées dont nous excluons la forme tuberculeuse qui mérite une description spéciale.

1° **Etiologie**. — Chez l'enfant comme chez l'adulte, l'infection du péritoine se fait :

α) Par le passage des matières septiques, à travers un orifice de communication accidentel, entre le péritoine d'une part et, d'autre part, les organes creux de l'abdomen : intestin, vésicule biliaire, appendice, estomac, etc. On a signalé des cas de ce genre dans la fièvre typhoïde, l'appendicite perforante ou gangréneuse, l'invagination, l'étranglement intestinal. Ils ne comportent aucune description spéciale.

β) Par la migration des germes pathogènes à travers un orifice naturel, celui de la trompe. Bien que ce mécanisme soit plus rarement en jeu chez l'enfant que chez l'adulte, il s'applique cependant aux cas de péritonite blennorragique signalés par LOVEN, HUBER, CAILLÉ, qui l'a noté chez une enfant de cinq mois, SAENGER, MEJIA (thèse de Paris 1897). Dans la plupart des cas, la péritonite a été généralisée et on a observé de l'endométrite et de la salpingite purulentes. Cependant la guérison a été notée par MARFAN et COMBY. Dans tous ces cas le point de départ de l'affection a été une vulvo-vaginite.

Certaines péritonites primitives à pneumocoques relèveraient de la migration du pneumocoque par les trompes (BRUN). BOULAY croit que le pneumocoque peut se trouver dans l'utérus. La péritonite à pneumocoques est en effet beaucoup plus fréquente chez les filles.

γ) Par filtration des germes (LÉPINE) a travers une paroi intestinale altérée : c'est le groupe des péritonites dites autrefois par propagation. On les observe dans la fièvre typhoïde, l'appendicite, l'étranglement, l'invagination intestinale, la contusion de l'intestin, etc. L'exaltation de la virulence des germes, telle qu'elle est réalisée dans l'appendicite calculeuse par la formation du vase clos ne suffit pas, il faut que la paroi soit troublée dans sa circulation ou sa nutrition. Aussi la péritonite dans ces faits revêt-elle des formes très variables : tantôt l'infection est modérée, la péritonite est localisée, il se forme un abcès qui n'est autre chose qu'une péritonite enkystée, tantôt la péritonite est plus diffuse.

δ) Par la localisation d'une infection généralisée. De ce nombre sont la péritonite des nouveau-nés qui est habituellement liée à une septicémie puerpérale. Cependant CASSEL a signalé deux cas de péritonite fibrineuse, sans trace de puerpérisme, chez le nouveau-né. On a aussi décrit des péritonites avec ascite congénitales relevant nettement de la syphilis (SARVONAT).

Dans le même groupe se rangent les péritonites consécutives à la scarlatine et surtout les *péritonites primitives* qui relèvent généralement du pneumocoque, La péritonite à pneumocoques survient parfois à la suite d'une autre localisation de l'infection, pneumonie, méningite, mais elle est souvent primitive. BONNET a signalé chez un enfant d'un mois et demi une péritonite purulente contractée auprès de la mère qui avait un érysipèle de la face.

On a signalé sous le nom de *péritonite idiopathique* une péritonite survenant dans la seconde enfance, surtout chez les filles (DUPARQUE, GAUDERON) et qui se développerait à la suite d'un refroidissement (ingestion de boissons glacées, ventre à découvert la nuit, etc.). Ces péritonites idiopathiques sont pour la plupart des péritonites à pneumocoques, quelques-unes relèvent d'une appendicite méconnue ou de la tuberculose. La péritonite tuberculeuse sera traitée dans un chapitre spécial.

2° Anatomie pathologique. — Les lésions sont maxima au niveau de l'organe qui a été le point de départ de l'affection (appendice, trompe). Dans la péritonite à pneumocoques, elles prédominent au niveau du bassin. L'exsudat est rarement séro-fibrineux, généralement purulent. Le pus est séreux, grisâtre, mélangé de grumeaux (streptocoques, coli-bacilles) crémeux, verdâtre (pneumocoques). Souvent il y a des fausses membranes épaisses, grisâtres, qui couvrent une partie des organes abdominaux. L'intestin est rouge, gonflé, tomenteux. En cas de perforation, on retrouve dans l'exsudat des matières intestinales ou biliaires.

3° Symptômes. — Les symptômes varient suivant l'espêce. Dans les cas francs, comme la *péritonite à pneumocoques,* le début est violent : le malade ressent une douleur vive, atroce, qui part d'un point limité de la cavité abdominale, région iliaque, ombilic, pour s'irradier dans tout l'abdomen. La température monte rapidement à 39°5, 40° ; le ventre se ballonne, devient sensible à la pression, des vomissements apparaissent, d'abord muqueux, puis bilieux et verdâtres, porracés, se répétant fréquemment : l'enfant reste immobile, couché sur le dos, les cuisses repliées, la figure altérée, le nez pincé, le pouls petit, rapide, atteignant 140, 160 pulsations. Généralement, il y a de la constipation, mais parfois aussi de la diarrhée, surtout dans la péritonite à pneumocoques, les urines diminuent. Cette situation dure quelques jours et se termine par la mort ou une détente plus ou moins rapide qui rappelle la défervescence de la pneumonie.

A ce moment, il persiste dans la partie inférieure de l'abdomen un exsudat purulent qui s'accompagne des signes habituels des suppurations profondes : fièvre rémittente ou intermittente, abattement, le péritonisme proprement dit est effacé. La maladie est arrivée à un stade subaigu ; l'épanchement a une tendance à se frayer un chemin au dehors, par l'intestin, le vagin, plus habituellement par l'ombilic (GAUDERON).

A côté de ces formes aiguës, il en est d'autres qui sont *foudroyantes : péritonite par perforation, péritonite septique* dans l'appendicite (KIRMISSON). Dans ces cas, les signes abdominaux sont parfois peu prononcés ; ce qui domine c'est l'altération des traits, la petitesse du pouls, la cyanose et le refroidissement des extrémités, la dépression des forces ; le malade souffre peu, reste immobile, vomit de temps à autre et meurt en un ou deux jours.

Souvent aussi la *péritonite débute d'une façon insidieuse*, quand elle succède à une septicémie ou une pneumonie.

Chez le *nouveau-né* il y a souvent, outre les signes abdominaux, de l'ictère, de l'érysipèle ombilical, un œdème du scrotum avec hydrocèle purulente (communication du péritoine avec la vaginale).

Parfois enfin l'allure de la maladie est moins franche : il y a des *péritonites primitives à marche subaiguë ou lente* qui rappellent la péritonite tuberculeuse.

4° **Diagnostic.** — On peut confondre la péritonite aiguë avec une péritonite tuberculeuse, une appendicite, une fièvre typhoïde, un étranglement intestinal. La distinction des espèces se fera d'après la recherche de la cause. Pour les péritonites primitives, celle qui relève du pneumocoque se reconnaît à son évolution particulière, à la fréquence du déplissement et de la saillie de l'ombilic.

5° Pronostic. — Le pronostic est fatal dans la forme septicémique du nouveau-né et dans la péritonite par perforation. Le pronostic est très grave dans les péritonites généralisées avec symptômes d'intoxication. La gravité diminue si la péritonite se localise. La péritonite a gonocoques guérit presque toujours sans intervention. La péritonite à pneumocoques tue habituellement dans sa forme diffuse ; dans sa forme localisée elle guérit par l'intervention 10 fois sur 14 cas (BRUN) ; 37 fois sur 45 cas (ELLIS).

6° Traitement. — La péritonite peut guérir par le *traitement médical :* immobilisation du patient ; immobilisation de l'intestin par l'opium et la diète ; médication antiémétisante par l'emploi de la glace et des autres moyens usités ; traitement local de l'inflammation par les applications froides, la vessie de glace, les résolutifs, les onctions avec la pommade mercurielle, les révulsifs (vésicatoires). Les symptômes généraux graves, cyanose, refroidissement, petitesse du pouls, prostration indiquent l'emploi d'injections de sérum à forte dose et de caféine ou d'huile camphrée. On a signalé des cas de guérison assez nombreux par le traitement médical. En réalité, ce sont les formes peu infectantes qui guérissent. La mort survient en 24 ou 48 heures dans les formes toxiques, à la fin du premier septénaire dans les formes aiguës. Si la péritonite dépasse huit à dix jours c'est qu'elle est relativement bénigne. Elle évolue alors comme un abcès qui s'ouvre généralement à l'ombilic au bout de trois à quatre semaines. Encore a-t-on à redouter pendant cette période et après l'établissement de la fistule ombilicale, des poussées ou des infections nouvelles.

Le traitement chirurgical donne peu de chances dans les formes toxiques ; il doit être employé d'emblée dans les cas de perforation intestinale ou biliaire. Dans la péritonite à pneumocoques, les chirurgiens sont d'accord pour remettre l'intervention jusqu'à ce que la péritonite soit localisée. Dans la péritonite à gonocoques, le traitement médical suffit habituellement.

ARTICLE II

PÉRITONITE TUBERCULEUSE

La péritonite tuberculeuse comprend l'ensemble des réactions inflammatoires ou dégénératives du péritoine sous l'influence du bacille de Koch.

1° Etiologie. — La péritonite tuberculeuse est une affection de la seconde enfance, fréquente surtout de 7 à 14 ans. Cependant nous avons rassemblé avec PEHU [1] les cas qui concernent le nourrisson et montré qu'elle affectait chez ce dernier une forme particulière. Voici les chiffres relatifs à l'âge que nous relevons dans nos propres observations :

Sur 64 cas de péritonite tuberculeuse que nous avons rassemblés, nous en comptons :

Un an	2 cas
3 ans	2 —
4 —	5 —
5 —	4 —
6 —	4 —
7 —	1 —
8 —	4 —
9 —	6 —
10 —	8 —
11 —	5 —
12 —	9 —
13 —	5 —
14 —	9 —

De 0 à 7 ans, nous notons 18 cas, de 7 à 14 ans, 46 cas.

La fréquence de la péritonite tuberculeuse varie suivant les régions. Le Dr THOMSON, d'Edimbourg (*Brit. Journ. of tuber-*

[1] WEILL et PÉHU, Péritonite tuberculeuse du nourrisson, *Arch. de méd.*, 1909.

culosis, 1907) nous apprend que la tuberculose abdominale est à peu près inconnue dans l'Amérique du Nord. Sur 2.266 patients admis à l'hôpital du Mont-Sinaï à New-York, il y eut 1 cas de péritonite tuberculeuse. A l'hôpital d'enfants de Toronto (Canada), on en compte 2 sur 1.759 enfants. A Edimbourg, sur 10.213 malades il y eut 378 cas de tuberculose péritonéale, soit 3,70 %. Dans mon service, sur 8.652 malades, je note 64 cas de péritonite tuberculeuse, soit 0,70 %. Il est curieux de voir que la méningite tuberculeuse représente à New-York un peu plus de 3,50 % des patients ; à Edimbourg 2 % ; à Lyon 1,5 %.

La péritonite tuberculeuse est beaucoup plus fréquente dans la seconde enfance que les déterminations de la tuberculose sur d'autres séreuses, plèvre, péricarde (MÉRY). Dans l'association assez commune de la péritonite et de la pleurésie, c'est le péritoine qui est en général atteint le premier. Cette prédilection de la tuberculose pour le péritoine est d'autant plus à remarquer que les ganglions médiastinaux sont incomparablement plus disposés à la tuberculisation que les ganglions mésentériques. Il serait intéressant de connaître la raison de ce paradoxe. On ne peut pas faire fond pour l'expliquer sur l'existence de péritonites dans la granulie, c'est-à-dire relevant d'une infection sanguine manifeste. Ce sont des cas d'exception.

De même les péritonites tuberculeuses secondaires à une tuberculose de voisinage ne sont pas la règle. On a vu la péritonite tuberculeuse associée à des lésions intestinales, ulcères tuberculeux, tuberculome de la paroi, appendicite spécifique ; à des lésions des organes génitaux constatées même chez l'enfant, ovarite, salpingites tuberculeuses, tuberculose du testicule, du cordon avec atteinte de la vaginale, à des adénopathies tuberculeuses mésentériques, à des adénopathies médiastinales et à de la pleurésie tuberculeuse. En admettant même, ce qui est discutable, que dans toutes ces observations, on puisse considérer la péritonite comme subordonnée au foyer tuberculeux voisin ou distant, il n'en reste pas moins des faits dans lesquels la péritonite tuberculeuse semble être la seule localisation, appréciable cliniquement de la tuberculose, en dehors des adénopathies profondes toujours à suspecter. Dans ces cas, tout au moins, on est réduit à admettre ou une absorption par la paroi intestinale intacte de bacilles apportés par l'alimentation ou une origine sanguine de la tuberculose. Pour ce qui est de l'origine digestive de la péritonite, en dehors des objections exposées à l'article tuberculose, elle se comprend mal dans la seconde enfance, puisque l'aliment bacillifère par excellence, le lait, a été à peu près abandonné. L'origine sanguine est la seule qui rende compte de ces faits. Le sang puise souvent dans les ganglions tuberculeux médiastinaux ou cervicaux les éléments qu'il transmet ; c'est à ce point de vue, qu'on peut indirectement admettre une origine lymphatique. Pour que les bacilles se fixent sur les séreuses à l'exclusion des viscères, il faut qu'ils soient atténués, car des bacilles virulents s'attaquent aux parenchymes eux-mêmes et surtout au tissu pulmonaire. Et, en effet, la péritonite tuberculeuse représente un des exemples courants de la tuberculose locale atténuée.

Nous avons déjà exposé à l'article tuberculose les localisations prédominantes, suivant l'âge, des tuberculoses à marche lente : localisation ganglionnaire dans les premières années, localisation sur les séreuses dans la seconde enfance, étape viscérale à l'adolescence. La tuberculose, qui peut s'étendre à plusieurs séreuses à la fois, s'attaque de préférence au péritoine, vraisemblablement à cause de la grande surface que présente cette séreuse, de ses nombreux replis, des loges, des nids qu'elle forme entre les anses intestinales et les viscères, et dans lesquels les conditions de dépôt des bacilles sont plus favorables que dans la plèvre.

2° **Anatomie pathologique**. — On peut distinguer une péritonite *aiguë, chronique* et *localisée*.

A. PÉRITONITE AIGUË. — La péritonite aiguë est le plus souvent liée à la granulie, mais elle compte aussi des cas dans lesquels une poussée aiguë de tuberculose évolue dans le péritoine, et si elle n'a pas tué en quelques semaines, passe par la forme ulcéreuse (BOULLAND, Th. Paris 1885).

B. **Péritonite chronique.** — La péritonite chronique tuberculeuse se présente sous trois aspects différents qui rappellent assez exactement l'hydarthrose, la tumeur blanche, l'ankylose fibreuse d'une jointure, ce sont les formes ascitique, fibro-caséeuse, fibreuse.

α) Dans la *forme ascitique*, l'épanchement est constitué par une sérosité claire, citrine, rarement sanguinolente ou séro-purulente. L'inflammation est peu accusée sur la séreuse, les fausses membranes sont en petit nombre. La tuberculose est représentée tantôt par des granulations miliaires discrètes, tantôt par des tubercules fibreux. Parfois même la lésion spécifique tuberculeuse est difficile à trouver. On considérait ces cas comme liés à une *péritonite chronique simple* (Henoch), à l'*ascite essentielle* des *jeunes filles* (Cruveilhier). Les recherches modernes que nous mentionnerons à propos du diagnostic ont permis de les rattacher définitivement à la tuberculose.

β) Dans la *forme fibro-caséeuse*, il y a généralement des adhérences qui réunissent d'une part la paroi abdominale et l'épiploon, d'autre part, la masse intestinale dont les différentes anses sont soudées entre elles. A l'ouverture de l'abdomen, on tombe sur des masses fibrino-caséeuses épaisses, grises ou lardacées, qui recouvrent le paquet intestinal. On est obligé, pour découvrir celui-ci, d'arracher ces membranes. Par places, on découvre des loges remplies de magma caséeux, de pus ou de sérosité claire circonscrits par les fausses membranes. On y trouve des tubercules, des infiltrations caséeuses, des exsudats fibrineux. On en observe également sur la séreuse au niveau de l'intestin, du foie, de la rate, dans le tissu sous-séreux. Il s'agit en somme d'un processus tuberculeux qui a suscité sur la séreuse une réaction d'inflammation exsudative. Les exsudats fibrineux sont eux-mêmes envahis par les tubercules et voués à la caséification. La tuberculose à tendance caséeuse peut ulcérer des anses intestinales et amener une perforation suivie d'un abcès stercoral ; ou bien, elle fait communiquer deux anses intestinales : ou bien enfin, elle produit des abcès pariétaux qui s'ouvrent au point le moins résistant, l'ombilic (Gauderon). La forme caséeuse peut être limitée et figurer des plaques épaisses dans une région circonscrite, simulant ainsi la présence d'une tumeur autour du cæcum (LE BAYON), du foie (LANNELONGUE), de l'épiploon.

γ) *La forme fibreuse* succède souvent à la forme ascitique, mais elle peut être primitive comme les pleurésies sèches des tuberculeux. Dans ce cas, on trouve des adhérences fibreuses, avec tubercules scléreux, sans caséification. A son plus haut degré de développement, elle constitue une véritable symphyse.

La symphyse est habituellement la conséquence d'une tuberculose des séreuses s'étalant en tartine, sans provoquer de grandes réactions fonctionnelles, et aboutissant à une transformation scléreuse du tissu séreux, sans participation habituelle des viscères. Cette forme de tuberculose est à l'origine de la plupart des périviscérites.

δ) *Les lésions* sont souvent *associées;* il y a coexistence fréquente de granulations disséminées dans la plèvre, les poumons, lorsqu'il s'agit de granulie péritonéale. Dans la forme caséeuse, on observe les lésions de la phtisie pulmonaire ou intestinale, la dégénérescence graisseuse du foie, les adénopathies mésentériques caséeuses. Ces associations qui sont d'un grand intérêt au point de vue de l'intervention, ne sont pas fréquentes, La péritonite tuberculeuse est le type des tuberculoses médicales locales. Tout se borne généralement à un peu de pleurite des bases, à des adhérences du poumon au diaphragme, reproduisant celles qui existent sur l'autre face avec le foie, à la tuberculisation de quelques ganglions trachéo-bronchiques ou mésentériques. Ces associations sont encore moins fréquentes dans la forme ascitique.

C. PÉRITONITE LOCALISÉE. — La péritonite tuberculeuse se présente parfois sous une forme très localisée. Cela est rare chez l'enfant. On observe néanmoins des prédominances de la lésion autour du foie, de la rate, d'une portion limitée de l'intestin, telle que le cæcum, l'appendice, l'S iliaque. Tantôt elle se présente sous la forme d'une nappe fibro-caséeuse, tantôt sous celle d'une masse scléro-lipomateuse formant tumeur, tantôt sous celle d'une épaisse couche fibreuse, qui rappelle les périviscérites. Les formes limitées de la péritonite tuberculeuse sont souvent sous la dépendance d'une tuberculose primitve localisée de l'organe sous-jacent ; c'est ainsi qu'on a signalé la typhlite, l'appendicite, la colite avec scléro-lipomatose tuberculeuse.

3° Symptômes. — Nous ne parlerons pas de la péritonite associée à la granulie.

Le début de la péritonite chronique tuberculeuse est insidieux. L'enfant se plaint de coliques fréquentes, a des alternatives de diarrhée et de constipation, maigrit, accuse quelques mouvements fébriles, en même temps que son ventre se tuméfie. Parfois cependant le début est brusque, et simule l'appendicite ou l'étranglement intestinal. Ce fait a été vérifié dans plusieurs interventions par des chirurgiens contemporains.

α) Dans la *forme ascitique*, l'augmentation de l'abdomen se fait rapidement en quelques jours ou progressivement en quelques semaines. La région sus-ombilicale refoulée par l'intestin se développe la première. Elle est sonore, tandis que les parties déclives sont mates. Le liquide est mobile, parfois il ne se déplace pas en raison des adhérences qui le retiennent. Dans ce dernier cas, on peut recourir au signe indiqué par BARD [1] sous le nom de *flot lombo-abdominal*. Ce signe bien plus délicat que le flot abdominal, car il permet de reconnaître des épanchements de petit volume, permet encore de distinguer les collections cloisonnées. Le réseau veineux abdominal devient turgide. L'exploration des parties profondes est peu aisée. L'état général est bon, la fièvre peu marquée, irrégulière. Les troubles fonctionnels se réduisent à des douleurs abdominales et à de la gêne mécanique.

β) Dans la *forme fibro-caséeuse (phtisie abdominale)*, la palpation révèle outre l'augmentation de volume de l'abdomen, une rénitence générale avec des indurations partielles. On sent

---

1. Le flot lombo-abdominal s'obtient en plaçant une main snr l'abdomen et en percutant avec l'autre la région lombaire. Si on obtient le flot en déplaçant la main abdominale et en percutant successivement les deux régions lombaires, l'ascite est libre. Parfois le flot est unilatéral ou croisé, ce qui indique des adhérences.

à côté de parties souples d'autres points résistants et donnant l'impression de tumeurs aplaties, parfois fluctuantes.

La percussion donne une alternance de zones mates et sonores (matité en damier). La pression est douloureuse.

L'état général se ressent de la gravité plus grande des lésions. Il y a de la fièvre à type irrégulier, généralement rémittente ou intermittente. L'enfant est fabile, maigrit, a des sueurs nocturnes. Les troubles digestifs sont prononcés.

La diarrhée alterne avec la constipation. Il y a des vomissements et surtout au moment des exacerbations inflammatoires. Le foie est volumineux.

La lientérie se montre quand deux anses intestinales, appartenant à deux segments éloignés de l'intestin, communiquent. Lorsqu'une collection purulente se vide dans l'intestin, il y a après un redoublement de coliques et douleurs une selle purulente copieuse, suivie de sédation. L'évacuation, ordinairement intermittente du foyer purulent, rappelle dans sa marche les vomiques pleurales.

La perforation ombilicale est précédée d'induration, de rougeur et de douleur au niveau de l'ombilic qui présente bientôt une saillie conique avec peau amincie. L'ouverture se fait et il s'échappe un pus fétide qui se renouvelle incessamment.

γ) La *forme fibreuse* se traduit par des phénomènes purement locaux. Elle succède généralement à la forme ascitique, mais se montre aussi d'emblée. Il n'y a ni liquide, ni tuméfaction localisée.

L'abdomen est un peu distendu par les anses intestinales, et l'enfant accuse des douleurs pendant la période digestive. On perçoit à la main une crépitation neigeuse due au frottement des surfaces rugueuses et à l'oreille des bruits aigus (cris intestinaux) dus au passage des gaz et des liquides d'un anse intestinale dans l'autre.

La constipation est habituelle et aboutit parfois à l'obstruction. C'est dans cette forme qu'on rencontre aussi l'étranglement.

L'état général est bon. Il n'y a plus ni fièvre, ni tendance à la cachexie. De temps à autre, poussées aiguës.

J'ai pu dans un cas faire le diagnostic d'une symphyse totale du péritoine, vérifiée à l'autopsie, en me basant sur l'absence d'ascite coïncidant avec des signes de compression de la veine porte et des voies biliaires (ictère, développement de la circulation veineuse abdominale) (Voir JUDE, de la symphyse généralisée du péritoine, thèse de Lyon, 1903).

ε) Enfin, on peut rencontrer dans la seconde enfance comme chez l'adolescent, une *association de la péritonite à la pleurésie*. C'est la *tuberculose des séreuses* de VIERORDT et de FERNET. Le début est lent, le sujet maigrit, a des sueurs, de la fièvre, l'abdomen gonfle, est douloureux, la pleurésie est latente, doit être recherchée. Pendant un à deux mois, il y a de la fièvre rémittente, des alternatives de diarrhée et de constipation, puis les épanchements se résorbent, la guérison a lieu. Mais parfois c'est une granulie ou une méningite qui termine l'évolution de la maladie.

4° Marche, durée, terminaisons, pronostic. — D'après PIC, la mortalité est de 17 p. 100 dans la forme fibreuse, 19 p. 100 dans la forme ascitique, 66 p. 100 dans la forme fibro-caséeuse.

La tuberculose pleuro-péritonéale subaiguë dure un ou deux mois, laissant derrière elle des adhérences plus ou moins étendues.

La forme ascitique se résout en quelques semaines ou quelques mois. La forme fibreuse, qui en est parfois la conséquence, est souvent le point de départ de troubles digestifs, dyspepsie, constipation, ou d'accidents plus graves, rétrécissement intestinal, étranglement, compression de la veine porte, des voies biliaires.

Toute péritonite tuberculeuse peut être troublée dans sa marche par des paroxysmes, des poussées aiguës ou subaiguës.

On doit distinguer soigneusement, au point de vue du pronostic et du traitement, les tuberculoses locales du péritoine et les péritonites tuberculeuses associées à d'autres lésions, et parmi ces dernières, les lésions viscérales ou non viscérales. La coexistence avec une tuberculose chirurgicale, ganglionnaire ou séreuse n'implique pas une grande virulence du germe pathogène ; des ulcérations de l'intestin ou des lésions pulmonaires entraînent au contraire un pronostic grave.

5° **Diagnostic.** — La *forme subaiguë* rappelle au début une fièvre typhoïde ou un embarras gastrique fébrile. Elle est jugée par l'apparition des phénomènes locaux. (Voy. GUILLEMARE, th. de Paris, 1898).

La forme *ascistique lente* peut être confondue avec la *péritonite chronique simple* (HENOCH), la *cirrhose du foie*, surtout si cet organe est atteint de dégénérescence graisseuse, une *affection cardiaque*. L'ascite peut coexister avec le *développement des ganglions mésentériques* sans péritonite. La *symphyse tuberculeuse du péricarde* détermine un syndrome qui rappelle absolument la péritonite tuberculeuse [1]. Tantôt le foie est simplement congestionné comme dans nos observations, tantôt il présente des lésions cirrhotiques, qui ont fait donner par HUTINEL à ce syndrome, le nom de cirrhose cardio-tuberculeuse. La règle est, en cas d'ascite chez l'enfant, de diagnostiquer la péritonite tuberculeuse. S'il y a un doute, on inocule quelques centimètres cubes du liquide à un cobaye. Celui-ci ne se tuberculise pas s'il s'agit d'une cirrhose du foie ou d'une symphyse tuberculeuse primitive du péricarde.

Le cyto-diagnostic (TUFFIER et MILIAN, DURANTE) a établi la présence exclusive ou prédominante de mononucléaires dans le liquide de l'ascite par péritonite tuberculeuse.

La *forme caséeuse* étendue n'offre pas de difficultés diagnostiques. On peut la confondre avec les *dégénérescences sarcomateuses des ganglions mésentériques* qui forment alors de grosses masses diffuses. La *constipation avec gros ventre et scybales* chez un enfant maigre et pâle est souvent confondue avec la péritonite tuberculeuse. Aussi faut-il dans tous les cas évacuer l'intestin avant de conclure positivement. Limitée, elle simule une *tumeur du rein*, de la *rate*.

La *forme fibreuse* se reconnaît à l'évolution (ascite antérieure), à la rénitence générale de l'abdomen qui est globuleux et comme formé d'une seule masse. On l'a confondue avec le *carreau*, à cause du développement simultané des ganglions mésentériques. Lorsque l'intestin est distendu, il rappelle parfois le *ventre rachitique* ou la *dilatation de l'estomac*.

[1] WEILL, *Traité des maladies du cœur chez les enfants* (Paris, 1895).

Les formes à début brusque peuvent simuler l'appendicite (SOTTY, th. de Lyon, 1901) ou l'étranglement intestinal. La distinction d'avec l'appendicite n'est souvent faite qu'après l'intervention.

6° Traitement. — Le traitement médical doit être employé au début de toute péritonite tuberculeuse. On voit, en effet, dans quelques cas, disparaître spontanément ou sous l'influence d'une médication non sanglante, de véritables tumeurs tuberculeuses. L'exsudat ascitique semble, à l'instar de l'épanchement pleurétique, être considéré de plus en plus comme un moyen de défense contre l'infection tuberculeuse. Il ne faut donc pas se hâter de l'évacuer. — La forme fibro-caséeuse elle-même ne laisse pas de donner des guérisons, sans interventions chirurgicale. Il se produit en ce moment, une véritable réaction contre la tendance opératoire trop marquée de la fin du XIX° siècle.

En fait, la tuberculose locale du péritoine a une tendance naturelle à la guérison, et les travaux de BORCHGREVINK (*Cblt. f. chir.* 1901), ont montré que l'étude histologique du péritoine excisé au cours de la laparotomie faisait prévoir le succès ou l'échec de cette dernière par l'évolution des lésions constatées.

Le traitement médical est surtout hygiénique. L'enfant doit être exposé au grand air, soit à une altitude de 1.200 mètres à 1.500 mètres, soit au bord de la mer, soit simplement à la campagne ; l'alimentation sera celle des tuberculeux, en tenant compte des troubles fonctionnels possibles du côté du tube digestif : jus de viande, viande crue, œufs, etc... De même, on utilisera les toniques habituels : huile de foie de morue, préparations phosphatées et surtout arsenicales.

Localement, on prescrira le repos au lit ou sur une chaise longue, avec immobilisation aussi complète que possible de l'abdomen, au moyen d'une couche de collodion riciné ou d'un bandage de corps faisant compression. On peut associer au repos la révulsion sous toutes ses formes : badigeonnage à la teinture d'iode, pointes de feu, vésicatoires volants, etc. Les tentatives faites au moyen des rayons X ne semblent guère encourageantes (ALLARIO et ROVERE). Il convient de les appliquer à la forme ascitique et de les arrêter au moindre signe d'exacerbation.

Ce n'est que lorsque le traitement médical appliqué pendant un temps suffisamment long (deux à trois mois), aura montré son impuissance, qu'on aura recours à l'intervention sanglante, laparotomie simple, ou suivie de toilette du péritoine, de lavages, d'insufflation de poudres.

On n'hésitera pas à la pratiquer si l'enfant maigrit, si les masses fibro-caséeuses persistent ou augmentent, si les symptômes généraux, fièvre, et les troubles fonctionnels, douleurs, dyspepsie gastro-intestinale, ne cèdent pas. Elle sera donc beaucoup plus indiquée dans les formes fibro-caséeuses que dans les formes ascitiques. Les comparaisons faites dans les statistiques récentes entre la laparotomie et le traitement médical ne sont pas à l'avantage de la première [1]. Cependant les chirurgiens citent des cas, en apparence désespérés, où la laparotomie a fait merveille. Il convient donc, même dans les conditions les plus graves, de ne pas négliger l'intervention chirurgicale. Celle-ci sera naturellement indiquée dans les formes anormales, péritonite à forme appendiculaire, étranglement intestinal.

On a tenté de remplacer le traitement médical par la ponction simple ou suivie d'injection d'air stérilisé, d'oxygène, de naphtol camphré.

La ponction peut convenir pour réduire le volume excessif d'une ascite ; quant aux autres procédés qui en dérivent, on les abandonne de plus en plus.

CHAPITRE II

MALADIES DU FOIE

Les maladies du foie ne présentent pas de caractères bien particuliers à l'enfance. Nous excepterons cependant les cirrhoses, les tuméfactions hépatiques si communes chez les nour-

[1] Voy. *Revue générale in* arch. de méd. inf., 1902.

rissons, et qu'on attribue soit à la congestion, soit à une infiltration graisseuse, et l'ictère des nouveau-nés.

D'après DAUCHEZ, le bord supérieur du foie correspond au cinquième espace intercostal. La hauteur du foie mesurée par la percussion sur la ligne mamelonnaire s'obtient dans les huit premières années en ajoutant de 1 à 3 centimètres au nombre de centimètres exprimés par l'âge du sujet. A partir de huit ans, les dimensions correspondent au nombre des années ou à un chiffre un peu inférieur. Dans les premiers mois de la vie, le foie déborde légèrement à gauche la ligne médiane. D'après CRUCHET et SÉRÉGÉ le foie est perceptible jusqu'à onze ans sous les fausses côtes. Il est bien plus développé chez l'enfant dont il représente à la naissance 1/20 à 1/23 du poids (CHARPY), tandis que chez l'adulte il n'en représente que le 1/34.

Jusqu'à trois et quatre ans, le foie garde les caractères généraux de son stade embryonnaire ; le réseau vasculaire est proportionnellement plus large que chez l'adulte, ce qui explique et la facilité des congestions, et celle des altérations cellulaires provoquées par les substances infectieuses et toxiques charriées par le sang.

§ 1. — CONGESTION HÉPATIQUE

La congestion du foie est due à des simples troubles mécaniques (*foie cardiaque*) ou à une action toxi-infectieuse. Les intoxications proprement dites sont rares, mais les influences qui s'exercent plus communément sur le foie de l'enfant sont les affections du tube digestif ou les maladies générales, les fièvres éruptives, la diphtérie ; les diverses infections gastro-intestinales (TERRIEN, LESNÉ et P. MERKLEN) sont particulièrement à relever dans l'enfance à côté des causes qui sont connues chez l'adulte (fièvre typhoïde, impaludisme, dysenterie, etc.).

Le foie augmenté de volume est rouge, parfois foncé. Pour peu que l'affection ait duré, on note une teinte moins vive, violacée, ou une alternance de zones foncées et de zones moins colorées. Le plus souvent, la décoloration est au centre du lobule.

On observe les taches blanches du foie infectieux signalées par HANOT et à l'examen histologique, des altérations variées des cellules hépatiques, de la dilatation vasculaire, des infiltrations embryonnaires diffuses ou ramassées sous forme de nodules (nodules infectieux de HANOT).

Les symptômes sont masqués par ceux de la maladie générale. On reconnaîtra cependant la lésion hépatique à l'augmentation de volume du foie, la diminution de quantité de l'urine, la présence d'urobiline dans l'urine, parfois une teinte subictérique.

Le foie cardiaque ressemble à celui de l'adulte.

§ 2. — STÉATOSE HÉPATIQUE

Il est difficile d'établir une ligne de démarcation entre le foie infectieux et le foie infiltré de graisse. Les deux processus s'associent, car ils relèvent des mêmes causes : ce sont les maladies générales, les troubles digestifs aigus ou chroniques, très exceptionnellement des intoxications par l'alcool ou le phosphore. La dégénérescence graisseuse s'associe aussi à certaines cirrhoses du foie. Dans les *infections aiguës*, la congestion l'emporte en général sur l'infiltration graisseuse, sauf dans quelques cas particuliers, comme la diphtérie dont les poisons sont stéatosants. Dans les *infections lentes,* au contraire, la stéatose hépatique prédomine toujours et se montre à l'état pur. Chez le *rachitique* dont le foie est si souvent volumineux, on peut faire une part, pour expliquer cette tuméfaction, à la déformation thoracique qui chasse l'organe hépatique et le rend sensible au-dessous du rebord costal, mais souvent aussi le foie est graisseux. Sur 188 stéatoses du foie, STEINER et NEURETTER ont trouvé 17 cas de rachitisme.

Dans la *gastro-entérite des nourrissons,* THIEMISCH, E. TERRIEN, LESNÉ et P. MERKLEN ont toujours trouvé tantôt une infiltration graisseuse discrète, tantôt une lésion semblable plus marquée, sans destruction de la cellule hépatique et parfois une dégénérescence graisseuse totale.

La *tuberculose chronique progressive des nourrissons,* la

tuberculose péritonéale surtout dans sa forme caséeuse, provoquent fréquemment la stéatose du foie.

La *dégénérescence graisseuse* proprement dite est rare. La cellule hépatique est infiltrée de gouttelettes ou de granulations graisseuses, mais son noyau continue à se colorer. Dans la plupart des cas, l'infiltration commence et prédomine à la périphérie du lobule. Quelquefois cependant la cellule hépatique est devenue une véritable cellule adipeuse, le noyau est fragmenté, ou détruit ; dans un cas, BESNEA a vu la transformation du parenchyme hépatique en un véritable bloc de graisse, la dégénérescence graisseuse s'étendait aussi bien aux cellules du centre du lobule qu'à celles de la périphérie.

Les symptômes locaux se bornent à l'augmentation de volume du foie, parfois les selles sont décolorées ; les symptômes généraux sont ceux de l'insuffisance hépatique : pâleur, altérations des traits, dépression des forces, tendance aux hémorragies, cachexie ; du côté des urines : oligurie, urobilinurie, glycosurie alimentaire (NOBÉCOURT), variation des coefficients urinaires, diminution du rapport de l'azote de l'urée à l'azote total, augmentation du rapport du carbone total à l'azote total, augmentation de la toxicité urinaire (LESNÉ et MERKLEN).

On a attribué aux altérations du foie certaines convulsions de l'enfance (MYA). C'est peut-être de cette façon qu'on peut expliquer les morts inattendues par éclampsie qu'on observe chez les nourrissons atteints de troubles digestifs d'apparence relativement bénigne.

Le traitement dans la congestion comme dans la stéatose se réduit à prescrire une alimentation peu riche en toxines, lait, potages maigres, eau albumineuse, œufs, féculents ; à faire l'antisepsie de l'intestin, à traiter la cause dans chaque cas particulier, et à éviter les médicaments stéatosants : phosphore dans le rachitisme à gros foie, arsenic, alcool.

§ 3. — DÉGÉNÉRESCENCE AMYLOÏDE

La dégénérescence amyloïde est fréquente chez l'enfant sans présenter chez lui de caractères particuliers. Elle se montre

surtout dans les *tuberculoses locales,* osseuses, articulaires, à
suppurations prolongées, dans la *syphilis,* dans le *rachitisme
grave.* COMBA l'a observée au cours d'une diphtérie gangréneuse grave du pharynx. C'est elle qui donne naissance aux
foies très volumineux, à bords mousses, épais. La rate est généralement grosse. Il y a de la diarrhée, de l'albuminurie, parfois
du purpura, et une cachexie progressive.

§ 4. — ABCÈS DU FOIE

L'abcès du foie est rare chez l'enfant. HERMANN LEGRAND
(*Arch. de méd. des enfants,* 1906) a pu en réunir 112 cas qui se
répartissent ainsi :

```
Abcès   dysenteriques  .   .   .   .   .   .   .   31
  —     traumatiques   .   .   .   .   .   .   .   19
  —     appendiculaires.   .   .   .   .   .   .   15
  —     vermineux  .   .   .   .   .   .   .   .   13
  —     tuberculeux .   .   .   .   .   .   .   .   10
  —     pyohémiques    .   .   .   .   .   .   .    9
  —     typhoïdiques   .   .   .   .   .   .   .    6
  —     douteux.   .   .   .   .   .   .   .   .    6
  —     par phlébite ombilicale  .   .   .   .    2
  —     grippal .   .   .   .   .   .   .   .   .    1
```

La *dysenterie,* même dans les pays tropicaux, frappe beaucoup
plus rarement la femme et l'enfant que l'homme ; de là le peu
de fréquence de l'abcès hépatique. Celui-ci a été noté chez des
enfants de 12 mois, 18 mois, 21 mois, 3 ans, 5 ans.

L'*abcès par plaie pénétrante* est exceptionnel ; il succède
habituellement à une contusion de l'abdomen, à un coup de
pied, à un effort violent, parfois à un choc en un point situé
loin du foie (ODDO). Dans la plupart des cas, c'est la contusion
du foie lui-même qui est l'origine de l'abcès. Cette pathogénie
de l'abcès est beaucoup plus rare chez l'adulte que chez l'enfant.

L'*abcès hépatique d'origine appendiculaire,* signalé par DIEU-
LAFOY et BERTHELIN, survient surtout dans des formes latentes
à longue évolution. L'infection se fait par pyléphébite suppurée
et parfois par embolie septique (LEGRAND).

L'*abcès vermineux* est rarement lié à une suppuration de tumeur hydatique du foie. Le plus souvent il est associé à la lombricose ; tantôt on trouve dans la cavité de l'abcès des lombrics vivants ou putréfiés, tantôt ceux-ci sont dans l'intestin et ne doivent être considérés que comme la cause indirecte de l'infection.

L'*abcès tuberculeux* n'est pas lié habituellement à une lésion ulcéreuse de l'intestin, mais représente une localisation primitive de la tuberculose dans le foie. Les abcès tuberculeux bien étudiés par LANNELONGUE se propagent aisément à la face connexe d foie et donnent lieu aux collections sous-phréniques qui peuvent se compliquer de suppurations pleurales.

L'*abcès pyohémique* est multiple, de petit volume, en rapport avec des lésions primitives variées, en particulier avec les plaies de la tête et les fractures du crâne.

L'*abcès typhoïdique* est rare. Dans un cas de SWAIN, il existait dans le pus des bacilles d'EBERTH en même temps que des staphylocoques.

La *phlébite ombilicale* ne donne guère lieu qu'à des suppurations diffuses ou à de petits abcès multiples.

Les abcès du foie se distinguent en *grands abcès*, abcès chirurgicaux et en *petits abcès*, abcès médicaux ; ces derniers sont liés à une hépatite diffuse et généralement à de la pyohémie.

Les grands abcès seuls donnent lieu à des signes de localisation, à la présence de saillies limitées, faciles à reconnaître dans les régions accessibles à la palpation, se rapprochant symptomatiquement des collections sous-phréniques et des pleurésies enkystées, quand ils existent à la partie supérieure du foie. Les symptômes généraux se traduisent par de la fièvre rémittente ou intermittente, un état typhoïde, de la prostration, des symptômes nerveux, parfois une altération profonde du sang aboutissant à des hémorragies gastriques ou autres, (ictère grave, vomito-negro appendiculaire). Les troubles fonctionnels comprennent : la douleur dans l'hypochondre droit avec irradiations à l'épaule, continue ou paroxystique, entraînant de l'immobilisation et de la dyspnée, les vomissements et la diarrhée bilieuse, le teint jaune ou l'ictère proprement dit.

Dans la forme pyohémique avec petits abcès multiples, ce sont les symptômes généraux qui dominent; dans les grands abces qui se terminent par la mort, la phase ultime rappelle la symptomatologie des petits abcès. Au reste, il y a de grandes différences à établir dans chaque forme suivant les causes. Il y a des abcès longtemps latents, comme dans la tuberculose et la dysenterie, d'autres à marche aiguë (abcès traumatiques, abcès appendiculaires)

Le diagnostic est obscurci par la position élevée des abcès qui rappellent l'abcès sous-phrénique, la pleurésie enkystée, par la prédominance des symptômes généraux, par la confusion dans les formes moins infectantes avec diverses lésions du foie, tumeurs, kystes hydatiques, etc. La ponction exploratrice peut être tentée à condition qu'on opère de suite après, si le résultat est positif.

Le pronostic, mortel dans les formes pyohémiques, dans les cas accompagnés de symptômes d'ictère grave, est plus rassurant dans les grands abcès à évolution subaiguë, à condition qu'on intervienne chirurgicalement et le plus tôt possible.

§ 5. — KYSTE HYDATIQUE DU FOIE

Le kyste hydatique du foie est dû au développement de l'hydatide ou forme larvaire du ténia echinococcus.

1° Histoire naturelle et anatomie pathologique. — Le ténia echinococcus habite à l'état adulte l'intestin du chien. C'est un petit cestode qui ne dépasse pas 5 mm. de long. Sa tête est munie d'un rostre entouré d'une double couronne de crochets. Ses œufs sont avalés par les ruminants et l'homme. Leur coque, dissoute par le suc gastrique, met en liberté un embryon hexacanthe qui perfore l'intestin et va se loger dans le foie à l'état de larve. Celle-ci subit une transformation vésiculaire, en même temps qu'elle s'entoure d'une double paroi, l'une externe, la *cuticule*, formée de couches hyalines stratifiées, élastiques : l'autre interne, mince, la *membrane germinative*, qui donne naissance aux *vésicules proligères*. Celles-ci sont constituées par des bourgeons creux nés de la membrane germinative et renferment des têtes de ténia munies de leurs crochets. Le kyste contient aussi des *vésicules filles* construites sur le type de la vésicule mère et qui paraissent dues, en partie, à une évolution plus complète des vésicules proligères ou des scolex. Il est, en effet, démontré, surtout depuis les travaux de DEVÉ, que l'hydatide ne naît pas forcément d'un embryon hexacanthe et qu'un kyste hydatique peut essaimer autour de lui. C'est là une notion importante, car elle montre le danger des ruptures, des fissures, des traumatismes, des interventions faites sans précaution.

Le liquide du kyste hydatique est transparent comme de l'eau de roche, renferme du sucre, du chlorure de sodium, des toxines dont l'absorption provoque de l'urticaire. Lorsqu'on le laisse déposer, on trouve toujours des crochets, parfois des débris de membranes ou des vésicules. Ce liquide est stérile, ne contient pas d'albumine, sauf en cas de mort de l'hydatide. A ce moment, son contenu s'épaissit, se charge d'albumine, se rétracte et finit par se calcifier. Le kyste hydatique siège de préférence dans le foie, mais on l'a observé dans les poumons, la rate, les reins, le cerveau et surtout le péritoine qui est souvent pris secondairement au foie. Habituellement le kyste est unique, mais on observe souvent des cas de kystes multiples dans le foie ou dans divers tissus.

Le kyste hydatique acquiert rapidement un grand volume, celui du poing, d'une tête de fœtus. Il s'entoure généralement d'une membrane fibro-vasculaire due à la réaction des tissus et qui l'isole. Son volume progressivement croissant provoque des compressions sur les organes voisins. C'est ainsi qu'il peut agir sur les canaux biliaires extra-hépatiques, sur la veine porte, qu'il peut refouler le diaphragme, le perforer, se vider à travers les bronches, l'estomac, l'intestin, la vessie. Le kyste peut entrer en communication avec les voies biliaires et provoquer des coliques hépatiques et de l'ictère. La bile peut l'envahir par simple transsudation, et parfois tuer l'hydatide, mais ce résultat n'est pas constant. Enfin le kyste se laisse pénétrer parfois par les germes de la suppuration, lorsque son enveloppe fibreuse est entamée et se comporte alors comme un abcès du foie.

2° Etiologie. — L'étiologie du kyste hydatique est commune
à tous les âges. Ce sont les chiens des abattoirs, des bouchers,
des charcutiers, des bergers, nourris de viscères infectés par
l'hydatide et provenant de ruminants ou de porcs, qui répandent
les œufs du ténia echinococcus sur les légumes, dans l'eau potable, sur le sol. Les enfants en contact avec les chiens, sont
infectés à partir du moment où commence l'alimentation ordinaire, ou simplement parce qu'ils portent à la bouche leurs
doigts souillés par la terre ou les objets qu'ils ont touchés. On
croyait autrefois à une certaine immunité de l'enfance, mais les
chirurgiens ont montré que le kyste hydatique était relativement fréquent dans la seconde enfance.

3° Symptômes. — La symptomatologie du kyste hydatique
ne diffère pas beaucoup chez l'enfant et chez l'adulte. Tantôt
la tumeur kystique, enfouie dans le foie dont elle modifie peu
la configuration, est latente. Tantôt, se rapprochant de la surface
elle crée des poussées légères du côté du péritoine périhépatique
et de la plèvre droite, et donne lieu à des phénomènes de renten-
tissement, douleurs dans l'hypocondre ou dans l'épaule droite,
crises dyspeptiques. Tantôt enfin, elle forme tumeur et suivant
que celle-ci se développe à la face inférieure du foie, à sa surface
externe ou à sa face supérieure, le kyste pourra être confondu
avec une tumeur abdominale, une cirrhose hépatique, un abcès
costal, une pleurésie. Lorsque le kyste est abordable à la palpation, on reconnaîtra assez facilement ses caractères : tumeur
de volume variable, arrondie, lisse, indolore, rénitente, fluctuante, présentant parfois le phénomène du frémissement
hydatique, suivant les mouvements respiratoires du diaphragme.

Le kyste hydatique du foie est compatible avec une santé
parfaite, bien qu'assez souvent chez l'enfant, on note des douleurs sourdes ou paroxystiques, des crises gastriques, du dégoût
pour les aliments gras, de l'amaigrissement. Les poussées d'urticaire, dont il est fait souvent mention, correspondent à de
petites ruptures du kyste et à la résorption du liquide écoulé.
Elles sont plus fréquentes chez l'enfant, en raison de la facilité

avec laquelle celui-ci subit des secousses, des chocs ou des traumatismes plus ou moins directs.

Les complications n'ont rien de particulier dans le jeune âge. On peut observer l'echnicoccose secondaire et la greffe de scolex dans la rate, les reins, mais surtout dans le péritoine, l'épiploon, le petit bassin. Nous avons déjà mentionné l'importance de la formation kystique consécutive à l'issue des scolex du kyste primitif, sans qu'ils passent par l'intermédiaire d'aucun animal. Ce point mis en lumière par Devé contr'indique la ponction et commande de grandes précautions lors des interventions chirurgicales.

Les autres complications comprennent : la suppuration du kyste, sa rupture avec inondation du péritoine, aboutissant parfois à la mort, l'angiocholite simple ou suppurée, l'ictère avec ses formes variables, tantôt passager, tantôt continu ; la communication du kyste avec les organes voisins, en particulier avec les gros canaux hépatiques, se traduisant par des coliques hépatiques et de l'ictère. Le kyste peut créer une pleurésie purulente ou même des lésions pulmonaires simulant la tuberculose, et donner lieu à des vomiques ou à des expectorations caractérisées par la présence de vésicules.

4° Marche et pronostic. — Le kyste hydatique a une marche lente qui se compte par années. La tolérance de l'organisme cesse lorsque le kyste, par son volume, détermine de la gêne mécanique, ou lorsque par son siège, il menace les voies respiratoires ou les voies biliaires extra-hépatiques. De même, il devient redoutable dès qu'il se complique. Chez l'enfant, le kyste, une fois reconnu, doit être opéré rapidement, car on peut toujours craindre des petites ruptures et des ensemencements péritonéaux.

5° Diagnostic. — D'après l'exposé des symptômes, le kyste hydatique du foie rappelle suivant son siège, une pleurésie purulente, un abcès costal, une cirrhose hépatique, un sarcome du foie. Chaque fois que le kyste, suppuré ou non, s'évacuera au dehors, il sera aisé de reconnaître la présence de vésicules ou de scolex. En cas de doute, on se basera sur l'éosinophilie sanguine, dont le taux peut atteindre jusqu'à 40 % ; on peut avoir recours aussi à la recherche des anticorps spécifiques. (WEINBERG et PARVU, LAUBRY).

6° Traitement. — Le traitement comprend la prophylaxie et le traitement proprement dit.

a. *Prophylaxie*. — La prophylaxie consiste à réglementer l'emploi et l'alimentation des chiens. GUIART propose la diminution du nombre des chiens, la destruction des chiens errants, l'interdiction de chiens dans les abattoirs, l'incinération des viandes renfermant des hydatides, l'alimentation des chiens avec des viandes cuites, à l'exclusion de viscères.

b. *Traitement proprement dit*. — Le traitement est purement chirurgical, il n'existe pas, en effet, de traitement interne contre l'hydatide. Peut-être l'étude des anticorps en fournira-t-elle. Tous les chirurgiens sont d'accord pour proscrire la ponction qui expose à l'échinococcose secondaire. Dans les interventions larges, il faut également se préoccuper d'éviter une fusée du liquide du côté du péritoine. Deux procédés sont actuellement employés : la marsupialisation avec drainage réservée habituellement aux kystes suppurés ou compliqués, et la réduction sans drainage, avec capitonnage (DELBET) qui convient aux kystes simples, uniloculaires, dont on peut enlever après incision toute la membrane germinative. Dans tous les cas, l'intervention s'impose surtout chez l'enfant, dès que le diagnostic est établi.

§ 6. — ICTÈRE

L'ictère chez l'enfant comprend des faits très distincts : 1° *l'ictère des nouveaux-nés*, que nous décrirons à propos des maladies des nouveau-nés ; 2° *l'ictère proprement dit* ; 3° *l'ictère hémolytique*.

A) ICTÈRE PROPREMENT DIT

L'ictère proprement dit est en rapport avec toutes les causes de compression ou d'obstruction des voies biliaires, telles qu'on les connaît chez l'adulte.

1° **Ictères épidémiques.** — Ce qui est un peu spécial à l'enfance, c'est la fréquence des ictères épidémiques, signalés par Rehn, Barthez et Sanné, Lireux, Baron, Kissel, Fringuet et récemment encore par Fleish qui a observé en 5 mois à Budapest, 36 cas d'ictère. Plusieurs enfants appartenaient à la même famille.

Ces ictères surviennent à la suite de l'ingestion d'aliments avariés, de lait altéré, de boissons impures, parfois sous des influences telluriques, à la suite de travaux de terrassements. Ils coïncident parfois avec la malaria et la fièvre typhoïde. Ce sont des ictères infectieux qui débutent par de la fièvre, des vomissements, des signes d'embarras gastro-intestinal ; l'ictère paraît au bout de deux ou trois jours et dure une ou plusieurs semaines. Le foie et la rate sont augmentées de volume ; les selles sont tantôt colorées, tantôt acholiques, parfois alternantes. L'urine renferme du pigment biliaire. L'évolution est en général bénigne.

2° **Ictère sporadique.** — En dehors de l'ictère épidémique, on observe aussi l'ictère sporadique. Il s'agit d'un ictère catarrhal, qui est souvent prolongé. Il succède à un embarras gastrique, à une émotion, à une colique hépatique. Sa marche est calquée sur celle de l'ictère de l'adulte. Le pouls est rarement ralenti ; parfois on observe la crise polyurique notée chez l'adulte par Chauffard. L'ictère peut rechuter.

3° **Cholécystite latente.** — On note souvent chez l'enfant une teinte subictérique des téguments avec acholurie et troubles fonctionnels divers : tantôt il s'agit d'inappétence, de dépression des forces, tantôt de constipation suivie de selles glaireuses ou pseudo-membraneuses ; tantôt d'irrégularités thermiques qui rappellent la fièvre de la tuberculose latente. En dehors de ces petits symptômes plus ou moins continus, on observe parfois des coliques sèches, ordinairement très passagères durant 1 ou 2 minutes, et qui s'accompagnent d'altération très passagère aussi des traits. Parfois les coliques sont plus durables, s'accompagnent de vomissements et se rapprochent d'une scène appendiculaire ou lithiasique. Enfin, les coliques peuvent faire défaut et néanmoins il survient de temps en temps des vomissements plus ou moins

récidivants qui comprennent une partie au moins de cette forme
de vomissements connus sous le nom de vomissements cycliques.

Il est difficile de rapporter ces différents symptômes à une
cause précise. Au premier abord, on peut les confondre avec la
cholémie simple familiale décrite par GILBERT et LEREBOULLET.
La recherche du pigment biliaire dans le sérum sanguin et de
l'urobiline dans l'urine jugerait cette assimilation. En fait les
symptômes diffèrent sensiblement de ceux qui ont été attribués
à la cholémie familiale ; en particulier, les conjonctives sont
ordinairement subictériques, la rate n'est jamais augmentée de
volume, et j'ai pu observer d'une façon constante un symptôme,
non signalé dans la cholémie, un point extrêmement sensible à
la pression au niveau de la vésicule biliaire. Le syndrome que
nous venons de décrire, succède à la fièvre typhoïde, à d'autres
maladies infectieuses ; il se développe parfois primitivement
chez des sujets entachés d'antécédents héréditaires hépatiques
ou arthritiques. Il aboutit parfois à l'éclosion d'une colique
hépatique franche, ainsi que nous l'avons observé dans trois cas.
Dans un quatrième cas, un garçon de 7 ans, présentant depuis
quelques mois des troubles digestifs associés à un point douloureux à la pression de la vésicule biliaire, contracte une pneumonie et dans le cours de celle-ci, évacue après de violentes
coliques, une masse brune, fétide, arrondie, grosse comme un
œuf et constituée par une sorte de pâte dépourvue de toute
apparence fécale, semblable à du cambouis et renfermant
quelques concrétions blanches très friables. Après cette élimination, l'enfant, de son propre mouvement, déclara qu'il était
débarrassé de sa douleur du foie, et, en effet, la pression au
niveau de la vésicule qui, les jours précédents, était intolérable,
ne réveilla plus aucune sensibilité. On pouvait donc conclure
d'après tout cela que c'était bien le contenu de la vésicule qui
avait été expulsé par l'intestin. Dans un cinquième cas observé
très-récemment, il s'est produit un phénomène semblable :
coliques vives, évacuation d'une boule de mucus noirâtre, fétide,
semée de concrétions friables sans matière fécale et disparition
immédiate du point douloureux vésiculaire.

Ce sont les deux seuls cas où j'ai pu me rendre compte indirectement de l'état de la vésicule biliaire. Il est vraisemblable qu'il s'agit, comme dans la cholémie familiale, d'infection sourde, latente, favorisée par la prédisposition locale due à l'hérédité et mise en train par des maladies générales variables. De tels cas sont d'ailleurs difficiles à classer, car les uns restent stationnaires, les autres aboutissent à la colique hépatique et à la lithiase biliaire, d'autres à une cholécystite franche, aiguë, d'autres enfin à un simple ictère catarrhal. Ils sont d'ailleurs d'une fréquence remarquable et méritent d'être signalés, même avec l'imprécision que comporte une absence de vérification anatomique.

4° Ictère grave. — L'ictère grave est rare chez l'enfant. LANZ, HAUSHALTER, STARCK, Mlle NOURRIT en ont rapporté des cas isolés. Parmi les plus connus, signalons le vomito-negro appendiculaire, décrit par DIEULAFOY et aussi l'ictère grave qui succède à l'intoxication chloroformique, ainsi que nous l'avons signalé. Il est probable que la stéatose aiguë du foie qui succède parfois à l'anesthésie chloroformique et qui provoque la mort rapide avec le syndrome d'ictère grave, comprend une partie des faits décrits sous le nom de vomito-negro appendiculaire. La conclusion pratique de cette notion est que l'anesthésie au chloroforme doit être précédée d'une étude très approfondie du fonctionnement du foie.

B) Ictère hémolytique

L'ictère habituel, par rétention, s'accompagne d'une augmentation de la résistance des globules rouges vis-à-vis de solutions salines hypotoniques. Ce qui caractérise un ictère hémolytique, c'est la fragilité anormale des hématies. L'ictère hémolytique a été décrit pour la première fois de façon précise par CHAUFFARD en 1907. Depuis, FIESSINGER, WIDAL, ABRAMI et BRULÉ, CADE et J. CHALIER [1], VAQUEZ, etc, ont attaché leurs noms à l'étude de cette question.

[1] J. CHALIER, *Les ictères hémolytiques*, Thèse Lyon 1909.

1º Etiologie. — Deux grandes variétés méritent d'être individualisées : la *forme acquise* et la *forme congénitale*.

a. *Forme acquise*. — La forme acquise est exceptionnelle chez l'enfant. On en compte seulement trois ou quatre observations. Celle de Benech et Sabrazès concerne un jeune homme qui devint ictérique peu de temps après avoir été placé en nourrice. La jaunisse est restée persistante depuis et l'examen clinique et hématologique révèle les signes que je décrirai plus loin, joints à une propriété du sérum spéciale aux cas acquis, l'auto-agglutination des hématies du malade. L'intérêt de ce fait réside dans l'étiologie ; les parents du jeune homme n'ont pas d'ictère ; la nourrice et ses enfants sont au contraire des cholémiques indiscutables et il y a lieu de se demander si avec son lait le nourrisson étranger n'a pas absorbé des substances susceptibles d'influencer les organes sangui-formateurs et d'activer les propriétés hémolysantes de la rate.

b. *Forme congénitale*. — Ceci dit, je n'envisagerai plus dans ce chapitre que la forme congénitale.

L'affection est fréquemment héréditaire et familiale ; les cas isolés ne sont pourtant pas exceptionnels ; d'autre part les ictériques d'une même famille peuvent ne pas présenter tous une diminution de la résistance de leurs hématies. Le rôle de l'hérédo-syphilis, invoquée par certains auteurs, n'est pas encore démontré.

Bien que congénital, l'ictère n'est pas toujours noté à la naissance, en raison de la coloration peu nette des téguments. C'est parfois à l'occasion d'une affection accidentelle que le médecin le constate au cours d'un examen attentif et le signale à l'entourage de l'enfant.

2º Symptômes. — L'ictère ne donne jamais aux téguments la coloration foncée que l'on observe dans les ictères par rétention ; la teinte de la peau est jaune d'or ; elle subit quelques variations en rapport avec les émotions, les fatigues, qui l'accusent davantage, le séjour en plein air qui la diminue. Les matières fécales ne sont jamais décolorées ; en quelques circonstances, elles revêtent un aspect pléiochromique. Les urines, de teinte acajou, donnent la réaction de l'urobiline, mais les pigments biliaires font défaut. L'ictère est bien toléré ; le xanthelasma, la bradycardie, le prurit manquent. Quelques crises abdominales douloureuses surviennent de temps à autre ; en général, elles n'ont ni l'intensité, ni les irradiations de la colique hépatique. Le foie est rarement hypertrophié ; par contre la splénomégalie constitue un signe diagnostique de grande valeur. Ces symptômes conduisent au diagnostic d'ictère splénomégalique acholurique ; l'examen du sang décèle la nature hémolytique de l'affection.

L'anémie, bien que modérée, se révèle par la pâleur des muqueuses, les palpitations, l'essoufflement facile, quelques vertiges. Le nombre des globules rouges oscille autour de 3.000.000 ou 3.500 000 ; on constate l'anisocytose, la polychromatophilie et une réaction myéloïde légère. Fait capital, la résistance des hématies vis-à-vis de solutions salines hypotoniques est notablement diminuée ; normalement l'hémolyse commence dans une solution de NaCl à 0,42 ou 0,44 % ; dans les ictères par rétention souvent à 0,40 ou 0,38, par suite la résistance est augmentée ; dans les ictères congénitaux, elle apparaît déjà à 0,54 ou même 0,66 de NaCl %, parfois même dans des solutions assez voisines de l'isotonie. Ce caractère hématologique primordial, la fragilité globulaire, suffit à individualiser toute une catégorie d'ictères. Une technique nouvelle a permis de reconnaîtr l'existence, dans le sang, d'hématies granuleuses en assez grand nombre, 10, 20 %, alors que normalement elles sont exceptionnelles ; il faut procéder à la coloration sur du sang non fixé ; le meilleur procédé est celui de la coloration vitale. Le sérum sanguin renferme des pigments biliaires, mais ne possède aucun pouvoir hémolytique spécial. Il n'agglutine pas les hématies du malade ; l'auto-agglutination est au contraire positive dans l'ictère hémolytique acquis.

L'ictère hémolytique congénital prête à une longue évolution. L'état général est peu touché ; les sujets qui en sont atteints parviennent souvent à un âge avancé ; suivant l'expression de CHAUFFARD, ce sont des ictériques plus que des malades.

3° **Diagnostic.** — Le diagnostic repose essentiellement sur la recherche de la résistance globulaire, que l'on peut effectuer soit avec du sang total, soit avec des hématies déplasmatisées.

Je rappellerai seulement ici que tous les ictères congénitaux, l'ictère idiopathique des nourrissons mis à part, ne sont pas hémolytiques. On peut les répartir sous trois chefs principaux :

1° Il s'agit d'enfants nés ictériques, qui présentent un gros foie et une grosse rate ; les selles sont décolorées, les urines contiennent des pigments biliaires. Cet état se complique d'hémorragies diverses ; la mort est la terminaison habituelle, en un mois, généralement ; exceptionnellement l'enfant atteint huit ou neuf mois. Cette affection est souvent familiale et relève sans doute de l'hérédo-syphylis. L'angio-cholécystite, la cirrhose biliaire, représentent les lésions constatées à l'autopsie. De tels faits ont été étudiés surtout par Thompson (d'Edimbourg), et par Rolleston.

2° Dans un deuxième groupe d'observation dues principalement à Korte, Konitzky, Trèves, Cocking, etc,, l'ictère, s'il n'est pas indiscutablement congénital, est tout au moins précoce, puisqu'il apparaît vers six mois, trois ans, suivant les cas ; malgré qu'il persiste des années et des années (50 ans dans une observation de Korte), c'est un ictère par rétention avec fèces décolorées, cholurie, grosse vésicule, hépatomégalie ; la rate est par contre d'un volume variable. La lésion causale consiste en une oblitération complète ou relative du cholédoque, soit congénitale, soit acquise en bas âge.

3° Certains cas se rapprochent beaucoup des ictères hémolytiques et vraisemblablement mériteraient d'en faire partie si les examens hématologiques avaient été pratiqués (Minkowski, Bettmann, Pick, Kraunhals). D'autres en sont voisins, mais diffèrent par l'absence de l'urobilinurie et une cholurie transitoire, l'augmentation de volume et de consistance du foie (Gilbert, Castaigne et Lereboullet). Enfin, dans certaines observations, le tableau clinique rappelle en tous points celui de l'ictère hémolytique, mais la résistance globulaire est augmentée (Widal et Ravaut).

4° Anatomie pathologique. — Les autopsies sont exceptionnelles. Elles ont montré que la rate, hyperhémiée, offrait à l'examen histologique une congestion intense d'un type tout spécial, puisqu'elle prédomine non pas dans les sinus, mais dans les cordons de BILLROTH. Dans l'intérieur des sinus on aperçoit de grands macrophages chargés de pigment ou de débris globulaires. Les corpuscules de MALPIGHI sont plutôt rares. La moelle osseuse costale est en pleine activité, témoignant d'une intensive rénovation sanguine. Le foie ne présente ni cirrhose, ni angiocholite ; on note de la surcharge pigmentaire dans les cellules hépatiques. A signaler enfin la sidérose rénale.

5° Pathogénie. — La pathogénie est loin d'être élucidée. Comment faut-il concevoir les rapports réciproques qui unissent entre eux l'ictère, le splénomégalie, l'anémie et la fragilité globulaire ?

CHAUFFARD s'est fait le défenseur de la théorie spléno-hémolytique. C'est la lésion splénique qui est cause de tous les désordres ; elle entraîne une destruction exagérée des hématies, source de l'ictère. On peut sans peine objecter que la splénomégalie est secondaire ; elle est le fait d'une hématolyse incessante qui accumule dans l'organe des réserves pigmentaires.

HAYEM fait jouer au foie le rôle primordial. L'ictère est toujours hépatogène, et dû à une rétention biliaire soit extra, soit intrahépatique ; suivant que l'hémoglobine arrive ou non en excès au niveau du foie, l'ictère est ou non pléiochromique. Mais à l'heure actuelle il est démontré que le foie ne possède pas seul la propriété de donner naissance à l'urobiline et à la bilirubine. Et d'autre part l'ictère hémolytique, contrairement aux ictères par rétention, ne provoque pas de phénomène d'intoxication biliaire. Les cas sont donc dissemblables et ne peuvent être expliqués par une pathogénie unique.

L'ictère hémolytique se comportant comme une cholémie purement pigmentaire, WIDAL soutient qu'il dépend de la fragilité globulaire ; cette fragilité, à son tour, s'expliquerait par « une véritable dystrophie native des hématies, sorte de stigmate de dégénérescence hématique, transmissible héréditairement ».

On ne peut à l'heure actuelle admettre sans réserve aucune de ces pathogénies.

6° Traitement. — Une thérapeutique pathogénique, seule efficace, ne saurait être de mise ici. On a cherché à consolider la résistance des globules rouges par l'emploi du chlorure de calcium ; les résultats sont médiocres. Contre l'anémie, l'arsenic, l'opothérapie médullaire seront utilisés ; mais la médication ferrugineuse devra toujours être préférée.

§ 7. — CIRRHOSES HÉPATIQUES.

La cirrhose du foie, quoique rare chez l'enfant, a été observée dans le jeune âge avec toutes les variétés de forme et d'évolution qu'elle présente chez l'adulte. Elle relève comme chez ce dernier de trois modes pathogéniques qui ne s'excluent d'ailleurs pas. La cirrhose est d'origine *infectieuse, toxique, mécanique.*

A) CIRRHOSES INFECTIEUSES

Les cirrhoses infectieuses comprennent la cirrhose *syphilitique, tuberculeuse, paludéenne* et quelques *formes mal définies.*

1° Cirrhose syphilitique. — La syphilis hépatique de l'enfant est une manifestation précoce ou tardive de l'hérédo-syphilis. Celle-ci touche le foie plus que les autres organes. FRUHINSHOLZ a constaté des altérations hépatiques 22 fois sur 33 autopsies de nouveau-nés syphilitiques.

A. SYMPTOMES. — La syphilis hépatique varie dans ses manifestations cliniques et anatomiques suivant l'âge de l'enfant. Il est nécessaire de distinguer successivement : 1° la *syphilis hépatique du fœtus :* 2° celle du *nouveau-né :* 3° l'*hérédo-syphilis hépatique tardive.*

a. *Chez le fœtus.* — Chez le fœtus la syphilis hépatique entraîne une gêne notable dans la circulation veineuse du foie qui peut aboutir à l'hydramnios, véritable *ascite extra fœtale* (CHAUFFARD). Pour BAR, la présence d'un hydramnios permettrait en effet, non seulement de porter le diagnostic de syphilis, mais d'une façon plus précise celui de syphilis hépatique. Le volume du ventre maternel peut atteindre de grandes proportions, les mouvements du fœtus sont mal perçus, l'utérus donne la sensation de flot. On peut observer, dans les cas d'hydramnios aigu, de la compression des organes abdominaux (compression uretérale, dyspnée, cyanose, vomissements).

Le fœtus meurt dans 25 % des cas (BAR) et l'accouchement a souvent lieu avant terme. L'hydramnios est de plus une cause fréquente de dystocie.

b. *Chez le nouveau-né.* — L'hérédo-syphilis hépatique chez le nouveau-né, est généralement associée à d'autres manifestations (spléniques, cutanées, osseuses, rénales).

L'enfant vient au monde chétif, cachectique, atteint de pemphigus palmaire, de coryza. Dans ces cas la mort est rapide. Les lésions hépatiques sont anciennes et profondes (CHAUFFARD).

Plus fréquemment peut-être l'enfant naît avec toutes les apparences de la santé. Les accidents ne commencent qu'au bout de 1 à 3 mois : ROGER a montré que sur 249 cas, ils sont apparus 118 fois pendant le premier mois, 217 fois avant la fin du 3e mois, 32 fois seulement après le 3e mois.

Les manifestations de la maladie peuvent revêtir deux aspects.

Le plus souvent le diagnostic est facile, tous les signes de la maladie étant réunis : il s'agit de nourrissons à l'aspect vieillot, simiesque, amaigris, présentant soit des déformations osseuses, soit des éruptions cutanées de type varié (macules, bulles, pustules ecthymateuses, fissures des lèvres ou de l'anus, coryza, etc.). L'état général est mauvais, mais il n'y a le plus souvent aucun phénomène attribuable aux lésions hépatiques (FRUHINSHOLZ).

A côté de ces manifestations habituelles, CHAUFFARD a décrit la *forme spleno-hépatique* étudiée depuis par RIST et SALOMON, LOUBRY. Dans le cas qu'il a rapporté[1], il s'agissait d'un enfant né de mère syphilitique, dont la santé demeura apparemment bonne pendant le premier mois ; puis le ventre se ballonna et

---

[1] CHAUFFARD, *Syphilis héréditaire à forme spléno-hépatique.*

devint douloureux. Le foie et la rate s'hypertrophièrent et s'indurèrent. L'infection syphilitique ne se traduisit d'autre part que par quelques fissures commissurales des lèvres.

Les signes de l'hérédo-syphilis hépatique demandent souvent à être cherchés avec soin. L'ictére est rare, la teinte bistre des téguments est plus habituelle. L'*ascite* n'est pas fréquente, elle a été signalée par LOUBRY. Elle est peu abondante en général. Cependant DEPASSE a rapporté un cas qui nécessita quatre ponctions successives.

Le foie est uniformément hypertrophié, parfois énorme, son bord reste tranchant, la surface est lisse, souvent d'une dureté de bois. La palpation est douloureuse. C'est l'hypertrophie hépatique et splénique et le météorisme concomitant qui donnent son volume à l'abdomen. La rate est en effet généralement volumineuse et dure.

L'état général est mauvais, l'amaigrissement rapide, la mort survient par cachexie ou diarrhée, rarement par péritonite aiguë. La guérison est néanmoins possible. HOCHSINGER a vu 30 guérisons sur 46 cas.

c. *Forme tardive de la syphilis héréditaire.* — La forme tardive de la syphilis héréditaire du foie se montre surtout à la fin de l'enfance et chez l'adolescent entre 8 et 21 ans. Elle a été bien étudiée par FOURNIER, BARTHELEMY, HUDELO et plus récemment par DEVIC et FROMENT, dans une revue critique. Les symptômes se rapprochent de ceux de la cirrhose atrophique du foie ou parfois de la cirrhose hypertrophique. Le foie est dur, irrégulier, déformé, parfois ficelé ; la rate est volumineuse, l'ascite est fréquente, mais non constante, ainsi que les troubles digestifs, la diarrhée, un mauvais état général, l'albuminurie, de l'ictère généralement léger. La fièvre existe quelquefois (péritonite).

Le diagnostic rétrospectif de syphilis doit être fait par la recherche des stigmates de syphilis héréditaire décrits par FOURNIER : particularités tirées des facies et de l'habitus, déformations craniennes et nasales, lésions osseuses, cicatrices de la peau et des muqueuses, vestiges de kératite et d'iritis, lésions de l'appareil auditif, lésions testiculaires, dent d'Hutchinson, etc.

41.

B. **ANATOMIE PATHOLOGIQUE**. — L'affection est caractérisée par une augmentation du volume du foie sans modification de sa forme. L'augmentation en poids est telle que l'organe forme le 1/12 et le 1/16 du poids total du corps au lieu de n'en former que le 1/25 chez le nouveau-né normal. L'organe est congestionné, ou plus fréquemment sa coloration est brun pâle, demi-transparente (foie silex de GUBLER). A la coupe on distingue de petits nodules blanchâtres disséminés (grains de semoule de GUBLER). Ce sont des productions gommenses qui peuvent devenir grosses comme un pois ou même comme une noisette.

Il existe fréquemment de la périhépatite subaiguë ou chronique, plus rarement de la péripylephlébite (SCHUPPEL), de la périangiocholite (CHIARI).

Histologiquement il existe au début une infiltration embryonnaire, puis conjonctive, occupant les espaces portes, pénétrant dans les lobules, enveloppant les vaisseaux. Cette cirrhose se caractérise par sa diffusion même.

Les productions gommeuses sont d'aspect banal au début répondant à des formations embryonnaires. Elles s'accroissent par fusion des nodules juxtaposés. On y relève parfois des cellules géantes typiques qui, on le sait (NICOLAS, FAVRE), ne sont nullement spécifiques de la tuberculose.

Les altérations hérédosyphiliques du foie varient d'ailleurs suivant l'évolution de l'infection. Lorsque le processus est intense et provoque la mort du fœtus avant terme, les altérations sont diffuses et en général n'aboutissent pas à la sclérose de l'organe. Au contraire lorsque l'enfant vit quelques semaines ou quelques mois, on observe le foie « silex » de GUBLER.

LEVADITI a montré que si dans le foie du fœtus macéré le tréponème pâle est abondant, il l'est davantage encore dans le foie silex. Ces spirochètes entrent en contact intime avec les cellules glandulaires. Ils ne sont pas simplement accolés au protoplasma, mais le pénètrent dans la plupart des cas. Ils sont abondants dans la paroi des vaisseaux et au voisinage immédiat de ces vaisseaux.

Les lésions macroscopiques ou microscopiques de la syphilis héréditaire tardive sont les mêmes que celles observées dans la syphilis acquise (forme scléro-gommeuse avec prédominance de la sclérose ou de la gomme).

C. **DIAGNOSTIC.** — Le diagnostic est facile chez le nouveau-né en raison des manifestations spécifiques concomitantes.

Il est plus délicat lorsque le syndrome hépato-splénique est seul réalisé. Il faudra éliminer les affections qui s'accompagnent de splénomégalie et qui sont nombreuses dans l'enfance. LUZET incrimine le rachitisme. MARFAN, sur 40 cas, rencontre 6 fois le rachitisme seul, 12 fois le rachitisme associé à la syphilis. La tuberculose splénique serait assez fréquente chez l'enfant pour BARTHEZ et SANNÉ. Pour MARFAN elle serait une rareté. J'ai montré dans la thèse de MOURIQUAND que dans la tuberculose infantile, le foie est plus souvent hypertrophié que la rate. L'examen du sang écartera le diagnostic de leucémie. On distinguera le syndrome hépato-splénique de la syphilis héréditaire de celui de la cirrhose tuberculeuse (HUTINEL. DURANDO-DURANTE) en se rappelant que celle-ci est caractérisée par un foie volumineux, douloureux à la pression et des phénomènes de stase veineuse périphérique aussi bien dans la circulation générale que dans la circulation porte. On recherchera l'éthylisme possible, la cirrhose alcoolique pouvant aboutir au même syndrome. L'épreuve du traitement sera parfois nécessaire.

D. **TRAITEMENT.** — Chez le nouveau-né, frictions avec 1 à 2 gr. d'onguent napolitain par jour, calomel 3 à 4 prises de 0,01 centigrammes; iodure de potassium donné à la nourrice. On peut user aussi d'injections de 1/2 à 1 centigramme de calomel en suspension dans l'huile stérilisée. Nous avons aussi employé l'énésol. Nous nous servons actuellement surtout du biiodure de mercure à la dose de 0,002 ou 0,010 milligrammes suivant l'âge. Ce sel soluble a l'avantage de ne pas amener des accidents d'intoxication brusque imputés avec raison aux sels insolubles.

2º Cirrhose tuberculeuse. — La cirrhose tuberculeuse infantile est analogue à celle des adultes. On trouve des *cirrhoses atrophiques*, ou *avec conservation du volume normal du foie*, parfois il s'agit de cirrhose tuberculeuse associée à une symphyse du péricarde, *cirrhose cardio-tuberculeuse* d'HUTINEL que nous mentionnerons plus loin ; mais la cirrhose tuberculeuse chez l'enfant est le plus communément une *cirrhose graisseuse*. Le foie très hypertrophié est lisse, il est plus dur à la coupe que dans l'état normal ; sa surface de section présente une légère teinte jaunâtre. Histologiquement, c'est une cirrhose portale et péri-portale, intralobulaire, les veines sus-hépatiques sont intactes. Les lésions scléreuses renferment des follicules tuberculeux, des cellules géantes ; mais ces éléments peuvent faire défaut et la lésion hépatique est dépourvue de spécificité anatomique, comme cela a été démontré pour nombre de tuberculoses lentes, à forme purement inflammatoire, en particulier par PONCET et LANDOUZY. Parfois la sclérose inter-trabéculaire a pour point de départ un tubercule fibro-caséeux (BAUDOUIN) ; le bacille de Koch est difficile à déceler. La cellule hépatique est générale-ment le siège d'une dégénérescence graisseuse très marquée.

La cirrhose tuberculeuse naît tantôt en conséquence d'une pénétration par la veine porte de bacilles dont la virulence est atténuée par les sucs digestifs, par les associations microbiennes des matières fécales (CARRIÉRE) (tuberculose intestinale, inges-tion de substances infectées, crachats, aliments), tantôt elle succède à une péritonite tuberculeuse qui infecte le foie par les espaces lymphatiques de la capsule de Glisson.

Souvent la tuberculose se combine à d'autres causes : alcoo-lisme, maladies infectieuses, irritations de nature indéterminée, congestion chronique par affection cardiaque, comme dans la cirrhose cardio-tuberculeuse d'Hutinel.

La cirrhose tuberculeuse est tantôt latente, masquée par une péritonite tuberculeuse ou une tuberculose à localisations mul-tiples, tantôt elle reproduit les traits de la cirrhose atrophique, ascite à répétitions, etc., tantôt ceux d'une cirrhose hypertro-phique (LAURE et HONNORAT, BAUDOUIN). L'hypertrophie splé-nique paraît constante, la circulation collatérale est très déve-loppée, l'ascite est la règle, l'absence d'ictère semble être un symptôme négatif de grande valeur. Il est à remarquer que l'évolution en est habituellement lente, mais qu'elle aboutit souvent à un état aigu ou subaigu avec fièvre, cachexie rapide, symptômes hémorragiques, urobilinurie, traduisant l'insuffisance hépatique qui s'explique aisément par la dégénérescence des cellules hépatiques.

Le *diagnostic* doit surtout être fait avec la péritonite tuberculeuse et la cirrhose hypertrophique non tuberculeuse. Il n'y a pas lieu de faire de description clinique pour la tuberculose du foie sans cirrhose ; elle est constituée par des granulations ou des tubercules plus ou moins disséminés ; parfois les tubercules se disposent le long des voies biliaires et entrent en communication avec celles-ci.

Le *traitement* n'a rien de spécial à l'enfance. Dans un cas avec ascite à répétition, BAUDOUIN a pratiqué avec succès une laparatomie avec anastomose de la circulation cave avec la circulation porte par suture du grand épiploon au péritoine pariétal.

3° Cirrhose paludéenne. — La cirrhose paludéenne se montre avec la même forme que chez l'adulte. Il existe des cas de tuméfaction congénitale du foie et de la rate avec cachexie. D'autre part LANCÉREAUX attribue au paludisme un certain nombre de faits publiés sous le nom de cirrhose hypertrophique chronique. C'est là une opinion qui ne repose sur aucune enquête précise.

4° Cirrhoses infectieuses mal définies. — Ce sont les formes dans lesquelles on trouve à l'origine des maladies très variables n'ayant de commun que leur caractère infectieux.

a. *Etiologie.* — LAURE et HONNORAT [1] ont rapporté trois faits de cirrhose atrophique graisseuse développée à la suite de maladies infectieuses et ont trouvé dans la littérature cinq cas avec autopsie de cirrhose consécutive à des fièvres éruptives.

HAUSHALTER a fait ressortir l'influence des infections se répétant coup sur coup. Chez une fille de quatre ans, il vit se produire une cyrrhose hypertrophique, à la suite d'atteintes rapprochées de rougeole, de coqueluche, de scarlatine.

SMITH [2] a observé 7 cas de cirrhose chez des sujets de 9 à

[1] LAURE et HONNORAT, *Rev. des mal. de l'enfance*, 1887.
[2] SMITH, *Semaine méd.*, 1898, p. 256.

24 ans. Etiologie : 1 fois la scarlatine, 2 fois une diarrhée chronique. PASSINI a relaté 3 cas de cirrhose chez les enfants, consécutive à un purpura hémorragique, à une scarlatine et à une méningite tuberculeuse. Trois autres cas de MYA ont pour origine de la cirrhose, une méninigte cérébro-spinale à méningocoques, un tubercule cérébelleux et une appendicite.

Les causes les plus souvent invoquées sont les fièvres éruptives, en particulier la scarlatine, la fièvre typhoïde, les infections d'origine intestinale, les gastro-entérites chroniques (TERRIEN, LESNÉ et MERKLEN), les suppurations chroniques (un cas de HAUSHALTER), des causes multiples (impaludisme, alcoolisme, tuberculose, BLAGOVETSCHEMSKY), des infections successives (HAUSHALTER). La cirrhose hypertrophique est due, d'après les travaux de GILBERT et de ses élèves LEREBOULLET, FOURNIER, etc., à une angiocholite canaliculaire par infection ascendante (coli communis, entérocoque), parfois aussi à la localisation d'une infection générale (fièvre typhoïde). GILBERT et FOURNIER en ont observé 7 cas chez les enfants et les adolescents. D'ESPINE en a vu 15 cas chez des enfants de 5 à 15 ans. Des observations isolées en ont été publiées par LEREBOULLET, POSTOLOWSKY, CARL FOLGER, ROY, LABBÉ et DEMARQUE. La prédisposition familiale a pu être relevée dans quelques cas, FINLAYSEN l'a observée chez 4 frères et sœurs.

b. *Anatomie pathologique*. — On trouve des formes variables de cirrhose. SMITH sur 7 cas a trouvé 4 cirrhoses atrophiques, 3 cirrhoses hypertrophiques. Souvent la cirrhose est associée à de la dégénérescence graisseuse (LAURE et HONNORAT).

Il existe maintes fois dans les premiers temps qui suivent l'évolution d'une maladie infectieuse des lésions aiguës, formations embryonnaires en îlots, lésions dégénératives des cellules, qui constituent le *foie infectieux* de HANOT et qui sont réparables. Pour admettre la cirrhose, il faut avoir affaire à une lésion diffuse et à une organisation fibreuse déjà avancée des infiltrations interstitielles : souvent, cependant, elle ne sera visible qu'au microscope.

La cirrhose dans sa forme hypertrophique aussi bien qu'atrophique reproduit les caractères bien connus chez l'adulte.

La cirrhose biliaire existe rarement chez l'enfant sous la forme de maladie de HANOT, dans laquelle il y a à la fois hépato et spléno-mégalie. Le plus souvent on observe (GILBERT et FOURNIER) la variété *cirrhose biliaire spléno-mégalique* avec augmentation notable du volume de la rate. Cette forme un peu spéciale à l'enfant s'accompagne d'un arrêt de développement général, d'une adéno-mégalie des ganglions périhépatiques, périspléniques, péripancréatiques, d'une hypertrophie plus ou moins marquée de nombreux viscères.

Exceptionnellement on a cité des cirrhoses biliaires avec atrophie du foie ou atrophie de la rate.

La lésion fondamentale est constituée par une cirrhose insulaire avec angiocholite canaliculaire qui rayonne sur l'espace porte, peut englober les vaisseaux et pénètre dans le lobule en respectant la veine sus-hépatique. La cellule hépatique peut être altérée, mais souvent elle résiste et parfois même s'hyperplasie (GILBERT et LEREBOULLET), ce qui explique la longue tolérance de l'organisme.

c. Symptômes. — Les infections que nous venons d'énumérer peuvent donner naissance à toutes les variétés de la cirrhose ; il est une catégorie de celles-ci qui se présente sous une apparence un peu particulière, ce sont les cirrhoses biliaires. Elles se traduisent par une évolution paroxystique, caractérisée par l'alternance de périodes fébriles et de périodes d'accalmie. La fièvre est subcontinue, rémittente ou intermittente, d'abord passagère durant quelques jours, quelques semaines, et tend à devenir continue à la fin de l'évolution. Dans l'intervalle des périodes fébriles, la température est normale, mais il persiste néanmoins des troubles locaux et généraux, qui sont d'ailleurs plus marqués au moment des exacerbations thermiques.

Les troubles locaux comprennent : l'hypertrophie du foie et de la rate, un ictère spécial et une absence de gêne de la circulation porte.

Ce syndrome qui appartient à la cirrhose hypertrophique ou maladie de HANOT est assez rare chez l'enfant. Plus souvent, la rate est beaucoup plus volumineuse que le foie (GILBERT et FOURNIER), c'est la forme spléno-mégalique de la cirrhose. Il existe dans tous les cas un ictère cutané et muqueux, qui redouble au moment des poussées fébriles et qui finit à la longue par prendre une teinte foncée, olive. Cet ictère s'accompagne de cholémie, d'élimination de pigment biliaire par l'urine, mais les selles restent en général teintées de bile, ce qui indique une obstruction incomplète des voies biliaires et parfois une sécrétion exagérée de la bile. Au reste, la cellule hépatique n'est touchée que tardivement, ainsi qu'il résulte de la persistance de sa fonction glycogènique et uréo-poiëtique et de la conservation prolongée des forces. Il est rare que le système porte soit touché, car on observe ou l'absence d'ascite ou une ascite temporaire due à une poussée de péritonite périhépatique ou périsplénique. De même le développement de la circulation veineuse de la paroi abdominale ne se montre qu'exceptionnellement. Par contre, la nutrition est toujours touchée. Les fonctions digestives sont troublées surtout au moment des paroxysmes fébriles. La croissance est arrêtée (GILBERT et FOURNIER). Les cirrhoses biliaires sont une des causes de l'infantilisme. Les ganglions abdominaux et même ceux de l'aîne et de l'aisselle sont augmentés de volume ; les doigts se renflent en baguettes de tambour comme dans l'ostéo-arthropathie hypertrophiante de MARIE ; parfois, surtout à l'occasion des poussées aiguës, on voit surgir des arthropathies légères qui peuvent laisser à leur suite de la raideur. Tous ces phénomènes, bien mis en lumière par GILBERT, LEREBOULLET et FOURNIER, impriment à la cirrhose biliaire du jeune âge une physionomie très particulière. Pour le reste, l'aspect est semblable à tout âge. Les altérations progressives des cellules hépatiques, la cholémie qui est toujours portée dans ces cas à un haut degré et les autres éléments de l'infection des voies biliaires créent des modifications progressives qui aboutissent à des hémorragies, à de l'ictère grave, à une diminution de la résistance qui facilite les complications ultimes, pneumonie, broncho-pneumonie, etc...

Cependant l'évolution est en général longue et embrasse plusieurs années, ce qui tient à la faible virulence de l'infection canaliculaire et à l'intégrité persistante de la cellule hépatique. Il est aisé de comprendre que sous certaines influences l'évolution soit brusqueé; AUDÉOUD a vu 2 cas succomber en deux mois et deux mois et demi. Parfois aussi, le tableau est changé : c'est ainsi que, d'après GILBERT et ses élèves, le foie peut être atrophié (cirrhose biliaire atrophique), la rate peut être petite (cirrhose biliaire microsplénique, LEREBOUL- LET), que l'ictère peut manquer (cirrhose biliaire anictérique), que la fièvre peut se continuer sans rémission (cirrhose à forme fébrile). De telles variétés s'accordent bien avec la notion d'une infection chronique des voies biliaires, qui tantôt est latente, tantôt sujette à paroxysme, tantôt d'une activité continue.

d. *Pronostic*. — Le pronostic variable comme durée est toujours très grave quant au résultat. Ce sont les troubles de fonctionnement de la cellule hépatique, appréciables par l'état de l'urine et les modifications de la coagulabilité du sang, qui permettent d'évaluer la résistance de l'organisme.

e. *Diagnostic*. — La cirrhose biliaire peut se confondre avec toutes les hypertrophies hépatiques (cirrhose hypertrophique graisseuse, paludéenne, tuberculeuse, kyste hydatique, abcès, etc.) ; avec les hypertrophies spléniques (paludisme. leucémie, splénomégalie primitive). Il est important aussi de la distinguer de toutes les affections des voies biliaires (ictère catarrhal prolongé, lithiase biliaire, etc.). A ce sujet, rappelons pour mémoire les *cirrhoses congénitales* avec oblitération congénitale des voies biliaires, qui entraînent généralement la mort au bout de deux ou quatre mois, mais dont TRÈVES a publié un cas chez une fille de dix-sept ans.

f. *Traitement*. — Le traitement pathogénique n'a pu être institué. On ne connaît pas la nature précise de l'infection qui provoque les cirrhoses biliaires. On ne peut donc intervenir que contre les symptômes. Les poussées aiguës indiquent le repos au lit, une alimentation diététique, le lait, les laxatifs, la désinfection intestinale par le calomel, les injections de métaux colloïdaux et la quinine. Dans l'intervalle des poussées, il convient de supprimer toute action toxique sur le foie par l'usage des aliments lacto-végétariens et de favoriser l'excrétion biliaire par les moyens accoutumés, huile d'olives, cholagogues, alcalins, salicylate, médicaments à base de fiel ou de sels biliaires, boldo, sulfate de soude, etc...

B) Cirrhoses toxiques

Les cirrhoses toxiques, quoique très rares chez l'enfant, méritent cependant une mention.

1º Étiologie. — La plus connue est la *cirrhose alcoolique* qui affecte dans la plupart des cas la *forme atrophique* bien qu'elle puisse être hypertrophique.

Carpenter croit à la possibilité d'une cirrhose alcoolique chez le nourrisson dont la nourrice abuse de l'alcool. Barlow en a signalé dans la première année, Sainsbury à trois ans, Marfan à quatre ans. C'est généralement à la fin de la seconde enfance ou dans l'adolescence qu'on l'observe. Roland [1] en a réuni 7 cas avec autopsie. Rapin [2] en a trouvé 20 observations publiées. Carl Beck en a relaté un cas chez une fillette de onze ans. Elle est plus fréquente en Angleterre (17 p. 100 des cas de cirrhose infantile d'après les statistiques anglaises), dans la population pauvre, dans les milieux où l'alcoolisme existe chez l'adulte. Elle serait également fréquente dans les Vosges où l'eau-de-vie est couramment ingurgitée à de tous jeunes enfants (Haushalter et Richon). Elle est due parfois aux prescriptions médicamenteuses. Roland croit qu'il faut d'abord une maladie infectieuse qui prépare le foie à subir les atteintes de l'alcool.

2º Symptômes. — Ce sont les mêmes que chez l'adulte.

On observe une *période prodomique* surtout dyspeptique avec teinte terreuse de la peau et amaigrissement ;

Une période d'état avec atrophie du foie, ascite à répétition, hypertrophie de la rate ;

Une période terminale caractérisée par l'insuffisance hépatique, la cachexie, raccourcie parfois brusquement par des hénorragies ou un ictère grave.

On a signalé quelques symptômes spéciaux, la tétanie (Ormerod) que Gowers attribue à l'atrophie du foie.

[1] Roland. Thèse de Paris, 1895. — [2] Rapin, Thèse de Nancy, 1899.

Ce qui caractérise surtout la cirrhose atrophique infantile, c'est sa marche rapide, son évolution subaiguë entrecoupée de poussées fébriles, sa terminaison au bout de quelques mois à trois ans par la mort. Les lésions sont les mêmes que chez l'adulte ; parfois les cellules hépatiques sont dégénérées.

3° Diagnostic. — La cirrhose est souvent confondue avec la péritonite tuberculeuse. L'ascite est plus mobile, le plan intestinal moins résistant dans la première. En injectant le liquide ascitique à un cobaye, on produira au bout de six semaines une tuberculose expérimentale, s'il s'agit de la péritonite spécifique.

4° Traitement. — Supprimer l'alcool, donner de l'iodure et le régime lacté ; ponctionner l'ascite.

Le médecin, dans ces cas, peut plus pour la prophylaxie que pour le traitement.

C) Cirrhoses mécaniques

Les cirrhoses mécaniques comprennent les cirrhoses cardiaques, parmi lesquelles il faut distinguer une forme fréquemment observée chez l'enfant et les jeunes gens et qui a été décrite surtout par Hutinel sous le nom de cirrhose cardio-tuberculeuse.

Le processus est constitué habituellement pas une tuberculose des séreuses, à tendance fibreuse, précédée ou non d'épanchement. Cette tuberculose est généralement peu virulente, crée peu de réaction fébrile, ne s'accompagne pas de foyers caséeux ou ramollis dans les viscères. C'est un épaississement qui s'étale en tartine au niveau des plèvres, du péricarde, de la portion sus ombilicale du péritoine. La combinaison habituelle est une symphyse totale très épaisse du péricarde, avec des adhérences partielles des plèvres à leur partie inférieure et une péritonite fibreuse périhépatique, parfois aussi périsplénique. En fait, il s'agit d'une périviscérite qui tantôt reste superficielle sans provoquer de lésions viscérales proprement dites : c'est ainsi que se sont présentées les choses dans mes propres observations relatives à la symphyse du péricarde : le foie volumineux, muscade, asystolique, présentait des cellules plus ou moins dégénérées, mais aucune trace de cirrhose. Dans les observations d'Hutinel, la congestion muscade du foie était doublée de formations scléreuses dans lesquelles on pouvait trouver de petits nodules tuberculeux épars. Il est probable que l'évolution a été plus longue dans les cas de cette catégorie.

Quoiqu'il en soit, le tableau symptomatique est à peu près le même : asystolie périphérique, se traduisant par de la bouffissure du visage, de la cyanose et du refroidissement des extrémités, une augmentation de volume du foie qui est sensible et une ascite notable qui se reproduit rapidement après la ponction, de sorte qu'on est obligé, en raison de la gêne mécanique, de renouveler les ponctions toutes les deux ou trois semaines. L'ascite s'accompagne d'œdèmes de membres inférieurs. Que l'énorme congestion hépatique et la cirrhose qui s'y associe dans les cas d'HUTINEL créent un tableau qu'on puisse rapprocher de la cirrhose hépatique ordinaire, cela n'est pas douteux ; mais il ne faut pas perdre de vue la symphyse du péricarde, qu'on méconnaît d'autant plus qu'elle est souvent latente, ne donnant lieu ni à des souffles précordiaux, ni à des battements cardiaques ; le cœur est même généralement difficile à percevoir à la palpation. C'est la faiblesse du cœur ligoté par la symphyse qui crée l'asystolie et la congestion hépatique ; la cirrhose du foie compte dans ce tableau dans une proportion difficile à évaluer. La maladie évolue tantôt d'une façon continue, tantôt avec des temps d'arrêt : le malade meurt après un délai de quelques mois, d'un an, rarement davantage.

Le traitement est purement palliatif.

CHAPITRE III

MALADIES DE L'APPAREIL GÉNITO-URINAIRE

Nous décrirons dans ce chapitre, très peu développé, quelques particularités de la pathologie infantile relatives aux maladies des reins, de la vulve et du vagin ainsi que de la vessie.

ARTICLE PREMIER

MALADIES DES REINS

Les maladies du rein nous présentent à considérer les questions suivantes : 1° l'*albuminurie* ; 2° les *néphrites* ; 3° la *lithiase rénale* ; 4° le *cancer du rein* ; 5° l'*hydronéphrose* ; 6° les *kystes du rein*. Nous les traiterons brièvement.

§ 1. — ALBUMINURIE.

1° **Formes diverses.** — Ce qui intéresse le praticien en présence d'un cas d'albuminurie, c'est de savoir si le symptôme doit être rattaché à une lésion rénale ou à une cause moins inquiétante, et dans les deux alternatives, quel est l'avenir réservé au malade, quelle est la thérapeutique à employer. Il convient de distinguer d'abord les *albumineries continues* et les *albumineries intermittentes*.

A. ALBUMINERIES CONTINUES. — Parmi celles-ci, les unes sont passagères, et bien qu'on les rattache à une lésion légère des glomérules, ne doivent pas évoquer l'idée d'une néphrite. Telles sont les albuminuries fébriles, de la *fièvre typhoïde*, de la *diphtérie*, de la *pneumonie*, des *angines*, des *maladies éruptives*, Elles ont comme caractère de disparaître avec la fièvre et de ne pas laisser à leur suite de susceptibilité du rein. L'albuminurie n'est pas rare non plus dans la *gastro-entérite des nourrissons*.

Les *injections de sérum anti-diphtérique* la provoquent à peu près constamment.

On l'observe encore par l'emploi de médications, *frictions mercurielles, injections mercurielles*, frictions contre la gale au *baume du Pérou,* au *benzo-naphtol,* au *soufre,* application de *résicatoires.*

Dans tous ces cas, pourvu que l'action pathogène n'ait été ni trop violente, ni trop prolongée, il s'agit d'une sorte de traumatisme du rein, qui se répare vite et définitivement, sans qu'on soit tenu à protéger ultérieurement le rein par un régime et une hygiène spéciaux.

Il n'en est pas de même des albuminuries qui se montrent dans la *convalescence des maladies aigues (albuminurie secondaire de la scarlatine).* Elles sont symptomatiques d'une néphrite aiguë cliniquement appréciable. Les *albuminuries fébriles et toxiques,* pour peu qu'elles se prolongent, correspondent également à une lésion rénale, et doivent être séparées du groupe des albuminuries fonctionnelles.

Enfin l'*albuminurie continue* qui se prolonge pendant des mois sans modification importante dans ses variations, ressortit à la *néphrite chronique.*

Nous en donnerons les caractères, à propos de l'étude des lésions rénales.

B. Albumineries infectieuses intermittentes. — Une albuminurie qui a débuté avec une maladie infectieuse, qui s'est prolongée et associée à d'autres signes de néphrite peut, sans disparaître, aboutir à la forme intermittente.

L'intermittence s'applique à deux ordres de faits. Elle est irrégulière ou périodique. L'*albuminurie irrégulière* s'observe par poussées passagères à l'occasion d'une fatigue, d'un mouvement fébrile, d'un écart de régime. Elle répond vraisemblablement à une lésion rénale latente, cicatricielle, qui ne se révèle que sous l'influence de nouvelles actions pathogènes, dont elle favorise d'ailleurs la tâche. Une telle albuminurie peut évoluer longtemps, pendant des années, sans troubles fonctionnels, elle peut guérir, elle peut aussi aboutir à la constitution d'une néphrite. Elle signifie que le rein, tout en étant suffisant, est exposé, son pronostic doit être réservé.

Bien plus difficile est le problème qui se pose à propos de l'*albuminurie intermittente régulière* ou *périodique* succédant à une albuminurie infectieuse, et se traduisant par l'apparition de l'albumine dans l'urine le jour, après la station debout, la marche, alors qu'elle disparaît dans l'urine de la nuit, ou dans celle du repos.

Elle se rapproche singulièrement de l'albuminurie fonctionnelle et néanmoins elle peut s'associer à un état d'insuffisance rénale, qui ressort de la recherche de la perméabilité rénale et de l'examen cryoscopique des urines (ACHARD, GILLET, MER-KLEN, MÉRY, etc.). Lorsque l'albuminurie intermittente périodique dure, sans s'accompagner de troubles fonctionnels et surtout si elle n'est pas modifiée par le régime, on doit l'assimiler aux albuminuries fonctionnelles, dans le cas contraire, le pronostic sera réservé.

C. ALBUMINERIES FONCTIONNELLES — Le terme d'*albuminuries fonctionnelles* est employé pour une série de cas qui ont surtout été étudiés par TEISSIER (de Lyon). On peut distinguer avec cet auteur l'albuminurie prégoutteuse, digestive, orthostatique, prétuberculeuse.

a. *Albuminurie prégoutteuse ou albuminurie cyclique des jeunes sujets.* — Elle a été décrite par PAVY et surtout par TEISSIER, qui a insisté sur l'existence d'un cycle urologique spécial, comprenant quatre périodes.

Au contact de l'acide nitrique, l'urine du réveil montre un excès de chromogène normal (*crise uro-érythrique*).

A la fin de la matinée, l'acide nitrique, fait apparaître un disque acajou foncé dû à un chromogène anormal (*crise urobilique ou hémaphéique* de Teissier). Un peu plus tard, souvent après le repas de midi, apparaît la *crise albuminurique.*

Dans la soirée enfin, l'acide nitrique précipite au-dessus du disque d'albumine un disque d'acide urique, pendant qu'au fond du verre se déposent des cristaux d'azotate d'urée (*crise urique, crise uréique*).

L'albuminurie se montre à la fin de la matinée et disparaît à la fin de la soirée. L'albumine ne dépasse pas comme quantité 0,50 centigrammes à 1 gramme par litre.

Elle est composée de sérine et surtout de globuline.

L'urine est en général dense, foncée, riche en oxalates et en phosphates, réduite de volume.

Les troubles fonctionnels font défaut ou se réduisent à un peu de céphalée, de l'inaptitude au travail, quelques symptômes légers de neurasthénie.

On a signalé la coexistence de migraines, d'eczéma, de dyspepsie.

L'albuminurie prégoutteuse se montre chez les enfants, à l'approche de la puberté, et disparaît généralement vers 20 à 25 ans.

Elle n'aboutit pas à la néphrite et doit être considérée avec TEISSIER comme liée à la constitution goutteuse ou arthritique.

b. *Albuminuries digestives.* — Elles comprennent plusieurs variétés. Leur type le mieux caractérisé est celui qui correspond à la dilatation gastrique. L'albuminurie se montre exclusivement pendant la période digestive ; l'urine pâle, peu dense renferme des peptones et beaucoup de phosphates. Les troubles fonctionnels sont ceux de l'affection gastrique.

On a distingué une autre variété parmi les albuminuries digestives. C'est l'*albuminurie hépatogène* (TEISSIER), qui se rapproche beaucoup par les caractères de l'urine, de l'albuminurie prégoutteuse.

Les albuminuries digestives ont comme caractère commun de disparaître par le traitement pathogénique.

c. *Albuminurie orthostatique.* — Cette forme décrite par STIRLING sous le nom de *postural albuminury* a été surtout bien dégagée par TEISSIER, qui a mis en lumière ses caractères positifs et négatifs. En effet, ne doit être considérée comme albuminurie orthostatique que celle « que n'influencent ni le régime, ni la fatigue cérébrale, et pour la production de laquelle le passage de la station horizontale à la verticalité est la seule condition néces saire et indispensable ; à tel point qu'il suffit, même en plein exercice, en plein travail digestif, de se remettre au lit pour qu'en l'espace de quarante à cinquante minutes, l'albuminurie ait disparu absolument, pour reparaître d'ailleurs au premier changement d'attitude [1] ».

L'albuminurie orthostatique se voit surtout chez les jeunes

---

[1] *Les albuminuries curables*, J. TEISSIER, les actualités médicales.

sujets et les adolescents. J'en ai observé un cas qui répond de tous points à la définition de J. Teissier chez une fille de 13 ans. L'urine, d'après J. Teissier, est neutre ou alcaline, riche en phosphates ammoniaco-magnésiens et en oxalates, ce que cet auteur attribue à l'existence d'un catarrhe des voies urinaires. On y trouve de la nucléo-albumine et surtout de la sérine. Les expériences de Lemoine et de Linossier [1] ont bien montré que la station debout provoque une diminution très nette de la sécrétion urinaire, à l'état physiologique, et bien plus encore lorsque le rein est insuffisant, fait que ces auteurs attribuent à la diminution de la circulation rénale par torsion de l'artère et de la veine rénale dans la station debout.

Teissier fait intervenir à la fois le catarrhe des voies urinaires supérieures, et un élément fluxionnaire d'origine vaso-motrice. Il place l'albuminurie ortho-statique dans le groupe des albuminuries nerveuses, dont un des types est représenté par l'albuminurie épileptique sur laquelle viennent d'insister récemment Lannois et Mayet.

d *Albuminurie prétuberculeuse.* — L'albuminurie se montre chez les tuberculeux en dehors de la tuberculose rénale, de la néphrite chronique, de la dégénérescence amyloïde à l'état de symptôme passager, et revêtant plus ou moins la forme des albuminuries fonctionnelles. Parmi celles-ci, une place à part doit être réservée à l'*albuminurie prétuberculeuse* de Teissier qui a comme caractère de disparaître au moment où la tuberculose de latente devient apparente. Elle est surtout matutinale. Pour ma part, j'ai observé â plusieurs reprises de l'albuminurie orthostatique chez des enfants bien portants et de bonne apparence ; mais la température prise matin et soir indiquait de la fièvre vespérale 38°, 38°3, 38°5, fièvre qui avait cette particularité de ne pas être sentie par les sujets. Or, c'est là un des caractères de la fièvre tuberculeuse. Jusqu'à présent, je n'ai pu vérifier d'une façon démonstrative la cause de cette fièvre.

Dans le cadre des albuminuries fonctionnelles, il revient une

---

[1] Lemoine et Linossier, *Soc. de Biol.*, 1903.

place à l'albuminurie des *nouveau-nés* qui ne dure que quelques jours et ne présente aucune gravité. On l'a attribuée aux changements brusques de la circulation au moment de la naissance, à la desquamation des tubes rénaux, à l'accouchement laborieux, à l'asphyxie, à l'éclampsie de la mère (TROUSSEAU).

2º Symptômes. — En dehors des signes physiques, les albuminuries, quand elles ne se rattachent pas à une lésion rénale proprement dite, ne présentent aucune expression symptomatique valable. Les enfants sont pâles, plus rarement colorés, ils ont volontiers une sensation de fatigue, et présentent parfois une certaine inaptitude au travail. Leur digestion peut être légèrement troublée. Le développement se fait d'une façon normale. J'en ai pu suivre plusieurs qui, à ce point de vue, ne se signalaient par aucune défectuosité.

3º Pronostic. — Comme TEISSIER, qui a apporté dans l'étude de cette question une contribution personnelle des plus considérables, je n'ai pas vu aboutir à la néphrite proprement dite, le syndrome des albuminuries fonctionnelles. TEISSIER refuse toute importance aux statistiques anglaises et américaines établissant que la mortalité des jeunes sujets affectés d'albuminurie intermittente est plus élevée que celle des sujets de même âge non affectés d'albuminurie intermittente (17 p. 100 au lieu de 9 p. 100, d'après WASBURN).

4º Diagnostic. — La connaissance des albuminuries fonctionnelles impose l'obligation de pratiquer l'analyse de l'urine, non seulement au lever, mais après une station debout, une fatigue, un repas.

5º Traitement. — Le traitement subit plusieurs phases qu'on retrouve avec une certaine uniformité chez tous les albuminuriques fonctionnels. Au début, l'entourage très ému observe rigoureusement les règles d'hygiène et de diététique qui conviennent aux albuminuriques en général. De guerre lasse, on les abandonne progressivement, car il est des cas qui durent indéfiniment. J'ai eu l'occasion d'en suivre pendant dix ans, qui en dépit du régime et de la restriction des efforts physiques, continuaient à présenter de l'albuminurie intermittente sans symptômes fonctionnels. En particulier, j'ai vu plusieurs fois des enfants de médecins qui surveillaient avec grand soin l'évolution de l'albuminurie et renonçaient peu à peu à l'application de tout procédé thérapeutique gênant. Cependant TEISSIER a observé un certain nombre de guérisons. On peut borner le traitement à quelques conseils d'hygiène : habitation dans les climats chauds, alimentation dépourvue de mets épicés ou fermentés, usage modéré de la viande, suppression des boissons diurétiques. Eviter les efforts physiques prolongés et la fatigue. Choix d'une carrière sédentaire.

§ 2. — NÉPHRITES

Les néphrites comprennent deux formes principales, 1º les *néphrites aigues* ; 2º les *néphrites chroniques.*

A) NÉPHRITES AIGUES ET SUBAIGUES

Les néphrites aiguës et subaiguës ne se distinguent que par leur évolution ; elles répondent aux mêmes causes, et seront l'objet d'une description commune.

1º Etiologie. — La néphrite aiguë et subaiguë est presque toujours d'origine infectieuse. Cette manière de voir s'applique à la néphrite *à frigore.*

Les affections causales sont par ordre de fréquence d'après TEISSIER : la *scarlatine,* représentant 38 p. 100 des néphrites infectieuses, la *grippe* 30 p. 100. Beaucoup plus rares sont les néphrites de l'*érysipèle,* de la *fièvre typhoïde,* de la *diphtérie,* de la *varicelle,* des *oreillons,* du *paludisme,* des *gastro-entérites infectieuses, du choléra infantile,* de la *rougeole,* de la *variole,* de la *pneumonie.*

Dans le jeune âge on doit faire une place à part à certaines néphrites : celles qui sont liées à des troubles gastro-intestinaux aigus ou chroniques, en particulier la *gastro-entérite* et le *choléra infantiles* ; de même un certain nombre de néphrites relèvent d'infections suscitées au niveau des muqueuses ou des téguments. C'est ainsi qu'on en a signalées dans les *angines aiguës* ou au moment des *poussées aiguës* survenant dans les cas d'hypertrophie des tissus lymphatiques naso-pharyngés (*amygdalite chronique, végétations adénoïdes du pharynx nasal*). C'est ainsi aussi que les néphrites apparaissent à l'occasion d'infections cutanées: *abcès multiples de la peau, exzéma impétégineux, impétigo étendu ou prolongé*. J'ai vu mourir avec de l'anasarque un enfant atteint d'un vaste impétigo pédiculaire du cuir chevelu fétide et de date ancienne. Il est vraisemblable que la néphrite joue un rôle dans les *accidents dits métastatiques* qui accompagnent parfois la disparition rapide d'une efflorescence cutanée. Il convient d'attacher une grande importance à la vulnérabilité des téguments chez les nourrissons qui non seulement se prêtent volontiers à l'infection cutanée, mais aussi à des intoxications médicamenteuses dues à un traitement trop actif de la lésion tégumentaire, Le *sublimé*, le *phénol*, le *baume du Pérou* doivent être employés avec prudence. La même remarque s'applique à la *créosote* qui, administrée à l'intérieur, donne facilement des urines noires et de l'albuminurie. On sait combien le *vésicatoire* provoque facilement du cantharidisme rénal.

La *syphilis héréditaire* frappe rarement le rein, on a cité cependant des cas d'œdèmes avec albuminurie et cylindrurie, guéris par le traitement spécifique.

La *tuberculose* donne lieu également à des déterminations rénales variées dont nous ferons une courte description.

Le rôle croissant de l'infection a réduit de plus en plus le champ de la néphrite primitive *à frigore*, dont il existe cependant des exemples incontestables.

Les causes déterminantes des néphrites agissent d'autant plus facilement qu'il existe de véritables prédispositions locales, bien mises en lumière par l'étude des lésions rénales chez les enfants issus de femmes éclamptiques, par l'expérimentation et par l'observation d'albuminuries ou de néphrites familiales dont voici un exemple. Père âgé de 48 ans, a de l'albuminurie inter-

mittente depuis l'âge de 35 ans ; mère âgée de 42 ans, a eu à
18 ans une albuminurie intermittente qui a duré plusieurs
années ; 3 enfants ages de 19 ans, 16 ans et 14 ans ont eu il y a
4 ans des oreillons et depuis ont de l'albuminurie constante.
Chez l'un d'eux, il existe des troubles fonctionnels nets. Un 4e
enfant âgé de 8 ans a de l'albuminurie intermittente.

2° Anatomie pathologique. — Par néphrite, il faut entendre
non pas la lésion minime de l'albuminurie passagère des fièvres,
mais celle plus apparente des albuminuries durables. A ce point
de vue, il est à remarquer que les lésions sont tantôt diffuses,
tantôt partielles, respectant certains territoires. La néphrite
paraît due à l'élimination soit des germes pathogènes, soit de
leurs toxines. Les microbes pathogènes peuvent même se rencontrer dans l'urine, sans qu'il y ait aucun signe de néphrite
(fièvre typhoïde) ce qui constitue la *bactériurie*. Macroscopi-
quement on distingue dans les cas très aigus une augmentation
de volume du rein avec congestion ou hémorragies disséminées ;
dans les formes plus lentes, on trouve le gros rein blanc avec
hypertrophie portant surtout sur la substance corticale. L'examen microscopique révèle les types suivants :

Glomérulo-néphrite (scarlatine) ; exsudat fibrineux et prolifération cellulaire dans la cavité glomérulaire, épaississement
de la capsule de Bowmann, infiltration embryonnaire entre les
tubes, tuméfaction trouble et fusion des cellules des tubes contournés dont la cavité est bourrée d'exsudats, de débris cellulaires, de globules blancs, de globules rouges ;

Néphrite dégénérative avec dégénérescence granuleuse ou
granulo-graisseuse des cellules des tubes contournés, diphtérie,
choléra infantile (BAGINSKY) ;

Néphrite congestive : tuméfaction trouble de l'épithélium des
tubes contournés, congestion vasculaire, parfois infiltration
embryonnaire entre les tubes des reins, (pneumonie, érysipèle, etc.)

3° Symptômes. — Parfois la néphrite débute brusquement.
Un enfant convalescent d'une scarlatine présentera tout d'un

coup un anasarque à généralisation rapide, ou bien de la céphalée, des maux de reins, des vomissements, de la fièvre, ou bien encore une cri e convulsive. L'urine est émise en petite quantité ou se supprime complètement pendant quelques jours. Sa coloration est bouillon aigri, parfois sanglante, elle est dense, renferme des cylindres hyalins, granuleux, fibrineux, des globules rouges.

Les convulsions peuvent se répéter et alterner avec du coma, ou bien l'enfant tombe d'emblée dans une somnolence profonde. L'anasarque peut s'étendre aux cavités séreuses et même à la glotte.

Le pouls est rapide, l'hypertension et le bruit de galop sont habituels. (NOBÉCOURT et ROGER VOISIN). La dilatation du cœur n'est pas rare et s'accompagne parfois d'une augmentation notable du volume du foie (HUTINEL), ce qui établit une confusion facile avec une cardiopathie. Les troubles circulatoires contribuent à favoriser l'œdème, mais ce dernier dépend surtout comme l'a montré WIDAL de la rétention des chlorures et de l'urée. On peut d'ailleurs prévoir son apparition par la méthode des pesées ; l'œdème apparent est en effet précédé d'un œdème latent, interstitiel, préœdème de WIDAL qui provoque une augmentation du poids.

Ces symptômes peuvent aboutir à la mort rapide de l'enfant. Habituellement, ils s'effacent au bout de quelques jours, et la maladie entre dans une phase subaiguë, caractérisée par la diminution de la fièvre et même l'apyrexie, par la persistance de l'albuminurie et de la cylindrurie, la réduction progressive des œdèmes, la disparition des phénomènes gastriques et encéphalopathiques.

Cette phase subaiguë dure quelques semaines, parfois quelques mois. Elle est sujette à paroxysmes. De temps à autre, sans modification des troubles fonctionnels, éclatent des congestions rénales, qui se traduisent par de véritables hématuries. J'ai observé des faits de ce genre se reproduisant plusieurs mois.

---

[1] Voy. WEILL, article Anasarque du *Traité des maladies de l'enfance* de GRANCHER et COMBY.

Il est à remarquer que certaines néphrites infectieuses peuvent être latentes. L'anasarque de la convalescence de la scarlatine coexiste parfois avec une urine dépourvue d'albumine, mais renfermant des cylindres, ou dépourvue à la fois d'albumine et de cylindres. La mort provoquée par un accident brusque, convulsion, permet de reconnaître l'existence d'une néphrite intense (HENOCH, LITTEN).

Dans quelques cas, les symptômes de néphrite débutent plus insidieusement et se confondent plus ou moins avec ceux de la maladie primitive. L'urine se raréfie, se charge d'albumine, pendant que des œdèmes à marche plus lente se développent. L'évolution est plus traînante, plus discrète.

4° Pronostic. — La néphrite aiguë guérit habituellement ; elle peut aussi passer à l'état chronique. La néphrite scarlatineuse aboutit au mal de Bright 1 fois sur 5 (TEISSIER).

Les urines émises en petite quantité, denses, chargées d'albumine, pauvres en chlorures, et qui traduisent une lésion aiguë du rein, portant surtout sur l'épithelium sont d'un pronostic plus favorable que les urines plus abondantes, moins denses. plus riches en chlorures (HUTINEL). Ces dernières indiquent un processus interstitiel et une durée plus grande et peuvent aboutir à la néphrite chronique.

Souvent aussi, les troubles fonctionnels disparaissent, mais il persiste une albuminurie dite minima (LÉCORCHÉ et TALAMON). cicatricielle (BARD), résiduale (TEISSIER). Tantôt cette albuminurie est permanente, tantôt elle est *intermittente régulière* ou *irrégulière* et rappelle alors les albuminuries fonctionnelles. Le retour à la santé est complet, il n'y a aucun signe d'abaissement fonctionnel du rein, aucun retentissement sur l'organisme. De pareilles albuminuries peuvent durer des mois et des années. sans qu'il se dessine des symptômes de néphrite chronique. Ce sont des albuminuries bénignes (TEISSIER). Néanmoins, il y a des cas où, après une longue accalmie, le mal de Bright a fini par se développer.

5° Diagnostic. — Le diagnostic est facile lorsqu'il s'agit d'accidents aigus post-infectieux coexistant avec les troubles classiques de la sécrétion urinaire. Il est moins aisé, dans les cas d'anasarque ou d'éclampsie avec néphrite latente. La recherche des cylindres, de la perméabilité rénale, de la toxicité urinaire, de la cryoscopie pourront aider à la solution du problème. Le point vraiment difficile est d'apprécier l'état du rein, lorsqu'on a à faire à une albuminurie résiduale.

6° **Traitement.** — Le traitement prophylactique consiste à surveiller l'alimentation pendant le cours des maladies infectieuses à déterminations rénales et en particulier à donner du lait (scarlatine) ; de même il faut éviter le refroidissement.

Le traitement proprement dit se réduit au repos au lit, au régime lacté, 1 à 3 litres de lait par jour suivant l'âge ; (je conseille, même chez les grands enfants, le lait stérilisé de préférence au lait ordinaire, il est généralement mieux toléré), aux purgatifs, à la révulsion sous forme de ventouses sèches ou scarifiées au niveau de la région lombaire.

Si le lait est vomi, on le donnera en lavements, ou bien on l'administrera glacé, coupé avec de l'eau de Vichy. Le lait d'ânesse est souvent mieux toléré dans ces cas.

Les complications, anasarque, encéphalopathie, comportent un traitement qui a été indiqué à propos de leur étude générale : diurétiques, diaphorétiques, inhalations d'oxygène, saignée, ponction lombaire. Signalons l'emploi des extraits de rein, de la néphrine en injection sous-cutanée, du sérum tiré de la veine rénale de la chèvre (TEISSIER), de la macération du rein de porc (RENAUT), tous produits qui tendent à remplacer la sécrétion interne du rein défaillante.

La saignée a les mêmes indications chez l'enfant que chez l'adulte.

On ne revient à l'alimentation normale que lentement, progressivement, en ajoutant peu à peu au lait des féculents, des légumes verts et on ne permettra l'usage des aliments carnés qu'après vérification répétée de son influence sur l'albuminurie.

Le régime déchloruré préconisé par WIDAL convient mieux aux néphrites chroniques qu'aux néphrites aiguës. Toutefois il peut trouver son application si l'enfant refuse le lait et si l'examen de l'urine révèle une rétention chlorurée.

L'albuminurie résiduale comporte les mêmes indications que les albuminuries fonctionnelles.

B) Néphrites chroniques

On peut distinguer dans les néphrites chroniques une *néphrite interstitielle* et une *néphrite diffuse*.

La néphrite interstitielle répond au petit rein scléreux, qui est exceptionnel dans l'enfance et ne mérite pas de description spéciale. Nous ne nous occuperons donc ici que de la deuxième forme, la néphrite diffuse.

1º **Étiologie.** — La néphrite diffuse succède à la néphrite aiguë ou à une infection aiguë non accompagnée de manifestations rénales aiguës. Elle peut aussi s'installer lentement, progressivement, sous l'influence d'infections ou d'intoxications chroniques : tuberculose, syphilis, paludisme, entérite chronique, dermatoses, goutte, plus rarement alcoolisme.

2º **Anatomie pathologique.** — La néphrite diffuse se traduit anatomiquement, suivant la nature de la cause première et la durée de l'évolution par le gros rein blanc, le petit rein blanc, et toutes les formes intermédiaires ; il s'agit d'une altération de l'épithélium des tubes contournés qui devient trouble, granuleux, granulo-graisseux, desquame en même temps que le glomérule épaissi adhère à la capsule de Bowmann et que les espaces intertubulaires sont envahis par du tissu conjonctif à l'état plus ou moins scléreux.

3º **Symptômes**. — La néphrite chronique succédant à une néphrite aiguë représente une atténuation des symptômes de celle-ci. Primitive, elle s'installe sourdement et se manifeste par des troubles de la miction, fréquente, parfois douloureuse, la pâleur avec bouffissure du visage, les céphalées, les troubles digestifs, la dyspnée. Les accidents cardio-vasculaires, hypertrophie du ventricule gauche, etc., sont beaucoup plus rares chez l'enfant que chez l'adulte (WEILL, MARFAN). De temps à autre éclate, à l'occasion d'une fatigue, d'un écart de régime, un épisode plus tranché : la quantité d'urine diminue, il survient des œdèmes, ou des vomissements. Ces phénomènes s'effacent temporairement, et la néphrite peut évoluer ainsi des mois, des années, sans grand changement. Parfois même l'albuminurie est intermittente, ou cyclique. En général, elle est continue, accompagnée de cylindrurie. Dans les formes franchement épithéliales, la perméabilité rénale est augmentée (BARD), néanmoins diminuée pour les chlorures (WIDAL). La mort survient dans l'urémie cérébrale, gastro-intestinale, dans l'anasarque progressif, ou par une complication (pneumonie).

4° Diagnostic. — Il consiste à reconnaître à propos d'une albuminurie latente, continue ou intermittente, s'il y a lésion rénale : recherche des cylindres, de la perméabilité rénale, etc.

La néphrite chronique doit être distinguée de la *dégénérescence amyloïde* du rein, affection produite par les suppurations prolongées ou la syphilis et se traduit par de la polyurie et une albuminurie massive ; du *rein tuberculeux* et de toutes les *suppurations urinaires*, du *rein cardiaque*.

5° Pronostic. — Le pronostic est grave, La mort survient souvent dans la première année. Parfois la maladie est stationnaire. On a même observé des cas de guérison (MAILLARD) [1].

6° Traitement. — Pendant les périodes d'exacerbation de la néphrite chronique, on appliquera le traitement de la néphrite aiguë. Dans l'intervalle, on reviendra à un régime mixte où le lait sera remplacé peu à peu par les féculents et les légumes verts. On pourra progressivement user de viande, de poissons frais, en évitant les mets riches en toxines (gibier, fromages fermentés, etc.).

C'est dans le cours des néphrites chroniques qu'on peut surtout tenter l'alimentation déchlorurée, viande, pommes de

[1] MAILLARD, *Pronostic des néphrites chroniques des enfants*, Thèse de Paris, 1904.

terre sans sel qui remplacent fort bien le lait : il est vrai qu'on n'en peut pas prolonger l'usage an delà de quelques semaines. Comme hygiène générale, éviter le froid, l'humidité, prescrire des frictions sur la peau au gant de crin, etc. : en cas d'œdème, cure de déchloruration absolue ou relative; en cas d'anémie, donner du fer et de l'arsenic.

§ 3. — Tuberculose du rein

1º Etiologie. — Chez l'enfant, comme chez l'adulte, la tuberculose du rein est fréquente. Elle peut être consécutive à la tuberculose du poumon, mais fréquemment aussi, elle est cliniquement primitive. C'est ordinairement une tuberculose d'origine sanguine ; il est rare qu'elle provienne de la voie urétérale.

2º Anatomie pathologique. — On doit aujourd'hui distinguer deux sortes de lésions tuberculeuses du rein :

a. *Les lésions non folliculaires* qui sont : la simple congestion, la néphrite parenchymateuse, la dégénérescence amyloïde et la sclérose pouvant aboutir à l'atrophie du rein ;

b. *Les lésions spécifiques* dont la granulation grise est le processus élémentaire. Les granulations envahissent le rein de façon diffuse ou en amas confluents. Dans le premier cas la maladie rénale n'est qu'un épiphénomène dans l'évolution d'une granulie généralisée ; dans le second, l'évolution des îlots de granulations grises aboutit à *l'infiltration caséeuse* : c'est la forme habituelle de la tuberculose chirurgicale du rein.

L'infiltration est tout d'abord *nodulaire* : le rein augmenté de volume est alors farci de nodules tuberculeux en voie de caséification : elle est ensuite *caverneuse*, les nodules caséifiés s'éliminant dans le bassinet et laissant à leur suite des cavités rénales.

Dans le cours de cette évolution qui tend à la destruction complète du rein, l'uretère peut s'oblitérer. Le rein est alors mis en rétention soit d'urine faiblement purulente (*hydronéphrose*, forme très rare), soit de pus (*pyonéphrose*, forme fréquente). Parfois ne sécrétant plus, il est réduit à une coque fibreuse remplie de mastic caséeux (*tuberculose massive*).

On peut trouver comme lésions concomitantes, de la périnéphrite, de la tuberculose uretérique, vésicale, génitale ; le rein opposé est pris dans 15 p. 100 des cas.

3° Symptômes. — Les *formes non folliculaires* que l'on observe au début ou à la fin d'une tuberculose, le plus souvent pulmonaire, se traduisent par de la simple albuminurie ou par le **tableau** de la néphrite épithéliale ou scléreuse. Seule la *tuberculose chirurgicale* a une physionomie spéciale.

Le début en est souvent obscur ; il se fait par des modifications de l'état général, par de la douleur, de la polyurie limpide, par des phénomènes de cystite, ou par une hématurie. On a signalé comme premier symptôme l'incontinence nocturne d'urines : cela est rare.

À la période d'état, les principaux symptômes sont la *douleur*, variable et intermittente, simulant la colique néphrétique ou la rénalgie lombaire, la *pollakiurie* limpide puis trouble, la *pyurie* signe tardif mais constant ; les urines sont uniformément troubles et restent telles après l'émission. On peut encore observer l'*hématurie*, mais moins fréquemment à ce stade qu'au début ; peu abondante, capricieuse, indépendante du mouvement, elle est totale (épreuve des trois verres de GUYON). Le sang est intimement mélangé à l'urine dans les trois verres et non pas seulement dans le premier et le dernier. L'exploration montre souvent une *tumeur* rénale, de volume moyen et peu sensible à la palpation bimanuelle.

Les *signes généraux* peuvent être longtemps absents ; puis, quand les foyers caséeux s'ouvrent dans le bassinet, l'infection secondaire amène de la fièvre, des frissons, de l'abattement et de la cachexie.

4° Marche. — Abandonnée à elle-même, la tuberculose du rein aboutit fatalement à la mort dans un délai de 2 à 3 ans environ. Le traitement médical est impuissant à en arrêter la marche. Le seul mécanisme de guérison possible et dont des exemples se comptent, aboutit à la suppression anatomique et fonctionnelle complète du rein par atrophie scléreuse et oblitération uretérique.

5° Diagnostic. — Le diagnostic doit comporter trois précisions :

a. Le *diagnostic différentiel :* une polyurie limpide suivie de pyurie spontanée et persistante, des hématuries légères et répétées, de la pollakiurie doivent faire songer à la tuberculose rénale. Le *cancer* n'a que très tardivement des signes urinaires : dans la plupart des cas, une grosse tumeur en est le seul symptôme. Dans l'*hydronéphrose*, le développement est lent et silencieux. En cas de doute, l'inoculation de l'urine au cobaye et la recherche du bacille de Koch donneraient d'utiles renseignements.

b. Le *diagnostic du côté malade :* Il ne saurait être question d'utiliser chez l'enfant, à cause de l'insuffisance du calibre uréthral, les précisions instrumentales (cystoscopie, cathétérisme uretéral, séparation des urines) obligatoires chez l'adulte. On se basera sur le sensibilité à la pression de la fosse lombaire, sur l'augmentation de volume du rein, sur le ballottement rénal.

c. Le *diagnostic de l'état fonctionnel de l'autre rein :* Chez l'enfant, il se fait à l'aide de l'épreuve de l'élimination du bleu de méthylène, de la recherche de la glycosurie phloridzique, de la cystoscopie.

6° Traitement. — Si le rein du côté opposé est sain, le traitement devra consister en une *néphrectomie lombaire* aussi précoce que possible. Les résultats de cette opération sont excellents.

Si l'autre rein est malade, on devra se contenter de drainer les abcès froids rénaux par la néphrotomie, opération purement palliative ; une thérapeutique générale reconstituante est toujours nécessaire.

§ 4. — Lithiase urinaire

La lithiase doit être étudiée chez le nouveau-né, chez le nourrisson, dans la seconde enfance.

1° Chez le nouveau-né. — Chez le nouveau-né, Parrot a décrit à l'état physiologique des infarctus uratiques qui se présentent sous forme de stries jaunes rougeâtres infiltrant les tubes du rein : ils disparaissent par dissolution ou élimination urinaire en quelques semaines et se déposent parfois sous forme de petits grains dans les langes de l'enfant. Ces infarctus sont latents ; peut-être peut-on attribuer à leur persistance et au défaut de dépuration rénale une *fièvre dite d'inanition*, décrite par HOLT, chez le nouveau-né allaité par une nourrice ayant peu ou pas de lait. Cette fièvre qui est parfois élevée et s'accompagne d'une diminution notable du poids du corps, disparaît par l'ingestion de lait ou d'eau (COMBY).

2° Chez le nourisson. — Chez le nourisson, la lithiase a été bien étudiée par COMBY dont nous suivons la description. Elle se montre surtout dans les 6 premiers mois, plus rarement dans la seconde partie de l'année, exceptionnellement après un an. Elle est très fréquente puisque sur 600 autopsies, COMBY l'a notée 100 fois alors qu'il n'a pas observé un cas de lithiase biliaire. La lithiase du nourrisson est intéressante, parce qu'elle ne relève d'aucune influence héréditaire. Elle est liée aux affections qui s'accompagnent de déshydratation et qui entraînent la concentration des urines suivie d'une précipitation des urates. Aussi a-t-elle été observée chez des hypotrophiques mal alimentés, souffrant de diarrhée ou de vomissements. Elle est favorisée par les infections accidentelles, surtout fébriles, qui contribuent à concentrer l'urine. La lithiase du nourrisson est constituée par des urates sous forme de poussière jaune dans les pyramides, de graviers et même de petits calculs occupant les calices, le bassinet et même l'uretère et la vessie. On a noté très exceptionnellement des complications telles que la pyélite ou l'hydronéphrose. La symptomatologie est obscure. Les troubles fonctionnels font défaut ou sont mal interprétés : cris, agitation, dysurie, pollakiurie, tels sont les phénomènes courants.

Pour faire le diagnostic, il faut examiner les langes et chercher la présence de sable ou de petits graviers. Dans une de mes observations, l'enfant âgé d'un an avait des crises douloureuses qui duraient plusieurs heures, avec arrêt complet de la sécrétion urinaire : elles se terminaient par une hématurie. La lithiase du nourrisson peut, en cas de survie, être l'origine d'une lithiase qui évoluera ultérieurement dans la seconde enfance ou chez l'adolescent. La prophylaxie consiste à prévenir les troubles digestifs et la concentration urinaire.

3° Chez les enfants grandets. — A partir de deux ans, l'étiologie change complètement. On peut bien observer le développement de la lithiase à la suite de troubles digestifs graves, accompagnés de pertes aqueuses abondantes. Parfois encore, c'est une maladie infectieuse, en particulier la scarlatine (DICKINSON) qui concentre l'urine par le fait de la fièvre, du repos au lit, de la réduction des boissons et des aliments ; dans d'autres cas encore, la lithiase de la seconde enfance est un reliquat de celle du nourrisson. Mais le plus souvent il s'agit de sujets bien développés, d'aspect florissant, gras, à antécédents héréditaires arthritiques et gros mangeurs, consommant en excès de la viande, de la charcuterie, des épices. L'hérédité et la suralimentation sont souvent associées, mais peuvent agir séparément. A. ROBIN a cité le cas d'un enfant de 17 mois rendu lithiasique par l'usage d'un lait de chèvre très riche en caséine. L'hérédité similaire n'est par rare. MOUSSEAUX de Vittel, cite un cas rapporté par CLUBB relatif à un pêcheur graveleux, fils et neveu de graveleux, dont les trois fils furent lithotomisés à 2, 3 et 8 ans ; en outre, dans cette famille, 6 oncles, 4 tantes et un jeune cousin étaient atteints de gravelle.

La lithiase est beaucoup plus fréquente chez les garçons que chez les filles.

La lithiase est, dans la majorité des cas, urique, rarement oxalique, parfois s'il y a des lésions catarrhales des voies urinaires, elle est associée à des phosphates. Il est vrai que les complications infectieuses ne se voient pas habituellement chez l'enfant.

La lithiase de la seconde enfance est souvent latente et se reconnaît au dépôt de sable ou aux graviers dans le vase. Cependant, il existe des crises de pollakiurie intermittente, accompagnées de douleurs, de faux besoins, rarement d'hématurie, plus volontiers d'incontinence nocturne. La colique néphrétique, assez rare, est souvent méconnue. Dans un fait que j'ai observé, elle avait été confondue avec une appendicite.

Parfois une douleur sourde, continue au niveau des reins, fait songer à un mal de Pott, d'autant plus facilement qu'elle provoque parfois une scoliose réflexe (Paulet).

La lithiase rénale donne souvent lieu à la formation de calculs vésicaux, reconnaissables à la continuité des troubles fonctionnels : mictions fréquentes, douloureuses, se faisant goutte à goutte ou interrompues brusquement, influencées par la marche, la course, la voiture, accompagnées parfois d'hématurie; parfois il existe des érections précoces. Le cathétérisme, la radioscopie, le toucher rectal assureront le diagnostic.

La gravelle infantile a une évolution lente, une marche intermittente. Sauf pour les calculs vésicaux qui indiquent souvent une intervention chirurgicale, elle est bien tolérée, se complique rarement et se révèle d'une façon significative dans les périodes plus avancées de la vie.

Le traitement de la lithiase dans la seconde enfance est le même que chez l'adulte : régime, médication litholytique, piperazine, lycétol, lithine, traitement hydro-minéral (Vittel, Contréxéville).

§ 5. — Cancer du rein

1° **Étiologie**. — Le cancer du rein est fréquent chez l'enfant. Küster, dans une statistique portant sur 621 cas de tumeurs malignes du rein, en compte 6 chez des nouveau-nés et 128 entre 5 et 10 ans. La fréquence à cette période de la vie est la même qu'entre 50 et 60 ans. Ce sont les deux maxima de la courbe des âges.

2° **Anatomie pathologique**. — Anatomiquement on rencontre chez l'enfant : l'*épithélioma* qui est rare, le *sarcome* qui est plus fréquent et *des tumeurs mixtes d'origine embryonnaire* qui sont communes. Ces dernières, souvent prises pour des sarcomes, représentent, en réalité, l'immense majorité des cancers du rein observés dans l'enfance.

a. Fréquemment bilatérales, *les tumeurs mixtes* acquièrent un volume énorme et arrivent à remplir tout l'abdomen. Bien encapsulées, de surface bosselée, elles sont bigarrées à la coupe par des foyers de nécrose et des hémorragies interstitielles ; on y trouve parfois des pseudo-kystes lacunaires. Elles se développent ordinairement dans le parenchyme rénal qu'elles refoulent à la périphérie et peuvent faire irruption dans le bassinet.

Elles n'envahissent pas les voies lymphatiques ni les ganglions, mais par contre, elles se propagent volontiers aux veines rénales, à la veine cave. Ainsi se font fréquemment des métastases dans le poumon et dans le foie.

Histologiquement, depuis qu'EBERTH y a signalé des fibres musculaires striées, on y a successivement trouvé, au milieu d'une trame de tissu conjonctif embryonnaire (d'où l'aspect sarcomateux) du cartilage, des fibres musculaires lisses, des tubes épithéliaux, des éléments nerveux (rarement).

Cette structure complexe oblige à rejeter, au point de vue pathogénique, la théorie de GRAWITZ qui la faisait dériver des éléments normaux du rein par métaplasie, celle de BIRCH-HIRSCHFELD qui admettait l'inclusion de germes aberrants du corps de WOLFF. On croit aujourd'hui avec WILME [1] que ces tumeurs dérivent d'inclusions embryonnaires remontant à une période très reculée du développement soit du mésotome, soit du sclérotome, soit de la plaque intermédiaire et du mésonéphros qui s'y développent ultérieurement. On sait en effet que tous ces éléments sont primitivement développés au contact les uns des autres, dans la future zone rénale.

b. *Le sarcome*, presque toujours unilatéral, peut atteindre des dimensions énormes (9 et 15 kg.) : il revêt la forme nodulaire ou la forme infiltrée. Microscopiquement, on distingue des sarcomes à petites cellules, à éléments fuso-cellulaires, à type alvéolaire, des fibro-sarcomes, des liposarcomes et des angiosarcomes.

c. *L'épithélioma*, unilatéral d'habitude, envahit rarement tout le rein, mais croît à l'un de ses pôles. Très rapidement il infiltre les voies lymphatiques et s'étend ainsi aux ganglions

[1] Voyez LECÈNE : *Études sur les tumeurs du rein,* in Travaux de chirurgie anatomo-chimique de HARTMANN, Steinheil, édit.

péri-aortiques, à la capsule adipeuse, à la capsule surrénale et se généralise fréquemment.

d. *L'hypernéphrome*, c'est-à-dire le cancer développé aux dépens des germes surrénaux inclus dans le parenchyme rénal existe rarement chez l'enfant.

3° Symptômes. — L'affection peut passer longtemps inaperçue. Le plus habituellement, 80 fois pour 100, la *tumeur* est le premier symptôme constaté ; indolente, rénitente, lisse, elle croît rapidement et arrive à remplir tout l'abodmen. Indépendante du foie, traversée par une bande sonore qui représente le côlon, elle ballotte comme les « gros reins ». Finalement elle refoule le diaphragme, comprime l'intestin, le cholédoque, les vaisseaux et les nerfs, d'où la dyspnée, la constipation, l'ictère (rare) l'ascite, l'œdème des membres inférieurs, les névralgies intercostales et lombaires.

L'hématurie, comme la *douleur*, est un signe tardif et inconstant qui n'existerait que 16 fois pour 100 (ALBARRAN); les *urines* sont au début normales en quantité et en qualité. L'albuminurie fait défaut.

4° Marche. — La marche est rapide. La durée totale de l'évolution ne dépasse pas ordinairement une année. Elle se termine pas une cachexie, que hâte parfois l'apparition de la fièvre hectique.

5° Diagnostic. — Une grosse tumeur abdominale avec amaigrissement, survenant en quelques semaines, doit toujours, chez l'enfant, faire songer au cancer du rein. Les caractères de dureté, d'indolence, l'absence de tout signe urinaire, la marche rapide sont en faveur de ce diagnostic. L'absence d'hématurie ne signifie rien. En cas de bilatéralité, on ne peut songer qu'aux reins polykystiques ou à une tumeur mixte.

6° Traitement. — Plus souvent qu'on ne le suposerait, à priori, ces tumeurs sont enlevables quand elles sont unilatérales. Le seul traitement consiste en une *néphrectomie*, transpéri-

tonéale le plus souvent. La *mortalité* de cette opération est de
12, 44 pour 100 (Lecène). Les *récidives* sont fréquentes, mais on
connaît plusieurs guérisons maintenues plus de 3 ans. Israel
en a rapporté après 15 ans, 9 ans, qui permettent toujours quelque
espoir.

§ 6. — Hydronéphrose

L'hydronéphrose est caractérisée par la rétention d'urine
chronique, progressive et aseptique avec distension des cavités
pyélo-rénales.

1º Étiologie et pathogénie. — Il est classique de distinguer
une hydronéphrose *congénitale* et une hydronéphrose *acquise*.
La première résulte d'un vice de nombre, de position ou de
conformation des voies d'excrétion de l'urine (oblitération de
l'uretère totale ou partielle, sténose et valvule, abouchement
anormal dans la vessie ou dans tout autre organe). La seconde
est consécutive à une compression extérieure de l'uretère, à une
diminution de son calibre par corps étranger ou par lésion de sa
paroi, à un vice de position acquise de l'uretère qui peut se
couder sur un vaisseau anormalement placé, sur une bride
fibreuse ou en suite d'un déplacement du rein.

Comby a signalé l'obstruction de la partie inférieure de
l'uretère par la poussière uratique dont nous avons déjà noté la
fréquence chez les nouveau-nés et qui se montre aussi chez les
athrepsiques.

Aujourd'hui on tend à fusionner un peu ces deux variétés ;
certains auteurs pensent que les causes invoquées pour expliquer
l'hydronéphrose ne sont qu'accessoires. Il y aurait à l'origine
de toute hydronéphrose une malformation légère du bassinet
(Bazy), de l'uretère (English, Duval et Grégoire). Des
recherches faites sur des nouveau-nés ont montré, en effet, la
fréquence insoupçonnée de rétrécissements à l'embouchure
uretéro-pyélique ou sur le trajet du canal ; de même on a
souvent relevé des plicatures ou des torsions. Dès lors l'uronéphrose pourrait s'amorcer facilement. Pour Rochet, toutes

les grandes hydronéphroses sont rattachables à un vice congénital ; les causes invoquées pour expliquer les hydronéphroses acquises ne donneraient que de petites distensions.

2° Anatomie pathologique. — L'hydronéphrose est simple ou double ; suivant le siège de l'obstacle, la distension de l'uretère est associée plus ou moins à celle du bassinet. Au début, la dilatation uretéro-pyélique est légère et le rein très congestionné ; on trouve des ecchymoses dans le bassinet et des hémorragies interstitielles dans le rein. Le liquide en rétention est hématique ; les pyramides s'effacent par distension et pression. Dans une seconde période, la dilatation est définitivement constituée. La poche souvent énorme est constituée par le bassinet distendu et par le rein dont le parenchyme est atrophié plus ou moins complètement. L'uretère présente des coudures multiples, des bosselures plus ou moins fixées par la densification du tissu conjonctif ambiant.

A la coupe, on trouve dans le rein des cloisons incomplètes, séparant les calices dilatés : le fond de chaque poche est formé par du tissu rénal refoulé.

Le liquide est clair, peu dense et ne renferme que de petites quantités d'urée, de phosphates : il peut être modifié par des hémorragies de la paroi ou par une infection accidentelle pyogène.

3° Physiologie pathologique. — L'hydronéphrose peut être fermée ou bien ouverte, suivant que l'uretère est définitivement imperméable ou non. Dans le premier cas, la tumeur augmente lentement, puis les épithéliums s'atrophient et la lésion reste stationnaire. Dans le second cas, l'uronéphrose se vide de temps en temps : soit parce que la distension de la poche pyélo-rénale redresse peu à peu la coudure uretérale, ou mobilise le calcul oblitérant et rend ainsi la voie libre au liquide qui s'écoule ; soit parce que de temps à autre, le niveau du liquide s'élevant peut affleurer l'embouchure de l'uretère haut situé. Le trop plein de la poche en s'évacuant amorce le siphon uretéro-pyélique et l'hydronéphrose s'évacue.

4º Symptômes. — L'hydronéphrose peut exister in utero et être une cause de dystocie. En pareil cas, comme l'hydroné phrose double, elle est souvent incompatible avec l'existence.

L'hydronéphrose commune survient silencieusement : l'enfant éprouve quelques tiraillements lombaires, puis voit grossir son ventre qui bientôt « devient gênant ».

L'examen montre alors une tumeur lombo-abdominale, parfois de volume énorme, mate avec une bande de sonorité colique.

Il n'y a aucun trouble urinaire et les seuls malaises viennent de la compression des organes voisins (estomac, intestin...)

A côté de cette forme ordinaire, on a décrit une forme *douloureuse*, une forme *hématurique* et un type *intermittent*. Dans ce dernier cas, la poche se viderait de temps à autre, nous avons vu par quel mécanisme physiologique. Cliniquement, dans une première phase, on noterait l'augmentation progressive de la tumeur et des douleurs; dans une seconde, son brusque affaissement avec débâcle urinaire. Puis la poche se remplirait de nouveau lentement et le rythme d'intermittence serait créé.

Ce mécanisme est aujourd'hui fortement battu en brèche ; on pense que ce sont plutôt des crises d'étranglement rénal que des crises d'hydronéphrose : le volume de la tumeur tiendrait à la congestion du rein, la débâcle urinaire consécutive à de la **polyurie réflexe**.

5º Marche. — La marche de l'hydronéphrose est très lente. Le rein sain s'hypertrophie chez l'adulte, à fortiori chez l'enfant et compense le rein malade. La guérison spontanée n'est pas habituelle.

6º Diagnostic. — Il doit être fait avec les ascites, la péritonite tuberculeuse, les kystes hydatiques du foie, le cancer du rein. On se basera sur l'existence d'une tumeur lisse, arrondie, fluctuante, à marche lente, sans modification de l'état général.

7º Traitement. — Les hydronéphroses de l'enfant étant presque toujours des hydronéphroses congénitales et de gros

43..

volume, la néphrectomie est le procédé de choix toutes les fois que l'on est assuré du bon fonctionnement de l'autre rein.

§ 7. — KYSTES DU REIN

On a observé, chez l'enfant, mais assez rarement d'ailleurs, de *grands kystes séreux* comme on en voit chez l'adulte. Situés à l'un des pôles, ces kystes refoulent le tissu rénal; environnés d'une coque mince, ils peuvent se rompre dans le bassinet. L'augmentation de volume du rein est leur principal symptôme. Ils sont justiciables d'une néphrectomie partielle, et ne récidivent pas après ablation.

Plus fréquente est la *maladie kystique* du rein. En pareille occurrence, les deux reins sont criblés de petits kystes à contenu citrin. L'aspect de l'organe est celui d'une grappe de raisins. Les reins sont augmentés de volume, forment des tumeurs abdominales bilatérales. Cette bilatéralité est un excellent élément de diagnostic ; les autres symptômes sont inconstants.

L'affection qui peut être congénitale et causer une dystocie évolue lentement, donnant lieu à des troubles en rapport avec la destruction progressive de la substance rénale.

La mort survient ordinairement par urémie. On a voulu considérer la maladie kystique comme le résultat d'une sclérose, d'une prolifération adénomateuse. Il est plus vraisemblable de la tenir pour une malformation congénitale ; elle coïncide d'ailleurs fréquemment avec d'autres malformations (bec de lièvre, fistules branchiales) et souvent elle est familiale.

ARTICLE II

MALADIES DU CONDUIT VULVO-VAGINAL

Nous décrirons dans cet article la *vulvite*, la *vulvo-vaginite*, la *gangrène de la vulve* et la *cystite*.

§ 1. — VULVITE, VULVO-VAGINITE

La vulvite, la vulvo-vaginite sont caractérisées par une inflammation banale ou spécifique de la vulve et du vagin.

1° Étiologie. — La vulvite est une affection fréquente chez les petites filles. Elle se montre sous deux formes très distinctes suivant que les produits de sécrétion renferment ou non des gonocoques.

α) La *vulvite blenorragique* [1] se développe avec une facilité remarquable chez l'enfant. Elle se montre dès la naissance, dans les accouchements par le siège, lorsque la mère est atteinte de gonorrhée. On l'observe surtout lorsque les enfants commencent à marcher et jusqu'à l'âge de six à sept ans.

On a exagéré beaucoup, dans sa pathogénie, l'influence du viol ou des attouchements entre enfants, bien que ces causes ne soient pas à rejeter.

Le plus souvent la transmission se fait par la cohabitation dans le même lit, entre parents gonorrhéiques et enfants. Les sécrétions qui tachent les draps arrivent au contact de la vulve. On a cité des cas où il fallait incriminer les éponges, les linges de toilette, une baignoire, un vase de nuit. J'ai observé une vulvite à gonocoques chez une fille de six ans dans l'entourage de laquelle une enquête minutieuse m'a démontré l'absence de toute blenorragie chez les parents et les domestiques. Elle venait de passer un mois dans un hôtel et fréquentait les cabinets communs dont le siège était l'agent probable de la contamination. Dans une épidémie que j'ai observée avec BARJON (Congrès de Lyon, 1894), la transmission s'est faite par le thermomètre. Dans cette épidémie, j'ai pu me rendre compte qu'une baignoire commune était peu favorable à la contagion. Il s'agissait en effet de typhiques baignés huit fois par jour dans deux baignoires qui servaient à un grand nombre de malades. Or, du moment que les thermomètres furent soigneusement désinfectés, le bain fut impuissant à communiquer la maladie. L'épidémie attribuée par SUCHARD au bain n'était pas de nature sûrement blenorragique.

β) La *vulvite non spécifique* se montre de préférence chez les anémiques et les scrofuleuses. Elle naît souvent à la suite de maladies infectieuses, particulièrement de la *rougeole*, de la *scarlatine*, de la *fièvre typhoïde*. Elle affecte parfois une *forme*

---

[1] Voir planche XIV, fig. 2.

aphteuse comme dans la rougeole (PARROT), la varicelle. Les plus souvent les processus inflammatoires et érosifs dans le cours des maladies générales sont dus à des infections secondaires, au même titre que les conjonctivites et les coryzas consécutifs.

La *diphtérie* provoque une exsudation pseudo-membraneuse caractéristique.

La vulvite simple succède parfois à l'*impétigo*, à l'*eczéma* des régions voisines.

Elle peut être l'expression d'une *fièvre herpétique* ou d'un *herpès récidivant*.

Enfin, elle est parfois de *cause locale* : défaut de propreté, accumulation des sécrétions physiologiques, infection par les matières fécales, surtout en cas de troubles digestifs, chez les nourrissons. Si on ne change pas souvent les enfants, les matières fécales et l'urine donnent des érythèmes cutanés et des vulvites. Les *oxyures vermiculaires*, soit directement, plus probablement par le grattage qu'ils entraînent, déterminent la vulvite, enfin, exceptionnellement, elle sera causée por un *traumatisme*, un *viol* ou l'*onanisme*.

La vulvite simple se montre parfois sous formes d'*épidémies*, au printemps. On a admis dans quelques cas sa contagiosité.

A ce sujet je rappelle que dans l'épidémie que j'ai observée, il y eut simultanément plusieurs cas de vulvite simple et blennorragique. Or, tous les cas de vulvite simple étaient d'importation. Les seules vulvites à gonocoque furent contractées pendant le séjour à l'hôpital.

2° Symptômes. — La vulvite est aiguë, subaiguë ou chronique.

a. *Forme aiguë.* — Dans la forme aiguë, la muqueuse des grandes lèvres, des petites lèvres est rouge, gonflée, parfois semée d'érosions. Elles sont recouvertes avant le nettoyage par des sécrétions purulentes, souvent abondantes, épaisses, tirant sur le vert, dans la vulvite à gonocoques. Alors que dans la vulvite simple, elles sont sécrétées par les parties vestibulaires, on les voit dans la forme spécifique, sourdre parfois de l'urètre dont l'orifice est gonflé ou du vagin, à travers le pertuis de l'hymen. Le matin, les sécrétions sont desséchées et les lèvres semées de croûtes gris verdâtre, sont accollées comme des paupières chassieuses

L'extension de l'infection gonococcique au vagin est la règle chez la petite fille et c'est la vaginite qui est la cause de la longue durée de l'affection et des rechutes fréquentes qui la caractérisent. Il est, en effet, très difficile de poursuivre le gonocoque dans les replis vaginaux d'autant que la présence de l'hymen gêne sensiblement les injections intra-vaginales. Il faut une véritable éducation de l'entourage du malade pour obtenir la pénétration de la sonde à travers l'orifice de l'hymen. Il est à remarquer aussi que chez l'adulte, le vagin est souvent indemne et que l'infection s'étend à l'uréthre et au col utérin, régions qui paraissent rarement touchées chez l'enfant.

Il y a généralement un peu de réaction fébrile, quelques douleurs locales, de la pollakiurie, parfois des mictions douloureuses, soit qu'il y ait de l'uréthrite, soit que le contact de l'urine avec les surfaces muqueuses enflammées soit redouté.

La période aiguë ne dure, si on emploie un traitement convenable, que quelques jours, parfois deux, trois semaines.

b. *Forme subaiguë.* — Lorsque l'affection devient subaiguë, le gonflement diminue, la muqueuse s'aplatit, prend une coloration moins vive, la sécrétion se réduit et change de caractère : elle paraît moins opaque, muqueuse, filante ; la fièvre tombe, les troubles locaux disparaissent.

La vulvite simple est rapide dans son évolution, la vulvite spécifique dure toujours plusieurs semaines.

c. *Forme chronique.* — Simple ou spécifique, mais surtout dans ce dernier cas, elle peut passer à l'état chronique de même qu'elle peut d'emblée affecter cette allure. La sécrétion muqueuse, opalescente, est très faible, la muqueuse vulvaire n'est pas douloureuse, a un aspect violacé.

Dans des recherches faites avec M. MOURIQUAND nous avons vu persister pendant des mois le gonocoque après la dispartion de la période aiguë.

Le cas le plus fréquent est celui de fillettes qui après un traitement soigneux paraissent guéries ; mais dès qu'on interrompt les lavages, les sécrétions reviennent au bout de deux ou trois jours ; et pour reconnaître leur nature blenorragique, il faut parfois de nombreux examens. C'est ainsi que j'ai vu deux sœurs âgées de sept à huit ans, présenter depuis plusieurs années des sécrétions qui disparaissaient rapidement par les soins locaux, mais qui revenaient dès qu'on les supprimait. Dans les premières périodes de la maladie, on trouvait des gonocoques, plus tard, il était exceptionnel d'en noter dans les sécrétions. Le père avait présenté une goutte militaire dont il ne se doutait pas et la mère avait fait une salpingite suppurée.

J'ai observé à plusieurs reprises des faits semblables et j'admettrai volontiers, sans pouvoir l'affirmer, que la plupart des vulvo-vaginites chroniques, même celles dans lesquelles on ne trouve pas le gonocoque, se rattachent à une affection gonococcique.

La vulvite chronique est sujette à exacerbations. La vulvo-vaginite gonorrhéique même guérie en apparence, se réveille de temps à autre et peut provoquer, à un intervalle de temps qui fait complètement méconnaître la cause première, des accidents d'une allure pleine d'obscurités.

C'est ainsi que quelques auteurs, en particulier EPSTEIN, expliquent un certain nombre de cas de péritonites aiguës dites idiopathiques.

Il est vrai que les complications sont parfois immédiates. De ce nombre sont l'*uréthrite à gonocoques*, la *cystite spécifique* ou à *coli-bacilles*, cette dernière favorisée dans son développement par la lésion plus ou moins vivace de la vulve. Le nombre de cas de *péritonites aiguës* en rapport avec la vulvite augmente de jour en jour, depuis que l'attention a été attirée sur ce sujet. On en a observé chez un enfant de cinq mois, généralement c'est dans la seconde enfance ou dans l'adolescence qu'elles éclatent (COMBY). Tantôt diffuses, tantôt limitées au bassin (MARFAN), elles surviennent brusquement et après une période aiguë caractérisée par les symptômes habituels de la péritonite, rétrocèdent plus ou moins rapidement et guérissent généralement sans intervention chirurgicale. Les suppurations sont rares. On a admis l'idée de salpingites latentes pendant l'enfance et se réveillant à l'adolescence et surtout après les premiers coïts. Dans l'étiologie de la salpingite, dit EPSTEIN, il ne faut pas toujours incriminer le mari, mais quelquefois le père.

A côté des complications par extension dans la continuité, prennent place celles qui sont dues à une septicémie. Le *rhumatisme blennorragique* a été signalé dans toutes les affections gonorrhéiques de l'enfance, aussi bien dans l'ophtalmie que dans la vulvite. Aussi ne doit-on jamais négliger chez un nourrisson ou une fillette atteinte d'arthrite, de périarthrite, de synovite, l'examen de la vulve. L'évolution des manifestations arthropathiques est d'ailleurs plus rapide que chez l'adulte et le pronostic plus bénin.

3º Diagnostic. — Il faut surtout distinguer les deux formes simple et blenorragique : aucun des caractères énumérés ne peut suffire, surtout lorsque la vulvite est subaiguë ou chronique. C'est la recherche des gonocoques qui seule permettra de juger. Il sera toujours indiqué dans un cas chronique de supprimer les soins de toilette pendant plusieurs jours de façon à laisser se développer l'infection. L'injection d'eau distillée proposée par NOLEN crée également unee recrudescence. La présence de pus derrière l'hymen est en faveur de la blenorragie. Dans les périodes aiguës, le pus blennorragique est épais, verdâtre, abondant.

4º Pronostic. — Le pronostic est peu grave en général. Cependant dans la vulvite gonorrhéique, l'affection récidive facilement. Outre l'infection uréthrale et vaginale qu'elle détermine, elle peut s'étendre au loin et créer des salpingites, des péritonites suppurées dont plusieurs cas ont été signalés (LOVEN, HUBER, BAGINSKY), un rhumatisme blenorragique qu'on observe encore dans l'ophtalmie des nouveau-nés et qui a une évolution plus rapide que chez l'adulte, de la conjonctivite blenorragique. Cependant, on peut dire d'une façon générale, que la vulvo-vaginite est moins grave chez l'enfant que chez l'adulte. Il faut cependant tenir compte de sa grande durée et des rechutes faciles, de l'obligation prolongée des soins de toilette minutieux.

5º Traitement. — La *prophylaxie* comporte dans une famille

ou à l'hôpital la séparation des linges de toilette, du lit, etc...
On recommande à l'enfant de ne pas porter les doigts à ses yeux.

La vulvite, par elle-même, n'est pas d'un traitement difficile. Pendant la période aiguë, on usera de lavagés répétés avec
une solution antiseptique faible et tiédie : acide borique, 20
p. 1.000 ; sublimé, 0,10 à 0,20 p. 1.000 ; permanganate de potasse
0,25 à 0,50 p. 1.000. On appliquera des compresses froides ou
chaudes, on prescrira le repos et des bains de siège émollients.

A la phase subaiguë et chronique, lavage de la vulve avec une
solution de permanganate de potasse à 0.50 p. 1000 ; badigeonnages au sulfate de zinc 3 % : au nitrate d'argent, 1 % et surtout au protargol 5 à 10 %. Après le badigeonnage, poudrer au
talc stérilisé et appliquer un petit tampon d'ouate aseptique.

Mais ce ne sont là que des procédés très imparfaits de traitement; la vulvite cède rapidement, il est vrai, mais l'infection
vaginale persiste plus ou moins atténuée, et en imminence de
réveils brusques. Aussi dès qu'on a constaté la présence de gonocoques, faut-il prescrire les lavages intra-vaginaux. L'enfant est
assise au bord d'une table, les cuisses écartées, les pieds reposant sur deux chaises; on introduit à travers l'orifice de l'hymen
une sonde molle de Nélaton désinfectée chaque fois et on fait
passer sous faible pression une solution de permanganate de
potasse à 0,25 p. 1.000. On injecte un demi-litre de cette solution
et on renouvelle journellement jusqu'à la disparition des sécrétions: on espace alors les injections de 2 à 3 jours et au
moindre signe de retour des sécrétions, on reprend les injections
en séries.

Le traitement général est moins important ; cependant
on prescrira la thérapeutique usuelle contre l'anémie et le
lymphatisme.

§ 2. — GANGRÈNE DE LA VULVE

La gangrène de la vulve se montre dans les mêmes conditions
que le noma chez les enfants débiles, dans la convalescence des
maladies graves, précédée généralement d'une érosion qui sert
de porte d'entrée.

La *symptomotologie* est la mêmue qe celle du noma : eschare muqueuse, precédée ou non d'un vésicule, infiltration diffuse des grandes et des petites lèvres par une sérosité grisâtre, séro-sanguinolente, puis putride, mortification étendue des tissus profonds, dépassant les limites de l'eschare superficielle, limitation plus ou moins rapide ou tendance extensive ; phénomènes généraux peu marqués au début, puis dépression des forces, pâleur, diarrhée colliquative, hypothermie ; souvent le foyer gangréneux donne des infections à distance : broncho-pneumonie septique, gangrène pulmonaire, gangrènes multiples de la peau.

La gangrène attaque rarement le vagin, mais s'étend sur les téguments des parties voisines.

La gangrène de la vulve est moins grave que le noma.

Le *traitement* comprendra l'incision précoce de l'eschare, l'excision des parties mortifiées, et la cautérisation au fer rouge des parois du foyer.

ARTICLE III

CYSTITE

La cytite présente chez l'enfant quelques caractères particuliers au point de vue étiologique et symptomatique.

1° Etiologie. — Le plus souvent la cystite infantile est due à une infection de la vessie par le bactérium coli communis, ainsi que l'ont démontré ESCHERICH, TRUMP, FINKELSTEIN, HUTINEL, etc... Elle est beaucoup plus fréquente chez les filles que chez les garcons et s'observe aussi chez les nourrissons (CACCIA). Elle est due à la pénétration des coli-bacilles provenant de l'intestin du malade. Cette pénétration est favorisée chez les filles par les conditions anatomiques de leurs voies urinaires, mais pour que l'infection se réalise, plusieurs conditions adjuvantes sont nécessaires. Tantôt une affection générale fébrile, grippe, fièvre typhoïde, entérite aiguë, a préparé le terrain en modifiant l'urine qui devient concentrée, irritante et les parois vésicales qui se congestionnent ; tantôt la vulvo-vaginite chez la fillette, le phimosis avec balanite chez le garçon ont créé à l'entrée des voies urinaires des foyers de colonisation coli-bacillaire qui font le siège de l'urèthre et de la vessie ; tantôt enfin la virulence du coli communis est exaltée par le fait d'une poussée d'entéro-colite (HUTINEL). Souvent toutes ces conditions sont réunies et la cystite se produit habituellement quand il y a à la fois vulvo-vaginite et entérite, en même temps qu'une modification de l'état général. Il est probable que le coli bacille pénètre toujours du dehors en dedans, bien que la vessie livre souvent passage à des micro-organismes, bacille d'EBERTH, par exemple, qui proviennent de l'élimination rénale.

Les autres causes de cystite sont rares dans l'enfance.

La cystite à gonocoques, la cystite tuberculeuse sont des exceptions. On a noté la cystite dans les cas de calculs vésicaux, dans l'uricémie avec élimination de sable urique, dans la suralimentation carnée (COMBY), dans les intoxications par les balsamiques ou le vésicatoire.

2° Symptômes. — Les symptômes classiques de la cystite existent chez l'enfant : mictions fréquentes douloureuses, crises de ténesme vésical, agitation ; mais ils sont plus ou moins déformés par l'âge ; le nourrisson est agité, pousse des cris, mouille ses langes, replie ses cuisses sur l'abdomen, et pour peu qu'il ait de la diarrhée, semble souffrir d'une entérite : parfois c'est la constipation qui domine et ce sont les purgatifs et les lavements qui sont prescrits. On accorde d'autant moins d'attention aux mictions fréquentes, qu'on voit parfois la pollakiurie coïncider avec une bonne santé. Il faut recueillir de l'urine, parfois au moyen de la sonde, pour faire le diagnostic.

Chez les enfants déjà grands, si la cystite est subaiguë, on s'aperçoit bien que l'enfant urine souvent le jour, mais surtout on est frappé des mictions nocturnes qui entraînent souvent de l'incontinence et c'est à cette dernière affection qu'on se rattache, car beaucoup d'incontinents nocturnes ont de la pollakiurie diurne. Aussi faut-il pratiquer l'examen de l'urine dans tous les cas de miction fréquente. Dans les cas tranchés, aigus, avec fièvre, pollakiurie douloureuse, chez les enfants grandets, l'affection est au contraire d'un diagnostic facile. La fièvre peut se prolonger quelques jours avec un type rémittent ou intermittent, de malaise, de l'embarras gastrique.

Dans les formes subaiguës, la température est subfébrile, l'état général moins touché ; cependant chez les nourrissons, il y a souvent de la pâleur, de l'inappétence, une langue saburrale.

L'urine est uniformément trouble, opaline ; sa réaction est *acide* (CACCIA), le coli-bacille donne en effet lieu à des produits acides. L'urine laisse déposer une sédiment composé de globules de pus abondants, de quelques hématies, de cellules vésicales, des urates, des amas de bacilles libres ou agglutinés.

Parfois, il y a peu d'éléments cellulaires, dans les formes bénignes ou latentes, ce sont surtout les micro-organismes qui dominent : on a donné à ces états le nom de bactériurie.

3° Marche, pronostic. — Les formes aiguës bien traitées guérissent rapidement en deux ou trois semaines. Les formes subaiguës ou lentes, souvent méconnues, peuvent durer des mois. Elles sont d'ailleurs sujettes à rechutes. Le pronostic dépend surtout de la précocité du traitement. La durée est cependant plus longue dans les cystites qui succèdent à une maladie générale.

4° Diagnostic. — Le diagnostic est souvent malaisé chez les nourrissons et la cystite est parfois confondue avec des troubles digestifs. Dans la seconde enfance, on croit volontiers, dans les cas subaigus, à l'incontinence urinaire.

5° Traitement. — Le traitement prophylactique s'adressera avant tout à l'entérite, à la vulvo-vaginite, au phimosis, à l'uricémie.

Le traitement proprement dit s'appliquera dans les formes aiguës à soulager la douleur et la pollakiurie, par le repos, les applications chaudes, les bains de siège chauds, les lavements à 45° ou la glace dans le rectum, les sédatifs, opium ou belladone à petites doses, le régime lacté, certaines infusions telles que le stigmate de maïs qui diluent l'urine et diminuent son caractère irritant ; enfin on s'adressera aux antiseptiques urinaires tels que l'helmitol (0,25 à 0,30 cgr., 3 à 4 fois par jour) et l'urotropine (CACCIA). Ces médicaments sont en même temps sédatifs. Après la période aiguë, si l'affection résiste, on fera des lavages de la vessie avec une solution faible de permanganate de potasse 1 p. 5.000, ou de protargol (2 à 10 p. 1.000). L'injection doit être faite lentement et répétée tous les jours. En même temps on continuera l'usage de l'helmitol ou de l'urotropine.

TABLE DES MATIÈRES

DU

TOME PREMIER

LIVRE PREMIER

CONSIDÉRATIONS GÉNÉRALES
SUR LA PHYSIOLOGIE,
L'HYGIÈNE ET LA THÉRAPEUTIQUE INFANTILES

LIVRE II

MALADIES INFECTIEUSES

LIVRE III

MALADIES DYSTROPHIQUES

LIVRE IV

MALADIES DU TUBE DIGESTIF

LIVRE V

MALADIES DE L'ABDOMEN

Paris-Lille. Imp. A. Taffin-Lefort. — 09-01.

www.ingramcontent.com/pod-product-compliance
Lightning Source LLC
LaVergne TN
LVHW021127200726
843510LV00001B/3